高级卫生专业技术资格考试用书

U0218952

心血管内科学

高级医师进阶

（副主任医师/主任医师）

（第2版）

主　编　路　岩

副主编　杨晓蕾　张　日　董得时　付婷婷

编　者（按姓氏笔画排序）

于　涛　　王红微　　王媛媛　　付那仁图雅　　刘　莹

刘　静　　刘红阳　　刘艳君　　齐丽娜　　　　江淑芬

孙石春　　孙丽娜　　李　东　　李　瑞　　　　李　瑾

宋　玮　　张　伟　　张　彤　　张　楠　　　　张黎黎

周　颖　　侯燕妮　　祝艳秋　　贾立红　　　　崔海燕

董　慧　　程云鹏

中国协和医科大学出版社

北　京

图书在版编目（CIP）数据

心血管内科学：高级医师进阶 / 路岩主编 . —2 版 . —北京：中国协和医科大学出版社，2020.1

高级卫生专业技术资格考试用书

ISBN 978-7-5679-1415-5

Ⅰ . ①心… Ⅱ . ①路… Ⅲ . ①心脏血管疾病 - 诊疗 - 资格考试 - 自学参考资料 Ⅳ . ① R54

中国版本图书馆 CIP 数据核字（2019）第 266922 号

高级卫生专业技术资格考试用书

心血管内科学·高级医师进阶（第2版）

主　　编：	路　岩
责任编辑：	刘　婷
封面设计：	许晓晨
责任校对：	张　麓
责任印制：	张　岱

出版发行　中国协和医科大学出版社
（北京市东城区东单三条9号　邮编100730　电话010-65260431）

网　　址：	www.pumcp.com
经　　销：	新华书店总店北京发行所
印　　刷：	三河市龙大印装有限公司
开　　本：	787mm×1092mm　　1/16
印　　张：	36
字　　数：	830千字
版　　次：	2020年1月第2版
印　　次：	2023年1月第3次印刷
定　　价：	140.00元

ISBN 978-7-5679-1415-5

前　言

近年来，医学科学飞速发展，新理论、新技术和新方法不断涌现。同时，高级技术资格考试制度逐渐完善，但考试用书却极其匮乏。为了加强临床医务人员对学科知识的系统了解和掌握，提高医疗质量，同时也为了满足考生需要，我们组织了从事临床工作多年，在本学科领域内具有较高知名度的副主任医师职称以上的专家，共同编写了此书。

由于人口老龄化及不健康的生活方式变化，我国心血管疾病发病及死亡均呈增长趋势，心血管疾病已成为严重威胁人们健康的主要疾病之一。近年来，心血管领域基础与临床研究不断深入，心血管疾病的诊断和治疗知识也取得了重大进展。

本书内容紧扣高级卫生专业技术资格考试要求，根据大纲对专业知识"熟悉""掌握""熟练掌握"的不同层次要求，详略得当，重点突出，及时地反映了心血管疾病的新理论和新治疗，展示了心血管内科领域的许多临床宝贵经验。全书共分3篇21章，具体内容包括心血管疾病基础知识、心血管疾病常用临床检查技术及心血管疾病。

本书内容具有实用性、权威性和先进性，是拟晋升副高级和正高级职称考试人员的复习指导用书，同时也适用于主治医师以上的高年资医师。可供心血管内科医师、内科医师、全科医师、急诊科医师及医学院校师生在临床实践中查阅参考，具有很强的临床实用性和指导意义。

由于编者知识面和写作水平有限，书中错误和疏漏之处在所难免，恳请广大读者批评指正。

编　者

2019年11月

目　录

第一篇
心血管疾病基础知识

第一章　心脏解剖学

| 知识点1：心包的作用 | 副高：熟练掌握　正高：熟练掌握 |

心包是一个包裹心和出入心的大血管根部的圆锥形纤维浆膜囊，分为纤维心包和浆膜心包。①纤维心包：在外层，由坚韧的纤维性结缔组织构成，顶端包裹出入心的大血管的根部，并与大血管根部的外膜相延续；心包底部与膈中心腱粘连。②浆膜心包：位于心包囊的内层，可分为脏、壁两层。壁层衬于纤维心包，并与纤维心包裹着。脏层紧贴于心和大血管根部的表面，又称心外膜。浆膜心包的脏、壁二层在大血管根部反折移行，围成心包腔，内含少量浆液起润滑作用。

浆膜心包的壁、脏两层反折处的间隙称心包窦。

| 知识点2：心脏的位置 | 副高：熟练掌握　正高：熟练掌握 |

心脏位于胸腔的中纵隔内，外面以心包包裹，整体向左下方倾斜。整个心脏的1/3位于身体正中线的右侧，2/3位于正中线的左侧。心脏的位置可因为体型、呼吸和体位的不同而有所改变。吸气状态下，心为垂直位；呼气状态下，心为横位。矮胖体型、仰卧姿势或腹腔胀满（如妊娠）时，心呈横位；高瘦体型或直立姿势时，心多呈垂直位。

| 知识点3：心脏的外形和毗邻 | 副高：熟练掌握　正高：熟练掌握 |

心脏分为一尖、一底、两面、三缘，表面有4条沟。①心尖圆钝、游离，由左心室构成，位置相当于前胸壁心尖搏动处，大致在左侧第5肋间隙锁骨中线稍内一点，朝向左前下

方。②心底主要由左、右心房的后壁构成，朝向右后上方，被出入心的大血管根部和心包反折缘所固定。上、下腔静脉分别从上、下注入右心房；左、右肺静脉分别从两侧注入左心房。③心的前面位于胸骨和肋骨的后面，也称为胸肋面。大部分由右心房和右心室构成，一小部分由左心耳和左心室构成，位置相当于第3～6肋软骨水平。心的下面由心室构成，几乎呈水平位，坐落在膈肌上，也称为膈面。④心的下缘介于膈面与胸肋面，主要由右心室前壁的边缘构成，也称锐缘。左缘也称钝缘，介于胸肋面与肺面之间，绝大部分由左心室构成。右缘由右心房构成，不明显。⑤心表面有4条沟可作为4个心腔的表面分界。心房和心室之间有冠状沟分隔，左、右心房有房间隔分隔，前、后室间沟分别在心室的胸肋面和膈面，是左、右心室在心表面的分界。冠状沟和前、后室间沟内被冠状血管和脂肪组织所填充，在心表面沟的轮廓并不十分清楚。前、后室间沟在心尖右侧的会合处稍凹陷，称心尖切迹。后房间沟、后室间沟与冠状沟的相交处称房室交点，是左、右心房与左、右心室在心后面相互接近之处，其深面有重要的血管和神经等结构，是心表面的一个重要标志。

| 知识点4：心脏的结构 | 副高：熟练掌握　　正高：熟练掌握 |

心脏是一个由心肌组成的中空器官。正常的心脏由房间隔、室间隔分为互不相通的左右两半，每半又分为心房和心室，故心有左心房、左心室、右心房和右心室4腔。同侧心房和心室借房室口相通。心房接受静脉血，心室发出动脉血。在房室口和动脉口处均有"阀门"样的瓣膜，保证血液的定向流动。

| 知识点5：右心房的结构 | 副高：熟练掌握　　正高：熟练掌握 |

右心房是位于心的右上部，壁薄腔大，稍呈四方形的腔。可分为前、后两部，前部为固有心房，由原始心房衍变而来。后部为腔静脉窦，内壁光滑，内有上、下腔静脉口和冠状窦口，由胚胎时静脉窦的右角发育而成。两部之间以位于上、下腔静脉口前缘间、上下纵行于右心房表面的界沟分界。在腔面，与界沟相对应的纵行肌隆起为界嵴。

| 知识点6：右心室的结构 | 副高：熟练掌握　　正高：熟练掌握 |

右心室位于右心房的前下方，被一弓形肌性隆起，即室上嵴分成右心室流入道（窦部）和流出道（漏斗部）。右心室流入道又称固有心腔，入口为右房室口，位于右心房与右心室之间，呈卵圆形，其周围由致密结缔组织构成的三尖瓣环围绕。右心室流出道又称动脉圆锥，位于右心室前上方，内壁光滑无肉柱，呈锥体状，是胚胎时右心室心球部的残余部分，肺动脉干由此处发出。

| 知识点7：左心房的结构 | 副高：熟练掌握　　正高：熟练掌握 |

左心房位于右心房的左后方，是心脏4腔中最靠后的部分。左右各有上、下肺静脉从其

后方进入，将经过肺氧合的血液引回左心。左心房的左前上部为左心耳，心耳内有小梁。左心房内壁光滑，出口为左心房室孔。

知识点8：到达左心房的手术途径　　副高：熟练掌握　正高：熟练掌握

到达左心房的5个手术途径：①左心耳：常用于二尖瓣闭式扩张分离术或心内探查。②左壁（外壁）：左侧开胸，平行左心房室沟距左冠状动脉约1cm处切开，前端自左心耳，后端达斜韧带。③房间沟：右侧开胸或正中开胸，在右肺静脉前方沿房间沟行纵切口。④房间隔：先切开右心房，在房间隔处后缘切开房间隔，通过房间隔切口进入左心房。⑤左心房上壁：自升主动脉切口显露二尖瓣较困难。

知识点9：左心室的结构　　副高：熟练掌握　正高：熟练掌握

左心室位于右心室的左后方，形似圆锥，肌壁较厚。左心房与左心室之间的房室孔由二尖瓣形成活门，二尖瓣有前、后两个瓣叶，作用与三尖瓣相同。两个瓣的前半部和前外交界部分的腱索均附着于前乳头肌，后半部和后内交界部分的腱索均附着于后乳头肌。在风湿性心脏病，乳头肌及腱索可发生粘连、融合、短而形成瓣下狭窄。左心室出口为主动脉瓣，有3个半月形瓣叶，即为后瓣、右瓣和左瓣。主动脉瓣和主动脉壁间的腔隙称为主动脉窦，分别称左窦、右窦和后窦。左窦、右窦分别有左冠状动脉、右冠状动脉的开口。

知识点10：心壁的构成　　副高：熟练掌握　正高：熟练掌握

心壁由心内膜、心肌层和心外膜组成，心肌层是构成心壁的主要部分。心内膜光滑、透明，是被覆于心腔内面的一层滑润的膜，其与大血管的内膜相互延续，心瓣膜也是由心内膜向心腔折叠而成。各房室口和动脉口均有纤维组织构成纤维环，各纤维环间的纤维密集区由致密结缔组织构成，称为纤维三角。

知识点11：冠状动脉的结构　　副高：熟练掌握　正高：熟练掌握

冠状动脉是营养心脏的动脉，分为左冠状动脉和右冠状动脉，分别开口于主动脉窦的左窦和右窦内。①左冠状动脉起于主动脉左窦，在肺动脉干和左心耳之间左行，随即分为前降支和回旋支。前降支走行弯曲，绕心尖切迹至后室间沟，途中向左侧、右侧和深面发出分支分布于左心室前壁、部分右心室前壁和室间隔前2/3部（其中有右束支和左束支的左前分支通过）。当前室间支闭塞时，可发生左室前壁和室间隔前部心肌梗死，并可以发生束支传导阻滞；回旋支走行于冠状沟中，绕过心左缘至左心室膈面，沿途发出分支分布于左心房、左心室侧面和膈面。回旋支闭塞时，常引起左室侧壁或膈壁心肌梗死。②右冠状动脉起于主动脉右窦，在右心耳与肺动脉干根部之间进入冠状沟，绕至房室交点处分为两支，即后室间支和左室后支，主要分布于右心房、右心室、室间隔后1/3部（其中有左束支后分支通过）

及部分左心室膈壁。

窦房结和房室结的血液供应大多数来自右冠状动脉，少数来自左冠状动脉旋支。窦房结供血不足会引起病态窦房结综合征，房室结供血不足会引起房室传导阻滞。

知识点12：心脏冠状静脉的结构　　　　　　　　副高：熟练掌握　　正高：熟练掌握

心脏冠状静脉大多数汇集到位于心脏膈面左心房与左心室间的房室沟部，形成冠状静脉窦，最后注入右心房。汇入冠状静脉窦的有心大静脉、心中静脉、心小静脉、左心室后静脉、左缘静脉和左心房斜静脉等。①心大静脉在前室间沟，伴左冠状动脉前室间支上行，斜向左上进入冠状沟，绕心左缘至心膈面，于左心房斜静脉注入处移行为冠状静脉窦。②心中静脉起于心尖部，伴右冠状动脉的后室间支上行，注入冠状窦的末端。心中静脉收纳左、右心室后壁、室间隔后部、心尖部和部分心室前壁的静脉血。③心小静脉起于锐缘，接受锐缘及部分右室前、后壁的静脉血，在冠状沟内，伴冠状动脉向左注入冠状窦右端或心中静脉。④左心室后静脉和左缘静脉分别起自左心室膈面和左心室左缘，均汇入冠状静脉窦。⑤左心房斜静脉是左心房后壁的一支小静脉，沿左心房背面斜行汇入冠状静脉窦的左端。静脉的上端与左腔静脉韧带相接，二者均是左总静脉的残留物。如左总静脉在胚胎发育后期未退化，就有左上腔静脉引流左颈静脉进入冠状静脉窦，这样左心房斜静脉和冠状静脉窦就变得异常粗大。

此外，右心室壁有许多小静脉不经过冠状静脉窦，而直接注入右心房或右心室。

知识点13：主动脉的结构　　　　　　　　　　　副高：熟练掌握　　正高：熟练掌握

主动脉是体循环的动脉主干。起自左心室的主动脉口，起始段为升主动脉，向前上右侧斜行，达右侧第2胸肋关节高度移行为主动脉弓，再弯向左后方，达第4胸椎体下缘处移行为胸主动脉，沿脊柱左侧下行逐渐转至其前方，达第12胸椎高度穿膈的主动脉裂孔，移行为腹主动脉，在腹腔内沿脊柱左前方下降，至第4腰椎体下缘处分为左、右髂总动脉。主动脉干可分成升主动脉、主动脉弓和降主动脉3个连续的节段。

知识点14：体循环的静脉结构　　　　　　　　　副高：熟练掌握　　正高：熟练掌握

体循环的静脉包括上腔静脉系、下腔静脉系和心静脉系，是汇集体循环系静脉血返回心脏的管道。①上腔静脉系是由上腔静脉及其属支组成，收集头颈部、上肢和胸部（心和肺除外）等上半身的静脉血。头部的静脉大部汇集为颈内静脉；上肢、胸壁及颈部的浅静脉分别汇集成腋静脉和锁骨下静脉。颈内静脉与锁骨下静脉再汇合成左、右头臂静脉（无名静脉）。左、右头臂静脉在右侧第1肋骨的后面汇合成上腔静脉，下降入右心房。②下腔静脉系由下腔静脉及其属支组成，收集下半身的静脉血。下肢静脉汇集成左、右髂总静脉，再汇合成下腔静脉。下腔静脉接收腹壁、腹腔内脏器的静脉，穿过膈肌后即入右心房。③由右心室发出的肺动脉输送静脉血到左、右肺，经肺泡壁毛细血管汇集成的肺静脉返回左心房。

知识点15：顺序节段分析法的要点　　　　　　　副高：熟练掌握　　正高：熟练掌握

顺序节段分析法是先天性心脏病病理形态的命名和分类的基本方法。这一方法的要点是：把心脏分为心房、心室、大动脉3个节段。根据各自的固有形态特征为基础，分别确定三者之间的连接和空间位置，以及有无畸形，力求完整、具体而又简洁明了地描述先天性心脏病的各种病理形态。

知识点16：心房的形态学特征　　　　　　　　　副高：熟练掌握　　正高：熟练掌握

（1）形态右心房的解剖标志：①右心耳外观呈钝而较规则的三角形或梯形，基部开口宽大。②右心耳内面的梳状肌扩展到房室前庭全周。

（2）形态左心房的解剖标志：①左心耳外观呈狭长而不规则的指状或钩状，基部开口窄小。②心耳内的梳状肌不扩展到房室前庭，因而有光滑的左房后下壁。当心耳的形态不典型时，可以利用心房内梳状肌的分布辨别形态心房。

知识点17：心房位置　　　　　　　　　　　　　副高：熟练掌握　　正高：熟练掌握

以心房的形态学特征为基础，心房位置有3种情况：

（1）心房正位：是指形态右心房居右。在大多数情况下，与之对应的胸腹器官位置为右肺呈3叶，肝和胆囊在右侧，左肺呈2叶，胃和脾在左侧。

（2）心房反位：是指形态右心房居左，是心房正位的镜面位置，相应的胸腹器官位置左右互换。

（3）心房异构：即心房不定位，有两种情况。①右异构：两心耳均为右心耳形态，在大多数情况下，与之对应的胸腹器官位置为两肺均为3叶，肝、胃位置居中，无脾。②左异构：两心耳均为左心耳形态。大多数情况与之相对应的胸腹器官位置为两肺均为2叶，肝、胃位置居中，多脾。

知识点18：正常心室的构成　　　　　　　　　　副高：熟练掌握　　正高：熟练掌握

正常心室解剖学上由3部分共同构成：流入道部、肌小梁部和流出道部。①流入道部：是心室的必备部分，缺乏它就不成为形态和功能上完整的心室，而称为残余心腔。②肌小梁部：是区别左右心室分化的标识部分。③流出道部：虽然此部分是心室的非必需部分，但它是病理状况下形态学变化最多的部分。

知识点19：心室形态学特征　　　　　　　　　　副高：熟练掌握　　正高：熟练掌握

（1）形态右室的特征：肌小梁粗大，流入道是三尖瓣，流出道是由肌性圆锥分隔的半月瓣和房室瓣。

（2）形态左室的特征：肌小梁细小，流入道是二尖瓣，流出道有半月瓣和房室瓣纤维延续。

（3）残余心腔的特征：由小梁囊和/或输出腔组成。

（4）单心室：可分为3类，即左室型单心室伴右残余心腔、右室型单心室伴左残余心腔、未分化型单心室。

知识点20：房室连接类型　　　　　　　副高：熟练掌握　正高：熟练掌握

房室连接类型有5种，其中前3种为双心室类房室连接，后2种为单心室类房室连接。①房室协调连接：形态右心房-形态右心室，形态左心房-形态左心室。②房室不协调连接：形态右心房-形态左心室，形态左心房-形态右心室。③不定位房室连接：异构心房-左心室或右心室。④双入口连接：两心房-左心室或右心室。⑤一侧房室无连接：一侧房室瓣缺如。

知识点21：房室连接方式　　　　　　　副高：熟练掌握　正高：熟练掌握

房室连接方式是指房室瓣本身的形态学差异或不同，有5种情况：开启瓣、闭锁瓣、共同房室瓣、跨越瓣以及骑跨瓣。其中跨越瓣是指瓣环跨过室间隔，根据其跨越程度等影响房室连接类型。而骑跨瓣的腱索附着于对侧心室。

知识点22：心室的位置关系　　　　　　　副高：熟练掌握　正高：熟练掌握

左右心室（或单心室与残余心腔）的相互空间位置受房室连接类型、室间隔方向及心脏旋转程度等多种因素影响。一般而言，心室的位置关系有以下3类。

（1）左右位：①心室正位：指形态右心室居右，形态左心室居左，又称右袢；②心室反位：指形态右心室居左，形态左心室居右，又称左袢，是心室正位的镜像。

（2）前后位：室间隔呈额状位，多见于单心室类畸形。

（3）上下位：室间隔呈水平位，从心脏前后方向看，体静脉血流在心内形成左右交叉，又称"十字交叉心"。

知识点23：心室大动脉的连接类型　　　　　　　副高：熟练掌握　正高：熟练掌握

心室大动脉连接共有4种类型：①一致连接：即形态左心室连接升主动脉，形态右心室连接肺动脉。②不一致连接：即形态左心室连接肺动脉，形态右心室连接升主动脉。③双出口心室：升主动脉和肺动脉发自同一心室，判定标准是50%规则，即一条动脉的全部和另一条动脉的大部分发自同一心室，又可分为右心室双出口和左心室双出口。传统的概念应是两大动脉在90%以上发自同一心室，称为心室双出口。④单出口心室：分3类，包括永存动脉干、单一肺动脉合并主动脉闭锁、单一主动脉合并肺动脉闭锁。

知识点24：动脉段的解剖形态 副高：熟练掌握 正高：熟练掌握

动脉段有4种解剖形态：主动脉、肺动脉、共同动脉干、单一动脉干。

知识点25：心室流出道形态 副高：熟练掌握 正高：熟练掌握

（1）心室流出道的解剖构成：漏斗间隔+心室漏斗折+壁部漏斗。

（2）漏斗间隔：分隔主动脉瓣和肺动脉瓣的肌组织。

（3）心室漏斗折：分隔半月瓣和房室瓣的肌组织。

正常成熟心脏，心室漏斗折的左半部分吸收消失，左室流出道为主动脉瓣－二尖瓣的纤维连接，右半部分持续存在，并与漏斗间隔完全融合，共同构成"室上嵴"，故右室流出道为肌性圆锥。

第二章　心血管生理学

| 知识点1：心肌的特性 | 副高：熟练掌握　正高：熟练掌握 |

心脏有不同的心肌细胞，心肌的四大特性，即兴奋性、自律性、传导性和收缩性。

| 知识点2：不同的心肌细胞具备的特性 | 副高：熟练掌握　正高：熟练掌握 |

不同的心肌细胞具备的特性

部　　位	兴奋性	自律性	传导性	收缩性
窦房结	+	+		
心房肌	+		+	+
房结区	+	+		+
结　区	+		+	
结希区	+		+	
房室束	+		+	
浦肯野纤维末梢	+	+	+	
心室肌	+		+	+

| 知识点3：心室肌工作细胞动作电位的形成机制 | 副高：熟练掌握　正高：熟练掌握 |

（1）0期：去极化刺激→快钠通道少量开放→发生部分去极化→达到阈电位（-70mV）→快钠通道激活、大量开放，钠离子顺电-化学势快速内流→形成再生性钠内流（正反馈）→钠内流速度大大超过钾外流速度（I_{K1}通透性降低）→去极化至接近钠的平衡电位+30mV。

（2）1期复极：快钠通道失活，瞬时外向电流（Ito）激活，钾离子顺电-化学梯度外流引起。

（3）2期：存在外向电流和内向电流，所以电位较长时间稳定在0mV左右。

外向电流：①I_K（延迟整流钾电流），平台期逐渐激活，+20mV时激活，但激活慢，复极化至-40～-50mV时失活，在平台期逐渐增大。②I_{K1}（内向整流钾电流），静息时通透性较高，0期下降，平台期后缓慢恢复。

内向电流：慢钙通道电流（I_{Ca-L}）。该通道阈电位在-40～-30mV。

（4）3期：慢钙通道失活，Ca^{2+}内流逐渐停止；I_K通透性在平台期时逐渐加大，随复极化呈再生性加大，而后减小；I_{K1}随复极化逐渐开放概率升高。

（5）4期：形成钾平衡电位（主要通过I_{K1}）。

另外，存在钠内向电流、乙酰胆碱（ACh）门控钾通道引起的外向电流、生电性钠-钾泵和生电性Na^+-Ca^{2+}交换。

知识点4：浦肯野细胞动作电位的形成机制	副高：熟练掌握　正高：熟练掌握

与心室肌细胞不同的是，浦肯野细胞存在4期自动除极（速率慢），其4期自动除极机制主要是外向I_K电流逐渐衰减并存在超极化缓慢激活的内向阳离子流I_f。

知识点5：窦房结P细胞动作电位的形成机制	副高：熟练掌握　正高：熟练掌握

（1）0期：达I_{Ca-L}通道阈电位，慢钙通道开放，Ca^{2+}内流。

（2）3期复极：L型Ca^{2+}通道（I_{Ca-L}）逐渐失活，钙内流减少；I_K钾通道激活，钾外流。

（3）4期自动除极化：①外向电流逐渐衰减，I_K外流进行性减少，复极达–60mV时便开始失活；②内向电流进行性增强，I_f电流进行性增强；T型Ca^{2+}通道（I_{Ca-T}）在除极达–50mV时激活。

知识点6：决定和影响心肌兴奋性的因素	副高：熟练掌握　正高：熟练掌握

（1）静息膜电位水平：静息电位或最大复极电位水平降低（绝对值减小），则兴奋性升高。

（2）阈电位水平：阈电位水平升高（绝对值减小），则兴奋性降低。例如，膜外重度高钾→静息膜电位持续减小→快钠通道失活→阈电位升高→兴奋性降低。

（3）钠通道的状况：钠通道受膜电位影响分为静息状态、失活状态和激活状态。

知识点7：心肌兴奋性的周期性变化	副高：熟练掌握　正高：熟练掌握

心肌细胞发生兴奋的过程中，兴奋性发生一次周期性变化，分为有效不应期（包括绝对不应期和局部反应期两个阶段）、相对不应期和超常期。

心肌细胞一次兴奋过程中兴奋性周期性变化的特点是有效不应期持续的时间长，相当于整个收缩期和舒张早期。因此，心肌不发生强直性收缩，意义是实现心脏泵血功能。

知识点8：期前收缩与代偿间歇	副高：熟练掌握　正高：熟练掌握

（1）期前收缩：如果在心肌的有效不应期之后，于下一次窦性兴奋到达之前，受到人工的或来自窦房结之外的异位兴奋刺激，可产生一次提前出现的期前兴奋，并引起一次收缩，称为期前收缩。

（2）代偿间歇：期前兴奋本身也存在有效不应期，期前兴奋之后紧接着窦性兴奋到达心室，正好落在此有效不应期内，此次窦性兴奋就不能引起心室收缩而出现一次"脱失"，直到下一次兴奋到达时才得以再次发生兴奋和收缩。因此，在一次期前收缩之后往往有一次较长的心室舒张期，称为代偿间歇。

知识点9：自律组织自律性的速率　　副高：熟练掌握　正高：熟练掌握

组织、细胞能够在没有外来刺激的条件下自动发生节律性兴奋的特性称为自动节律性，简称自律性。自律组织自律性的速率为窦房结约100次/分，房室交界区约50次/分，末梢浦肯野纤维网约25次/分。

知识点10：自律组织的起搏点　　副高：熟练掌握　正高：熟练掌握

（1）正常起搏点：正常情况下，窦房结细胞的自律性最高，对心脏兴奋起主导作用，是心脏兴奋的正常开始部位，称为正常起搏点，所形成的心搏节律称为窦性节律。

（2）潜在起搏点：窦房结以外的其他自律性组织称为潜在起搏点。当潜在起搏点控制部分或整个心脏的活动节律时，成为异位起搏点，所形成的心脏节律称为异位节律。

（3）窦房结起搏细胞控制潜在起搏点的机制：抢先占领机制和超速驱动压抑机制。

知识点11：决定和影响心肌自律性的因素　　副高：熟练掌握　正高：熟练掌握

最大复极电位水平、阈电位水平、4期除极速率。

知识点12：心肌的传导性的概念　　副高：熟练掌握　正高：熟练掌握

心肌一处发生兴奋后，由于兴奋部位和邻近安静部位的膜之间发生电位差，产生局部电流从而刺激安静部位的膜发生兴奋，心肌的这种特性称为心肌的传导性。

知识点13：兴奋通过特殊传导系统的有序传播　　副高：熟练掌握　正高：熟练掌握

窦房结（起搏点）→①左右心房肌（合胞体）。②优势传导通路→房室结→房室束→左、右束支→浦肯野纤维网→心室肌（合胞体）。

知识点14：心脏内兴奋的传导速度　　副高：熟练掌握　正高：熟练掌握

房室束、浦肯野纤维（1.5～4.0m/s）>优势传导通路（1m/s）>心室肌（0.5m/s）>心房肌（0.3m/s）>房室交界（房室结结区0.02m/s）。

知识点 15：心脏内兴奋的特点和意义　　　副高：熟练掌握　正高：熟练掌握

①房室束、浦肯野纤维传导速度快有利于左右心房同步收缩、左右心室同步收缩。②房室交界传导速度慢，产生房–室延搁，使心房先于心室 0.1 秒开始收缩。③房室交界处易发生传导阻滞。

知识点 16：决定和影响传导速度的因素　　　副高：熟练掌握　正高：熟练掌握

（1）结构因素：①细胞直径。②缝隙连接。
（2）生理因素：0 期除极化速度和幅度（膜反应性）。
（3）邻近未兴奋部位的兴奋性：如邻近部位处在有效不应期。

知识点 17：心肌收缩的特点　　　副高：熟练掌握　正高：熟练掌握

（1）对细胞外液中钙的依赖性：工作肌细胞在动作电位平台期慢钙通道开放引起钙内流，钙离子可通过刺激肌质网膜上磷酸肌醇（IP_3）受体和 ryanodine（利阿诺定）受体引起肌质网钙释放，从而发生兴奋–收缩偶联。通过肌质网膜上的钙泵和肌细胞膜上的钠–钙交换使胞质钙离子浓度降低使心肌舒张。
（2）合胞体：因为心肌细胞之间呈缝隙连接，所以左、右心房较同步的兴奋和收缩，左、右心室较同步的收缩。心室或心房收缩时，收缩的强弱不受参与收缩的细胞数量差异的影响。

知识点 18：心动周期　　　副高：熟练掌握　正高：熟练掌握

心脏一次收缩和舒张构成一次心动周期。静息时，健康成年人心率为 75 次／分，心动周期为 0.8 秒，心房收缩占 0.1 秒，舒张占 0.7 秒；心室收缩占 0.3 秒，舒张占 0.5 秒，心房先于心室 0.1 秒开始收缩。心动周期缩短时，主要是舒张期缩短。

知识点 19：心脏的泵血过程　　　副高：熟练掌握　正高：熟练掌握

（1）心房的初级泵血功能：心房舒张时，有接纳静脉血液的回流和通道作用；收缩时起到初级泵作用，可使心室的充盈再增加 10%～30%。
（2）心室的射血和充盈过程：以左心室为例，分为心房收缩期、等容收缩期、快速射血期、减慢射血期、等容舒张期、快速充盈期和减慢充盈期。各期持续时间、伴随心室的舒缩发生的各处的压力、容积、流量变化和瓣膜启闭情况。

知识点20：心泵功能的评定参数　　　　　　　　副高：熟练掌握　　正高：熟练掌握

（1）每搏量：一侧心室在每次心搏中射出的血液量为60～80ml。

（2）射血分数：搏出量和心室舒张末期容积的百分比。

（3）心排血量：每分钟由一侧心室输出的血量称为每分输出量，也称为心输出量。心排血量=每搏量×心率。

（4）心指数：在空腹和静息状态下，每平方米体表面积的每分心排血量，称为心指数或静息心指数。

知识点21：影响心排血量的因素　　　　　　　　副高：熟练掌握　　正高：熟练掌握

（1）前负荷的影响：在很大范围内，心脏每搏量和搏功随前负荷增加而增加。心脏前负荷取决于心室舒张末期容积（或压力）。

（2）后负荷对每搏量的影响：大动脉血压相当于后负荷。后负荷增加时，心肌收缩时产生的主动张力增加；肌肉的缩短时间延迟、缩短速度及缩短距离减小。

由于每搏量减少时余血量增加，前负荷增加，通过代偿性调节，整体条件下后负荷的改变在很大范围内不影响心排血量，但心脏做功量增加。

（3）心肌收缩能力改变时每搏量的调节：心肌不依赖于负荷而能改变其力学活动的内在特性，称为心肌收缩能力或收缩性。其他因素不变，心肌收缩能力增加时，每搏量增加，心脏做功增加、功率增加。

（4）心率对心泵功能的影响：安静情况下成年人的心率为60～100次/分，可以在40～200次/分变动。由于心排血量=每搏量×心率，若搏出量不变，心率加快则心排血量增多。但快到某种程度则心动周期过短（主要是舒张期缩短）心室充盈量减少，所以每搏量减少，心排血量不会继续增加。然而，心率过慢时并不能使充盈量增加。

知识点22：血压和动脉血压的概念　　　　　　　副高：熟练掌握　　正高：熟练掌握

血压是指血管内的血液对于血管壁的压强，即血液对单位面积血管壁的侧压力。可用毫米汞柱（mmHg）或千帕（kPa）表示，1mmHg=0.133kPa。动脉血压是指体循环中主动脉和大动脉中的血压，相当于组织器官的灌注压。

知识点23：动脉血压的形成条件　　　　　　　　副高：熟练掌握　　正高：熟练掌握

动脉血压的形成条件包括：①循环系统内血液充盈所形成的平均充盈压。②心脏射血是形成动脉血压的基本因素。③外周阻力。④大动脉的弹性贮器作用。

知识点24：动脉血压的正常值　　　　　　　　　副高：熟练掌握　　正高：熟练掌握

（1）血液从主动脉流向外周时，由于不断克服阻力，动脉血压逐渐降低。①主动脉：

100mmHg（13.3kPa）。②3mm动脉：95mmHg（12.6kPa）。③小动脉末：85mmHg（11.3kPa）。④微动脉：55mmHg（7.3kPa）。⑤毛细血管起始端：30mmHg（4.0kPa）。

（2）在主动脉和大动脉：①收缩压：心室收缩时，主动脉压急剧升高，在收缩期的中期达到最高值，这时的动脉血压称为收缩压。年轻人的收缩压为100～120mmHg（13.3～16.0kPa）。②舒张压：心室舒张时，主动脉压逐渐下降，在心舒张末期动脉血压的最低值称为舒张压。年轻人的舒张压为60～80mmHg（8.0～10.6kPa）。③脉压：收缩压与舒张压的差称为脉压。年轻人的脉压为30～40mmHg（4.0～5.3kPa）。④平均动脉压：心动周期中每一瞬间动脉血压的平均值。简略估算方法：平均动脉压＝舒张压＋1/3脉压。⑤循环系统平均充盈压：表示循环系统中血液的充盈程度。循环血量和循环系统容积的比值决定了循环系统平均充盈压的高低，通常为7mmHg。⑥动脉血压的生理差异：随年龄增长而升高，收缩压比舒张压升高明显。

知识点25：影响动脉血压的因素　　　　　　　副高：熟练掌握　正高：熟练掌握

（1）心排血量：如果每搏量增大，心缩期射入主动脉的血量增多，使动脉管壁产生的张力增加，在收缩期时收缩压升高明显。在心舒期，由于收缩压升高，流向外周的血流速度就加快，若在外周阻力和心率不变的情况下，大动脉内增多的血量仍可在心舒期流至外周，到舒张期末，大动脉内存留的血量和每搏量增加之前相比，升高并不多。因此，舒张压可能升高不多，故脉压增大。反之，当每搏量减少时，则主要使收缩压降低，脉压减小。

（2）心率：如果心率增快，则心动周期缩短尤其是心舒期缩短，心舒期由大动脉流至外周的血量就减少，故心舒期末主动脉内存留的血量增多，舒张压就升高。在心缩期，由于动脉血压升高可使血流速度加快，因此可有较多的血液流至外周，收缩压的升高不如舒张压的升高显著，脉压减小。相反，在一定范围内，心率减慢时，舒张压降低的幅度比收缩压降低的幅度大，故脉压增大。

（3）外周阻力：若总外周阻力加大，则心舒期内血液向外周的流速减慢，心舒期末存留在主动脉中的血量增多，故舒张压升高。在心缩期，在升高的舒张压基础上心脏射血，动脉血压升高使血流速度加快，因此收缩压的升高不如舒张压的升高明显，脉压也就相应减小。反之，当外周阻力减小时，舒张压的降低比收缩压的降低明显，故脉压加大。可见，在一般情况下，舒张压的高低主要反映总外周阻力的大小。阻力血管的半径、血液黏滞度是影响外周阻力的最主要因素。

（4）主动脉和大动脉的弹性贮器作用：主动脉和大动脉顺应性降低时，如老年人的动脉管壁硬化，大动脉的弹性贮器作用减弱，心室射血时动脉血管壁可扩张性小，导致收缩压升高；心室舒张时由于弹性回位小，导致舒张压降低，故脉压增大。

（5）循环血量和循环系统容积的比值：循环血量和循环系统容积的比值决定了体循环平均充盈压的高低。如果其他因素不变，机体循环平均充盈压升高，则循环系统中各处的压强都升高；反之，则降低。在正常情况下，循环血量和循环系统容积是相适应的，循环系统充盈程度的变化不大。失血后，循环血量减少，此时如果循环系统的容积改变不大，则体循环平均充盈压必然降低，使动脉血压降低；输血、输液则相反。如果在神经体液影响下，容量血管收缩，循环系统的容积减小，比值也升高，同样使动脉血压升高。

上面对影响动脉血压的各种因素的叙述，都是在假设其他因素不变的前提下，分析某一因素发生变化时对动脉血压可能产生的影响。实际上，在各种不同的生理情况下，上述各种影响动脉血压的因素可同时发生改变。因此，在某种生理情况下动脉血压的变化，往往是各种因素相互作用的综合结果。

知识点26：中心静脉压和外周静脉压的概念   副高：熟练掌握   正高：熟练掌握

（1）中心静脉压：是指右心房和胸腔大静脉内的压强。主要影响因素有：①心脏收缩力的改变：血量不变时，心肌收缩力越强，中心静脉压越低。②循环系统平均充盈压的改变：心肌收缩力不变时，循环系统平均充盈压越高，中心静脉压越高。

（2）外周静脉压：血压较低，微静脉压为 $15 \sim 20$ mmHg。

知识点27：静脉回心血量的影响因素   副高：熟练掌握   正高：熟练掌握

（1）体循环平均充盈压的改变（血量或血管容积改变）：其他因素不变时，体循环平均充盈压越高，静脉回流量越多。

（2）心脏收缩力量：心脏收缩力量越强，静脉回流量越多。

（3）体位改变（重力作用）：由卧位突然改为直立位时，静脉回流量减少。

（4）骨骼肌的挤压作用（肌肉泵）：骨骼肌交替收缩与舒张促进静脉回流。

（5）呼吸运动对静脉回流量的影响：呼吸运动增强则静脉回流量增多。

知识点28：微循环的概念及功能   副高：熟练掌握   正高：熟练掌握

微循环是微动脉经毛细血管到微静脉的血液循环。微循环的功能是在血液和组织液之间不断进行物质交换和液体交换，维持内环境稳态，保证新陈代谢进行。

知识点29：微循环的调节   副高：熟练掌握   正高：熟练掌握

（1）微动脉主要受交感神经和儿茶酚胺等全身性体液因素（缩血管：NE、Ag II、ADH）调节。

（2）后微动脉和毛细血管前括约肌主要受局部代谢产物（舒血管：PaO_2 降低、$PaCO_2$ 升高、H^+、组胺、腺苷等）调节。

（3）在静息状态下，组织中在同一时间内只有 $20\% \sim 35\%$ 的（如骨骼肌）真毛细血管处于开放状态。

知识点30：血液与组织液之间的物质交换方式   副高：熟练掌握   正高：熟练掌握

（1）扩散：为主要交换方式，影响因素有浓度差、通透性、面积、脂溶性。

（2）滤过：顺静水压差与渗透压差，由此造成的血管内液体向血管外移动称为滤过，其动力为有效滤过压。

（3）重吸收：当有效滤过压为负值时，血管外液体向血管内移动。

（4）吞饮：主要为血浆蛋白等大分子物质。

知识点31：影响组织液生成的因素　　　　副高：熟练掌握　　正高：熟练掌握

①毛细血管压（急性大失血、右心衰竭）。②血浆胶体渗透压（营养不良性水肿）。③毛细血管壁的通透性（组胺等）。④淋巴回流（正常占总回流量10%左右）。

知识点32：心交感神经对心脏的支配及作用　　　　副高：熟练掌握　　正高：熟练掌握

节前神经胞体（$T_{1\sim5}$）→节前纤维末梢释放ACh（左右侧心交感神经支配有差异）→N_1受体→节后神经纤维末梢曲张体→去甲肾上腺素→心肌β_1受体（可被普萘洛尔阻断）→Gs→AC↑→cAMP↑→激活蛋白激酶A→膜对L型钙通道、I_f通道的开放概率增加→正性变力、正性变传导和正性变时作用。

心交感神经紧张性增加时，心缩期缩短、收缩期室内压上升速率加大、室内压峰值增高、心舒早期室内压下降速率加大。因此，每搏量增多、心率加快，从而心排血量增多，使动脉血压升高。

知识点33：心迷走神经对心脏的支配及作用　　　　副高：熟练掌握　　正高：熟练掌握

节前神经胞体位于延髓迷走神经背核和疑核→节前纤维末梢释放乙酰胆碱（ACh）→心内神经节N_1受体→节后纤维末梢释放ACh（左右侧迷走神经支配差异，心室肌分布较少）→心肌M受体。

（1）激活Gi→抑制AC→cAMP↓→抑制钙通道、I_f通道。

（2）Gk蛋白→能激活I_{KACh}通道→K^+外流增多。

（3）激活NOS→生成NO→激活GC→cGMP↑→PDE↑→cAMP↓→抑制钙通道、I_f通道。最终产生负性变力作用、负性变传导作用和负性变时作用。

心迷走神经紧张增加时，心率减慢、心房肌收缩能力减弱、心房肌不应期缩短、房室传导速度减慢。

知识点34：缩血管纤维对血管的神经支配　　　　副高：熟练掌握　　正高：熟练掌握

中枢（节前神经元胞体）在$T_1\sim L_3$脊髓灰质侧角，节前末梢释放ACh，作用在神经节N_1受体上，引起神经节细胞兴奋。节后末梢释放去甲肾上腺素（可作用在α受体和血管β_2受体）。α受体激活时，引起血管平滑肌收缩；β_2受体激活时，引起血管舒张。去甲肾上腺素主要结合α受体，对β_2受体作用弱，所以主要引起缩血管效应。不同部位血管中缩血管纤维分布密度不同,皮肤>骨骼肌,内脏>冠状血管、脑血管。同一器官中缩血管纤维分布密度不同,小动脉、微动脉密度大,微静脉密度低。机体多数血管受交感缩血管神经单重支配。

交感缩血管纤维紧张性增强时,主要引起体循环总外周阻力升高(大多数小动脉、微动脉收缩)、容量血管收缩、动脉血压升高。由于皮肤内脏小动脉收缩使血流量减少、组织液生成减少,而冠状和脑血管血流量增加,心排血量不变时,发生血流重新分配。

| 知识点35:舒血管神经纤维对血管的神经支配 | 副高:熟练掌握 正高:熟练掌握 |

(1)交感舒血管神经:节前纤维发自交感,节后纤维释放→ACh→血管平滑肌M受体,存在于骨骼肌的微动脉,只有情绪激动或防御反应时起舒血管作用,使骨骼肌血流量增加。

(2)副交感舒血管纤维:节前纤维发自副交感,节后纤维释放→ACh→血管平滑肌M受体(有些血管受双重神经支配)。主要支配:面神经中的副交感纤维支配脑膜血管、迷走神经中的副交感纤维支配涎腺、胃肠外分泌腺的血管和盆神经中的副交感纤维支配外生殖器的血管。副交感舒血管纤维不参与体循环总阻力的调节。

| 知识点36:心血管反射 | 副高:熟练掌握 正高:熟练掌握 |

(1)颈动脉窦和主动脉弓压力感受性反射:感受器在60～180mmHg范围内对波动性压力变化的刺激敏感,当正常平均动脉血压约100mmHg时,反应最灵敏。反射的基本中枢在延髓,延髓与高位中枢有往返的联系。通过快速负反馈调节,使动脉血压维持相对稳定,所以该反射的传入神经也称为缓冲神经。

(2)颈动脉体和主动脉体化学感受性反射:此反射平时不参与动脉血压调节,当大失血(平均动脉血压低于60mmHg时)、窒息、酸中毒时,参与循环功能调节。

| 知识点37:肾素-血管紧张素系统的作用 | 副高:熟练掌握 正高:熟练掌握 |

血管紧张素Ⅱ有较大的活性,其主要作用:①直接作用于血管平滑肌受体,使全身微动脉收缩,总外周阻力升高,动脉血压升高。②作用于交感缩血管神经末梢→去甲肾上腺素释放增加。③作用于中枢使交感神经兴奋(交感缩血管神经)。④刺激肾上腺皮质球状带→分泌醛固酮。⑤抗利尿激素(ADH)和促肾上腺皮质激素分泌增加。⑥刺激渴觉中枢→饮水行为。⑦抑制压力感受性反射,减弱血压升高引起的心率减慢。

| 知识点38:引起肾素分泌的原因 | 副高:熟练掌握 正高:熟练掌握 |

①肾血流灌注减少时肾素分泌:动脉血压下降→入球小动脉牵张感受器的刺激减弱;流经致密斑的Na^+↓(或GFR↓);肾动脉狭窄。②血Na^+浓度降低时肾素分泌。③肾交感神

经兴奋时肾素分泌。④肾上腺素、去甲肾上腺素分泌增加时肾素分泌。

知识点39：肾上腺素和去甲肾上腺素的分泌部位　　副高：熟练掌握　正高：熟练掌握

肾上腺髓质分泌80%肾上腺素、20%去甲肾上腺素。

知识点40：肾上腺素和去甲肾上腺素与受体的结合能力

副高：熟练掌握　正高：熟练掌握

肾上腺素和去甲肾上腺素与受体的结合能力

部位	肾上腺素（E，A）	去甲肾上腺素（NE，NA）
心脏	β_1（正性变时、变力、变传导）	β_1
血管	β_2（血管舒张）	β_2
	α（血管收缩）	α

知识点41：血管升压素的来源、贮存及作用　　副高：熟练掌握　正高：熟练掌握

（1）来源：下丘脑视上核、室旁核。
（2）贮存：神经垂体轴突末梢。
（3）作用：①生理剂量：抗利尿作用。②大剂量（如大失血）：强烈的收缩血管作用。

知识点42：血管升压素的分泌调节　　副高：熟练掌握　正高：熟练掌握

（1）血浆晶体渗透压：血浆晶体渗透压↑（主要是NaCl浓度升高）→刺激下丘脑前部位于室周器的渗透压感受器→ADH的合成和释放↑→远曲小管和集合管对水的通透性↑→水的重吸收↑→尿液浓缩，尿量↓→血浆晶体渗透压↓（负反馈调节）。

（2）血容量：循环血量的改变，能反射性地影响ADH的合成和释放。

血容量↑或压强↑→刺激心房、心室、肺循环大血管壁上容量感受器→迷走神经传入纤维传入冲动增多→抑制下丘脑视上核、室旁核神经元→垂体后叶ADH的分泌减少→远曲小管和集合管对水的通透性↓→水的重吸收减少、尿量增加、血容量减少→动脉血压降低（负反馈调节）。

反之，血容量↓或压强↓→对心房、心室、肺循环大血管壁上容量感受器的刺激↓→迷走神经传入纤维传入冲动减少→对下丘脑视上核、室旁核神经元的抑制作用减弱→垂体后叶ADH的分泌增多。

（3）动脉压力感受器：动脉血压升高，可反射性地抑制ADH的释放。

第三章 心血管疾病分子生物学与基因学

| 知识点1：基因表达的概念及步骤 | 副高：了解 正高：熟悉 |

绝大多数生物的基因是由脱氧核糖核酸（DNA）组成，少数病毒基因组则由核糖核酸（RNA）组成。基因组所含有的遗传信息由DNA或RNA分子中的核苷酸排列顺序所决定。基因所包含的信息可由特定功能的蛋白质解读，这类蛋白质附着在DNA或RNA分子的一定位置，起始一系列的生化反应合成基因的编码产物，这一过程称为基因表达。

基因表达由两个步骤组成：①以DNA分子为模板合成RNA拷贝，称为转录。②由RNA拷贝指令蛋白质的合成，称为翻译。

| 知识点2：DNA分子的组成成分 | 副高：了解 正高：熟悉 |

DNA的基本组成成分是碱基、脱氧核糖和磷酸。碱基分4种：两种嘌呤，腺嘌呤和鸟嘌呤；两种嘧啶，胞嘧啶和胸腺嘧啶。碱基与脱氧核糖结合，构成脱氧核糖核苷。脱氧核糖核苷分子中的糖分子与磷酸分子结合，构成脱氧核糖核苷酸，核苷酸依据其组成中的碱基种类不同，分别称为腺嘌呤核苷酸（A）、鸟嘌呤核苷酸（G）、胞嘌呤核苷酸（C）和胸腺嘌呤核苷酸（T）。

| 知识点3：DNA的双螺旋结构 | 副高：了解 正高：熟悉 |

DNA双螺旋是由两条互补链组成的，同时碱基之间的配对是有规律的。因此，当DNA双链分开成为两条互补单链时，单链可以作为复制的模板，再重新合成与它互补的DNA链。这样，原来的DNA双链分子，也就是亲链，通过复制产生了两个DNA双链分子，也就是两个子链。子链中的碱基对同亲链完全一样。DNA分子就是这样复制出与自己完全相像的两个子代。复制产生的DNA双链中保留了一条亲链，因此，DNA的复制是"半保留"复制。

| 知识点4：RNA的组成与DNA的组成的区别 | 副高：了解 正高：熟悉 |

RNA的组成与DNA的组成有两点不同：①RNA的4种碱基中，尿嘧啶（U）取代了胸腺嘧啶，还含有少量的稀有碱基。②RNA含有的五碳糖是核糖而不是脱氧核糖。除此之外，同DNA一样，也是由碱基和核糖构成核糖核苷，再和磷酸构成核糖核苷酸，并通过磷酸二酯键把核糖核苷酸连接成长链。

知识点 5：RNA 的类别及结构功能　　　　　　　　副高：了解　正高：熟悉

RNA 分为转运 RNA（tRNA）、信使 RNA（mRNA）和核糖体 RNA（rRNA）3 类，它们各有独特的结构和功能。①mRNA：是翻译蛋白质的模板，具有寿命短、含量较少等特点。②tRNA：是运载氨基酸的 RNA，具有含量较多、代谢稳定、种类较固定等特点；另外，tRNA 含有较高比例的稀有碱基，具有典型的三叶草式构型。③rRNA 是组成核糖体最主要的成分，而核糖体是蛋白质合成的场所；rRNA 在细胞内含量最多，并且代谢稳定，存活时间较长。

知识点 6：蛋白质的结构　　　　　　　　　　　　副高：了解　正高：熟悉

蛋白质是由氨基酸组成的肽链折叠而成的大分子物质，蛋白质中常见的氨基酸有 20 种。一个氨基酸的羧基与另一个氨基酸的氨基通过肽键（—CO—NH—）连接，氨基酸以这种方式连接成一条多肽链。少于 20 个氨基酸连接成短链称为肽。

蛋白质的结构分为 4 级：①一级结构：肽链中氨基酸的线性排列结构。②二级结构：肽链的 α 螺旋和 β 片层结构。③三级结构：一条肽链的三维空间的折叠结构。④四级结构：几条肽链（或几个亚基）结合形成的三维空间的折叠结构。

知识点 7：DNA 和 RNA 的检测技术　　　　　　　副高：了解　正高：熟悉

DNA 和 RNA 的检测主要包括核酸杂交和聚合酶链反应（PCR）。①核酸杂交：是指利用互补的核酸单链之间能够特异性地结合，包括 Southern 印迹（DNA 的检测）和 Northern 印迹（RNA 的检测）。②聚合酶链反应：是在 DNA 变性与复性的基础上，结合 DNA 的合成，来高效检测目的 DNA 的质与量。

知识点 8：PCR 技术的基本原理　　　　　　　　　副高：了解　正高：熟悉

①DNA 合成需要引物。②DNA 的复性与变性的原理。③人工合成的引物在 PCR 反应过程中，对于引物之间 DNA 双链的高度选择性和高效性。④耐高温的 DNA 聚合酶的发现和运用。

反转录聚合酶链反应（RT-PCR）实际上就是利用反转录酶将 RNA 的信息转换为 DNA 的信息。

知识点 9：蛋白质的检测技术　　　　　　　　　　副高：了解　正高：熟悉

在分子生物学研究中，基因的产物蛋白质及其状态常常也是检测的对象。检测的方法主要是基于抗原-抗体特异性的结合。Western 印迹法是最常用方法之一，其过程是将蛋白质从组织或培养的细胞中溶解出来，后将样品蛋白质用聚丙烯酰胺凝胶电泳按照分子质量大小分开，然后将分开的蛋白质转移到特殊的膜上，再用抗体与靶蛋白结合，最后用带有荧光标记的抗体作用，荧光底物显色并曝光于X线胶片，从而获得蛋白质的质和量的信息。

| 知识点10：基因转移技术 | 副高：了解　正高：熟悉 |

现在大多数所提到的基因转移技术，是指将目的基因整合入受精卵细胞或者是胚胎干细胞，然后提供模拟胚胎发育生长环境，经过通常的发育过程产生新的带有目的基因个体，并且继续可以传递给后代。被转移的基因称为转基因。

| 知识点11：RNA干扰技术 | 副高：了解　正高：熟悉 |

在生物体内，当外源性或内源性双链RNA（dsRNA）进入细胞后，识别含有其互补序列的mRNA并与之结合后，在酶的作用下降解mRNA，干扰相应基因表达，这一现象称为RNA干扰（RNAi）。RNAi作用的基本原理是一些短干涉RNA（siRNA）结合一个核酸酶复合物形成RNA诱导沉默复合体（RISC）。RISC由核酸内切酶、核酸外切酶、解旋酶等组成，对靶mRNA具有识别和切割作用，激活的RISC通过碱基配对定位到同源mRNA转录本上并切割它，从而可以破坏特定目的基因转录产生的mRNA，使其功能沉默。目前认为其可能机制分为3步：①dsRNA的形成。②siRNA的形成。③RNAi的形成。

| 知识点12：基因敲除技术 | 副高：了解　正高：熟悉 |

基因敲除技术是人为有目的地敲除实验动物体内某特定基因的技术。这种实验动物可以被用来观察某个基因对于动物生命活动影响的主要方面。其基本方法是构建能够灭活目的基因的重组DNA（基因敲除载体），该DNA含有与目的基因同源性较大的区域。导入胚胎干细胞，通过同源重组的原理取代并破坏原有基因。筛选出敲除成功的干细胞后，通过显微注射入小鼠的囊胚中参与胚胎发育，获得含有一个等位基因敲除的小鼠嵌合体。然后，通过进一步小鼠的合理培育，就可以获得纯合子小鼠，即两个等位基因都被敲除成功小鼠。

| 知识点13：遗传病的特点 | 副高：了解　正高：熟悉 |

遗传病是指生殖细胞或受精卵的遗传物质（染色体和基因）发生突变（或畸变）所引起的疾病，通常具备以下特点：①垂直传递。②与亲代的遗传物质的突变（或染色体畸变）有关。③必须是生殖细胞或受精卵的遗传物质改变。④引起人体不同程度的病理变化或生理变化。

| 知识点14：常见遗传性疾病的遗传方式 | 副高：了解　正高：熟悉 |

根据孟德尔理论，生物体表现出某一性状，体内一定有一个（一对）相应的基因。基因

是相对稳定的，因此它控制的性状是相对稳定的，并一代一代不变地传递下去。如果基因变化了，性状也一定发生改变。根据控制某一性状基因的异同，可将该性状的遗传方式分为单基因遗传和多基因遗传。

（1）单基因遗传心血管病：①常染色体显性遗传心血管病：如马方综合征、家族性嗜铬细胞瘤、先天性肺动静脉瘘、家族性原发性肺动脉高压、雷诺综合征、肥厚型心肌病、扩张型心肌病、家族性高脂血症、家族性心律失常、Romano-Ward综合征（QT间期延长）。②常染色体隐性遗传心血管病：如多发性大动脉炎、X综合征、家族性心脏脂质沉积症、家族性脂蛋白酯酶缺陷。③X连锁遗传性心血管病：如脆性X染色体综合征（二尖瓣脱垂）、假肥大型肌营养不良症（心肌病变）、X性连锁内脏异位综合征。

（2）多基因遗传心血管病：①室间隔缺损。②房间隔缺损。③动脉导管未闭。④主动脉口狭窄。⑤主动脉缩窄。⑥单纯肺动脉口狭窄。⑦法洛四联症。⑧Ebstein畸形。⑨冠状动脉心脏病。⑩原发性高血压。⑪心内膜弹性纤维增生症。⑫多基因性高胆固醇血症。

长QT综合征（LQTS）的特征是心电图QT间期延长（QTc ≥ 0.44秒），有室性心动过速倾向和猝死倾向。LQTS病理特征为心肌细胞复极化过程延迟，与细胞膜电压启闭型钠、钾和钙离子通道基因缺陷有关。已经确定的致病基因有：①KVLQT-1基因：位于染色体11p15.5，参与心肌细胞钾离子通道构成，有10个位点突变和1个缺失突变。②HERG基因：位于染色体7q35-36，编码钾离子通道α-亚基，有5个位点突变和2个缺失突变，引起钾离子通道形成障碍。③SCN5A基因：位于染色体3p21-24，编码钠离子通道α-亚基，有2个位点突变和1个缺失突变，可能使钠离子通道失活异常。此外，还有一个影响钾离子通道结构和功能的致病基因尚未最后确定，暂称为LQT5，其突变位于染色体4q25-27。

对血脂水平有较大影响的基因有脂蛋白酯酶（LPL）基因、载脂蛋白CⅡ（Apo-CⅡ）基因和ApoE基因等。①LPL的主要功能是水解乳糜微粒（CM）和极低密度脂蛋白（VLDL）中的三酰甘油；LPL基因位于染色体8p22，长约30kb，包含10个外显子和9个内含子，1～9号外显子长105～276bp，外显子10较大，长1948bp。家族性LPL缺陷引起原发性Ⅰ型高脂血症，为常染色体隐性遗传疾病。②ApoCⅡ基因位于19号染色体长臂，长约3.3kb，有4个外显子和3个内含子。ApoCⅡ功能为活化LPL，活化的LPL进而水解CM和VLDL中的三酰甘油。家族性ApoCⅡ缺陷为常染色体隐性遗传疾病。遗传学研究已发现10余种ApoCⅡ基因突变，大部分是第3外显子上的单一碱基突变，无大片段的插入/缺失（I/D）。③ApoE基因也位于第19号染色体长臂，长3.6kb，包含4个外显子和3个内含子。

ApoE有ApoE 2、ApoE 3和ApoE 4 3种主要异构体和其他15种罕见异构体。ApoE基因上的突变引起家族性Ⅲ型高脂血症。

| 知识点18：高血压的遗传基因 | 副高：了解　正高：熟悉 |

原发性高血压又称高血压病，目前普遍认为高血压病是一种含基因遗传病，高血压病的遗传比较复杂。

（1）血管紧张素原基因：人类血管紧张素原（Agt）基因的cDNA全长1445个核苷酸，编码485个氨基酸组成的蛋白质。Agt基因有5个外显子和4个内含子，全长13kb。Agt基因的两个突变，第174位苏氨酸被蛋氨酸取代、第235位蛋氨酸被苏氨酸取代可能与高血压相关联。目前有较多的关联研究证据提示第235位蛋氨酸被苏氨酸取代突变与原发性高血压病及血浆Agt浓度相关联。

（2）α-内收蛋白基因：α-内收蛋白基因编码是一种具α、β两个亚单位的细胞骨架来自内收蛋白中的α亚单位，该基因定位于人类染色体4p16.3。研究表明，该基因的一个位点突变460TrP（色氨酸）与原发性高血压相关联，并与钠平衡敏感性增强有关。

（3）胰岛素受体基因：人胰岛素受体基因位于染色体10p13.2。有研究发现，人类的胰岛素受体基因第1内含子的微卫星多态性与血压和肥胖无关；而其第9内含子含有的RsaI RFLP的R1等位基因顺率，高血压病组高于对照组。

| 知识点19：实施基因治疗应具备的条件 | 副高：了解　正高：熟悉 |

①选择、分离出治疗疾病的特异性基因。②选择、获得足够数量携带目的基因的载体和/或细胞。③通过有效的基因转移途径将目的基因高效转染靶细胞、导入患者个体中。④目的基因在体内能产生足够量的产物，稳定表达、治疗疾病。⑤安全、不产生有害的不良反应。

| 知识点20：基因治疗选择靶细胞的原则 | 副高：了解　正高：熟悉 |

选择一种理想的靶细胞是基因治疗效果的一个关键因素。选择何种类型的靶细胞应根据不同的病情、选择好的目的基因及其表达载体、基因转染方式等具体情况而定。选择的原则主要为：①细胞易于从体内取出，在体外能够用常规细胞培养法大量增殖。②现有的基因转移技术能高效地将目的基因转染到离体细胞。③细胞经过体外基因操作后能够存活下来，并能安全回输体内。④回输体内后能高效而持久地表达目的基因。

| 知识点21：心血管疾病的基因治疗策略 | 副高：了解　正高：熟悉 |

①基因校正或置换，即通过体内基因同源重组可以对缺陷基因进行精确的原位修复，将致病基因的突变碱基序列纠正，而正常部分予以保留。该方法是基因治疗最理想的选择和目的。②基因替代，将有功能的正常基因转移到病变细胞或其他细胞。目的基因的表达产物可

以补偿缺陷基因的功能或使原有的功能得到加强。这一方案最适宜隐性单基因疾病的治疗，是目前基因治疗较为成熟的方法。③基因封闭，包括反义核酸技术及核酶技术。反义核酸是指将与靶基因或其mRNA序列互补的DNA或RNA片段导入细胞后能与之特异结合，从而抑制其复制、转录、剪接、翻译和表达。④"自杀基因"疗法，来自单纯疱疹病毒Ⅰ型的胸腺嘧啶脱氧核苷激酶，能够特异性地使前体药物磷酸化，使其转化成为抑制增殖细胞DNA合成的细胞特异性毒物。

知识点22：心血管疾病的基因治疗类型　　　　副高：了解　正高：熟悉

（1）依据靶细胞的类型：可将基因治疗分为生殖细胞或体细胞基因治疗。

（2）依据基因导入人体的方式：可将基因治疗分为直接体内疗法和间接体内疗法两种。①直接体内疗法：又称一步法，是将重组的目的基因直接导入体内特定靶细胞和靶器官，在体内表达出所需要的功能蛋白质，从而发挥治疗作用。②间接体内疗法：又称二步法、回体转移法，是研究最多、比较常用的方法，效果较易控制，但是操作烦琐，技术难度大。该法先将含有目的基因的重组载体导入体外培养的自体或异体的中介细胞，经过筛选后将能表达目的基因的中介细胞重新输回受体治疗者体内，中介细胞内目的基因表达产物经过循环分泌或旁分泌的方式作用于靶细胞而发挥治疗作用。

知识点23：心血管疾病的基因转移方法　　　　副高：了解　正高：熟悉

（1）病毒载体介导法：多种病毒对哺乳类动物细胞具有很强的感染能力，并在宿主细胞内复制和表达。因此，可选择某些对人体无害的病毒，构建病毒载体，进行基因转移。以病毒载体介导的基因转移研究较为系统，其导入基因的效率一般高于非病毒载体介导的基因转移方法。其中反转录病毒载体和腺病毒载体已用于临床基因治疗试验。

（2）非病毒载体介导法：本方法的基因转移主要有裸露DNA直接注射、电穿孔、脂质体介导、磷酸钙共沉淀等方法。这些方法依赖不同机制将大分子物质摄入靶细胞中，体内导入效率低，导入的目的基因不易稳定整合到靶细胞的基因组。

知识点24：遗传性肥厚型心肌病的基因治疗　　　　副高：了解　正高：熟悉

由于β-肌球蛋白重链基因是家族性肥厚型心肌病的主要致病基因，超过50%的肥厚型心肌病病例出现该基因突变，用腺病毒携带β-肌球蛋白重链基因转染病变的心肌细胞恢复正常心肌收缩力是基因治疗的首选方案，采用此方法结果可见心肌细胞收缩力增强。另一种方法是针对肥厚型心肌病心肌细胞中出现的突变体，用重组腺病毒携带核酶基因导入心肌病变细胞裂解突变体，使心肌细胞功能得以改善，并有可能得到新的细胞表现型。

知识点25：长QT综合征的基因治疗　　　　　　　　　　副高：了解　正高：熟悉

本病患者的染色体异常存在于11p15.5（长QT综合征 Ⅰ 型）、7q35～36（Ⅱ型）、3p21～24（Ⅲ型）和4p25～27（Ⅳ型）。4个位点的基因突变使心肌细胞的电压启闭型钾离子通道结构发生不同的缺陷（其中染色体3p21～24位点上的SCN5A基因突变干扰钠离子通道的正常失活），导致动作电位时限延长，复极化过程延迟。目前采取的治疗方法是用ShK基因转染病变心肌细胞，用此方法可以纠正心肌细胞的动作电位的异常延长，并获得新的细胞表现型。

知识点26：家族性高胆固醇血症的基因治疗　　　　　　副高：了解　正高：熟悉

家族性高胆固醇血症患者中染色体FH1、FH2和FH3位点存在突变者高达60%，这些突变均引起低密度脂蛋白受体异常从而导致高胆固醇血症。使用低密度脂蛋白受体功能基因结合反转录病毒载体导入患者肝细胞，外源基因在肝细胞表达时间最长可达17周，患者血浆LDL水平大幅度降低。使用重组腺病毒携带表达极低密度脂蛋白受体蛋白基因也可以得到类似效果。除此之外，还可以采用间接基因治疗法，即用反转录病毒载体携带LDL受体基因在体外转导肝细胞。使被转导细胞超员表达LDL受体，再将被转导细胞回输体内。此方法能使血中总胆固醇和低密度脂蛋白水平明显下降，持续时间可长达24周以上。

第二篇
心血管疾病
常用临床检查技术

第一章　心脏影像诊断学

第一节　心脏X线平片

知识点1：心脏X线平片的常规投照体位	副高：掌握　正高：熟练掌握

　　心脏X线平片检查要求立位吸气下屏气摄片，X线球管焦点至胶片距离为1.8~2.0m，心影放大率不超过5%。常规投照体位有：①后前位：观察心脏大血管疾病的基本体位，除了能显示心脏和大血管整体形态、大小和位置外，还可了解胸部包括双肺尤其肺循环的改变。②左前斜位（常规60°）：观察胸主动脉和分析左、右房室增大的重要体位。③右前斜位（常规45°）：食管服钡摄片，主要用于观察左房增大对食管的压移情况，也有助于观察肺动脉段突出和右室漏斗部增大等征象。④侧位：一般采用左侧位食管服钡摄片，兼有左、右斜位的作用，还可用于测量心脏和胸廓前后径。

知识点2：心脏X线平片检查的组合方式	副高：掌握　正高：熟练掌握

　　心脏X线平片检查一般采用两种组合方式：①后前位和左、右前斜位。②后前位和左侧位。心脏X线平片能显示心脏整体、心房、心室以及大血管大小、形态和位置改变及其程度，可对比观察两侧肺门血管影改变。食管服钡摄片可评价左房大小，也有助于主动脉病变（如主动脉瘤、大动脉炎）以及头臂动脉先天异常（如主动脉缩窄、双主动脉弓）的诊断。在食管（胃）服钡摄片上借助胃（泡）与肝脏相对关系可判断有无腹部内脏转位，有助于心脏和心房位置异常的评价，为某些合并心脏转位的复杂心内畸形诊断提供有价值的信息。

知识点3：心血管造影适用的范围　　　　　副高：掌握　正高：熟练掌握

心血管造影主要通过导管技术实施，选择性心房，心室和血管内注射对比剂，采用正位、侧位以及各轴位角度投照，用于显示心脏和血管解剖结构和血流动力学改变。目前，心血管造影主要用于以下情况：X线平片结合临床检查和心电图、超声、CT、MRI以及核医学成像等技术难以诊断的心血管疾病，例如，心脏复杂及复合畸形，特别是外科治疗适应证的选择而要求显示病变细节的病例，同时可实施心导管检查（如心脏和大血管各部位测压以及血氧分析等），为某些心血管疾病诊断以及复杂先天性心脏病手术适应证选择提供重要诊断信息。

知识点4：心血管造影设备　　　　　　　　　副高：掌握　正高：熟练掌握

（1）X线电影摄影：使用大功率X线机，采用单相或双相电影摄影，配以影像增强器与高分辨率电视监视和录像系统以保证导管定位和图像回放。目前，X线电影摄影已逐步被数字化成像系统替代。

（2）数字化成像系统：使用全数字化平板X线机，其具有数字减影血管造影（DSA）、数字化存储和图像后处理功能。DSA可减掉重叠的骨骼和软组织影，清晰显示含有对比剂的血管和组织，减少了对比剂用量，降低了X线剂量。

知识点5：右心房、右心室（包括肺动脉）系统心血管造影的投照体位　　　　　　　　　　　　　　　　　　　　　　　　副高：掌握　正高：熟练掌握

右心房、右心室（包括肺动脉）系统进行心血管造影一般采用的投照体位是前后位＋足头位20°与侧位，可较全面地显示心脏各房室以及主动脉、肺动脉（肺动脉主干及分支）的大小、形态、位置排列和连接关系、体–肺动脉侧支血管以及动脉导管未闭的部位。

知识点6：左心房、左心室系统心血管造影的投照体位　　副高：掌握　正高：熟练掌握

左心房、左心室系统一般采用前后位＋足头位20°与侧位，在心脏复杂畸形（如大动脉错位）用于显示心房、心室及两大动脉的连接和空间排列关系。长轴斜位（左前斜位60°～70°＋足头轴位20°～30°）用于显示室间隔前部和左心室流出道，适用于观察前部室间隔缺损、左侧心室流出道狭窄以及二尖瓣病变等。四腔位（左前斜45°＋足头轴位30°＋体轴向右15°）使房间隔、室间隔膜部和肌部（后部）、房室瓣环处于切线位，用于观察室间隔缺损、主动脉窦脱垂、二尖瓣和主动脉瓣的连接关系以及房间隔缺损部位等。

知识点7：肺动脉造影的投照体位　　　　　　副高：掌握　正高：熟练掌握

肺动脉造影采取的投照体位是前后位＋足头位20°，适用于显示主动脉与肺动脉、分叉

部以及左右分支，用于肺动脉及分支病变诊断。观察一侧肺叶、段肺动脉病变时可辅以左、右前斜位或侧位。

| 知识点8：主动脉造影的投照体位 | 副高：掌握 正高：熟练掌握 |

主动脉造影采取的投照体位是左前斜位45°～60°或侧位，用于显示胸主动脉包括主动脉弓部的分支血管近段。前后位也适用于显示主动脉弓部的分支血管以及乳内动脉。前后位可观察腹主动脉及其分支血管，若供应主要脏器的分支血管开口部或近端因重叠观察不清，应附加左、右前斜位。

| 知识点9：冠状动脉造影的投照体位 | 副高：掌握 正高：熟练掌握 |

左、右冠状动脉分别发自主动脉的左冠状窦和右冠状窦。左冠状动脉分为前降支和回旋支，前者沿前室间沟下行至心尖，后者走行于左房室沟；右冠状动脉走行于右房室沟。冠状动脉走行特点要求多角度投照以避免血管重叠影响诊断。左冠状动脉的常用投照体位有左前斜50°～60°、左前斜50°～60°+足头10°～20°、左前斜50°～60°+头足10°～20°、右前斜20°～30°、右前斜20°～30°+头足10°～20°、右前斜20°～30°+足头10°～20°；右冠状动脉的常用投照体位有左前斜50°～60°、左前斜50°～60°+足头10°～20°、右前斜30°～45°。

| 知识点10：左室造影的投照体位 | 副高：掌握 正高：熟练掌握 |

左室造影主要用于冠心病尤其怀疑室壁瘤形成者。多采用右前斜30°和左前斜60°，观察左室壁运动情况以及二尖瓣功能，为手术适应证以及术式选择提供依据。

| 知识点11：心血管造影对比剂的使用 | 副高：掌握 正高：熟练掌握 |

心血管造影一般要求使用非离子型碘对比剂。选择性心房、心室以及大血管造影时，对比剂用量较大，注射速率较快，须使用高压注射器。冠状动脉以及相对细小的动脉造影时，对比剂用量较小，注射速率较慢，一般采用手推注射方式。

选择性心房、心室或大血管造影时，成人每次注射对比剂30～45ml，注射速率为15～18ml/s；婴幼儿和儿童每次注射对比剂1～2ml/kg，1.5～2.0秒内注入。冠状动脉造影时，左冠状动脉每次注射对比剂6～8ml，右冠状动脉每次注射对比剂4～6ml。成人单次检查的对比剂总量≤200ml；婴幼儿和儿童单次检查的对比剂总量≤7ml/kg。

| 知识点12：显影顺序异常的分析 | 副高：掌握 正高：熟练掌握 |

分析显影顺序异常用于评价心脏血液循环方向的改变。正常显影顺序为体静脉→腔静脉→右心房→右心室→肺动脉→肺静脉→左心房→左心室→主动脉。异常改变包括早期或短

路显影、延迟显影、不显影、再显影和反向显影等。右心室和肺动脉显影时，主动脉早期显影提示主动脉骑跨。左心室造影时，右心室同时显影（短路显影）提示心室水平左向右分流，右心室流出道和肺动脉狭窄可使肺动脉分支延迟显影。三尖瓣闭锁时，右心室无顺向显影（不显影）；肺动脉闭锁时，肺动脉无顺向显影（不显影）。静脉-右心造影时，右心房、右心室和肺动脉在左心显影期再显影，提示相应部位从左向右分流。升主动脉造影显示对比剂向左心室逆流或者左心室造影显示对比剂向左心房逆流为反向显影，提示瓣膜反流。

知识点13：解剖结构异常的分析	副高：掌握 正高：熟练掌握

分析解剖结构异常用于评价心脏各房室和大血管大小、形态、位置改变及其相互关系，尤其对先心病诊断至关重要。例如，单心室泛指心室区仅有一个解剖学心室，应分析心室肌小梁形态结构以明确左心室或右心室；大动脉错位为主动脉、肺动脉与左心室、右心室的异位连接；对于肺动脉闭锁应评价体肺侧支血管来源、供血以及左、右肺动脉是否融合。心腔内、心房或室壁以及心包肿块为心脏占位性病变的主要表现。

冠状动脉以及心脏以外的血管造影时，除了分析血管本身改变［如狭窄、闭塞和/或扩张］外，还应观察侧支循环情况。对于实质性脏器（如肾脏等）应观察实质期、静脉期以及有无新生血管和脏器内外的侧支血管等异常。

知识点14：显影密度异常的分析	副高：掌握 正高：熟练掌握

在右侧心腔显影早期，左向右分流（不含对比剂的血液流入）可使其腔内产生显影密度减低区（又称显影缺损），依其大小可粗略评估分流程度。在主动脉瓣或二尖瓣关闭不全时，依据左心室或左心房显影密度变化可粗略估计反流程度。在法洛四联症，根据早期显影的升主动脉密度可大致估计主动脉骑跨程度。

第二节   心脏CT检查

知识点1：CT的基本原理	副高：掌握 正高：熟练掌握

CT的基本原理是X线以多角度穿过人体并由探测器阵列检测，由探测器阵列检测的信号经数字化转变为像素图像（薄层横断面图像）。与像素对应的灰阶值以水的灰阶值作为参照并定义为HU或CT值。空气吸收的X线比水少，骨骼吸收的X线比水多。人体的CT值范围为-1000HU（空气）~0HU（水）~+1000HU（骨骼），代表了人体各种组织的CT密度值。用于心脏成像的CT扫描仪包括电子束CT（EBCT）和多层螺旋CT（MSCT）。

知识点2：多层螺旋CT（MSCT）的层级选择	副高：掌握 正高：熟练掌握

对冠状动脉检查而言，4或8层螺旋CT检查的成功率以及图像质量满足影像学评价的比

例很低，其临床应用受限；16层螺旋CT基本能够满足冠状动脉成像的临床应用，但要求使用者具有丰富的操作和诊断经验；32、40、64层螺旋CT以及双源CT冠状动脉检查的成功率以及图像质量满足影像学评价的比例很高。由于MSCT的时间分辨力偏低，冠状动脉检查对被检者的心率和心律有一定要求。

目前，MSCT主要用于心脏解剖结构评价和冠状动脉以及中心和外周血管成像，有时也用于冠状动脉钙化积分和心脏功能的定量评价。

知识点3：CT图像后处理　　　　　　　　　副高：掌握　正高：熟练掌握

CT获得数百至数千幅横断面图像，原始图像的阅读和分析很重要。多平面重组在二维平面（如心室短轴和长轴）上显示心脏解剖结构；曲面重组沿血管轴线在二维平面上显示血管，对血管腔评价很有用；最大密度投影重组显示最大CT密度的像素，可获得类似于传统血管造影的图像；容积再现重组以二维模式直观和整体显示心脏和血管。

知识点4：CT对比剂的使用　　　　　　　　副高：掌握　正高：熟练掌握

除冠状动脉钙化积分测量外，心脏CT检查需使用（经外周静脉注射）非离子型碘对比剂。对比剂用量和注射速率主要取决于检查部位和目的以及对比剂碘浓度和CT扫描时间。糖尿病、肾衰竭以及充血性心力衰竭增加了对比剂肾病的危险性。对比剂轻度变态反应常见，对比剂严重变态反应罕见。对有严重变态反应史的患者应考虑替代性检查方法。

知识点5：CT射线剂量　　　　　　　　　　副高：掌握　正高：熟练掌握

CT利用X线，即电离辐射产生信息并获得图像。医生应权衡X线的益处和潜在的危害。患者在CT检查过程中接受的射线剂量应是获得满意图像质量的最小剂量。心脏（包括冠状动脉）CT检查通过使用前瞻性心电门控、心电门控射线剂量调节以及解剖学的球管电流调节等技术，其射线剂量已接近导管法冠状动脉造影。

知识点6：冠心病冠状动脉钙化的检测　　　　副高：掌握　正高：熟练掌握

冠状动脉钙化是血管粥样硬化的标志。CT显示钙化的敏感度高，依据CT上测得的冠状动脉钙化积分能提供不依赖于常规心血管危险因素并具有个性化的冠心病危险性评估。随着MSCT冠状动脉成像技术逐渐成熟，该项检查的应用逐年减少。

知识点7：冠心病心脏形态结构和功能的评价　　副高：掌握　正高：熟练掌握

MSCT有时可以显示心肌缺血或急性心肌梗死所致的低灌注区，但一般不能鉴别两者。MSCT能显示陈旧性心肌梗死所致的心室壁变薄和密度减低，还可显示心室壁向外扩张形成的室壁瘤及其附壁血栓形成。多相位CT（可以电影模式显示）可以显示受累部位心肌收缩增厚率降低或消失、局部运动功能异常以及射血分数降低。由于MSCT的时间分辨力偏低，在左心室和右心室肌块、容积和射血分数定量评价方面不如MRI。

| 知识点8：冠心病的冠状动脉成像 | 副高：掌握　正高：熟练掌握 |

MSCT能显示冠状动脉及主要分支，对其有临床意义的狭窄诊断具有较高敏感度和特异度，基本满足冠心病初步诊断的需要。MSCT对冠状动脉狭窄诊断的阴性预测值很高，有助于避免冠状动脉正常或不须介入治疗（指无临床意义的狭窄）的患者做有创性的导管法造影，基本满足冠心病介入治疗筛选的需要。MSCT对冠状动脉其他疾病，如动脉瘤、肌桥以及变异或畸形等的诊断具有优良价值。但MSCT不能动态显示和定量评价冠状动脉血流，不易区分局限性重度狭窄（狭窄程度90%～99%）与完全闭塞。快心率、心律失常和血管壁钙化影响血管腔评价。MSCT可以显示冠状动脉主干以及较粗大分支血管近段有一定体积的斑块，根据斑块CT密度值可初步判断其类型，但其空间分辨力不满足斑块组织结构的细微观察。

| 知识点9：CT在心脏瓣膜病的应用 | 副高：掌握　正高：熟练掌握 |

心脏瓣膜病主要有风湿性心脏瓣膜病和退行性主动脉瓣膜病等。超声是评价心脏瓣膜形态学和功能的首选检查方法。近年来，MSCT用于该疾病评价有增多趋势。CT能用于显示心脏各房室包括瓣膜形态学（如瓣叶增厚、钙化及程度）以及左心房血栓形成，对左心房血栓尤其左心房耳血栓的检出率高于超声，其特异度也较高。另外，在横断面CT图像上可大致评价冠状动脉及主要分支是否有病变以便了解是否并发冠心病。

| 知识点10：CT在原发性心肌病的应用 | 副高：掌握　正高：熟练掌握 |

MSCT是诊断肥厚型心肌病的优良方法，能准确显示心肌肥厚的部位和程度，可显示心肌肥厚所致的心室腔变形和心室流出道狭窄，能对心肌重量（肌块）增加、心肌收缩期增厚率下降以及射血分数等心功能指标进行定量评价，还能以电影方式动态观察心室壁运动情况。MSCT能用于评价扩张型心肌病患者的心脏各房室大小、形态尤其心室扩张程度，也可用于监测心室容积和射血分数等变化。在限制型心肌病诊断及其与缩窄性心包炎鉴别方面，MSCT通过显示心包改变（后者的心包增厚、钙化）有很大帮助。

| 知识点11：CT在先天性心脏病的应用范围 | 副高：掌握　正高：熟练掌握 |

超声和MRI是先心病常用的影像学检查手段。CT也是评价成人和小儿先心病的一种检查方法。对先心病诊断而言，MSCT能准确评价心脏各房室和大血管大小、形态，结构（如房间隔、室间隔以及心脏瓣膜等异常）、位置改变以及相互关系，能为临床提供丰富的诊断信息，主要用于心脏复杂畸形诊断和鉴别：①分析心室肌小梁形态结构以确定左或右心室。

②心房-心室-大血管连接关系异常（如大动脉错位为主动脉、肺动脉与左、右心室异位连接）以及位置和排列关系。③肺静脉或体静脉与左心房或右心房连接关系异常（如肺静脉异位引流入右心房）。④肺动脉发育不良、肺血管畸形以及体肺侧支血管的来源和供血情况。⑤主动脉发育异常（主动脉缩窄或闭锁以及侧支循环情况）及其分支血管畸形。⑥冠状动脉变异和畸形。⑦肝、脾和胃腔位置以及肺和支气管形态，有助于内脏和心房位置判断。对于小儿先心病患者，若CT获得的诊断信息满足临床应用，就不必冒全身麻醉或使用镇静药的危险进行心脏MRI检查。对于年轻患者须考虑电离辐射和碘对比剂的影响。

知识点12：CT在心脏肿瘤与心包疾病的应用	副高：掌握　正高：熟练掌握

MSCT能准确评价心脏肿瘤的发生部位、大小、形态、密度以及与心脏各结构包括心包的关系。对于部分心脏肿瘤（如心房黏液瘤、脂肪瘤），依其发生部位或CT密度等征象可做出明确诊断。CT适用于诊断心包积液，还可对心包积液量做出定量评估，依其CT密度值可大致判断其性质。CT是诊断缩窄性心包炎的优良方法，能准确显示直接征象，即心包增厚、钙化，还可显示间接征象，如心腔变形、心房和上腔静脉扩张以及心室舒张受限等。

知识点13：CT在心脏以外的血管疾病的应用	副高：掌握　正高：熟练掌握

MSCT能准确评价体循环和肺循环各部位血管疾病的形态学改变，如主动脉瘤大小、部位及其与分支血管和周围脏器的关系；主动脉夹层类型和范围、分支血管受累情况、内膜破口大小及部位、心包和/或胸腔积血等；大动脉炎累及的血管［主动脉及其分支血管（如头臂动脉和肾动脉等）］以及管性改变的程度。MSCT通过显示肺动脉管腔内低密度充盈缺损影诊断肺动脉栓塞，对段以上肺动脉栓塞（包括肺动脉主干和叶、段动脉分支）的诊断敏感度和特异度很高，有时也可显示部分亚段及以下的肺动脉栓塞。目前，MSCT是诊断主动脉疾病和肺动脉栓塞的一线影像学检查方法。

第三节　心脏MRI检查

知识点1：MRI的基本原理	副高：掌握　正高：熟练掌握

磁共振成像（MRI）是20世纪80年代初应用于临床的影像诊断新技术，是利用体内质子（主要是H）在静磁场中受到一定强度和频率的脉冲激发后产生共振现象，并由此产生回波信号经特殊的线圈接收后由计算机重建而获得的图像。目前已发展成为与超声和CT相鼎立的一种新兴的诊断方法。

知识点2：心脏MRI的主要优点和缺点	副高：掌握　正高：熟练掌握

（1）优点：①无放射性和毋需使用含碘对比剂。②MRI可以任意方位断层，包括冠状

位和矢状位断层，而CT为横轴位断层，心脏超声则受声窗限制。③MRI空间分辨率明显高于心脏超声，尽管尚低于心脏CT，但随着图像重建技术的进步，MRI的空间分辨率已逐渐接近CT。④MRI可以多参数成像，尤其是在诊断心肌病、确定纤维化或脂肪变等组织病理学特征方面具有独特优势。毋需使用造影剂，利用"流空效应"，心脏和大血管显示为低信号，利用"流入增强效应"和流动引起的相位改变，MRI能无创进行心脏动态和血流速度分析。此外，MRI尚能评价心肌代谢、心肌灌注和确定冠状动脉起源和路径。

（2）缺点：①耗时较长。②对钙化灶信号不敏感。③体内有金属异物和金属假体者检查相对受限制。

知识点3：缺血性心脏病心室形态结构和功能的评价　　　　副高：掌握　正高：熟练掌握

平扫结合对比增强MRI可评估心肌梗死范围，还能显示室壁瘤部位、大小和评价有无附壁血栓形成，电影MRI能显示受累心肌收缩增厚率降低或消失、局部运动功能异常，如运动减弱、消失或矛盾运动以及左心室功能下降（左心室收缩末容积增加、左心室每搏量和射血分数降低）。

知识点4：缺血性心脏病心肌灌注的评价　　　　副高：掌握　正高：熟练掌握

采用β_1受体激动药（如多巴酚丁胺）、血管扩张药（如腺苷）负荷MRI追踪钆对比剂在心脏的首次通过效应可以评价心肌灌注情况，对局部心肌血流评估有一定价值，心肌信号强度在一定程度上反映了心肌血流量变化，有助于低灌注（缺血）心肌与正常心肌的鉴别。因患者心电图ST段在磁场环境中会失真，故要求对患者进行严密监测。

知识点5：缺血性心脏病心肌活力的评价　　　　副高：掌握　正高：熟练掌握

心脏MRI是评价心肌存活的一项有效技术。反转恢复梯度回波序列通过显示继发于心肌坏死的高强化区而能辨别微血管阻塞所致的灌注异常。对比剂增强MRI已用于急性心肌梗死患者的预后评估。对比剂延迟增强反转恢复序列对急、慢性心肌梗死的显示具有很高准确度和敏感度。小剂量多巴酚丁胺与延迟增强技术结合应用在评价血管重建患者的心肌活力方面有一定价值。

知识点6：缺血性心脏病的MRI冠状动脉成像　　　　副高：掌握　正高：熟练掌握

MRI冠状动脉成像可用于评价三支冠状动脉近、中段，但由于其血管细小、迂曲以及心脏和呼吸运动伪影影响等因素，对冠状动脉远段以及分支血管的显示在技术上还面临困难，其临床应用价值有限。目前的冠状动脉支架对于MRI检查是安全的，但伪影干扰影像学评价。

| 知识点7：心脏瓣膜病的心脏MRI检测 | 副高：掌握　正高：熟练掌握 |

尽管超声是心脏瓣膜形态学和血流异常评价的首选方法，但MRI能用于评价心脏瓣膜反流。电影MRI通过动态显示心脏瓣膜反流所致的血液涡流区（流空无信号）可做出诊断，根据涡流区大小可大致评估反流程度，还能评价瓣膜形态学（如瓣叶增厚及程度）和动态显示瓣膜运动情况，有时也可显示瓣膜赘生物。根据右心室和左心室每搏量差异或者主动脉和肺动脉相位－流速数据能计算反流量，以此实现单个瓣膜病变的定量评价。MRI还能定量评价二尖瓣或主动脉瓣狭窄的跨瓣压差和瓣膜口面积。

| 知识点8：原发性心肌病的心脏MRI检测 | 副高：掌握　正高：熟练掌握 |

MRI在该类疾病评价方面具有很高应用价值。对于肥厚型心肌病，MRI能准确显示心肌肥厚部位、程度，并确定其类型，电影序列可动态显示心肌肥厚所致的心室腔变形和流出道狭窄情况，同时还能定量评价心肌重量（肌块）增加和心肌收缩期增厚率下降及其程度。MRI能用于致心律失常性右心室发育不良患者的心肌被脂肪或纤维组织替代以及心肌炎的评价。MRI能评价扩张型心肌病的心室扩张程度以及心室壁变薄等表现，尤其对心室容积监测很有价值。

| 知识点9：先天性心脏病的心脏MRI检测 | 副高：掌握　正高：熟练掌握 |

先心病是心脏MRI的主要适应证之一。尽管超声通常是该类疾病诊断的首选方法，但MRI能提供准确和全面的心脏解剖、功能和血流信息，尤其对超声显示窗不理想的患者更有价值。MRI在先心病诊断方面主要用于心脏复杂畸形的评价。与CT相比，MRI的优势是能提供心脏和血管血流动力学信息（如主动脉缩窄的压力梯度测量，通过显示缺损形成的涡流诊断房间隔或室间隔小缺损），无放射损伤，适用于先心病术后随访。但对小儿先心病患者，应权衡MRI的益处和偶尔需高度镇静或全身麻醉下实施检查的危险性。

| 知识点10：心脏肿瘤的心脏MRI检测 | 副高：掌握　正高：熟练掌握 |

MRI能准确评价心脏肿瘤的发生部位、大小、形态以及与心脏各结构的关系，结合肿瘤在多种MR序列（如T1、T2自旋回波以及对比增强序列）上的信号变化有助于某些类型肿瘤的定性诊断以及与附壁血栓的鉴别。梯度回波序列能以电影方式动态显示心脏肿瘤运动情况和定量评价心功能。

| 知识点11：心包疾病的心脏MRI检测 | 副高：掌握　正高：熟练掌握 |

MRI对心包积液的显示非常敏感，尤其能检出心包少量积液，积液在多种MR序列上的信号特点有助于确定其性质以及与心包增厚鉴别。MRI可用于诊断缩窄性心包炎，能显示心包增厚以及心腔变形、心房和上腔静脉扩张以及心室舒张受限等征象。尽管MRI不能显示

心包钙化，但其优点是定量评价缩窄性心包炎所致心脏功能异常和血流异常。另外，MRI有助于心包囊肿以及心包肿瘤的显示、诊断及其与心脏、纵隔各结构关系的评价。

知识点12：心脏以外的血管疾病的心脏MRI检测　　　　副高：掌握　正高：熟练掌握

MRI在提供体循环和肺循环各部位血管疾病（如主动脉瘤或夹层以及大动脉炎等）解剖形态学信息方面的价值与CT类似。与CT相比，MRI的优势是能定量评价血流，而且MRI（质子密度，T1、T2自旋回波以及脂肪抑制序列）的软组织对比优良，能用于血管壁病变（如血肿或血栓、炎症和粥样硬化斑块）的评价。另外，MRI适用于因碘对比剂过敏或肾功能不全而禁忌血管CT检查的患者。

第四节　心血管核医学检查

知识点1：心血管核医学的内容　　　　　　　　　　副高：掌握　正高：熟练掌握

心血管核医学也称为核心脏医学，是核医学中发展最快、应用范围最广的重要分支。其包含内容十分广泛，大致可以分为两个方面：①心肌显像，包括心肌灌注显像、心肌代谢显像、急性心肌梗死显像和心脏神经受体显像等。②心脏、大血管血池显像及心室功能测定等。目前以心肌灌注显像和心肌代谢显像最常用。

知识点2：心肌灌注显像的基本原理　　　　　　　　副高：掌握　正高：熟练掌握

心肌灌注显像是心肌显像中最常用的一种，也是核心脏病学中最重要的检查方法。心肌灌注显像是利用正常或有功能的心肌细胞选择性摄取某些碱性阳离子或放射性核素标记化合物（如 ^{201}Tl、^{99m}Tc-MIBI、^{13}N-NH_3、^{15}O-H_2O、^{82}Rb 等）的作用，静脉注射后应用γ照相机、SPECT或PET/CT进行心肌平面或断层显像，可使正常或有功能的心肌显影，而坏死的心肌以及缺血心肌则不显影（缺损）或影像变淡（稀疏），从而达到诊断心肌疾病和了解心肌供血情况的目的。

知识点3：心肌灌注显像的适应证　　　　　　　　　副高：掌握　正高：熟练掌握

①冠心病的诊断。②冠状动脉病变范围和程度的评估。③心肌活力的评估。④冠状动脉再血管化适应证的筛选及术后疗效的评估。⑤急性心肌缺血的诊断和溶栓治疗的疗效评估。⑥预后的评估或危险分级。⑦心肌病的鉴别诊断。

知识点4：心肌灌注显像的常见异常类型　　　　　　副高：掌握　正高：熟练掌握

根据放射性分布缺损的类型不同，心肌灌注显像在临床上常分为可逆性缺损、部分可逆性缺损、固定缺损、反向再分布和其他异常表现（如负荷后肺摄取增加、暂时性左室扩张）等几种类型。

知识点5：可逆性缺损 　　　　　　　　　副高：掌握　正高：熟练掌握

可逆性缺损是指在负荷影像存在有缺损，而静息或延迟显像又出现显像剂分布或充填（恢复到正常）。应用 ^{201}Tl 显像时，这种随时间的改善称为"再分布"，常提示心肌可逆性缺血。

知识点6：部分可逆性缺损 　　　　　　　副高：掌握　正高：熟练掌握

部分可逆性缺损在负荷试验显像中呈现放射性缺损，而静息或再分布显像时心肌缺损区明显缩小或显像剂摄取有增加，但没有完全恢复到正常。提示存在部分心肌可逆性缺血或心肌梗死伴有缺血。

知识点7：固定缺损 　　　　　　　　　　副高：掌握　正高：熟练掌握

固定缺损是指在运动和静息（或延迟）影像都存在缺损而没有变化，通常提示心肌梗死或瘢痕组织。但是在部分患者 ^{201}Tl 显像2～4小时延迟影像有固定缺损，而24小时再分布显像或静息时再次注射显像剂后，其病灶区心肌摄取有改善，提示心肌仍然存活。

知识点8：反向再分布 　　　　　　　　　副高：掌握　正高：熟练掌握

心肌负荷显像为正常分布，而静息或延迟显像显示出新的放射性减低；或者负荷心肌显像出现放射性分布减低，静息或再分布显像时更严重。这种情况常见于严重的冠状动脉狭窄、稳定性冠心病以及急性心肌梗死接受溶栓治疗或经皮冠状动脉成形术治疗的患者，也可出现在个别的正常人，出现此种现象被认为是瘢痕组织和存活的心肌细胞的混合再灌注区初期过剩的显像剂摄取所致，而初期聚集的显像剂随后迅速从瘢痕组织中清除。但目前对于反向再分布的意义还有争议，有作者应用 ^{18}F-FDGPET 显像以及再次注射法 ^{201}Tl 心肌显像等证实，多数反向再分布的区域为存活心肌。但须注意排除由于显像剂用量过低所导致的静息或延迟显像的分布差异。

知识点9：心肌灌注显像的其他异常表现 　　　副高：掌握　正高：熟练掌握

（1）负荷后肺摄取增加：正常肺与心肌摄取比值 < 0.5（ ^{201}Tl ）和 < 0.45（ ^{99m}Tc-MIBI ），摄取比值增高反映运动诱发左室功能障碍。

（2）暂时性左室扩张：左心室在运动负荷后较静息时明显增大也提示运动诱发心室功能障碍或存在大量危险心肌的标志，其比值与同期的左心室射血分数存在负相关关系。

知识点 10：心肌显像定量分析——缺血程度分级 　　副高：掌握　正高：熟练掌握

（1）临床最常用的是根据放射性缺损（放射性计数减低）的严重程度不同，采用肉眼记分法进行半定量估计（0＝正常，1＝轻度或可疑减低，2＝中度减低，3＝严重减低，4＝没有摄取），最后将不同心室壁节段缺损的积分相加获得总积分，该法常用于不同治疗方法的疗效比较或疗效评估，也可分别评价负荷状态或静息状态的缺血程度等。

（2）根据显像剂分布缺损的大小不同，将缺损分为大、中、小缺损，如果在一个以上断层面上出现大于两个心肌节段的较大范围受损则为大的缺损；而中度缺损是指在一个以上的断层面上出现一个心肌壁的受损；小缺损是指小于一个心肌节段的受损。

知识点 11：心肌计数密度测定法 　　副高：掌握　正高：熟练掌握

心肌计数密度测定法是指应用勾画感兴趣区法（ROI）获得整个左心室心肌中最大计数区作为正常参考区，其他任何心肌节段的计数与正常参考区相比。其计数密度相当于85%～100%时为衰减等因素所致的非病理性改变；计数密度为60%～85%时为轻度缺损；50%～60%的相对减低为中度缺损，而计数密度低于50%的为严重减低。一般来讲，计数密度大于50%的轻度或中度缺损被认为是存活的心肌。

知识点 12：极坐标靶心图分析 　　副高：掌握　正高：熟练掌握

（1）原理：根据圆周剖面分析法的原理将短轴断层影像以及坐标展开成二维图像，并以不同的颜色显示心肌各壁相对计数值的定量分析法。

（2）方法：以影像的中心为心尖，周边为基底，上部为前壁，下部为下壁和后壁，左侧为前、后间壁，右侧为前、后侧壁。通常可将负荷影像与静息或再分布影像同时显示在一个画面上进行比较，并进行影像相减处理，则可对可逆性缺损进行量化显示，也可将相对计数值与建立的正常参考值比较，将低于正常下限（均值−2.5标准差）的病变区域用黑色显示，使阅片者更容易观察病变的程度与范围，称为变黑靶心图。也可将治疗前后两次心肌显像的靶心图相减，获得相减靶心图，以定量估计治疗后心肌血流改善的情况。

知识点 13：冠心病心肌缺血的早期诊断 　　副高：掌握　正高：熟练掌握

心肌灌注显像是早期诊断冠心病心肌缺血简便、准确、无创伤性的方法，其灵敏度和特异性可达到90%以上。心肌缺血的典型表现是负荷试验心肌灌注影像出现显像剂分布稀疏或缺损，而静息或再分布影像呈正常或明显充填，提示为可逆性心肌缺血。负荷试验心肌灌注显像诊断冠状动脉狭窄的敏感性和特异性明显高于静息显像，而且敏感性随着病变血管的数目增加而提高，但有时也可因为三支冠状动脉病变而导致心肌的显像剂呈均匀性分布降低而出现假阴性结果。

知识点14：高危冠心病的心肌灌注影像特征 副高：掌握 正高：熟练掌握

在已确诊为冠心病的患者，负荷心肌灌注显像对于估计进一步心脏事件发生的危险性是非常有效的，冠状动脉病变愈严重，运动心肌灌注显像异常愈明显。通常，高危冠心病心肌灌注影像具有如下特征：①在两支以上冠状动脉供血区出现多发性可逆性缺损或出现较大范围的不可逆性灌注缺损。②定量或半定量分析有较大范围的可逆性灌注缺损。③运动负荷后心肌显像剂肺摄取增加。④运动后左心室立即呈暂时性扩大或右心室暂时性显影。⑤左冠状动脉主干分布区的可逆性灌注缺损。⑥休息时LVEF降低。

知识点15：心肌灌注影像对急性心肌梗死的诊断 副高：掌握 正高：熟练掌握

心肌灌注显像对急性心肌梗死（AMI）的早期诊断是极其敏感而可靠的方法，通常在急性胸痛发作后几小时即可表现为局部灌注缺损。然而，某些患者在胸痛后有一段时间内可呈正常灌注影像；也有一些急性心肌梗死的患者，梗死灶大小随着时间延长而变小，这种现象的发生可以解释为自发性溶栓的结果，约有20%的急性心肌梗死患者有自发性溶栓发生。心肌灌注显像对急性心肌梗死诊断的阳性率及特异性均在90%以上。

知识点16：心肌灌注影像对急性胸痛的评估 副高：掌握 正高：熟练掌握

（1）静息心肌灌注显像的应用为急性胸痛患者发现心肌缺血和梗死提供了一种有效的手段，可作为急诊的首选检测方法。通常在患者到达急诊室后先经过必要的临床处理，然后注射^{99m}Tc-MIBI 370MBq，待病情稳定后再行心肌显像。在急性心肌梗死的患者，一般静息心肌显像时都会发现有灌注缺损，在胸痛发生后的前24小时其可靠性极好。

（2）静息心肌灌注显像还有助于鉴别不稳定型心绞痛与急性心肌梗死，如果静息心肌显像是在胸痛的过程中进行，约有一半的不稳定型心绞痛患者在初期的显像都有灌注缺损，而胸痛消退后的延迟显像（^{201}Tl的再分布显像或^{99m}Tc-MIBI再注射显像剂后显像）可证明其缺损通常为可逆性的，与完全的梗死形成鲜明对比。如果在胸痛过程中显像结果为正常，则有力地证明其胸痛与心肌缺血无关。

知识点17：心肌显像的独特价值及不足 副高：掌握 正高：熟练掌握

（1）独特价值：①可为疾病的诊断提供胜过解剖学信息的生理学意义认识。②能够提供独立的预后信息，其价值优于其他临床资料和对比血管造影。③其影像是以计数值为基础，可方便地行定量分析，定量分析结果具有高度的可重复性。④只要患者能合作，几乎所有患者均可得到高质量图像，且安全无创伤。

（2）不足之处：心肌灌注的不足主要是由于心肌血流灌注减低可以是冠心病原因，也可以是其他非冠心病因素所致。因此，心肌灌注显像显示的心肌缺血并非冠心病所特有。

知识点18：心肌灌注显像与冠状动脉造影的比较 副高：掌握 正高：熟练掌握

冠状动脉造影与心肌灌注显像分别反映了解剖学和血流动力学的两种不同参数。根据临床经验，在动脉血管造影时，冠状动脉的直径狭窄大于50%就提示有血流动力学意义，但在许多情况下，通过常规的血管造影有时很难确定狭窄的精确百分率。而对于造影证实有冠状动脉狭窄的患者，负荷心肌显像有助于确定血流动力学的意义，因为血管造影估计狭窄程度的准确性高低取决于操作技术以及所应用方法。而且血管造影所确定的狭窄，其重要性可能随着血管痉挛加重或小血管病变出现而增加，当然也可能随着较完善且有功能的侧支血管的建立而减低。尽管是一个亚临界的病灶，但如果其狭窄的范围很大或发生在直径已经很小的某支血管以及多支低度狭窄的血管，则仍然有其血流动力学意义。

知识点19：心肌灌注显像与负荷超声心动图对心肌缺血诊断的比较
副高：掌握 正高：熟练掌握

从理论上说，负荷超声心动图类似于负荷放射性核素心血池显像。当患者的左心室射血分数及室壁运动无明显异常者，多巴酚丁胺超声心动图显像也如心肌灌注显像一样有用，但是在有较大范围的室壁运动异常或左心室功能障碍时，负荷超声心动图难以准确诊断心肌缺血。多巴酚丁胺超声心动图结果对于确定低危或高危的冠心病患者还没有像心肌灌注显像那样得到认同。

知识点20：心肌血流灌注显像和葡萄糖代谢显像中基本的血流－代谢显像模型
副高：掌握 正高：熟练掌握

在心肌血流灌注显像和葡萄糖代谢显像中，其基本的血流－代谢显像模型有3种：①血流与代谢显像两者的心肌显像剂分布均匀，提示为正常心肌。②血流灌注减低，而葡萄糖摄取正常或相对增加。这种血流－代谢不匹配模型在有心室功能障碍的患者，是心肌存活的有力证据，施行血管再通治疗是最佳的选择。③局部心肌血流与葡萄糖代谢呈一致性减低或缺损，呈匹配图像，为心肌瘢痕和心肌坏死的特征，这类患者施行再通手术治疗与药物保守治疗的效果及预后没有明显差别。

知识点21：平衡门电路法 副高：掌握 正高：熟练掌握

平衡门电路法是利用心电图的信号来确定放射性信息的采集与心动周期的容积组分之间的关系。目前常用多门电路技术。给患者静脉注射^{99m}Tc标记红细胞或人血清白蛋白等心血池显像剂并在血池内达到平衡后，以受检患者自身的心电R波等为γ照相机或SPECT门控装置的触发信号，按设定的时间间隔连续采集心血池的影像，通过多个心动周期影像的叠加，获得R-R间期内一系列的图像。通常一个心动周期采集16～32帧图像，每帧图像相当于心动周期的不同部分；由于一个心动周期的信息量很低，获得的图像质量差，则须连续采集

300～400个心动周期按对应的时间进行数据叠加，使之达到足够的计数密度要求，最后显示出反映心动周期中不同时间的系列影像，将此系列影像进行重放即可以心动电影方式观察心脏局部室壁运动情况，通过左、右心室的容积曲线还可计算出心室收缩与舒张期功能的指标。常规显像应进行多体位采集。

知识点22：首次通过法　　　　　　　　　　　副高：掌握　正高：熟练掌握

首次通过法是将显像剂作"弹丸"式静脉注射后，立即启动具有高灵敏的γ照相机进行快速心血管动态照相，然后通过专用软件和感兴趣区（ROI）勾画出左或右心室，获得显像剂首次通过左、右心室的系列影像及心室容积曲线，由此可以得到有关心功能的参数。①优点：首次通过法从时间上可以将左、右心室短暂分开，不存在相互重叠因素的影像，其结果应该更可靠，尤其是对于右心室功能的测定，优于X线心血管造影。②缺点："弹丸"注射技术及仪器的灵敏度要求较高，注射显像剂的剂量也较大，而且不能进行多体位的显像。

知识点23：心功能负荷试验　　　　　　　　　副高：掌握　正高：熟练掌握

为了了解心脏的储备功能，提高诊断缺血性心脏疾病的敏感性，必要时可进行心功能负荷试验，方法为在心血管医师或有经验的医师指导下，给患者加以次极量运动或药物负荷试验。与心肌灌注显像负荷试验不同的是显像须在负荷试验过程中进行，即达到预计心率或其他参数时即刻进行采集，以反映负荷状态下的心功能。

知识点24：心室功能参数　　　　　　　　　　副高：掌握　正高：熟练掌握

根据在左前斜位45°获得的系列心血池影像，用ROI技术可生成心室的时间－放射性曲线。由于心室内的放射性计数与心室血容量呈正比，因此此曲线也代表心室的容积曲线，通过此曲线可以计算出不同类型的心功能指标，该法测量的心脏功能参数与X线心室造影的结果有很好的相关。常用的指标有以下几类。

（1）反映心室收缩功能的参数：左或右心室射血分数（EF）、心排血量（CO）、每搏量（SV）、高峰射血率（PER）、1/3射血分数（1/3EF）等。

（2）心室舒张功能参数：高峰充盈率（PFR）、高峰充盈率时间（TPFR）、1/3充盈率（1/3FR）和1/3充盈分数（1/3FF）等。

（3）反映心室容量负荷的参数：收缩末期容积（ESV）和舒张末期容积（EDV），有助于评价心力衰竭和严重的收缩功能减低患者合理治疗后心室大小的变化。

知识点25：心脏局部室壁运动　　　　　　　　副高：掌握　正高：熟练掌握

通过电影显示可以直观地了解心室各壁的运动情况，临床上一般将心室壁的运动分为正常、运动减低、无运动和反向运动4种类型。平衡法适用于定量测定左心室局部功能，为了对心室局部的功能进行定量分析，通常可利用计算机软件将心室分为5~8个扇形区域，并分别计算出各个区域的局部射血分数（REF）和室壁轴缩短率，其原理与测定整体心室功能相同。正常情况下，各个节段的轴缩短率均>20%、左室的REF>50%，但相当于间壁的节段可以略低。

知识点26：心脏功能时相分析	副高：掌握　正高：熟练掌握

心血池影像的每一个像素都可以生成一条时间–放射性曲线，由于心室的运动呈周期性变化，因而所得的时间–放射性曲线也呈周期性变化，通过对曲线进行正弦或余弦拟合（即傅里叶转换）可以获得心室局部（每个像素）开始收缩的时间（即时相）以及收缩幅度（振幅）两个参数。用这两个参数进行影像重建可以获得心室的时相图、振幅图和时相电影3种功能影像及时相直方图。

知识点27：心脏功能影像及时相直方图	副高：掌握　正高：熟练掌握

（1）时相图：是以不同的灰度或颜色反映心肌壁发生收缩的时间，灰度越高表示时相度数越大，即开始收缩的时间越晚。心房与心室开始收缩的时间相差甚远，故表现为完全不同的灰度或颜色，而左、右心室各壁的收缩基本同步，故表现为相同的灰度或颜色，无明显的分界线。

（2）振幅图：是以不同颜色反映心脏各部位收缩幅度的大小，灰度高提示幅度大，正常左心室收缩幅度明显大于右心室、心房、大血管，局部室壁运动障碍时则表现为病变处灰度减低。

（3）时相电影：将心脏各部位开始收缩的时间以一种显著标志（如黑色或白色）依次进行动态显示，即可直观地观察心肌激动传导的过程。正常时，电影显示可见室壁收缩的兴奋点起源于室间壁基底右侧，然后沿间壁下行，迅速传导至整个心室，最后消失于左、右心室的后基底部，右室的收缩略早于左室；如果有传导异常或室壁运动障碍，则其收缩的顺序和颜色就会发生改变。

（4）时相直方图：为心室时相度数的频率分布图，纵坐标代表分布的频率，横坐标为时相度数（0°~360°）。正常情况下，心室峰高而窄，心房及大血管峰低且较宽，两峰的时相度数相差近180°，心室峰底的宽度称为相角程，反映心室最早收缩与最晚收缩时间之差，其参数是反映心室协调性的重要指标，正常的心室相角程<65°。

知识点28：室壁瘤放射性核素心脏功能显像诊断	副高：掌握　正高：熟练掌握

室壁瘤可见心室影像形态失常，室壁瘤部位呈局限性向外膨出，心动电影显示有反向运动，局部射血分数减低，心室轴缩短率呈负值；时相分析见局部时相延迟，时相直方图上可见房、室峰之间出现附加的"室壁瘤"峰，相角程明显增宽。本法对心尖及前壁室壁瘤的诊断符合率达95%，亦可用于判断手术后疗效和鉴别左心室真性与假性室壁瘤。

知识点29：心脏传导异常的时相分析　　　　　副高：掌握　正高：熟练掌握

心脏传导异常时相分析可以显示心肌激动的起点和传导的途径，对判断其传导异常有重要价值。当束支传导阻滞时，表现为阻滞的心室时相延迟，时相图上色阶发生改变，相角程增宽，左、右心室峰分界清楚，甚至心室峰出现双峰。预激综合征时表现为预激的起点和旁路部位时相提前，时相图色阶改变，相角程有不同程度的增宽，其诊断符合率约为90%。通过时相电影显示能更直观地显示传导异常的部位、范围及程度。

知识点30：扩张型心肌病放射性核素心脏功能显像诊断

副高：掌握　正高：熟练掌握

心血池显像表现为整个心腔明显扩大，形态失常，室壁运动呈广泛性减低，心室整体功能不同程度下降，在时相图或振幅图上呈现"补丁"样或"花斑"样改变，对本病的诊断有一定价值。一般情况下，有整体功能障碍的双心室增大患者多为非缺血性心脏病，而节段性室壁运动异常且右心室功能相对完好者支持缺血性心肌病的诊断。

知识点31：肥厚型心肌病放射性核素心脏功能显像诊断　　副高：掌握　正高：熟练掌握

典型改变为左心室腔变小变形，肥厚的心肌壁影使左心室血池周围形成一圈显像剂分布空白区，尤其是左、右心室之间更明显，但LVEF正常或增高，呈高动力收缩功能，特别是1/3 EF增高，射血期延长，80%以上的患者舒张期快速充盈功能受损，顺应性降低。PFR和1/3FR下降。门电路心血池断层显像还可见左心房扩大。

知识点32：化学治疗对心脏毒性作用的监测　　　　副高：掌握　正高：熟练掌握

许多化学药物尤其是抗肿瘤药物，对心脏具有严重的不良反应，引起充血性心力衰竭和心室功能紊乱，最终导致患者死亡。核医学方法已经成为评估和监测左心室功能的重要手段。最常用的监测指标为静息LVEF变化，但舒张期功能障碍的监测可能是反映心脏毒性作用更灵敏的指标，动态监测化疗过程中心脏损害情况以指导停药时间和用药累积剂量，避免造成心脏不可逆性损伤甚至死亡，通常可以在临床症状出现之前发现心脏中毒的征象，且心脏功能损害程度与使用药物的累积剂量密切相关。如果LVEF绝对值下降≥10%和/或最后的LVEF≤30%时，应终止化疗。

第五节　超声心动图

知识点1：超声心动图的基本工作原理　　　　　副高：掌握　正高：熟练掌握

当超声波在均一介质中传播时，在保持初始方向的同时，逐渐被吸收和散射。当其遇到两个不同介质的界面时，部分超声波信号则被反射回来。不同的组织或者界面对于超声波的反射强度不同，如肌肉、骨组织或钙化组织比血液反射能力更强。发射脉冲和接收反射信号之间的时间延迟，反射信号的强度，提示该组织反射回声的特性或组织间的界面反射。返回探头的信号可以提示超声波穿透的深度和反射的强度。这些信号传送到显示器上或打印纸上的灰阶图像——强回声显示为白色，低回声显示为灰色，无回声显示为黑色。超声心动图就是利用超声波的穿透性和反射性，通过计算机技术处理和成像。

知识点2：经胸和经食管超声心动图检查常规技术 　　副高：掌握　正高：熟练掌握

目前，经胸和经食管超声心动图检查常规技术包括：①M型超声心动图：只在一条线上发射超声波信号，接收时沿时间轴线展开，对于记录组织的运动具有高度敏感性（大于二维超声心动图）。其提供一个随时间变化的图像深度和回声强度信息，直接观察运动组织的变化（如瓣膜的开放和关闭，心室壁的运动）。超声波声束必须尽量与观察组织垂直。可以手动或自动测量心腔的大小，室壁的厚度。②二维超声心动图：可以显示心脏的切面图像，初步快速判断组织结构。如果进行连续成像，则在显示器上可以观察到心腔、瓣膜和血管的实时情况。③多普勒超声心动图：包括脉冲多普勒和连续多普勒，脉冲多普勒能够对紊乱的血流进行定位，或可测量局部血流的速度。而连续多普勒则可以对心内的血流进行定量分析。彩色血流成像是一种自动化的脉冲波多普勒二维图像。它沿着二维图像的扫描线计算血流的速度和方向，并对其进行彩色编码。背离探头的血流标记为蓝色，朝向探头运动的血流标记为红色。流速越高彩色越鲜亮。超过速度极限，出现色彩翻转。高速湍流和局部加速血流通常标记为绿色。

知识点3：完整的经胸超声心动图检查 　　副高：掌握　正高：熟练掌握

完整的经胸超声心动图检查，应该完成下列基本切面图像扫查：①胸骨旁长轴切面。②胸骨旁心底短轴切面。③二尖瓣水平短轴切面。④乳头肌水平短轴切面。⑤心尖水平短轴切面。⑥心尖四腔切面。⑦心尖二腔切面。⑧心尖长轴切面。⑨心尖五腔切面。⑩剑突下多切面。⑪胸骨上窝切面和胸骨旁右室切面。

知识点4：超声心动图临床适应证的选择 　　副高：掌握　正高：熟练掌握

所有临床认为有必要或需要进行超声心动图检查的患者，都应是超声心动图检查的适应证。但下列情况需要结合临床，考虑是否进行必要的超声心动图检查：①房间隔缺损、室间隔缺损或动脉导管未闭修补术后1年以上无症状的常规检查。②无心脏病证据但有孤立的房性和室性期前收缩的患者。③对几年内曾进行过左室功能的检查（包括超声心动图、左室质量、单光子发射计算机体层摄影、心脏磁共振）正常且临床情况没有发生任何改变的患者进行左室功能评价。④对二尖瓣脱垂无二尖瓣反流或有轻度反流，且临床情况没有变化的患者进行常规复查。⑤对无症状的轻度主动脉狭窄或者轻到中度的二尖瓣狭窄，且临床情况没有任何改变的患者进行再评估。⑥对无症状的轻度反流，临床情况无变化，左室内径正常的患者进行常规复查。⑦对人工瓣膜没有瓣膜功能异常证据且临床情况无改变的患者进行常规复查。⑧对出现短暂发热，但无细菌学证据或新出现杂音的自身或人工瓣膜的患者进行评估。⑨对于高血压而无心脏损害证据的患者进行评估。⑩已知有心脏损害的高血压患者临床情况无变化时进行复查。⑪对临床情况无变化的心力衰竭（包括收缩期和舒张期心力衰竭）患者进行常规复查。⑫对于临床情况无变化的肥厚型心肌病患者进行常规复查。⑬确定心房颤动或心房扑动患者左房内是否有血栓，以决定进行抗凝治疗，而不是进行电复律治疗。

知识点5：M超声检查/二维超声检查对左心室收缩功能进行评价
　　　　　　　　　　　　　　　　　　　　　　　　副高：掌握　　正高：熟练掌握

（1）从多个不同切面，经验性直观定性估测左心室整体收缩功能。

（2）是否存在节段性室壁运动异常。

（3）M超声或二维超声测量（通常采用胸骨左缘长轴切面）左心室舒张末期内径（LVEDD）、左心室收缩末期内径（LVESD）、舒张末期室间隔和左心室后壁厚度、收缩末期室间隔和左心室后壁厚度，计算室间隔和左心室后壁增厚率（正常25%以上）、短轴缩短率、每搏量、心排血量、心指数和射血分数（EF，正常≥55%）。

（4）采用Simpson法（心尖四腔和心尖二腔切面）进行二维超声测量，手动轨迹法描计左心室收缩末期和舒张末期心室内腔，计算左心室收缩和舒张末期容积、每搏量、心排血量、心指数和射血分数。

（5）M型超声二尖瓣波形E点至室间隔的距离（EPSS）正常为2～7mm，EPSS增加提示左心室收缩功能下降，EPSS>20mm提示EF值<30%。

知识点6：多普勒检查对左心室收缩功能进行评价　　　副高：掌握　　正高：熟练掌握

（1）频谱多普勒（PW）测量左心室流出道血流速度时间积分（$LVOT_{VTI}$），同时测量LVOT直径，经计算得到每搏量、心排血量、心指数。

（2）连续多普勒（CW）得到二尖瓣反流频谱，测量dp/dt值，此值<1000mmHg/s提示左心室收缩功能减低。

（3）二尖瓣瓣环组织多普勒，S波峰值正常>9cm/s。

知识点7：心内杂音产生的原因　　　　　　　　副高：掌握　　正高：熟练掌握

由于心内血流的湍流导致杂音产生，主要与以下因素有关：①正常瓣膜的血流速度高或流量较大。②通过病变瓣膜的前向血流。③瓣膜的反流。④血流分流（心腔或血管之间存在异常交通）。⑤通过狭窄血管的血流。

知识点8：超声心动图评价心脏杂音时的检查目的 　副高：掌握 　正高：熟练掌握

①确定病变的部位、病因及其严重程度。②确定血流动力学变化。③了解并发症。④了解继发性改变。⑤评价心脏大小和功能。⑥为将来随访建立参考资料。⑦治疗后的再评估。

知识点9：超声心动图的适应证 　副高：掌握 　正高：熟练掌握

①有杂音，同时伴有循环和呼吸系统症状。②有杂音，无症状，但临床上强烈提示可能伴有结构性心脏病。③有杂音，无症状，但临床上难以除外心脏疾病。

知识点10：急性持续性胸痛患者超声心动图的适应证 　副高：掌握 　正高：熟练掌握

超声心动图可用于胸痛患者的诊断和鉴别诊断。①急性胸痛时，提供心脏疾病的诊断，并提供瓣膜、心包或原发性心肌疾病的依据。②心电图尚未证实，临床怀疑急性心肌梗死的患者。③临床怀疑主动脉夹层的患者。④血流动力学不稳定的患者。

知识点11：急性冠脉综合征患者超声心动图的适应证 　副高：掌握 　正高：熟练掌握

①怀疑急性缺血或用标准方法没有证实的梗死。②左心室功能的评估。③下壁梗死并发右心室梗死的患者。④机械并发症和附壁血栓的检测。⑤缺血的定位和严重程度的评估。

知识点12：慢性缺血性心脏病患者超声心动图的适应证

　　　　　　　　　　　　　　　　　　　　　　　副高：掌握 　正高：熟练掌握

超声心动图可用于以下情况：①有症状的患者心肌缺血的诊断。②静息状态下，整体心功能的评估。③再血管化前，存活心肌的评估。④再血管化后，伴典型症状患者的再狭窄的评价。

知识点13：引起心力衰竭水肿的疾病 　副高：掌握 　正高：熟练掌握

水肿可以由多种原因引起，心力衰竭是其常见原因之一，超声心动图可以帮助诊断引起心力衰竭的原因：①风湿性心脏病严重二尖瓣狭窄。②慢性阻塞性肺疾病。③右室心肌病，如致心律失常右室发育不良心肌病、右室致密化不全心肌病等。④成人先天性心脏病，如房间隔缺损。⑤缩窄性心包炎。

知识点14：左心室舒张功能障碍 　副高：掌握 　正高：熟练掌握

Ⅰ.正常；Ⅱ.舒张功能轻度受损；Ⅲ.舒张功能中度受损；Ⅳ.舒张功能重度受损，又分为可逆限制性舒张功能障碍和固定限制性舒张功能障碍。

| 知识点15：心腔内压力测定 | 副高：掌握　正高：熟练掌握 |

（1）右心房压力（RAP）：根据IVC内径和吸气塌陷程度估测见下表。

根据IVC内径和吸气塌陷程度估测RAP

项　目	正常程度升高（mmHg） （0～5，平均3）	中度升高（mmHg） （5～10，平均8）	重度升高（mmHg） （15）
IVC内径	≤2.1cm	≤2.1cm	>2.1cm
吸气塌陷	>50%	>50%	<50%

其他RA压力升高证据
- 右心室呈限制性充盈模式
- 三尖瓣$E/E'>6$
- 肝静脉舒张期血流为主，收缩期充盈分数<55%

（2）右心室收缩期压力（RVSP）：RVSP（mmHg）=4×（TR峰值速度）^{2}+RAP。

（3）收缩期肺动脉压力（SPAP）：在没有右心室流出道梗阻的情况下，SPAP等于RVSP。

（4）肺动脉舒张末期压力（PAEDP）：在没有肺高压的情况下，PAEDP等于左心房压（LAP）或肺毛细血管楔压（PCWP），需在有PR的条件下测定。PAEDP（mmHg）=4×（PR舒张末期速度）^{2}+RAP。

| 知识点16：瓣膜狭窄时超声心动图的作用 | 副高：掌握　正高：熟练掌握 |

①评价血流动力学改变的严重程度。②评价心室腔的大小、功能和/或血流动力学的变化。③原有瓣膜狭窄，现在症状和体征发生改变时的重新评估。④原有瓣膜狭窄，在妊娠期间，血流动力学改变的严重程度和对心室代偿功能的评估。⑤有严重狭窄，但临床无症状患者的重新评估。⑥对轻至中度无症状的主动脉瓣狭窄，并伴有左心室功能不全或肥厚的患者的再评估。⑦对介入治疗效果的评价。

| 知识点17：瓣膜关闭不全时超声心动图的作用 | 副高：掌握　正高：熟练掌握 |

①评价血流动力学改变的严重程度。②评价心室腔的大小、功能和/或血流动力学的变化。③对轻至中度关闭不全，并伴有症状变化的患者的再评估。④对严重关闭不全，无症状患者的再评估。⑤原有关闭不全，在妊娠期间血流动力学改变的严重程度和心室代偿功能的评估。⑥对无症状的轻至中度关闭不全患者，伴有心室扩张的评估。⑦对严重关闭不全和心功能代偿期，药物治疗效果的评估。

知识点18：感染性心内膜炎患者超声心动图的临床价值　　副高：掌握　正高：熟练掌握

对临床疑诊或确诊感染性心内膜炎的患者，超声心动图的临床价值：①血培养阴性，临床高度怀疑心内膜炎患者赘生物的检测。②怀疑有感染性心内膜炎的先心病患者，赘生物的检测。③明确感染性心内膜炎瓣膜损害的特征和检测，心脏代偿情况和对血流动力学的影响。④并发症的检测，如脓肿、穿孔等。⑤严重心内膜炎的重新评估，如血流动力学改变的严重程度、主动脉瓣受累、持续的发热和菌血症、临床症状变化等。

知识点19：人工瓣膜置换术后超声心动图的适应证　　副高：掌握　正高：熟练掌握

①人工瓣膜置换术后，临床症状和体征发生改变的患者。②临床症状和体征没有变化，轻至中度心功能不全的患者。③临床症状和体征没有变化，瓣膜功能正常患者的常规评估。

知识点20：扩张型心肌病中超声心动图的作用　　副高：掌握　正高：熟练掌握

①临床诊断心力衰竭或怀疑心肌病患者的左心室大小和功能的评估。②中心静脉压升高，临床高度怀疑由心脏病所致的患者。③呼吸困难，伴有心脏疾病的临床体征。④不能解释的低血压患者。⑤已经诊断心肌病，临床体征有变化患者的左室功能的再评价。⑥药物治疗心功能的评估与随访。

知识点21：心包疾病的超声心动图的临床价值　　副高：掌握　正高：熟练掌握

①怀疑心包疾病的患者。②怀疑有心包出血的患者，如创伤、介入治疗及外科手术后等。③难治性心包积液或诊断早期缩窄的随访。④急性心肌梗死伴有持续性胸痛、低血压，并发现心包摩擦音的患者。⑤有心脏压塞征象的患者。

知识点22：心脏肿物和肿瘤超声心动图的适应证　　副高：掌握　正高：熟练掌握

①心脏肿物所致的临床事件或临床综合征患者。②心脏疾病所致的肿物，需要根据超声心动图进行抗凝或外科治疗的患者。③心脏肿瘤切除术后以及术后复发的随访。④心脏转移瘤的随访与监测。

知识点23：大血管疾病超声心动图的作用　　副高：掌握　正高：熟练掌握

①明确主动脉夹层的诊断、分型以及并发症，帮助临床治疗决策。②明确主动脉瘤的部位、大小。③明确主动脉破裂的部位。④马方综合征或其他结缔组织疾病所致的主动脉根部扩张。⑤主动脉夹层修补术后的随访。

知识点24：肺部疾病患者的超声心动图的适应证　　副高：掌握　正高：熟练掌握

①怀疑肺动脉高压的患者。②肺栓塞并怀疑在肺动脉、右心房、右心室有血栓者。③肺动脉高压患者治疗后的随访。④心源性与非心源性呼吸困难病因的鉴别。⑤肺部疾病伴有心脏受累患者。

知识点25：临床诊断高血压病超声心动图的作用　　副高：掌握　正高：熟练掌握

①静息状态下左心室功能，左心室肥厚，或向心性重构对临床决策非常重要的患者。②并发冠心病的患者。③左心室功能不全患者，临床症状和体征有变化时左心室大小和功能的随访。④左心室舒张功能异常伴有或不伴有左心室收缩功能异常。⑤心电图无左心室肥厚的临界高血压患者决策时，左心室肥厚的评估。

知识点26：心律失常患者的超声心动图适应证　　副高：掌握　正高：熟练掌握

①临床怀疑有结构性心脏病的心律失常患者。②家族史伴有遗传性心脏疾病的心律失常患者。③射频消融前总体评估。④需要治疗的心律失常患者。⑤心脏转复的患者。⑥以前有脑栓塞事件考虑与心房内血栓有关的患者。⑦抗凝是禁忌证，但根据超声心动图结果决定转复的患者。⑧以前证实有心房内血栓患者。⑨根据预后的因素而考虑转复的患者。

知识点27：严重外伤患者的超声心动图适应证　　副高：掌握　正高：熟练掌握

严重外伤时，超声心动图对下列情况有助于了解心血管系统的损害：①血流动力学不稳定患者。②严重挤压伤和胸腔穿透伤。③机械性通气的多发性外伤和胸腔外伤患者。④血流动力学不稳定的多发性损伤。⑤怀疑主动脉损伤的患者。⑥潜在的导管、导引钢丝、起搏导线或心包穿刺针损伤伴有或不伴有心脏压塞的患者。

知识点28：成人先天性心脏病超声心动图的适应证　　副高：掌握　正高：熟练掌握

①临床怀疑先天性心脏病。②已知先心病，临床特征有变化。③已知有先心病，但诊断不明确。④已知有先心病，心室功能和房室瓣反流需要随访。⑤已知有先心病，必须进行肺动脉压随访。⑥手术修补后随访。⑦瓣膜成形术或换瓣后患者的随访。

知识点29：成人先天性心脏病超声心动图的作用　　副高：掌握　正高：熟练掌握

①确定静脉、心房、心室和动脉之间的关系。②评价腔室大小及心室功能。③对心内及心外分流的定性、定位及定量诊断。④确定左心室和右心室流出道、瓣膜狭窄的部位和程度。⑤评价瓣膜反流。⑥估测肺动脉压。⑦显示主动脉缩窄和估计梗阻的程度。⑧证实心内

和/或中心血管附壁血栓。⑨房室瓣解剖和功能的评价。⑩幼年接受复杂先天性心脏病外科手术成长至成人过程中定期随访。

知识点30：新生儿超声心动图检查适应证　　　　　　副高：掌握　正高：熟练掌握

当新生儿存在下列情况，应进行超声心动图检查：①发绀、呼吸窘迫、充血性心力衰竭或动脉搏动异常。②染色体畸形或主要心血管畸形者。③早产儿心肺功能改善不明显者。④与心脏遗传疾病有关的综合征。⑤心脏杂音和心脏体征异常者。⑥一级亲属（父母、兄弟、姐妹）有先天性心脏病，或胎儿心脏超声心动图怀疑有先天性心脏病。

知识点31：婴幼儿、青少年超声心动图检查适应证　　　副高：掌握　正高：熟练掌握

婴幼儿、青少年出现下列情况，应进行超声心动图检查：①婴幼儿典型的或病理性杂音。②X线胸片显示心脏扩大或心影异常者。③临床提示右位心者。④有已知心脏缺陷，需确定药物或手术和介入治疗时间者。⑤有已知心脏缺陷，术前评估。⑥有已知心脏缺陷，物理体征有改变。⑦获得性或先天性心脏病术后随访，临床怀疑有残余漏、心室功能不全、肺动脉高压、血栓、脓肿或心包积液等评估。⑧心血管疾病伴有显性遗传综合征者。⑨马方综合征的诊断和随访。⑩神经肌肉疾病伴有心肌受累者的随访。⑪运动诱发心前区疼痛或晕厥者。⑫有高血压和晕厥病史者。⑬持续发热，临床怀疑心肌炎、风湿热或川崎病者。⑭血液病或肿瘤患儿应用细胞毒性药物心肌受损的诊断和随访。⑮心脏移植后随访者。

知识点32：经食管超声心动图的适应证　　　　　　　副高：掌握　正高：熟练掌握

经食管超声心动图是经胸超声心动图的补充，常用于经胸超声心动图成像效果较差的患者，如肥胖、胸廓畸形、肺气肿、机械通气状态下的患者。经食管超声心动图的适应证：①可疑的急性主动脉病变包括分离和破裂的评估。②对于非冠脉的介入手术中进行指导，包括肥厚型心肌病的室间隔切除、二尖瓣球囊扩张、卵圆孔或房间隔缺损以及室间隔缺损的封堵、射频消融术。③确定反流的机制和评价是否适合瓣膜修补。④二尖瓣或主动脉瓣机械瓣置换术后，怀疑瓣周漏。⑤对中度或高概率的感染性心内膜炎患者进行诊断和处理（如菌血症，尤其是葡萄球菌菌血症和真菌菌血症）。⑥有心内装置的患者持续发热。⑦评价房扑/房颤患者是否需要抗凝和/或电复律和/或射频消融治疗。⑧确定房颤或房扑患者左房内是否存在血栓，以决定抗凝治疗或电复律。⑨对于经胸超声心动图、心电图均正常且无房颤/房扑病史的患者确定其栓子来源是否为心源性的。⑩心外科手术中指导瓣膜修补或成形术效果，复杂先天性心脏病矫正治疗后血流动力学状况，有无残余分流和梗阻。

知识点33：负荷超声心动图的适应证　　　　　　　副高：掌握　正高：熟练掌握

负荷超声心动图分为运动负荷超声心动图和药物负荷超声心动图，运动负荷超声心动图可分为踏车运动和平板运动负荷超声心动图，药物负荷超声心动图可分为多巴酚丁胺、双嘧达莫和腺苷负荷超声心动图，可作为冠心病等常见心脏疾病诊断和评价的手段。

负荷超声心动图可以用于下列情况：

①胸痛综合征或心绞痛的患者，中度或高度怀疑冠心病或幼年曾患川崎病患者，心电图不能提供确切信息，能够运动者可以进行运动负荷超声心动图，不能运动者行药物负荷超声心动图。②心导管检查已知冠心病有再血管化适应证患者，缺血性心肌存活/缺血心肌的评估。③可疑主动脉瓣狭窄伴有低心排血量的证据，常规经胸超声心动图可能低估瓣膜狭窄的程度，应用多巴酚丁胺负荷超声心动图评价瓣膜狭窄程度。

知识点34：右心室声学造影的适应证　　　　　　　副高：掌握　正高：熟练掌握

经周围静脉注射过氧化氢溶液或其他方法产生的微泡，当这些微泡通过心脏和血管系统遇到超声波时，由于血液与微泡界面之间声阻的差异而出现强回声，超声心动图能够显示这些强回声的运动与行走方向，由于用于右心室声学造影的微泡平均直径通常 > 50μm，使其难以通过肺循环，因此可以用于下列心血管疾病的诊断：①先天性心脏病房间隔缺损，室间隔缺损轻度的右向左分流的诊断。②右心室心内膜边界的确定。

知识点35：左心室声学造影的适应证　　　　　　　副高：掌握　正高：熟练掌握

经肺声学造影剂微泡平均直径通常为4～6μm，经周围静脉注射后，右心系统显影后数个心动周期后，造影剂可以到达左心系统，进行左心室显影。左心室造影适用于下列情况：①确定心内膜边界。②判断室壁瘤的大小和范围。③鉴别心内的附壁血栓。④增加负荷超声心动图的敏感性（美国超声心动图学会建议负荷超声心动图在非造影剂影像条件下，≥2个连续心肌节段显示不清者，可以进行左室声学造影）。⑤选择性心肌声学造影有助于指导肥厚性梗阻型心肌病的介入治疗。

知识点36：组织多普勒成像的临床应用价值　　　　　副高：掌握　正高：熟练掌握

组织多普勒成像是以低速运动的心肌组织为研究对象，其衍生的相关技术，如速度、位移、应变、应变率以及组织同步化成像等，可定量评价局部心肌的机械做功以及心脏收缩和舒张运动的同步与协调性。其临床应用价值主要体现：①能够有效评价心脏运动的协调性（心室内和心室间），可以帮助心脏再同步治疗选择患者，优化治疗效果。②能够准确区分和测量心脏时间间期，为研究病理和病理生理状态下心脏时间间期的再分布提供了可靠的手段。③能够定量评价静息和负荷状态局部心肌的机械做功。可以无创地评价心肌梗死后局部心肌功能恢复。④能够定量评价局部心肌功能的早期损害。

知识点37：斑点追踪超声心动图的适应证　　　　　副高：掌握　正高：熟练掌握

斑点追踪技术主要是通过对高帧频二维超声图像中的天然声学标记点，即斑点回声进行逐帧追踪，从而对心肌的运动和形变进行重建，故又称为斑点追踪超声心动图。目前斑点追踪超声心动图主要适用于：①冠心病或其他影响心肌疾病的局部和整体心肌功能的评价。②心力衰竭患者心室内同步性的评价。

知识点38：经食管实时三维超声心动图的适应证　　　副高：掌握　正高：熟练掌握

实时三维超声心动图能够立体显示心脏的三维结构，清晰显示心脏结构毗邻组织之间的关系和心内血流状态，目前实时三维超声心动图有经胸实时三维超声心动图和经食管实时三维超声心动图两种模式。经胸实时三维超声心动图由于成像范围、成像角度和图像质量等因素，还不足以应用到临床诊断。经食管实时三维超声心动图能够对心脏进行全方位成像，主要应用于下列情况：①心内结构的三维显示，有助于结构性心脏病的诊断和治疗。②心腔容量的三维计算，有助于心腔容量的准确测量。③术中监测可提供清晰的解剖方位图像，为术中治疗决策提供重要的信息。

知识点39：心肌声学造影　　　　　　　　　　　　　副高：掌握　正高：熟练掌握

心肌声学造影可通过无创的方法评价局部心肌的血流灌注以及灌注速率，既可以估测局部心肌的血流量，也可同时了解冠脉微循环的储备能力。心肌声学造影目前的研究和潜在的应用前景：①从心肌微循环水平评价冠状动脉狭窄程度。②心肌声学造影估测冠脉微循环储备能力。③心肌声学造影判断缺血心肌和测定"危险区"心肌。④心肌声学造影判定心肌梗死后的存活心肌。⑤新型的载体性造影剂将具备可携带药物、基因、单克隆抗体等物质的功能。可载血管新生基因或血管内皮生长因子的微泡，经静脉进行心肌靶向治疗。

知识点40：超声心动图的局限性　　　　　　　　　　副高：掌握　正高：熟练掌握

（1）图像质量对结果的影响：多数患者的超声心动图检查都可以获得清晰的图像，但是在下列情况下进行超声心动图检查，难以获得清晰和标准的图像，进而直接影响超声心动图临床诊断结果：①非常肥胖的患者。②胸壁畸形患者。③慢性肺部疾病（如低通气或者肺纤维化的慢性气道阻塞性肺疾病）。④机械通气患者。

（2）难以明确诊断：①新鲜血栓。②<2mm的肿物，如肿瘤、血栓和赘生物等。对心腔内的肿物有时难以明确诊断。

第二章　心脏电生理检查及治疗

第一节　心脏电生理检查

知识点1：心脏电生理检查的内容　　　　　副高：掌握　正高：熟悉掌握

电生理检查的基本内容是在自身心律或起搏时，记录心内电活动，分析其表现和特征，加以推理，做出综合判断，为临床医生提供关于心律失常的正确诊断、发生机制研究、治疗方法选择和预后判断等方面的重要依据。

知识点2：电生理检查所需的仪器设备　　　　　副高：掌握　正高：熟悉掌握

（1）急救：①配有监视器的除颤器2台。②临时起搏器。

（2）生命体征监测：①体表心电图（电生理记录仪）。②电生理记录仪（动脉内压力）。③自动测定血压的袖件（无创性）。④脉搏血氧计。⑤凝血时间监测器（如果用肝素）。

（3）其他：①静脉输液泵。②备用的患者连接线。③运送患者时的监视器。

（4）资料记录：①电生理记录仪系统。②12导联心电图仪。③程序刺激器。④X线机。⑤计算机。

（5）消融：①能源（射频发生器或其他）。②监测和控制用的器材。③各种电极导管。

知识点3：穿刺股静脉操作步骤　　　　　副高：掌握　正高：熟悉掌握

穿刺股静脉时，一般为操作便利多选择右侧股静脉。

（1）以左手示指、中指和环指在腹股沟韧带水平触诊股动脉搏动，穿刺点位于股动脉内侧0.5～1.0cm、腹股沟韧带下方2～3cm或皮肤皱褶下1.5～2.0cm处。

（2）局部麻醉后用尖刀片在预定穿刺点做一小切口，用文氏钳钝钝性分离皮下组织。

（3）左手持续触诊股动脉搏动，右手持血管穿刺针。穿刺针针芯斜面向上，针尖指向脐，与皮肤呈30°～45°角刺入皮肤。

（4）连有注射器的穿刺针带负压缓慢向前推送，直到针头进入股静脉内，此时注射器内可见静脉回血。如果此过程中未进入股静脉，则继续向前推送穿刺针，直至针尖触及髂骨膜，在注射器维持一定负压下缓慢回撤穿刺针，直到针头进入股静脉内。

（5）左手固定穿刺针，右手撤走注射器，可见静脉血液从穿刺针尾部流出，将导引钢丝柔软端插入穿刺针，沿股静脉向前推送一段距离（10～15cm）。

（6）左手压住穿刺点以上的部位以固定血管内的钢丝，撤走穿刺针，用湿纱布清洁导引钢丝。

（7）沿导引钢丝送入动脉鞘管（包括外鞘管和扩张管），注意使导引钢丝露出套管尾端5~10cm。

（8）在鞘管全部送入血管后，从鞘管中将扩张管和导引钢丝一起拔出。

（9）抽吸并冲洗鞘管侧壁，关闭侧壁三通。

知识点4：穿刺股动脉操作步骤　　　　　　　　副高：掌握　正高：熟悉掌握

穿刺股动脉时，一般为操作便利多选择右侧股动脉。

（1）以左手示指、中指和环指在腹股沟韧带水平触诊股动脉搏动，并定位股动脉行走方向。穿刺点位于股动脉搏动最强处，腹股沟韧带下方2~3cm或皮肤皱褶下1.0~2.0cm处。

（2）局部麻醉后用尖刀片在预定穿刺点做一小切口，用文氏钳钝性分离皮下组织。

（3）左手持续触诊股动脉搏动，右手持血管穿刺针。穿刺针针芯斜面向上，针尖指向脐，与皮肤呈30°~45°角刺入皮肤。

（4）穿刺针缓慢向前推送，当针头靠近股动脉时可感到轻微搏动感。向下刺入股动脉内，此时可见动脉血液沿穿刺针尾部搏动性喷出。如果血液喷射不好，可将穿刺针向前或向后调整。

（5）确定穿刺针针尖完全位于血管腔内，将导引钢丝柔软端插入穿刺针，沿股动脉向前推送一段距离（15~20cm）。

（6）左手压住穿刺点以上的部位以固定血管内的钢丝并防止出血，右手从血管内撤出穿刺针，左手继续压迫以防止出血。用湿纱布清洁导引钢丝。

（7）沿导引钢丝送入动脉鞘管（包括外鞘管和扩张管），注意使导引钢丝露出套管尾端5~10cm。

（8）在鞘管全部送入血管后，从鞘管中将扩张管和导引钢丝一起拔出。

（9）抽吸并用冲洗鞘管侧壁，关闭侧壁三通。并给予普通肝素50U/kg。

知识点5：穿刺锁骨下静脉操作步骤　　　　　　副高：掌握　正高：熟悉掌握

穿刺锁骨下静脉时，一般为操作便利与放置导管，多选择左侧锁骨下静脉。

（1）选择锁骨中外1/3交点或肩峰与胸锁关节连线的1/2处的下方1~2cm凹陷处进针。

（2）局部麻醉后用尖刀片在预定穿刺点做一小切口，用文氏钳钝性分离皮下组织。

（3）以左手拇指按在穿刺点内侧，中指放在胸骨上窝上方。

（4）右手持带注射器的血管穿刺针，穿刺针针芯斜面向内，针尖指向胸骨上窝，与皮肤呈20°~30°角刺入皮肤。

（5）穿刺针在带负压情况下缓慢向前推送，直到针头进入锁骨下静脉内（此时可能有突破感），注射器内可见静脉回血。

（6）左手固定穿刺针，右手撤走注射器，可见静脉血液从穿刺针尾部流出，将导引钢丝柔软端插入穿刺针，沿锁骨下静脉向前推送一段距离（10~15cm）。

（7）透视下前送导引钢丝，直至导引钢丝进入下腔静脉。

（8）撤走穿刺针，左手压住穿刺部位，用湿纱布清洁导引钢丝。

（9）沿导引钢丝送入动脉鞘管（包括外鞘管和扩张管），注意使导引钢丝露出套管尾端5~10cm。

（10）在鞘管全部送入血管后，从鞘管中将扩张管和导引钢丝一起拔出。

（11）抽吸并冲洗鞘管侧壁，关闭侧壁三通。

知识点6：穿刺颈内静脉操作步骤　　　　　　　　副高：掌握　正高：熟悉掌握

穿刺颈内静脉时，一般多选择右侧颈静脉。嘱患者将头转向左侧，保持头向左侧的同时让患者头抬离床面，可显示由锁骨、胸锁乳突肌锁骨头和胸骨头形成的三角。三角的底部在下，顶部在上。

（1）左手在三角的顶部触诊颈动脉搏动。穿刺点选在三角的顶部稍外侧。

（2）用尖刀片在预定穿刺点做一小切口，用文氏钳钝性分离皮下组织。

（3）带注射器的穿刺针与胸锁乳突肌锁骨头内缘平行。右手持注射器，穿刺针针芯斜面向上，针尖指向乳头，在颈内静脉正上方与皮肤成30°夹角。

（4）穿刺针带负压缓慢向前推送，直到针头进入颈内静脉内，此时注射器内可见静脉回血。如果此过程中未进入颈内静脉，则可将穿刺针的角度再向内侧调整，但不要使穿刺针指向正中线，以免误穿刺颈动脉。

（5）左手固定穿刺针，嘱患者屏息呼吸并右手迅速撤走注射器，可见静脉血液从穿刺针尾部流出，立即用手指堵住针头尾端，将导引钢丝柔软端插入穿刺针，沿股静脉向前推送一段距离（10~15cm）。

（6）左手压住穿刺点以上的部位以固定血管内的钢丝，撤走穿刺针，用湿纱布清洁导引钢丝。

（7）透视下前送导引钢丝，直至导引钢丝进入下腔静脉。

（8）撤走穿刺针，左手压住穿刺部位，用湿纱布清洁导引钢丝。

（9）沿导引钢丝送入动脉鞘管（包括外鞘管和扩张管），注意使导引钢丝露出套管尾端5~10cm。

（10）在鞘管全部送入血管后，从鞘管中将扩张管和导引钢丝一起拔出。

（11）抽吸并冲洗鞘管侧壁，关闭侧壁三通。

知识点7：需要在心腔内其他部位放置电极导管的情况　　　副高：掌握　正高：熟悉掌握

心电生理检查时通常把电极导管分别放置在右心房侧壁上部和下部，右心室心尖部，冠状静脉窦和房室束区域。在一些情况下，需要在心腔内其他部位放置电极导管：①对有或可能有室性心动过速患者进行电生理评定，右心室心尖部起搏未能诱发出室性心动过速，需将电极导管置于右室流出道进行程序刺激。②右心室起搏未能诱发室性心动过速，需在左心室进行程序刺激。③需要做左心室标测以确定左心室的激动顺序。④为评定心房激动顺序，除在右心房侧壁上部和下部放置电极导管外，也需要放置1根电极导管于右心房侧壁中部。⑤为进行射频消融术须置入射频消融导管（大头导管）。

知识点8：右心房中可辨认并可重复的部位　　　　副高：掌握　正高：熟悉掌握

右心房后侧壁高部与上腔静脉交界处（窦房结区域）是最常用的记录和刺激部位。其他可辨认并可重复的部位包括：①右心房侧壁中部（在窦房结区域之下2～3cm处）。②右心房侧壁下部与下腔静脉交界处。③冠状静脉窦口。④卵圆孔边缘处的房间隔。⑤心房附件（右心耳）。⑥三尖瓣处的房室交界区。

知识点9：进行左心室导管术的特殊情况　　　　副高：掌握　正高：熟悉掌握

常规心电生理检查不必进行左室导管术，但以下情况由于要做左心室刺激（起搏）和记录左心室电图，自动脉插管逆向地将电极导管送入左心室是必需的。①对预激综合征患者进行完全的电生理评定，尤其为了确定房室旁路的数目和对其作精确定位。这是导管射频消融技术成功的关键。②反复发作的室性心动过速，尤其用药物不能控制者。对这类患者需要进行左心室刺激和记录左心室不同部位的电位，以进行心室标测，找出室性心动过速的起源处或确定有无发生室性心律失常的解剖学基质。心室标测（左和/或右心室）对室性心动过速成功的非药物治疗（外科手术、直流电或导管射频消融术）至关重要。

知识点10：左心室导管术的适应证　　　　副高：掌握　正高：熟悉掌握

①确定左心室的激动形态顺序。②少数有或可能有室性心动过速的患者，右心室起搏（刺激）未能诱发这种心动过速，而用左心室刺激可能诱发。③为确定不应性和恢复时间的离散，需进行左心室标测和刺激。④为左侧心房室旁路的标测定位和消融。

知识点11：房室束电图的记录　　　　副高：掌握　正高：熟悉掌握

房室束位于房间隔的右心房侧下部，冠状静脉窦的左上方，卵圆窝的左下方，靠近三尖瓣口的头侧。在X线透视下，将电极导管经静脉送入右心室流入道或心尖部。此时把电极导管近端通过延长导线与记录器的输入端相联。然后，缓慢地后撤导管，当其顶端经三尖瓣口刚退至右心房时，注意操纵导管的方向，使其顶端（远端电极）向在三尖瓣口头侧和背侧的右心房壁靠拢，同时密切观察示波器上心内心电图图形。当导管顶端位于右心房内，A波（房波）振幅大而V波（室波）很小；导管顶端进入右心室时，A

波甚小而V波明显；当导管自心室向心房后撤过程中，A波和V波都很显著，提示其顶端位于三尖瓣口附近，即房室束区域，此时常能发现房室束波（H波）。有时需反复地略微推送或后撤导管，并不断改变其顶端的方向，仔细探查房室束区域，才能找到满意的H波。将电极导管做轻度顺钟向转动，有助于使电极接触间隔，易于记录到房室束电位。一旦电极导管到位，呈现满意的房室束电位（H波），应立即固定导管，同步记录心内电图（房室束电图和必要时的右心房和右心室电图）和体表导联心电图。后者的数目视检查目的和具体条件而定。若能同时记录两个导联则用 I 、aVF和 V_1 导联，分别代表X、Y、Z 3个轴向。

知识点12：房室束波与右束支波的鉴别　　　　　　副高：掌握　正高：熟悉掌握

（1）房室束波时限为15～25ms，右束支波的时限约为10ms，房室束波的时限比右束支波的长。但这点并不很可靠，在有传导异常的病例中，右束支波有时也可有较长的时限。

（2）从房室束波至心室波（V波）起始处的时间即HV间期，在成年人不应短于35ms。心脏手术过程中测定的HV间期表明，在无心室预激存在的情况下，自希氏束近端除极至心室除极开始的时间为35～55ms；而右束支电位总是发生在心室激动之前30ms或不到30ms。因此，像房室束波在其HV间期短于0ms表明所记录的电位是右束支电位。但是这点也不是很可靠的。

（3）观察记录到房室束波时电极导管的位置可以进行鉴别。即使记录到一个大的希氏束波但伴随的却是小的心房波，必须回撤电极导管以获得伴以较大的心房电图的房室束波。这样做有时可能显著地改变所测得的HV间期，并偶尔可揭示可被忽视的房室束内阻滞。因此，若用多电极（≥3）导管，自近端电极至远端电极对同时记录是有助于验证的。

（4）用心房起搏方法来区别真正的房室束波与多个组成部分的心房波。真的希氏束波，当心房起搏频率加快时AH间期应当延长而HV间期无明显变化。

（5）为了验证房室束波，有时需要经动脉逆向插入电极导管至主动脉根部的无冠窦顶部，与右侧的电极导管同时记录房室束电位。如果左、右两侧均能记录到房室束波，则证明确是房室束电位。但需注意左侧的电极导管若进入左心室，往往会记录到左束支电位。左束支电位可用来鉴别真的房室束电位与右束支电位，若经静脉记录到的房室束波出现较早，表明它是真正的房室束电位。

（6）选择性房室束起搏是最可靠的证实方法。房室束起搏时如能获得：①QRS和T波的时限和形状与窦性心律一样。②刺激信号至V波的间期与窦性心律时测定的HV间期相等。要同时符合上述两个指标才是可靠的证明。

知识点13：心脏传导的PA间期　　　　　　　　　副高：掌握　正高：熟悉掌握

PA间期是指自P波起始点至希氏束电图上A波起始点的时间，代表了右心房内传导时间。此时，PA间期为20~60ms，平均40ms。PA间期不能作为评定心房内传导的指标。

知识点14：心脏传导的AH间期 　　副高：掌握　正高：熟悉掌握

AH间期是指自房间隔的下部通过房室结至房室束的传导时间。AH间期是大致的房室结传导时间。测量AH间期应在房室束电图上自A波上最早和可重复的快速波测至房室束电位（H波）的起始处。因为不知道在心房电图上哪一时点冲动进入房室结，所以测量AH间期最重要的一点是可重复性。另外，患者的自主神经状态可以明显影响AH间期，因此，不应当把AH间期的绝对值作为评估房室结功能的一个肯定指标。AH间期的正常值大致为60~130ms，AH间期对起搏和药物（如阿托品）的反应往往提供比单纯测定AH间期更有意义。

知识点15：心脏传导的HV间期 　　副高：掌握　正高：熟悉掌握

HV间期是指自房室束近段至心室肌的传导时间，也就是冲动在房室束-浦肯野纤维系统内的传导时间。HV间期自房室束波（H波）的起始处测至任何导联上的心室波的最早起始处，包括同步记录的心内导联上的V波或体表导联上的QRS波。HV间期的正常值为35~55ms。在不同的心率和自主神经张力情况下，HV间期通常保持恒定。许多常用的药物，如洋地黄、β受体阻滞剂、苯妥英钠、利多卡因和阿托品等，一般不影响HV间期。但奎尼丁和普鲁卡因胺延长HV间期，而异丙肾上腺素缩短HV间期。儿童的HV间期较短些。

知识点16：心室内传导 　　副高：掌握　正高：熟悉掌握

心室内传导的心腔内分析不是心电生理检查的常规组成部分。但心室内标测包括右心室和左心室标测，对下列情况是很有用的：①室内传导障碍的分析，例如，区别近段与远段右束支阻滞，区别左束支阻滞与左心室室内差异传导。②室性心动过速起源处的精确定位。③发现有无心室激动和心室兴奋性恢复的离散，以辨识有无致心律失常的病理生理基础，有助于识别可能发生心律失常事件的高危患者。

窦性心律时，从心室除极开始到有心室心尖部心肌激动的心室内传导时间正常时为30ms，左心室心内膜的激动时间为29~52ms，平均值为43ms。

知识点17：左心室心内膜激动时间的分析 　　副高：掌握　正高：熟悉掌握

（1）左心室电图的定性特征：波的偏转迅速，组成部分清楚。在所有的左心室电图中，仅在起始处记录到低振幅的电活动，持续时间仅数毫秒（2~15毫秒）。正常的左心室电图无分裂、碎裂或延迟出现的波（即在QRS波后出现的波）。

（2）正常左心室电图的定量特征：平均振幅为（6.7±3.4）mV，95%的电图其振幅在3mV以上。左心室电图的时限为（54±13）毫秒，其中95%的时限在70毫秒以下。左室底部电图的振幅较低（均值为6.5mV）而时限略长（均值60毫秒）。

（3）左心室心内膜激动：于QRS波起始后0~15毫秒（平均6毫秒）开始。左心室心内膜激动的时限为（28±50）毫秒（平均为36ms），占体表QRS时限的41%（平均QRS时限87毫秒，范围是80~110毫秒）。

知识点18：正常的心房激动顺序　　　　　　　副高：掌握　正高：熟悉掌握

正常心房激动起始于高位右心房或中侧位右心房，再从该处传向低位右心房和房室交界区，以及左心房。正常时心房内传导时间为50毫秒。

（1）正常的心房前向激动顺序：窦性心律时，心房激动的顺序依次为高位右心房、中位右心房，低位右心房及冠状静脉窦的近、中、远端邻近的心房。

（2）正常的心房逆向激动顺序：心室激动（期前收缩或心室刺激）经房室传导系统逆向传导后，引起心房逆向激动。正常的心房逆向激动最早为房室结相邻（房室交界区）的心房，呈放射状同步向右心房其他部位与左心房传导。因此，能在心内希氏束电图通道记录到最早的心房逆向激动，然后是相邻的右心房和冠状静脉窦激动，最后为高位右心房和左心房。

知识点19：左心房房内传导的途径　　　　　　副高：掌握　正高：熟悉掌握

左心房最早激动部位可以是房室结向左心房内的延伸。左心房的激动比较复杂，房内传导可能存在3条途径：①前结间束的分支Bachmann束。②位于房间隔中部的卵圆窝。③Koch三角顶部通过中央纤维体。Koch三角的顶部总能记录到左心房激动电位。50%~70%的患者，能观察到经Bachmann束传导的左心房激动，表现为冠状静脉窦远端（上和侧部）的激动早于冠状静脉窦的中部。

知识点20：正常的心室激动顺序　　　　　　　副高：掌握　正高：熟悉掌握

窦性心律时，从心室除极开始到右心室心尖部心肌激动的心室内传导时间正常时为30ms，左心室心内膜的激动时间为29~52ms（平均43ms）。左心室心内膜激动的形式呈现特定的方式，虽然患者之间存在着差异，室间隔中部的下缘是左心室心内膜的最早激动部位，而游离壁的基底部上方是心内膜第二个最早激动点。然后激动从这些突破点呈放射状向心室其他部位传导，而心尖部心肌较晚激动，下后壁的基底部最后激动。左心室心内膜的最早激动点与第二个最早激动点不相邻者占67%。Durrer等在1970年对人的正常左心室心内膜激动方式做了研究，发现了第三个突破口，其位于下壁中部与室间隔的交界处。

常用的心腔记录导联、刺激部位以及刺激方式

1. 体表导联

   至少应有 I 、II、V_1或 I 、aVF、V_1

2. 心腔内记录导联

   房室束（房间隔右侧面下部）

   右房上部（后侧壁靠近上腔静脉入口处）

   冠状静脉窦（代表左心房或左心室后部）

   右心室心尖部

   *右心房下部（侧壁，与下腔静脉交界处）

   *右心房中部（侧壁）

   *左心房

   *主肺动脉（代表二尖瓣环和左心房前部）

   *食管（不是心脏内导联，可反映左心房后部的电活动）

   *右心室流出道或其他部位（视检查需要而定）

   *左心室（放置部位视检查目的而定）

   *主动脉无冠窦（记录房室束电图）

3. 心腔内刺激（起搏）——程序刺激

   （1）刺激部位：同心腔内记录导联，视检查目的选用

   （2）刺激方式：①规则的连续刺激：递增性、短阵快速性。②程序期前刺激：与自身搏动或基本起搏搏动（S_1）配对的一个期前刺激（S_2），或连续2个（S_2、S_3）或3个（S_2、S_3、S_4）期前刺激

4. 心室（心房）标测

   （1）激动标测

   （2）起搏标测

   （3）拖带标测

注：*：不是心电生理检查常规使用的导联

程序刺激是为心电生理检查预先设定的刺激方式。临床心电生理检查的基本方法是与体表导联心电图同步的经静脉和/或经动脉的心腔内电图记录技术与心腔内刺激（起搏）技术相结合。当窦性心律或起搏心律时，引进单个或多个程序的期前刺激是观察动态电生理学的方法。正常心脏以可预期的方式对这些干预作出反应。程序刺激用来：①刻画出房室传导系统、心房和心室的电生理特性。②诱发心律失常并分析其发生机制。③评定药物、电刺激、导管消融和外科手术干预对房室传导系统、心房和心室功能的影响以及它们对心律失常的治疗效果。

规则的连续刺激是指以周长相等的刺激（S_1）做连续刺激（S_1S_1刺激），持续 10～60 秒。

休息1分钟后再以较短的周长（即较快的频率）再次进行S_1S_1刺激。如此继续进行，每次增快刺激（起搏）频率10次，逐步增加到170～200次/分或出现房室阻滞时为止，即是分级递增性刺激（起搏）。此种心房刺激可达300次/分，但较少采用，因为如此快速的刺激易诱发心房颤动或其他房性快速心律失常，妨碍检查进行。心室刺激一般不宜超过200次/分，且刺激持续时间较短。

知识点24：程序期前刺激的概念和方式　　　　　副高：掌握　正高：熟悉掌握

程序期前（早搏）刺激是指在自身心律或基础起搏心律中引入单个或多个早搏（期前）刺激，有以下几种方式：

（1）S_1S_2刺激：即释出一个期前刺激。先由S_1S_1刺激8～10次，称为基础刺激或基础起搏。在最后一个S_1之后发放一个期前S_2刺激，由S_1S_2数值规定其配对间期，使心脏在定律搏动的基础上发生一次期前搏动。逐步改S_1S_2数值，达到扫描刺激的目的。

（2）S_2刺激：即与自身搏动配对的单个期前刺激。程序刺激器不发放S_1脉冲，而感知心脏自身的P波或QRS波，每感知8～10次，发放一个期前刺激，形成在自身心律的基础上出现一次期前搏动。逐步改变S_2的配对间期，以进行扫描刺激。

（3）$S_1S_2S_3$刺激：先由S_1S_1起搏8～10次，在最后一个S_1之后发放S_2和S_3刺激各1次，其配对间期分别由S_1S_2和S_2S_3的数值规定，使心脏在规则的起搏基础上连续发生两个期前搏动，一般S_1S_2不变而S_2S_3进行性变化。也可逐步分别改变S_1S_2和/或S_2S_3配对间期数值，以进行扫描刺激。

（4）S_2S_3刺激：不发放S_1刺激脉冲，使刺激器感知自身搏动的P波或QRS波；每感知8～10个自身心搏，依次释出S_2和S_3各一个，各自的配对间期可以逐步改变，使心脏在自身心律的基础上连续发生两个期前搏动，也可达到扫描的目的。

（5）$S_1S_2S_3S_4$刺激和$S_2S_3S_4$：即在连续8～10次起搏搏动后或感知8～10次自身心搏后连续发放3个期前刺激。在临床电生理检查方案中，采用连续3个期前刺激的较少。

心内刺激的电流强度应为舒张期阈值的2倍，因为这个电流强度的重复性好并且也较安全。

知识点25：程序期前刺激的适用情况　　　　　副高：掌握　正高：熟悉掌握

（1）心脏不应期测定：①有效不应期（ERP），位于应激后一段时间内，不能再次应激的时间。②相对不应期（RRP），是位于应激后一段时间内，虽能再次应激，但传导速度减慢。③功能不应期，是指能连续两次有效通过（传出）的激动之间的最短时距。

心房程序刺激法可测定房室结、房室束－浦肯野纤维系统、心房和旁路的前向不应期，心室刺激可用于测定房室束浦肯野纤维系统、房室结和旁路的逆向不应期及心室的不应期。

（2）室上速和室性心动过速的诱发和终止。

（3）阐明房室结双径路现象。

（4）诊断预激综合征。

（5）阐明裂隙现象的机制和分型。

知识点26：表示不应性的不应期指标　　　　　　副高：掌握　正高：熟悉掌握

（1）相对不应期（RRP）：以较长配对间期的期前刺激进行刺激时，期前刺激和基本刺激引起的搏动（期前收缩和基本搏动），两者的传导时间是相等的。当配对间期逐渐缩短，期前收缩的传导时间延长。当配对间期进行性缩短，期前收缩传导时间进一步延长。开始比基本搏动的传导时间延长的最长配对间期为相对不应期。因此，相对不应期标志心脏组织的应激性（兴奋性）未完全恢复。

（2）有效不应期（ERP）：期前刺激与基本刺激的配对间期继续缩短，以至期前刺激不能下传。心脏组织的有效不应期是期前刺激不能传播通过时的最长配对间期。因此，有效不应期应当在该组织的近端（冲动传入端）进行测定。

（3）功能不应期（FRP）：心脏组织的功能不应期是经由它传导的连续两个冲动间的最短配对间期。因为FRP是自该组织传出的一个指标，应当在该组织的远端来测定，所以一个组织的功能不应期的评定必须具备一个条件，即较近段组织的功能不应期短于远段组织的有效不应期。

知识点27：测定不应期的具体方法　　　　　　　副高：掌握　正高：熟悉掌握

测定不应期的具体方法是采用期前刺激技术，引进一个心房或心室刺激，从舒张晚期开始，逐步缩短其配对间期，观察其下传或逆传的反应，直到不再发生反应。引进期前心房刺激是为房室传导系统各部分前向不应期的测定，而引进期前心室刺激是测定其逆向传导功能和不应期。

知识点28：对期前心房刺激的反应形式　　　　　　副高：掌握　正高：熟悉掌握

对期前心房刺激有3种反应形式，其特征是不同配对间期的期前刺激时发生传导延迟或阻滞的部位不同。①Ⅰ型反应：最常见，其特征是期前心房刺激冲动在房室结内产生进行性传导延迟而房室束-浦肯野纤维系统内没有任何改变。最终在房室结内或心房内发生阻滞。②Ⅱ型反应：起初可见房室结内传导延缓，但在较短的配对间期时，希氏-浦肯野系统内出现进行性传导延迟。传导阻滞常在房室结内先发生，但也可发生在心房内，偶尔发生在房室束-浦肯野纤维系统内。③Ⅲ型阻滞：最少见，起初房室结内发生传导延缓，但在某个临界配对间期时，房室束-浦肯野纤维系统内突然产生明显的传导延缓。在此型反应，最先发生阻滞的部位无例外地在房室束-浦肯野纤维系统内。

知识点29：对期前心室刺激的反应形式　　　　　　副高：掌握　正高：熟悉掌握

（1）束支折返激动：心室重复反应中最常见的一种，也称为"V_3现象"。本质是利用房室束-浦肯野纤维系统和心室肌而形成的大折返激动。当连续心室起搏时，在室内传导正常者逆向的房室束激动最可能由右束支逆传来的冲动所产生。

（2）房室结内折返引起的心室回波：这类回波发生于逆向房室结传导延缓达到某个临界值时（即 $H_2A_2 > H_1A_1$ 到一定程度时）。患者有房室结双径路存在，心室回波的产生是经由慢径逆向向上传导，再通过快径下传至心室。

（3）心室内折返激动引起的心室回波：这类心室重复反应最常见于有心脏病的患者，尤其是冠心病以前有过心肌梗死者。期前刺激的数目、基本驱动周长数目和刺激部位增多时，心室重复反应的发生率增高。这类心室重复反应在短配对间期时发生，可以呈不同的QRS波形状，但是有心肌梗死史者QRS波呈右束支阻滞型的多于左束支阻滞型。

知识点30：激动顺序标测　　　　　　　　　副高：掌握　正高：熟悉掌握

激动顺序标测就是心动过速时利用多电极记录心脏多部位的局部电活动，观察同次心脏激动中各部位的电激动先后发生的顺序，或同一部位依据时间顺序的电活动。激动顺序标测常用在心动过速发作或显性预激时标测心房、心室的最早激动点、缓慢传导区或折返路径。根据心房或心室的激动顺序，对心律失常的诊断及其机制做出明确的结论。激动顺序标测的前提是心动过速能够持续或反复被诱发，或存在心室预激。室上性心动过速（包括房速和房扑）时，心房的激动顺序对确立诊断十分重要，而对预激性心动过速和室性心动过速（室速）而言，心室的激动顺序对诊断更为关键。

知识点31：起搏标测　　　　　　　　　　　副高：掌握　正高：熟悉掌握

起搏标测是应用起搏技术在心室或心房的不同部位，以不同的频率进行起搏，然后比较和分析不同部位的12导联起搏心电图与心动过速12导联心电图，比较，从而判断室速起源的一种方法。当两者心电图图形在12导联或接近12导联完全一致时，说明该起搏部位位于或靠近心动过速的起源点，必要时可在该部位放电消融。实际上，起搏标测就是心动过速起源点的标测，主要用于室速的标测，偶尔用于房速的标测。

知识点32：拖带标测的概念　　　　　　　　副高：掌握　正高：熟悉掌握

心动过速发作时，用高于心动过速的频率起搏时，心动过速的频率可上升到起搏频率，当起搏停止后，心动过速的频率又回降到原来频率的现象称为拖带现象。拖带和拖带标测的目的是为鉴别心动过速可能的发生机制，判定心动过速折返环路的大致部位。拖带标测是在多个点进行心动过速的拖带检查，并对结果进行分析和比较。通过对可引起隐匿性现象起搏点的确定，以及起搏停止后自身心动过速恢复时第一个心动周期激动顺序的分析，有可能发现心动过速的"最早激动部位"和"最早激动点"，为心动过速的诊断及治疗提供可靠依据。

知识点33：拖带标测中拖带的方法　　　　副高：掌握　正高：熟悉掌握

确定心动过速的频率或间期后，应用比心动过速周期值短10ms的起搏间期或比心动过速频率快5次/分的频率起搏，起搏30～120秒后停止起搏，观察和判断是否拖带了心动过速。当拖带心动过速后，则可初步认定该心动过速为折返机制引起。

知识点34：拖带标测中可以进行拖带的部位　　　　副高：掌握　正高：熟悉掌握

对于各种心动过速，能发生拖带的起搏部位既可能在心房，也可能在心室，越靠近心动过速的折返环拖带的成功率越高。一般情况下，拖带的部位与折返环应当位于同一心腔，如心房起搏可以拖带房速、房扑，心室起搏可以拖带室速。房室折返性心动过速的折返环路包括心房和心室，因此，心房和心室起搏都能拖带房室折返性心动过速。房室结折返性心动过速的心房和心室虽然都不是折返环路的必需成分，但心房或心室的刺激经过传导可以进入位于房室结内的折返环路中，进而拖带该心动过速。

知识点35：拖带标测中影响拖带的因素　　　　副高：掌握　正高：熟悉掌握

心动过速是否能被拖带，决定因素：①心动过速的周期值。②可激动间隙的大小。③刺激部位心肌的不应期。④刺激脉冲从起搏刺激部位到心动过速折返环的距离。

知识点36：拖带标测中拖带的分型及意义　　　　副高：掌握　正高：熟悉掌握

（1）分型：①显性拖带：是指拖带时起搏的心房或心室波图形与心动过速时有明显不同的拖带。②隐匿性拖带：是指拖带时起搏的心房或心室波图形与心动过速有相同或相近时的拖带。

（2）意义：显性拖带提示拖带的起搏部位距折返环较远，而隐匿性拖带提示拖带起搏的部位靠近折返环或位于其出口。拖带标测不仅有助于确定心房（心室）的哪些成分参与了折返环，还有助于确定心动过速消融可能有效的靶点，即折返环的缓慢传导区或折返环出口。

知识点37：基质检测　　　　副高：掌握　正高：熟悉掌握

心动过速基质标测的基础是心动过速患者存在心肌解剖学或电学的病理性改变，通过标测可以发现和记录到与这些病变一致的特异性电位，而这些记录部位可能就是心律失常的起源点或折返环路的关键性部位。心动过速均有不同的解剖学和电学基质。室速最常见的解剖学基质是心肌缺血，由冠心病引发的心律失常充分表现了这种病理学的机制。心脏电生理检查对冠心病室速患者十分有用，与冠心病室速有关的病理学基质通常是室壁运动异常。

知识点38：心电生理检查的指征　　　　　　　　　副高：掌握　正高：熟悉掌握

（1）一类指征：此类患者应该接受电生理检查，即电生理检查可为患者带来诊断或治疗上的帮助。

（2）二类指征：此类患者可行电生理检查，但检查给患者能否提供确切的帮助不能肯定，专家们对此类患者是否进行心内电生理检查意见不统一。

（3）三类指征：专家一致认为此类患者不需进行电生理检查。三类指征即电生理检查的禁忌证。

知识点39：心电生理检查的具体适应证　　　　　　副高：掌握　正高：熟悉掌握

（1）肯定的适应证：①持续性室速或心脏骤停，发生在无急性心肌梗死、抗心律失常药物中毒或电解质紊乱者，尤其基础室性异位搏动的数目太少不足以用心电图监测来评估抗心律失常药功效。②病因不明的晕厥，但不像是非心脏性原因所致。③原因不明的宽QRS波心动过速。④评定抗心律失常器械对心动过速的识别和终止的功能。⑤有症状的预激（WPW）综合征，尤其拟进行导管消融术者。⑥频发的有症状的室上性心动过速，尤其药物治疗无效而拟做导管消融术时。⑦二度房室阻滞而阻滞的部位不肯定。⑧心房扑动而可能进行导管消融治疗。

（2）有争议的适应证：①无症状的WPW综合征。②心肌梗死后。③非持续性室性心动过速。④心肌病。⑤频发室性异位搏动。⑥任何室上性心动过速。

（3）非适应证：①无症状的窦性心动过缓。②无症状的束支阻滞。③心悸。④心房颤动；三度房室阻滞或二度Ⅱ型房室阻滞。

知识点40：心电生理检查的具体禁忌证　　　　　　副高：掌握　正高：熟悉掌握

①感染：未控制的感染性心内膜炎或其他部位有感染性疾病的患者。②出血：有出血倾向和血小板计数低的患者。③严重水、电解质、酸碱失衡的患者。④急性心肌梗死、心肌炎患者。⑤严重肝、肾衰竭的患者。⑥血管（四肢、腔静脉）有静脉血栓栓塞症；超声心动图确诊心脏内部有血栓的患者。⑦患者或家属拒绝心脏介入治疗的患者。

知识点41：穿刺部位出血的预防和处理　　　　　　副高：掌握　正高：熟悉掌握

股静脉和股动脉穿刺均可引起出血。通常与局部压迫不够有关，肥胖、较强抗栓治疗、穿刺和压迫技巧欠佳时出血风险增加。预防及处理方法：①拔除导管后，局部用力压迫止血10～20分钟。②腹股沟局部加压包扎后沙袋压迫6小时。③患者卧床12小时，避免过早下床，减少下肢活动。④术后密切观察，发现出血情况及时处理。⑤加强基本功训练，掌握血管穿刺和压迫技巧。

知识点42：气胸与血气胸的预防和处理 　　　　　副高：掌握　正高：熟悉掌握

气胸与血气胸大多与颈部的血管（尤其是锁骨下静脉）穿刺有关。主要预防是注意血管穿刺的技巧，熟悉局部的解剖结构，穿刺针进针缓慢，保持负压进针，并不要进针太深。穿刺不顺利，可在X线透视指导下进行，一旦抽到气体后，迅速退出。少量气胸不需要特别处理，可继续观察；吸氧有利于气体的吸收。中到大量气胸可穿刺抽气，必要时可行胸壁切开水封瓶引流。血气胸的预防基本同上，注意穿刺针进入锁骨下动脉的识别。若穿刺针或导丝进入锁骨下动脉，只要不进入扩张鞘，退出穿刺针或导丝，密切注意观察，一般不需要特别处理。少量血气胸不需要特别处理，可继续观察。中到大量血气胸可穿刺抽液和抽气，必要时可行胸壁切开水封瓶引流。偶尔需要外科手术进行干预。

知识点43：神经损伤的预防 　　　　　副高：掌握　正高：熟悉掌握

臂丛神经损伤、枕神经损伤、霍纳综合征，大多数与颈部的血管穿刺直接或间接有关（或局部血肿压迫）。主要预防是注意血管穿刺的技巧，熟悉局部的解剖结构，不要进针太深。出现情况请相关科室处理。

知识点44：血栓栓塞的预防和处理 　　　　　副高：掌握　正高：熟悉掌握

血栓栓塞包括动脉系统栓塞和肺栓塞，动脉系统栓塞与抗凝不充分有关。穿刺动脉插入动脉导管者应常规应用肝素50U/kg，对仅有右心的电生理检查不常规使用肝素。肺栓塞可发生于任何术后卧床下肢制动者，是下肢深静脉血栓形成，继而脱落所致。因此，这类患者术后应常规给予1次低分子肝素预防下肢深静脉血栓形成。

知识点45：心律失常的预防和处理 　　　　　副高：掌握　正高：熟悉掌握

导管在心房或心室内操作，会引起心房或心室期前收缩，特别在导管跨越三尖瓣时会诱发室性心律失常，甚至室速的发生，故注意导管操作要轻柔。在进行心房或心室刺激时，要根据规定的程序刺激方案，不要用过分强烈的刺激方案，以免诱发无临床意义的心律失常。多种折返性心律失常可因心房/心室刺激所诱发，也能被刺激所终止。给予配对间期短的期前心房刺激，常引起心房颤动，但常呈一过性，故患者没有因心房颤动而产生血流动力学状态的恶化，不需特别处理，等待恢复窦律后再继续进行检查。若出现血流动力学状态的恶化，应进行电除颤。如果心房颤动持续时间较长，或反复发作，应终止检查。心室刺激时可能发生心室颤动，及时电除颤是有效的控制方法。使用刺激强度不超过2倍舒张期阈值、脉宽<2ms的刺激，可减少心室颤动的发生机会。

知识点46：局部出血、血肿形成与股动静脉瘘的处理　　　副高：掌握　正高：熟悉掌握

大多发生于股动脉或股静脉穿刺处，即腹股沟部位。偶尔出血很严重。穿刺股动脉发生严重出血较多见，尤其是肥胖的患者。穿刺点要准确，穿刺静脉时尽量不要刺到动脉，若穿刺到动脉，退出穿刺针后局部压迫止血。穿刺时注意缓慢进针，尽量不要刺过血管后壁。注意穿刺时进入动脉血管的识别，若有疑问时进入导丝再透视注意其行走方向。可用以下方法减少出血的危险性：①撤出导管后用手指压迫穿刺处10～20分钟。②检查结束后患者卧床12～24小时。③手指压迫停止后，置沙袋于腹股沟部位4小时。④检查结束后密切观察患者。

术中一旦疑有股动静脉瘘，切忌再插入大直径的导管或扩张管。如瘘口直径<3mm者，可采用局部压迫止血法或随访观察；若瘘口直径>3mm者，可施行外科手术或带膜支架置入术。

知识点47：迷走反射的预防及处理　　　副高：掌握　正高：熟悉掌握

迷走反射可发生在检查中或检查后，表现为意识模糊、血压低、心率慢，甚至会有心脏搏动消失，严重者会有呼吸、心脏骤停。一旦发生迷走反射应静脉注射阿托品1～2mg，补充血容量、应用升压药物（如多巴胺）。预防措施：①避免空腹时间太长。②补充足够的血容量，空腹时间较长者可在结束检查之前快速补充生理盐水500ml。③避免疼痛。

第二节　电　复　律

知识点1：电复律的机制　　　副高：掌握　正高：熟悉掌握

电复律的机制主要是瞬间高压强电流电击使所有或绝大部分心肌同时除极，异位心律消除，使正常时心脏最高起搏点窦房结重新控制心脏节律，恢复窦性心律。

知识点2：电复律的适应证　　　副高：掌握　正高：熟悉掌握

（1）心房颤动：①心房颤动病史在1年以内，无明显心力衰竭，心脏扩大不显著（心胸比率<55%）者。②心房颤动伴有心衰、心绞痛或心室率过快，药物难以控制者。③引起房颤的诱因（如甲亢、心肌梗死、肺炎等）基本控制后，仍有心房颤动者。④二尖瓣分离术、球囊扩张术或人工瓣膜置换术后2～3个月，心房颤动依然存在者。⑤预激综合征并发房颤者。心房颤动并出现上述情况之一者参考用电复律。

（2）心房扑动：对持续性心房扑动而药物治疗效果不满意者，可电复律治疗。一般来说所需能量较小，25～30J可以使大多数房扑复律，个别需超过200J的能量，成功率在95%以上。

（3）阵发性室上性心动过速：应用刺激迷走神经手法和药物治疗无效且发作时间长并出现并发症者应考虑电复律治疗。

（4）室性心动过速：对于阵发性室性心动过速血流动力学稳定者可选用药物治疗，如利多卡因、胺碘酮、普罗帕酮等。对于急性心肌梗死、急性心肌缺血、心脏外科手术后的室速，或药物治疗无效的室速，或室性心动过速伴有低血压、无尿、心力衰竭、晕厥等情况时，应尽早应用电复律治疗。

（5）心室颤动或心室扑动：均为电复律的紧急指征，特别是冠心病，包括心肌梗死时。在心脏骤停开始的1~2分钟内立即给予电除颤是首选方法。

知识点3：心房颤动的电复律方法　　　　　副高：掌握　正高：熟悉掌握

心房颤动病程较长，心脏已有明显扩大，电复律的成功率下降，复律后也不易维持。复律前需行经食管心房超声检查，对心房内无血栓患者，复律后予以有效抗凝4周；对具有栓塞发生的高危患者，包括有栓塞史（3个月前）者、已行人工瓣膜置换术者、风心病二尖瓣狭窄新近发生心房颤动者以及超声心动图发现有心房血栓者（抗凝时间较长，直至血栓消失后，可以电复律），若抗凝治疗无禁忌，应在复律前3周行抗凝治疗，并持续至术后4周。药物可选用华法林，每日用量2.5mg，最好根据华法林基因检测结果调整剂量，要求国际标准化比值（INR）值维持在2~3。术后可应用胺碘酮维持窦性心律。

知识点4：室性心动过速的电复律方法　　　　　副高：掌握　正高：熟悉掌握

不稳定的单形性室速给予同步电复律，不稳定的多形性室速给予较高能量的非同步除颤。有脉的单形性室速，单相波同步电转复，能量从100J或更高开始，通常反应较好。电复律成功率在97%左右。甚至有些用大剂量药物治疗无效的患者电复律仍然有效。洋地黄中毒引起的室速则不宜应用电复律。

知识点5：心脏骤停患者在紧急情况下给予电复律的指征
　　　　　副高：掌握　正高：熟悉掌握

对于心脏骤停者应早期识别、早期心肺复苏、早期除颤、早期高级生命支持和尽早复苏后治疗，紧急情况下无论是心室颤动、心脏停搏或者电机械收缩分离，为争取抢救时间，均可给予电复律。其理由：①心脏骤停时要弄清是何种类型，必须做心电图或心电示波，否则会延误抢救时间。②心脏骤停的主要原因是心室颤动，特别是冠心病患者，快速盲目电击可及早抢救患者。③对于心脏停搏或电-机械收缩分离患者，1次盲目电击对预后无严重影响。

知识点6: 2006年ACC/AHA/ESC室性心律失常治疗和心脏性猝死预防指南中有关室性
心律失常进行电复律治疗的建议　　　　　　　　　　　　**副高: 掌握　正高: 熟悉掌握**

2006年ACC/AHA/ESC室性心律失常治疗和心脏性猝死
预防指南中有关室性心律失常进行电复律治疗的建议

临床状况	治疗建议	推荐类别	证据水平
院外发生的心脏停搏（心脏停搏最常见的心电机制是室颤和无脉性室速）	在院外有体外自动除颤器（AED）设备时，应立即使用AED给予电击治疗	I	C
室性快速心律失常引起心脏停搏时	立即给予最大能量（单相波除颤器一般为360J），电除颤后仍有复发，再次除颤后首选静脉应用胺碘酮以稳定节律	I	B
对于反复发生的室性快速或非快速心律失常的心脏停搏患者	根据CPR的流程推荐的方案处理	I	C
对发生心脏停搏患者反应时间≥5分钟的病例	在电除颤前先进行短时间（90～180秒）的CPR是合理的	IIa	B

知识点7: 电复律的禁忌证　　　　　　　　　　　　**副高: 掌握　正高: 熟悉掌握**

①病程长达数年的慢性心房颤动，特别是心脏（尤其是左心房）明显增大的二尖瓣病患者。②心房颤动或心房扑动伴有窦房结功能障碍者。③心房颤动或心房扑动伴缓慢心室率（＜60次/分）或完全性房室传导阻滞者。④不能耐受长期抗心律失常药物治疗的患者。⑤低血钾和洋地黄中毒者。⑥有风湿活动：中毒性心肌炎或心肌病伴发房颤者。

知识点8: 电复律的术前准备　　　　　　　　　　　　**副高: 掌握　正高: 熟悉掌握**

对于发生室速、室颤导致心脏停搏者，应立即进行电复律，并同时开始心肺复苏有关操作步骤。对择期复律的患者，应做好术前准备。具体包括：①正确选择病例，严格掌握适应证。②做好患者及家属的心理疏导工作，以取得同意和配合，签署治疗同意书。③纠正心力衰竭和电解质紊乱。术前1～2天应停用洋地黄类药物和利尿剂。必要时加用相应的抗心律失常药物。④术前患者应适当休息，避免精神紧张，术前4～8小时禁饮食，以免麻醉时反流吸入呼吸道。⑤检查除颤器工作性能是否完好，准备好心肺复苏的各种抢救药品和器械，一般应有麻醉师在场，以备紧急时气管插管。

知识点9：电复律的术中操作　　　　　　　副高：掌握　正高：熟悉掌握

（1）患者平卧于木板床上（必要时行胸外心脏按压），并建立静脉通道，以备急用。

（2）复律前5～15分钟充分吸氧，以免心肌缺氧而诱发心室颤动，同时做好气管插管和复苏准备。

（3）记录术前12导联心电图，并连接好心电示波器，连续监测心电变化。

（4）对于意识清醒者，静脉注射地西泮15～20mg（＞5分钟）或由麻醉师选用其他快速镇静药，令患者报数，达嗜睡状态，患者睫毛反射消失时施行电击。

（5）按规定位置放置电极板，并裹盐水纱布或涂导电糊，复律时任何人不准接触患者和病床。

（6）复律后立即记录12导联心电图，连续监测心电图及生命体征，每15分钟或0.5小时检测1次呼吸、血压、心率，直到意识完全恢复。

在心室颤动和心室扑动等紧急情况下则不必应用麻醉剂，予以紧急电复律。

知识点10：电复律常用电击能量的选择　　　　副高：掌握　正高：熟悉掌握

首次电击时，心房扑动、阵发性室上速、室性心动过速，选用50～150J；心房颤动用120～200J；心室扑动、心室颤动选用200～300J；儿童除颤可以使用2～4J/kg作为初始除颤能量，后续能量级别应至少为4J/kg，并可以考虑使用更高能量级别，但不超过10J/kg或成人最大剂量。对于心脏较大、心功能差或病史较长者，可能需要能量较大，首次电击未成功，可再次或加大能量电击。选择性电复律2次放电时间间隔应在5分钟以上，一次治疗过程中不宜反复电击超过4次，以免造成严重心肌损伤。

知识点11：电复律的疗效　　　　　　　　　副高：掌握　正高：熟悉掌握

直流电复律即时成功率很高，室速和心房扑动几乎达100%，室上速和心房颤动分别为80%、90%。电复律本身无维持窦性心律的作用，特别是心房颤动，复律后需用药物来维持窦性心律，因此，对估计术后不易维持窦性心律者，尽量不做电复律治疗。

知识点12：并发局部皮肤灼伤的处理　　　　副高：掌握　正高：熟悉掌握

在电复律的并发症中，局部皮肤灼伤最常见，多为电极板与皮肤接触不良或反复电击所致。多为轻度灼伤，不需特殊处理或局部涂以氧化锌软膏即可。

知识点13：并发心律失常的处理　　　　　　副高：掌握　正高：熟悉掌握

（1）期前收缩（早搏）：电击后可发生房性期前收缩或室性期前收缩，多数在数分钟后可自行消失，不需特殊处理，若为频发、多源或R on T型室性期前收缩，可静脉应用利多卡因。

（2）室性心动过速或心室颤动：室性心动过速或心室颤动可因同步装置不良、心肌本身病变、低血钾、酸中毒、洋地黄过量或放电量不足引起，应予以静脉注射利多卡因和5%碳酸氢钠，立即再行复律。

（3）窦性停搏或窦房阻滞：常由于本身有窦房结功能不全所致，电击后出现较长时间窦性停搏。部分患者由于长期心房颤动或扑动，窦房结长期处于超速抑制状态，一旦电击后窦房结功能需要有一个"苏醒"过程才能恢复正常，若电击后有明显而持久的窦性停搏、窦房阻滞或窦性心动过缓，可静脉应用阿托品0.5～1mg，必要时应用异丙肾上腺素静脉滴注1～2μg/min，以防由于心率过慢而诱发阿－斯综合征。

（4）房室传导阻滞：较少见，若有严重的房室传导阻滞可应用异丙基肾上腺素静脉注射，必要时行临时心脏起搏。

知识点14：并发低血压、充血性心力衰竭、肺水肿的处理
副高：掌握　正高：熟悉掌握

低血压多见于高能电击时，数小时后多自行恢复，一般无需特殊处理。在心房颤动转复为窦性心律后，出现心脏增大、充血性心力衰竭甚至肺水肿。原因在于电击转复为窦性心律后，右心房的收缩比左心房有力（左心房长期明显扩大而恢复较慢），使过多的血液聚积在肺血管中。也可能左心室不能泵出来自左心房过多的血液，而导致心衰、肺水肿。其他可能相关的因素还包括肺栓塞、麻醉剂抑制心肌、缺氧、心律失常等。

知识点15：并发肺或全身性栓塞的处理
副高：掌握　正高：熟悉掌握

肺或全身性栓塞在我国发生率较低，术前应向患者及家属说明，以免发生不必要的纠纷。若有栓塞发生，应使用抗凝疗法。

知识点16：并发心肌损伤的表现及原因
副高：掌握　正高：熟悉掌握

心肌损伤在心电图上表现为ST段升高或T波倒置，血液中CK-MB升高，多为电击能量较大或反复电击所致。

知识点17：并发起搏器损伤的处理
副高：掌握　正高：熟悉掌握

对于已植入永久性起搏器的患者发生心律失常需电复律时，直接在胸部埋藏起搏器区域表面放电，可能会导致起搏器功能失常或起搏阈值异常增大。故电击时电极板应远离起搏器至少12.5cm。择期电击复律者可选用前后位放置电极转复。电击复律后应定时对起搏器功能进行检查。

第三节　人工心脏起搏器

知识点1：人工心脏起搏系统的组成　　　　　　　副高：掌握　正高：熟悉掌握

人工心脏起搏就是用低能量电脉冲暂时或长期刺激心脏，使其发生激动，治疗严重心动过缓，即抗心动过缓起搏；心脏起搏也可以终止或控制除颤动以外的室上性和室性快速心律失常，即抗心动过速起搏。人工心脏起搏系统由4部分组成：①起搏器（脉冲发生器和电池）。②导线系统。③心内膜和/或导线界面。④程控器。

知识点2：起搏器的NBG编码　　　　　　　　　副高：掌握　正高：熟练掌握

为了统一对起搏器性能的认识，1974年由Parsonnet、Furman和Smyth 3位学者推荐使用起搏器编码，并经国际心脏病委员会（ICHD）通过正式使用，它对起搏器功能及特性进行了简单标准化描述。1981年3位学者又将3位编码改为5位编码，1987年北美起搏电生理学会（NASPE）和英国起搏电生理学会（BPEG）进一步修改补充，简称NBG编码。

NBG起搏器编码表

	编码排列				
	I	II	III	IV	V
	起搏心腔	感知心腔	反应方式	程控、遥测、频率应答	抗快速心律失常作用
编码字母	V	V	T	P	P
	A	A	I	M	S
	D	D	D	C	D
	O	O	O	R	O
	S	S	O		

注：I：起搏心腔
　　A=心房起搏；V=心室起搏；D=心房、心室顺序起搏；S=特定的心房或心室起搏；O=不起搏；
　II：感知心腔
　　A=心房感知；V=心室感知；D=心房和心室双腔感知；S=特定的心房或心室感知；O=不感知；
　III：反应方式
　　T=感知后触发；I=感知后抑制；D=触发+抑制；O=不感知；
　IV：体外程控、遥测、频率应答方式
　　P=单一程控方式；M=多程控功能；R=频率应答功能；C=遥测功能；
　V：抗心动过速功能
　　P=起搏抗心动过速；S=电击；D=P+S；O=无

知识点3：修订后的NASPE/BPEG起搏器编码注释　　　副高：掌握　正高：熟悉掌握

在2001年4月，NASPE组委会主席David和Layes倡导修订了NASPE/BPEG起搏器编码。

修订后的NASPE/BPEG起搏器编码注释

编　码	意　义
VOO，VOOO，VOOOO	非同步心室起搏，无感知、无频率应答或心室多部位起搏
VVIRV	心室抑制型起搏，有频率应答和多部位心室起搏（双室起搏或单室多部位起搏）
AAI，AAIO，AAIOO	可感知同步心房除极的心房起搏，无频率应答或多部位起搏
AAT，AATO，AATOO	有触发功能的心房起搏，在心房警觉期感知时不延迟，无频率应答和多部位起搏
AATOA	有触发功能的心房起搏，在心房警觉期感知时不延迟，无频率应答，但有多部位起搏（双房起搏或在单房多部位起搏）
DDD，DDDO，DDDOOO	双腔起搏（在VA间期内房、室感知后有正常的抑制，在AV间期内可感知心室的信号，在程控的PV间期后、VA间期感知到P后可触发心室起搏），无频率应答及多部位起搏
DDI，DDIO，DDIOO	无心房同步的心室起搏（心房感知后不再发放脉冲，但不影响逸搏周期），无频率应答及多部位起搏
DDDR，DDDRO	双腔、频率应答起搏，无多部位起搏
DDDRA	双腔、频率应答起搏，无多部位心房起搏（双房起搏或单房多部位起搏）
DDDOV	双腔起搏，无频率应答功能，但有多部位起搏（双室起搏或单房多部位起搏）
DDDRV	双腔起搏，有频率应答功能和多部位起搏（双房起搏或单房多部位起搏）和双室起搏（双室起搏，或单室多部位起搏，或双室及双室起搏）

知识点4：心脏起搏系统的类型　　　副高：掌握　正高：熟悉掌握

（1）VVI型：使用一根电极导线的单腔起搏器，起搏心室、感知心室活动，R波抑制型按需起搏器。价格低、安置较简单，是我国目前应用最多的起搏器类型。由于非生理性起搏，有些病态窦房结综合征患者可能发生起搏器综合征。

（2）AAI型：单腔起搏器，起搏心房、感知心房活动，P波抑制型按需起搏器，是价格较低的生理性起搏器。适用于房室传导功能正常的窦性心动过缓患者。若有房颤、房性心动过速等房性心律失常者则不能使用。

（3）DDD型：心房与心室各置一根电极导线的双腔起搏器。能够顺序起搏心房和心室，又能感知心房和心室的自身心律按需工作，使心脏的活动接近生理状态。适用于房室传导阻滞患者，但房性心律失常，如房颤及房性心动过速患者不宜使用。其功能程控调整后也可以在DVI、VDD、VAT及VVI模式下工作。

（4）VDD型：它是使用一根电极导线的双腔起搏器，导线顶端的电极置于右心室，导线在心房部位的电极可以感知心房的自身心律，然后按需发放电脉冲刺激心室。可用于窦性心律正常的房室传导阻滞患者，属较新的生理性起搏器。

（5）频率应答型起搏器：以上4种心脏起搏器的起搏频率一经设定，即不再改变。频率应答型起搏器的起搏率可以根据人体活动情况、中心静脉血液温度、呼吸频率或心电图QT间期等变化自动进行调整，以适应人体在各种生理情况下的需要。此类起搏器适用于变时性功能不全患者，即窦房结不能随人体活动等情况而调节心率者。频率应答自适应起搏器可有单腔起搏，如VVIR、AAIR模式，也可有双腔起搏，如DDDR模式。

知识点5：起搏器的可程控参数　　　　　　　　　　　　副高：掌握　正高：熟悉掌握

（1）起搏频率：是指起搏器的工作频率，也就是心脏活动的下限频率，当心脏自身心律低于此频率时，起搏器即开始工作。一般起搏器出厂时心搏频率设定为70次/分。对于双腔起搏器或频率应答起搏器，还需要设定上限频率，避免在心房率过快或剧烈运动时起搏心率过于明显地增加。

（2）起搏脉冲宽度：一般起搏器设定在0.5毫秒，增加脉宽即增加起搏能量的输出。

（3）起搏电压：与脉宽共同代表起搏器输出电能的强度，一般起搏器选定为3~5V。

（4）感知灵敏度：按需起搏器需要感知所在心腔的自身心律的心电除极波，以做出响应。心脏起搏器的心室感知灵敏度一般取2.5mV，心房取1.2mV。

（5）不应期：起搏器感知到自身心律或发放了电脉冲之后，有一段时间不再感知任何信号，此段时间即为起搏器不应期，心室感知不应期为300毫秒左右，心房感知不应期一般取400毫秒。

（6）滞后功能：是指起搏器感知到自身心律后，在原起搏周期后延长一段时间发放下一个电脉冲，相当于逸搏心律。目的是尽量让自身心律更多地出现。

（7）AV间期：对于双腔起搏器、感知到心房自身心律或者起搏了心房后，需要延迟一段时间再按需刺激心室，这段房室延迟时间即为AV间期，可程控调整，一般为150毫秒。

知识点6：各类心脏起搏器的选择原则　　　　　　　　　副高：掌握　正高：熟悉掌握

（1）窦房结功能障碍，房室传导功能正常（文氏点>130次/分）及无明显房性心律失常者，选择AAI起搏。

（2）房室传导阻滞或三束支传导阻滞，窦房结功能正常，选择VDD起搏器。

（3）窦房结与房室传导功能均有障碍，无房颤的患者选择DDD起搏。

（4）房颤及房性心律失常伴房室传导障碍者选用VVI起搏器。

（5）心脏变时性功能障碍、体力活动量较大的患者，应选择频率应答自答自适应起搏器。

知识点7：植入临时性起搏器的适应证　　　　　　　　　副高：掌握　正高：熟悉掌握

（1）治疗性起搏：①缓慢性心律失常，如各种原因引起的房室传导阻滞、严重窦性心动过缓、窦性停搏伴阿-斯综合征发作或近乎晕厥者。②各种原因引起QT间期延长，并发尖端扭转型室性心动过速。③阵发性室上性心动过速需行超速抑制治疗终止时。

（2）保护性起搏：①有慢性心脏传导系统功能障碍者进行外科手术、妊娠分娩、心导管检查时。②冠心病者行PTCA或瓣膜病患者行球囊扩张瓣膜成形术时。③心肌病或疑有窦房结功能不全的心脏病患者行心房颤动、心房扑动或室上性心动过速电复律时。④心律不稳患者在置入永久性心脏起搏或起搏器依赖需更换起搏器时。

（3）诊断性起搏：主要用于临床电生理检查，如阵发性室上性心动过速的诊断与鉴别诊断等。

知识点8：临时心脏起搏器置入术的方法　　　　副高：掌握　正高：熟悉掌握

临时心脏起搏的方法有经皮起搏、经静脉起搏、经食管心脏起搏和经胸心脏起搏，多数采用经静脉起搏。但起搏方法的选择取决于当时的情况，当情况紧急且患者在抢救室内应首选经皮起搏，一旦稳定则改用经静脉起搏。

知识点9：临时心脏起搏器置入术的静脉途径　　　副高：掌握　正高：熟悉掌握

临时心脏起搏导线置入静脉途径包括锁骨下静脉、颈内静脉、颈外静脉、股静脉及肱静脉。其中股静脉、颈内静脉及锁骨下静脉是最常用的静脉入路。由于临时起搏器电极导线较硬，在操作过程中应动作轻柔，避免损伤血管及心脏组织。

知识点10：临时心脏起搏器置入术的导线定位　　　副高：掌握　正高：熟悉掌握

临时心脏起搏通常采用单腔按需起搏器，即VVI，在体表心电图指引下应用漂浮导管电极，不需X线导引。心腔内心电图可指导电极的定位：导线到达右房时呈现巨大P波，进入右心室时记录到巨大QRS波，导线接触到心内膜时ST段呈弓背向上抬高$1.0\sim3.0$mV是重要的定位指标。

右心室心尖部起搏时体表心电图呈左束支传导阻滞及左前分支阻滞样图形，心电轴显著左偏$-90°\sim-30°$，V_5、V_6导联QRS波形态可表现为以S波为主的宽阔波。右心室流出道起搏时QRS波呈类似左束支传导阻滞样图形，Ⅱ、Ⅲ、aVF导联的主波向上，心电轴正常或右偏。

知识点11：临时心脏起搏器植入术的并发症　　　副高：掌握　正高：熟悉掌握

临时心脏起搏并发症的发生与术者的技术水平、起搏器导线的留置时间及术后的护理状况密切相关。最常见的并发症是导线移位，其次是穿刺并发症、心律失常、膈肌刺激、感染、导管断裂、心肌穿孔等。临时起搏导线留置时间最好不超过1周。

知识点 12：置入性心脏起搏器治疗的适应证　　　　副高：掌握　正高：熟悉掌握

2008年美国ACC/AHA/HRS将置入性心脏起搏器治疗的适应证分为3类。

（1）Ⅰ类适应证：根据病情，有明确证据或专家一致认为起搏器治疗对患者有益、有用或有效。相当于绝对适应证。

（2）Ⅱ类适应证：根据病情，起搏器治疗给患者带来的益处和效果证据不足或专家们的意见有分歧。又分为Ⅱa类（倾向于支持）和Ⅱb类（意见有分歧）。是相对适应证。

（3）Ⅲ类适应证：根据病情，专家一致认为起搏治疗无效，甚至在某些情况下对患者有害，因此不需要或不应该置入心脏起搏器。亦即非适应证。

支持当前建议的证据又分为A、B、C 3个等级。级别A指从含有大样本多个随机临床试验得出的数据；级别B指从含有较小样本次数有限的随机临床试验得出的数据或从设计较好的非随机研究或注册登记观察中得出的数据；级别C指专家的建议是建议的主要来源。以下适应证未标明证据级别者其证据级别均为C。

知识点 13：窦房结功能障碍的适应证　　　　副高：掌握　正高：熟悉掌握

（1）Ⅰ类适应证：①记录到有症状的窦房结功能障碍，包括经常出现导致症状的窦性停搏。②有症状的变时性不良者。③由于某些疾病必须使用某类药物，而这些药物又可引起窦性心动过缓并产生症状者。

（2）Ⅱa类适应证：①心率＜40次/分的窦房结功能障碍，但症状与心动过缓的关系不明确者。②有不明原因的晕厥，且临床发现或电生理检查诱发窦房结功能障碍者。

（3）Ⅱb类适应证：清醒状态下心率长期低于40次/分，但症状轻微。

（4）Ⅲ类适应证：①无症状的窦房结功能障碍。②虽有心动过缓症状，但已经证实并非由窦性心动过缓引起者。③由于服用非必须应用的药物导致的窦性心动过缓。

知识点 14：成人获得性房室传导阻滞的适应证　　　　副高：掌握　正高：熟悉掌握

（1）Ⅰ类适应证：①任何阻滞部位的三度房室传导阻滞（AVB）和高度AVB，合并有症状的心动过缓（包括心力衰竭）或继发于AVB的室性心律失常。②必须长期服用治疗其他心律失常或其他疾病的药物，而该药物又可导致三度AVB和高度AVB（无论阻滞部位），合并有症状的心动过缓者。③清醒状态下任何阻滞部位的三度AVB和高度AVB且无症状的患者，被记录到有3秒或更长的心脏停搏，或逸搏心率＜40次/分，或逸搏心律起搏点在房室结以下者。④清醒状态下任何阻滞部位的三度AVB和高度AVB，无症状的心房颤动和心动过缓者有一个或更多至少5秒的长间歇。⑤导管消融房室结后出现的任何阻滞部位的三度AVB和高度AVB。⑥心脏外科手术后不可能恢复的任何阻滞部位的三度AVB和高度AVB。⑦神经肌肉疾病导致的任何阻滞部位的三度AVB和高度AVB，如肌强直性肌营养不良、Kearn-Sayre综合征、假肥大性肌营养障碍、腓侧肌萎缩患者，有或无心动过缓的症状（证据级别：B）。⑧伴有心动过缓症状的二度AVB，不论分型或阻滞部位（证据级别：B）。

⑨任何阻滞部位的无症状三度AVB，平均心室率＜40次／分或＞40次／分伴有心脏增大或左心室功能异常或阻滞在房室结以下者（证据级别：B）。⑩不伴有心肌缺血的运动中出现二度或三度AVB。

（2）Ⅱa类适应证：①成人无症状的持续性三度AVB，逸搏心率＜40次／分不伴有心脏增大。②电生理检查发现在房室束内或以下水平的无症状性二度AVB（证据级别：B）。③一度或二度AVB伴有类似起搏器综合征的血流动力学表现（证据级别：B）。④无症状的二度Ⅱ型AVB，且为窄QRS波者。但当二度Ⅱ型AVB伴有宽QRS波者，包括右束支阻滞，则适应证升级为Ⅰ类（证据级别：B）。

（3）Ⅱb类适应证：①神经肌肉病，如肌强直性肌营养不良、假肥大性肌营养障碍、腓侧肌萎缩患者，导致的任何程度的AVB（包括一度AVB），有或无症状但不能确定AVB会进一步发展者（证据级别：B）。②某种药物或药物中毒导致的AVB，但停药后可改善者（证据级别：B）。

（4）Ⅲ类适应证：①无症状的一度AVB（证据级别：B）。②发生于房室束以上以及未确定阻滞部位是在房室束内或以下的二度Ⅰ型AVB。③预期可以恢复且不再复发的房室传导阻滞。（证据级别：B）

知识点15：慢性室内双束支和三束支传导阻滞的适应证

副高：掌握　正高：熟悉掌握

（1）Ⅰ类适应证：①双束支或三束支传导阻滞伴间歇性三度房室传导阻滞。②双束支或三束支传导阻滞伴二度Ⅱ型房室传导阻滞。③交替性双侧支传导阻滞。

（2）Ⅱa类适应证：①虽未证实晕厥由房室传导阻滞引起，但可排除系其他原因（尤其是室性心动过速）引起的晕厥。②虽无临床症状，但电生理检查发现HV间期≥100毫秒。③电生理检查时，由心房起搏诱发的房室束以下非生理性传导阻滞。

（3）Ⅱb类适应证：神经肌源性疾病（肌发育不良、克恩-塞尔综合征等）伴发的任何程度的束支传导阻滞，无论是否有症状，因为传导阻滞随时会加重。

（4）Ⅲ类适应证：①束支传导阻滞无症状或不伴有房室传导阻滞。②束支传导阻滞伴有一度房室传导阻滞，但无临床症状。

知识点16：与急性心肌梗死相关的房室传导阻滞的适应证

副高：掌握　正高：熟悉掌握

（1）Ⅰ类适应证：①急性心肌梗死后持续存在的房室束以下的二度或三度房室传导阻滞。②房室结以下的短暂性二度或三度房室传导阻滞，伴束支阻滞者。如果传导阻滞部位不清楚则应进行电生理检查。③持续和有症状二度或三度房室传导阻滞。

（2）Ⅱ类适应证：①Ⅱa类适应证：无。②Ⅱb类适应证：房室结水平的持续性二度或三度房室传导阻滞。

（3）Ⅲ类适应证：①不伴室内传导阻滞的短暂性房室传导阻滞。②伴左前分支传导阻滞的短暂性房室传导阻滞。③单纯左前分支传导阻滞。④持续性一度房室传导阻滞伴有陈旧或发病时间不明的束支传导阻滞。

知识点17：儿童、青少年和先天性心脏病患者起搏治疗的适应证
副高：掌握　正高：熟悉掌握

（1）Ⅰ类适应证：①二度或三度房室传导阻滞并发有症状的心动过缓、心功能不全或低心排血量。②有窦房结功能不全症状，窦房结功能不全表现为与年龄不相称的窦性心动过缓。③术后二度或三度房室传导阻滞持续>7天，预计不能恢复。④先天性三度房室传导阻滞合并宽QRS波逸搏心律、复杂室性期前收缩及心功能不全。⑤婴儿先天性三度房室传导阻滞，心室率<50次/分，或合并先天性心脏病，心室率<70次/分。⑥心动过缓依赖性持续性室性心动过速，可合并或无长QT间期，起搏治疗证明有效。

（2）Ⅱa类适应证：①慢–快综合征，需长期药物治疗（地高辛除外）。②先天性三度房室传导阻滞，1岁以上，平均心率<50次/分或有2~3秒的长间隙，或因变时功能不全出现症状。③长QT综合征并发2:1二度房室传导阻滞或三度房室传导阻滞。④无症状窦性心动过缓并发复杂器质性心脏病，静息心率<40次/分或有>3秒的长间隙。⑤先天性心脏病患者，其血流动力学表现为心动过缓和房室不同步受损。

（3）Ⅱb类适应证：①暂时性术后三度房室传导阻滞，恢复窦性心律后残留室内双束支传导阻滞。②先天性三度房室传导阻滞，心率在可接受范围，窄QRS波，心功能正常。③青少年患者先天性心脏病，静息心率<40次/分，或有>3秒的长间隙，但患者无症状。④神经肌源性疾病伴发的任何程度（包括一度）的房室传导阻滞，无论是否有症状，因为传导阻滞随时会加重。

（4）Ⅲ类适应证：①术后暂时性房室传导阻滞，其传导已恢复。②无症状的术后室内双束支传导阻滞，伴或不伴一度房室传导阻滞。③无症状的二度Ⅰ型房室传导阻滞。④青少年无症状的窦性心动过缓心率>40次/分，或最长间隙<3秒。

知识点18：颈动脉窦高敏综合征及神经介导性晕厥的适应证
副高：掌握　正高：熟悉掌握

（1）Ⅰ类适应证：反复发作的颈动脉窦刺激导致的晕厥，或在未用任何可能抑制窦房结或房室传导药物的前提下，轻微按压颈动脉窦即可导致超过3秒的心室停搏者。

（2）Ⅱa类适应证：①反复发作晕厥，虽诱因不明，但证实有颈动脉窦高敏性心脏抑制反射。②明显的有症状的神经心源性晕厥，行自发或倾斜试验诱发的心动过缓。

（3）Ⅱb类适应证：无。

（4）Ⅲ类适应证：①颈动脉窦刺激引起的高敏性心脏抑制反射，但无明显症状或仅有迷走刺激症状。②反复发作晕厥、头晕或眩晕，而缺乏颈动脉窦刺激引起的心脏抑制反射。③场景性血管迷走性晕厥，回避场景刺激晕厥不再发生。

知识点19：肥厚型心肌病的适应证　　　　　副高：掌握　正高：熟悉掌握

（1）Ⅰ类适应证：并发符合窦房结功能不全及房室传导阻滞中的Ⅰ类适应证的各种情况。

（2）Ⅱ类适应证：①Ⅱa类适应证：无。②Ⅱb类适应证：药物治疗困难，伴有症状的肥厚型心肌病，在休息或应激情况下有明显流出道梗阻者。

（3）Ⅲ类适应证：①无症状或经药物治疗可以控制。②虽有症状但无左心室流出道梗阻的证据。

知识点20：起搏治疗和长QT间期综合征适应证　　　副高：掌握　正高：熟悉掌握

（1）Ⅰ类适应证：心动过缓依赖性持续性室速，可有或无长QT间期，起搏治疗证明有效。

（2）Ⅱ类适应证：①Ⅱa类适应证：先天性长QT综合征高危患者。②Ⅱb类适应证：无。

（3）Ⅲ类适应证：无。

知识点21：充血性心力衰竭心脏再同步治疗技术的适应证
　　　　　　　　　　　　　　　　　　　　　　　　副高：掌握　正高：熟悉掌握

（1）Ⅰ类适应证：同时满足以下条件者为心脏再同步治疗CRT技术适应证。①缺血性或非缺血性心肌病。②充分抗心力衰竭药物治疗后，纽约心脏病协会（NYHA）心功能分级仍在Ⅲ级或不必卧床的Ⅳ级。③窦性心律。④左心室射血分数≤35%。⑤左心室舒张末期内径≥55mm。⑥QRS波时限≥120毫秒伴有心脏运动不同步。

（2）Ⅱa类适应证：①充分药物治疗后NYHA分级好转至Ⅱ级，并符合Ⅰ类适应证的其他条件。②慢性心房颤动患者，符合Ⅰ类适应证的其他条件，可结合房室结射频消融行CRT，以保证夺获双心室。

（3）Ⅱb类适应证：①符合常规心脏起搏适应证并心室起搏依赖的患者，合并器质性心脏病或NYHA分级Ⅲ级及以上。②常规心脏起搏并心室起搏依赖患者，起搏治疗后出现心脏扩大及NYAHⅢ级及以上。③QRS时限<120毫秒并符合Ⅰ类适应证的其他条件，经超声心动图或组织多普勒（TDI）检查，符合下列不同步条件任意2条者：a. 左心室射血前时间（又称主动脉射血时前时间）延长，≥140毫秒；b. 心室间机械收缩延迟，左心室射血前时间较右心室延迟≥40毫秒；c. 左心室后外侧壁激动延迟。

（4）Ⅲ类适应证：心功能正常，不存在室内传导阻滞者。

知识点22：经静脉右室心尖部心内膜起搏的静脉途径　　副高：掌握　正高：熟悉掌握

（1）经头静脉切开行心内膜起搏：可在一个切口内分离出血管及置入起搏器导线，是经静脉心内膜起搏的首选导线进路，因静脉直径有限，通常只用于单导线置入。

（2）经锁骨下静脉穿刺行心内膜起搏：锁骨下静脉是颈根部最粗的静脉，直径约2cm，它跨越第1肋骨及颈胸膜走行于锁骨下动脉的前方。经锁骨下静脉穿刺行心内膜起搏，若掌握熟练，即是一种方便、省时的插管方法。但由于其是一种"盲目"的穿刺方法，若掌握不当有误穿锁骨下动脉、肺尖等风险。

（3）其他静脉途径：可选的还有双侧颈外静脉和颈内静脉，通常在上述静脉入路失败时选择。

知识点23：经头静脉切开行心内膜起搏手术步骤　　　副高：掌握　正高：熟悉掌握

（1）患者仰卧于X线手术台上，常规消毒铺巾，0.4%利多卡因溶液行局部麻醉。

（2）于一侧锁骨下胸壁，在三角肌胸大肌沟表面皮肤上做长3~4cm的斜切口或横切口。

（3）分离皮下组织后，显露出三角肌-三角肌沟，在其纵行脂肪垫下找到头静脉。

（4）剪开脂肪垫表面包膜，钝性分离头静脉。注意动作轻柔，以免引起静脉痉挛导致插管困难。

（5）游离头静脉约2cm，分别在静脉远端和近端各绕一根固定线，结扎静脉远端，在远端和近端固定线之间用小尖刀或眼科剪切开静脉。

（6）用静脉拉钩或小膝状镊将静脉提起，确认静脉切口。沿静脉提钩之凹面将心内膜导线送入静脉内。

知识点24：经锁骨下静脉穿刺心内膜起搏手术步骤　　　副高：掌握　正高：熟悉掌握

（1）患者平卧于X线手术台上，常规消毒铺巾，可直接经皮肤穿刺或者先切开皮肤做皮下囊袋，经囊袋穿刺。局部麻醉后用盛有1~2ml生理盐水的5ml或10ml注射器及18号薄壁针头在锁骨中内1/3交界处与皮肤成10°~15°的角度，针尖指向胸骨上切迹进针，用左手示指尖触摸胸骨上窝做穿刺方向的参考点。

（2）保持针筒内负压缓慢进针，针头在锁骨与第1肋骨的间隙内前进，方向指向胸骨上窝，当针头进入锁骨下静脉内时，有静脉血进入针筒，但压力不大，此时再进针2~3mm并保持固定位置。

（3）确认针头已进入锁骨下静脉且回抽通畅，针头管留置在静脉内。为防止针头移动，手指固定针头，取下针筒并向针头内送入导引钢丝。

（4）必须在透视下送入导引钢丝，以观察导丝在血管内的走行方向。正常情况下，导丝顺利进入上腔静脉，若导丝进入颈静脉则需及时调整其前进方向。

（5）经X线透视确认导引钢丝已进入上腔静脉达右心房内，拔出穿刺针头，指引钢丝仍留在上腔静脉内。

（6）将静脉扩张器及外套管经导引钢丝送入锁骨下静脉内。

（7）确认外套管及静脉扩张器已送入锁骨下静脉内（约送入10cm），将导引钢丝及静脉扩张器由外套管拔出，而外套管留在锁骨下静脉内。

（8）经外套管将心内膜导线送入锁骨下静脉及右心房内。

（9）在透视下确认导线已进入右心房内，撕开并拔去外套管，电极即留置在右心房内。

（10）通过三尖瓣向右室心尖部置入导线的方法与头静脉切开法相同。

知识点25：导线定位于右室心尖部的方法　　　副高：掌握　正高：熟悉掌握

经静脉右心室心尖部起搏时，电极顺利通过三尖瓣进入右心室并定位于右心室心尖部是手术的重要步骤，可采用以下两种方法。

（1）直接进入法：要求导引钢丝有一定的硬度及弹性。钢丝末端做成10°～20°的弧度，当导线位于右心房三尖瓣开口上方时，旋转导引钢丝，使导线尖端朝向脊柱侧，稍使推力导线即可随血流进入右心室。为确实证明导线位于右心室，也可先将导线送入肺动脉，当导线进入肺动脉后，将尖端弯曲的导丝拔出，更换一根直钢丝送入导线导管内，稍用力顶住钢丝，缓缓后撤并固定在右心室心尖部。多数右心房及右心室不扩大者用此法很容易将导线固定于有心室心尖部。

（2）电极后退法：应用导线后退法时，导线必须具有足够的柔性而易于弯曲成袢。当导线进入右心房后，其尖端将顶住右心房侧壁呈弧形，缓缓后撤指引钢丝，同时向前退进无指引钢丝的导线使其形成袢，继续向前送入导线，使其形成的袢随血流进入右心室而导线尖端仍留在心房内。当电极袢已充分进入右室后，缓缓将指引钢丝向导线送入，同时向外牵拉电极导管，当指引钢丝进入导线末端时即可固定在右室心尖部。

知识点26：右心室心尖部起搏手术方法及导线定位　　　副高：掌握　正高：熟悉掌握

经静脉右心室心尖部起搏时，采用X线正位透视和起搏导线参数测试对导线进行定位，必要时可结合右前斜位或侧位观察导线尖端是否位于心尖部或右心耳。导线固定在右心室心尖部的标志：X线透视导线尖端越过脊柱位于左侧膈肌上方或与膈肌重叠；侧位透视时，导线尖端朝向胸骨侧，若朝向脊柱侧则为导线进入冠状静脉窦。理想的导线位置除尖端应在右心室心尖部外，导线在右心房内应当有一定的弧度，过紧会造成日后血液经三尖瓣反流。经透视导线位于右心室心尖部后，撤出导引钢丝，等待5分钟稳定后测试各项电参数。

知识点27：右心室流出道起搏手术方法及导线定位　　　副高：掌握　正高：熟悉掌握

右心室流出道起搏手术中，导线的进路与一般右心室心尖部起搏相同，但必须应用螺旋型电动固定导线。为确保导线固定在右心室流出道，须首先将导线送入肺动脉，然后将其撤回到右心室流出道。必须进行正、侧位的X线透视，后前位透视见导线尖端指向右上方，右前斜位示导线尖端指向胸骨内面，利用体表心电图定位非常重要，若导线与右心室流出道心内膜有很好的接触则肢体Ⅲ导联QRS波为直立。

知识点28：心房起搏的适应证	副高：掌握　正高：熟悉掌握

　　心房起搏的适应证主要是房室传导正常的病窦综合征患者，有不同程度的心源性脑缺血综合征的症状。电生理检查应符合以下标准：①心房调搏文氏点130次/分。②房室束电图H-V在正常范围内。③体表心电图的房室传导阻滞及束支传导阻滞。④间断但不频繁的阵发性房扑、房颤及阵发性室上性心动过速并可用药物控制者。⑤无巨大的右心房及静止心房。

知识点29：心房起搏的导线安置部位	副高：掌握　正高：熟悉掌握

　　心房起搏的导线安置部位可选择右心耳、心房壁、房间隔或冠状静脉窦。其中最常用的是右心耳，其次为心房壁。选择右心耳进行起搏时，最常用的是"J"形心房导线，只有少数心耳导线难以固定的情况下，可选用"J"形主动螺旋导线或借用"J"形导引钢丝固定的直螺旋导线。

知识点30：永久起搏器植入术后的处理	副高：掌握　正高：熟悉掌握

　　（1）术后平卧12～24小时，囊袋局部沙袋压迫止血6～8小时。

　　（2）规范化预防性应用抗生素应在术前0.5～2小时开始，使手术部位暴露时局部组织中已达到足以杀灭/抑制手术过程中入侵切口细菌的药物浓度，如果手术时间超过3小时，可在手术中给予第二剂。原则上，静脉使用抗菌药物的有效覆盖时间应包括整个手术过程和手术结束后48小时。

　　（3）术后应密切观察伤口出血及感染情况，1～3天换药1次，7天拆线。

　　（4）起搏器植入术后12～24小时应进行连续性心电监测，以观察起搏器的功能以及患者对程控心率的反应。

　　（5）患者出院时填写并交给患者植入起搏器卡片，写好诊断、起搏器埋藏植入时间、类型、术中情况、术后有无并发症、拆线日期等。

　　（6）安置心脏起搏器后，应告知患者避免接触强电磁场，使用微波炉需要离开其1m以上；若起搏器说明书未明确告知，也不宜进行超短波理疗和做磁共振等检查，但一般家用电器则无妨碍。

知识点31：永久起搏器植入术后的随访检查内容	副高：掌握　正高：熟悉掌握

　　（1）详细了解病史：了解起搏器植入前后症状的变化，以区别由于原发病或起搏器本身引起的症状。

　　（2）仔细体格检查：除一般查体外，应重视与起搏系统有关的特殊检查。在植入初期，注意检查切口及起搏器囊袋局部皮色、温度、皮肤张力及有无触痛。

　　（3）体表心电图及动态心电图：每次门诊随访都应做心电图，以了解起搏及感知功能。如患者完全是自主心律，应放置磁铁后记录心电图，这是判断起搏功能的重要方法。

（4）动态心电图：比常规心电图更敏感，其可检查出常规心电图不能发现的心律失常、起搏及感知功能障碍，尤其对间歇性或短阵性起搏系统功能失调具有重要意义。

（5）胸部X线检查：患者植入起搏器后应常规行后前位及侧位胸部X线片检查，观察起搏器的位置、导线的位置以及导线有无移位、断裂。

（6）起搏器测试及程控：主要包括起搏功能测试、感知功能测试、导线阻抗测试、电池消耗情况检测，其他程控参数包括起搏器型号、工作方式、起搏频率、输出能量、感知灵敏度、不应期，起搏与自主心率比例、起搏器模式转化、心律失常的发生及类型等。

知识点32：心脏起搏器手术相关并发症及处理　　　副高：掌握　正高：熟悉掌握

（1）局部出血或血肿：局部压迫或切开取出血块清理出血点。预防的方法包括术前评价凝血功能，若病情允许，停服氯吡格雷5～7天，停服低分子肝素12小时，停服华法林1～3天并调整INR 1.5～1.8。出血风险高危患者阿司匹林片停用5～7天；术中注意止血，术后局部加压包扎。

（2）导线移位：应在X线透视下重新调整导线位置。预防导线脱位的方法是术中定位可靠、张力合适、固定牢靠，必要时选用主动固定电极导线。

（3）血胸、气胸或血气胸：轻者可不做特殊处理，必要时行穿刺引流或外科手术处理。

（4）心肌穿孔：临床表现为胸痛，体检时发现心包摩擦音，起搏心电图由左束支传导阻滞图形变为右束支传导阻滞图形，少数患者可发生心脏压塞。发生此并发症时，应将起搏导线撤入心腔，重新放置，以免引起心脏压塞。

（5）心脏压塞：可由心肌穿孔或冠状静脉窦损伤、穿孔所致。需进行心包穿刺引流，必要时需外科开胸引流。

（6）导线损伤：包括导线断裂和绝缘层破裂。一旦发现，一般应及时更换导线，改为头静脉路径或在原锁骨下静脉外侧穿刺，也可以换至对侧锁骨下静脉穿刺。如为双腔起搏器的心房导线问题，如患者不愿意立即更换，也可以将起搏方式由DDD方式程控为VVI方式，待更换起搏器时，再同时行导线更换术。预防的方法主要是经锁骨下静脉外侧点穿刺，合适的缝扎，最好采用头静脉切开作为静脉路径。

（7）感染：为起搏器植入后的严重并发症，可表现为囊袋局部红、肿、热、痛及局部破溃；可静脉应用抗生素，必要时做清创处理。清创无效时，可考虑拔除导线。感染严重时可有败血症，需取出起搏系统，全身使用抗生素，局部清创。

（8）静脉血栓形成：其发生率和严重程度与所选的血管途径无关，多根导线植入及充血性心力衰竭患者可能更易发生。一旦诊断为静脉血栓形成，若无禁忌证，应及早进行溶栓治疗，可用尿激酶或rt-PA，也可以给予肝素抗凝治疗。长期治疗可给予华法林抗凝治疗。对于部分患者也可以行外科手术治疗。

知识点33：起搏系统并发症——起搏障碍　　　副高：掌握　正高：熟悉掌握

（1）导线脱位：在起搏器植入术后短时间发生起搏故障，即起搏脉冲信号后全部或部分无QRS波，常为导线脱位。复查X线胸片有时可见导线头端移位。十二导联常规心电图检查可见起搏脉冲后QRS波形态与原起搏心电图有所改变，即可确诊。

（2）起搏阈值增加：起搏电极安置后2周至3个月内，为亚急性阈值期。此期间由于导线顶端周围心内膜组织水肿、炎性反应等可以使起搏阈值电压升高3～4倍，如阈值电压接近或超过了起搏器脉冲电压输出值，即可能造成起搏障碍。此外，若在亚急性阈值期不恰当地将起搏电压或脉宽程控调节过低也可造成起搏障碍。3个月后为慢性阈值期，阈值电压一般为安置术中的2倍左右。

（3）起搏系统质量故障：起搏脉冲发生器发生故障时，除了起搏电压下降不能起搏心脏外，起搏频率也常明显减慢，此情况常见于电池提前耗竭。电极导管断裂也是常见起搏障碍原因之一，初期心电图上起搏信号时有时无，最后完全缺失，而起搏时起搏频率可无明显变化。

知识点34：起搏系统并发症——感知功能障碍　　　　副高：掌握　正高：熟悉掌握

（1）感知不良：当自身心律出现后，起搏器仍按原频率发放脉冲即为感知不良。感知不良若同时伴有起搏障碍，常是导线头端移位或导线断裂发生。此外，起搏器感知灵敏度太低（即感知度值太高）、心肌缺血以及起搏器不应期设置过长等也可能引起感知不良。

（2）感知过度：起搏器感知到不应该感知的信号，如前一心动的T波、心室后电位及外界环境干扰等而使起搏器受抑制，并停止发放起搏脉冲，即为感知过度。发生原因可能为起搏器感知灵敏度设置过度、T波高大而起搏器对波形斜率判断能力差，以及感知不应期调控过短所引起。一般可以采取程控降低感知灵敏度，延长不应期等方法解决。双极电极导管抗外界干扰能力优于单极电极导管。

知识点35：起搏系统并发症——起搏器综合征　　　　副高：掌握　正高：熟悉掌握

有些病态窦房结综合征患者植入了VVI起搏器以后，出现精神不振、头晕、疲乏、胸闷及血压降低等表现，是心脏起搏后心房、心室收缩不协调使心排血量下降所致。改用生理性起搏的方式可避免此现象。如VVI起搏时增加滞后功能，减慢起搏频率等，在尽可能增加自身心律后，也可以在一定程度上减轻症状。

知识点36：起搏系统并发症——起搏器介导性心动过速

副高：掌握　正高：熟悉掌握

起搏器介导性心动过速（PMT）主要见于双腔起搏器（DDD）。当心室起搏心律发生室房逆传时，逆行P′波被起搏器在心房的电极感知，经AV时间延迟后触发心室起搏，心室兴奋再次逆性心房产生逆传P′波而形成环状折返性心动过速。心电图特征是PR间期等于起搏器程控房室延迟间期，每个QRS波前均有起搏信号，磁铁频率试验可终止。若患者发生快速性房性心律失常，由起搏器介导下传心室，也可引起PMT，但这种PMT在磁铁试验时，心房自身快速性房性心律失常频率不变，而心室率转为磁铁频率，若移去磁铁则PMT复发。

一旦确诊PMT，可以通过延长心房不应期、缩短AV间期使起搏器不能感知逆行P'波，以及降低上限频率使起搏频率下降等方法解决。若无效可将DDD方式程控为DDI或DVI方式。

第四节 植入型心脏复律除颤器

知识点1：植入型心律转复除颤器的Ⅰ类适应证　　　　副高：掌握　正高：熟悉掌握

植入型心律转复除颤器（ICD）的Ⅰ类适应证包括：①非可逆性原因引起的室颤或血流动力学不稳定的持续性室性心动过速导致的心脏骤停。②器质性心脏病的自发持续性室性心动过速，无论血流动力学是否稳定。③原因不明的晕厥，在心电生理检查时能诱发有显著血流动力学改变的持续性室速或室颤。④心肌梗死所致LVEF＜35%，且心肌梗死后40天以上，NYHA分级Ⅱ或Ⅲ级。⑤NYHA分级Ⅱ或Ⅲ级，LVEF≤35%的非缺血性心肌病患者。⑥心肌梗死所致LVEF＜30%，且心肌梗死40天以上，NYHA分级Ⅰ级。⑦心肌梗死后非持续室速，LVEF＜40%，且心电生理检查能诱发出室颤或持续室速。

知识点2：植入型心律转复除颤器的Ⅱ类适应证　　　　副高：掌握　正高：熟悉掌握

（1）Ⅱa类适应证：①原因不明的晕厥，伴有显著左心室功能障碍的非缺血性扩张型心肌病。②心室功能正常或接近正常的持续性室速。③肥厚型心肌病，有一项以上的心脏性猝死主要危险因素。④致心律失常性右心室发育不良/心肌病，有一项以上心脏性猝死主要危险因素。⑤服用β受体阻滞剂期间发生晕厥和/或室速的长QT综合征患者。⑥在院外等待心脏移植的恶性快速室性心律失常患者。⑦有晕厥或心脏骤停史的Brugada综合征患者。⑧有明确室速记录但没有引起心脏骤停的Brugada综合征患者。⑨儿茶酚胺敏感性室速，服用B受体阻滞剂后仍出现晕厥和/或室速。⑩心脏结节病、巨细胞性心肌炎或Chagas病。

（2）Ⅱb类适应证：①临床推测心脏骤停是室颤引起，而由于其他原因不能行电生理检查。②等待心脏移植，因室速产生严重症状（晕厥）者。③家族性或遗传性的高危状况导致致命性室性心动过速，如长QT综合征、肥厚型心肌病。④非持续性室速，有冠状动脉疾病、心肌梗死病史、左心室功能低下者，电生理检查诱发出持续性室速/室颤。⑤不明原因晕厥，心功能低下，电生理检查诱发出室性心律失常。⑥不明原因晕厥，家族中有猝死史，心电图表现有Brugada样表现（右束支阻滞合并ST抬高）。⑦晕厥并发进展型器质性心脏病，病因难以确定。

知识点3：植入型心律转复除颤器的Ⅲ类适应证　　　　副高：掌握　正高：熟悉掌握

①原因不明的晕厥，没有可诱发的室性快速心律失常，也无器质性心脏病。②无休止的室速或室颤。③外科手术或导管消融可治疗的室速或室颤，例如，伴随预激综合征的房性心律失常、右心室流出道室速、特发性左心室室速或束支折返性室速。④由于一过性或可逆性疾病或状况（如急性心肌梗死、电解质紊乱、药物、创伤）所致的室性快速心律失常，而上

述疾病或状况能被纠正使危险性降低。⑤明显的精神性疾病，可能被器械植入术所加重或不能进行系统的随访。⑥预期生存期≤6个月的终末性疾病。⑦有左心室功能障碍和QRS波时限延长而无自发的或可诱发的持续性或非持续性室速的、准备进行紧急冠状动脉旁路手术的冠心病患者。⑧NYHA分级Ⅳ级的、非等候心脏移植术的药物难治性充血性心力衰竭患者。

知识点4：植入型心律转复除颤器植入技术的术前准备

副高：掌握　正高：熟悉掌握

（1）患者及家属准备：术前谈话并签署知情同意书。向患者及家属详细介绍ICD适应证，术前、术中和术后可能出现的并发症，ICD治疗与基础心脏病的关系，术后对基础心脏病相应治疗及抗心律失常药物治疗的重要性；患者术前4小时禁食，适时停用抗血小板、抗凝药物及抗心律失常药物（5个半衰期），改善心功能和全身基础情况（电解质、出凝血时间等）；常规备皮，留置静脉输液通路。

（2）人员：需要一组从事心脏起搏、电生理检查和治疗并有丰富经验的专科医师；还要配备有经验的护理人员，包括心内科护士及心导管室护士；放射科技术员，麻醉医师；ICD厂家专业技术支持人员。

（3）器械：拟应用的ICD系统，导线应有主动固定导线的备用品；静脉穿刺针及撕开鞘（根据导线决定型号）；常规起搏器植入时的手术器械；C形臂心血管造影机等。

（4）监测、抢救设备：心电监测仪或多导电生理记录仪；体外除颤仪，最好有2台备用，其中一台有贴片除颤电极；血氧饱和度监测仪；气管插管、麻醉机及吸引器等备用。

（5）药物准备：除局部麻醉药物外，主要备用心肺复苏、抗心律失常药物及心导管室常用药物。

知识点5：植入型心律转复除颤器的植入方法　　副高：掌握　正高：熟悉掌握

（1）ICD导线植入静脉径路：左、右侧静脉径路均可选，包括头静脉、锁骨下静脉、腋静脉及颈部静脉等，常用左侧锁骨下静脉或头静脉。

（2）囊袋制作：部位可选胸前区切口或腋下切口，以前者为常用；根据患者胸前皮下组织情况可将囊袋制作在皮下或肌肉内囊袋；临床上常用左侧胸前皮下制作囊袋。

（3）ICD导线植入：与普通右心室导线植入技术相类似；双腔ICD心房导线的植入与双腔起搏器心房导线植入相同；心脏再同步治疗除颤器（CRT-D）左心室导线与CRT相同；ICD导线常需准备主动固定导线备用。

（4）除颤阈值（DFT）测试：DFT是指能将室速或室颤转为窦性心律的最小能量，临床上一般测得值比真正的除颤阈值高，常根据所选择的ICD能提供的最高放电能量低10J，作为实际测得的DFT值，可根据患者的病情测定1～2次。诱发室速或室颤的方法目前临床根据不同厂家的ICD有4种常用方法，即T波电击、50Hz直流电诱发、短阵（或猝发性）快速心室刺激、程序电刺激（S_1S_2）。T波电击方法简单、省时，诱发成功率较高，不良反应少；直流电诱发成功率高，诱发时间短暂，但低血压的发生率高。DFT测试前需先行静脉基础麻醉，麻醉药物可根据麻醉医师或术者的习惯选择，临床常用丙泊酚（1mg/kg）；同时行高压阻抗测定，正常值为30~40Ω；另外，常规起搏和感知测试与起搏器植入时相同。

（5）植入ICD：注意脉冲发生器与导线间的正确连接，常在DFT测试前先连接好并置入囊袋内，做一简单缝合，待DFT测定满意后重新逐层缝合囊袋。

（6）参数设定：术毕根据患者既往室性心律失常发作的频率及对血流动力学的影响情况，初步进行参数的设定。

（7）植入过程中严密监测心率、血压及血氧饱和度等。

知识点6：植入型心律转复除颤器植入技术的术后处理　　副高：掌握　正高：熟悉掌握

（1）囊袋局部沙袋压迫6小时，卧床6~24小时（根据是否为单、双腔起搏及是否应用主动固定导线而定）。

（2）术后24~48小时严密监测心率、呼吸及血压等重要生命体征。

（3）经静脉给予规范的预防性应用抗生素，注意观察囊袋出血及愈合情况。预防性应用抗生素一般应在术前0.5~2小时内给药，使手术部位暴露时局部组织中已达到足以杀灭/抑制手术过程中入侵切口细菌的药物浓度，如果手术时间超过3小时，可在手术中给予第二剂。原则上，静脉使用抗菌药物的有效覆盖时间应包括整个手术过程和手术结束后48小时。

（4）术后如发生"电风暴"现象，应寻找可能的原因，如电解质紊乱、交感神经过度兴奋等，并做出相应处理。

（5）一旦ICD放电，及时观察ICD工作情况，并根据室速或室颤的发作和终止情况，进行相应参数设置。

知识点7：植入型心律转复除颤器植入技术的并发症预防及处理
副高：掌握　正高：熟悉掌握

（1）低血压：常发生在静脉麻醉、DFT测试过程中，也可由低血容量（为改善心功能、过度利尿等）及迷走反射等引起。一旦发生可适量补充血容量，如需要可酌情应用升压药物及其他对症处理。

（2）呼吸抑制：静脉麻醉过度、室性心律失常不能及时终止、呼吸道分泌物堵塞等均可引起，需在术中严密监测血氧饱和度。发生时除了保持气道通畅外，还应加大氧流量、面罩吸氧，必要时行气管插管呼吸机辅助呼吸。

（3）心功能不全：术前需优化抗心力衰竭药物治疗，术中一旦发生心功能不全，则按急性心功能不全处理。

（4）心律失常：最严重的是DFT测试时不能终止室速或室颤，需启运体外高能量除颤，如仍未成功，立即行心肺复苏，同时迅速查找可能的原因，如常见的通气功能、电解质情况等，进行相应的处理后再行体外除颤。

（5）脑栓塞：对术前为房颤者，术中DFT测试可能使其复律，术前应行必要的检查，包括经食管超声检查、抗凝治疗需INR达标，一旦发生脑栓塞应及时处理。

（6）死亡：可发生在整个围术期，后果严重。术前常由于恶性室性心律失常发作引起，应加强术前监测；术中可能因上述并发症引起；术后除改善基础心脏病及全身情况外，需注意预防ICD术后"电风暴"的发生。

知识点8：植入型心律转复除颤器对不同的心律失常的治疗方法　　　副高：掌握　正高：熟悉掌握

（1）室颤：只能选用非同步直流电除颤方式。
（2）室速：①抗心律失常起搏（ATP）。②低能量直流电同步复律。
（3）快速室速：①抗心律失常起搏。②低能量直流电同步复律。③非同步直流电除颤。

知识点9：抗心律失常起搏的方法　　　副高：掌握　正高：熟悉掌握

（1）频率适应性Burst起搏：以预先设定的频率，进行猝发、短阵超速抑制治疗。
（2）频率适应性Ramp起搏：猝发起搏的另一种方式，起搏周期可逐渐缩短。该程序可自行设定。
（3）频率适应性Ramp+起搏：即递减起搏的另一种方式，递减的间期可以自行设定。

知识点10：缓慢性心律失常起搏治疗　　　副高：掌握　正高：熟悉掌握

当患者发生缓慢性心律失常或在ICD做电复律后出现缓慢性心律失常时，ICD可以进行起搏治疗。

知识点11：植入型心律转复除颤器的诊断功能　　　副高：掌握　正高：熟悉掌握

ICD植入后可以启动其诊断功能，将储存于ICD腔内电图，心动过速发生的时间、周长、联律间期、治疗时间、治疗方式和对治疗的反应等信息在ICD程控仪中进行显示。ICD还能对心律失常的发作进行报警，将心律失常事件进行记录和统计，并以数字及图表的形式供医生随时检查，为治疗提供有用的依据。

第五节　心律失常的射频消融术

一、室上性心动过速的射频消融

知识点1：室上性心动过速射频消融的适应证　　　副高：掌握　正高：熟悉掌握

射频消融属于创伤性技术，有一定的危险性，应从严掌握适应证，一般来说有下列情况的患者应选择消融治疗：①患者有危及生命的快速心律失常，如预激综合征并发心室率极快的心房颤动。②频繁发作的房室折返性心动过速（AVRT）或房室结内折返性心动过速（AVNRT），药物治疗或预防无效，或药物治疗产生不可耐受的不良反应。③有AVRT或AVNRT发作，虽然药物终止及预防发作有效，但患者不愿接受终生药物治疗，要求根治心律失常的患者。

知识点2：室上性心动过速射频消融的禁忌证　　　副高：掌握　正高：熟悉掌握

因X线照射可能对胎儿有害，故射频消融对妊娠早、晚期的妇女是明确禁忌证，除此之外无明显禁忌证。但对于有全身性疾病、体质衰弱、严重心功能不全等不能耐受长时间手术或大的动脉、静脉病变妨碍导管操作者，也不适于行射频消融治疗。对于快速性心律失常发作不频繁、心律失常发作时无明显临床症状、心律失常易于用刺激迷走神经手法或药物终止的患者，应结合患者具体情况而定。一般认为，此类患者不是立即进行射频消融的适应证，对于儿童和老人更应慎重。对于一些患者心电图提示房室旁路存在，或电生理检查发现房室交界区双径现象，但临床上无与之相关的快速性心律失常发作史者，不应行射频消融治疗。

知识点3：射频消融的治疗　　　　　　　　　　副高：掌握　正高：熟悉掌握

目前在临床上应用射频消融治疗心律失常，在AVRT和AVNRT的治疗中方法成熟、成功率高，并发症少。①AVRT：切断房室旁路，根治与房室旁路有关的快速心律失常，包括顺向性和逆向性AVRT；部分或全部从房室旁路下传的快速性房性心律失常，即预激综合征伴心室率快的房扑或房颤。②AVNRT：房室结改良术（阻断慢径路或快径路）根治以房室交界区双径路为电生理基础的AVNRT。

知识点4：射频消融的术前准备　　　　　　　　副高：掌握　正高：熟悉掌握

手术前患者空腹8小时，停服所有抗心律失常药物至少5个半衰期。对于精神紧张、不能充分合作或儿童患者可以使用镇静剂。凡穿刺动脉，把电极导管插入行左心操作者应在放置好动脉鞘管后给肝素3000U，其后操作每隔1小时追加肝素1000U，单纯穿刺静脉的右心导管操作不需用肝素。注意术前、术中应有足够的液体入量。其他同电生理检查。

知识点5：常规电生理检查明确诊断　　　　　　副高：掌握　正高：熟悉掌握

按常规电生理检查方法放置冠状窦、高位右心房、房室束、右心室导管，应用分级递增和程序刺激方法，明确心律失常的发生机制，确定患者为AVRT（旁路位于何处）还是AVNRT，对心律失常的发生部位进行初步检测。然后再进行定点标测。

知识点6：左侧旁路的定位　　　　　　　　　　副高：掌握　正高：熟悉掌握

左侧旁路定位先利用4极或10极5F电极导管在冠状窦内粗标房室旁路的位置，然后经股动脉逆行，跨越主动脉瓣在二尖瓣环下，或经股静脉穿刺房间隔插入消融导管至左心室，以冠状窦电极为参考点细标旁路位置。一般采用右前斜位30°的X线投照角度，辅助以左前斜45°X线投照，以避开房室束等。旁路位置判定方法及标准如下：

（1）显性预激旁路：①窦性心律时A、V波最近处，且此处V波较体表心电图上"△"波提前20～40毫秒。②心室起搏或心动过速发作时V、A最靠近，且A波最提前处。③确定旁路的位置后，一般消融靶点图为小A大V波，少数病例可在心房侧消融靶点图为大A大V波。

（2）隐匿性旁路：①测定心室起搏或心动过速发作时VA最近且A波最靠前处，即为旁路所在位置。②确定旁路的位置后，一般消融靶点小A大V波，少数病例可在心房侧消融靶点图为大A大V波。

知识点7：右侧旁路的定位　　　　　　　　　　副高：掌握　正高：熟悉掌握

右侧旁路没有类似于冠状窦的解剖结构作为标测的路标。采用左前斜45°的投照角度，此时室间隔与投照角度相垂直，而三尖瓣环犹如时钟面向操作者。冠状窦口相当于5点钟相位，代表后间隔部位，房室束导管顶端相当于12～1点钟为前间隔部位，3点钟为中间隔，9点钟左右为右游离壁。利用消融导管在三尖瓣环的心房侧进行标测，在三尖瓣环上应记录到小A大V波，A/V<1。少数病例可在心房侧消融靶点图为大A大V波。显性旁路和隐匿性旁路位置的判定标准同左侧旁路。对于少数导管到位困难的病例，可加用长鞘管或经上腔静脉途径进入消融导管可增加成功率。

知识点8：房室旁路的消融　　　　　　　　　　副高：掌握　正高：熟悉掌握

消融导管精确标测到旁路走行位置后即可进行放电消融。选用功率为20～40W，先试放电5～10秒。如5秒内能阻断旁路，应继续放电30～60秒。10秒内未能阻断旁路说明标测定位不精确，应重新换位标测。10秒后阻断旁路者说明导管位置靠近旁路而未对准"靶心"，即使能暂时阻断，也会很快恢复，此时应轻微移动导管标测到"靶心"位。显性旁路时在窦性心律时放电，隐匿性旁路应在心室起搏时放电，一般不应在心动过速时放电，以免心动过速突然停止使导管移位，而难以再寻找靶点。

知识点9：房室旁路消融成功的判定标准　　　　副高：掌握　正高：熟悉掌握

（1）房室旁路的前向传导被阻断：窦性心律时"△"波消失，各种频率和程序心房刺激时无旁路前传的证据。

（2）房室旁路逆向传导被阻断：心室起搏时出现室房分离或出现室房递减性传导，且房室束导管记录的A波最早出现。

显性旁路成功的标准需前传、逆传都被阻断的证据，而隐匿性旁路则只需要评价室房逆传情况。消融后观察10~15分钟，再次电生理检查证实无旁路前传和逆传情况，即可结束操作，按程序拔管、压迫、止血、包扎后送患者回病房。

知识点10：房室结改良慢径路消融的标测方法　　副高：掌握　正高：熟悉掌握

（1）后位法：X线透视采用左前斜位30°，在影像上位于心脏后方的冠状窦口在影像的下部，位于心脏前方的房室束导管顶端在影像的上方。将这两点之间的区域划分为3等份：从上至下依次为A区、B区和C区。冠状窦口的下方为D区，冠状窦入口内为E区。快径路消融的部位在A区。而慢径路消融的部位可以从D区开始，在消融导管记录到小A波、大V波，其间无H波的部位放电，如不能成功，依次在C区、B区甚至可在E区消融获得成功。

（2）下位法：X线透视用后前位或右前斜位30°，首先用消融导管记录到房室束电位，然后用导管尾端控制装置，将消融导管的顶端下垂在记录到小A大V波的部位放电消融。

（3）中位法：右前斜位30°时，将消融导管顶端电极放于希氏束导管顶端与冠状窦口连线的中点附近放电消融。

下位法与中位法比较简单，操作时间短，容易成功。后位法比较耗时，但比下位法和中位法安全，其消融先从远离房室束的部位开始，不容易导致完全性房室传导阻滞。

知识点11：房室结改良慢径路消融成功的判定标准　　副高：掌握　正高：熟悉掌握

（1）放电过程中出现间断的交界性心律或交界性心动过速。
（2）消融后心房程序刺激无AH间期跳跃性延长（双径路消失）。
（3）心房程序刺激不能诱发心动过速，加用异丙肾上腺素亦不能诱发AVJRT。

但个别患者消融后，心房程序刺激仍存在AH间期跳跃性延长，甚至有个别心房回波但不能诱发心动过速，加用异丙肾上腺素亦不能诱发，则亦可判定为消融成功。

知识点12：三维标测下的室上速消融的操作方法　　副高：掌握　正高：熟悉掌握

①连接好三维标测系统，如Carto或Ensite系统。②为先建立静脉通路，进入标测电极电生理检查明确诊断。③AVRT患者，在左侧或右侧心腔建模，重点是心动过速或起搏时最早激动点附近的瓣环附近标测局部激动时间（LAT），在最早激动处消融。④AVNRT患者，绝大多数在右侧心腔建模，重点是标记希氏（His）束、冠状窦口、心动过速时最早激动点处，在最早激动点处避开希氏束消融，或传统二维定位法处开始消融。

知识点13：射频消融术后的注意事项　　副高：掌握　正高：熟悉掌握

（1）术后患者须按照医嘱卧床静养，静脉穿刺处沙袋压迫6小时，动脉穿刺处沙袋压迫8~12小时，并患肢制动（限制不动），注意观察是否出血；卧床期间给予易消化饮食。术后一般1周后可恢复正常活动。

（2）术后早期密切观察心率和心律情况，如有不适，及时向医生汇报，必要时行心电图、心脏超声和胸部X线片等检查。

（3）若术后有心动过速再次发作的感觉，但并未真正发作，无需特殊治疗。

（4）出院后如有复发，应及时就近记录心电图，并与手术医生取得联系，决定下一步治疗方案。

（5）术后如经动脉操作者服用抗凝治疗，一般需服阿司匹林1~3个月。

知识点14：穿刺并发症的预防 副高：掌握 正高：熟悉掌握

（1）气胸及血气胸：为锁骨下静脉穿刺并发症。掌握正确的锁骨下静脉穿刺方法，操作熟练时很少见。体型极瘦或过于肥胖者，穿刺颈内静脉。少量气体（肺压缩体积少于30%）可观察，等待自行吸收；气体量大时（肺压缩体积大于30%）需行胸腔闭式引流。

（2）喉痉挛：避免导丝进入颈内静脉过深。

（3）误穿动脉：锁骨下静脉穿刺时可能误穿锁骨下动脉，每次操作应确保导丝进入下腔静脉。如误入锁骨下动脉应保留鞘管行外科修补，严禁直接拔出鞘管。穿刺股静脉时误入股动脉，为避免误入动脉，穿刺时位置不宜过低。

（4）栓塞：包括肺栓塞和肢体动脉栓塞，严重肺栓塞可致命。对栓塞高危患者应预防性使用肝素，一旦发生栓塞行溶栓治疗。

（5）血栓形成及血栓性静脉炎：术后保持静脉回流通畅，常规使用低分子肝素可预防。已有血栓形成可使用低分子肝素及华法林治疗。

（6）动静脉瘘：超声引导下凝血酶局部注射效果显著，可避免外科手术。

（7）血肿：提高压迫止血技术，尽量避免。

（8）血管夹层：导管操作动作轻柔，血管迂曲者使用长鞘。

知识点15：导管操作并发症的预防 副高：掌握 正高：熟悉掌握

（1）导管打结、断裂：使用前检查导管完整性及稳定性，在血管分叉或升主动脉处松解导管，准备异物爪。

（2）导管嵌入腱索：规范操作导管，弯进直出，必要时行外科手术。

（3）心脏压塞：穿刺房间隔时要在造影剂的指导下，正确、协调地使用穿刺针、扩张管及外鞘管。必要时应用超声导引。

（4）冠状静脉窦破裂：常见于冠状静脉窦畸形。操作冠状窦电极动作需轻柔。

（5）主动脉瓣反流。

知识点16：射频消融相关并发症 副高：掌握 正高：熟悉掌握

（1）完全性房室传导阻滞（AVB）：间隔部旁路消融应避免心室起搏下消融，双径路的改良要注意识别三度AVB的征象，当出现快速交界心律、一过性三度AVB、交界心律缺少A、V或PR间期延长时应暂停消融，观察后再行决定。一旦术中有一过性三度AVB应立即停止消融，多数患者能恢复，部分患者可能出现完全性房室传导阻滞，需植入永久起搏器。

（2）心脏压塞：使用温控消融导管或冷盐水灌注消融导管可减少消融相关的心脏压塞。

二、心房扑动的射频消融

知识点17：心房扑动射频消融的心电生理检查　　副高：掌握　正高：熟悉掌握

对阵发性房扑者用心房起搏诱发房扑，标测心房激动顺序，证实折返环在三尖瓣环部位。折返环不在三尖瓣环部位者，在右心房其他部位或左心房（CS内）起搏，出现隐匿拖带的部位为折返环所在部位。激动沿三尖瓣环逆钟向折返者为典型房扑，顺钟向折返者及非三尖瓣环部位折返者为不典型房扑。

知识点18：心房扑动射频消融的消融技术　　副高：掌握　正高：熟悉掌握

对于峡部依赖性房扑采用下腔静脉至三尖瓣环连线线性消融的方法在峡部区域进行定点消融。消融时用长导引鞘作支撑，将鞘的开口处固定于下腔静脉与右心房连接部，消融导管经鞘内送至三尖瓣环部，自三尖瓣环部开始消融，导管在鞘内逐渐拖拉向下腔静脉缓慢回撤，每点消融20秒。如房扑仍有发作，则再重复3～4遍，无效时改换三尖瓣环→冠状窦口、冠状窦口→下腔静脉按同样方法消融。非峡部依赖性房扑进行消融时，需明确折返环路的确切部位，然后选择合适位置切断折返环。

知识点19：心房扑动射频消融的成功指标　　副高：掌握　正高：熟悉掌握

峡部依赖性房扑分别在冠状静脉窦口部及右心房游离壁部起搏，起搏中出现下腔静脉至三尖瓣环连线双向传导阻滞者，提示消融成功。如出现双向传导阻滞而房扑仍不能终止者，应考虑为非峡部依赖性房扑。

知识点20：心房扑动射频消融的并发症　　副高：掌握　正高：熟悉掌握

导管消融治疗房扑的成功率很高，但仍有一定的并发症，虽然发生率很低，但较严重，包括心脏压塞、肺静脉狭窄、心房食管瘘、栓塞性并发症及继发新的房性心律失常和肺静脉毗邻结构损伤。

三、心房颤动的射频消融

知识点21：阵发性心房颤动的导管消融　　副高：掌握　正高：熟悉掌握

（1）2012年欧洲心脏病学会（ESC）房颤指南：①对于有症状的阵发性房颤，一次药物治疗尝试后，导管消融为Ⅰ类推荐（A）。②如果患者无显著心脏疾患，拒绝心律失常药物治疗，无论心率控制是否充分，导管消融可以在抗心律失常药物治疗前作为一线治疗（Ⅱa，B）。指南认为，对于有症状的阵发性房颤，鉴于有症状的阵发性房颤在轻微或没有心脏疾患时，在有经验的术者手术相对安全，消融可以在经选择的患者作为起始治疗。

（2）2011年美国心脏病学院（ACCF）、美国心脏协会（AHA）和美国心律学会的房颤指南：如果患者左心房正常或轻度扩大，左心室功能正常或轻微扩大，没有严重的肺部疾病，可进行导管消融（Ⅰ，A），但有如下条件：①在有经验的电生理中心（消融例数>50例/年）。②有显著症状采用一种抗心律失常药物疗效不佳。对于左心房显著扩大或左心室功能明显异常的患者，导管消融为Ⅱb类推荐，证据强度为A。

知识点22：持续性心房颤动的导管消融　　　　　　　　副高：掌握　正高：熟悉掌握

（1）2012年ESC房颤指南：对于有症状药物治疗困难的持续性房颤，导管消融作为Ⅱa类推荐（B），对于有症状而药物治疗困难的"长久持续性房颤"，导管消融作为Ⅱb类推荐（C）。指南认为，对于持续性或长久持续性房颤，无或轻微心脏疾病，导管消融的获益-风险比结果不够明确，这些患者可能需要广泛和再次的消融手术，将药物治疗困难作为消融的前提似乎较合理。由于胺碘酮严重而频繁的不良反应，尤其在长期治疗时更明显，在较年轻的患者应考虑导管消融作为选择。

（2）2011年ACCF/AHA/HRS房颤指南：对于有症状的持续性房颤（无药物治疗效果限制），导管消融作为Ⅱa类推荐（A）。

知识点23：有症状心房颤动患者导管消融术的建议　　　　副高：掌握　正高：熟悉掌握

有症状房颤患者导管消融的建议（2011~2012年房颤指南）

房颤类型	2011年 ACCF/AHA/HRS	2012年 ESC
阵发性房颤		
左心房正常或轻度扩大，左心室功能正常或轻微扩大，没有严重的肺部疾病	Ⅰ（A）	Ⅰ（A）
左心房显著扩大或左心室功能明显异常	Ⅱb（A）	Ⅱa（A）
持续性房颤		
持续性房颤	Ⅱa（A）	Ⅱa（B）
长久持续性房颤	N	Ⅱb（C）
永久性房颤	N	N

知识点24：房室结消融　　　　　　　　　　副高：掌握　正高：熟悉掌握

2010年ESC房颤指南中要求：①在心率不能使用药物控制，同时药物难以预防房颤发作或有不能耐受的不良反应，而导管消融或外科消融房颤无适应证、不成功或被拒绝时，导管消融房室结作为Ⅱa类推荐（B）。②持续性房颤患者有心脏再同步治疗指征（尽管经合理治疗NYHA分级为Ⅲ级，LVEF＜35%，QRS时限＞130ms）时，导管消融房室结作为Ⅱa类推荐（B）。③持续性房颤，当合理治疗以控制心率不充分或有不良反应时，NYHA为Ⅰ或Ⅱ级，LVEF≤35%，消融房室结后植入CRT作为Ⅱb类推荐（C）。④当怀疑心动过速介导的心肌病，药物不能控制，直接消融房颤无适应证、不成功或被拒绝时，导管消融房室结作为Ⅱb类推荐（C）。⑤在未尝试药物治疗或导管消融房颤，或未尝试控制房颤或心室率的房颤患者，不建议消融房室结，Ⅲ类推荐（C）。⑥在经选择的房颤并发肥厚型心肌病患者，消融房室结同时心室持续起搏（促进间隔延迟激动）可能是有益的。

知识点25：显性旁路消融　　　　　　　　　　副高：掌握　正高：熟悉掌握

房颤合并预激者，2006年ACC/AHA/ESC房颤指南中，对于有症状的预激患者，尤其是具有快心室率或具有短的旁路不应期者，推荐消融旁路Ⅰ（B）。2010年ESC房颤指南对于有猝死风险者，导管消融显性旁路为Ⅰ（A）类推荐，对于高危险职业的预激患者（如飞行员、公共运输司机）发生房颤者或极易发展为房颤，建议导管消融无症状的显性旁路Ⅰ（B）。

知识点26：心房颤动导管消融的策略　　　　　副高：掌握　正高：熟悉掌握

2012年ESC房颤指南认为：①环肺静脉线性隔离术，肺静脉或肺静脉前庭是大多数房颤消融手术的基石，如果拟消融肺静脉则目标应是隔离全部肺静脉；对于环肺静脉线性隔离术，建议偏向前庭部位消融而离开肺静脉，形成围绕单个环肺静脉或一侧肺静脉的隔离环，有助于减少肺静脉狭窄，同时可以消融房颤维持的基质。②环肺静脉消融术，单纯以解剖学消融为终点而不要求环绕区域的电学隔离，因为存在消融间隙容易发展规律的心律失常，所以指南倾向于推荐环肺静脉线性隔离术。③对于持续性或长久持续性房颤一般需更多的基质改良，附加线性消融以连接解剖或功能上的障碍减少折返，存在大量不同的线性消融设计，在特定的患者何种附加线有效尚不清楚。④右心房房扑消融，只要有临床房扑的证据或在消融术中发作房扑，建议消融三尖瓣环-下腔静脉峡部达到双向阻滞Ⅰ（B）。⑤单中心报道消融联合心房复杂碎裂电位（CFAE），而不隔离肺静脉，目前一般仅将碎裂电位消融作为肺静脉隔离策略的辅助方法，神经节消融作为肺静脉隔离术的补充，其价值目前仍未确定。

知识点27：心房颤动导管消融的术前检查和准备　副高：掌握　正高：熟悉掌握

（1）知情同意，患者和家属签署手术同意书，了解相关风险和成功率。

（2）血常规、肝肾功能、血电解质、出凝血时间、人类免疫缺陷病毒抗体、梅毒螺旋体抗体、丙型肝炎、乙肝五项检测，常规体表心电图。

（3）超声心动图和胸部X线片，了解心脏左心房大小和左心室射血分数。

（4）术前行经食管超声心动图，排除左心房尤其是左心耳有无血栓。

（5）多排CT或MRI检查，三维重建左心房和肺静脉，一般须包括前后位、后前位、左侧位、右侧位、头足位、左前斜和右前斜多个体位，注意肺静脉的结构与左心耳的关系，注意主动脉、肺静脉前庭与脊柱等解剖标志的关系。

（6）拟行全身麻醉患者，须请麻醉科医师会诊做全麻准备。

（7）对于术后观察常规进冠心病监护病房（CCU），通知CCU备床。

（8）术前8小时禁食水。

（9）术前30分钟留置细导尿管。

知识点28：心房颤动导管消融的药物和抗凝准备　　　　副高：掌握　正高：熟悉掌握

（1）术前停用抗心律失常药5个半衰期，近期有研究认为术前可不停用胺碘酮。

（2）禁食、水期间，根据患者病情和生理需要，注意适当补充液体、能量和电解质。

（3）抗凝准备：①近期的指南推荐房颤患者如果正在口服抗凝药，术前可不停用华法林，有助于降低围术前的血栓风险，且手术并发症无显著增加，此方案无需换用低分子肝素桥接治疗。②对于血栓风险极低，术前1~2天住院者，食管超声后给予依诺肝素1mg/kg，每12小时一次，术前12小时停用。③对于血栓风险极低的患者，未在心腔内超声指导下消融，术中心脏压塞风险较大的患者，可考虑术前3~5天停用华法林，而采用低分子肝素桥接治疗，如依诺肝素1mg/kg，每12小时一次，术前12小时停用。

知识点29：心房颤动导管消融的器械和药物准备　　　　副高：掌握　正高：熟悉掌握

（1）三维导航设备：Carto系统、Ensite系统或者MediGuide™手术导航系统。

（2）设备：射频消融仪、盐水灌注泵。

（3）消融导管：冷盐水灌注消融导管。

（4）房间隔穿刺鞘、穿刺针：Swartz SL1（8.5F）、SLO（8.5F或8.0F），1根房间隔穿刺针。

（5）LASSO电极、连接线：10极Lasso电极（15mm和20mm）、Lasso延长连接线。

（6）冠状静脉窦电极导管、连接线：1根。

（7）其他设备和药物：①右心导管1根。②无创血氧饱和度监测仪、无创或有创血压监测仪、体外除颤器、呼吸机。③细导尿管及导尿包1个。④微量输液泵1个。⑤芬太尼（0.1mg）8支，咪达唑仑（10mg）5支。⑥阻滞剂准备：纳洛酮2支、氟马西尼2支。⑦对比剂100~150ml。⑧灌注导管用低浓度肝素盐水（1000U/1000ml盐水）。

知识点30：心房颤动导管消融术的镇静镇痛方案　　　　副高：掌握　正高：熟悉掌握

房颤导管消融可导致患者显著疼痛，部分中心采用全身麻醉，部分中心采用局麻加镇静和镇痛。对于预计难以配合、耐受力差、手术时间长的患者建议采用全身麻醉。此外，严重睡眠呼吸暂停综合征的患者建议全麻下呼吸机通气。

局麻下的镇静和镇痛方案：①芬太尼0.5mg和咪达唑仑20mg，用生理盐水配制为50ml液体。②初始可静脉注射2ml观察镇静效果和对呼吸的影响。③3~5ml/h持续静脉泵入。

对于较年轻且体重大的患者可以适当加量，高龄低体重患者适当减量，具体可参考芬太尼和咪达唑仑的药物说明。在用药过程中，密切监测意识、血压、呼吸和氧饱和度的变化，建议血压监测间隔为5分钟或采用有创监测。

知识点31：心房颤动导管消融术的血管穿刺方案 副高：掌握 正高：熟悉掌握

房颤消融患者须持续抗凝，且由股静脉置入粗鞘管，需由穿刺经验丰富者完成，要求尽可能一次成功，避免反复穿刺或穿刺股动脉，以防形成血肿。

（1）常规穿刺右侧颈内静脉或左侧锁骨下静脉植入6F血管鞘，经鞘管植入冠状窦导管；建议采用右侧颈内静脉；对于颈部粗短的肥胖患者，如颈内静脉定位困难，可将股静脉中植入的导丝送至右侧颈内静脉，在透视下操作。

（2）股静脉穿刺植入2根房间隔穿刺鞘，需放置2根粗鞘管，穿刺位置要求偏低，避免穿入腹股沟韧带内，否则移动鞘管困难且2根鞘管互相影响。

知识点32：房间隔穿刺方案 副高：掌握 正高：熟悉掌握

分别穿刺房间隔，植入2个长鞘，分别植入Lasso导管和盐水灌注消融导管。在房颤的消融术中，穿刺完第1针，如果拟进行2次穿刺，可以经第1次穿刺放置的鞘管行左心房造影，根据造影结果适当调整第2次穿刺的位置，部分中心仅一次穿刺经孔植入2个鞘管。此外，可采用三维导航设备记录间隔穿刺点位置，有时在鞘管脱位至右心房时，再次穿刺房间隔做定位参考。

知识点33：环肺静脉线性消融电隔离术 副高：掌握 正高：熟悉掌握

（1）肺静脉造影：右侧肺静脉采用RAO 30°或45°，左侧肺静脉采用LAO 45°，选择性肺静脉造影。

（2）左心房解剖建模：Carto系统背部贴片为解剖参考，心电参考电极常采用体表心电图导联，Ensite系统可采用冠状窦电极做解剖参考。

（3）肺静脉定口：在三维标测系统重建的左心房模型上，参考造影结果和体位标记出肺静脉开口的解剖位置，一般在每侧肺静脉口部的顶部、底部、前壁、后壁取4~5点，比对CT或MRI三维重建的结果，分析定口是否准确。

（4）环肺静脉线性消融：在口部逐点消融，前壁43℃×35W×30s，后壁43℃×35W×30s，消融时盐水灌注速度17~20ml/min，消融间期标测时盐水灌注速度2ml/min，前壁消融线一般在定口线附近消融，后壁线可以在定口稍偏外消融，注意肺静脉电位变化和导管管贴靠情况，必要时适当延长消融时间15～20秒，或在下一点消融后回移消融。

（5）消融顺序：可由左侧肺静脉顶部开始，一般先消融前壁，后壁消融疼痛比例较高，待镇痛药物充分作用后消融，可在窦性心律、起搏心律或房颤心律下消融，有的患者是肺静脉电位逐渐延迟与心房电位分离后消失，有的无明显延迟，在消融中肺静脉电位突然消失。

（6）肺静脉隔离验证：消融后可在肺静脉内或消融线外起搏，观察是否存在传入和传出阻滞，从而确认是否肺静脉环隔离；有些中心在消融后半小时，在静脉滴注异丙肾上腺素后，经鞘管内快速给予ATP 20mg（或腺苷）观察肺静脉传导是否恢复，如有恢复则在消融间隙上重新补点消融。

（7）房性驱动灶消融：异丙肾上腺素静脉滴注（20～30μg/min）15分钟观察短阵促发刺激能否诱发房性心律失常，对诱发重复性较好的房性驱动灶消融。

知识点34：环肺静脉前消融电隔离术　　　　副高：掌握　　正高：熟悉掌握

此术式一般在全身麻醉下，食管内放置温度计监测食管内温度，在穿刺房间隔和消融期间采用心腔内超声协助定位解剖结构，并注意观察消融期间是否有温度过高产生的"微泡"，监测阻抗。此术式相对于环肺静脉线性隔离术，消融显著更靠近左心房侧而远离肺静脉口，以求消融更多的房颤基质，温度和功率设置更高，在消融过程中如有微泡或食管温度快速升高达1℃则停止递减能量。抗凝方案和肺静脉定口等操作基本同环肺静脉线性隔离。温度和功率设置：3.5mm开放盐水灌注导管消融时35W，每3～5秒递增5W，最高至50W，但在左心房后壁通常仅给予30～35W，尤其食管前仅消融时间20秒。

知识点35：导管消融方法的附加消融线　　　　副高：掌握　　正高：熟悉掌握

（1）左心房顶部线：在顶部连接两个肺静脉环的消融线，消融时注意顶部消融导管，如为垂直贴靠，须将鞘管适当回撤并轻柔操作，避免张力过大，尤其在左右顶部心房壁较薄处。

（2）左下肺静脉至二尖瓣环连线：传统采用后下消融线，但因该线经过心脏静脉回流系统，阻断困难，故多需冠状窦内消融，操作风险增加，部分术者改为经肺静脉隔离环前向下连至二尖瓣环，或经右侧肺静脉前上连至二尖瓣环，或由左心房顶部线中间连至二尖瓣环，但消融线显著延长。

（3）三尖瓣环-下腔静脉线：由三尖瓣环底部消融至下腔静脉，消融导管由LAO 45°下5～6点开始，记录小A大V波，三维标记线性消融至下腔静脉，在消融前，分别起搏冠状窦口部（CSO）和低位右心房（LRA），记录传导CSO-LRA和LRA-CSO的传导时间，如果消融后上述传导时间延长100～120毫秒甚至以上，或者三维标测消融线两侧的激动传导确认是否完全阻滞，但须注意极少数患者可能跨界嵴传导，传导时间延长不显著。

（4）上腔静脉隔离线：多数在上腔静脉与右心房交界处消融数点即可隔离上腔静脉；如拟在游离壁消融，需注意标记和避开窦房结，其次注意在消融前起搏确认无膈肌起搏，避免损伤膈神经，如紧邻膈神经，必要时行心包穿刺，植入球囊分隔后消融。

知识点36：判断和验证消融线是否完整的辅助方法　　　　副高：掌握　正高：熟悉掌握

①消融线上局部电位幅度明显降低≥75%。②消融线上记录到宽的双电位。③消融线两侧距离＜1cm的两点传导时间≥60毫秒。④消融后采用三维标测系统记录局部激动时间，在消融线一侧起搏，记录消融线对侧的激动顺序，如有跨线传导则为阻滞不完全。

知识点37：消融术中的抗凝和操作要点　　　　副高：掌握　正高：熟悉掌握

（1）在房间隔穿刺成功后，建议导丝植入左上肺静脉，建议在LAO 45°下监测推送导管，注意是否达心房后壁。

（2）在每次更换导管或经鞘管输注液体时，注意先回抽，舍弃鞘管或导管中的血液、空气，避免栓塞。

（3）在房间隔穿刺前给予肝素100～150U/kg，其后每小时追加1000U，建议每15分钟监测ACT，使ACT保持在350～450秒，对于房间隔穿刺经验缺乏者，心脏压塞风险较高者，可在房间隔穿刺后确认较安全时给予肝素，但须注意操作时间应在数分钟内，而且须密切关注和回抽鞘管和导管内液体。

知识点38：术后第1日用药和监测　　　　副高：掌握　正高：熟悉掌握

（1）术后第1日用药：①无禁忌者，普罗帕酮100～200mg，每日3次；或胺碘酮0.2g，每日3次。②无心衰者，每日静脉输液1500～2000ml，注意能量和水、电解质平衡。③无胸痛气促者，普通肝素1000U/h，静脉注射（术后4小时开始）×12～36小时。④有胸痛气促者，行急诊心包或胸腔超声，有明显积液者，给予维生素K 5～10mg静脉滴注，必要时用鱼精蛋白阻滞。

（2）术后第1日监测：①床边监护：术后至少24小时监护血压、心率。②问诊体检：每3～4小时询问有无气促、胸痛，听诊心音变化和对比双侧呼吸音。③急诊超声：有血压降低、气促胸痛者，急诊心包和胸腔超声，报告术者。④急查血象：术后6～12小时，共2次。⑤平诊超声：术后6～24小时，常规复查超声排除无症状性缓慢渗出。

知识点39：术后第2～5日用药和监测　　　　副高：掌握　正高：熟悉掌握

（1）术后第2～5日用药：①普罗帕酮100～200mg，每日3次；或胺碘酮0.2g，每日3次。②术后12小时至第2日复查超声，无心包和胸腔积液者依诺肝素钠1支，皮下注射（ih），每12小时1次（停用普通肝素）×3～5日。③华法林2.5mg，每日1次（监测INR）。

（2）术后第2～5日监测：①心包和胸腔超声。②必要时第2～3日复查血常规。

知识点40：心房颤动消融术后的并发症　　　　副高：掌握　正高：熟悉掌握

（1）心包积液/心脏压塞：房颤消融最常见的并发症主要与术者经验、患者心房病理情况、消融术式和能量等因素有关。少量的积液往往可以无需抽吸引流，但大量的积液则必须尽快穿刺引流，甚至行外科切开心包。

（2）卒中：包括血栓/气栓、出血。

（3）肺静脉狭窄：是肺静脉节段性隔离术最常见的并发症，目前很少行此手术，这种并发症已经极少发生。

（4）食管－左房瘘：见于在左房后壁消融的术式。由于消融伤及左房后壁和比邻的食管，导致患者吞咽时食物、空气进入左房和循环系统。主要表现为术后1周内发热、卒中。有极高的致命性。

（5）膈神经损伤：既可见于左房消融时，也可见于右房消融时。

知识点41：合并心包和胸腔积液者处理　　　　副高：掌握　正高：熟悉掌握

（1）早期清血、引流：①心包、胸腔积液：>1.0cm建议尽早穿刺引流，尤其胸腔积液超过1.0cm提示已有大量出血。②穿刺引流血液：10～20ml留于试管观察是否凝固外，其他血液收集于无菌袋内并肝素化，备用，必要时使用血液自体回输设备，紧急时少部分无血栓血液可直接回输。

（2）早期外科准备：联系外科，备便携式心电监护仪（外科转诊前联系准备）。

知识点42：消融术后的注意事项　　　　副高：掌握　正高：熟悉掌握

（1）穿刺肢体制动12～24小时。

（2）嘱患者当晚进少量流质或液体（术后4小时无胸痛、无气促和无低血压者）。

（3）术后1个月进软食和偏凉食物。

（4）必要时用胃酸抑制剂和胃黏膜保护剂1个月。

（5）用普罗帕酮或胺碘酮2～3个月，定期随访，根据病情调整用药。

（6）使用抗凝药物3个月，口服华法林者定期监测INR，目标值2.0～3.0，3个月后再评价是否需继续口服抗凝药。

知识点43：心房颤动的外科消融　　　　副高：掌握　正高：熟悉掌握

传统外科迷宫手术成功率较高，但相对创伤也较大。近年许多中心倾向于采用微创射频手术（Wolf Mini-Maze手术），损伤显著减小，治愈率较高。该术式主要适应证为孤立性房颤和阵发性房颤。手术主要包括双侧肺静脉广泛隔离、左心房线性消融、心外膜部分去神经化以及左心耳的切除操作。相对于导管消融，Wolf Mini-Maze手术临床证据相对较少。

四、室性期前收缩的射频消融

知识点44：室性期前收缩消融的适应证　　　　　副高：掌握　正高：熟悉掌握

室性期前收缩消融的适应证主要取决于室性期前收缩来源的部位和数量。

（1）单源的功能性室性期前收缩：任何部位的室性期前收缩原则上都可以进行射频消融，但来源于右心室流出道、主动脉根部左心室流出道和左后分支部位的单源性室性期前收缩的射频消融疗效较好，其中以右心室流出道室性期前收缩最为多见。

（2）室性期前收缩的数量足够多：如果室性期前收缩的数量超过总心搏数的5%，未来有可能发生室性期前收缩诱发的心肌病；如果室性期前收缩的数量超过总心搏数的20%，未来发生室性期前收缩诱发心肌病的可能性较大。

知识点45：室性期前收缩消融的术前准备　　　　副高：掌握　正高：熟悉掌握

（1）心脏超声检查：重点了解心脏结构和大小，有无器质性心脏病。

（2）动态心电图：了解室性期前收缩是单源抑或多源及数量，同时以备术后复查比较。

（3）常规检查：同普通室上性心动过速消融。

知识点46：室性期前收缩来源的判断　　　　　　副高：掌握　正高：熟悉掌握

主要根据室性期前收缩的形态来判断其来源。

（1）右心室流出道室性期前收缩：胸前导联呈完全性左束支阻滞图形，即V_6导联以R波为主，V_1导联以S波为主，Ⅱ、Ⅲ、aVF导联主波向上。如果V_2导联呈Rs型，部分患者室性期前收缩来源于主动脉根部；如果V_1和V_2导联以S波为主，V_3导联呈Rs型，少数患者室性期前收缩来源于主动脉根部。

（2）左心室流出道室性期前收缩：胸前导联呈完全性右束支阻滞图形，即V_1导联以R波为主，Ⅱ、Ⅲ、aVF导联主波向上。

（3）左后分支型室性期前收缩：胸前导联呈完全性右束支阻滞图形，即V_1导联以R波为主，Ⅲ导联主波向下。

知识点47：室性期前收缩的标测方法　　　　　　副高：掌握　正高：熟悉掌握

（1）二维（X线）和三维标测系统下均可进行标测和消融。

（2）右心室流出道和主动脉根部室性期前收缩多采用起搏标测法，同时可结合激动顺序标测法和记录单极电图进行标测。三维系统下多采用激动顺序标测法，寻找最早激动点。

（3）左后分支来源的室性期前收缩与左后分支型室性心动过速的标测方法一致，主要通过在左后分支近端记录理想的P电位来标测。

（4）术中如果室性期前收缩数量很少或无室性期前收缩，可静脉滴注异丙肾上腺素。静脉滴注异丙基肾上腺素后如果室性期前收缩较多，可继续行射频消融术；如果室性期前收缩很少或仍然无室性期前收缩，则很难判断消融效果，手术无法进行。

知识点48：消融有效标准　　　　　　　　　　　　副高：掌握　正高：熟悉掌握

（1）放电消融时室性期前收缩开始增多，甚至出现短阵室性心动过速，然后室性期前收缩逐渐减少，最后消失或基本消失。

（2）必要时静脉应用异丙基肾上腺素后室性期前收缩仍然很少见或无室性期前收缩。

（3）部分患者放电消融时期前收缩明显减少或消失，停止放电后期前收缩又恢复，多次调整消融导管都是如此，可改用冷盐水灌流导管进行消融。极少数患者考虑为心外膜下室性期前收缩，可通过心包穿刺经心包行射频消融。

（4）术后复查动态心电图同一类型室性期前收缩较消融术前减少80%以上。

五、室性心动过速的射频消融

知识点49：室性心动过速的分类和发生机制　　　　　副高：掌握　正高：熟悉掌握

（1）特发性室性心动过速：比较多见，通常无器质性心脏病，常见的包括来源于右心室流出道主动脉根部、左室流出道的室性心动过速和左后分支型室性心动过速。

（2）瘢痕相关性室性心动过速：多见于各种器质性心脏病，包括致心律失常性右心室心肌病、冠心病心肌梗死后、缺血型心肌病、扩张型心肌病和肥厚型心肌病等。由于心肌中存在低电压/无电压的瘢痕组织，瘢痕周围组织形成折返而导致室性心动过速。

（3）束支折返性室性心动过速：是一种特殊类型的室性心动过速，多见于扩张型心肌病，非常少见。通常激动沿右束支前传，左束支逆传，少数情况下激动可反向传导。

知识点50：室性心动过速的诊断　　　　　　　　　　副高：掌握　正高：熟悉掌握

（1）右心室流出道室性心动过速：胸前导联呈完全性左束支阻滞图形，即V_6导联以R波为主，V_1导联以S波为主，Ⅱ、Ⅲ、aVF导联主波向上。如果V_2导联呈Rs型，部分患者室性心动过速来源于主动脉根部；如果V_1和V_2导联以S波为主，V_3导联呈Rs型，少数患者室性心动过速来源于主动脉根部。室性心动过速发作前后通常可见频发的同一形态的室性期前收缩。

（2）左室流出道室性心动过速：胸前导联呈完全性右束支阻滞图形，即V_1导联以R波为主，Ⅱ、Ⅲ、aVF导联主波向上。室性心动过速发作前后通常可见频发的同一形态的室性期前收缩。

（3）左后分支型室性心动过速：胸前导联呈完全性右束支阻滞图形，即V_1导联以R波为主，Ⅲ导联主波向下。室性心动过速发作间歇通常无同一形态的室性期前收缩。

（4）束支折返性室性心动过速：通常呈完全性左束支传导阻滞图形，室性心动过速发作间歇无同一形态的室性期前收缩，同时存在扩张型心肌病。确诊需要进行心内电生理检查。

（5）瘢痕相关性室性心动过速：可存在多种形态的室性心动过速和室性期前收缩，同时存在器质性心脏病。

知识点51：室性心动过速的标测方法 副高：掌握 正高：熟悉掌握

（1）右心室流出道主动脉根部和左室流出道室性心动过速：多采用起搏标测法，同时可结合激动顺序标测法和记录单极电图进行标测。三维系统下多采用激动顺序标测法，寻找最早激动点。

（2）左后分支型室性心动过速：主要通过在左后分支近端记录理想的P电位来标测，术中能否诱发室性心动过速几乎不影响消融效果。

（3）瘢痕相关性室性心动过速：通常需要三维标测系统指导手术，通常先在窦性心律下进行电压（基质）标测，寻找瘢痕组织，再结合起搏标测激动顺序标测和记录特殊电位在窦性心律下进行线性消融。

（4）束支折返性室性心动过速：通常只需消融右束支即可。

知识点52：消融有效标准 副高：掌握 正高：熟悉掌握

（1）绝大多数在室性心动过速发作间歇放电，放电消融时同一形态室性期前收缩开始增多，甚至出现类似形态的短阵室性心动过速，然后室性期前收缩逐渐减少，最后消失或基本消失。少数在室性心动过速发作时放电，心动过速终止通常提示消融有效。

（2）左后分支型室性心动过速部分患者在有效消融左后分支后可出现左后分支阻滞的图形。

（3）束支折返性室性心动过速患者在消融后出现完全性右束支阻滞的图形，提示消融有效。

（4）必要时静脉应用异丙肾上腺素后室性期前收缩仍然很少见或无室性期前收缩且无室性心动过速，程序刺激也不能诱发室性心动过速，通常采用与消融前相同的诱发方式。

（5）部分患者放电消融时室性期前收缩/室性心动过速明显减少或消失，停止放电后室性期前收缩/室性心动过速又恢复，多次调整消融导管都是如此，可改用冷盐水灌流导管进行消融。极少数患者考虑为心外膜下室性心动过速，可通过心包穿刺经心包行射频消融。

（6）术后复查动态心电图同一类型室性期前收缩较消融术前减少80%以上，室性心动过速消失。

六、心室颤动的导管消融治疗

知识点53：特发性心室颤动的消融 副高：掌握 正高：熟悉掌握

特发性室颤是指无器质性心脏病和明显的心电异常的一类室颤患者，很多病例的初始心律失常事件与房室束-浦肯野纤维系统起源的异常动作电位有关。如果室颤频繁发作导致ICD反复放电或者患者发生"电风暴"，而诱发室颤的室性期前收缩又是可以做心内电生理标测的情况下，导管消融就成为此部分特发性室颤患者的治疗选择之一。

知识点54：缺血性心脏病的心室颤动消融 副高：掌握 正高：熟悉掌握

室颤可发生于心肌梗死的各个阶段，β受体阻滞剂、胺碘酮和有效的血运重建可以显著降低绝大多数缺血性心脏病患者室颤的发生率；导管消融并非首选，仅适用于药物和血运重建无效的少数病例。

知识点55：心室颤动导管消融技术 副高：掌握 正高：熟悉掌握

室颤导管消融的主要靶点是针对诱发室颤的、适时发生的室性期前收缩触发灶。绝大多数情况下，这些室性期前收缩触发灶起源于浦肯野系统，用导管消融的方法消除这些"肇事"室性期前收缩可以减少、预防室颤/"电风暴"的发生，挽救患者的生命。靶向室性期前收缩的标测过程可以联合应用传统的心内电生理检查方法和先进的三维电解剖标测技术，前者可通过2～4根心内电极记录室性期前收缩发生时心肌的最早激动点和识别小而尖的浦肯野电位；后者可以指示出心肌低电压区和瘢痕区，有助于在器质性心脏病患者明确室性期前收缩触发灶的起源位置。

由于室性期前收缩发生的不可预测性，导管消融的最佳时机应是室性期前收缩发生最频繁的时期，此时心电生理检查易于捕获并实施消融，也能更准确地判断消融的疗效。当室性期前收缩为多形性或反复诱发室颤时，直接标测室性期前收缩可能很困难。此时应着重在窦性节律下标测靶向区域的浦肯野电位。

第三章　心血管疾病常用无创诊断技术

第一节　体格检查

知识点1：正常脉搏的特点　　　　　　　　　　副高：掌握　正高：熟练掌握

（1）通过升支、波峰和波形描述。

（2）由叩击波（左室射血产生）和潮汐波（从外周血管反流形成）组成。

（3）分为0~4级。

（4）正常脉压为30~40mmHg（即收缩压与舒张压的差值）。

（5）动脉收缩时上升支产生首个波峰。

（6）当舒张期主动脉瓣关闭时，下降支会产生第2个波峰称为重搏波。

知识点2：交替脉的特点　　　　　　　　　　副高：掌握　正高：熟练掌握

（1）触诊为节律规整而强弱交替的脉搏。

（2）反映心肌功能不全，但未必是前、后负荷及心肌收缩力改变的失代偿表现。

知识点3：奇脉的特点　　　　　　　　　　副高：掌握　正高：熟练掌握

（1）收缩压在吸气时下降幅度较正常水平>10mmHg。

（2）病因包括心脏压塞，慢性肺疾病，急性哮喘发作，大块肺栓塞，右室梗死，心功能衰竭，张力性气胸，妊娠，肥胖以及少见的缩窄性心包炎。

（3）发生机制：①吸气时右室的静脉回心血量增加，室间隔随之左移，导致左室搏出量下降；②吸气时肺静脉系统储血增加导致左心回心血量减少。

（4）存在左室舒张末期压力升高（主动脉反流、左室功能不全）、房间隔缺损（ASD、吸气/呼气时向左房分流）或右室肥厚（RVH）及肺动脉高压的情况下，心脏压塞时也可能不出现奇脉。

知识点4：双峰脉的特点　　　　　　　　　　副高：掌握　正高：熟练掌握

（1）形成脉搏波幅增大并且伴有两个收缩峰。

（2）由于主动脉反流引起叩击波和潮汐波增强所致，双峰脉在颈动脉最容易触及。

（3）最常见的原因为严重的主动脉瓣关闭不全（AR、重搏脉）伴或不伴主动脉狭窄（AS），也可见于肥厚型梗阻性心肌病（HOCM、双峰脉，"尖顶–穹隆状"脉）、高动力循环状态（如动脉导管未闭、动静脉瘘）。

知识点5：迟微脉的特点　　　　　　　　　　　　　　　副高：掌握　正高：熟练掌握

（1）升支上升缓慢和波幅低平。

（2）最常见于主动脉瓣狭窄，但伴颈动脉硬化的老年人即使有严重的主动脉瓣狭窄也可能不出现。

（3）只表现在升支波上。

知识点6：升支波脉的特点　　　　　　　　　　　　　　副高：掌握　正高：熟练掌握

（1）颈动脉脉波升支上的峰值（升支波切迹），可能触不到。

（2）可以观察到两个明显的波，起始的上升支缓慢，峰值延迟，接近于S_2。

（3）见于主动脉狭窄。

知识点7：复脉的特点　　　　　　　　　　　　　　　　副高：掌握　正高：熟练掌握

（1）上升波增强，在重搏波之后伴随出现另一个舒张期波峰。

（2）第2个波峰出现在舒张期，即S_2之后，区别于重搏脉。

（3）见于低心排血量（CO）和高外周阻力（SVR）或高心排血量和低外周阻力（两种情况下，收缩压均降低）。

知识点8：动脉搏动的Osler征的表现　　　　　　　　　副高：掌握　正高：熟练掌握

Osler征的表现：①经用血压计袖带阻滞肱动脉仍可触及桡动脉的清晰搏动。②有创式血压测量法的结果不同于袖带测量，可能诊断为假性高血压。

知识点9：动脉脉搏短绌征的表现　　　　　　　　　　　副高：掌握　正高：熟练掌握

脉搏短绌表现：①当心房颤动时，直接心脏听诊的心率与脉率不等。②短的P间期意味着舒张期缩短，导致心肌收缩不全，不能产生足够的每搏量到达外周，因此，脉率可能低于心率。

知识点10：肱–股动脉脉搏延迟表现　　　　　　　　　　副高：掌握　正高：熟练掌握

①一般情况下，肱动脉和股动脉的脉搏波几乎同时出现（股动脉稍早）。②当血管

狭窄导致血流受阻,股动脉脉搏可能延迟出现。③当处于仰卧位时,下肢血压低于上肢血压。

知识点11:瓣上型主动脉口狭窄的表现　　副高:掌握　正高:熟练掌握

瓣上型主动脉口狭窄表现是血流被引向右侧,右侧的脉搏和血压高于左侧(包括双侧颈动脉脉搏不等)。

知识点12:双上肢血压、脉搏不等的表现　　副高:掌握　正高:熟练掌握

双上肢血压、脉搏不等(收缩压>10mmHg)表现:①由动脉硬化、栓塞及动脉炎引起的主动脉、无名动脉和锁骨下动脉阻塞所致;也见于颈肋综合征或前斜角肌综合征、胸腔出口综合征、锁骨下动脉窃血综合征、瓣上型主动脉口狭窄或主动脉夹层。②有主动脉缩窄的锁骨下动脉缝合修复术史或体-肺动脉分流。

知识点13:主动脉瓣重度反流引起高排血量的脉搏异常体征

副高:掌握　正高:熟练掌握

(1)Hill征:①股动脉收缩压明显高于肱动脉(>40mmHg);②提示慢性重度主动脉瓣关闭不全的可靠体征;③由流向主动脉远端的叠加波形成的。

(2)Traube征:"枪击音",即听诊器胸件放到股动脉上可听到"放枪声"。

(3)Corrigan脉:①水冲脉;②由心脏的高排低阻导致洪大的上升支和下降支。

(4)Duroziez征:股动脉的收缩/舒张双期杂音,最具有预测性。

知识点14:颈静脉脉搏的基本原则　　副高:掌握　正高:熟练掌握

①应同时测量压力和波形。②调整头和躯干的位置,直到能够清楚地观察到静脉搏动,通常约为45°。③观察颈静脉时颈内静脉优于颈外静脉,右侧优于左侧。④正常人的颈静脉搏动吸气时下降。

知识点15:颈静脉压力的测量　　副高:掌握　正高:熟练掌握

(1)颈静脉压力的测量高度在颈部胸骨角上方(锁骨与胸骨柄连接处),不论患者为何种体位,该位置均被认为在右心房的中心之上5cm。

(2)颈静脉压力≥9cmH$_2$O时认为压力升高。

(3)1mmHg = 1.36cmH$_2$O。

(4)腹颈静脉回流、肝颈静脉回流被用来证实或确定静脉压升高,持续压迫右季肋区10~30秒致压力升高超过4cmH$_2$O并且撤除压迫后升高持续超过10秒;检查时患者须避免

用力，因用力可导致假阳性结果。

知识点16：颈静脉脉搏波形　　　　　　　　副高：掌握　正高：熟练掌握

（1）"a"峰（正向波）：心房压缩（心房收缩）。

（2）"x"谷（负向波）：心室收缩期心房舒张导致右房压下降。

（3）"v"峰（正向波）：收缩期右房充盈。

（4）"y"谷（负向波）：舒张期三尖瓣开放，右室充盈。

知识点17：颈静脉脉搏的病理状态及表现　　　副高：掌握　正高：熟练掌握

（1）心房颤动：表现为"a"波消失，仅出现一个正向波。

（2）完全性传导阻滞或房室分离：表现为大炮"a"波，为心房收缩与三尖瓣关闭同时发生所致。

（3）三尖瓣狭窄（右室肥厚、肺动脉高压、部分重度左室肥厚）：表现为巨大的"a"波及平缓下降的"y"谷。

（4）重度三尖瓣反流（TR）或房间隔缺损：表现为明显的"v"波和快速下降形成的"y"波。

（5）缩窄性心包炎：表现为舒张早期显著的"y"波，并且随着颈静脉压力增高和Kussmaul征有时会出现显著的"x"波，与前者形成W形波。

（6）限制型心肌病：可能会出现显著的"x"和"y"波。

（7）心脏压塞：表现为"x"波显著，"y"波消失，代表随着颈静脉压力的升高舒张期充盈消失。

（8）下腔静脉（SVC）阻塞：表现为颈静脉压升高但搏动消失。

知识点18：心前区搏动的最强点、范围和持续时间　　副高：掌握　正高：熟练掌握

（1）心尖部未必是搏动最强点（PMI），如在风湿性二尖瓣狭窄患者中，PMI可能由右室产生。

（2）正常情况下心尖部在收缩早期移向胸壁，并且在锁骨中线内第4或第5肋间最易触及。

（3）心前区搏动范围是直径1~2cm，持续时间小于半程收缩期。

知识点19：心肌肥厚的特点　　　　　　　　　副高：掌握　正高：熟练掌握

（1）左室肥厚（LVH）的心尖搏动持久但不弥散。

（2）右室肥厚（RVH）或肺动脉高压导致左胸骨旁持久但不弥散的抬举样搏动。

（3）肥厚型心肌病导致收缩期2次或3次的显著心尖搏动。

知识点20：心肌扩张的特点　　　　　　　　　副高：掌握　正高：熟练掌握

（1）左室扩大导致心尖搏动左移并且搏动弥散。

（2）右室扩大导致心尖搏动弥散，搏动点位于胸骨旁。

知识点21：心前区搏动的病理状态　　　　　　副高：掌握　正高：熟练掌握

（1）左室室壁瘤的心尖搏动可弥散性向外膨出并呈摆动样。

（2）缩窄性心包炎可以收缩时胸壁回缩为特点（而不是向外运动）。

（3）容量负荷过重时可导致心前区搏动增强（重度主动脉瓣或三尖瓣反流，大量的左向右分流）。

知识点22：第一心音查体表现　　　　　　　　副高：掌握　正高：熟练掌握

①二尖瓣（第一成分）和三尖瓣（第二成分）的关闭为心室收缩期的开始。②最好应用鼓型听诊器在心尖部听诊二尖瓣、胸骨左缘听诊三尖瓣。③二尖瓣和三尖瓣的开瓣音为病理性杂音。

知识点23：第一心音强度的影响因素　　　　　副高：掌握　正高：熟练掌握

第一心音（S_1）的强度受4个方面的影响：①心室收缩开始时二尖瓣瓣叶的位置。②左心室压力搏动上升的速度。③二尖瓣结构是否受损。④在心脏和听诊器之间存在的组织、空气和液体的量。

第一心音增强可见于：①二尖瓣狭窄时，此时较强的第一心音常提示此瓣膜是柔软可活动的。②完全性房室传导阻滞时，出现房室分离现象。当心房和心室同时收缩，则第一心音强度明显增加，称为"大炮音"。③PR间期缩短、心动过速或心室收缩力加强时，S_1可以增强。

第一心音减弱可见于：①胸部传导心音有关组织的变化，使心音传到胸壁减弱。②PR间期变长。③二尖瓣反流时关闭欠佳。

知识点24：第一心音的心音分裂　　　　　　　副高：掌握　正高：熟练掌握

（1）第一心音的心音分裂出现在右束支传导阻滞（RBBB）（通常是S_2分裂）、左心室起搏、预激或Ebstein畸形。

（2）S_1的逆分裂少见，可由重度二尖瓣狭窄、左束支传导阻滞以及右心室起搏引起的M_1关闭延迟所致。

（3）S_1分裂必须与S_4、喷射音鉴别，S_4为使用钟型听件于心尖部听诊最明显，喷射音（肺动脉或主动脉区）于心底部听诊明显。

知识点25：第二心音的查体表现　　　　　　　副高：掌握　正高：熟练掌握

（1）第二心音出现在心室收缩末期，为主动脉瓣（第一成分）和肺动脉瓣（第二成分）关闭产生。

（2）用鼓型听件在胸骨左缘和右缘的第2肋间听诊最为清晰。

知识点26：第二心音的强度　　　　　　　　　副高：掌握　正高：熟练掌握

（1）主动脉瓣关闭在胸骨右缘第2肋间最清楚，通常强于肺动脉瓣第2心音，后者的听诊区为胸骨左缘第2肋间。

（2）高血压、主动脉扩张时 S_2（A_2）增强，主动脉瓣狭窄时 S_2（A_2）减弱；肺动脉高压、肺动脉扩张时 S_2（P_2）亢进，肺动脉狭窄（PS）时 S_2（P_2）减弱。

知识点27：第二心音分裂　　　　　　　　　　副高：掌握　正高：熟练掌握

（1）正常情况下，A_2 和 P_2 在吸气时分离、呼气时重叠（生理性分裂），是右室射血时间比左室长以及肺血管床的阻抗下降导致。

（2）S_2 分裂可以是生理性的，也可以为病理性。

（3）病理性分裂：①固定分裂：由于右心容量在吸气和呼气时变化微小，分裂时距不受呼吸影响。见于房间隔缺损、肺动脉狭窄、右心衰竭。②通常分裂：为正常分裂时距的延长，贯穿于整个呼吸周期，分裂在吸气和呼气时均存在，但不固定。原因为 P_2 延迟，见于RBBB、肺动脉高压、右心功能不全、肺动脉瓣狭窄、肺动脉扩张；A_2 提前，见于重度二尖瓣反流、室间隔缺损（VSD）、WPW（左室预激）。③反常分裂：分裂在呼气时出现（P_2 在前，A_2 在后），吸气相消失。原因为 A_2 延迟，见于LBBB、AS、左心功能不全、HOCA、主动脉扩张、栓塞；P_2 提前，见于WPW（右室预激）。

知识点28：第三心音的查体与强度　　　　　　副高：掌握　正高：熟练掌握

（1）由充盈早期血流突然减速形成。

（2）青年人为生理性，可于立位时消失。几乎所有的成人在40岁以后 S 消失。

（3）使用钟型听件（低频）轻置于左侧卧位心尖部听诊。

（4）右室的 S_3 可在胸骨左缘，吸气时可能增强。

（5）最常在高速血流通过房室瓣时听到。

（6）S_3 紧跟在开瓣音和心包叩击音之后。

（7）S_3 与心房波形的"y"波或超声心动中的E峰相对应。

（8）S_3 极少出现在明显的MS情况下。

知识点29：第四心音的查体与强度　　　　　副高：掌握　正高：熟练掌握

（1）因心室充盈阻抗增加、血流减速和心室顺应性下降导致心房收缩瓣膜振动所产生。

（2）S_4通常为病理性（心房奔马律），但也偶尔见于年轻人。

（3）听诊S_4最好使用钟型听件，出现在S_1之前，心电图的P波之后，等同于超声心动中的A峰。

（4）左心S_4的听诊最好在呼气相，左侧卧位的心尖部；右心S最好在吸气时的胸骨左缘至胸骨中部。

（5）常见的左心S_4的病理状态有主动脉狭窄、高血压、HCM及缺血性心脏病；右心S可在肺动脉高压和肺动脉狭窄时闻及。

（6）心房颤动时听不到S_4奔马律。

（7）如果同时听到S_3和S_4，可能见于心动过速和PR间期延长，称为"复合奔马律"。

（8）带有明显的S_3和S_4的四联律可能见于心动过速。

知识点30：舒张期开瓣音（OS）　　　　　副高：掌握　正高：熟练掌握

（1）病理性杂音由二尖瓣或三尖瓣狭窄时瓣膜在舒张早期突然开放产生。

（2）开瓣音为一心尖内侧的高调杂音，听诊时最好用鼓型听件。

（3）如果瓣膜活动性差或同时合并二尖瓣关闭不全，可以不出现开瓣音。

（4）如果与S_2的间期<70ms提示为重度二尖瓣狭窄，但该时限也受其他因素的影响，如左房和左室压力和顺应性。

（5）S_2-OS间期在心率增快或伴随主动脉瓣狭窄、主动脉瓣关闭不全或二尖瓣关闭不全时可能没有意义。

（6）肿瘤扑落音与开瓣音的出现时间相同。

（7）开瓣音在心包叩击音或S_3之前。

（8）右心开瓣音在胸骨左缘听诊最为清晰，并随着呼吸变化。

知识点31：舒张期的其他杂音　　　　　副高：掌握　正高：熟练掌握

（1）肿瘤扑落音与开瓣音出现在同一时间段内，是由于肿瘤（如黏液瘤）在舒张期随血流进入心室。

（2）心包叩击音出现在S_3之前、开瓣音之后，利用鼓型听件在心尖部最易闻及并随呼吸发生变化，发生在缩窄性心包炎的舒张早期心室的快速充盈期。

知识点32：收缩期杂音　　　　　副高：掌握　正高：熟练掌握

（1）喷射音（ES）：①喷射音出现在收缩早期，在瓣膜开放后。②喷射音在颈动脉搏动之前。③利用鼓形听件听诊为一高调心音。④主动脉喷射音随主动脉瓣3个瓣开放出现，可在胸骨、胸骨左缘或心尖部闻及。主动脉扩张时也可出现，不随呼吸发生改变。⑤肺动脉喷射音在呼气时增强、吸气时减弱（仅有右侧的心音随吸气降低），肺动脉扩张时亦可出现。

（2）非喷射性喀喇音（收缩中晚期）：①主要见于二尖瓣黏液瘤样变后发生的二尖瓣脱垂（MVP）。②喀喇音是收缩期腱索突然拉紧产生的震动所致。③利用鼓型听件在心尖部最易闻及。④其他少见原因包括房间隔室壁瘤、肿瘤或非黏液瘤样二尖瓣病变。⑤喀喇音可以是单发或多发，并可能随时间变化。⑥左室的后负荷容量降低时喀喇音接近S_1，左室容量或后负荷增加时远离S_1。

（3）心包摩擦音和其他额外心音：①为高调搔抓音。②患者在取坐位前倾或呼气末时明显。③典型杂音由三相组成，但通常仅可闻及心房收缩、心室收缩或心室舒张期中的一或两项。

（4）起搏器起搏音：为第一心音之前出现的胸壁肌肉收缩产生的高频额外心音。

（5）心脏人工瓣膜音：①开放与关闭时的心音强度随修复瓣膜的类型和构造而不同。②球门形瓣膜为响亮的开放音及关闭音。③双瓣尖或斜形盘状瓣膜，关闭音强于开放音。④在主动脉瓣修复后，正常情况下不应出现收缩期杂音（若出现说明主动脉关闭不全）。⑤二尖瓣修复术后，正常情况下不应出现全收缩期杂音（若出现说明有二尖瓣关闭不全）。

知识点33：主动脉瓣狭窄的收缩期心脏杂音　　　　副高：掌握　正高：熟练掌握

（1）位置：利用鼓型听件在胸骨右侧或左侧第2肋间最清楚。

（2）性质：主要为递增/递减性质粗糙音；老年患者为一高调乐音并向心尖部传导（Gallavardin音）。

（3）传导：向颈部和颈动脉传导，有时在老年患者可能向心尖部传导，但不会超过心尖部。

（4）强度：与血流量相关，可能不反映狭窄的严重度。

（5）严重度：射血时间延长提示重度主动脉瓣狭窄（期限延长高峰延迟）。

（6）影响因素：主动脉瓣狭窄杂音可在做Valsalva动作时减弱，室性期前收缩后增强。

（7）伴随表现：颈动脉搏动有明显的"a"波（室间隔肥厚导致右室顺应性下降-Bernheim效应）；颈动脉搏动的升支波表现得微小而低平，但老年动脉硬化患者不一定出现；颈动脉震颤（shudder），心尖搏动持久而位置固定；先天性主动脉瓣狭窄早期喷射音；第2心音为单音（P_2）或可出现反常分裂；重度主动脉瓣狭窄时A_2强度减弱；听诊可及S_4；脉压减低。

（8）变异：先天性瓣上型主动脉缩窄的杂音可于胸骨右缘第1或第2肋间闻及，并且左侧脉搏相对减弱。

知识点34：主动脉硬化的收缩期心脏杂音　　　　副高：掌握　正高：熟练掌握

（1）位置：利用鼓型听件在胸骨右缘第2肋间听诊。

（2）性质：柔和。

（3）传导：无明显传导。

（4）强度和严重度：与血流及速度相关。

（5）伴随表现：无主动脉瓣狭窄表现，P_2正常，无颈动脉传导。

知识点35：肥厚型心肌病的收缩期心脏杂音　　　　副高：掌握　正高：熟练掌握

（1）位置：左室流出道（LVOT）梗阻杂音沿胸骨左缘最为清晰。

（2）性质：粗糙。

（3）传导：LVOT梗阻杂音可广泛传导但无颈部传导。

（4）强度和严重度：与梗阻程度有关。

（5）影响因素：影响左室容量：收缩力和血管阻力的血流动力学改变所引起的杂音变化有助于HCM与AS鉴别。站立时AS杂音减弱，而HOCM增强；Valsalva（用力时）HOCM杂音增强，而AS杂音减弱或不变；硝酸酯类药物使HOCM及AS杂音增强；室性期前收缩后HOCM及AS的杂音增强。

（6）伴随表现："a"波增强（室间隔肥厚继发右室顺应性减低）；颈静脉脉搏波升支陡立，有时为双峰，"峰–穹隆"现象；左室心尖部抬举样搏动，双相或三相（前收缩期及收缩期的双外向搏动）；S_2反常分裂；S_4奔马律。

知识点36：肺动脉瓣狭窄的收缩期心脏杂音　　　　副高：掌握　正高：熟练掌握

（1）位置：肺动脉瓣听诊区。

（2）性质：递增/递减型，低或中调粗糙杂音。

（3）传导：指向左肩或颈部。

（4）强度和严重度：取决于血流量，反映在杂音持续时间、达峰时间和S_2分裂程度。

（5）影响因素：吸气时增强。

（6）伴随表现："a"波增强；持续的胸骨旁抬举样搏动；P_2消失或减弱；S_2分裂增宽；早期肺动脉瓣喷射音随吸气减弱；可闻及右心S_4。

知识点37：无害性和功能性杂音（在儿童为still杂音）

　　　　　　　　　　　　　　　　　　　　　　　　副高：掌握　正高：熟练掌握

（1）位置：胸骨左或右缘。

（2）性质：柔和、短促，收缩中期。

（3）传导性：无传导。

（4）强度和严重度：与血流量有关，但通常性质柔和。

（5）影响因素：强度可随不同体位改变或消失，如站立位。

（6）伴随表现：主动脉相对狭窄，左室假腱索。

知识点38：二尖瓣关闭不全的收缩期心脏杂音　　　　副高：掌握　正高：熟练掌握

（1）位置：采用鼓型听件在心尖部听诊。

（2）性质：吹风样，高调。

（3）传导性：典型者向左腋下传导，与主动脉瓣狭窄不同。

（4）强度和严重度：随血压、负荷情况、机制和反流程度而变化。

（5）影响因素：可在呼气时增强或心脏等容收缩期增强。

（6）变异：由后叶脱垂导致的二尖瓣反流可沿前向传导至胸骨左缘和颈部。二尖瓣关闭不全杂音可不为全收缩期；伴随在喀喇音之后可出现在收缩中或晚期；急性二尖瓣关闭不全时杂音可出现在收缩早期（跨瓣压力迅速平衡）。

（7）伴随表现：心尖搏动移位，S_1减弱，出现S_3，S_2（P_2）在肺动脉高压时可表现为亢进。

知识点39：三尖瓣关闭不全的收缩期心脏杂音　　　　副高：掌握　正高：熟练掌握

（1）位置：胸骨下缘，也可位于胸骨右缘。

（2）性质：吹风样，高调。

（3）传导性：右侧传导，不超过腋下，与二尖瓣不同。

（4）强度：吸气时增强（Carvallo征），有时重度三尖瓣关闭不全的杂音较低，吸气时可不增强（当右室容量不变时发生右心衰竭）。

（5）严重度：可与杂音强度相关，肯定与颈静脉压增高相关。

（6）变异：如右室明显扩张，占据左侧心前区时，三尖瓣反流杂音可向心尖部传导。

（7）伴随表现：左侧胸骨旁抬举样搏动（由右室肥厚导致）；颈静脉压增高伴随巨大"v"波和迅速下降的"y"谷；肝可触及，右心S_3，舒张期隆隆样杂音，S_2分裂变窄以及肺动脉高压时出现P_2亢进。

知识点40：室间隔缺损的收缩期心脏杂音　　　　副高：掌握　正高：熟练掌握

（1）位置：胸骨下缘。

（2）性质：粗糙，高调。

（3）传导性：沿胸骨而无腋下传导。

（4）强度：通常响亮，但也取决于分流量。

（5）严重度：通常伴随震颤，但杂音强度与分流程度不成正比（响亮、局限的杂音通常分流量小、柔和；非局限杂音通常分流量大）。

（6）影响因素：与三尖瓣关闭不全不同，吸气时无增强，应用硝酸酯类药物杂音减弱。

（7）变异：根据左、右室相对压力水平，可有收缩早期喷射音。如杂音在胸骨左缘第1和第2肋间最响、向左侧锁骨方向传导，则怀疑嵴上缺损。

（8）伴随表现：震颤，S_2一般正常。

知识点41：二尖瓣狭窄的舒张期心脏杂音　　　　　　副高：掌握　正高：熟练掌握

（1）位置：心尖部附近，最清晰在左侧卧位。

（2）性质：最好使用钟型听件，为舒张期递增型低调隆隆样杂音，杂音于收缩期前增强（在正常窦性心律或心房颤动时可闻及）。

（3）传导性：无传导。

（4）严重度：与杂音的持续时间有关，A_2到开瓣音的间期可能与严重程度相关。

（5）影响因素：硝酸酯药物使杂音增强，由于产生心动过速所致。

（6）变异：当血流量增加时，无二尖瓣狭窄时也可能听到舒张早到中期隆隆样杂音（如较大的室间隔缺损、PDA）。

（7）伴随表现：S_1可能增强；开瓣音伴开瓣音-A_2间期缩短，P_2增强以及左侧胸骨旁抬举样搏动。

知识点42：主动脉瓣关闭不全的舒张期心脏杂音　　　　副高：掌握　正高：熟练掌握

（1）位置：胸骨或右缘。

（2）性质：吹风样，高调递减型，最好使用鼓型听件，紧随在A_2之后。最佳听诊体位为前倾坐位呼气状态。

（3）传导性：如上述部位的杂音清楚并向胸骨右缘传导，则应考虑主动脉根部病变；如为瓣叶畸形，杂音位于左胸并向心尖部传导。

（4）强度：与主动脉舒张压和左室舒张末压压差相关，并且受主动脉瓣关闭不全的大小影响。

（5）严重度：严重程度不取决于杂音持续时间，但全收缩期杂音与严重的主动脉瓣关闭不全有关；其他的伴随表现是决定严重度的重要因素。

（6）变异：瓣叶的吻合口缝隙可产生杂音，急性主动脉瓣关闭不全为舒张早期杂音。

（7）伴随表现：主动脉瓣区收缩期喷射性杂音，Austin-Flint杂音为舒张期心尖部低调杂音，并在收缩期前增强、类似于MS时的杂音，S_1减弱（提前关闭），S_2反常分裂，出现S_3，心尖搏动增强并且发生移位、收缩压降低、脉压增宽，脉搏洪大并可能出现双峰脉；Hill征阳性；可出现舒张期二尖瓣反流。

知识点43：肺动脉瓣关闭不全（PR）的舒张期心脏杂音
　　　　　　　　　　　　　　　　　　　　　　　副高：掌握　正高：熟练掌握

（1）位置：胸骨左缘第2或第3肋间隙。

（2）性质：高调吹风样，舒张早期递减型，如果出现有肺动脉高压通常紧随P_2之后；如无肺动脉高压则为P_2之后的低调杂音。

（3）传导：非常局限。

（4）强度：吸气时增强。

（5）严重度：重度肺动脉瓣关闭不全时出现往返型杂音。

（6）伴随表现：S_2响亮不伴主动脉瓣关闭不全的周围血管征。

知识点44：三尖瓣狭窄的舒张期心脏杂音　　副高：掌握　正高：熟练掌握

（1）性质：固定位于胸骨左缘下段或剑突下。

（2）特点和音调：比二尖瓣狭窄杂音频率高、开始时间早，在收缩期前增强，最好使用钟型听件听诊。

（3）传导性：局限。

（4）强度：吸气时增强。

（5）严重度：与杂音持续时间有关。

（6）影响因素：开瓣音在吸气时增强。

（7）变异：在血流增加（如伴随房间隔缺损）的情况下，可能出现短促的舒张早到中期的隆隆样杂音。

（8）伴随表现："a"波增强，缓慢下降"y"波；S_1分裂和S_1/T_1响亮；肝大、腹水、水肿。

知识点45：连续性心脏杂音　　副高：掌握　正高：熟练掌握

（1）包括部分或全收缩期和舒张期，但一定为覆盖S_2的连续性杂音。

（2）全收缩期和全舒张期杂音同时出现，但不掩盖S_2则不属于连续性杂音。

（3）连续性杂音的出现是腔室或血管结构之间存在压差所致（主动脉-肺动脉、动脉-动脉、动脉-静脉、静脉-静脉）。

（4）良性的连续性杂音包括静脉瘘和乳房杂音。

（5）病理性杂音包括动脉导管未闭、冠状血管瘘、肺动静脉瘘及主动脉缩窄。

知识点46：动脉导管未闭的舒张期心脏杂音　　副高：掌握　正高：熟练掌握

（1）位置：在胸骨左缘第2肋间可闻及，传导至左锁骨区。

（2）性质：粗糙，响亮，机械样杂音，有时伴震颤。

（3）传导性：逐渐增强，高峰在S_2处，然后逐渐下降，可不全部覆盖舒张期。发展至肺动脉高压时，舒张期成分缩短。当肺动脉收缩压明显升高时，舒张期成分会消失。

知识点47：其他舒张期心脏杂音　　副高：掌握　正高：熟练掌握

（1）冠状动脉瘘：可发生在右房、右室、左房或肺动脉，因此杂音位置不固定。

（2）静脉瘘：①为良性杂音，多数儿童可闻及。②锁骨上窝（最好在右侧）坐位时最易闻及。③性质可变，可为嗡嗡声或喘鸣音。④杂音中最响亮的成分在舒张期。⑤头部活动时可出现，压迫及仰卧位可消失。

（3）心包摩擦音：①在胸骨左缘可闻及一高调搔抓样杂音。②在患者前倾坐位呼气时最易闻及。③包括3种成分，即心房收缩、心室收缩（最主要成分）和心室舒张。

（4）乳房杂音：①良性杂音，出现在妊娠晚期或哺乳期。②收缩期最响。③用力压迫可使杂音消除。

知识点48：呼吸的听诊表现　　　　　　　副高：掌握　　正高：熟练掌握

（1）总体来讲，吸气时右心杂音和心音增强，左心杂音及心音减弱。

（2）特例包括：并发右心衰竭时，三尖瓣关闭不全杂音在吸气时并不增强；二尖瓣脱垂的喀喇音接近S_1时，杂音在吸气时可延长并增强；肺动脉瓣狭窄的喀喇音吸气时减弱。

知识点49：Valsalva动作的听诊表现　　　　副高：掌握　　正高：熟练掌握

（1）深吸气然后向着关闭的声门用力呼气10～12秒。

（2）在第2阶段的用力期间可于床边发现静脉回流减少、血压降低和反射性心动过速。

（3）第4阶段是特征性的体循环动脉血压升高和反射性心动过缓。

（4）在用力时唯一增强的杂音是肥厚梗阻型心肌病，二尖瓣脱垂引起的二尖瓣关闭不全杂音将会延长，强度将会增加。

（5）右心杂音在Valsalva动作结束后的2或3个心搏后恢复至基线水平。

知识点50：血流动力学对听诊的影响　　　　副高：掌握　　正高：熟练掌握

（1）仰卧位时抬高下肢增加静脉回流，可最大程度地放大左侧和右侧的心音，肥厚梗阻型心肌病的杂音则消失。

（2）紧握双手可升高血压和心率；主动脉瓣狭窄杂音不变或可减弱，其他大多数左心杂音增强。肥厚梗阻型心肌病的杂音减弱，二尖瓣脱垂的喀喇音和杂音延迟并减弱。

知识点51：药物作用对听诊的影响　　　　　副高：掌握　　正高：熟练掌握

（1）硝酸酯药物可显著地短暂性减少前负荷和后负荷（血压），并随之增加心室率。

（2）有利于鉴别主动脉瓣狭窄（增强）和二尖瓣关闭不全（减弱）；二尖瓣狭窄（增强）和Austin Flint杂音（减弱）；二尖瓣脱垂喀喇音时限延长。

知识点52：急性心肌梗死的体格检查表现　　副高：掌握　　正高：熟练掌握

①心动过速。②S_1减弱。③S_2反常分裂。④S_3奔马律。⑤S_4（心肌缺血时左室顺应性

下降）。⑥二尖瓣反流的收缩期杂音（乳头肌功能不全或左室扩张）。

知识点53：右室梗死的体格检查　　　　　　副高：掌握　正高：熟练掌握

右室梗死的体格检查表现：①"a"波增强。②Kussmaul征（由于右室顺应性降低，吸气时颈静脉压增加），低血压。③S_3，S_4。④三尖瓣收缩期杂音（乳头肌功能不全）。⑤无肺部啰音。

知识点54：扩张型心肌病的体格检查表现　　　　　副高：掌握　正高：熟练掌握

①颈静脉压力升高，"a""v"波增强。②血压降低，脉压减小，交替脉。③心尖搏动侧移，通常弥散。④并发左束支传导阻滞或左室射血时间延长时出现S_2反常分裂，肺动脉高压时S_2（P_2）亢进。⑤心动过速时出现S_4、S_3或重叠奔马律。⑥二尖瓣、三尖瓣反流杂音。

知识点55：限制型心肌病的体格检查表现　　　　　副高：掌握　正高：熟练掌握

①颈静脉压升高，迅速下降的"y"波。②Kussmaul征。③脉压减小。④S_3或S_4。⑤房室瓣反流杂音。⑥肝大、水肿、腹水。

知识点56：心脏压塞的体格检查表现　　　　　　副高：掌握　正高：熟练掌握

①颈静脉压升高。②低血压（Beck三联征：颈静脉压升高、心音遥远和低血压）。③心动过速。④奇脉。⑤"x"波下降支显著，"y"波下降支减小或消失。⑥可有心包摩擦音。

知识点57：缩窄性心包炎的体格检查表现　　　　　副高：掌握　正高：熟练掌握

①颈静脉压升高。②"x"波升支和"y"波降支陡峭。③Kussmaul征。④收缩期心尖搏动回缩。⑤心包叩击音。⑥肝大、水肿、腹水。

知识点58：肺动脉高压的体格检查表现　　　　　副高：掌握　正高：熟练掌握

①"a"波明显。②左锁骨旁收缩期抬举样搏动。③P_2亢进，可传导至心前区。④S_2通常分裂。⑤右心S_4或S_3。⑥肺动脉瓣区喷射音。⑦肺动脉瓣反流。⑧三尖瓣反流。

知识点59：房间隔缺损的体格检查表现　　　　　副高：掌握　正高：熟练掌握

①巨大"v"波。②右心室收缩期强有力的抬举样搏动。③P_2增强。④S_2固定分裂。⑤肺动脉喷射音。⑥收缩中期喷射性杂音。⑦舒张期三尖瓣区低调隆隆样杂音。⑧肺动脉瓣

关闭不全。⑨Holt-Oran综合征（手-心综合征）。⑩Lutembacher综合征：房间隔继发孔缺损并发二尖瓣狭窄。

知识点60：室间隔缺损的体格检查表现　　副高：掌握　正高：熟练掌握

①S_2正常。②S_2分裂增宽（大型缺损）。③左室S_3（大型缺损）。④收缩期杂音强度和持续时间变化。⑤震颤。

知识点61：动脉导管未闭的体格检查表现　　副高：掌握　正高：熟练掌握

①水冲脉。②心尖搏动移位，弥散。③S_2被杂音掩盖，但通常正常。④S_3。⑤左锁骨处连续性机械样杂音，杂音高峰在S_2附近。⑥杂音的收缩期成分在发生反向分流时消失。⑦"差异性发绀"，即反向分流时发生发绀或杵状指。

第二节　心　电　图

心电图

知识点1：心电图的概念　　副高：熟悉　正高：掌握

心电图检查是针对心脏生物电活动的无创性检查手段，是一种在人体表面安放电极，通过导线将心脏电活动在人体表面形成的电位差，通过仪器记录下来的技术。打印在方格坐标纸上的各种曲线称心电图。虽然心电图不是直接记录心脏的电活动，但其每一个波形都反映了心脏电场在体表电位的变化。

知识点2：心电图导联的种类　　副高：熟悉　正高：掌握

心电图导联可分为双极导联和单极导联。

（1）双极导联：由一对电极（正极和负极）直接安置于体表相隔一定距离的任意两点而构成，是测量两个电极所在部位之间的电位差。

（2）单极导联：将双极导联中的负极（又称无关电极）与"0"电位相连接，测定正极（又称探查电极）所在部位与"0"电位之间的电位差。"0"电位可通过将3个肢体电极相连接（右上肢、左上肢、左下肢）构成一个中心电端，即Wilson中心端而获得。

知识点3：常规心电图导联　　副高：熟悉　正高：掌握

（1）肢体导联：包括标准导联和加压肢体导联。①标准导联为双极肢体导联，包括Ⅰ、Ⅱ、Ⅲ导联。②加压单极肢体导联与单极肢体导联相似，只是在记录某一肢体的电压时，将该处电极与中心电端断开，包括aVR、aVL、aVF导联。

（2）胸前导联：属单极导联，将心电图机的负极与中心电端连接，正极置于胸壁的特定部位，即构成胸导联。根据心脏在胸腔中的位置，常规胸前导联包括$V_1 \sim V_6$导联。为了对后壁和右心的疾病进行诊断，临床对胸导联进行了扩展，增加了V_7、V_8、V_9、V_{3R}、V_{4R}和V_{5R}导联。

| 知识点4：肢体导联的连接方式 | | 副高：熟悉　正高：掌握 |

肢体导联的连接方式

导　联	正　极	负　极	反映心电向量的方向
Ⅰ导联	左上肢	右上肢	从右向左
Ⅱ导联	左下肢	右上肢	从右向下
Ⅲ导联	左下肢	左上肢	从左向下
aVR导联	右上肢	左上肢和下肢	从中心向右上
aVL导联	左上肢	右上肢和下肢	从中心向左上
aVF导联	下肢	右上肢和左上肢	从上向下

| 知识点5：常规胸前导联及扩展胸前导联的位置与作用 | | 副高：熟悉　正高：掌握 |

常规胸导联及扩展胸导联的位置与作用

导联	正极位置	负极位置	主要作用
V_1	在胸骨右缘第4肋间	中心电端（即无关电极为右臂、左臂和左腿各加电阻后相连）	面对右心室壁改变
V_2	在胸骨左缘第4肋间		
V_3	在胸骨左缘V_2导联与V_4导联连线的中点		介于左、右心室壁之间
V_4	在左锁骨中线第5肋间		
V_5	在左腋前线上与V_4导联同一水平处		面对左心室壁改变
V_6	在左腋中线上与V_4、V_5导联同一水平处		
V_7	左腋后线上与$V_4 \sim V_6$导联同一水平处		诊断后壁心肌梗死
V_8	左肩胛线上与$V_4 \sim V_7$导联同一水平处		
V_9	左脊椎旁线上与$V_4 \sim V_8$导联同一水平处		
V_{3R}	与V_3导联相对应的右侧胸壁处		诊断右心病变
V_{4R}	与V_4导联相对应的右侧胸壁处		
V_{5R}	与V_5导联相对应的右侧胸壁处		

| 知识点6：额面六导联系统 | 副高：熟悉　正高：掌握 |

将3个标准导联和3个加压单极肢体导联的轴线保持方向和角度不变，统一绘制在同一个中心点上，便可得到一个向四周均匀辐射的图形，即为Bailey六轴系统。其坐标系统采用±180°的角度标志，Ⅰ导联正侧为0°，顺钟向的角度为正，逆钟向为负。六轴之间依次各相距30°。六轴系统对于测定心电图的额面心电轴和判定各肢体导联间波形的关系有帮助。

| 知识点7：心电轴的概念 | 副高：熟悉　正高：掌握 |

心电图学上所说的心电轴通常指额面上QRS心电轴，常用QRS最大向量在额面上用与Ⅰ导联所成的角度表示，代表心室除极的大小和方向。正常心电轴指向左下方，在0°~90°。

| 知识点8：心电轴的测量方法 | 副高：熟悉　正高：掌握 |

（1）目测法：根据Ⅰ导联和Ⅲ导联的QRS波主波方向估测心电轴的大致方位。具体指标为：①心电轴正常：Ⅰ、Ⅲ导联的QRS波主波向上或双相。②心电轴右偏：Ⅰ导联的QRS波主波向下，Ⅲ导联主波向上。③心电轴左偏：Ⅰ导联中的QRS波主波向上，Ⅲ导联主波向下。④心电轴极度右偏：Ⅰ、Ⅲ导联的QRS波主波均向下。

（2）坐标法：临床上测量心电轴最常用的方法是测量Ⅰ和Ⅲ导联QRS波的振幅，然后求出额面QRS波电轴。具体方法：①画出六轴系统中导联的方向，Ⅰ导联正侧为0°，负侧为±180°；Ⅲ导联正侧为+120°，负侧为-60°。②计算出Ⅰ、Ⅲ导联QRS波振幅的代数和。③在Ⅰ、Ⅲ导联上相应幅度处分别做垂线，连接原点与交点所指方向，即为心电轴的方向。④用量角器测量其角度。

（3）查表法：根据Ⅰ、Ⅲ导联QRS波振幅代数和这两个数值，从专用的心电轴表中直接查得相应的额面心电轴。

| 知识点9：心电轴的临床意义 | 副高：熟悉　正高：掌握 |

（1）正常额面QRS心电轴在0°~+90°。

（2）心电轴0°~-30°为"轻度左偏"，-90°~-30°为"电轴左偏"，见于：①横位心或膈肌高位。②心脏左移。③左心室肥大。④左束支阻滞。⑤左前分支阻滞。⑥右心室梗死等。

（3）心电轴+90°~+180°为"电轴右偏"，见于：①垂位心及6个月以下的婴儿。②心脏右移。③右心室肥大。④右束支阻滞。⑤左后分支阻滞。⑥左心室肌萎缩或梗死等。

（4）-90°~+180°为"电轴不确定"，见于严重的右心室肥大，$S_ⅠS_ⅡS_Ⅲ$综合征，右心室肥大并束支阻滞等。

另外，心脏的钟向转位常有电轴偏移；预激综合征亦可引起电轴偏移。

| 知识点10：钟向转位 | 副高：熟悉 正高：掌握 |

从心尖部向心底部观察，可设想心脏循其长轴做顺钟向转位或逆钟向转位。正常心电图中左右心室过渡区波形（QRS波正负波形振幅相当）出现在V_3、V_4导联。若过渡区波形出现在V_5、V_6导联，为"顺钟向转位"，可见于右心室肥厚。若过渡区波形出现在V_1、V_2导联，为"逆钟向转位"，可见于左心室肥厚。心电图上的这种转位只提示心电位的转位变化，并非都是心脏在解剖上转位的结果。

| 知识点11：正常心电图P波 | 副高：熟悉 正高：掌握 |

P波是由左右心房除极产生，其时限$0.08 \sim 0.11$秒。正常P波为窦性P波，其形态在大部分导联呈钝圆形，有时可有轻度切迹。P波方向，因为心房除极的综合向量指向左、前、下方，所以Ⅰ、Ⅱ、aVF、$V_3 \sim V_6$导联P波直立；aVR导联P波倒置；其余导联P波直立、双向或倒置。只要Ⅱ导联的P波直立，aVR导联的P波倒置，即为窦性心律。肢体导联P波振幅不超过0.25mV，胸前导联振幅<0.20mV。V_1导联首先由右房除极产生的低幅初始正向部分，其振幅（mm）×宽度（s）乘积称为起始P波指数（IPI），正常<0.03mm/s。V_1导联P波终末部分为负向代表左房除极形成，振幅应<0.1mV，其振幅和时间的乘积称为P波终末电势（ptf）绝对值<0.03mm/s。

| 知识点12：正常心电图PR间期 | 副高：熟悉 正高：掌握 |

PR间期代表自心房开始除极至心室开始除极的时间。心率在正常范围时，成人的PR间期在$0.12 \sim 0.20$秒。幼儿及心动过速时，PR间期相应缩短。

| 知识点13：正常心电图QRS波 | 副高：熟悉 正高：掌握 |

（1）时限：正常成人中多为$0.06 \sim 0.10$秒，最宽不超过0.11秒，儿童上限为0.09秒。

（2）肢体导联的形态与振幅：①成年人Ⅰ导联以R波为主，儿童和青少年电轴可以轻度右偏，其$R/S \leqslant 1$。②Ⅱ导联以R波为主。③Ⅲ导联形态多变，可负可正，正常个体R波可以出现粗钝和切迹，最易受呼吸的影响。④aVR导联以负向波为主。⑤aVL导联一般以R波为主，如QRS电轴$>+90°$，则以负向波为主。⑥aVF导联以R波为主。$R_Ⅱ < 2.5mV$，$R_{aVR} < 0.5mV$，$R_{aVL} < 1.2mV$，$R_{aVF} < 2.0mV$。其中各导联$R + S \leqslant 0.5mV$为低电压。

（3）胸前导联的形态与振幅：①V_1、V_2导联以负向波为主。②V_5、V_6导联以R波为主。胸前导联QRS波的移行规律是从$V_1 \sim V_5$导联，R波逐渐增高，S波逐渐变浅，因此V_1导联上的$R/S < 1.0$，V_5、V_6导联上的$R/S > 1.0$，过渡区V_3、V_4导联$R/S = 1.0$。正常Q波$< 1/4R$，时限<0.04秒。V_1导联中不应有q波，但可呈QS型。$R_{V1} < 1.0mV$；$R_{V5} < 2.5mV$；$R_{V1} + S_{V5} < 1.2mV$；$R_{V5} + S_{V1}$男性$< 4.0mV$，女性$< 3.5mV$。

| 知识点14：正常心电图J点 | 副高：熟悉 正高：掌握 |

J点是指QRS波的终末与ST段起始部的交点。大多在等电位线上，通常随ST段的偏移而移位。早期复极时J点上移，心动过速时因Ta波重叠于QRS波后段而使J点下移。

| 知识点15：正常心电图ST段 | 副高：熟悉 正高：掌握 |

自QRS波终点至T波起点的线段称为ST段，为心室除极结束后缓慢复极的一段短暂时间。正常的ST段为一等电位线，有时也可有轻微的偏移，但任一导联下移不应超过0.05mV，$V_1 \sim V_3$导联抬高不超过0.3mV，$V_4 \sim V_6$以及肢体导联抬高不超过0.1mV。

| 知识点16：正常心电图T波 | 副高：熟悉 正高：掌握 |

T波是指心室快速复极所形成的ST段之后的一个圆钝、较大且时程较长的波。其升支与降支不对称，升支较缓，降支较陡，顶端圆钝。方向与QRS波主波方向一致。但V_1的T波向上，则$V_2 \sim V_6$导联就不应再向下。正常情况下，除Ⅲ、aVL、aVF、$V_1 \sim V_3$导联外，T波的振幅不应低于同导联R波的1/10，T波高度在胸导联有时可高达$1.2 \sim 1.5$mV，也属正常。

| 知识点17：正常心电图U波 | 副高：熟悉 正高：掌握 |

U波是在T波后$0.02 \sim 0.04$秒出现的圆钝状低平波，方向与T波相同。胸前导联较易见到，以V_3导联较为明显。形成机制还不明确，可能是浦肯野纤维复极或乳头肌复极所致。

| 知识点18：正常心电图QT间期 | 副高：熟悉 正高：掌握 |

QT间期是指从QRS波的起点至T波终点代表心室肌除极和复极全过程所需的时间。QT间期的长短与心率的快慢密切相关，心率越快，QT越短，反之越长。心率在$60 \sim 100$次/分时，QT间期的正常范围为$0.32 \sim 0.44$秒。因为心率对QT间期的影响很大，所以常用校正的QT间期，即QTc＝QT/RR。QTc相当于RR间期为1秒（心率为60次/分）时的QT间期，正常QTc的上限为0.44秒，超过此值即属延长。

| 知识点19：小儿心电图的特点 | 副高：熟悉 正高：掌握 |

小儿心电图变化较大，总的趋势为由最初的右心室占优势变为左心室占优势的过程，其具体特点如下：

（1）小儿心率较成人快，至10岁以后可大致保持成人的心率水平（$60 \sim 100$次/分），小儿的PR间期较成人短，7岁以后趋于恒定（$0.10 \sim 0.17$秒），小儿的QT间期＝（0.40 ± 0.023）/RR，较成人略长。

（2）小儿的P波时限较成人稍短（儿童＜0.09秒），P波的电压新生儿较高，以后则较成人为低。

（3）婴幼儿常呈右室占优势的QRS图形特征。Ⅰ导联有深S波，V_1（V_{3R}）导联多呈高R波，而V_5、V_6导联常出现深S波。R波电压随年龄而增加，以后则高于成人，Q波较成人为深（常见于Ⅱ、Ⅲ、aVF导联），3个月以内婴儿的QRS初始向量向左，因而无Q波。新生儿期的心电图主要呈"悬垂型"，心电轴＞＋90°，以后与成人大致相同。

（4）小儿T波的变异较大，新生儿期其肢体导联及左胸前导联常出现T波低平、倒置。

知识点20：右房肥大的心电图表现	副高：熟悉　正高：掌握

右房肥大时，向前下的起始除极向量增大，心电图表现为Ⅱ、Ⅲ、aVF导联出现高而尖的P波，振幅＞0.25mV，称为"肺型P波"，常见于慢性肺源性心脏病以及某些先天性心脏病。在并发慢性肺气肿时，P-QRS波的电压降低，即使Ⅱ、Ⅲ、aVF导联的P波电压达不到0.20～0.25mV的诊断标准，只要P波呈尖峰状，其电压达到同导联R波的1/2时即应考虑右房肥大。一般各个导联的P波时限均不超过0.10秒。

知识点21：左房肥大的心电图表现	副高：熟悉　正高：掌握

左房肥大时其终末向左后的除极向量增大，时间延长，心电图表现为Ⅰ、Ⅱ、aVL、aVF、V_4～V_6导联P波增宽，≥0.11秒，常呈双峰型，峰间距≥0.04秒，典型者多见于二尖瓣狭窄，称为"二尖瓣型P波"。V_1、V_2、V_3导联出现以负向波为主的正负双向型P波，Ptf_{v1}绝对值≥0.04mV/s。

知识点22：双房肥大的心电图表现	副高：熟悉　正高：掌握

右房与左房都肥大时，心电图表现为P波振幅增高和增宽，而呈双峰型，临床见于风湿性心脏病和先天性心脏病。Ⅱ、Ⅲ、aVF导联P波振幅≥0.25mV，P波时限≥0.11秒。V_1导联P波呈双向，起始部分高而尖，≥0.15mV，终末部分宽而深，Ptf_{v1}绝对值≥0.04mV/s。

知识点23：左室肥大的心电图表现	副高：熟悉　正高：掌握

左室肥大时，左室的电活动占优势，QRS向量向左（后）方向增大，QRS时限可延长，电压增高并伴ST-T改变。

（1）左室高电压的传统诊断：①R_{v5}＞2.5mV或R_{v5}＋S_{v1}＞3.5mV（女），＞4.0mV（男）。②R_I＞1.5mV或R_I＋$S_Ⅲ$＞2.5mV。③R_{aVL}＞1.2mV或R_{aVF}＞2.0mV。

（2）心电轴左偏，但一般不超过－30°。

（3）QRS波时限＞0.10秒（一般不超过0.11秒）。

（4）在以R波为主的导联中T波低平、双向或倒置，可伴ST段压低。

在左室高电压的基础上，结合其他阳性指标，可考虑左室肥大的诊断。符合条件越多，超过正常范围越多者越可靠，具体再结合临床资料综合分析。

知识点24：右室肥大的心电图表现	副高：熟悉　正高：掌握

右室肥大达一定程度时，综合向量逆转，从正常左室优势出现变为右室优势，右前向量突出增大。心电图表现：①$R_{v1} > 1.0mV$，S_{v1}较正常减少或消失，V_1（或V_{3R}）导联R/S > 1。②V_5的R/S≤1。③$R_{v1} + S_{v5} > 1.2mV$。④aVR导联R/S或R/q≥1（R > 0.5mV）。⑤电轴右偏。

知识点25：双室肥大的心电图表现	副高：熟悉　正高：掌握

当左右心室都肥大时，有可能因两侧心室的综合向量互相抵消而呈现大致正常的心电图，或仅表现为左室肥大。胸前导联出现左心室肥大图形，同时出现以下心电图改变之一：①额面QRS电轴右偏超过 + 90°。②显著顺钟向转位。③V_1导联R/S > 1。④$V_5 \sim V_6$导联R/S > 1。⑤右房肥大。⑥aVR导联R/q≥1，R > 0.5mV。

知识点26：心肌缺血时的T波改变	副高：熟悉　正高：掌握

心内膜下心肌缺血时，局部心肌的复极较正常推迟，由于最后心内膜下心肌复极时没有与之抗衡的心电向量存在，导致心电图上出现与QRS主波方向一致的对称性直立高耸的T波。心外膜下或透壁心肌缺血时，心内膜复极在先而心外膜复极在后，因而出现与正常方向相反的T向量，心电图表现为对称性深倒置的T波。

知识点27：心肌缺血时的ST段改变	副高：熟悉　正高：掌握

心内膜下心肌缺血时，可表现为ST段下移。ST段下移可以分为J点型、上斜型、水平型和下垂型四种。下垂型、水平型ST段下移≥0.1mV有诊断价值。J点型ST段下移在J点之后0.08秒处下移≥2mm也有诊断价值。心绞痛发作时、运动试验时ST段下移比较显著，有时心肌缺血仅表现为ST段轻度下移或水平延长。ST段下移的程度与冠状动脉供血不足的程度有一定相关性。

心外膜下或透壁性心肌缺血可表现为ST段抬高，主要见于变异型心绞痛。ST段抬高的诊断标准为：2个或2个以上肢体导联ST段抬高≥1mm，抑或2个或2个以上胸前导联ST段抬高≥2mm。缺血性ST段抬高呈弓背向上，伴有对应导联ST段下移。若ST段持续抬高，提示可能发生心肌梗死。

知识点28：急性心肌梗死的典型心电图演变	副高：熟悉　正高：掌握

从急性心肌梗死发生的最早期开始连续、观察心电图变化，可分为3个阶段。

（1）超急性期：见于急性心肌梗死的极早期（数分钟或数小时）。由于急性损伤性阻滞可造成心室激动时间延长，QRS波幅增加，面向损伤面的导联ST段斜形升高，T波对称直立高耸。

（2）急性期：此期开始于梗死后的数小时或数日，持续到数周，心电图表现为2个或2个以上的导联新出现病理性Q波（≥0.03秒和/或≥1mm）；ST段起始部呈弓背向上抬高；直立型T波可演变为后支开始倒置，并逐渐加深；新出现的完全性左束支阻滞。

（3）亚急性期（稳定演变期）：出现于梗死后数周到数月。心电图表现为病理性Q波增深增宽或其后R波振幅下降，或保持不变，ST段逐渐下降至基线；T波倒置逐渐增深再缓慢恢复，或长期保持倒置。

知识点29：急性非Q波型心肌梗死的心电图表现　　　副高：熟悉　正高：掌握

急性非Q波型心肌梗死是指确有急性心肌梗死但心电图没有病理性Q波表现。主要表现为ST-T改变，可分为3个类型：①ST段抬高型：占40%～50%。②ST段下移型：占30%～40%。③T波倒置型：约占20%。若ST-T改变持续24小时以上且有动态变化，应考虑急性非Q波型心肌梗死的诊断。

知识点30：急性心肌梗死的定位与受累血管　　　副高：熟悉　正高：掌握

通过心电图可判断心肌梗死部位并初步确定受累血管，见下表。

急性心肌梗死的定位与受累血管

受累的心壁	导联	受累血管	镜像改变
前壁	V_2、V_3、V_4、V_5	前降支	Ⅱ、Ⅲ、aVF
前间壁	V_1、V_2、V_3	前降支或对角支	V_7、V_8、V_9
侧壁	V_5、V_6	回旋支	Ⅱ、Ⅲ、aVF
广泛前壁	$V_{1\sim6}$、Ⅰ、aVL	前降支	Ⅱ、Ⅲ、aVF
高侧壁	Ⅰ、aVL	回旋支	Ⅱ、Ⅲ、aVF
前侧壁	V_3、V_4、V_5、V_6、Ⅰ、aVL	前降支	Ⅱ、Ⅲ、aVF
下壁	Ⅱ、Ⅲ及aVF	右冠脉或回旋支	Ⅰ、aVL
正后壁	V_7、V_8、V_9	右冠脉或回旋支	V_1、V_2、V_3、V_4
右室	V_{4R}、V_{5R}、V_{6R}	右冠脉	无

知识点31：陈旧性心肌梗死的心电图表现　　　副高：熟悉　正高：掌握

陈旧性心肌梗死多数仅残留病理性Q波，但相当一部分病例T波不再恢复直立，说明心肌梗死周围心肌长期处于供血不足状态，但却不一定有临床心绞痛症状，其诊断应密切结合临床。

知识点32：急性心肌炎的心电图表现	副高：熟悉 正高：掌握

心肌细胞发生弥漫性炎性浸润，心肌细胞变性、溶解和坏死，并累及起搏及传导系统，引起QRS波低电压、病理性Q波、ST-T改变、心脏传导障碍和各种心律失常。

知识点33：原发性心肌病的心电图表现	副高：熟悉 正高：掌握

（1）扩张型心肌病：没有"典型性"的心电图表现，常可见窦性心动过速，房性和室性心律失常或传导异常。除ST段和T波改变外，可出现心前区R波递增不良或病理性Q波。

（2）肥厚型心肌病：①非对称性室间隔肥厚：Ⅰ、Ⅱ、Ⅲ、aVL、aVF及V_5、V_6导联产生病理性Q波（深而窄，不超过0.04s），T波常直立，个别有ST段抬高者但无动态改变。②心尖肥厚型心肌病：V_3、V_4导联巨大倒置的T波（＞10mm）、伴ST段下移及左室电压升高。

知识点34：急性心包炎的心电图表现	副高：熟悉 正高：掌握

心包炎早期PR段下移（aVR除外），伴有心包积液时可出现QRS波低电压和/或电交替。特征性心电图改变为ST段呈斜直形或弓形抬高，凹面向上，一般不超过4mm。

知识点35：电解质紊乱对心电图的影响	副高：熟悉 正高：掌握

（1）低血钾：T波平坦或倒置；U波显著；ST段轻度压低；P波振幅和宽度增加；PR间期延长；QTc间期延长；期前收缩及各种心动过速。T波和U波的振幅变化是其典型的特征性变化。

（2）高血钾：T波高尖；PR间期延长；QRS波时限延长；P波平坦甚至完全消失。

（3）低血钙：ST段延长，QTc间期延长。

（4）高血钙：ST段缩短，QTc间期缩短。

知识点36：药物对心电图的影响	副高：熟悉 正高：掌握

（1）洋地黄效应：洋地黄直接作用于心室肌，使动作电位时相缩短以至消失，并减少时相幅度。心电图表现：①ST段下垂型压低。②T波低平、双向或倒置，双向T波初始部分倒置，终末部分直立变窄。ST-T呈"鱼钩型"。③QT间期缩短。

（2）洋地黄中毒：可以出现各种心律失常，如频发性及多源性室性期前收缩、室性心动过速（特别是双向性室性心动过速），甚至室颤，交界性心动过速伴房室脱节，房性心动过速伴不同比例的房室阻滞，也可发生窦房阻滞伴交界性逸搏或室性停搏、心房扑动、心房颤动等。

知识点37：正常窦性心律的心电图表现　　　　　副高：熟悉　正高：掌握

P波在Ⅰ、Ⅱ、aVF导联直立，aVR导联倒置，V_1导联正负双向。每个窦性P波之后均继以QRS波，PR间期>0.12秒；正常窦性心率的范围是60～100次/分，婴儿期心率为110～150次/分，年龄增长，心率逐渐减慢，8岁时接近成人。

知识点38：窦性心律失常的心电图表现　　　　　副高：熟悉　正高：掌握

（1）窦性心律不齐：窦性P波，PP间期不等，相差>0.12秒（或0.16秒）。

（2）窦房结内游走心律：P波为窦性，但同一导联上窦性P波可有轻度变化；PR间期在0.12～0.20秒，但其间期可随心率略有差异；多有窦性心律不齐。

（3）窦性心动过缓：窦性P波，成人P波的频率<60次/分，PR间期≥0.12秒。

（4）窦性心动过速：窦性P波，成人P波的频率>100次/分，很少超过160次/分，PR间期≥0.12秒。

（5）窦性停搏：心电图出现长的PP间期，此间歇不是基本窦性PP间期的倍数。

知识点39：期前收缩的基本心电图特征　　　　　副高：熟悉　正高：掌握

期前收缩又称过早搏动，简称早搏，是最常见的心律失常，是在窦性或异位心律的基础上，心脏某一起搏点比基本心律提前发出激动，过早地引起心脏一部分或全部除极。早搏的基本心电图特征是：

提前出现的QRS波或P波，其后有一个较正常延长的代偿间期。

知识点40：不同类型期前收缩的心电图表现　　　　　副高：熟悉　正高：掌握

（1）房性期前收缩：提前出现的房性P波，形态与窦性P波有一定的差别；PR间期≥0.12秒；房性P波后可以继以一个正常或变异（差异传导）的QRS波，也可以不继以QRS波（"房早未下传"）；代偿间歇多不完全。

（2）交界性期前收缩：提前出现的与窦性心律基本相同的QRS-T波（伴室内差异性传导时可变形）；可见逆行P波，出现在QRS波之前，P'R间期<0.12秒，或出现在QRS波后，RP'间期多>0.16秒；期前收缩后代偿间期可完全或不完全。

（3）室性期前收缩：提前出现宽大、畸形的QRS波，时限≥0.12秒，其前无相关的P波；ST-T呈继发性改变，与QRS波的主波方向相反；代偿间期绝大多数是完全的。

（4）室性并行心律：异位室性搏动与窦性搏动的联律间期不恒定；长的两个异位室性搏动间的间距是最短的两个异位搏动间距的整倍数；可以产生室性融合波，其形态介于以上两种QRS波之间。

知识点41：室上性心动过速的心电图表现　　　副高：熟悉　正高：掌握

（1）房室折返性心动过速（AVRT）：房室旁路参与的房室折返性心动过速，心动过速可被期前收缩诱发或终止，心电图表现为：①节律规整，频率在150～250次/分，多数≥180次/分。②QRS波形态、时限均正常，也可呈束支阻滞型。③逆行P波位于QRS波之后。④RP′＜P′R，RP′＞0.07秒。心电图可有预激波或正常。

（2）房室结折返性心动过速（AVNRT）：房室结双径路引起的房室结折返性心动过速可被期前收缩诱发或终止。心电图表现：①节律规整，频率在150～210次/分，平均170次/分。②QRS波形态、时限正常，也可呈束支阻滞型。③逆行P波与QRS波部分重叠。④RP′间期＜P′R间期，RP′间期＜0.07秒。

知识点42：房性心动过速的心电图表现　　　副高：熟悉　正高：掌握

P波形态与窦性不同；频率＞100次/分，最高可达250次/分；PR间期正常或延长，PP′间期过快时可出现2：1或3：1传导。

知识点43：室性心动过速的心电图表现　　　副高：熟悉　正高：掌握

室性心动过速的心电图中连续出现3个或3个以上宽大畸形的QRS波，频率＞100次/分，RR间期可匀齐，但相差很少超过0.03秒。窦性P波与宽大畸形的QRS波常无关，形成房室脱节，故PR间期不固定，且P波的频率常较QRS波频率低；偶尔室上性激动可下传心室产生心室夺获（QRS波提前出现，形态与窦性心律时相同）或形成室性融合波。发作时间持续少于30秒，不伴有明显血流动力学改变的室速为非持续性室速。发作时间持续30秒以上，或持续时间不到30秒，但可引起明显血流动力学障碍的室速为持续性室速。若宽阔畸形的QRS波围绕基线不断扭转其主波的正负方向，通常每隔3～10个同向波之后就会发生扭转翻向对侧，这种特殊类型的室速称为尖端扭转型室速。

知识点44：心房扑动的心电图表现　　　副高：熟悉　正高：掌握

心房扑动的心电图表现为P波消失，代之以波形相同、波幅相等、间期匀齐、波间无等电位线的锯齿状波（F波，在Ⅱ、Ⅲ、aVF及V₁导联中易于辨认），F波频率为240～430次/分；房室传导可呈不同比例（2：1和4：1下传最常见）；QRS波形态、时限正常，也可呈束支阻滞型。

知识点45：心房颤动的心电图表现　　　副高：熟悉　正高：掌握

心房颤动的心电图表现为P波消失，代之以形态不同、振幅大小不等、波间无等电位线的F波，频率为350～600次/分；RR间期绝对不齐。若伴有完全性房室传导阻滞，则心室律可能匀齐。

知识点46：心室扑动的心电图表现　　　　　　　　　副高：熟悉　正高：掌握

心室扑动的心电图表现为规则的、振幅相等的连续波形，不能区分出QRS波与ST段和T波。每个扑动波由圆钝的上升段和下降段组成，形态似正弦波，频率为180~250次/分。

知识点47：心室颤动的心电图表现　　　　　　　　　副高：熟悉　正高：掌握

心室颤动的心电图表现为QRS波与T波完全消失，代之以形态不同、大小各异、极不匀齐的颤动波（F波），频率在250~500次/分。

知识点48：逸搏心律的心电图表现　　　　　　　　　副高：熟悉　正高：掌握

当上位节律点出现停搏或节律明显减慢，或者因传导障碍而不能下传时，或者期前收缩后代偿间歇等，低位起搏点发出一个或一串冲动，1~2个者为逸搏，连续3个以上者为逸搏心律。

（1）房性逸搏心律：心电图表现为P波的形态不同于窦性，心房率为50~60次/分，PR间期>0.12秒。

（2）交界性逸搏心律：最常见的逸搏心律，见于窦性停搏以及三度房室传导阻滞等。心电图表现：QRS波形态与窦性下传的QRS波一致；P波位于QRS波前时，PR间期<0.10秒；或在QRS波附近（前、中、后）出现逆行P波，其在Ⅰ、Ⅱ、aVF导联倒置，aVR导联直立，P'R间期<0.12秒，RP间期<0.20秒；QRS频率为40~60次/分，慢而规则。

（3）室性逸搏心律：多见于双结病变或发生在束支水平的三度房室传导阻滞。其QRS波群呈室性波形，频率一般为20~40次/分，可以不规则。

知识点49：反复搏动的心电图表现　　　　　　　　　副高：熟悉　正高：掌握

反复搏动又称反复心律，是指心脏某一心腔激动后，经传导激动对侧心腔，传导过程中发生单次折返，使原激动起源的心腔再次激动，可以分为房性、交界性和室性反复心律。

（1）交界性反复搏动：交界性逸搏或交界性心律时，QRS波后出现逆行P波，RP间期>0.20秒时，P到下一个QRS波（R'）间期常延长，RR'间期一般≤0.50秒。

（2）室性反复搏动：室性宽QRS波后为逆行P波，P波后跟随着室上性窄QRS波（R'），RR'间期比正常窦性心律时的RR间期短。

知识点50：窦房阻滞的心电图表现　　　　　　　　　副高：熟悉　正高：掌握

（1）二度Ⅰ型窦房阻滞：窦性PP间期逐渐缩短，之后出现一个长的PP间期，此后重复该现象。长的PP间期小于基本窦性PP间期的2倍。

（2）二度Ⅱ型窦房阻滞：预期产生的PP间期间歇性脱落，长的PP间期是基本窦性PP间期的倍数。

知识点51：房内阻滞的心电图表现　　　　　　　　副高：熟悉　正高：掌握

房内阻滞的心电图表现为P波增宽≥0.12秒，出现双峰，切迹间距≥0.04秒。结合临床资料与左房肥大相鉴别。

知识点52：房室阻滞的心电图表现　　　　　　　　副高：熟悉　正高：掌握

（1）一度房室阻滞：心电图表现为PR间期延长，成年人PR间期>0.20秒（老年人>0.22秒，14岁以下儿童>0.18秒），或对2次检测结果进行比较，心率没有明显改变而PR间期延长超过0.04秒。

（2）二度房室阻滞：心电图表现为部分P波后QRS波脱漏，可分为两型。①二度Ⅰ型房室阻滞（莫氏Ⅰ型）：P波规律出现，PR间期逐渐延长，RR间期逐渐缩短，直至出现一次QRS波脱漏。漏搏后PR间期缩短，随后又逐渐延长至QRS波脱漏，可周期性反复出现，也称为文氏现象。②二度Ⅱ型房室阻滞（莫氏Ⅱ型）：PR间期恒定（正常或延长），部分P波后无QRS波。连续出现2次或2次以上的QRS波脱漏，称为高度房室传导阻滞。

（3）三度房室阻滞：又称完全性房室阻滞。P波与QRS波无关（PR间期不固定），心房率快于心室率。出现交界性逸搏心律时，QRS波形态正常，频率为40～60次/分；出现室性逸搏心律时，QRS波宽阔畸形，频率20～40次/分。偶有P波下传心室者，称为几乎完全性房室阻滞。心房颤动时，心室率慢而绝对规则，为心房颤动合并三度房室阻滞。

知识点53：束支与分支阻滞的心电图表现　　　　　　副高：熟悉　正高：掌握

（1）右束支阻滞：完全性右束支阻滞为：①QRS波时限≥0.12秒。②V_1、V_2导联QRS波呈rsR′型或M形，Ⅰ、V_5、V_6导联S波增宽而有切迹，其时限≥0.04秒；aVR导联呈QR型，其R波宽而有切迹。③V_1、V_2导联ST段轻度压低，T波倒置；Ⅰ、V_5、V_6导联T波方向一般与终末S波方向相反，仍为直立。不完全性右束支阻滞时形态类似，只是QRS波时限<0.12秒。

（2）左束支阻滞：完全性左束支阻滞为：①QRS波时限≥0.12秒。②Ⅰ、V_5、V_6导联呈宽大R波，R波粗钝有切迹，无小q波及S波，V_1、V_2导联呈宽大而深的QS或rS型（其r波极为低小）。③ST-T方向与QRS波主波方向相反。不完全性左束支阻滞时形态类似，而QRS波时限<0.12秒。左束支阻滞并发心肌梗死时，常掩盖梗死的图形特征而难以诊断。若左胸前导联均呈QS波，Ⅰ、V_6导联出现Q波，V_1、V_2导联出现R波等，均应高度怀疑合并心肌梗死。

（3）左前分支阻滞：最早的间隔和下壁除极向量指向右下方，最大QRS综合向量指向左、后、上方。心电图表现为：①心电轴明显左偏达-90°～-30°。②Ⅱ、Ⅲ、aVF导联呈rS

型，$S_{Ⅲ}>S_{Ⅱ}$，Ⅰ、aVL导联呈qR型，$R_{aVL}>R_Ⅰ$。③QRS波时限<0.12秒。

（4）左后分支阻滞：除极向量方向与左前分支阻滞相反，初始10~20毫秒指向左上；随后最大QRS综合向量指向下、右、后方。心电图表现：①电轴右偏+90°~+180°。②Ⅰ、aVL导联呈rS型，Ⅱ，Ⅲ、aVF导联呈qR型（q波时限<0.025秒），$R_Ⅲ>R_Ⅱ$。③QRS时限<0.12秒。

知识点54：预激综合征的心电图表现　　　　副高：熟悉　正高：掌握

预激综合征是指在正常的房室传导途径之外，心房和心室之间还存在附加的房室传导束（旁路），包括以下几种类型：

（1）WPW综合征：即经典型预激综合征，属显性房室旁路。心电图表现：①PR间期<0.12秒。②QRS波增宽，时限≥0.12秒。③QRS波起始部有预激波（δ波）。④PJ间期一般正常（≤0.27秒）。⑤继发性ST-T改变。大致分为两型：A型（左侧旁路），$V_{1~6}$导联预激波和QRS波均直立，Ⅰ导联和aVL导联预激波为负向；B型（右侧旁路），$V_{1~3}$导联QRS波以负向为主，$V_{4~6}$导联预激波和QRS波均直立。

（2）短PR综合征的心电图表现：①PR间期<0.12秒。②QRS波时限正常（伴右束支阻滞或室内传导阻滞例外）。③QRS波起始部无预激波。

（3）Mahaim型预激综合征的心电图表现：①PR间期正常或延长。②QRS波时限延长，呈类完全性左束支阻滞图形。③QRS起始部有预激波（δ波）。④可伴继发性ST-T改变。⑤心动过速时，QRS波表现为类左束支阻滞的宽大畸形，V_1导联呈rS型。

知识点55：心室按需起搏的心电图表现　　　　副高：熟悉　正高：掌握

心室按需起搏（VVI）是指心室单腔起搏、单腔感知、感知自身信号后的反应是抑制心室起搏脉冲的发放。心室起搏的心电图表现为在钉样起搏信号后紧跟着一个起搏脉冲引发宽大畸形的QRS波（>0.12秒），T波方向与QRS波主波方向相反。右室心尖部起搏产生类左束支阻滞QRS波，Ⅱ、Ⅲ、aVF导联的主波向下，心电轴左偏。右室流出道起搏产生类左束支阻滞QRS波，Ⅱ、Ⅲ、aVF导联的主波向上，心电轴正常或右偏。若一部分心室肌被自身节律控制，另一部分被起搏节律所激动，则形成真性室性融合波。QRS波形态介于完全心室起搏和窦性激动下传的QRS波形态之间。假性室性融合波的心电图表现为QRS波为窦性激动自身下传的形态正常的QRS波，心室起搏无效，起搏信号叠加在QRS波中。

知识点56：心房按需起搏的心电图表现　　　　副高：熟悉　正高：掌握

心房按需起搏（AAI）是指心房单腔起搏、单腔感知、感知自身信号后的反应是抑制心房起搏脉冲的发放。右心房起搏最常见的部位是右心耳。心电图表现为钉样起搏信号后紧跟着心房除极波（P波），起搏的P′波形态不同于窦性P波。自身心律与起搏节律发生干扰时，可产生房性融合波。

知识点 57：单腔起搏器工作异常的心电图改变　　　　副高：熟悉　正高：掌握

（1）感知异常：分为感知不良和感知过度。起搏器的感知器对自主的P波或QRS波不能感知，仍按自身的基础起搏周期发放的起搏脉冲，称为感知不良或感知低下。起搏器对肌电干扰或远场电位发生感知，称为感知过度，心电图表现为起搏暂停或起搏间期延长。

（2）起搏功能障碍：心电图表现为起搏间期长于基础起搏间期或逸搏间期，起搏信号后无相应的P′波（AAI）或QRS波（VVI）。

知识点 58：DDD起搏的心电图表现　　　　　　　　副高：熟悉　正高：掌握

DDD起搏具有心房、心室的起搏功能和心房、心室的感知功能，还具有房室之间类房室结样的传导功能。DDD起搏心电图可表现为4种图形。

（1）心房心室顺序起搏：在一个心动周期内前后有两个钉样信号，第一个钉样信号后是起搏心房的P′波，第二个钉样信号后为起搏心室的宽大畸形QRS波，两个钉样信号之间是AV间期（相当于PR间期），AV间期可根据临床需要进行调整。

（2）心房感知、心室起搏：类似于VAT起搏。表现为：在自身P波（窦性或房性）后的一段时间（AV间期）后，跟随一个钉样起搏信号和一个起搏脉冲引发的宽大畸形的QRS波（>0.12s），T波方向与QRS波主波方向相反。

（3）心房起搏、心室感知：心电图表现类似AAI。

（4）心房心室均为感知：心电图中无起搏脉冲的钉样信号，P波及QRS波均为自身激动图形。

知识点 59：DDI起搏的心电图表现　　　　　　　　副高：熟悉　正高：掌握

DDI起搏为房室顺序起搏，心房感知仅抑制心房起搏脉冲的发放而不触发心室起搏，直至心室间期达到下限频率间期时才发放心室起搏脉冲。

知识点 60：双腔起搏器工作异常的心电图表现　　　副高：熟悉　正高：掌握

（1）感知异常：①心房感知低下：自身心房波后出现心房起搏脉冲，QRS波可以是自身下传或起搏的。②心房感知过度：呈VAT模式工作，心室起搏脉冲前无心房波，有时可见肌电干扰。③心室感知低下：自身的QRS波后出现心室起搏的脉冲信号。④心室感知过度：心房、心室起搏脉冲均被抑制，导致起搏频率变慢甚至出现长间歇。

（2）起搏异常：分为心房起搏不良和心室起搏不良，表现为起搏脉冲信号无相应的起搏夺获的P′波或QRS波。

（3）起搏器介导性心动过速：①有明确的诱发原因（房早、肌电位干扰等）。②VAT起搏模式。③心动过速频率匀齐，心动过速频率等于上限频率，心动过速时经起搏器房室1∶1

传导。④心动过速有突发突止的特点。

第三节　运动试验

知识点1：运动试验的概念　　　　　　　　副高：熟悉　正高：掌握

运动试验即心电图运动负荷试验（ECG exercise test），是指通过一定负荷量的生理运动，增加心肌耗氧量，诱发心肌缺血，了解受试者冠状动脉病变情况的试验。由于其方法简便实用、无创伤、比较安全，是目前临床对可疑或已知冠心病进行检测及评估的最常用、最有价值的无创性诊断技术。

知识点2：运动试验的生理和病理基础　　　　副高：熟悉　正高：掌握

生理情况下，运动时为满足肌肉组织需氧量的增加，心率相应加快，心排血量相应增加，必然伴随心肌耗氧量增加，冠状动脉血流量增加。当冠状动脉发生病变而狭窄到一定程度时，患者在静息状态下可以不发生心肌缺血，但当运动负荷增加伴随心肌耗氧量增加时，冠状动脉血流量不能相应增加，即引起心肌缺氧，心电图可出现异常改变。心肌耗氧量与心率快慢、心室大小、室壁张力、室内压力增加速度及心室射血时间有关。在临床上，一般以心率或心率与收缩期血压的乘积来反映心肌耗氧量情况。

知识点3：运动试验的临床应用　　　　　　　副高：熟悉　正高：掌握

（1）用于诊断目的：①帮助诊断不明原因的胸痛。②早期检出高危患者中的隐性冠心病。③了解各种和运动有关的症状（晕厥、心悸、胸闷等）的原因。④了解运动引起的心律失常。⑤了解多支冠状动脉病变中的受累血管。⑥对从事特殊职业（如飞行员）人群的体检及筛选。

（2）用于评估目的：①评估冠心病的预后。②评估冠心病药物及PCI术后的疗效。③评估冠状动脉旁路移植术后的疗效。④评估冠心病缺血阈值、冠脉储备及心功能状况。⑤评估抗心律失常药物的疗效。

（3）用于康复治疗目的：指导心肌梗死后及其他心血管患者体力活动及日常活动的负荷量或康复锻炼运动量。

知识点4：运动试验的适应证　　　　　　　　副高：熟悉　正高：掌握

①对不典型胸痛或可疑冠心病患者进行诊断和鉴别诊断。②评估冠心病患者的心脏负荷能力。③评价冠心病的药物治疗、介入治疗效果。④进行冠心病易患人群流行病学调查筛选试验。

心电图显示有预激图形、左束支阻滞、起搏心律的患者不适宜采用该项检查。

知识点5：运动试验的绝对禁忌证　　　　　　　　　　副高：熟悉　正高：掌握

①急性心肌梗死或心肌梗死合并室壁瘤。②高危不稳定型心绞痛（5天内反复发作）。③未控制的、伴有症状或血流动力学障碍的心律失常。④未控制的有症状的心力衰竭。⑤有症状的严重主动脉狭窄。⑥急性肺栓塞或肺梗死。⑦急性心肌炎或心包炎。⑧急性主动脉夹层分离。⑨任何急性或严重疾病，或运动引起加重的非心源性疾病（如多种感染性疾病、肾功能不全、甲状腺功能亢进症等）。⑩患者拒绝或运动能力障碍者。

知识点6：运动试验的相对禁忌证　　　　　　　　　　副高：熟悉　正高：掌握

①左冠状动脉主干狭窄。②中、重度狭窄的瓣膜性心脏病。③电解质异常。④严重的高血压（SBP＞200mmHg和/或DBP＞110mmHg）或显著低血压。⑤肥厚型心肌病或其他原因的心室流出道梗阻。⑥快速性或缓慢性心律失常。⑦高度房室传导阻滞。⑧严重贫血。⑨精神或身体异常不能充分进行运动。⑩年老（＞70岁）或体弱难以胜任运动负荷者。

知识点7：运动终止的绝对指征　　　　　　　　　　　副高：熟悉　正高：掌握

①受试者要求。②出现典型心绞痛。③急性心肌梗死。④ST段水平型或下斜型压低≥0.2mV。⑤无病理性Q波导联ST段抬高≥0.1mV（V_1及aVR除外）。⑥运动负荷增加出现血压及心率降低，收缩压较基础血压下降超过10mmHg，并伴有其他心肌缺血的征象。⑦严重的心律失常：室性心动过速、心室扑动或心室颤动。⑧明显的症状和体征：极度体力衰竭、发绀、面色苍白、皮肤湿冷、共济失调、头晕、视物模糊、黑矇、缺血性跛行等。

知识点8：运动终止的相对指征　　　　　　　　　　　副高：熟悉　正高：掌握

①运动负荷增加，收缩压较基础血压下降超过10mmHg，不伴有其他心肌缺血的征象。②显著的高血压：SBP＞220mmHg和/或DBP＞110mmHg。③频发的室性期前收缩：多源或成对。④阵发性室上性心律失常。⑤出现心室内传导阻滞。⑥胸痛增加。

知识点9：运动负荷量的确定和运动方案的选择　　　　副高：熟悉　正高：掌握

应根据患者的年龄和病情设定运动负荷量。运动负荷量分为两档：①极量负荷量：是指心率达到人体的生理极限的负荷量。这种极限运动量一般多采用统计所得的各年龄组的预计最大心率为指标。最大心率的粗略计算法为：220-年龄数。②亚极量负荷量：是指心率达到85%～90%最大心率的负荷量，在临床上大多采用亚极量负荷试验；60岁以下受检者一般常规选择经典的Bruce运动方案。对年龄较大者或心功能不全者选用Bruce修订方案。

经典的Bruce运动方案

级别	时间（分）	速度（km/h）	坡度（°）
1	3	2.7	10
2	3	4.0	12
3	3	5.4	14
4	3	6.7	16
5	3	8.0	18
6	3	8.8	20
7	3	9.6	22

Bruce修订方案

级别	时间（分）	速度（km/h）	坡度（°）
1	3	2.7	0
2	3	2.7	5
3	3	2.7	10
4	3	4.0	12
5	3	5.4	14
6	3	6.7	16
7	3	8.0	18

知识点10：踏车运动试验　　　　　　　　　　　副高：熟悉　正高：掌握

受试者在装有功率计的踏车上做踏车运动，以速度和阻力调节负荷大小，负荷量分级依次递增。负荷量以（kg·m）/min计算，每级运动3分钟。男性由（300kg·m）/min开始，每级递增（300kg·m）/min；女性由（200kg·m）/min开始，每级递增（200kg·m）/min，直至心率达到受检者的预期心率。运动前、中、后多次进行心电图记录，逐次分析做出判断。

知识点11：平板运动试验　　　　　　　　　　　副高：熟悉　正高：掌握

平板运动试验是目前应用最广泛的运动试验方法，是引起心肌耗氧量最高的运动方式。让受试者在自动调节坡度及速度的活动平板上行走，直至达到受试者的预期心率，记录运动前、中、后的心电图变化和血压，根据运动量、临床症状、血流动力学改变做出判断，并依据受试者条件选择运动方案。

知识点12：运动试验前基本操作流程和要求　　　副高：熟悉　正高：掌握

①询问病史，必要时进行体格检查，查阅常规心电图和各种临床检查资料，复核适应证及禁忌证。②应在用餐2小时后进行，并禁浓茶及烟酒。近2周内患感冒或其他感染者不宜行运动负荷试验。③尽可能停用利尿药、抗抑郁药、雌激素类药物。病情允许者需停用β受体阻滞剂、钙离子通道阻滞药、硝酸酯类药物至少48小时，洋地黄类药物至少1周。但对已知冠心病患者为了解治疗效果及判断预后，则不宜停用抗心绞痛药物。④向受试者介绍检查的目的、步骤，以取得患者的配合。⑤准备好心肺复苏设备及急救药品，防止意外情况发生。高危患者应有心内科医师监护。⑥记录运动前心电图和血压。

知识点13：运动试验中基本操作流程和要求　　　副高：熟悉　正高：掌握

①连续监测心电图，每分钟记录1次，血压每2分钟记录1次。②密切观察受试者情况，如呼吸、神态、面色、步态等。③嘱受试者及时告知不适症状，如胸痛、头晕、疲乏等，以便立即终止运动，防止发生意外。

知识点14：运动试验后基本操作流程和要求　　　副高：熟悉　正高：掌握

①继续连续监测心电图，每分钟记录1次，至少6分钟，血压每2分钟记录1次，至少观察6～10分钟。②出现心绞痛、ST缺血性改变、血压改变等阳性指征时，应给予相应处理，直至临床情况和心电图、血压恢复运动前状态。必要时应转入监护室做进一步观察及处理。

知识点15：运动试验阳性标准　　　副高：熟悉　正高：掌握

①运动中或运动后以R波为主的导联J点后80毫秒处ST段水平型或下斜型压低较运动前增加≥0.1mV，持续时间>1分钟。②运动中或运动后ST段弓背向上型抬高≥0.1mV。③出现典型心绞痛。

知识点16：运动试验可疑阳性标准　　　副高：熟悉　正高：掌握

①运动中或运动后以R波为主的导联J点后80毫秒处ST段水平型或下斜型压低较运动前增加0.05～0.1mV，持续时间≥1分钟。②运动中或运动后以R波为主的导联，ST段上斜型压低在J点后60毫秒处≥0.15mV或ST段斜率<1mV/s（25mm/s走纸速度），持续≥1分钟。③U波倒置。④出现严重的心律失常，如室性心动过速、房室传导阻滞、窦房阻滞、束支传导阻滞等。⑤T波变为倒置或双向。⑥运动中收缩压较运动前或前一级运动时下降≥10mmHg。

知识点17：引起运动试验假阳性的原因　　　副高：熟悉　正高：掌握

①药物：洋地黄类、排钾利尿药、降压药、镇静药、雌激素。②心脏病变：心肌病、心包炎、二尖瓣脱垂、主动脉瓣严重狭窄、心肌桥。③心电图原有异常：心室肥厚、左束支传导阻滞、预激综合征、非特异性ST段异常。④其他：低血钾、过度换气、漏斗胸、饱餐、重度贫血。

知识点18：引起运动试验假阴性的原因　　　副高：熟悉　正高：掌握

①药物：普萘洛尔、硝酸甘油及其他抗心绞痛药、奎尼丁、普卡胺、吩噻嗪。②心脏病变：单支冠脉病变、陈旧性心肌梗死等。③心电图原有异常：左前分支阻滞、电轴左偏。④其他：因非心肌缺血所致症状提前终止运动。

知识点19：运动试验结果判定的其他参考指标　　　副高：熟悉　正高：掌握

（1）ST/HR斜率和ST/HR指数：综合多数研究结果认为在无症状人群中对心血管危险因素的预测价值优于常规ST标准。

（2）心脏变时性功能：研究表明变时性功能不全与心肌缺血、冠心病之间相关，是冠心病患者预后判断指标。存在心脏变时性功能不全的冠心病患者发生急性冠状动脉综合征的风险明显提高。

知识点20：运动试验对几种冠心病的应用　　　副高：熟悉　正高：掌握

（1）心肌梗死后：可分为两个阶段进行，急性期（心肌梗死后7～10天）和恢复期（心肌梗死后3～6周）。心肌梗死后运动试验最大心率≥120次/分（或70%的极量运动心率值），若用β受体阻滞剂者心率≥110次/分即可终止运动。

（2）经皮冠状动脉成形术（PTCA）后：运动试验可用于确定PTCA后血管再通情况，现已作为PTCA术前、术后的常规检查项目。一般在PTCA后1～2周进行。

（3）冠脉旁路移植术（CAS）后：运动试验可用于确定CAS后血管再通情况，一般在CAS后4～5周进行。

第四节　24小时动态心电图

知识点1：动态心电图的概念及特点　　　副高：熟悉　正高：掌握

动态心电图（AECG）又称Holter检测，是指连续记录24小时或更长时间的心电图，是临床上广泛应用的无创心血管疾病检测方法之一。AECG的最大特点是通过分析连续、长时间、全信息的心电记录，可获得多种心电数据，为临床诊治和科学研究服务。

动态心电图与常规心电图相比，有以下优势：①记录时间长，弥补了常规心电图因记录时间短而难以捕捉异常心电信息的不足。②动态观察日常生活状态下的心电图变化，更能真实反映患者的症状与心脏的关系。

知识点2：动态心电图系统的基本构成　　　　　　副高：熟悉　正高：掌握

动态心电图系统包括记录器、电极、导联线和回放分析系统。记录器是核心部分，是通过导联线与受检者相连的、随身携带的心电信息采集和存储设备。随着电子学和计算机技术的进步，记录器的记录介质从盒式磁带发展为电子硬盘、闪存卡和电子优盘。由于闪存卡存储器的体积小，耗电低，具有记忆功能，克服了断电后数据丢失的缺点，成为目前临床上普遍应用的记录器。业内人士认为电子优盘存储器是今后发展的方向。回放分析系统采用性能良好的计算机或心电工作站通过专用的动态心电图分析软件浏览分析所记录的心电图形。

知识点3：动态心电图的导联系统　　　　　　　　副高：熟悉　正高：掌握

（1）双极导联：目前在国内普遍应用的是模拟常规导联的双极导联，常用模拟导联的解剖定位见下表，最常用的是同步记录CM_1、CM_5和M_{aVF} 3个导联：①CM_1导联P波清晰，利于识别室上性心律失常或伴室内差异性传导及室性心律失常。②CM_5导联对QRS波群和ST段变化，尤其ST段压低较敏感。对心室激动起源或传导异常的观察较好。③M_{aVF}导联反映下壁心肌缺血。

（2）Mason-Linkar导联：同步记录12导联的动态心电图在临床应用中逐渐增加。为连续记录患者日常活动时的心电图，10个记录电极集中在前胸，将常规体表心电图记录电极中的3个肢体电极和接地电极移至躯干部与肢体连接部位，称为Mason-Linkar导联。12导联同步Holter可以对心肌缺血进行定位诊断，如急性下壁、前间壁、前壁、前侧壁、高侧壁、广泛前壁及心尖部心肌缺血。根据缺血的部位大致判断病变血管。并对心律失常进行定位诊断，有利于射频消融术和临床意义的评估。

动态心电图双极导联位置

导　联	正　极	负　极
模拟V_1（CM1）	右第4肋间胸骨旁2.5cm处	右锁骨下窝中1/3处
模拟V_2（CM2）	左第4肋间胸骨旁2.5cm处	右锁骨下窝中1/3处
模拟V_5（CM5）	左第5肋间腋前线	左锁骨下窝中1/3处
模拟aVF（MaVF）	庄腋前线肋缘	左锁骨下窝内1/3处

注：无干电极在右锁骨下窝外1/3处，或右胸第5肋间腋前线或胸骨下段中部

知识点4：动态心电图的适用范围　　　　　副高：熟悉　正高：掌握

①判断临床症状与心脏电活动的关系，如心悸、胸痛、晕厥等症状是否与心脏相关。②对患者的心律失常进行定量分析及危险评估。③心肌缺血的诊断和评估，特别是发现无症状性心肌缺血的重要手段。④协助诊断冠心病，鉴别冠心病心绞痛类型，尤其对变异型心绞痛的判断有重要价值。⑤心肌梗死及其他心脏病的预后评估。⑥评定窦房结功能。⑦评定起搏器功能。⑧评价抗心律失常和抗心肌缺血药物的疗效。⑨预测各类型心脏疾病可能出现的恶性心律失常。⑩医学科学研究和流行病学调查。

知识点5：动态心电图的分析技术　　　　　副高：熟悉　正高：掌握

（1）栅状图：是指动态瞬时变化的RR间期的趋势图。分析系统用一条线段的长度来表示每个心动周期的RR间期，并画出RR间期的趋势图，该趋势图以前瞻式扫描心搏的方式作不断的瞬时更新。栅状图是医师监视分析结果和进行人机对话的分析工具，可以帮助医师完成诊断心房颤动、传导阻滞、预激综合征、逸搏等分析软件不能自动完成的分析功能，是进行各种复杂心律失常分析的重要手段之一。

（2）动态波形叠加图：是指动态显示QRS波的瞬时变化轨迹，以方便操作医师随时停止扫描并对其进行修正。现在主要用于分析ST-T形态及位移。

（3）趋势图：是指软件对24小时数据分析后的各种指标进行统计总结，集中的显示各项分析指标的变化轨迹的图形。常用的有心率趋势图、RR间期趋势图、ST段趋势图、室上性心律和室性心律异常事件趋势图等。

（4）全览图：是记录的所有动态心电图波形的总浏览，具有对每一个单一的心搏和某一时段的动态心电图进行编辑和修改的功能。

（5）心搏模板：是指用来代表一类形态相似的QRS波形态的QRS波。有的分析软件设计了Demix分析功能，将所有心搏的QRS波叠加在一个模板中，根据叠加的波形利用模板功能可以分解成多个模板，然后由操作人员根据实践经验通过灵活的人机对话功能进行修正。

（6）直方图：是软件对24小时数据分析后以直方图集中显示各项心律失常事件分类的统计结果。常用的直方图有心率直方图、RR间期直方图、NN间期（指窦性心搏RR间期）直方图、NS间期直方图、NV间期直方图、NN间期比例直方图和NN间期延迟直方图等。

（7）心率变异性：正常情况下，心脏节律会随机体状况和昼夜时间而改变，这种心率的规则性变化称为心率变异性（HRV）。HRV包括时域和频域分析的各类数值和图谱（心趋势图、RR间期直方图和Lorenz散点图等）。

（8）心房颤动总负荷：是指患者发生的所有阵发性心房颤动持续的总时间占记录时间的百分比。

（9）心率震荡：指正常人在发生室性期前收缩（室早）后窦性心率先加速，后减速的双相式变化，这种现象称为窦性心率震荡（HRT），是自主神经对单发室早后出现的快速调节反应。它反映了窦房结的双向变时功能。震荡初始（TO）是指室早后窦性心率加速的总和，即室性早搏之后的窦性心率和室早之前的心率之差的百分数。震荡斜率（TS）是定量分析室早后是否存在窦性心率减速现象。正常参考值：TO＜0；TS＞2.5ms/RR。TO≥0和/或TS≤2.5ms/RR为异常；心肌梗死后猝死高危患者常存在室早后窦律震荡现象较弱或消失。

（10）微伏级T波电交替：最初只能应用在运动负荷试验中检测，目前采用时域分析原理检测微伏级T波电交替（TWA）的新算法——移动平均修正技术已成功地应用于动态心电图分析系统中进行T波电交替的检测。TWA是心律失常危险性的有力预测因子，阳性者有潜在的室性心律失常危险，阴性者危险低。

知识点6：心律失常的诊断和评价标准　　　　　　副高：熟悉　正高：掌握

（1）窦性心律的评价：一般情况24小时的窦性心搏总数在10万次左右，＞14万次为持续性窦性心动过速。若24小时内窦性心搏总数≤8万次、平均窦性心率≤50次/分、最快窦性心率≤90次/分、最慢窦性心率≤40次/分（持续1分钟），或者出现二度Ⅱ型窦房阻滞、窦性停搏＞3.0s，短阵房颤、房扑或室上速发作停止时窦性搏动恢复时间＞2s，提示窦房结功能不全。

（2）室性心律失常评价：正常人室性期前收缩≤100次/24小时（＜1‰），或5次/小时，超过此数说明心脏电活动异常，是否属病理性应结合临床资料判断。室性期前收缩达到Lown法分级3级及以上，对室性期前收缩、多形性室性期前收缩、短阵室性心动过速、多形性室性心动过速、持续性室性心动过速多有病理意义。

（3）室性心律失常药物疗效评价：即患者治疗前后自身对照。达到以下标准才能判定治疗有效：①室性期前收缩减少≥70%。②成对室性期前收缩减少≥80%。③短阵室性心动过速消失≥90%，15次以上室性心动过速及运动时≥5次的室性心动过速完全消失。

知识点7：心肌缺血的诊断及评价标准　　　　　　副高：熟悉　正高：掌握

ST段呈水平或下斜型压低≥1.0mV（1.0mm），持续≥1.0分钟，2次发作间隔时间≥5.0分钟。正常心率ST段下移测量点为J点后80毫秒，当心率＞120次/分钟时将自动变为J点后50ms。因为心率对ST段变化会产生影响，可用ST/HR比值消除心率影响，ST/HR比值≥1.2μV/min为异常（1mm＝100μV）。

为了定量评估心肌缺血，提出了心肌缺血总负荷的概念，指冠心病患者24小时内发生的ST段下降幅度和总时间的乘积，包括所有的有症状和无症状性的心肌缺血发作。目前认为心肌缺血总负荷值≥60mm/min的冠心病患者预后比＜60mm/min者差。

知识点8：心率变异性分析　　　　　　　　　　　副高：熟悉　正高：掌握

（1）时域分析指标：①SDNN（NN间期标准差）：是指检测时间内全部NN间期的标准差，正常值为141±39毫秒，SDNN＜100毫秒为心率变异性轻度降低，SDNN＜50毫秒为明显降低。②SDANN（NN平均值的标准差）：指每5分钟内NN间期平均值的标准差，正常值127±35毫秒。③r-MSSD：指相邻NN间期差值的均方根，正常值27±12毫秒。④心率变异性三角指数：指NN间期的总心搏数除以NN间期直方图（以1/128秒即7.8125毫秒为间隔绘制）最高点的心搏数，<20为降低，<15为明显降低。

（2）频域分析指标：目前将心率变异功率谱的频段确定为4个。①超低频（ULF）功率：频段≤0.003Hz。②极低频功率（VLF）：频段0.003~0.04Hz。③低频功率（LF）：频段0.04~0.15Hz。④高频功率（LF）：频段0.15~0.4Hz。

高频功率与迷走神经传出活动有关，受呼吸活动影响。低频功率与血管的压力感受性反射作用有关，是由交感神经和迷走神经共同介导的心率波动形成。极低频和超低频的生理学意义尚不清楚。心率变异性频谱分析中所得到各种频谱分量并不直接表示自主神经系统张力的大小，而只是说明自主神经系统对心率的调控作用的大小。心率变异性降低时，各频段功率均下降，低频中心频率左移。自主神经系统对心率的调节机制在24h内并不是稳定的，因此应用中不推荐使用长程的频谱分析方法。

动态心电图的主要价值是用以发现并记录在常规心电图短暂检查时不易发现的以及日常活动时发生的心电图改变，为临床诊断和治疗提供重要依据。可用于评价与心律失常有关的症状、诊断和评价心肌缺血（特别是发现冠心病患者无痛性心缺血的最重要手段）、评价心脏病患者的日常生活能力和预后、评定起搏器和ICD功能等。但体位变化也可能引起间断出现的ST-T改变，而干扰和记录器的故障可能产生伪差，这些都是在分析Holter记录时要注意的问题。

第五节 24小时动态血压监测

知识点1：动态血压的诊断标准　　　　　副高：熟悉　正高：掌握

（1）正常值：目前中国高血压指南推荐如下正常值标准：24小时动态血压均值<130/80mmHg，白昼均值<135/85mmHg，夜间均值<125/75mmHg，夜间血压下降率>15%。

（2）血压负荷：血压负荷是指收缩压或舒张压的读数大于正常值的次数占总测量次数的百分比。血压负荷较动态血压的平均值与心血管死亡率更密切相关，更能精确地预测心血管事件。收缩压或舒张压负荷程度>30%时，可有显著的心室舒张功能降低。24小时血压负荷与左室重量指数呈正相关，与左室充盈率呈负相关，收缩压及舒张压负荷>40%是预测左室功能不全的指征。血压负荷为诊断高血压病及预测其靶器官受累程度提供了有用的信息，对指导临床高血压治疗具有重要意义。

（3）其他：24小时血压趋势图和夜间血压下降百分率等也作为判断血压水平和节律的指标。

知识点2：动态血压监测的适用范围　　　　　副高：熟悉　正高：掌握

动态血压监测（ABPM）适用于：①可疑白大衣性高血压。②难治性高血压。③在诊室出现收缩期高血压的老年人及妊娠妇女。④低血压状态。⑤发作性高血压。⑥直立性低血压及疑似自主神经功能不良的患者。⑦查体发现有左室肥厚、微量白蛋白尿及脑卒中，但诊室血压相对正常的患者。

知识点3：健康人的血压波动规律　　　　　　　　副高：熟悉　正高：掌握

健康人血压波动呈"长柄勺"型，凌晨2：00～3：00时处于血压低谷，清晨起床后血压急剧上升，在8：00～9：00时达第一峰值，下午17：00～18：00时可略高些，此为第二峰值，从18：00时开始缓慢下降，呈双峰一谷。收缩压波动范围大于舒张压，日间血压波动范围大于夜间。

知识点4：高血压和其他患者的血压波动规律　　　　副高：熟悉　正高：掌握

大多数轻、中度高血压患者，血压昼夜波动曲线与健康人相类似，但总的水平较高，波动幅度较大。24小时内的血压波动度平均为30/15～20mmHg。继发性高血压患者24小时血压的变化小于原发性高血压患者。嗜铬细胞瘤患者的夜间血压反而升高，与原发性高血压的昼夜节律差异最大。肾性高血压患者的血压昼夜节律明显减弱，收缩压和舒张压的夜间下降值明显小于原发性高血压患者。

知识点5：血压变异性的类型及意义　　　　　　　　副高：熟悉　正高：掌握

血压变异性即血压波动性，是个体在单位时间内血压波动的程度，反映了血压随心血管的反应性、昼夜节律、行为及心理变化的程度。一般分为3种类型：瞬时变异（几秒钟到几分钟）、长时变异（24小时内）、季节变异。瞬时变异大多由呼吸变化、脑力和体力活动引起；长时变异主要受睡眠和日常活动的影响，但也有中枢作用、神经反射、机械活动以及内分泌激素，如儿茶酚胺、血管升压素等因素参与。高血压患者阻力小动脉的结构重塑，壁/腔比值增加，造成血管收缩反应性增强。另外，机体压力反射敏感性下降也可导致血压变异性增大。血压升高对心血管的不良影响在一定程度上由血压变异的大小决定，但这种血压变异非短时性，而是长时性的，长时血压变异比短时血压变异能更好地代表整体血压变异，与靶器官损害程度有关。长时血压变异即24小时动态血压均值的标准差。血压急骤升高可引起心肌梗死、猝死、脑卒中和短暂性心肌缺血发生率明显上升。血压波动大的高血压病患者，其靶器官损害的发生率与严重程度均明显升高。血压变异性对于判断高血压病患者靶器官损害情况及预后有一定参考价值。

知识点6：诊断特殊类型高血压　　　　　　　　　　副高：熟悉　正高：掌握

据粗略估计，单纯的诊室血压测量不能识别出隐性高血压患者［诊室血压正常（BP＜140/90mmHg），而动态血压显示白天血压增高（BP＞135/85mmHg）］及"白大衣"高血压患者［诊室血压增高（BP≥140/90mmHg），而动态血压正常（白天BP＜135/85mmHg）］。而动态血压监测是诊断白大衣高血压和隐性高血压的理想手段。

知识点 7：左室肥厚的动态血压监测　　　　　**副高：熟悉　正高：掌握**

动态血压较诊室血压与左室心肌质量指数（LVMI）的相关性更强。夜间的平均动态血压值较日均动态血压值与左室心肌质量指数有更高的相关性。左室心肌质量指数与动态收缩压水平呈显著正相关，与夜间血压下降率呈显著负相关。血压昼夜节律消失者的左室壁肥厚发生率增高。左室心肌质量指数与夜间血压正相关，提示夜间血压持续升高和变异节律消失使心血管系统更长时间地处于过重负荷状态，易导致和加重左室肥厚。

知识点 8：脑卒中的动态血压监测　　　　　　**副高：熟悉　正高：掌握**

昼夜节律消失的高血压病患者有较大可能发生脑卒中损害。动态血压昼夜节律消失的高血压病患者 24 小时血压处于较高水平，特别是夜间血压也呈持续增高水平，由于脑血管长时间处于高负荷压力下，血管的舒缩作用减弱，势必造成器官受损，脑血管意外事件发生增多。夜间血压水平与心脑血管并发症的关系可能比白昼或总的血压水平更为密切，较低的夜间血压对脑血管有保护作用。在老年高血压病患者和老年健康人中，无症状的脑腔隙性梗死和脑室周围的白质损害的发生与动态血压的相关程度较偶测血压高，夜间平均血压较日均动态血压与腔隙性梗死和脑室周围的白质损害的相关系数大。纵向随访研究显示，24 小时动态血压均值较偶测血压值低 10mmHg 以上者要比低 10mmHg 以下者有较低的心脑血管死亡率和病残率。另外，血压昼夜节律的存在也取决于组织器官是否灌注良好，有学者认为器官缺血，尤其是脑缺血可能激活维持器官血流量的心血管调节机制，抑制夜间血压下降。

知识点 9：急性心肌梗死和心脏性猝死的动态血压监测　　**副高：熟悉　正高：掌握**

临床和流行病学均显示，急性心肌梗死（AMI）和心脏性猝死更多发生于上午 6：00～12：00，即起床后数小时。AM1 和心脏性猝死可由冠脉内血栓形成或急性心肌缺血所致，发病时间相对集中的原因可能：①正常人的血小板聚集率最高值发生在上午 6：00～9：00 时，这可解释此时间内较多发生心脏急性事件。但当醒来后不起床活动，此种现象不再发生。②急性冠状动脉闭塞可能是动脉粥样硬化斑块破裂和继发血栓形成的后果。血压早晨升高，同时血中去甲肾上腺素、皮质醇浓度增高，循环中组织型血浆素原激活物活性降低，使冠脉收缩、斑块破裂，冠状动脉内血栓形成，使心肌供血急剧减少。③高血压患者清晨交感神经活性和血管张力增强，可导致心肌氧供需失衡，引起缺血。昼夜节律消失的患者较易出现心肌缺血。应用 24 小时动态血压监测可更好地了解血压昼夜节律和变异性，预测高血压和冠心病患者的预后。

知识点 10：计算降压谷峰比的方法　　　　　　**副高：熟悉　正高：掌握**

峰值计算方法主要有：①在服药后第 2～8 小时内计算峰值。取服药后第 2～8 小时均值中的最大降低值，或（最大降低值+相邻的 1 个较大降低值）/2 或（最大降低值+相邻的 3 个较大降低值)/4或6小时的血压降低均值。②将24小时分为12个2小时时段，计算每一时段的血压降低均值，取最大降低值。③将24小时分为8个3小时时段，计算每一时段的血压降低均值，取最大降低值。谷值的计算分别有计算服药间隔末1、2、3或4个小时的血压降低均值作为谷值。

知识点11：动态血压测量的优点	副高：熟悉　正高：掌握

①动态血压可以获得较多的血压信息、无测量者偏差、无"白大衣"效应、重复性高、准确性好，有助于对影响血压波动的因素及机制的研究，并且能更为准确可靠地确诊高血压和判断药物疗效。②安慰剂只降低诊所血压，而不降低动脉内测得的动态血压及无创性测量的动态血压，应用动态血压评价抗高血压药物疗效可省去安慰剂对照。③动态血压监测可使患者生活在完全熟悉的环境中，避免了环境紧张因素造成的血压升高。④每15～30分钟测定的24小时血压平均值与动脉内直接测压数据有很好的相关性。⑤动态血压监测可避免对高血压患者的治疗过度。治疗过度导致血压过低会加重心、脑、肾靶器官缺血损害，引起不良后果。⑥24小时动态血压对疗效的判断更全面、详细、可靠。动态血压监测反映的血压水平、昼夜节律状况与心、脑、肾靶器官损害程度之间有较好的相关性。在同等水平诊所血压和同等程度靶器官损害者中，较高动态血压水平和血压昼夜节律消失者更易发生并发症。目前认为，评估血压升高的程度与波动状况要比单纯诊断高血压更为重要。动态血压监测可正确评价治疗过程中休息、活动状态下昼夜节律及药物作用的持续时间。动态血压监测能测定降压药物的降压谷峰比值，可根据血压高峰，低谷的发生时间，选择作用时间长短不一的降压药物，做到个体化选择用药，更有效地控制血压，减少药物的不良反应。

知识点12：动态血压监测存在的局限性	副高：熟悉　正高：掌握

①间断性测压不能获得全部24小时的血压波动资料，无法取得短时间内血压波动的信息。②剧烈活动或运动会导致较大的血压误差。③动态血压监测过程中的仪器噪声虽已得到显著改善，但对患者的日常生活，尤其是夜间睡眠仍有影响，从而影响到血压水平。④动态血压监测的参数分析尚未建立合理、科学的解释标准，动态血压监测的降压疗效标准和提供预后的参数指标均有待建立。

知识点13：进行自测血压的指征	副高：熟悉　正高：掌握

欧洲高血压学会建议在下列情况下进行自测血压：可疑白大衣高血压、可疑隐性高血压、抗高血压治疗指导、老年高血压、妊娠、糖尿病与难治性高血压。

第四章 心血管疾病的创伤性诊断和治疗技术

第一节 冠状动脉造影

知识点1：选择性冠状动脉造影的概念　　　　副高：掌握　正高：熟练掌握

选择性冠状动脉造影术是用特制的心导管经外周动脉逆行插管至主动脉根部的冠状动脉口，将造影剂注射入冠状动脉内以显示冠状动脉的形态及血流情况，来判断有无冠状动脉形态及功能异常的一种左心导管技术，临床应用较广，是目前诊断冠状动脉粥样硬化性心脏病的"金指标"。同时进行的左心室造影对显示左心室室壁运动功能、诊断心肌梗并发的室壁瘤及机械性并发症等也可提供准确资料，为手术适应证的选择及手术方案的制订提供依据。

知识点2：选择性冠状动脉造影的适应证　　　　副高：掌握　正高：熟练掌握

（1）临床已确诊为冠心病，拟行冠状动脉旁路移植术或经皮冠状动脉介入治疗（PCI）。

（2）有不典型的心绞痛症状，临床疑诊冠心病。

（3）有不典型的胸痛症状需排除冠心病。

（4）Holter、运动试验提示有客观缺血证据而无临床症状。

（5）不明原因的心脏增大、心功能不全或室性心律失常。

（6）冠状动脉旁路移植术后或PTCA术后再发心绞痛，需除外再狭窄或移植血管的病变或新生血管病变。

（7）从事特殊职业者（如飞行员或高空作业人员）的健康检查。

（8）当急性心肌梗死出现下列情况或并发症时应考虑行急诊冠状动脉造影：①发病12小时内的急性心肌梗死，仍有胸痛和心电图ST段抬高，拟对梗死相关动脉行急诊PCI，作为溶栓治疗的替代治疗使血管再通时。②急诊心肌梗死并发心源性休克对升压药反应不佳，若心肌梗死发病在36小时内，休克开始18小时内可进行血运重建术者，应在主动脉内球囊反搏（IABP）支持下进行急诊冠状动脉造影。③前壁或大面积急性心肌梗死溶栓治疗后仍有胸痛，抬高的ST段无明显降低，临床考虑未再通，拟行补救性PCI者。④急性心肌梗死并发室间隔穿孔或乳头肌断裂导致心源性休克或急性肺水肿，经过积极的内科治疗血流动力学不能稳定，考虑急诊手术治疗时，术前应在IABP辅助下行左心室及冠状动脉造影。⑤出现梗死后心绞痛也应尽早行冠状动脉造影，争取血管重建治疗。

（9）不稳定型心绞痛，经常规药物系统治疗仍不能控制症状，宜早期行冠状动脉造影明确病变严重程度，以选择PCI或冠状动脉旁路移植术。

（10）非冠状动脉病变重大手术前的冠状动脉造影，用以评估手术风险，包括：①50岁以上或伴有胸痛的风湿性心脏瓣膜病患者拟行瓣膜置换术前。②钙化性心瓣膜病的换瓣术前。③先天性心脏病行矫正术前，尤其是法洛四联症、大血管转位等可能并发先天性冠状动脉畸形者。④特发性肥厚性主动脉瓣下狭窄手术前。⑤其他非心血管疾病，如肿瘤或胸腹大手术前。

知识点3：选择性冠状动脉造影的禁忌证　　　　　副高：掌握　正高：熟练掌握

冠状动脉造影有许多禁忌证，这些相对证包括所有经过治疗可被纠正，从而使造影的安全性更为增加的并发疾病和情况。分述如下。

（1）未控制的严重室性心律失常，造影时室性心动过速和心室颤动的危险性增加，应争取在造影术前或术中用药物控制。

（2）未控制的充血性心力衰竭或急性左心衰竭。

（3）未控制的严重电解质紊乱或洋地黄中毒。

（4）未控制的高血压，造影时增加心肌缺血和/或心力衰竭的发生，应在术前、术中予以满意控制。

（5）急性脑卒中。

（6）严重肾衰竭和/或无尿，除非已准备透析治疗清除造影剂和体内过多液体，否则不宜进行造影。

（7）并发感染性疾病及其他未能控制的全身性疾病。

（8）严重碘造影剂过敏；应用非离子碘造影剂及适当的术前用药可减少变态反应的发生。

（9）正在口服抗凝药（如华法林）的患者，如病情允许应在造影前48小时停服。对不能停用抗凝治疗的患者（如机械瓣置换术后），建议在造影术前停用华法林48小时，期间给予肝素静脉注射（造影术前4小时停用）。造影后再恢复口服抗凝药治疗。

（10）急性心肌梗死无适应证中所述者。

（11）急性心肌炎。

（12）主动脉瓣心内膜炎。

（13）活动性出血（如胃肠道出血）或严重出血倾向。

（14）患者坚决拒绝PTCA、CABG或瓣膜置换术者。

（15）精神病或严重全身性疾病导致严重不合作的患者。

知识点4：经皮股动脉穿刺冠状动脉插管法（Judkins法）中左冠状动脉造影导管的插入方法
**　　　　　　　　　　　　　　　　　　　　　副高：掌握　正高：熟练掌握**

左冠状动脉插管首选Judkins左管。用肝素盐水冲洗Judkins管及145cm长的导丝，将导引钢丝插入Judkins管，尖端与导管尖端平行，一起经导管鞘插入后即将J型导丝前送出导管尖端4~5cm。在X线荧光屏监视下将导管及导丝前送，遇有阻力或导管方向异常时应调整导丝及导管方向，不可强行递送，以免损伤血管内膜或引起穿孔。导管通过主动脉弓进入升主动脉后，导引钢丝即可退出，回抽2～3ml血弃去。以肝素盐水冲洗后，将导管连接到三联三通及注射器上，与压力换能器、造影剂瓶及肝素盐水瓶相通，构成密闭系统。将导管充满造影剂，于左前斜位（或右前斜位）透视下，缓慢推送导管前进，使导管第一弯曲沿升主动脉后壁，第二弯曲沿主动脉前壁下行，送至主动脉根部时，若导管大小适宜其尖端会自行进入左冠状动脉口。当导管进入开口后，若压力曲线无衰减，可试验性注射造影剂1～2ml，以检查导管的位置，校正导管尖端的方向，使之指向血流而不是抵住动脉壁。选择合适的投照体位，在2～3秒快速手推注射造影剂，每次4～5ml，进行连续摄影。投照结束后令患者咳嗽几声，以促进造影剂自冠状循环排出，缩短造影剂所致血压下降和心动过缓的时间。

知识点5：Judkins法中右冠状动脉造影导管的插入方法　　副高：掌握　正高：熟练掌握

右冠状动脉插管同左冠状动脉插管步骤，将Judkins右冠管送至升主动脉，此时导管尖端向左后，在左前斜位60°投影观察下，缓缓以顺时针方向旋转导管，使其尖端指向右前侧（即荧光屏上图像的左侧），如导管固定于该处并随心搏运动，一般已进入右冠状动脉口，导管进入右冠状动脉口时一般有一明显的前冲运动。注射少量造影剂，若见右冠状动脉显影，且压力、心电监护正常即可进行右冠状动脉造影。如果导管插入过深或导管刺激冠状动脉口痉挛，可造成楔嵌而中断血流，右冠状动脉易发生楔嵌。发现导管处于楔嵌位时，应立即后撤导管，压力恢复正常后重新插管。

知识点6：Judkins法提示导管处于楔嵌位的指征　　副高：掌握　正高：熟练掌握

①压力波形出现衰减或心室化。②心电图示ST段上抬或下移，T波改变，心动过缓，甚至心电静止。③导管进入冠状动脉口后回抽血困难（排除管尖顶住血管壁），或试注造影剂后造影剂不易消失。④胸痛、胸闷发作。

知识点7：Judkins法中的左心室造影方法　　副高：掌握　正高：熟练掌握

通过鞘管或引导钢丝插入猪尾导管送至主动脉弓，撤除导引钢丝，将导管送至主动脉根部，通过主动脉瓣口进入左心室。若导管不能直接穿过主动脉瓣，可在后前位透视下，将导管尖端送至主动脉瓣区，再持续稳定地轻轻加压推进，使导管尖端在紧靠主动脉瓣上方形成1个2～3cm的大环，然后边回撤导管，边缓慢顺时针方向旋转导管，直至导管在收缩期通过开放的主动脉瓣进入左心室。导管进入左心室后置于中部略偏前，该处导管较稳定，运动幅度不大，不抵触心室壁，无室性心律失常（通常以左心室流入道为宜），记录左心室压力后即可连接高压注射器进行左心室造影。取右前斜位30°（双向摄影加左前斜位60°），试验性注射造影剂2～3ml，观察导管位置，满意后，以12～15ml/s的速率高压根据体重（平均0.5ml/kg）和心脏大小注射造影剂，一般为30～45ml。造影剂注入量根据体重（平均0.5ml/kg

左右）和心脏大小而定。心腔明显增大者，造影剂注入量酌增。造影完毕后，再次测量左心室压，缓慢后撤导管，同时记录左心室－升主动脉连续压，观察有无压差。

知识点8：Judkins造影过程中的注意事项 　　　副高：掌握 正高：熟练掌握

（1）插入导管过程中需轻柔操作：在推送Judkins导管时，一定要注意引导钢丝在导管尖端之外先行，避免导管尖损伤动脉内膜。老年人或动脉迂曲者应选用"J"形头引导钢丝。当导管在推送过程中遇到阻力时，应稍后撤导管，谨慎地推送引导钢丝。若阻力不能克服，需拔出引导钢丝，经导管注入少量造影剂，检查导管尖在血管内是否进入夹层，弄清管尖附近血管的解剖及走行，以帮助术者操作引导钢丝和导管。切忌强行、盲目推送导管。

（2）避免导管嵌顿冠状动脉口：在导管插入冠状动脉口的过程中，必须经导管持续监测主动脉内压力。只有当压力不衰减，试验性注射证实导管尖在血管内呈游离状态时，方能注射造影剂。若导管尖端进入冠状动脉口后压力曲线示明显衰减或出现"心室化"压力曲线，表明导管尖端嵌顿。此时，应将导管缓慢后撤少许，直至出现满意的压力曲线。导管嵌顿较易发生在右冠状动脉，可能由于导管尖端超选择进入圆锥支，导管尖端抵住冠状动脉侧壁，或由于冠状动脉口严重狭窄。导管在嵌顿状态下用力注射造影剂，可导致心室颤动、冠状动脉夹层甚或小血管分支破裂。若后撤导管至升主动脉压力曲线方能恢复，重新插入导管，压力曲线又示衰减，则应试验注射少量造影剂，以观察导管的位置。若共用导管反复进入圆锥支，更换普通右冠造影导管。若为左冠状动脉主干或右冠状动脉开口严重狭窄，则不宜再强行插入导管，可将导管尖端置于相应的冠状动脉窦内冠状动脉开口附近，注射造影剂。

（3）反复操作不成功时及时更换导管：进行右冠状动脉插管时，若反复操作，导管尖不能固定在冠状动脉口，尤其当有冠状动脉起始部呈钩形向上弯曲时，可选用Amplatz右冠状动脉导管。通常选用AR1，主动脉根部较宽时可用AR2，其操作方法，基本上同Judkins右冠状动脉导管。开口向下者，有时需选择Multipurpose导管，当右冠状动脉开口异常如开口位置较高或靠前（在左右主动脉瓣叶交界处上方）或开口位于左冠状窦时，应选用Amplatz左冠状动脉造影导管（AL1）。

在冠状动脉用Judkins导管嵌入不成功时，通常见于左冠状动脉开口过高或靠后，可试用Amplatz左冠状动脉造影导管（AL）。根据主动脉根部的大小选择AL1、AL2或AL3导管。当导管尖端送到主动脉根部后，使其第二弯曲在主动脉无冠窦瓣叶上，导管尖将指向左冠状动脉口，轻柔地反复前进、后撤导管，直至进入冠状动脉口，再稍后撤导管，可使导管尖进一步稳定。在极个别情况下，各种导管嵌入左冠状动脉口均不成功时，可根据主动脉宽度或血管开口变异情况，对Judkins导管尖端重新塑形。于导管尖端插入弯曲成适宜形状的赋形钢丝，将导管尖端连同钢丝一起置于沸水中，约2分钟后取出，立即置于冷水中冷却，拔去赋形钢丝，导管即可应用。

（4）预防栓塞并发症：各种导管在插入前必须用肝素盐水仔细冲洗。导管在拔除引导钢丝以后，应充分抽吸血液3～4ml弃去，以保证将导管内残存小血凝块或气泡抽尽。引导管钢丝应擦净，浸泡于肝素盐水中备用。导管连接三联三通后必须首先回吸，将气泡吸尽，方能向导管内注射。

知识点9：主动脉-冠状动脉旁路移植血管造影 副高：掌握 正高：熟练掌握

主动脉-冠状动脉旁路移植血管的近端（主动脉侧）吻合口，一般在主动脉前外侧壁右冠状动脉开口上方2～3cm处。通常右冠状动脉旁路移植血管的主动脉端吻合口位置最低，前降支旁路移植血管在右冠状动脉旁路移植血管吻合口及自身右冠状动脉开口的左上方，回旋支旁路移植血管则在前降支旁路移植血管吻合口的左上方。

Judkins和Amplatz右冠状动脉导管、多用途导管及Sones导管均可成功地用于选择性旁路移植血管造影。另外，有两种特殊导管专门适于旁路血管的嵌入。Judkins右旁路导管适用于右冠状动脉旁路移植血管的造影，其操作方法与右冠状动脉造影基本相同。

左旁路导管适用于前降支及回旋支旁路移植血管的造影，可在左前斜位或右前斜位下，在顺时针方向旋转导管的过程中推进和后撤导管，寻找移植血管开口。造影时应多体位投照，以清楚显示旁路移植血管的主动脉吻合口、体部、远端吻合口及吻合口远端自身冠状动脉。

知识点10：内乳动脉造影 副高：掌握 正高：熟练掌握

左右内乳动脉分别起源于左、右锁骨下动脉，位于椎动脉起始部远端，插管可选用内乳动脉导管或Judkins右冠状动脉导管。两者形状类似，但内乳动脉导管第一弯曲的角度更大。左内乳动脉造影通常在完成右冠状动脉造影以后进行，此时可将JR4导管后撤至主动脉弓部，使尖端指向头侧，在左前斜位透视下继续后撤导管，导管尖将通过无名动脉及左颈总动脉开口而到达左锁骨下动脉开门附近。向导管内插入引导钢丝并从导管尖端露出1～2cm，逆时针方向旋转导管使之进入左锁骨下动脉开口，然后将引导钢丝插入该动脉内，再沿引导钢丝推送导管至锁骨下动脉中段，撤除引导钢丝，在后前位透视下边轻轻逆时针方向旋转边缓慢后撤导管，使之嵌入左内乳动脉开口。在后撤导管过程中可少量注射造影剂以协助定位。注意：一定要应用低渗造影剂，以免高渗造影剂反流至椎动脉引起中枢神经系统毒性。若JR4导管不能满意嵌入内乳动脉可换用内乳动脉导管。在左前斜位透视下，沿引导钢丝将导管送至主动脉弓上纵隔与肺野形成的楔形影的左缘，然后使引导钢丝尖端露出导管1～2cm，逆时针方向旋转导管使之进入左锁骨下动脉开口，此后操作方法同前所述。

右内乳动脉插管的方法与左内乳动脉类似但常较左内乳动脉插管困难。在左前斜位透视下，将引导钢丝露出尖端的导管插入主动脉弓上纵隔楔形影右缘，逆时针方向旋转导管直至进入无名动脉，然后将引导钢丝送入右锁骨下动脉，再沿引导钢丝送入导管，撤出引导钢丝，边顺时针方向旋转边后撤导管直至嵌入右内乳动脉开口。

知识点11：经肱动脉切开冠状动脉插管法（Sones法）的适用范围
副高：掌握 正高：熟练掌握

由于经皮股动脉穿刺技术的发展，Sones法在下述几种情况下选用：①股动脉和髂动脉系统有阻塞性病变，无法经股动脉穿刺插管。②怀疑主动脉夹层，经股动脉插管有穿破危险。③患者过于肥胖，做股动脉穿刺有困难或术后难以止血。

知识点12：Sones法的肱动脉切开术　　　副高：掌握　正高：熟练掌握

常选用右肱动脉。患者仰卧，上肢外旋伸直，常规消毒铺巾后，以2%利多卡因局麻，在肱动脉搏动最清楚处，即肘横纹内上方2～4cm处做横切口，逐层分离皮下组织至深筋膜下，游离出肱动脉，上下游离出2cm，分别在其近心端及远心端置入浸湿的止血带，助手拉紧两端止血带暂时阻断血流，术者在两带之间切开肱动脉，切口与血管长轴垂直，见动脉血喷出后，迅速将Sones管插入肱动脉腔内，并立即静脉注射5000U肝素。肝素盐水冲洗导管后，通过加压三通注射系统与压力监护、造影剂及高压盐水相连。

知识点13：Sones法的插管技术　　　副高：掌握　正高：熟练掌握

术者位于患者的右侧，在X线指引下，将Sones管经肱动脉、腋动脉、右锁骨下动脉送至升主动脉根部。如导管从锁骨下动脉进入无名动脉有困难，将患者枕头移开，嘱患者头转向左侧，将导管尖转向下方即可使导管顺利进入无名动脉。

知识点14：Sones法中左冠状动脉插管方法　　　副高：掌握　正高：熟练掌握

将X线投影位调整到前后位，将Sones管送入左瓦尔萨尔瓦窦（Valsalva sinus）并轻轻顶住窦壁，然后逆时针方向旋转导管，导管尖将沿瓦尔萨尔瓦窦壁向上翘起，继续一面轻轻向前递送导管，一面保持逆时针方向旋转导管，导管就会进一步向上向后翘起，当管尖不再摆动，且导管前端的弯曲突然伸直，表明导管已进入左冠状动脉口。试注少量造影剂，如左冠状动脉显影，且压力及心电监护正常即可继续左冠状动脉造影。

知识点15：Sones法中右冠状动脉插管方法　　　副高：掌握　正高：熟练掌握

右冠状动脉插管一般采用左前斜位60°投影位。将导管尖插入右冠状动脉窦，上下移动导管，并轻轻顺时针方向旋转导管，管尖将向右冠状动脉口翘起，继续递送并顺时针方向旋转，导管前端的环将加大超过右冠状动脉口，再将导管稍稍上提即可进入右冠状动脉口，进入右冠状动脉口时前端突然伸直并随心搏而摆动。

知识点16：造影剂推注速度和注射剂量　　　副高：掌握　正高：熟练掌握

每次冠状动脉造影剂的推注剂量以冠状动脉显影清晰为原则，手推造影方式经济、安全、简便，能满足医疗和研究的需要。一般左冠状动脉造影时，每次推注7～10ml，以2～4ml/s的速度注入，右冠状动脉造影时每次4～8ml，推注速度为2～4ml/s。造影剂总用量不超过4ml/kg，老年、体弱及肝肾功能不全患者，应尽量控制用量。

知识点17：经桡动脉途径冠脉造影的适应证　　　　副高：掌握　正高：熟练掌握

适应证：①桡动脉搏动好、走行直。②Allen试验阳性。③既往无桡动脉及锁骨下动脉变异或闭塞史。符合上述条件的患者均可选择桡动脉途径行冠状动脉造影。

有以下情况可首选桡动脉途径冠脉造影：①股动脉狭窄、闭塞。②髂动脉或腹主动脉严重迂曲、狭窄、闭塞及夹层。③下肢静脉严重曲张并发深静脉血栓形成或有肺动脉栓塞史。④肥胖并股动脉搏动较弱。⑤降主动脉瘤或腹主动脉瘤，经股动脉途径操作导管有较大风险者。⑥腰部疾病术后不能长时间卧床者。⑦心功能不全或其他原因不能平卧的患者。⑧术后需要远距离搬动、转运，下肢不易固定，致使压迫止血困难。

知识点18：经桡动脉途径冠脉造影的禁忌证　　　　副高：掌握　正高：熟练掌握

（1）绝对禁忌证：①Allen试验阴性。②桡动脉搏动弱或者无搏动。③桡动脉-静脉短路。④桡动脉严重迂曲或变异。

（2）相对禁忌证：①桡动脉搏动较差，脉搏较弱。②桡动脉、锁骨下动脉或无名动脉迂曲。③主动脉严重扩张。④身材矮小、肥胖的老年女性。⑤胸廓成形术后或胸廓畸形致大动脉走行变异。⑥CABG术后，需行桥血管造影，不能经右桡动脉行左乳内动脉造影或左桡动脉行右乳内动脉造影。

知识点19：桡动脉穿刺术的穿刺方法　　　　副高：掌握　正高：熟练掌握

桡动脉穿刺是经桡动脉途径冠脉造影的关键，也是难点之一。

（1）患者仰卧于导管床上，右手自然外伸、外展于臂托上，与身体呈10°～30°，手腕部垫高，以利于穿刺。

（2）常规消毒，铺巾，范围为自肘关节上15～20cm处至手掌部。

（3）选择桡动脉搏动最强、走行直的部位穿刺，一般在距离腕横纹2～3cm处，此处桡动脉表浅、搏动最强。

（4）1%～2%利多卡因1～2ml在穿刺部表浅麻醉；注意勿进针过深，以免刺到桡动脉引起桡动脉痉挛；麻醉药不宜注入过多，否则穿刺处肿胀，桡动脉摸不清，致穿刺失败。

（5）穿刺时进针角度和桡动脉走行一致，角度为30°～60°，有血液喷出后，左手固定穿刺针，右手轻柔地送入导丝，导丝送入一定要非常顺利，没有阻力。顺利送入导丝后，再在穿刺处补充麻醉，顺穿刺针用手术刀刃朝上切开皮肤2mm左右，退出穿刺针，沿导丝送入6F桡动脉鞘，经鞘管注入肝素3000U、硝酸甘油200μg、维拉帕米2.5～5mg或地尔硫䓬3～5mg。

知识点20：桡动脉穿刺术造影导管的选择及送入方法　　　　副高：掌握　正高：熟练掌握

经桡动脉行冠脉造影可选用Judkins造影导管、Terumo公司和Medtronic公司的5F

Brachial4左右冠状动脉共用型造影导管和Amplatz造影导管。

送导管时，可首选1.5m的0.035in的超滑J形导丝，在X线透视下，无阻力情况下轻柔推送导丝和导管前进，尽可能多地让导丝走在导管前面。如遇到阻力，切勿暴力推送导丝导管，应先回撤，然后重新送入，必要时撤出导丝，自导管中推注造影剂，以了解血管的解剖情况。当导丝通过无名动脉后难以进入升主动脉，可回撤导丝嘱患者深吸气再次送入，多数可顺利到达升主动脉。若还不能，则先将导丝送入降主动脉，然后将导管送至主动脉弓部，回撤导丝至导管口后，旋转导管使导管口指向升主动脉，再送入导丝，即可顺利送入升主动脉。到达窦底后，撤出导丝，连接三联三通，监测动脉压力。

知识点21：桡动脉穿刺术左冠状动脉造影　　　副高：掌握　正高：熟练掌握

应用5F共用型导管行左冠状动脉造影时，先将导管送至升主动脉根部，撤导丝，连三联三通，监测动脉压力，此时，共用型导管的头部多指向右窦，需顺时针旋转同时缓慢回撤导管，见其前端有一轻微上弹的动作，说明已到左冠开口，推注少量造影剂加以证实。5F共用型导管带有侧孔，需要轻柔地旋转或推送导管使之和左冠有良好的同轴性，方能获得高质量的左冠影像。若升主动脉宽度和左冠开口方向异常，需更换适当大小的JL或AL造影导管。

应用JL导管经桡动脉行左冠状动脉造影和经股动脉途径的操作不同，首先将导丝送至升主动脉根部，再将导管沿导丝送至升主动脉根部，退导丝，缓慢回撤导管后再旋转导管，可见导管前端有一弹入冠脉开口的动作，推注少量造影剂确定导管已到位。进行多角度的体位造影，以获得高质量的影像。

知识点22：桡动脉穿刺术右冠状动脉造影　　　副高：掌握　正高：熟练掌握

应用5F共用型导管行左冠造影完成后，可在左前斜45°顺时针旋转导管，使其开口离开左冠口，再继续顺时针旋转并推送导管，使之指向影像的右切线位，见其远端有一明显向右上方弹入右冠脉口的动作，推注少量造影剂加以证实。如未能到位，则推送导管使其远端进入右冠窦并指向影像的右切线位，缓慢回撤，同样可见其远端有一明显向右上方弹入右冠脉口的动作。

知识点23：5F共用型导管行右冠状动脉造影操作的危险情况
　　　　　　　　　　　　　　　　　　　　　副高：掌握　正高：熟练掌握

5F共用型导管行右冠状动脉造影操作时，有两种潜在的危险情况：①导管较易进入窦房结动脉或圆锥支，发生导管嵌顿，一旦发现压力衰减或心率减慢，应立即后撤导管，嘱患者大声咳嗽。②导管进入右冠口内较深，远端顶在右冠状动脉壁，一则造成右冠近段病变的假象，再则有致右冠开口撕裂夹层的危险。此时需后撤导管至右冠开口处再行造影。如果反复进入圆锥支，可考虑换用JL或AL造影导管。

知识点24：经桡动脉途径冠脉造影的注意事项　　　副高：掌握　正高：熟练掌握

①在X线透视下插送导管、导丝，导丝一定走在导管前面5cm以上，以了解血管的变异、迂曲、成角等情况。②导管操作一定要轻柔，防止粗暴操作；旋转导管要缓慢，尤其在锁骨下动脉-无名动脉-主动脉迂曲的患者，不要同一个方向旋转导管超过720°。③整个造影过程需连续监测冠状动脉口的压力，推注造影剂速度要均匀、适度。

知识点25：冠状动脉造影过程中的心电图及血流动力学改变

　　　副高：掌握　正高：熟练掌握

冠状动脉造影过程中，心电图会出现一过性改变，包括心率减慢（在右冠状动脉注入造影剂时更为明显），PR、QRS及QT间期延长，QRS电轴及ST-T改变。左冠状动脉造影时电轴左偏，T_I降低或倒置，T_{III}增高（左前分支阻滞图形）；右冠状动脉造影时电轴右偏，T_I增高，T_{III}降低或倒置（左后分支阻滞图形）。这些改变一般在数秒至十几秒左右自行消失。此外，造影时可发生房性或室性期前收缩、心房颤动、房室交界区心律、短暂室性心动过速、窦性停搏等心律失常，偶尔发生心室颤动或心脏骤停。

左心室及左、右冠状动脉造影时，动脉血压或一过性降低，左心室造影时左心室舒张末期压一过性升高。

知识点26：冠状动脉造影的主要并发症严重心律失常　　副高：掌握　正高：熟练掌握

常见冠状动脉造影术后的并发症有心动过缓、传导阻滞、室性期前收缩、室速、室颤等。心动过缓和传导阻滞常为一过性，撤离导管或嘱患者咳嗽后可自行恢复。如果严重心动过缓持续40次/分或二度以上房室传导阻滞时，可静脉注射阿托品0.5~1.0mg，还不能恢复时应立即行临时起搏。心室颤动是冠状动脉造影严重的并发症，如不及时抢救可致死亡。发生原因是导管堵塞冠状动脉口或严重冠状动脉病变加上注射造影剂引起心肌缺血，心电不稳定所致。室颤也可见于冠状动脉正常者，可能为导管堵塞冠状动脉口造成急性心肌缺血。一旦发生室颤，立即将导管撤出，胸外按压并立即电除颤，能量用200~400J，一次不能转复，可继续除颤并给予其他急救药物，多数患者可抢救成功，且无其他并发症发生。

知识点27：冠状动脉造影的主要并发症——心肌梗死　　副高：掌握　正高：熟练掌握

心肌梗死的发生率为0.1%，常见原因：①导管或造影剂刺激冠状动脉痉挛。②导管损伤冠状动脉口，引起血管内膜撕裂甚至血管急性闭塞。③栓塞：可能为血栓栓塞或气体栓塞，多由导管头或导丝带入或因排气不当，将气泡注入冠状动脉内。

术前肝素化，及时追加肝素，操作轻柔，尽量减少导丝在体内停留时间等，是预防冠状动脉造影时发生心肌梗死的措施。一旦发生心肌梗死，应尽快明确病因并积极治疗，给予冠状动脉内硝酸甘油200～300μg或硝苯地平10mg以解除冠状动脉痉挛，冠状动脉内溶栓治疗或行急诊介入性治疗及外科手术治疗；若梗死范围不大，血流动力学稳定，也可在严密观察下保守治疗。冠状动脉内注入硝酸甘油后血管仍不能开放者，又无冠状动脉夹层征象，可试行急诊经皮冠状动脉介入治疗（PCI）。大血管近端完全闭塞、血流动力学不稳定时，应迅速经皮插入主动脉内球囊反搏导管，若急诊PCI（冠状动脉内支架置入术）不能再通，应进行急诊主动脉-冠状动脉旁路移植术。

知识点28：冠状动脉造影的主要并发症——周围动脉栓塞

副高：掌握　正高：熟练掌握

栓子来自导管或导丝表面形成的血栓、因操作不慎所致脱落的动脉粥样斑块、注入气泡等，容易发生周围动脉栓塞。栓塞一旦发生，应立即给予血管扩张药和溶栓治疗。

知识点29：冠状动脉造影的主要并发症——死亡　副高：掌握　正高：熟练掌握

死亡是冠状动脉造影手术的严重并发症，其影响因素主要：①术者的经验。②冠状动脉病变严重程度，其与死亡率密切相关，如左主干严重病变、严重三支血管病变、左心功能严重受损等患者行冠状动脉造影的死亡率明显增高，其中左主干严重病变者最危险，占死亡的近半数。为预防左冠状动脉主干病变造影引致的死亡，当导管尖端进入左冠状动脉开口即发生压力衰减、导管嵌顿时，应立即将导管后撤至左冠窦冠状动脉开口附近，进行试验性注射造影剂。当证实为左冠状动脉主干开口严重狭窄时，不应再次插入导管，仅可在开口处附近左冠窦内注射造影剂，进行半选择性造影，以免导管尖端导致斑块破裂、冠状动脉痉挛或血栓形成，造成严重后果。当首次注射造影剂证实为左冠状动脉主干分叉前病变时，亦应尽可能减少注药次数，只要对病变足以做出诊断，即应拔出导管。对于左冠状动脉主干严重狭窄或造影后心绞痛频繁发作者，术后应持续肝素抗凝治疗或注射低分子肝素，并争取行急诊主动脉-冠状动脉旁路移植术治疗。除左冠状动脉主干病变外，重度三支冠状动脉病变、左心功能严重受损（EF≤30%）、严重室性心律失常、急性心肌梗死、瓣膜病合并冠心病以及合并严重心外疾病（如肾功能不全、需要胰岛素治疗的糖尿病、进行性脑血管病等）患者，冠状动脉造影也属于高危险范畴。

知识点30：冠状动脉造影的主要并发症——动脉夹层　副高：掌握　正高：熟练掌握

导管或引导钢丝在插入过程中可损伤血管壁造成夹层。夹层最常发生在髂动脉，有时发生在降主动脉。血管迂曲的老年人尤易发生。为此，中、老年人造影时应使用J形头引导钢丝，Judkins导管必须在引导钢丝指引下推进，若遇到阻力，切勿强行插入。

由导管引起的冠状动脉夹层比较少见，但可造成严重后果。左冠状动脉夹层大多导致急性心肌梗死，而右冠状动脉夹层则仅约1/2导致心肌梗死。为预防其发生，应使导管尖与血管走行方向保持同轴，而不抵住血管壁，不在嵌顿状态下用力注射造影剂。另外，应用软头导管有助于减少夹层的发生。导管引起冠状动脉夹层无症状和心电图缺血改变者，可严密观察；导致胸痛及心电图缺血改变者，若夹层较局限，PTCA引导钢丝能送入血管真腔，可置入冠状动脉内支架；对导致严重缺血、血流动力学改变者应立即经皮插入主动脉内球囊反搏导管，对不适用于支架置入者（如过于广泛的夹层或血管急性闭塞）应急诊行主动脉-冠状动脉旁路移植术。

知识点31：冠状动脉造影的主要并发症——急性肺动脉栓塞

副高：掌握　正高：熟练掌握

急性肺动脉栓塞为少见而严重的并发症，多见于经股动脉穿刺途径冠状动脉造影或介入治疗的患者，于次日起床活动后突然晕厥、呼吸困难、发绀、胸痛，甚至心脏骤停。其原因为卧床及局部加压包紧，下肢深静脉血栓形成，起床活动后血栓脱落，栓塞肺动脉所致。

知识点32：冠状动脉造影解剖或穿刺局部并发症　　副高：掌握　正高：熟练掌握

（1）出血：股动脉穿刺部位出血由于压迫止血、加压包扎不当或患者肢体过度活动所致。一旦发生应立即手法压迫止血20分钟，妥善加压包扎。

（2）血肿：为股动脉穿刺处出血至软组织中形成的包块，也由于压迫止血不当或患者肢体过度活动所致，一般在术后早期发生。迅速发生的血肿，患者可感到局部疼痛，缓慢发生者可无自觉症状。因此，术后早期必须严密观察腹股沟部位。对刚发现的血肿应再次局部压迫止血。出血停止后血肿一般可在1～2周逐渐扩散，被软组织吸收。有的形成小的硬结，持续存在相当长的时间。

若穿刺点在腹股沟韧带以上，血管穿刺点处不易被压迫止血，血肿可扩展至腹膜后，形成腹膜后血肿。患者可表现为穿刺点同侧腹痛或腰痛和低血压，严重者发生失血性休克，血红蛋白明显降低。在术后应用抗凝治疗的患者更易发生。腹部超声或CT可确定诊断。一旦发现应停用抗凝治疗，立即输血，严格卧床，若血压能稳定，则继续严密观察，保守治疗。若输血后血压不能稳定，提示有持续性活动性出血，这时应手术探查，找出活动性出血点，予以缝合。预防其发生，主要避免在腹股沟韧带上方穿刺。

（3）假性动脉瘤：股动脉穿刺处周围血肿若与股动脉相通（由于穿刺处血栓溶解），则形成假性动脉瘤。此时，管腔内的血液随心脏收缩和舒张而流进流出。临床检查见血管穿刺处包块，有搏动感，可闻收缩期血管杂音，用力压迫可使包块消失或明显减少，杂音消失，超声检查有助于诊断。假性动脉瘤除非很小（直径＜2cm）常有扩大倾向并可能突然破裂，因此，必须妥善处理。目前一般采用机械压迫装置（如C形夹）局部加压治疗，在假性动脉瘤附近动脉穿刺处局部加压，加压的力度应使瘤体消失，杂音消失或显著减轻，而足背动脉尚可触及，达到既压迫穿刺点和瘤体，使血管破口被血栓闭合，又不导致肢体明显缺血的效果。1小时后，局部加压包紧。有报道超声引导下注射100～500U凝血酶修复假性动脉瘤，效果良好。若早期发现，上述方法多有效，否则需手术修复动脉壁，清除瘤体。

预防假性动脉瘤的关键在于正确选择股动脉穿刺点（即股总动脉）和拔出鞘管后有效而

可靠的压迫止血。穿刺点过低（在股总动脉分叉以下）时，被穿刺的常为股浅动脉或股深动脉，由于血管口径较小且在压迫止血时缺乏骨结构的支持，易形成假性动脉瘤。

（4）动-静脉瘘：股动脉穿刺处与股静脉或分支沟通则形成股动-静脉瘘。一般由于穿刺点过低，穿刺股浅动脉或股深动脉穿通了小的静脉分支所致。典型临床表现为局部出现连续性来回样杂音。早期发现可试行局部加压治疗。若动静脉瘘在2~4周不闭合，应考虑手术修复。

知识点33：冠状动脉造影剂的一般反应和变态反应　　　副高：掌握　正高：熟练掌握

左心室造影时由于快速大量注射造影剂，绝大多数患者都能体验到轻重不等的胸、腹直至全身的烧灼感，部分患者有恶心、呕吐。少数人发生变态反应，轻者表现为皮肤发红、荨麻疹或血管神经性水肿，重者可致低血压、休克、严重心律失常、喉头水肿、支气管痉挛等。

轻度变态反应可注射异丙嗪或苯海拉明等抗组胺药。严重者发生低血压和过敏性休克时应立即静脉注射肾上腺素0.5mg，或将肾上腺素1mg稀释成10ml，每分钟注入0.1mg（1ml），直至动脉血压恢复，一般用量很少超过1mg（10ml）。过量应用可能导致高血压、心动过速甚至心室颤动。静脉注射地塞米松5~10mg，并适度扩容治疗。

关于造影剂变态反应的预防，可行碘过敏试验，需注意，严重碘过敏患者即使静注1ml也可能发生过敏性休克等严重反应，因此，在进行过敏试验时必须严密观察，并备好急救药品。对青霉素或其他药品过敏以及海产品食物过敏者，变态反应发生的危险性增加，更应严密观察。对碘过敏试验中仅出现皮肤反应者，可于术前肌内注射苯海拉明20~40mg，静脉注射地塞米松或氢化可的松，在做好充分准备的情况下，以非离子型造影剂进行造影。若碘过敏试验中出现严重变态反应，则不宜进行造影检查。

非离子型造影剂的不良反应较离子型造影剂明显减少，但是价格较高。对高危患者进行冠状动脉造影，以及对需用较大量造影剂的复杂多支病变进行介入性治疗时，应选用非离子型造影剂。

知识点34：冠状动脉造影剂的肾功能失调反应　　　副高：掌握　正高：熟练掌握

冠状动脉造影时造影剂有导致一过性或永久性肾功能失调的潜在危险，约5%患者在造影后血肌酐浓度一过性升高超过1mg/dl，合并糖尿病、血容量不足、已存在肾功能失调及正在接受有肾毒性药物治疗的患者危险性增加。血肌酐浓度升高大多不伴有少尿，其峰值一般在造影后1~2天，大多在7天内恢复至基础值。由造影剂引起的肾功能不全（又称造影剂肾病）需进行血液透析者少于1%。

造影剂引起的肾功能失调的确切机制尚不完全清楚，可能与血管舒缩不稳定、肾小球对蛋白质通透性增加、造影剂对肾小管的直接损伤或肾小管阻塞等因素有关。预防造影剂肾病最重要的措施是限制造影剂用量，对基础肾功能受损的患者，术前及术后适当补充血容量也至关重要。临床上通常对基础血肌酐已升高的患者尽量减少造影剂用量，减少不必要的投照体位，减少不必要的试验注射，并在术前及术后适当补充血容量。对于心功能正常患者，可于术前数小时持续滴注0.45%氯化钠注射液，造影术后，继续补液至出现充足的尿量。

对造影剂引起血肌酐升高不伴少尿者，除适当补充血容量外，不必特殊处理，一般不必给予呋塞米或甘露醇。对并发急性肾功能不全、少尿、无尿者应按急性肾衰竭治疗。

知识点35：冠状动脉造影的术前准备　　　　副高：掌握　正高：熟练掌握

术者应全面掌握患者的临床资料，阅读心脏X线片，注意升主动脉根部的宽度，准备适宜的造影导管。检查股动脉及足背动脉搏动情况。向患者说明造影的大致过程，解除思想顾虑，争取患者的信任和合作。

术前应做血、尿常规化验，检查肝、肾功能，出、凝血时间，凝血酶原时间及国际标准化比值（INR）、血糖及血电解质。术前1天备皮，做碘过敏试验。造影当日晨禁食，建立一可靠的静脉输液通道，进入导管室前给予地西泮10mg或苯海拉明20mg，肌内注射。

知识点36：冠状动脉造影的术中用药及处理　　　　副高：掌握　正高：熟练掌握

（1）肝素：可在动脉鞘管插入后给予适量肝素（2000U），用以减少血栓栓塞并发症（如脑血管意外、心肌梗死和股动脉血栓形成）。

（2）鱼精蛋白：冠脉造影结束即将拔出导管前，由于肝素用量小，一般都不用鱼精蛋白，鱼精蛋白可中和肝素，通常10mg鱼精蛋白可中和肝素1000U。若肝素已给1小时以上，剂量减半。鱼精蛋白以生理盐水20ml稀释后，缓慢（5小时以上）经静脉或经撤至降主动脉的导管注入（导管内不可残留有造影剂，某些造影剂可与鱼精蛋白形成沉淀）。鱼精蛋白注射速度过快可引起低血压，少数特异体质者可发生变态反应，表现为支气管痉挛、血压下降、休克、非心源性肺水肿及严重肺血管收缩，可导致死亡。应立即停止注射，吸氧并静脉注射地塞米松5~10mg，对心率减慢、血压下降者应加快输液，静脉注射肾上腺素0.5mg，出现严重支气管痉挛时可静脉注射氨茶碱。

（3）阿托品：可防止冠状动脉内注射造影剂引起的显著心动过缓，目前一般不主张常规预防性应用。对于术前有明显缓慢性心律失常，如显著窦性心动过缓或房室传导阻滞、主动脉瓣狭窄伴右束支传导阻滞、左心功能显著减退以及急性下壁心肌梗死行急诊冠状动脉造影时，可预防性插入右心室心内膜临时起搏导管。

（4）硝酸甘油：目前一般不主张常规预防性应用，以免遗漏冠状动脉痉挛的诊断。当造影发现冠状动脉狭窄时，自相应冠状动脉注入硝酸甘油0.2mg，于相同体位重复造影，观察狭窄有无变化，以除外冠状动脉痉挛。

造影过程中发生冠状动脉痉挛或心绞痛时，立即自相应的冠状动脉注入硝酸甘油，必要时可重复应用，直至痉挛或疼痛解除。

知识点37：冠状动脉造影的术后处理　　　　　　　副高：掌握　正高：熟练掌握

经股动脉穿刺途径进行造影的患者，术后应卧床12～24小时，在股动脉穿刺处用沙袋压迫6小时，注意局部有无出血、血肿，严密监测心率、血压、心电图变化及尿量，定期观察足背动脉搏动情况，鼓励患者饮水、补充血容量，以尽快排出造影剂。酌情应用抗生素。桡动脉穿刺途径患者，术后逐渐减压，注意局部有无出血、血肿，上肢有无肿胀等。

知识点38：冠状动脉造影的常规投照体位　　　　　副高：掌握　正高：熟练掌握

（1）左前斜位（LAO，45°～60°）：可清楚显示右冠状动脉及各分支，左冠状动脉前降支中、远段及对角支，但左冠状动脉主干投影缩短，回旋支与其分支重叠。

（2）左侧位（Z）：可清楚显示前降支及其分支（间隔支及对角支）。

（3）右前斜位（RAO，15°～45°）：为左、右冠状动脉常规投照体位，最适合观察回旋支及其分支，右冠状动脉及后降支，但在该位置上前降支与对角支常重叠，右冠状动脉的左室后侧支常有重叠。

知识点39：冠状动脉造影的成角投照体位　　　　　副高：掌握　正高：熟练掌握

（1）左前斜位头侧呈角（10°～30°）投照：最适合观察左冠状动脉主干、前降支近段、左回旋支起始部及近段、对角支起始部以及右冠状动脉远段病变（可将后降支与左心室后侧支分开）。

（2）左前斜位足侧呈角（10°～25°）投照：即蜘蛛位。对横位心者，左冠状动脉呈螺旋状向上分支，最适用于观察左冠状动脉主干、前降支和左回旋支起始部及前降支近段。

（3）右前斜位头侧呈角（15°～35°）投照：可将前降支与对角支较好分开。

（4）右前斜位足侧呈角（15°～25°）投照：最适用于观察左冠状动脉主干及左回旋支病变，并可将左冠状动脉各分支均较好地分开。

（5）后前位（AP）头侧呈角（10°～40°）投照：可清楚显示前降支各段（尤其中远段）及对角支，为前降支介入性治疗时常用的体位。对右冠状动脉远端可将后降支与左室后侧支分开。

（6）后前位足侧呈角（10°～30°）投照：最适用于观察左冠状主干及左同旋支和边缘支。

因为心脏的位置及冠状动脉解剖而异，造影时投照体位必须个体化，以清楚显示病变。

知识点40：左冠状动脉及分支的X线投影　　　　　副高：掌握　正高：熟练掌握

（1）左冠状动脉主干（左主干）：开口于升主动脉左冠状窦中、上部，一般长2～3cm，个别极短，甚或由一开口而直接分为前降支和左回旋支。有时对角支从前降支及左回旋支之间由左主干直接发出，称为中间动脉。

（2）前降支：为左主干的延续，沿前室间沟下行抵达心尖部，有时并绕过心尖而终止于后室间沟。前降支为供应前壁心肌的重要血管。

（3）室间隔支：从前降支垂直发出，有5～10支，供应室间隔前2/3心肌的血液，第一间隔支较粗且重要。

（4）对角支：从前降支斜行发出，一般1～3支，供应左心室前侧壁心肌。

（5）左回旋支：自左主干发出，与前降支几乎呈直角，沿左房室沟绕向心脏后方，发出边缘支供应左室侧壁及部分下、后壁心肌。

（6）钝缘支：为由左回旋支发出的边缘支中走行于心脏左缘的最粗大的一支。

（7）左房回旋支：由左回旋支近端发出，供应左心房心肌，约40%窦房结动脉由此发出。

（8）房室沟支：为回旋支的延续，走行于左房室沟。

知识点41：右冠状动脉分支的X线投影　　　　副高：掌握　正高：熟练掌握

开口于升主动脉右冠状窦中部，个别开口较低或较高。其主干沿右房室沟向后绕行，在房室沟与后室间沟交接处呈U形转折，并延伸至后室间沟抵达心尖部，与前降支吻合。其分支如下。

（1）圆锥支：为右冠状动脉的第一个分支，向前行供应右室流出道及肺动脉圆锥部心肌。有时圆锥支在右冠状窦单独开口，造影时需注意。

（2）窦房结支：由右冠状动脉近端发出，向上行至上腔静脉入口处附近，供应窦房结血液。

（3）右室支：供应右室壁心肌，通常仅1支走行于心脏右缘，较粗大，称为锐缘支。少数可有2～3支右室支。

（4）房室结支：在右冠状动脉远端U形转折之顶部发出，供应房室结血液。

（5）后降支：走行于后室间沟并发出间隔支，供应左室膈面心肌及室间隔后1/3的血液。在少数左优势型分布者，后降支由左回旋支发出。

（6）左室后侧支：走行于左室后侧壁（在左优势型者该分支由左回旋支发出）。

知识点42：冠状动脉造影片的阅读和分析　　　　副高：掌握　正高：熟练掌握

分析阅读冠状动脉造影片时，应注意各冠状动脉投影之间的关系。在右房室沟内走行的有冠状动脉与左房室沟内走行的左回旋支位于一环状平面上；而在前室间沟内走行的前降支与在后室间沟内走行的后降支则在另一平面上。

知识点43：冠状动脉的良性畸形　　　　副高：掌握　正高：熟练掌握

多数冠状动脉畸形无症状、体征和并发症，通常在冠状动脉造影时偶然发现。在所有畸形中81%是良性的，包括：①前降支和左回旋支自左冠状窦单独开口（发生率0.41%）。

②左回旋支异位起源于右冠状窦或右冠状动脉（0.37%）。③冠状动脉异位起源于后窦（0.0038%）。④冠状动脉起源于升主动脉（0.163%），以右冠状动脉常见（0.15%）。⑤左回旋支缺如（0.003%）。⑥冠状动脉间交通（0.002%）。⑦小冠状动脉瘘（0.12%）。

知识点44：冠状动脉的恶性畸形	副高：掌握　正高：熟练掌握

少数冠状动脉畸形与潜在的严重后果相联系，如心绞痛、心肌梗死、晕厥、心律失常、心力衰竭或猝死。这些具有潜在危险的畸形包括：①冠状动脉异位起源于肺动脉（0.0108%）。②冠状动脉异位起源于对侧冠状窦（0.154%），其中以右冠状动脉起源于左冠状窦为常见（占0.107%）。③单一冠状动脉（0.044%）。④大的冠状动脉瘘（0.05%）。

知识点45：冠状动脉狭窄程度的表示和判断	副高：掌握　正高：熟练掌握

冠状动脉狭窄程度常规应用狭窄直径表示，即以紧邻狭窄段近端、远端和"正常"血管区的直径作为100%，狭窄段直径减少1/2称为50%狭窄，减少9/10称为90%狭窄，完全闭塞即100%狭窄。狭窄直径减少50%相当于面积减少75%，直径减少70%相当于面积减少90%，直径减少90%相当于面积减少99%。狭窄程度的判断通常用目测法，近年来，计算机辅助的定量冠状动脉造影分析（QCA）也较广泛应用，特别是用于研究工作。

知识点46：冠状动脉病变狭窄的临床意义	副高：掌握　正高：熟练掌握

一般认为，50%以下的固定狭窄为轻微病变，除非在此基础上发生冠状动脉痉挛或血栓形成，一般不会引起缺血症状。70%以上的固定狭窄可引起缺血症状，90%～99%的固定狭窄为重度狭窄，不仅可引起严重缺血，还可引起该血管供血区心肌功能不全。目前国际上仅对≥70%的狭窄进行血管成形术，<70%的狭窄可用药物治疗。

知识点47：冠状动脉狭窄性病变	副高：掌握　正高：熟练掌握

不同程度的管腔狭窄为冠状动脉粥样硬化性心脏病最常见的表现。狭窄可分为局限性和弥漫性，又可分为同心性和偏心性。凡病变偏向血管中线一侧者称为偏心性狭窄，偏心性狭窄又分为Ⅰ型和Ⅱ型。Ⅰ型病变表面光滑、基底宽；Ⅱ型病变基底窄、呈尖角状、边缘锯齿状或火山口样，Ⅱ型斑块常表明冠状动脉斑块破裂、斑块出血，可伴有或不伴有非完全闭塞性血栓或再通的机化血栓。偏心性病变X线造影时，某些病变在某一体位可仅表现为局部造影剂变淡，而在另外的体位则发现明显的偏心性狭窄，应对可疑病变必须多体位投照。

知识点48：冠状动脉闭塞性病变	副高：掌握　正高：熟练掌握

①完全闭塞性病变：远端无任何前向血流。②次全闭塞性病变：血管腔几乎完全闭塞，

可见微弱而缓慢的前向血流通过血管阻塞处，但不能充盈全部血管床。此为功能性完全闭塞，其临床意义与完全闭塞相似。

知识点49：造影结果分析错误的常见原因   副高：掌握   正高：熟练掌握

（1）投照体位不全或投照角度不妥：未能把冠状动脉树的重要血管支完全分开，血管的重叠和缩短影响了病变的显示和判断，尤其是血管分叉处的病变。

（2）显影不佳：包括注射压力、剂量、速度的不足，造成血管显影不佳致使判断错误。

（3）超选择性注射：导管插入过深进入分支内行超选择性造影，经验不足的术者将未能显影的血管误认为完全闭塞。

（4）位于血管起始处的完全闭塞性病变：如看不到残干，则易被误诊。

（5）导管刺激引起的冠状动脉痉挛：导管刺激引起的冠状动脉痉挛易被误诊为狭窄，用痉挛消除试验有助于帮助诊断。

（6）心肌桥压迫。

（7）冠状动脉起源和分布的先天性异常。

知识点50：冠状动脉侧支循环建立的方式   副高：掌握   正高：熟练掌握

（1）桥状侧支：严重狭窄或闭塞的冠状动脉的远端被通过与近端相连的局部侧支延迟前向充盈。

（2）冠状动脉内侧支：严重狭窄或闭塞的冠状动脉远端被来自同一冠状动脉的侧支充盈，如来自右冠状动脉闭塞近端分支的侧支通过左室后侧支逆行充盈闭塞的右冠状动脉远端的血流。

（3）冠状动脉间侧支：严重狭窄或闭塞的冠状动脉远端被来自邻近血管的侧支充盈，如来自右冠状动脉后降支的侧支逆行充盈前降支。

知识点51：冠状动脉侧支循环的分级   副高：掌握   正高：熟练掌握

（1）0级：无侧支循环形成。

（2）Ⅰ级：隐约的侧支显影，仅充盈小分支。

（3）Ⅱ级：狭窄或闭塞远端的血管被侧支充盈，但造影剂密度较供血血管低且充盈缓慢。

（4）Ⅲ级：狭窄或闭塞血管远端通过侧支显影，造影剂密度与供血血管相同，且充盈迅速。

知识点52：左心室造影的分析   副高：掌握   正高：熟练掌握

（1）室壁各节段的命名：美国心脏协会对左心室各节段的命名，在左前斜位投照时分为间隔部和后侧壁，右前斜位投照时分为前基底段、前侧壁、心尖部、膈面和后基底段。

（2）室壁运动功能：正常左心室各处心肌均匀、同心向内运动，心肌收缩按正常时序及协调的动作完成，称为心室功能处于协调状态。冠心病患者由于不同程度的心肌缺血、坏死及纤维化，导致节段心肌运动在收缩时序和收缩形状方面的异常，称为心室节段性运动功能异常。常见的心室节段性运动功能异常：①运动减弱：部分心室壁运动功能减弱。②运动消失：部分心室壁完全丧失运动功能。③反向或矛盾运动：部分心室壁心肌在收缩期间向外运动而膨出。④收缩时相异常：室壁运动不同步、不协调。

左心室造影显示节段性运动功能异常是冠心病区别于心肌病的显著特点之一，后者常呈普遍性运动功能异常。

（3）室壁瘤：病理解剖学上室壁瘤的定义为左心室壁在透壁心肌梗死的基础上向外呈瘤样膨出，瘤壁心内膜面显著向壁内凹陷者。左心室造影时，凡心室壁在收缩期及舒张期恒定地存在局限性膨隆，肌小梁结构消失，伴有矛盾运动或运动消失时，可诊断为室壁瘤，即真性解剖室壁瘤。对心室壁在舒张期无膨凸，尚可见肌小梁结构，仅表现为矛盾运动而致收缩期膨凸者，称为功能性室壁瘤。室壁瘤一般位于前侧一心尖部，膈面少见。大约50%瘤体内可见附壁血栓，但血栓脱落引起周围血管栓塞者临床少见。室壁瘤有时需与假性室壁瘤相鉴别。后者少见，实际上为左心室壁穿孔后在心包腔内形成的血肿。随着血肿机会，形成纤维包裹或与心包粘连所致。其瘤口狭小，犹如一颈，瘤体大多位于左心室后侧壁和膈面，可与真性室壁瘤相区别。

（4）心肌梗死并发室间隔穿孔：表现心室水平左向右分流。左心室造影不但可明确诊断，还可确定穿孔的部位和大小。

（5）乳头肌功能不全或乳头肌断裂：左心室造影显示不同程度的二尖瓣反流。

第二节　经皮冠状动脉介入治疗

知识点1：无症状心肌缺血或CCS Ⅰ～Ⅱ级心绞痛的适应证

副高：掌握　正高：熟练掌握

（1）在一支或两支冠脉存在一处及一处以上的适宜介入治疗的病变，预计手术成功率高而并发症及死亡率低；病变血管负责中一大面积存活心肌的血供或非介入检查提示中－重度缺血（推荐等级Ⅱa，B类证据）。

（2）PCI术后再狭窄，病变血管负责中一大面积存活心肌的血供或非介入检查结果提示高危（推荐等级Ⅱa，C类证据）。

（3）左主干病变（狭窄＞50%）应行血运重建但不适宜行冠脉旁路移植术（CABG）（推荐等级Ⅱa，B类证据）。

（4）PCI在两支或三支血管病变且前降支近段明显狭窄，如行CABG，仅需一根动脉桥的正在接受治疗的糖尿病患者或左心室功能不全患者中的应用，目前尚无定论（推荐等级Ⅱb，B类证据）。

（5）PCI可能适用于非前降支近段病变、病变血管负责中等面积存活心肌的血供且非介入检查提示缺血（推荐等级Ⅱb，C类证据）。

知识点2：无症状心肌缺血或CCS Ⅰ～Ⅱ级心绞痛的禁忌证

副高：掌握　正高：熟练掌握

如果患者达不到上述Ⅱ级证据等级或符合下述情况中的1种或以上，则不适宜接受PCI术。

（1）只有小面积的缺血心肌（推荐等级Ⅲ，C类证据）。

（2）缺乏客观缺血证据（推荐等级Ⅲ，C类证据）。

（3）预测病变扩张成功率低（推荐等级Ⅲ，C类证据）。

（4）症状轻微不像心肌缺血（推荐等级Ⅲ，C类证据）。

（5）合并高并发症率、高死亡率的危险因素（推荐等级Ⅲ，C类证据）。

（6）适宜行CABG的左主干病变（推荐等级Ⅲ，C类证据）。

（7）狭窄程度<50%的病变（推荐等级Ⅲ，C类证据）。

知识点3：CCS Ⅲ级心绞痛的适应证

副高：掌握　正高：熟练掌握

（1）单支或多支血管病变正在接受药物治疗，在一支及以上的血管上存在着一处及以上的适宜行介入治疗的病变，预测手术成功率高而并发症及死亡率低（推荐等级Ⅱa，B类证据）。

（2）单支或多支血管病变正在接受药物治疗合并局限静脉桥血管病变或多处狭窄不适宜再次行外科手术（推荐等级Ⅱa，C类证据）。

（3）左主干病变>50%需行血运再建治疗而不适宜行CABG（推荐等级Ⅱa，B类证据）。

（4）单支或多支血管病变正在接受药物治疗，预测对一处或更多的病变进行扩张的成功率不是很高时，可以考虑行PCI治疗（推荐等级Ⅱb，B类证据）。

（5）对于非介入检查没有缺血的证据或正在接受药物治疗的两或三支血管病变其前降支近段存在明显病变且合并糖尿病或左室功能不全（推荐等级Ⅱb，B类证据）。

知识点4：CCS Ⅲ级心绞痛的禁忌证

副高：掌握　正高：熟练掌握

未经药物治疗的一支或多支血管病变，没有客观检查提示心肌损伤或缺血或存在下述情况的一种以上，不宜行介入治疗。

（1）仅存在小面积的处于危险的心肌（推荐等级Ⅲ，C类证据）。

（2）根据所有或罪犯病变形态预测成功率较低（推荐等级Ⅲ，C类证据）。

（3）预测手术相关的并发症率及死亡率高（推荐等级Ⅲ，C类证据）。

（4）<50%的狭窄（推荐等级Ⅲ，C类证据）。

（5）左主干病变适宜行CABG（推荐等级Ⅲ，C类证据）。

知识点5：不稳定型心绞痛及非ST段抬高患者的适应证

　　　　　　　　　　　　　　　　　　　副高：掌握　正高：熟练掌握

（1）经强化抗缺血治疗后仍反复发作心肌缺血（推荐等级Ⅰ，A类证据）。

（2）肌钙蛋白水平升高（推荐等级Ⅰ，A类证据）。

（3）新出现的ST段压低（推荐等级Ⅰ，A类证据）。

（4）心衰症状或新出现的及加重的二尖瓣反流（推荐等级Ⅰ，A类证据）。

（5）左室收缩功能降低（推荐等级Ⅰ，A类证据）。

（6）血流动力学不稳定（推荐等级Ⅰ，A类证据）。

（7）持续性的室性心动过速（推荐等级Ⅰ，A类证据）。

（8）6个月内曾接受PCI治疗（推荐等级Ⅰ，A类证据）。

（9）既往曾接受CABG（推荐等级Ⅰ，A类证据）。

（10）单支或多支血管病变正在接受药物治疗合并局灶性静脉桥血管病变或多处狭窄不适宜在此行外科手术治疗，可行PCI（推荐等级Ⅱa，C类证据）。

（11）对于非高危不稳定型心绞痛及非ST段抬高患者，其冠脉病变适宜行PCI且无PCI禁忌证，可行PCI（推荐等级Ⅱa，B类证据）。

（12）左主干狭窄＞50%应行血运重建但不适宜CABG（推荐等级Ⅱa，B类证据）。

（13）非高危患者单支或多支血管病变正在接受药物治疗其一处或多处病变扩张成功率较低（推荐等级Ⅱb，B类证据）。

（14）正在接受药物治疗的两或三只血管病变合并前降支近段明显病变且为正在接受治疗的糖尿病患者或左室功能不全的患者（推荐等级Ⅱb，B类证据）。

知识点6：不稳定型心绞痛及非ST段抬高患者的禁忌证

　　　　　　　　　　　　　　　　　　　副高：掌握　正高：熟练掌握

非高危患者单支或多支血管病变没有接受药物治疗，或合并存在以下情况中的一种，不宜行PCI。

（1）仅存在小面积的处于危险的心肌（推荐等级Ⅲ，C类证据）。

（2）根据所有或罪犯病变形态预测成功率较低（推荐等级Ⅲ，C类证据）。

（3）PCI相关的并发症及死亡风险高（推荐等级Ⅲ，C类证据）。

（4）＜50%狭窄病变（推荐等级Ⅲ，C类证据）。

（5）显著的左主干病变适宜行CABG（推荐等级Ⅲ，B类证据）。

知识点7：ST段抬高急性心肌梗死患者的适应证　　　副高：掌握　正高：熟练掌握

（1）ST段抬高急性心肌梗死患者或新出现的左束支传导阻滞急性心肌梗死患者，症状发作12小时之内就诊，90分钟之内可以实施球囊扩张、操作医师经验丰富（每年独立完成75例PCI，最好有至少11例的ST段抬高急性心肌梗死直接PCI经验），应该接受直接PCI。

直接PCI应该有经验丰富的介入治疗团队及较好的实验室条件（每年至少200例PCI，其中至少36例直接PCI）以及心脏外科的支持（推荐等级Ⅰ，A类证据）。

（2）上述患者应该尽早接受直接PCI，控制"就诊至球囊时间"于90分钟之内（推荐等级Ⅰ，B类证据）。

（3）75岁以下ST段抬高急性心肌梗死患者或新出现的左束支传导阻滞急性心肌梗死患者36小时内出现心源性休克、适宜行血运重建治疗且在心源性休克出现18小时之内，应该接受直接PCI治疗，除非患者本身不接受或存在禁忌证、不适宜行进一步介入干预（推荐等级Ⅰ，A类证据）。

（4）急性心肌梗死患者出现严重充血性心力衰竭、肺水肿（Killip分级Ⅲ级）、症状出现在12小时之内，应接受直接PCI。"就诊至球囊时间"应尽可能缩短至90分钟之内（推荐等级Ⅰ，B类证据）。

（5）75岁以上ST段抬高急性心肌梗死患者或新出现的左束支传导阻滞急性心肌梗死患者36小时内出现心源性休克、适宜行血运重建治疗且在心源性休克出现的18小时之内，可以考虑直接PCI。患者应既往功能状态良好、适宜并同意接受介入治疗（推荐等级Ⅱa，B类证据）。

（6）急性心肌梗死患者发病12~24小时、合并下述情况中的1种或以上，可以考虑行直接PCI：①严重充血性心力衰竭（推荐等级Ⅱa，C类证据）。②血流动力学或心电不稳定（推荐等级Ⅱa，C类证据）。③存在持续性缺血推荐（推荐等级Ⅱa，C类证据）。

（7）适于行溶栓治疗的患者是否会从一位每年PCI病例少于75例或直接PCI少于11例的介入医师实施的直接PCI获益，目前尚无推荐（推荐等级Ⅱb，C类证据）。

知识点8：ST段抬高急性心肌梗死患者的禁忌证　　　　副高：掌握　正高：熟练掌握

（1）如果患者血流动力学稳定，不应该在直接PCI时对非梗死相关血管行PCI治疗（推荐等级Ⅲ，C类证据）。

（2）ST段抬高急性心肌梗死患者发病12小时以上、无症状且血流动力学及心电稳定，不宜行直接PCI（推荐等级Ⅲ，C类证据）。

知识点9：经皮冠状动脉介入治疗术前的一般评估　　　　副高：掌握　正高：熟练掌握

（1）病史：详细询问心绞痛史、心肌梗死史、PCI史、CABG史、其他心脏病史、糖尿病、高血压、高脂血症、脑血管病史、肝肾疾病史、肺病史、其他手术史、药物过敏史，（特别是造影剂过敏史）。

（2）症状：详细询问心绞痛发作的诱因、程度、频率、持续时间、缓解方式、最近2~3个月的进展情况及有无劳力性喘憋、夜间阵发性呼吸困难等心功能不全症状。

（3）体征：注意体温、血压、心脏大小、心音强弱、心率及心律、肺内啰音、颈静脉充盈情况、有无肝脾大及腹水、有无双下肢水肿。另外，应仔细检查外周血管搏动情况，拟行桡动脉穿刺者应行Allen试验。

知识点10：经皮冠状动脉介入治疗术前的辅助检查

副高：掌握　正高：熟练掌握

（1）心功能检查：超声心动图检查可以明确心脏的大小、瓣膜情况、室壁运动、心脏收缩及舒张功能。

（2）缺血与存活心肌的评价：①症状发作时与症状缓解后心电图的对比有助于缺血及缺血部位的诊断。②24小时动态心电图检查有助于捕捉到缺血发作时心电图改变以及无症状性心肌缺血。③心电图运动试验有助于缺血及缺血部位的诊断。④放射性核素心肌灌注显像有助于明确心肌梗死的部位、范围及心肌缺血的部位、范围。⑤负荷超声心动图有助于评估是否存在可诱发的心肌缺血及其部位和严重程度。⑥^{18}F-脱氧葡萄糖代谢试验有助于存活心肌及范围的评价。⑦磁共振心肌灌注显像有助于评估心肌缺血及部位。

（3）其他重要脏器功能：血清丙氨酸氨基转移酶、天门冬氨酸氨基转移酶有助于肝功能的评价；尿素氮、血肌酐有助于肾功能的评价，老年人需行肌酐清除率检查或根据公式推算肾小球滤过率以更准确地反映肾脏功能。

（4）其他：血、尿、便三大常规及血电解质、出凝血功能检查，注意有无感染、贫血、血小板计数减少、尿路感染或出血、消化道感染或出血、电解质紊乱、凝血功能障碍等情况。

知识点11：经皮冠状动脉介入治疗的病变形态　*副高：掌握　正高：熟练掌握*

更新的ACC/AHA按照有无C型病变，将病变分为高危（至少一处C型病变）及非高危（C型病变诊断标准见下表）。

高危病变（C型病变）特征

弥漫，长度>2cm	>3个月的慢性闭塞病变和/或桥侧支形成*
近段极度扭曲	无法保护重要的侧支
极度成角，角度>90°	退化的静脉桥伴脆弱病变*

注：*高危指技术上失败及再狭窄

知识点12：经皮冠状动脉介入治疗的病变分类　*副高：掌握　正高：熟练掌握*

心血管造影与干预学会（SCAI）按照是否存在C型病变以及血管开通/闭塞情况将病变分为4种类型。

（1）Ⅰ型病变：是指预测成功率高而危险性低的病变。表现：①不符合C型病变标准。②血管为开通的。

（2）Ⅱ型病变：符合AHA/ACC C型病变标准的任意一项：①弥漫，长度>2cm。②近端极度扭曲。③极度呈角，角度>90°。④>3个月的慢性闭塞病变和/或桥侧支形成。⑤退化的静脉桥伴脆弱病变。

（3）Ⅲ型病变：表现为①不符合 C 型病变的标准。②血管为闭塞的。

（4）Ⅳ型病变

1）符合 AHA/ACC C 型病变标准的任意一项：①弥漫，长度＞2cm。②近端极度扭曲。③极度成角，角度＞90°。④＞3 个月的慢性闭塞病变和/或桥侧支形成。⑤退化的静脉桥伴脆弱病变。

2）血管为闭塞的。

将此种分类方法应用于 ACC 国家心血管数据登记中显示，该分类方法比以往 ACC/AHA 的病变分类方法可以更好地预测成功率与并发症率。

知识点 13：经皮冠状动脉介入治疗的术前准备　　　　　副高：掌握　正高：熟练掌握

（1）作为一种有创性检查、治疗手段，PCI 前介入医生需与主管医生、患者及其家属讨论介入治疗、CABG 及药物治疗的优劣，并阐明受益与风险，包括手术中、术后可能出现的各种并发症，以征得患者同意，并签署知情同意书。

（2）术前 1 天晚服用 300mg 氯吡格雷，如患者已连续服用氯吡格雷（75mg/d）3 天以上，可以不再加用负荷剂量的氯吡格雷。

（3）除了药物外，午夜后禁食、水；如果手术安排在下午，患者早晨可以进食少量食物。

（4）正在使用肝素或低分子肝素患者，手术当日上午停用 1 次。

（5）糖尿病患者如安排在上午手术，则手术当日晨停用降糖药及胰岛素。正在服用二甲双胍者需连续 48 小时停用该药。

（6）肾功能不全患者术前需充分水化。方法：静脉滴注晶体液 6～12 小时（每小时 100～150ml），合并左室功能不全者酌情给予利尿药。建议患者使用对肾功能影响相对小的等渗或低渗造影剂。

（7）过敏体质或既往曾对造影剂过敏者建议术前 3 天开始服用泼尼松 30mg/d 或术前给予地塞米松 5mg。

（8）双侧腹股沟区备皮，拟行桡动脉穿刺者同时行双上肢备皮。

知识点 14：经皮冠状动脉介入治疗经股动脉路径的穿刺方法

　　　　　　　　　　　　　　　　　　　　　　副高：掌握　正高：熟练掌握

选择搏动最强侧的股动脉作为血管入路，穿刺点应选择在股横纹下方约 2cm 处，股动脉搏动正上方。采用 2% 利多卡因局部浸润麻醉。先在皮下注射形成皮丘，沿穿刺方向进穿刺针，估计到达股动脉深度后，在其周围进行浸润麻醉。每次注药前先回抽注射器，证实无回血后再行注入。以后边退针边注入，以逐层麻醉皮下组织。左手 3 个手指保持一条直线置于穿刺点上方股动脉搏动最明显处，穿刺针与皮肤呈 30°～45°，中空穿刺针斜面向上进针，当持针手感觉到明显的动脉搏动时，即可刺破血管，见搏动性血流从穿刺针流出，缓慢送入导引钢丝，退出穿刺针，肝素盐水纱布擦拭导引钢丝，沿导引钢丝送入动脉鞘。肝素盐水冲洗鞘管。

知识点15：经皮冠状动脉介入治疗经股动脉路径穿刺的优、缺点

　　　　　　　　　　　　　　　　　　　　　副高：掌握　正高：熟练掌握

（1）优点：技术容易掌握；动脉内径大，可根据需要置入较大鞘管。

（2）缺点：压迫止血较为困难；患者需平卧较长时间；易出现局部血肿、假性动脉瘤及动静脉瘘、腹膜后血肿；尽管有闭合设备，但价格较为昂贵且对部分患者效果差。

知识点16：经皮冠状动脉介入治疗经桡动脉路径穿刺的方法

　　　　　　　　　　　　　　　　　　　　　副高：掌握　正高：熟练掌握

　　手臂自然外展，手腕保持过伸位。可以在腕部垫小卷纱布以充分暴露动脉。穿刺前首先摸清桡动脉的走行，选择桡动脉搏动最强、走行直的部位穿刺。一般选择桡骨茎突近端1cm处。如果该部位桡动脉迂曲，应向近端移1~2cm。给予2%利多卡因浸润麻醉。刀刃朝上切开皮肤。采用21号穿刺针进行穿刺，进针的方向应与桡动脉走行保持一致，角度呈30°~60°，可以在桡动脉壁的上方直接穿刺前壁或穿透桡动脉，再缓慢退针至针尾部有血液喷出。注意尽可能第一针成功，反复穿刺会引起桡动脉发生痉挛，使穿刺更为困难。再次穿刺需要在前一次穿刺部位的近心端1~2cm。穿刺成功后送入25cm的0.019in直导丝，若导丝不能插入，可能系钢丝顶在动脉的对侧壁，稍微后撤穿刺针即可，有时需将穿刺针稍微旋转，还可在直导丝的头端做一个小"J"形弯。导丝成功置入后，送入11cm 5F或6F鞘管。

知识点17：经皮冠状动脉介入治疗经桡动脉路径穿刺的优、缺点

　　　　　　　　　　　　　　　　　　　　　副高：掌握　正高：熟练掌握

（1）优点：压迫止血容易，患者不需要长期卧床，无需闭合设备。

（2）缺点：操作较复杂，血管内径较小不宜插入较大的鞘管而限制了某些操作，血管易发生痉挛使送入器械失败，血管损伤可以导致无脉症。

知识点18：经皮冠状动脉介入治疗经桡动脉路径穿刺的适应证

　　　　　　　　　　　　　　　　　　　　　副高：掌握　正高：熟练掌握

　　①桡动脉搏动好，Allen试验阳性。②腹主动脉以下的血管病变（髂动脉、股动脉），如严重狭窄或闭塞、血管重度扭曲、夹层等不能选择股动脉路径。③服用华法林等抗凝药物，经桡动脉路径可以减少出血并发症。④患者不能平卧或不能很好配合。

知识点19：经皮冠状动脉介入治疗经桡动脉路径穿刺的禁忌证

副高：掌握　正高：熟练掌握

（1）绝对禁忌证：①穿刺侧无桡动脉搏动。②Allen试验阴性提示掌弓侧支循环不好。③穿刺侧存在肾透析用的动静脉短路。

（2）相对禁忌证：①桡动脉搏动差或细小，尤其是矮个老年妇女。②既往有大血管异常的病史（如锁骨下动脉异常）。③用6F或7F鞘管不能完成的治疗。④不能用右桡动脉行右位心冠状动脉造影或左内乳动脉的介入治疗，也不能用左桡动脉行右内乳动脉的介入治疗。

知识点20：经皮冠状动脉介入治疗经肱动脉路径穿刺的方法

副高：掌握　正高：熟练掌握

碘伏消毒肘窝处皮肤，仔细触摸肱动脉搏动，在肘横线上方肱动脉经过处皮下注射2%利多卡因浸润麻醉后做皮肤切口，采用改良Seldinger或微穿刺技术将穿刺针送入血管腔，见血液从穿刺针尾部流出后，送入导丝及鞘管。一般来说，6~8F鞘管均很容易置入。

知识点21：经皮冠状动脉介入治疗置入导引导管的操作

副高：掌握　正高：熟练掌握

将指引导管套在0.030in导丝上，尾端经短连接管、"Y"形连接管与高压三通板及环柄注射器连接并冲洗。在0.035in导丝导引下，推送指引导管至冠状窦底，撤出导丝，放出指引导管内气泡，拧紧尾端螺纹。经环柄注射器回吸，确认无气泡后推入少许造影剂。观察压力图形，确定指引导管顶端位置、导管有无打折、是否顶壁。调节指引导管进入冠状动脉开口，注意压力图形，如压力图形异常，应注意导管与冠脉的同轴性并注意除外冠状动脉开口处病变。推入少许造影剂明确指引导管到位。

知识点22：经皮冠状动脉介入治疗导引导丝的准备　副高：掌握　正高：熟练掌握

在从导丝外保护圈抽出导丝前，应经保护圈尾部冲洗导丝。抽出导丝，穿入持针器，用针头对导丝头端进行塑形，塑形的角度及半径依血管发出的角度及血管的内径而定。

知识点23：经皮冠状动脉介入治疗导引导丝的送入　副高：掌握　正高：熟练掌握

将塑好形的导丝顶端退回到持针器内，拧松指引导管尾部螺纹，插入持针器，拧紧指引导管尾部螺纹。缓慢推送导引导丝至估计即将出指引导管处，X线透视下继续推选导丝进入冠状动脉，将导丝调节器套在导丝尾部，边旋转边推送导丝，间断注入少许造影剂，以确认导丝在正常的路径内。导丝到位后，退下导丝调节器、持针器，用湿纱布擦拭导丝。

知识点24：评价冠脉病变及血流的新技术　　　副高：掌握　　正高：熟练掌握

对于患者有明确缺血证据（如典型心绞痛症状、负荷试验阳性或者临床表现为急性冠脉综合征）而冠状动脉造影结果仅显示为临界病变的情况，或者特定部位（如左主干）的病变，需要对冠脉病变和/或冠状动脉内血流进行进一步评价，以决定治疗策略。帮助判断是否需要进行介入治疗、预测置入支架的长度和直径以及判断治疗后支架贴壁情况等。

（1）冠脉血管内超声（IVUS）：将IVUS导管尾端与驱动马达相连，充分冲洗后经导引导丝将IVUS导管送至靶病变远端，手动或自动匀速回撤导管并记录超声影像，分析斑块的病理学特点，应用软件进行测量最小管腔面积、面积狭窄百分比以及参考血管直径等参数。一般认为最小管腔面积$\leq 4mm^2$的病变需要治疗。

（2）光学相干断层扫描（OCT）：与IVUS相比分辨率更高，但是对深部组织显像较差。沿0.014in指引钢丝将OCT导管送至靶病变以远，经灌注腔注入硝酸甘油后充盈球囊阻断血流，持续生理盐水灌注，回撤导管、观察病变并记录分析影像。应用软件进行测量最小管腔面积、面积狭窄百分比等参数。

（3）冠脉内压力测定：将0.014in压力导丝送至靶病变远端，回撤，测定并记录冠脉压力。计算血流储备分数FFR。正常血管的FFR值应为1；如果FFR < 0.75，通常认为心外膜血管的狭窄病变有血流动力学意义。

知识点25：球囊扩张病变及支架置入　　　副高：掌握　　正高：熟练掌握

首先，经球囊外保护圈尾部冲洗球囊，抽出球囊，经球囊头部冲洗球囊。球囊尾部与带有用生理盐水1:1稀释的造影剂的压力泵连接，吸负压。将导丝穿入球囊导管，待导丝由球囊导管近段穿出后，由助手帮助固定导丝，术者继续推送球囊至导丝穿出处完全进入指引导管内，由术者自己一手固定导丝、一手推送球囊。注入少许造影剂或行造影确定球囊位置。确定球囊定位准确后，在X线透视下，开始加压，逐渐加压至病变消失。加压时间一般持续10~30秒，由于病变反应的差异，加压时间可以由术者依经验而定。加压过程中应注意患者症状、压力及心电图改变。扩张结束后造影评价扩张结果，并判断病变血管大小及病变长度以利于选择合适尺寸的支架。支架置入过程与球囊类似。释放支架时，应根据支架囊的命名压及病变情况决定扩张压力大小及充气时间。对于无成角、钙化以及严重狭窄等复杂病变特征的病变，可不必预先球囊扩张病变而直接置入支架。对于支架置入后造影显示支架贴壁不良的病变，需要应用比支架短一些的等直径或稍大直径的非顺应性球囊进行后扩张。

知识点26：治疗即刻效果评价　　　副高：掌握　　正高：熟练掌握

支架覆盖病变后，需要多体位造影充分评价支架置入部位的准确性、支架贴壁情况以及远端TIMI血流、局部有无内膜撕裂等并发症。也可应用IVUS、OCT以及压力导丝判断支架置入后效果。

知识点27：造影成功标准　　　　　　　　副高：掌握　正高：熟练掌握

在支架使用前，单纯球囊扩张后管腔狭窄＜50%、TIMI血流3级即被认为成功；使用支架后，管腔狭窄＜20%被认为成功。

知识点28：经皮冠状动脉介入治疗手术的成功标准　　副高：掌握　正高：熟练掌握

PCI手术成功标准应该是在达到造影成功标准的同时，住院期间不出现死亡、心肌梗死、急诊CABG等并发症。

知识点29：PCI的临床成功标准　　　　　　副高：掌握　正高：熟练掌握

短期的临床成功是指在达到解剖学及手术成功标准的同时，患者在术后没有缺血的表现和症状。长期的临床成功是指患者术后6个月以上持续没有心肌缺血的表现和症状。

知识点30：冠状动脉痉挛的防治　　　　　　副高：掌握　正高：熟练掌握

（1）多体位造影，除外夹层与血栓。

（2）血管扩张药物：冠脉内注射硝酸甘油（200～300μg）对多数患者有效，对于使用硝酸酯无效的患者，冠脉内注射维拉帕米（100μg/min，最大剂量1.0～1.5mg）地尔硫䓬（0.5～2.5mg静脉推注1分钟以上，最大剂量5～10mg）可能有效。

（3）介入器械的撤出：若病变内痉挛较明显，应保留导引导丝，同时使用硝酸甘油。若痉挛发生在靶病变以远，可能需要部分或完全撤出导引导丝，以使痉挛得到缓解。

（4）再次球囊扩张或支架术：如果在使用硝酸酯与钙通道阻滞药后病变内痉挛仍然存在，采用适当大小的球囊进行延时（2～5分钟）低压（1～4atm）扩张往往有效。绝大多数血管痉挛经硝酸酯与再次PTCA后能得到逆转，"顽固性"痉挛应考虑存在夹层，后者往往需要支架治疗。多数顽固性痉挛存在夹层，支架能成功处理顽固性痉挛，但必须在其他措施无效时使用。

知识点31：冠状动脉夹层的处理原则　　　　副高：掌握　正高：熟练掌握

对于小的内膜撕裂（残余狭窄＜30%，长度＜10mm，血流正常），因其早期缺血与再狭窄的发生率较低，一般不需要进一步处理或特别药物治疗。严重夹层可导致急性闭塞，应置入支架。

知识点32：冠状动脉急性闭塞的防治　　　　副高：掌握　正高：熟练掌握

冠状动脉急性闭塞常由冠状动脉夹层、血栓形成所致。临床因素和冠状动脉病变解剖可增加其风险，某些PCI操作不当也可引起该并发症。一旦发生急性闭塞，首先应准确评估患者状态，以便采取正确措施。稳定的血流动力学状态有助于查找闭塞原因、采取正确对策。对于心动过缓的患者，可静脉注射阿托品或行临时起搏。对于血压降低的患者，可静脉注射缩血管药物、紧急IABP等。

评价导致急性闭塞的原因至关重要。对于血流动力学稳定的患者，应立即冠脉内注射硝酸甘油100~200μg，逆转可能存在的冠脉痉挛。同时，应立即测量ACT，使ACT保持在300秒以上。重新插入导丝或球囊导管，查看闭塞血管是否开通。最后，可使用血管内超声（IVUS）进行深入评价。

在明确急性闭塞原因后，可采取药物治疗、再次PCI和急诊CABG。①药物治疗：对于痉挛或血栓所致的急性闭塞，可使用药物治疗，但其疗效不确切。若血压允许，可冠脉内注射硝酸甘油。对于存在血栓的患者，可冠脉内使用溶栓剂，但溶栓治疗可能阻止血管内膜片与所在管壁的黏附，不应常规使用。原发性血栓导致的血管闭塞较为少见，治疗方法包括冠脉内溶栓、局部给药、血栓切吸、再次PTCA、支架、连续冠脉内超选择性输注尿激酶等，其最佳治疗方式未明。"补救性"使用阿昔单抗也存在争议。对于小动脉栓塞伴有无再流等现象的患者，冠脉内注射维拉帕米或尼可地尔往往有效。"补救性"给予阿昔单抗对于PTCA后夹层或血栓是否有益存在争议。②再次PCI：对于血流动力学不稳定的患者，应立即再次球囊扩张，可考虑使用灌注球囊，必要时可置入支架。使用较大球囊进行延时扩张可能使夹层片或血栓贴附于血管壁，而置入支架则还能减轻弹性回缩与痉挛。对于IVUS明确的导致急性闭塞的较大夹层片，可使用定向旋切（DCA）切除夹层片。对于壁内血肿导致的急性闭塞，在闭塞段置入支架或球囊扩张可导致壁内血肿向远段扩展。日本研究人员建议，若在血肿远段存在合适的边支血管，可将硬导丝插入血肿，并向边支走行，然后在边支重新进入真腔，从而达到减压效果。该方法因有一定技术难度和风险，不宜常规使用。③急诊CABG：对于药物和再次PCI处理无效或血流动力学急剧恶化的患者，应考虑行急诊CABG。然而，在等待CABG前，仍应采取一切措施维持血流动力学。

知识点33：无复流的防治　　　　　　　　　　**副高：掌握　正高：熟练掌握**

PCI时心外膜大冠状动脉血管狭窄已解除，但远端前向血流明显减慢或丧失。无复流的发生与临床情况（如急性心肌梗死）、冠状动脉病变（富含血栓、静脉旁路血管狭窄）和介入操作（斑块旋磨术）等有关。PCI术前及术中使用充足的抗栓药物可减少无复流发生。冠状动脉旋磨时应用某些药物或对静脉桥血管病变PCI时应用远端保护装置，也使无复流减少。处理无复流可以冠状动脉内注射硝酸甘油、维拉帕米、地尔硫䓬、腺苷、罂粟碱和GPⅡb/Ⅲa受体阻滞药。

知识点34：冠状动脉穿孔的一般处理　　　　　　**副高：掌握　正高：熟练掌握**

一旦发现冠状动脉穿孔，应立即呼叫相关人员协助抢救，准备心包穿刺、临时起搏和封堵器械，并酌情考虑心脏外科后备等。在确保导引导管和导丝稳定的基础上，立即采用灌注或常规球囊延时堵闭，防止发生严重心脏压塞。

知识点35：冠状动脉穿孔的逆转抗血栓治疗　　　　副高：掌握　正高：熟练掌握

冠状动脉穿孔后是否应立即逆转肝素的抗凝作用、停用抗血小板药物还缺乏统一认识。部分学者认为，所有游离穿孔患者均应使用鱼精蛋白对抗肝素。Satler等则认为，是否需要逆转抗凝取决于是否存在持续性心包渗血与心脏压塞，应结合具体情况处理。有研究显示，使用血小板IIb/III抑制药的患者一旦发生冠状动脉穿孔，其心脏压塞发生率更高，其死亡风险增加2倍，为此，使用阿昔单抗的患者可以考虑输注血小板（6～10U）逆转其抗血小板作用，但依替非巴肽的作用则无法解除。

对于已置入支架且血流通畅的患者，逆转肝素作用或停用抗血小板药物（阿司匹林、氯吡格雷等）可能增加急性或亚急性支架血栓风险。应综合权衡利弊，决定是否使用鱼精蛋白。若考虑保守成功的可能性较大，为预防支架血栓，不宜轻易停用阿司匹林与氯吡格雷等。

知识点36：冠状动脉穿孔出现心脏压塞的处理　　　　副高：掌握　正高：熟练掌握

冠状动脉穿孔后一旦出现低血压，超声心电图发现心包腔积液或呼吸相位性右侧心腔压迫应考虑心脏压塞。X线透视指引对比剂指示下剑突下心包穿刺迅速可靠。如出血量大，可在补充胶体或晶体液体的基础上，将部分从心包抽出的血液直接经股静脉补入体内。Gunning等的资料显示，54%的穿孔呈良性改变，经保守治疗后无严重血流动力学后果，46%因严重心包渗出需要引流。II型与III型穿孔可导致心包积血甚至心脏压塞，部分患者甚至在自身冠状动脉和心室或相邻冠状静脉之间形成瘘管。由于多数静脉桥血管位于心包腔外，大隐静脉桥穿孔一般不会导致心脏压塞，但往往迅速导致胸腔与纵隔血肿，休克乃至死亡。

知识点37：冠状动脉穿孔的处理　　　　副高：掌握　正高：熟练掌握

对于延时球囊扩张等常规方法堵闭失败的穿孔，若条件允许，可考虑经导管堵闭。

（1）普通支架：在穿孔部位置入非带膜支架疗效不确切。理论上，置入常规支架后能导致局部血管壁伸展，阻止血管收缩闭合，一般不推荐使用。

（2）自体血管移植物覆盖支架：自体血管移植物可为动脉或静脉，一般取自体桡动脉、肘前静脉、头静脉、隐静脉或手静脉，缝合固定在管状支架上，然后通过经皮方法释放在穿孔部位，从而达到类似带膜支架的效果。尽管存在生物相容性好和内皮化迅速等优点，但由于存在操作费时、手术创伤较大、需要大腔指引导管等缺点，目前已被带膜支架取代。

知识点38：冠状动脉穿孔的栓塞疗法　　　　副高：掌握　正高：熟练掌握

对于支配较少存活心肌或直径较小的小血管或远段血管、接近完全闭塞病变的血管或无外科手术条件时，可以考虑采用栓塞疗法，可采用微弹簧圈栓塞、聚乙烯醇（PVA）、自体预凝血液、明胶海绵和凝血酶等。弹簧圈适于永久性堵闭较大血管，尤其是使用阿昔单抗的患者。自体预凝血液注射简单易行，但有可能导致一过性血管闭塞和迟发性出血。明胶海绵适于暂时堵闭小血管，其血流往往在3～4周恢复，而PVA颗粒和凝血酶则导致永久性血管闭塞。

知识点39：冠状动脉穿孔的急诊冠状动脉旁路移植术　　　副高：掌握　正高：熟练掌握

外科手术适于穿孔较大、合并严重缺血、血流动力学不稳定或经非手术处理无效的患者。如果可能，应在准备手术的同时放置灌注球囊导管并持续低压扩张，并间断通过中央孔用肝素盐水冲洗远端，防止凝血块产生，保持远端血管通畅。然而，存在活动性出血的患者接受手术治疗的风险也较高。即便是置入带膜支架后成功闭合的患者，若因穿孔血管或其边支，或其他存在严重病变的血管存在持续性进展性心肌缺血，仍应考虑急诊冠状动脉旁路移植术。此外，冠状动脉穿孔的高压射流还可能导致心肌夹层和心外膜下血肿，从而引起多个心肌节段运动异常，此时也可能需要急诊手术。对于原支架节段存在较大分支（如较大间隔支或对角支）的穿孔血管，简单的结扎和/或旁路移植手术可能损失边支导致心肌梗死，若在切开血管、移除支架、剥离内膜、闭合穿孔的基础上行旁路移植术则能保全分支，从而达到理想的旁路移植效果。当巨大穿孔导致严重心肌缺血、导引导丝无法通过或采用以上策略后依然存在活动性出血时，急诊手术是唯一的治疗选项。手术应尽可能在灌注球囊保护下进行。

知识点40：冠状动脉穿孔的造影随访　　　　　　　　副高：掌握　正高：熟练掌握

冠状动脉穿孔后10分钟至3个月，局部可形成假性动脉瘤。为筛选可能的假性动脉瘤，对于保守治疗成功的Ⅱ型或Ⅲ型穿孔患者，最好在出院前复查造影。对于冠状动脉穿孔后形成的较大的假性动脉瘤，可采用带膜支架封堵或手术切除。

知识点41：冠状动脉穿孔的防治　　　　　　　　　　副高：掌握　正高：熟练掌握

冠状动脉穿孔是PCI时少见的并发症，但很严重。表现为少量对比剂外渗或呈蘑菇状向管腔外突出（限制性穿孔），或对比剂持续外漏至心包腔内（自由性穿孔），引起心包积血、心脏压塞和循环衰竭。老年女性、糖尿病、心力衰竭史等是冠状动脉穿孔的临床危险因素。慢性完全阻塞性病变PCI时使用中硬度导引钢丝或亲水涂层导引钢丝；钙化病变旋磨术或支架术置入后高压扩张；球囊（支架）直径与血管大小不匹配，均增加冠状动脉穿孔甚至破裂的危险性。一旦发生冠状动脉穿孔，应立即用与血管内径相似的球囊作较长时间的低压扩张以封堵破口，必要时应用适量鱼精蛋白中和肝素。对破口大、出血快、心脏压塞者，应立即行心包穿刺引流，必要时置入冠状动脉带膜支架或行紧急外科手术。小血管或血管末梢穿孔时，可用栓塞剂。

知识点42：冠状动脉腔内成形术失败后急诊旁路移植术　　副高：掌握　正高：熟练掌握

急诊搭桥的适应证与禁忌证：2004年ACC/AHA建议，以下患者应考虑急诊CABG：①PCI失败伴进展性缺血、供应大量心肌的血管有闭塞风险的患者（Ⅰ/B）。②PCI失败伴血流动力学不稳定的患者（Ⅰ/B）。③PCI失败、关键解剖部位遗留异物的患者（Ⅱa/C）。④PCI失败、先前未行开胸手术、凝血系统功能障碍的患者纠正血流动力学不稳定（Ⅱa/C）。

以下患者不宜行急诊CABG：①PCI失败后无心肌缺血的患者（Ⅲ/C）。②PCI失败但靶病变不适合CABG或伴无再流的患者（Ⅲ/C）。③伴有持续性胸痛但血流动力学稳定、仅有小范围心肌受累的患者。④心外膜冠状动脉成功开通，但微血管灌注失败的患者。⑤PCI失败、但曾行开胸手术且伴有凝血系统功能障碍和血流动力学不稳定的患者（Ⅱb/C）。

知识点43：支架脱落的防治　　　　　　　　　　　　副高：掌握　正高：熟练掌握

支架脱落较少发生，多见于病变未经充分预扩张或直接支架术时；近端血管扭曲或已置入支架；支架跨越狭窄或钙化病变阻力过大且推送过于强力时；支架置入失败，回撤支架至导引导管时，因管腔内径小、支架与导引导管同轴性不佳、支架与球囊装载不牢，导致支架脱落。仔细选择器械和严格操作规范，可预防支架脱落。一旦发生支架脱落，可操作取出，但需防止原位冠状动脉撕裂；也可用另一支架将其原位置入。

知识点44：支架血栓形成的防治　　　　　　　　　　副高：掌握　正高：熟练掌握

支架血栓形成常伴心肌梗死或死亡，是很严重的少见并发症。24小时内发生为急性支架内血栓，1周内为亚急性，1周以上为晚期支架内血栓，半年以上为极晚期血栓。支架血栓形成一旦发生，应立即行冠状动脉造影，对血栓负荷大者，可用血栓抽吸导管做负压抽吸。用PCI治疗时，常选用软头导引钢丝跨越血栓性阻塞病变，并行球囊扩张至残余狭窄<20%，必要时应再次置入支架。常在PCI同时静脉应用GPⅡb/Ⅲa受体阻滞药。对反复、难治性支架血栓形成者，需外科手术治疗。支架血栓形成的预防措施包括PCI术前控制临床情况（如控制血糖，纠正肾功能和心功能不全）、充分抗血小板和抗凝治疗。行PCI时选择合适的支架覆盖全部病变节段，支架充分扩张、贴壁良好，避免和处理好夹层撕裂。长期和有效的双联抗血小板治疗可预防药物洗脱支架晚期和极晚期血栓形成。

知识点45：对比剂肾病的防治　　　　　　　　　　　副高：掌握　正高：熟练掌握

对比剂肾病是指对比剂引起的急性肾功能损害，是医院内获得性肾衰竭的重要原因。表现为PCI后血清肌酐较术前增高44.2μmol/L（0.5mg/dl）或25%。许多临床因素（包括基础肾功能中度、重度减退，高龄，糖尿病，合并应用肾毒性药物）促使对比剂肾病的发生。此外，对比剂肾病与应用较大剂量对比剂明显相关，为了预防对比剂肾病，对慢性肾病患者行心血管造影和PCI时，应根据临床情况综合考虑造影剂类型、用量等因素，并在术前和术后采取防治措施（包括水化、碱化、透析疗法）。

知识点46：周围血管并发症的防治　　　　副高：掌握　正高：熟练掌握

穿刺部位血栓形成、出血和假性动脉瘤形成PCI后短时内发生低血压（伴或不伴腹痛、局部血肿形成），应怀疑腹膜后出血，必要时行超声或CT检查，并及时补充血容量。前臂血肿常因导引钢丝误入分支血管引发穿孔，或插管发生严重桡动脉痉挛时强行拔出导管损伤所致。为此，在透视下推送导引钢丝或导管，必要时行桡动脉造影或经动脉鞘内注入血管扩张剂，有利于预防。

知识点47：介入治疗术前的抗血小板治疗　　　　副高：掌握　正高：熟练掌握

对于未服用过抗血小板药物的择期治疗患者，建议术前3～5天开始口服阿司匹林0.3～0.5g/d，同时口服氯吡格雷75mg/d（或噻氯吡啶0.25g，每天2次）。

急性冠状动脉综合征行紧急PCI治疗且未服用过抗血小板药物的患者，应在决定手术后即刻口服水溶性阿司匹林0.5g，氯吡格雷300～600mg（或噻氯吡啶0.5g）。年龄<70岁，无禁忌证的患者，还可使用GPⅡb/Ⅲa受体阻滞药替罗非班，首先以3min时间静脉注射10μg/kg负荷剂量，继之以0.15μg/（kg·min）持续静脉滴注18～24小时（术中给肝素100U/kg，维持ACT 300～350秒）。年龄70～75岁，无禁忌证的患者，在造影显示冠状动脉内血栓负荷较大时，可以考虑减量使用替罗非班，或只给负荷量不用维持量，同时注意减少肝素用量。年龄超过75岁的患者，不宜使用替罗非班。

对于已经口服阿司匹林7天以上的择期治疗患者，继续服用阿司匹林0.1g/d，提前3～5天加服氯吡格雷75mg/d（或噻氯吡啶0.25g/d）。也可于术前1天给予氯吡格雷300mg（或噻氯吡啶0.5g），手术当天口服氯吡格雷75mg（或噻氯吡啶0.25g）。

知识点48：抗心绞痛药物的术前使用　　　　副高：掌握　正高：熟练掌握

病情稳定的患者介入术前继续使用原有抗心绞痛药物即可。对于心绞痛反复、不稳定发作者，应及时予以硝酸甘油持续静脉滴注，10μg/min开始，逐渐增加剂量至症状缓解或达到最大耐受量。

术前长期口服β受体阻滞剂者，若基础心率在50次/分以上，可继续原量服用，若基础心率<45次/分，手术当日应减量服用或暂停服药1次。

对于怀疑有冠状动脉痉挛情况者，术前应服用长效二氢吡啶类钙通道阻滞药。

知识点49：过敏体质患者的术前准备　　　　副高：掌握　正高：熟练掌握

对于有药物过敏性休克、明确3种以上药物过敏或非离子型碘造影剂过敏史的患者，应在术前给予肾上腺糖皮质激素治疗。泼尼松10mg，每日3次，术前连服3天，或40mg，6小时/次，术前12~18小时开始口服。同时服用抗组胺药及抑制胃酸分泌药。

知识点50：肾损害高危患者的术前准备　　　　副高：掌握　正高：熟练掌握

已有肾功能不全、糖尿病肾病的患者以及既往发生过造影剂肾损害的患者，在介入术后发生肾功能损害的可能性很大。使用离子型造影剂、高渗透压造影剂，造影剂用量过大，存在心功能不全、血容量不足等情况是发生肾功能损害的危险因素。

高危患者应于术前8~10小时开始持续静脉滴注生理盐水1.5~2.5ml/min直至术后2小时，以增加尿量促进造影剂排出。

使用渗透压与血浆渗透压相似的造影剂碘克沙醇（威视派克）可降低肾损害风险。

知识点51：心功能不全患者的术前准备　　　　副高：掌握　正高：熟练掌握

术前应严格控制血容量防止体液潴留诱发心力衰竭，必要时可使用利尿药利尿，同时也要避免血容量过低导致肾灌注不足诱发肾功能不全。

术前使用β受体阻滞剂和钙通道阻滞药可提高心肌对介入治疗过程中球囊扩张所致缺血的耐受性，对能耐受的患者应予使用。

对明显左心功能不全的患者尤其是急性心肌梗死合并左心衰竭行紧急介入治疗的患者，应使用主动脉内气囊反搏治疗以尽量稳定血流动力学状态保证手术安全。

知识点52：长期口服华法林抗凝患者的术前准备　　　　副高：掌握　正高：熟练掌握

持续性房颤或更换人工心脏机械瓣的患者，需长期服用华法林抗凝预防血栓栓塞性疾病。服药期间进行血管穿刺，局部发生出血并发症的风险增大。应在介入术前停用华法林5天左右，监测PT或INR恢复到接近正常时安排介入操作，术后重新服用华法林。

从术前停用华法林到术后华法林重新发挥稳定的抗凝作用期间，应使用肝素抗凝。

知识点53：经皮冠状动脉介入治疗术中肝素及低分子肝素的应用
　　　　　　　　　　　　　　　　　　　　副高：掌握　正高：熟练掌握

肝素抗凝作用的机制很复杂，可以通过结合并抑制vW因子发挥直接抗血小板作用，也能抑制凝血活酶的产生，但肝素最主要的作用是与抗凝血酶Ⅲ结合后发挥抗凝作用。肝素通过其分子上一个独特的5个糖基的片段与抗凝血酶Ⅲ结合，同时通过另一个13个糖基的片段与凝血酶结合。肝素-抗凝血酶Ⅲ复合物可以抑制Ⅹa因子、Ⅱa因子活性，但是只有约1/3的肝素分子具有这种作用。由于不同厂家、不同批号的肝素作用强度不同，且肝素在体内可以通过与血浆蛋白、内皮细胞、巨噬细胞结合而失活，剂-效关系的个体性较强，使用时需根据APTT或ACT监测结果调整剂量。连续使用肝素5天以上的患者中约有10%会发生肝素诱导的血小板减少症，多数无症状，停用肝素后可恢复。目前多数导管室还是用普通肝素作为术中常规抗凝药物。简单的用法是手术开始时，于穿刺成功并置入动脉鞘后经鞘管侧臂注射肝素2500U，决定进行介入治疗者在插入导引导管前静脉内（或经鞘管侧臂）追加注射5000~7500U肝素（或70~100U/kg），以后每小时酌情追加2000~5000U，使ACT保持在300~350秒，急性心肌梗死紧急介入治疗的保持在350~400秒，同时使用替罗非班的保持在300~350秒。

与普通肝素相比，低分子肝素抗Xa因子作用与抗Ⅱa因子作用强度的比值更大［抗Xa与抗Ⅱa活性比值，普通肝素是1∶1而低分子肝素是（2~4）∶1］，有更好的生物活性和更长的血浆半衰期，抗凝作用更稳定，对止血功能无明显影响，可以使用固定剂量，可以皮下给药，术后可以即刻拨出鞘管，不需要实验室指标监测，临床使用更方便、安全。因此有些医院开始将低分子肝素用于介入治疗中，用法为穿刺成功后单次经鞘管注射依诺肝素（克赛）0.5~0.75mg/kg。但需要说明的是，目前介入治疗中的标准抗凝方案还是使用普通肝素。

知识点54：经皮冠状动脉介入治疗术中冠状动脉痉挛的防治

副高：掌握　正高：熟练掌握

动脉粥样硬化时病变部位血管内皮细胞功能障碍，内皮源性血管舒张因子——一氧化氮产生减少，硝酸酯类药物可作为一氧化氮前体，提供外源性一氧化氮，发挥强大的扩张冠状动脉的作用，解除冠状动脉痉挛，并可使血液重新分布，增加侧支循环及促使血液从心外膜下区域流向心内膜下区域。

介入治疗开始时冠状动脉内注射硝酸甘油200μg有利于预防术中血管痉挛并更准确地判断血管真实直径。如果怀疑已有冠状动脉痉挛存在，可给予硝酸甘油冠状动脉内注入，每次50~300μg。支架置入后，尤其是用高压力球囊再扩张后，支架节段与正常血管的交界部位或血管远端有时会发生血管痉挛，也应给予硝酸甘油治疗。如硝酸甘油仍不能缓解，可试用维拉帕米100μg或地尔硫䓬500μg稀释后冠状动脉内缓慢注射，同时应注意除外有无内膜撕裂等并发症并给予相应的处理，药物不能有效解除痉挛时可用球囊行小压力扩张。

知识点55：经皮冠状动脉介入治疗术中慢血流及无再流现象的处理

副高：掌握　正高：熟练掌握

慢血流及无再流现象是介入治疗的并发症，常见于脂质负荷较多的不稳定病变、合并血管内血栓形成的病变。急性心肌梗死通常是由于不稳定斑块破裂继发血栓形成导致的，因此急性心肌梗死患者行急诊介入治疗时慢血流及无再流现象较为常见。

关于慢血流及无再流现象的具体机制目前尚未完全阐明，一般认为可能与微栓塞、微血管床痉挛、微血管内皮肿胀、再灌注损伤等因素有关。

发生慢血流及无再流现象时，可以采用以下药物稀释后冠状动脉内注射：硝酸甘油

50～300μg，维拉帕米100μg，地尔硫草500μg，尿激酶20万U。

知识点56：经皮冠状动脉介入治疗术中冠状动脉内大量血栓时的处理

副高：掌握　正高：熟练掌握

冠状动脉内有大量血栓负荷时，除考虑使用血栓吸出装置、远端保护装置等介入手段外，还应考虑相应药物处理措施。

对于无禁忌证的患者，可以使用血小板GP Ⅱb/Ⅲa受体阻滞药替罗非班，3分钟内静脉注射负荷剂量10μg/（kg·min），其后以15μg/（kg·min）持续静脉滴注，共18～24小时。

没有GP Ⅱb/Ⅲa受体阻滞药可供使用时，也可考虑使用溶栓药，尿激酶25万U稀释到20ml，以1ml/min左右的速度缓慢冠状动脉内注射。

知识点57：经皮冠状动脉介入治疗术后抗血小板药物的应用

副高：掌握　正高：熟练掌握

介入术后应长期口服阿司匹林0.1g/d。对于置入金属裸支架的患者术后头2个月还应口服氯吡格雷75mg/d（或噻氯吡啶0.25g/d），对于置入西罗莫司药物洗脱支架的患者氯吡格雷应使用最少6个月，而置入紫杉醇药物洗脱支架的患者氯吡格雷应使用最少3个月。更有人主张置入药物洗脱支架的患者氯吡格雷应使用1年。有文献显示，置入金属裸支架的患者术后口服氯吡格雷1年，也可以降低心脏事件的发生率。

如果患者对阿司匹林不能耐受（如严重的胃肠道反应或过敏），可单纯口服氯吡格雷（或噻氯吡啶），但前2周剂量应加倍。

知识点58：经皮冠状动脉介入治疗术后肝素及低分子肝素的应用

副高：掌握　正高：熟练掌握

有关支架术后肝素的使用，不同医院、不同医师有不同的做法。通常的观点是单支血管简单病变术后可以不常规使用肝素，多支血管病变，置入多个支架、小血管、长支架、长病变而支架只覆盖部分病变、有血栓的病变、急性冠状动脉综合征患者术后应使用肝素。部分高龄患者或高凝状态者，为预防长时间卧床诱发深静脉血栓形成导致肺栓塞，也可给予肝素治疗。需用肝素者，一般术后即刻不给肝素，4～6小时后拔除动脉鞘管（如能监测ACT，则以ACT<170秒为拔管指标，若无周围血管并发症，在拔管后0.5～1小时开始用肝素，先给2000～3000U的冲击剂量，继以持续静脉滴注10～15U/min，根据ACT结果（不能监测ACT时可参照凝血时间）调整肝素用量，使用24～48小时（如果患者需口服华法林，肝素则用至华法林发生治疗作用）。必要时还可继续皮下注射低分子肝素至术后1周左右。急性心肌梗死血管内有大量血栓形成者，可于术后持续静脉滴注替罗非班，肝素24～48小时，情况稳定后停用，停药4～6小时后拔除动脉鞘管，拔管后再继续使用肝素或低分子肝素5～7天。术后使用肝素也可以全部采用低分子肝素皮下注射3～7天。

知识点59：经皮冠状动脉介入治疗术后抗心绞痛药物的应用

副高：掌握　正高：熟练掌握

以前，在单纯球囊扩张年代，为了减轻术后冠状动脉痉挛，曾经常规给予硝酸甘油持续静脉滴注至患者下地活动。现在，支架的应用非常普遍，接受单纯球囊扩张的只是少数患者，而且，由于禁食等原因，术后常规使用硝酸甘油可能诱发低血压状态，因此，不再建议常规持续静脉滴注硝酸酯类药物。在术中有明确冠状动脉痉挛现象、不完全血运重建、分支血管受累导致患者一直有心绞痛症状等情况下，可以给予硝酸甘油静脉滴注，但是必须补足血容量，密切观察血压变化。

对于完全性血运重建的患者，术后不必长期口服抗心绞痛药物。

知识点60：经皮冠状动脉介入治疗后二级预防药物治疗

副高：掌握　正高：熟练掌握

除了抗血小板和抗凝治疗外，抗高血压、调脂和糖尿病的治疗在PCI后的二级预防中扮演着重要的角色。抗高血压治疗应使血压达标（＜140/90mmHg，慢性肾病或糖尿病者应＜130/80mmHg）。调脂治疗应达到：①LDL-C＜2.6mmol/L。②极高危患者（如ACS、糖尿病）LDL-C＜2.08mmol/L。糖尿病治疗的目标为糖化血红蛋白＜6.5%。

知识点61：药物洗脱支架的基本概念

副高：掌握　正高：熟练掌握

药物洗脱支架（DES）技术是指以支架为载体，靶向性地携带药物到达血管损伤局部，并在一定时间内持续作用于支架置入部位，抑制血管壁的炎性反应和内膜的过度增生，降低介入治疗术后再狭窄。支架是局部药物释放的理想平台，它与涂层基以及生物活性药物构成了药物洗脱支架的3个基本成分。

理想的药物洗脱支架应具有以下特征：①具有明显的抑制内膜增殖的作用，将再狭窄率降低至10%以下，作用途径可能是抗血栓形成、抗感染反应、抗增殖效应。②不影响靶血管局部正常的损伤修复过程，置入支架后能快速内皮化而且无或只有轻微新生内皮形成。③不增加早期及晚期血栓形成的风险。④无边缘增生效应。⑤无晚期动脉瘤形成、延迟再狭窄现象，不促进动脉粥样硬化反应。⑥具有生物相容性，无毒性不良反应。

知识点62：药物洗脱支架的种类和特点

副高：掌握　正高：熟练掌握

（1）西罗莫司（雷帕霉素）洗脱支架：西罗莫司是Wyeth Ayerst发现的一种抗生素，1999年美国FDA批准将西罗莫司作为肾移植的免疫抑制药用于临床。文献报道了西罗莫司有效地治疗肥厚型心肌病及肝、肾移植时的免疫反应。西罗莫司具有细胞抑制作用，可使细胞静止在其增殖周期的早期阶段——G_4晚期，使细胞循环停止，但西罗莫司不破坏健康的细胞，在一定的条件下被抑制的细胞又可回复到正常的细胞周期。近年来的研究发现西罗莫司可以选择性地抑制血管平滑肌细胞的迁移和增殖；抑制内膜的过度增生。目前已经在临床上使用的雷帕霉素洗脱支架有强生Cordis公司的CYPHERTM支架、微创公司的Firebird支架等。

（2）紫杉醇洗脱支架：紫杉醇（又称泰素）是西北太平洋地区森林中一种生长缓慢的常绿紫杉的树皮中产生的天然成分，1992年被批准用于对一线化疗药无效的卵巢转移癌的治疗。紫杉醇通过促进微管聚集、稳定多聚微管，影响微管的功能而在细胞周期的G_0/G_1期和G_1/M期抑制平滑肌细胞的增殖，也抑制细胞迁移。TAXUS支架是将paclitaxel包被于波士顿公司的express 2支架上的药物涂层支架。

（3）其他药物洗脱支架：与西罗莫司作用类似的药物还有everolimus和ABT587，前者与西罗莫司一样，属于四环素家族成员，后者是西罗莫司的衍生物。3种药物化学结构和药理作用相似，而溶解度略有不同。

知识点63：药物洗脱支架的适应证和禁忌证　　　　副高：掌握　正高：熟练掌握

（1）临床适应证：有缺血证据的冠心病，尤其是合并糖尿病等高再狭窄危险的患者。研究显示，急性冠脉综合征（包括急性心肌梗死）使用药物洗脱支架安全有效。

（2）推荐的病变/血管适应证：自身冠状动脉病变、小血管（靶血管直径＜3mm）、弥漫性病变（尤其是病变长度＞15mm）。

（3）病变/血管的相对适应证：分叉/血管开口处病变、慢性完全闭塞病变、多支病变、无保护的左主干病变、支架内再狭窄病变、桥血管病变等。

（4）禁忌证或相对禁忌证：大量血栓病变、无法完全扩张的病变，不能够耐受阿司匹林和氯吡格雷治疗双抗凝治疗的患者、不适宜介入治疗或支架治疗的患者及对316L不锈钢、支架或涂层药物过敏的患者。近期拟接受外科手术治疗的患者慎用药物洗脱支架。

知识点64：药物洗脱支架的并发症　　　　　　　　副高：掌握　正高：熟练掌握

（1）急性/亚急性血栓形成：主要与介入治疗本身相关，如支架未能完全覆盖病变或内膜撕裂、支架膨胀不全/未完全贴壁、支架远端血流缓慢等。

（2）晚期血栓形成：大多与未正规使用抗血小板药物、阿司匹林/氯吡格雷抵抗以及支架内皮化延迟、晚期支架贴壁不良、涂层聚合物导致的炎症反应等有关。发生率低，一旦发生则是致命性的，应引起重视。大量临床试验结果表明，DES置入术后晚期血栓的发生率与BMS相比无显著性差异。

（3）迟发型支架贴壁不良：发生率4%～5%，与涂层聚合物引起的炎性反应、血管异常重塑有关，也可能与药物的抗增殖、内皮修复延迟有关。在目前的临床试验中并未观察到其与心脏事件或者支架内血栓发生的相关性。

知识点65：药物洗脱支架的合并用药　　　　　副高：掌握　正高：熟练掌握

（1）术前用药：抗血小板药物的应用：阿司匹林同普通金属裸支架，氯吡格雷的负荷剂量300~600mg，并建议在术前至少6小时以前给予；急诊介入治疗时推荐用600mg负荷量。其他用药与普通金属裸支架置入术相似。

（2）术中用药：与普通金属裸支架相似。

（3）术后用药：阿司匹林终身服用，推荐剂量100mg/d；氯吡格雷75mg/d，推荐用药时间9~12个月。

第三节　心脏导管检查及血流动力学监测

知识点1：心导管检查的概念　　　　　副高：掌握　正高：熟练掌握

心导管检查是将不透X线的塑料导管，在X线的指导下，经周围血管送至所需检查的心脏、血管等部位，以了解不同部位血流动力学和血氧含量的变化，是临床诊断疾病，了解病情变化和观察疗效的一种常见检查方法。

知识点2：心导管检查的影像学设备　　　　　副高：掌握　正高：熟练掌握

一台性能优良、功能齐全的X线机，对心导管检查具有重要的意义。目前数字减影装置（DSA）已广泛应用，使选择性造影图像更加清晰，并可通过非选择性静脉注射造影剂得到类似选择性造影的效果，具有密度分辨率高，可观察动脉系统，进行心脏功能、实质性脏器血流灌注检测以及减少造影剂剂量等优点。

知识点3：心导管设备　　　　　副高：掌握　正高：熟练掌握

心导管的规格一般以F编号来表示其外周直径的大小（mm），其换算公式：F编号/3 = 导管外周直径（mm）。常用的心导管型号是F4~6。

（1）普通型端孔心导管：此型心导管在其顶端3~4cm处塑呈45°，以利于调整导管方向及推进到达右心室和肺动脉，主要用于测压及抽取血样本。

（2）Swan-Ganz导管（漂浮导管）：此型导管本身重量轻而且柔软，其顶端附有气囊，为四腔气囊导管，借其漂浮性能或轻送助其逐渐向前，根据所显示的压力曲线可判断导管所处的位置。其无需在X线透视下进行，适用于重症患者床边血流动力学监测。

（3）猪尾导管：此型导管顶端塑成猪尾环状，因而在做主动脉、左心室造影时，可避免导管顶端对靶器官的直接撞击，从而减少组织损伤和心律失常的发生。

（4）Judkins冠脉造影管：是选择性冠状动脉造影中使用最广泛的一种类型，分左、右冠脉造影导管。

知识点4：导引钢丝
副高：掌握　正高：熟练掌握

常用的有：①直导引导丝：其管端有数厘米的软头，利于通过直血管。②"J"形导引钢丝：其管端有小弯曲和大弯曲的柔软头，利于通过不同弯曲度的血管。③冠状动脉腔内成形术（PTCA）导引钢丝：这种钢丝一端的内芯由一根逐渐变细的直钢丝支撑，直到头端数厘米处，使其增加必要的硬度，而头端仍由长短不一、直或不同弯度的柔软钢丝构成。

知识点5：心导管检查的常用急救药品和器械设备
副高：掌握　正高：熟练掌握

（1）急救药品：包括多巴胺，尼可刹米，利多卡因等药物。

（2）器械设备：包括性能良好的直流电复律除颤器、体外人工心脏起搏器、简易人工呼吸器、心包穿刺器械、气管插管、气管切开器械等。

知识点6：心导管检查的人员配置
副高：掌握　正高：熟练掌握

心导管检查是一项复杂、细致而又具有许多风险的上作，必须有一组临床经验丰富、能熟练掌握各种导管检查技术和随时能妥善处理操作过程中出现的各种意外事件的医师组成。术者应为主治医师以上、助手有1～2名住院医师担任。另外，尚需1～2名护士或技术人员负责各项监护、测压和血氧分析等技术操作。

知识点7：Seldinger血管穿刺技术
副高：掌握　正高：熟练掌握

（1）选定穿刺点：依被穿刺的具体血管选择穿刺点。

（2）局麻：用1%利多卡因或普鲁卡因在穿刺点做浸润麻醉。当抽吸无回血时方可注射麻醉药。

（3）穿刺血管：在选定的穿刺点进针，针头斜面向上，进针方向通常与血管走向保持45°，进针深度依被穿刺血管部位和患者的胖瘦而定。若进针深度已超过被穿刺血管的估计深度仍不见回血，则缓慢退针观察，仍无回血，则退至皮下，调节方向重新进针。仍不成功，则退出穿刺针，用肝素盐水冲洗后再穿刺。若见鲜红色血液连续喷出表示穿刺针进入动脉；若见暗红色血液连续溢出，表示穿刺针进入静脉。若欲穿刺静脉而误穿动脉，立即退针，局部压迫3～5分钟再行穿刺；若欲穿刺动脉而误穿静脉，退针后最好压迫1分钟。准确穿刺后，以左手固定穿刺针。

（4）导入导引钢丝：导丝软头在前，推送时应无阻力。送入长度通常约20cm，拔出穿刺针。若推送导丝遇阻力，应立即退出钢丝，接上注射器，如血流通畅，再导入钢丝，若回血不畅则拔出穿刺针，局部压迫1～2分钟再行穿刺。

（5）导入扩张管和外鞘管：用手术刀片在穿刺点做一与皮肤皱褶平行的切口，用血管钳沿钢丝分离皮下组织，沿导丝送入扩张管和外鞘管至血管腔内。注意钢丝必须露出鞘管尾端才可向前推进导丝，扩张管必须与外鞘管保持紧密嵌合。鞘管后部留在血管外1～2cm时停止推送，一并退出钢丝和扩张管，保留鞘管在血管内，从尾部三通开关处注入肝素盐水5ml。

知识点8：颈内静脉穿刺的优点　　　　　　副高：掌握　正高：熟练掌握

①解剖位置固定，变异较少。②穿刺部位不会因年龄、胖瘦而改变。③到右房的距离短、途径直。④并发症的发生率较锁骨下静脉途径少，如气胸、血胸、臂丛神经，胸导管损伤较少发生，故采用较多。

知识点9：颈内静脉穿刺的具体操作　　　　副高：掌握　正高：熟练掌握

选用右侧颈内静脉进行颈内静脉穿刺。左侧颈内静脉与胸膜顶紧挨，有胸导管。取平卧位，头转向对侧，头低20°～30°，肩枕过伸位，可增加静脉的充盈并减少空气栓塞的机会。经锁骨内侧段上缘3cm处作水平线，其与胸锁乳突肌锁骨头前缘交点即为穿刺点；也可以锁骨内侧段上缘、胸锁乳突肌锁骨头及胸骨头构成的三角形中点为穿刺点，按Seldinger法进行。进针前用手触摸颈动脉，确保穿刺针在动脉外侧行进。进针深度一般<5cm，体瘦者多在2cm左右。

知识点10：股静脉穿刺的具体操作　　　　副高：掌握　正高：熟练掌握

股静脉穿刺时左、右股静脉均可选用，常选右侧。右手示、中及环指并拢，在腹股沟韧带中部下方2～3cm处触摸股动脉搏动，确定股动脉走行。以股动脉内侧0.5cm与腹股沟皮折线交点为穿刺点，按Seldinger法进行。若在同一股静脉拟导入两根鞘管，第二穿刺点可选在第一穿刺点下方1cm处，待两根导丝分别进入股静脉后，再分别导入鞘管。

知识点11：股动脉穿刺的具体操作　　　　副高：掌握　正高：熟练掌握

股动脉穿刺时左、右股动脉均可选用，常选右侧，右手示指、中指及环指并拢，在腹股沟韧带中部下方2～3cm处触摸股动脉搏动，确定股动脉走行。以股动脉与腹股沟皮折线交点为穿刺点，按Seldinger法进行。

知识点12：锁骨下静脉穿刺的具体操作　　　副高：掌握　正高：熟练掌握

患者去枕平卧，适当抬高穿刺侧肩胛或压低肩关节。穿刺点在锁骨中点下缘1～2cm处，肥胖者可下移1～2cm，针头斜面朝向足侧，穿刺针与皮肤呈30°，针尖指向锁骨上窝与环状软骨之间。进针时针尖先抵向锁骨，然后回撤，再抬高针尾，紧贴锁骨下缘负压进针，深度一般为4～5cm。如抽出暗红色血液，则移去注射器，导入导引导丝；如抽出鲜红色血液，则拔出注射器，局部压迫止血5分钟；若进针抽出气体，标明损伤肺尖，应立即退针，胸部 X线透视观察。必须透视导引导丝进入右房或下腔静脉后方可导入扩张管和外鞘。如确认导 丝进入主动脉，则撤出导丝，局部压迫5分钟；但如扩张管进入锁骨下动脉则不可撤出，应 等待外科处理。

知识点13：右心导管检查的目的　　　　　　　副高：掌握　正高：熟练掌握

（1）测定肺动脉压力和计算肺动脉阻力，判断有无肺动脉高压以及肺动脉高压的程度、 性质，为手术或药物治疗提供依据。

（2）协助超声心动图完成先天性心脏病的诊断和鉴别诊断，了解其分流水平、分流量及 心功能状态。

（3）测定肺毛细血管楔压，结合左心室压测量等判断心功能状况。

（4）为先天性心脏病介入治疗术前提供血流动力学依据和术后治疗效果评价。

知识点14：右心导管检查的适应证　　　　　　副高：掌握　正高：熟练掌握

①原因不明的肺动脉高压（超声心动图估测收缩压＞50mmHg）。测定肺动脉压力和 计算肺动脉阻力，判断有无肺动脉高压及肺动脉高压的程度及性质，为手术或药物治疗提 供依据。②超声诊断不明确的肺血多先天性心脏病，协助超声心动图完成先天性心脏病的 诊断和鉴别诊断。并了解其分流水平、分流量及心功能状态。③分流性先天性心脏病合 并重度肺动脉高压，术前需判断肺动脉高压的程度及性质。④心力衰竭需测定肺毛细血 管楔压以判断心功能情况。⑤心脏移植前判断心功能及全肺阻力情况。⑥可行介入治疗 的左向右分流性先天性心脏病（房间隔缺损、室间隔缺损、动脉导管未闭等）介入治疗 前后。

知识点15：右心导管检查的禁忌证　　　　　　副高：掌握　正高：熟练掌握

心导管检查的唯一绝对禁忌证为神志清楚的患者拒绝接受该检查。下列均为相对禁忌 证：①感染性疾病期间。②未经控制的室性快速心律失常。③电解质紊乱，如严重低钾血 症。④严重心功能不全。⑤严重肝、肾功能不全。⑥活动性风湿疾病。⑦出血性疾病或尚在 服用抗凝剂过程中。

知识点16：右心导管术导入心导管的操作　　　　副高：掌握　正高：熟练掌握

将充满肝素盐水的右心导管沿外鞘插入股静脉，在X线引导下，沿髂静脉、下腔静脉依 次送入右心房、右心室、肺动脉。

右心导管一般头端略带曲度，如无明显右室高压、右室增大、明显三尖瓣反流，在右房 下部转动导管头端指向三尖瓣口，当三尖瓣开放时直接将导管送入右室中部。当心脏明显增大，导管直接进入右室有困难时，可采用"导管头端打圈法"，即将导管头端顶在右房侧壁或肝静脉形成倒"U"形圈，然后轻轻转动并下拉导管，使导管头端朝向三尖瓣口，并弹入右室内。进右室特别困难者，可借助于导丝硬头人工弯曲成形，然后送入导管头端（不能出头），使导管头曲度增大，进入右心室。

将导管由右室中部轻轻后撤至右室流出道，使导管水平状浮于心腔，然后顺时针转动导管使导管头端上抬后，继续推送导管，一般都可以顺利进入肺动脉，深吸气时推送导管有助于进入右心室流出道。如果导管进肺动脉比较困难，可尝试借助泥鳅导丝配合，导丝漂入肺动脉后，循导丝推送导管入肺动脉。

知识点17：右心导管术心腔内压力测定　　　副高：掌握　正高：熟练掌握

导管到位后可以测定相应心腔的压力。压力换能器的位置应固定在一个零点水平，可选择在卧床患者的腋中线等高水平。将连接管两端与三通开关和压力换能器相连接，开放通大气，使电压力计为零，再关闭通大气后即可测压。测压的顺序可按心导管推进顺序的逆方向进行，即肺小动脉-肺动脉-肺总动脉右心室流出道-右心房上、中、下部-上腔静脉及下腔静脉等不同部位，分别测压并记录压力曲线。需要时将肺总动脉与右心室进行连续测压，可显示压力阶差，对肺动脉瓣狭窄的诊断具有重要意义。

知识点18：右心导管术肺小动脉楔压的测定

副高：掌握　正高：熟练掌握

一般来说，将肺小动脉楔压近似等于肺毛细血管楔压，其测定对于评价肺血管状态、测定肺血管阻力、反映左心房压力及左心室舒张末压等有重要意义。需要测量时，将F_4或F_5端孔导管或球囊-漂浮导管送至肺动脉远端，楔入肺小动脉内来测定。目前，肺小动脉楔压不是右心导管术中的常规测定项目。

知识点19：右心导管术血氧含量的测定　　　副高：掌握　正高：熟练掌握

采血与导管测压同步进行。在抽血前先用空注射器抽出导管腔内的盐水和少量血液3～4ml后，接上用肝素盐水湿润内壁的注射器，缓慢抽血0.5～1ml。每次采血后立即向导管腔内注入数毫升肝素盐水，以免导管内形成血凝块。

知识点20：右心导管术附加试验　　　副高：掌握　正高：熟练掌握

为了评价肺动脉高压的性质或判断肺血管扩张能力，或了解肺血管对药物的反应，在普通右心导管检查结束后有时需对患者加以吸氧，吸入NO，给予肺血管扩张药（如前列腺素E等）后10～30分钟重复右心导管检查，将前后数据进行对比，以达到对肺循环的全面了解。

知识点21：压力及血氧测定的注意事项　　　　　　副高：掌握　正高：熟练掌握

压力和血氧测量值的准确性直接影响右心导管报告结论的准确性，因此，在右心导管操作中必须仔细、规范操作，确保数据的准确性。

（1）测压时必须保持导管、三通管、压力延长管、换能器的连接严密和通畅。导管、三通管、压力延长管必须定时冲洗，排气要完全，避免气泡和血凝块充塞导管或延长管而影响压力的描记。如发现压力波形与导管位置不符，需仔细检查，必要时更换换能器。

（2）测压取血时需保持准确、良好的导管头端位置。正确的导管位置是游离于心脏、大血管腔内，如导管头端顶在血管壁或心腔壁上，则会取血困难、测压不准确。测压时不要触碰导管，以保证测压的稳定性。

（3）每次测压前必须重新校零，避免零点漂移带来的误差。

（4）各部位血氧饱和度的测定受血流层流、导管冲洗程度、测定时间等多种因素的影响，每次测定时需要仔细核对，并保持导管位置不变，一旦发现误差，需及时重新取样本。原则上每个心腔内血氧取2~3个样本，取平均值，以确保准确性。每次取血后应及时测定，尽量缩短标本体外停留时间。每次取血样前必须充分冲洗导管，先用10ml注射器抽取2~4ml导管内残留血液后再用5ml注射器取样本。

知识点22：右心导管检查的并发症及处理　　　　　　副高：掌握　正高：熟练掌握

右心导管检查一般比较安全，常见的并发症包括以下几种。

（1）心律失常：有室性期前收缩、室性心动过速、房性期前收缩、房性心动过速、房颤及交界性心律等，多由于导管碰撞心内结构所致，如遇频发室性期前收缩或室性心动过速，可将导管稍后撤或暂停操作，多能自行消失。不能终止者，可从导管内缓慢注入稀释的利多卡因50~100mg，随之用300~400mg利多卡因加入5%葡萄糖液中静滴。若室速不止或出现室颤，立即电复律，并考虑终止手术。

（2）静脉痉挛：多见于上肢血管，主要原因是导管过粗、局麻不充分、寒冷和疼痛刺激。故应选择合适的导管、麻醉充分、插管前先润湿导管外壁、防止动作粗暴，则可尽量避免。对已痉挛者，局部用利多卡因浸润，暂停操作即可缓解。

（3）导管打结：多是盲目推送所致。在导管推送中发现打弯即要迅速抽直，若是扭结，千万不要抽紧，应继续推送使圈变大，管头常能自行弹开。若不能弹开，只能将导管抽至股静脉或锁骨下静脉，进行外科处理。

（4）静脉炎和静脉血栓形成：多是局部血管、软组织损伤重，操作时间过长或静脉痉挛过久等原因造成。一般局部热敷或理疗有助于其吸收。

知识点23：右心各部位血氧正常值　　　　　副高：掌握　正高：熟练掌握

正常心腔和大血管各个部位血氧饱和度

部　位	血氧饱和度（%）	部位	血氧饱和度（%）
主动脉	96±3	右心室	70±5
左心室	96±3	右心房	70±5
左心房	96±3	上腔静脉	70±5
肺动脉	70±5	下腔静脉	70±5

右心各部位血氧生理差异范围

部　　位	血氧饱和度（%）	血氧含量ml%
右房比腔静脉	<9.0	<2.0
右室比右房	<5.0	<1.0
肺动脉比右室	<3.0	<0.05

右心系统不同部位血氧饱和度正常参考值

部　位	血氧饱和度（%）	部位	血氧饱和度（%）
下腔静脉	75～87	右心室	64～84（77）
上腔静脉	65～85	肺动脉	70～84
右心房	70～85（78）	肺小动脉	平均95

知识点24：右心各部位血氧差异与左向右分流水平的相关值
　　　　　　　　　　　　　　　　副高：掌握　正高：熟练掌握

右房与腔静脉血氧饱和度相差≥9.0%；右室与右房血氧饱和度相差≥5.0%；肺动脉与右室血氧饱和度相差≥3.0%时，分别提示心房、心室、肺动脉水平存在左向右分流，但要接合临床其他检查全面分析，除外层流所致。

知识点25：计算肺循环血流量（Q_P）与体循环血流量（Q_S）的比值
　　　　　　　　　　　　　　　　副高：掌握　正高：熟练掌握

肺循环血流量（Q_P）与体循环血流量（Q_S）比值的意义是判断左向右分流量的大小，Q_P/Q_S 为1.0为正常，表示无左向右分流；Q_P/Q_S 为1.0～1.5表示存在左向右少量分流；Q_P/Q_S 为1.5～2.0表示存在左向右中等量分流；Q_P/Q_S≥2.0表示存在大量左向右分流。

知识点26：血流动力学的监测参数及正常值	副高：掌握　正高：熟练掌握

血流动力学的直接测量值

参　　数	缩　写	正常值
右心房压	RAP	＜0.8kPa（6mmHg）
右心室压	RVP	收缩压2.4～40.0kPa（18～30mmHg）
		舒张压0～0.7kPa（0～5.3mmHg）
肺动脉压		收缩压2.4～4.0kPa（18～30mmHg）
	PAP	舒张压0.8～1.6kPa（6～12mmHg）
		平均压1.3～2.4kPa（9.8～18mmHg）
平均动脉压	MAP	9.3～14.0kPa（70～105mmHg）
肺毛细血管楔压	PCWP	＜1.7kPa（12.5mmHg）
心排血量	CO	4～8L/min

血流动力学的计算所得值

参　　数	公　　式	正常值
每搏量	$SV = CO/HR$	60～100ml/次
心搏指数	$SVI = CO \times 1000/S/HR$	30～47ml/（次·m^2）
心排血指数	$CI = CO/S$	2.6～4.0L/（min·m^2）
体循环指数	$SVR =（MAP-CVP）/CO$	1300～1800（dyn·s）/cm^5
肺循环阻力	$PVR =（MPAP-PCWP）/CO \times 80$	（108±46）（dyn·s）/cm^5

注：$S（m^2）= 0.0064 \times H（cm）+ 0.0128 \times W（kg）- 0.1529$；CO＝心排血量；MAP＝平均动脉压；MPAP＝平均肺动脉压；PCWP＝肺毛细血管楔压；CVP＝中心静脉压；HR＝心率

知识点27：氧消耗量的计算	副高：掌握　正高：熟练掌握

（1）直接测定法：由氧耗量测定仪计算每分钟每平方米体表面积氧耗量。但3岁以下小孩难以合作。

（2）查表法：基础代谢热量查表。

每分钟氧耗量（ml）＝基础代谢热量×209/60×体表面积（m^2）。

儿童体表面积计算表　　　　　　　　成人体表面积计算表

无左向右分流时，心排血量（L/min）（CO）=体循环血流量（Qs）=肺循环血流量（Qp）。

Fick法心排出血量计算公式为：

CO（L/min）=氧消耗量（ml/min）/（主动脉血氧含量-混合静脉血氧含量）ml/dl×1/10

肺静脉血可由动脉血氧饱和度95%来代替，混合静脉血可取自肺动脉，有左向右分流者混合静脉血取自分流部位以前心腔血氧含量。

血氧含量（ml/dl）=血氧饱和度（%）×血红蛋白含量（g/dl）×（1.34～1.36）

利用公式可计算肺循环血流量，即右心室排血量，体循环血流量即左心室排血量。若无心内分流，肺循环血流量与体循环血流量相等。当存在左向右分流时，则需分别计算。

知识点29：心脏体循环血流量的计算	副高：掌握 正高：熟练掌握

体循环血流量（Qs）的计算公式为：

Qs（L/min）=氧消耗量（ml/min）/（主动脉血氧含量−混合静脉血氧含量）ml/dl×1/10。

公式中混合静脉血氧含量取血部位目前有两个部位选择：①左向右分流先天性心脏病。一般取分流所在部位上游心腔的血液，如动脉导管未闭者，右心室为取混合血部位；室间隔缺损者，右心房为取混合血部位；房间隔缺损者则取上腔静脉血。②混合静脉血取自上腔静脉，对于不管是否存在心内左向右分流的患者均适用，该处采血可避免不少影响血氧浓度的因素。

知识点30：心脏肺循环血流量的计算	副高：掌握 正高：熟练掌握

肺循环血流量（Qp）的计算公式为：

Qp=氧消耗量（ml/min）/（主动脉血氧含量−肺动脉血氧含量）ml/dl×1/10。

知识点31：心脏分流量的计算	副高：掌握 正高：熟练掌握

分流量的计算公式为：

有效肺循环血流量（L/min）=氧消耗量（ml/min）/（肺静脉血氧含量−混合静脉血氧含量）ml/dl×1/10。

左向右分流量=右心排血量−有效肺循环血流量

右向左分流量=左心排血量−有效肺循环血流量

分流量占体循环血流量百分比（%）=分流量/体循环血流量×100%

分流量占肺循环血流量百分比（%）=分流量/肺循环血流量×100%

知识点32：心脏血管阻力的计算	副高：掌握 正高：熟练掌握

血管阻力通常以单位时间心脏做功计算，以（达因·秒/厘米^5）为代表，有压力与心排血量计算出的mmHg/（min·L）即为Wood单位，1Wood单位相当于80（dyn·s）/cm^5。

（1）全肺阻力（PVR）Wood单位=肺动脉平均压（mmHg）/肺循环血流量（L/min）

PVR正常值2.5～3.7Wood单位或200～300（dyn·s）/cm^5［20～30kPa/（s·L）］。

PVR>5.5Wood单位或450（dyn·s）/cm^5［44kPa/（s·L）］为显著增高。

（2）肺小动脉阻力（PAR）Wood单位＝（肺动脉平均压－肺毛细血管平均压）mmHg/右心排血量（L/min）

PAR正常值200（dyn·s）/cm^5（2.5Wood单位）。

知识点33：左心导管术的适应证和禁忌证　　　　副高：掌握　正高：熟练掌握

（1）适应证：①瓣膜性心脏疾病。②心肌病，特别是肥厚型梗阻性心肌病。③某些先天性心脏病，如ASD、VSD、PDA等。④冠状动脉、主动脉及周围动脉疾病，如主动脉夹层、主动脉瘤、肾动脉狭窄等。⑤心脏及某些脏器肿瘤。

（2）禁忌证：①同右心导管检查及造影。②严重的外周动脉疾病。③未控制的严重高血压。

知识点34：左心导管术的术前准备　　　　副高：掌握　正高：熟练掌握

（1）向患者说明术中需与医生配合的事项，向家属解释术中可能出现的并发症，签署知情同意书。

（2）药品：消毒用聚维酮碘、1%利多卡因、肝素盐水、造影剂及抢救药品。

（3）动脉穿刺针和扩张器鞘管套装、左心导管、指引导丝、高压注射装置。

（4）心脏监护仪、多导生理记录仪、除颤器、临时起搏系统、气管插管、辅助通气设备。

知识点35：左心导管术的操作步骤　　　　副高：掌握　正高：熟练掌握

（1）股动脉穿刺：按Seldinger穿刺术穿刺，导入导引钢丝、动脉扩张管和外鞘管。

（2）导入左心导管至升主动脉、左心室或其他血管：以猪尾导管为例，将长145cm的导引钢丝插入导管内，使软头与导管头端平齐，一并经外鞘管送入股动脉，在X线的引导下，先将导丝伸出导管头约20cm，再将导管和导丝一并推送，当导丝送至升主动脉根部时，固定导丝，将导管向前推送经主动脉弓直抵升主动脉，撤出导丝，回抽导管内血液，注入肝素盐水后，即可进行预定的检查。若要进入左心室，则可将在主动脉根部的导管头端按顺时针方向旋转推送进入左心室，也可先将导丝软头通过主动脉瓣口进入左心室后，再将导管导入，及时调整导管端位置，使之游离于左心室腔中，避免对左心室壁的碰撞，然后进行预定的检查。

知识点36：左心导管术的并发症及处理　　　　副高：掌握　正高：熟练掌握

（1）室性心律失常：多由导管头碰撞心室壁引起。出现室性心律失常时，稍微后撤导管或调整导管末端的位置，避免碰撞心室壁，多可自行消失。不能终止者，可从导管内缓慢注入稀释的利多卡因50～100mg，随之用300～400mg利多卡因加入5%葡萄糖液中静滴。若室速不止或出现室颤应立即电复律，并考虑终止手术。

（2）动脉内膜撕裂和夹层血肿形成：多是操作动作过粗，推送导丝和导管遇到阻力，强行推送导管导致动脉内膜撕裂或损伤，使血液经破损内膜进入动脉壁中层形成夹层血肿。故操作应轻柔，遇到阻力应退出后重新送入。

（3）动脉血栓形成或动脉栓塞：可由于操作中伤及动脉内膜或动脉痉挛时间过久或肝素使用不足，导致动脉血栓形成。操作中形成的血栓或动脉粥样硬化斑块在操作过程中脱落，以及血管内血液停滞过久，又不能及时回抽，误将管中血凝块推入动脉内而流向动脉远端也可引起相关血管栓塞。一旦形成，应立即行溶栓治疗，重者需行外科手术干预。

（4）股动脉血肿或动脉瘤形成：是拔管时压迫的位置和力度不当，压迫时间不足或由于动脉穿刺点过高，导致压迫止血困难等原因所致。因此，穿刺时进针点应在腹股沟韧带下方，压迫止血应以进针点为中心，力度应以触及局部动脉搏动明显而足背动脉搏动又可触及为度。动脉瘤形成则需外科手术。

（5）其他：若心导管头端误入冠状动脉又不能及时拔出，可诱发心绞痛、心肌梗死，甚至室颤、死亡，因此，应特别注意导管的走行方向、深度、心电及压力的变化情况，及时调整和处理。

知识点37：左心导管检查结果判断与临床意义　　　　副高：掌握　正高：熟练掌握

（1）左心检查：①左心室和主动脉造影：可评价左心室收缩功能、左心室腔大小、室壁厚度、室壁运动，有无室壁瘤、附壁血栓、左心室流出道梗阻、二尖瓣反流、主动脉瓣狭窄及反流、室间隔缺损等。有助于诊断冠状动脉疾病、心肌病变、某些先天性心脏病和瓣膜病、主动脉及周围动脉疾病。②左心室和主动脉压力测量：测量左心室压力曲线有助于评价左心室收缩及舒张功能，测量左心室心尖部-左心室流出道-主动脉压差有助于判断和评价左心室流出道梗阻、主动脉瓣狭窄及主动脉缩窄等。

（2）周围动脉检查：①周围动脉造影：确定动脉狭窄和阻塞、动脉瘤、动脉出血、先天性畸形、肿瘤。②临床意义：诊断周围动脉疾病，评价动脉狭窄程度，寻找出血原因和部位，肿物定位及指导栓塞治疗。

知识点38：左心导管术的注意事项　　　　副高：掌握　正高：熟练掌握

①对肾功能不全患者，应用非离子型造影剂，尽量减少造影剂用量。对心功能可耐受者，术前后给予水化治疗，必要时利尿治疗。②心功能不全者应减少造影剂用量，注意利尿，尽可能在病情稳定后进行检查。③过敏体质者术前后可给予苯海拉明20mg肌内注射，造影前静脉注射地塞米松5～10mg。④对有严重碘过敏者（如发生过敏性休克、喉头水肿等），不再行血管造影检查。⑤术前、术中及术后均应注意控制血压。

第四节　主动脉内气囊反搏术

知识点1：主动脉内气囊反搏术的工作原理　　　　副高：掌握　正高：掌握

主动脉内气囊反搏（IABP）是目前急性心力衰竭患者应用最为广泛的短期辅助装置，

也是最早用于高危冠脉介入治疗的循环辅助装置之一。IABP通过动脉系统将一根带气囊的导管的一端置入到降主动脉内左锁骨下动脉开口远端，另一端与体外的控制氮气出入、同时带有压力和心电图监测的仪器相连。用心电图或主动脉压力信号触发气囊的充气和放气。IABP球囊在舒张早期主动脉瓣关闭之后立即充气，导致升主动脉内舒张压升高，从而使冠状动脉灌注压增高，增加冠状动脉血流量，心肌供血供氧增加；在心脏收缩前气囊排气，使主动脉压力下降，心脏后负荷降低，心脏射血阻力减小，心肌耗氧量下降。

　　IABP的血流动力学效应包括：①降低左室后负荷、减轻心脏做功，左室收缩压和射血阻力降低10%～20%；左心室舒张末容量下降20%；心排血量增加10%～20%［心指数大约增加0.5L/（min·m²）］，心肌耗氧量降低约10%。②提高舒张压，增加冠状动脉灌注。③全身重要器官血流灌注增加，肾、肝、脾的血流量分别增加19.8%、35%和47%，稳定循环状态，改善微循环，尿量增加。④降低右房压及肺动脉压：使右房压和肺动脉压分别降低11%和12%，肺血管阻力降低19%，对右心功能也有一定的帮助和改善。

IABP的血流动力学效应

主动脉压	心脏负荷	血流量	左室压	左心室
↓收缩压	↓后负荷	↑冠脉血流	↓收缩压	↓容量
↑舒张压	↓前负荷	↑心排血量	↓舒张末压	↓每搏功
		↑肾血流量		↓室壁张力

知识点2：主动脉内气囊反搏术的适应证	副高：掌握　正高：掌握

　　左心室泵衰竭、心源性休克、顽固的不稳定型心绞痛、急性心肌梗死、心肌梗死并发症（室间隔穿孔、二尖瓣反流及乳头肌撕裂）、心肌缺血引发的顽固心律失常、在高危外科手术或PTCA手术前使用对患者心肌进行保护、感染性休克、体外循环脱机困难、冠状动脉旁路移植/换瓣手术或PTCA术中或术后发生意外的患者。

IABP的适应证

顽固性不稳定型心绞痛
心源性休克
　心脏手术后的
　AMI相关的
　MI的机械并发症
　　二尖瓣反流
　　室间隔穿孔
急性心肌梗死的机械并发症（二尖瓣反流或室间隔缺损）
CABG相关的情况
　术前支持
　　左室功能严重障碍患者

续 表

难治性缺血性心律失常患者

左主干或严重三支病变心脏术前麻醉辅助

非外科血运重建相关的情况

血流动力学不稳定的MI患者

高危导管术和血管成形术

左室功能严重障碍患者

复杂的冠脉疾病

插入心室辅助装置前的过渡

辅助心肺旁路装置（CPS）撤机

缺血性室性心律失常

知识点3：主动脉内气囊反搏术的应用指征 副高：掌握 正高：掌握

①CI＜2.2L（m²·min）。②平均动脉压＜50mmHg。③联合使用两种以上的升压药，而多巴胺剂量＞20μg/（kg·min）。④不能停止体外循环或停止循环后心脏收缩无力。⑤左心房压（或肺小动脉嵌入压）＞20mmHg，中心静脉压＞11mmHg，尿量＜0.5ml/（kg·h）。⑥严重的心律失常。⑦周围循环不良。

知识点4：主动脉内气囊反搏术的禁忌证 副高：掌握 正高：掌握

①严重主动脉瓣关闭不全和主动脉夹层；当主动脉瓣反流时，主动脉内球囊反搏可以增加左室舒张压，加重主动脉瓣反流，甚至造成心脏破裂或心肌梗死后的假性室壁瘤形成；主动脉夹层患者有潜在的将主动脉球囊误入假腔的风险，球囊反搏时造成主动脉穿孔。②腹主动脉或主动脉瘤。③严重钙化性主动脉–髂动脉病变或外周血管病变。④严重肥胖或腹股沟瘢痕患者采用无鞘方式置入。

知识点5：主动脉内气囊反搏术的插管途径 副高：掌握 正高：掌握

股动脉是IABP最常用的途径。置入前要仔细检查入路，如果患者有间歇性跛行、腹部杂音、股动脉搏动减弱应重新考虑适应证。另外，尽管股动脉途径最为常用，但经股动脉放置IABP的失败率约为5%。对于经股动脉途径失败的患者，可经升主动脉途径开胸置入IABP。插入后，IABP的头端向前经过主动脉弓，直至气囊部分到达降主动脉。经升主动脉插管时，导管常常会无意中插入主动脉弓的分支血管（如左锁骨下动脉）。IABP的头端还可能跨过主动脉瓣进入左心室。经升主动脉途径插入IABP时，在经食管心脏超声（TEE）引导下进行可避免上述情况。因接受PCI的患者往往需要使用氯吡格雷等抗血小板药物，而开胸置入IABP的创伤和出血风险较大，故不适用于PCI患者。

知识点6：主动脉内气囊反搏术球囊导管的选择与准备

副高：掌握　正高：掌握

根据身高选择型号合适的球囊导管。一般而言，身高＜102cm、152～163cm、163～183cm和＞183cm的患者应分别选择25ml、34ml、40ml和50ml的球囊导管。将球囊包裹里的球囊、单向阀和注射器三者连接，用注射器抽取30ml空气，然后松开注射器（保留单向阀与球囊的连接），将球囊从包装中取出，抽出中心钢丝，生理盐水冲洗中心腔，三通接在球囊腔的接口，用50ml注射器抽吸产生负压，然后关上三通备用。

知识点7：主动脉内气囊反搏术的穿刺与插管

副高：掌握　正高：掌握

穿刺股动脉，送入长导丝。穿刺点应较一般导管穿刺部位更低，以利拔管后的止血。

（1）不使用动脉鞘：送入扩张管充分扩张，然后退出扩张管。沿着导丝缓慢推送IABP球囊导管，送管时注意掌握方向和力量，防止导管折损。

（2）使用动脉鞘：沿导丝送入动脉鞘，球囊到位后，将球囊尾端护套插入动脉鞘。推送时，导丝应露出IABP导管外20cm。

插管成功后应经动脉鞘的侧管或中心腔注入肝素5000U，然后以800～1000U/h的速度连续输入，将APTT保持在55～75秒。

知识点8：主动脉内气囊反搏术的导管定位

副高：掌握　正高：掌握

导管定位若在非透视条件下完成，应事先测量IABP导管插入的长度，将IABP导管的远端放在胸骨角（或第1肋和锁骨的交界处），向下到脐，然后斜向穿刺侧腹股沟，标记IABP导管在体外的点，IABP导管在体外的点应在动脉鞘的出口处。若在透视下插管，应将远端放在锁骨下动脉下方2cm处，即X线下球囊前端位于第2～3肋间，缝线固定球囊。

知识点9：主动脉内气囊反搏术的系统连接

副高：掌握　正高：掌握

导管到位后抽出导丝，从中央腔抽取5ml血液，然后用5ml肝素盐水冲洗中央腔。松开球囊上单向阀，并抽掉黄色保护丝，连接球囊延长管，将延长管的另一端连接IABP机的泵气管。接上IABP机的心电图，接通IABP机的电源，打开压力瓶的阀门，开始反搏。中央腔连接压力换能器，调零，开始测压。

知识点10：主动脉内气囊反搏术的参数调整

副高：掌握　正高：掌握

（1）触发方式：最好采用压力触发，如果压力很低也可以选择R波图形好的导联进行R波触发。合并房颤者用房颤触发模式。

（2）反搏频率：根据情况选择1:1、1:2或1:3反搏；如果心率＞120次/分，可以用1:2反搏，并采用其他方法减慢心率。现有IABP机一般能辨认心房颤动，也可以用药物减慢心室率；室性心动过速时可以采用1:3反搏；心脏停搏采用胸前按压时压力曲线的变化也可以触发IABP工作。

（3）时相：调节充气时间使球囊在主动脉瓣关闭和开放之间充盈，调节放气时间使球囊在主动脉瓣开放之前抽瘪。最好的充气时机是在主动脉压力曲线降支的切迹上；充气与放气过早或过晚均会影响反搏效果。最理想的压力是辅助时的收缩压比未辅助时的收缩压低，辅助时的舒张压比未辅助时的舒张压高10～15mmHg。

知识点11：主动脉内气囊反搏术的脱机撤离方法　　　副高：掌握　正高：掌握

停止反搏的观察时间不应超过1小时，以防动脉内血栓形成。先将反搏频率降至1:2，每30分钟观察脱机指标1次，1～3小时后如果没有恶化，将反搏频率降至1:3，观察30分钟，如仍然没有恶化便可以拔管。拔除气囊导管时，应让少量血液冲出，冲出血管内可能存在的气泡和血块。拔出后压迫股动脉30分钟，以免发生血肿。IABP的脱机标准见下表。

IABP的脱机标准

临床标准	血流动力学标准
组织灌注好	心脏指数＞2.0L/（min·m^2）
尿量＞30ml/h	平均动脉压＞70mmHg
精神状况改善	已停用或应用少量升压药
四肢温暖	心率＜110次/分
无心衰（肺部无啰音，无S$_3$）；无恶性心律失常等	

知识点12：主动脉内气囊反搏术的并发症　　　副高：掌握　正高：掌握

IABP的并发症多为血栓栓塞并发症，其他包括下肢或肾脏灌注受损、动脉撕裂或夹层、出血、血栓形成、血小板减少和感染等。

（1）血管并发症：包括穿刺部位并发症（如出血、血肿、假性动脉瘤等）、主动脉穿孔、肢体缺血与血栓栓塞等，严重者可能需要输血、手术处理或截肢，部分患者甚至可导致死亡。随着8F和7.5F导管的应用，IABP的血管并发症有减少的趋势。主动脉穿孔为IABP的严重并发症之一。

随着器械与操作技术水平的进步，近年来肢体缺血性血栓发生率已明显降低。外周血管疾病史、女性、吸烟史和术后插管是预测血管并发症的独立因素。

（2）球囊导管有关并发症：包括球囊导管固定、球囊渗漏等。

（3）其他：中度溶血和血小板减少较常发生，但是出现血小板计数＜500×10^9/L者很少见。IABP患者的住院死亡率为21.2%，但IABP相关性死亡仅占0.05%。此外，有0.1%的患者需要截肢，有0.1%的患者合并感染。

知识点13：预测主动脉内气囊反搏术并发症的相关因素　　副高：掌握　正高：掌握

女性、高龄（≥75岁）、体表面积（<1.65m²）和外周血管疾病是主要并发症的独立预测因素。与血管并发症有关的因素包括女性、年龄、肥胖、糖尿病、高血压、吸烟、外周血管疾病及IABP治疗持续的时间。另外，IABP球囊外径也与并发症发生率密切相关。选用较小导管的患者严重肢体缺血和任何肢体缺血的发生率均较低。尽管目前还缺乏使用7.5F导管的比较资料，其并发症发生率应与8F导管相当。

第五节　心脏瓣膜病的介入治疗

知识点1：经皮穿刺二尖瓣球囊成形术的概念　　副高：掌握　正高：掌握

经皮穿刺二尖瓣球囊成形术（PBMV）是一种心脏介入治疗方法，是目前国内应用最广最成熟的瓣膜介入术。采用经股静脉、下腔静脉、右心房径路，再经房间隔穿刺将二尖瓣球囊导管送入狭窄的二尖瓣口，充盈球囊使之瓣膜扩张成形，恢复心脏正常的血流动力学，用来治疗以二尖瓣狭窄为主的一类疾病。

知识点2：经皮穿刺二尖瓣球囊成形术的适应证和禁忌证　　副高：掌握　正高：掌握

（1）Ⅰ类适应证：①有症状（心功能NYHAⅡ～Ⅳ级）的中度、重度二尖瓣狭窄（二尖瓣面积≤1.5cm²）且瓣膜形态适合PBMV，无左心房血栓或中度、重度二尖瓣反流（证据等级A）。②无症状的中度、重度二尖瓣狭窄，瓣膜形态适合PBMV，肺动脉高压（静息肺动脉收缩压>50mmHg或运动时>60mmHg），无左心房血栓或中度、重度二尖瓣反流的患者（证据等级C）。

（2）Ⅱa类适应证：心功能Ⅲ～Ⅳ级的中度、重度二尖瓣狭窄，瓣膜僵硬钙化，外科手术风险高或妊娠的患者（证据等级C）。

（3）Ⅱb类适应证：①无症状的中度、重度二尖瓣狭窄和瓣膜形态适合PBMV，有新发房颤但无左心房血栓及中度、重度二尖瓣反流（证据等级C）。②有症状，虽二尖瓣瓣口面积>1.5cm²，但在运动时有二尖瓣狭窄致血流动力学改变的证据（肺动脉收缩压>60mmHg，肺毛细血管楔压>25mmHg，平均二尖瓣跨瓣压差>15mmHg）（证据等级C）。③心功能Ⅲ～Ⅳ级的中度、重度二尖瓣狭窄，瓣膜僵硬钙化，作为外科手术替代方案（证据等级C）。

（4）Ⅲ类适应证（禁忌证）：①轻度二尖瓣狭窄患者。②合并左心房血栓或中度、重度二尖瓣反流者（证据等级C）。

知识点3：经皮穿刺二尖瓣球囊成形术妊娠期手术操作的注意事项   副高：掌握   正高：掌握

对于适合行PBMV的二尖瓣狭窄，妊娠期（20周以后）手术是安全的。操作注意事项：①术前3天用黄体酮肌内注射，预防流产。②PBMV过程用铅衣保护孕妇腹部及胎儿。③术中减少不必要的透视，不要成像。④操作要求敏捷、准确、二尖瓣瓣口扩张够大。⑤尽可能在妊娠20周后进行，此时胎儿主要器官已基本发育成形。

知识点4：经皮穿刺二尖瓣球囊成形术成功的标准   副高：掌握   正高：掌握

①球囊完全充盈"凹征"消失，球囊70%充盈状态，可以在二尖瓣口通过。②患者胸闷等症状明显减轻。③杂音明显减轻或消失。④左心房压明显下降＞1/3或近正常。⑤二尖瓣口面积增加25%以上。其中有3项便可判定成功。

知识点5：经皮穿刺二尖瓣球囊成形术房间隔穿刺点的选择   副高：掌握   正高：掌握

左心房影下缘上1.5～2cm与脊柱右1/3垂线交点为房间隔穿刺点。巨大左心房者，房间隔穿刺套管尖端常难靠近脊柱右缘，此时于左心房影下缘上1.5～2cm并尽量靠近脊柱处穿刺即可。二尖瓣开口是从后右上指向前左下，如穿刺点过于靠前靠下，球囊导管进入左心房后将指向后上，很难进入左心室。左心房不太大的患者，如穿刺点过于靠下，也常同时过于靠前，接近三尖瓣口。如在此点穿刺，不但容易损伤三尖瓣，而且会给后来球囊导管从左心房进入左心室带来困难，应予以避免。穿刺点宁可稍偏后偏上，也不宜偏前偏下。

知识点6：经皮穿刺二尖瓣球囊成形术球囊导管的选择   副高：掌握   正高：掌握

球囊大小的选择除与患者的身高有关外，还应考虑到二尖瓣的超声评分、有无器质性肺动脉高压、年龄、是否合并二尖瓣关闭不全等。对于二尖瓣超声评分较低、无器质性肺动脉高压、未合并二尖瓣关闭不全的年轻患者，选用的球囊一般偏大。较大的球囊可使二尖瓣口扩张较大，使二尖瓣狭窄所致的血流动力学异常得到尽可能大的改善。而对于超声评分较高，有器质性肺动脉高压或合并有一定程度的二尖瓣关闭不全、全身情况较差的年龄较大患者，选用的球囊一般偏小，以免二尖瓣发生不规则撕裂，造成急性二尖瓣关闭不全。二尖瓣超声评分＞12分者，球囊成形效果极差，如患者能耐受手术，应行换瓣手术。

知识点7：经皮穿刺二尖瓣球囊成形术的并发症   副高：掌握   正高：掌握

心脏穿孔和/或急性心脏压塞，二尖瓣关闭不全，体循环栓塞，房间隔损伤及其所致的心房水平分流，心律失常，急性肺水肿（球囊堵塞二尖瓣口太久引起），急性心肌梗死，低心排综合征，感染性心内膜炎，股动静脉损伤等。

知识点8：经皮穿刺肺动脉瓣球囊成形术的适应证　　　　　副高：掌握　正高：掌握

PBPV已成为治疗中、重度肺动脉瓣狭窄常用或首选的治疗方法，目前应用较广的有单球囊法和Inoue球囊法。

（1）绝对适应证：单纯肺动脉瓣狭窄，跨肺动脉瓣收缩压差≥50mmHg；最佳年龄2~4岁，其余各年龄均可施行。

（2）相对适应证：单纯肺动脉瓣狭窄，跨肺动脉瓣收缩压差≥35mmHg，但<50mmHg。

（3）其他：新生儿重度肺动脉瓣狭窄；重度肺动脉瓣狭窄伴心房水平右向左分流；合并其他可行介入治疗的心脏畸形，如动脉导管未闭或二孔型房间隔缺损等；轻、中度发育不良型肺动脉瓣狭窄；复杂性先天性心脏病合并肺动脉瓣狭窄的姑息疗法，以此来缓解发绀及促进肺动脉发育；部分隔膜型室间隔完整的肺动脉闭锁，先行射频穿孔闭锁的瓣膜，再采用PBPV术建立右室-肺动脉间的交通。

（4）20kg以下的患儿可用聚乙烯单球囊法，20kg以上可用Inoue球囊法。

知识点9：经皮穿刺肺动脉瓣球囊成形术的禁忌证　　　　　副高：掌握　正高：掌握

①合并右室流出道重度狭窄或以其为主者（收缩及舒张期狭窄程度无变化）。②重度发育不良型肺动脉瓣狭窄。③伴重度三尖瓣关闭不全需外科处理者。

知识点10：经皮穿刺肺动脉瓣球囊成形术的并发症　　　　　副高：掌握　正高：掌握

PBPV的并发症一般较少，常见暂时性低血压及心动过缓，偶尔有肺动脉损伤、穿孔或引起肺动脉瓣关闭不全。严重并发症有死亡（心脏骤停）、重度三尖瓣关闭不全、肺动脉瓣关闭不全、严重心律失常等。

知识点11：经皮穿刺主动脉瓣球囊成形术的适应证和禁忌证　　　副高：掌握　正高：掌握

（1）适应证：①跨瓣压差>50mmHg，排血量正常，无轻度以上的主动脉瓣关闭不全。②有明显主动脉瓣狭窄（AS）的临床表现而不宜行主动脉瓣置换术者。③迫切需行非心脏手术者。④先天性单纯AS，体重≥1600g。⑤老年钙化性AS：不能耐受手术者；严重AS需急诊手术者；AS导致急性心力衰竭或心源性休克者。

（2）禁忌证：①中度以上的主动脉瓣反流；②严重风湿性心脏病瓣膜结构明显改变和分散的钙化及瓣叶增厚。

知识点12：经皮穿刺主动脉瓣球囊成形术的并发症　　副高：掌握　正高：掌握

（1）动脉穿刺部位的并发症：发生率高，包括大出血、血肿、血栓形成及低血压等。选择适当导管以避免多次进出血管及使用止血阀均有助于减少出血。

（2）主动脉瓣反流：发生率高，与病因和病变程度有关，风湿性瓣尖融合和先天性二叶瓣的病例，主动脉瓣反流发生机会可能比退行性钙化更高，大量反流一般低于2%。

（3）心脏压塞：少见。顺行插管可由房间隔穿刺所致，逆行法可由交换导丝穿破左心室引起，聚乙烯球囊充盈时变硬和移位也可穿破左心室。

（4）心律失常：多见。球囊扩张过程多数有室性期前收缩及短阵室性心动过速。心动过缓及左右束支传导阻滞也可发生，一般不需特殊处理，必要时可临时起搏。心室颤动罕见，一旦发生要及时除颤。

（5）体循环栓塞：占1%～2%，若发生脑卒中及心肌梗死，其后果严重。

（6）球囊过大：可引起主动脉瓣环撕裂，感染性心内膜炎，同时发生主动脉瓣反流及二尖瓣反流；心功能不全加重、药物过敏。另外，因导丝及导管位置不当可造成二尖瓣撕裂等。

知识点13：预防PBAV并发症的注意事项　　副高：掌握　正高：掌握

为预防及减少并发症的产生，术前应熟知患者病情，术中、术后规范操作、密切监测，注意以下几点：①左右心导管时用肝素和抗生素。②猪尾导管用导丝引导通过主动脉瓣口进入左心室。③球囊跨过主动脉瓣口充盈与吸瘪的时间应少于10秒，保持心率100次/分以上，以防心率突然减慢。④严重的AS要渐进扩张。较大的儿童和青少年，应用双球囊技术。⑤重度AS和左心室功能障碍应慎用PBAV，否则可引起心脏骤停或心排血量减低。

知识点14：判断经皮穿刺主动脉瓣球囊成形术术成功的指标　　副高：掌握　正高：掌握

①主动脉瓣区收缩期杂音明显减弱，舒张期杂音无明显增加，心功能提高1级以上。②主动脉-左心室收缩压差减少50%以上或<30mmHg，主动脉瓣口面积增加25%以上（成人>0.7cm^{2}为良，>1.0cm^{2}为优）。③左心室射血分数居正常范围，右心压力无明显升高。④无重要并发症。

知识点15：经皮人工主动脉瓣支架置入术　　副高：掌握　正高：熟练掌握

外科主动脉瓣置换术（AVR）是治疗主动脉瓣病变的有效方法，但对一些特定的人群手术仍有相当高的风险；如高龄患者和患有多系统疾病的患者。经导管人工主动脉瓣置入术的设想由Davis于1965年首先提出，目前人工瓣膜支架系统是唯一用于临床的可经导管置入的人工瓣膜。

主动脉根部解剖复杂，邻近冠状动脉开口，钙化主动脉瓣膜组织及主动脉和二尖瓣之间的纤维连接使得经皮主动脉瓣膜置换手术操作困难，瓣膜支架定位和固定操作复杂可产生并发症。Hartrumpf等应用体外模拟实验证实瓣膜支架定位不精确将影响冠脉血流，产生致命的并发症。Boudjemline等设计了特制的定向系统可避免损伤冠脉开口，在动物实验和临床应用中起得较好的效果。最近非正式的文献报道CoreValve公司生产的一种自膨胀型主动脉瓣支架有望开始临床试验。

目前经皮主动脉壁置换仅适用于严重主动脉钙化狭窄病变不宜或不愿行传统外科瓣膜置换术的"终末期"患者。

知识点16：经皮人工肺动脉瓣支架置入术　　副高：掌握　正高：熟练掌握

可经导管置入的人工肺动脉瓣支架设计思想与主动脉瓣支架相似，由于肺动脉瓣附近无其他类似于冠状动脉的重要血管发出，且肺循环为低压力循环系统，经导管置入人工肺动脉瓣支架在技术上较置入人工主动脉瓣支架容易施行。从目前的研究情况看，经皮人工肺动脉瓣支架置入术较理想的适应证应为复杂先天性心脏病外科手术后有明显血流动力学意义的肺动脉瓣关闭不全或右室-肺动脉带瓣外管道的瓣膜关闭不全。

知识点17：经皮二尖瓣修补术　　副高：掌握　正高：熟练掌握

二尖瓣关闭不全（MR）是临床常见的一种瓣膜损害，尽管病因多样，但却是影响预后的重要因素，如果不进行干预，有症状的严重MR患者的年病死率约为5%。MR的外科治疗包括二尖瓣修补术和换瓣手术，尽管有良好的效果，但也有一定比例的手术病死率和并发症。

经皮二尖瓣修补术的机制就是通过使二尖瓣瓣叶的游离缘尽量相互接近而减轻或消除二尖瓣反流，主要用于治疗部分腱索或乳头肌断裂而导致的二尖瓣关闭不全。St. Goar等报道了一种经皮二尖瓣修补术的器械，其主要部分为一个可经导管置入并能可控释放的夹合器（Clip），通过将两个二尖瓣瓣叶的游离缘"夹"合在一起而达到治疗目的；夹合器通过穿刺房间隔后经股静脉置入。正在进行的Ⅱ期试验证明此方法有效、安全性高。

相对于外科二尖瓣修补术，经皮二尖瓣修补术的优点包括：无需开胸和体外循环；能够在完全生理状态下通过影像设备评价二尖瓣修补的效果，如果效果不满意，夹合器可重新进行定位和释放。

知识点18：经皮二尖瓣瓣环成形术　　副高：掌握　正高：熟练掌握

在临床上MR常继发于左室扩张所产生的二尖瓣瓣环扩大，并进而加重左室的扩张，形成恶性循环，而二尖瓣瓣叶本身无明显病变。对这类患者，只要对二尖瓣瓣环进行成形（环缩），减小二尖瓣瓣环直径，就能有效地减轻MR。

二尖瓣瓣环的相当部分与冠状静脉窦相平行，经皮二尖瓣成形术正是利用了这一解剖特点，经导管从冠状静脉窦送入环缩器，减小二尖瓣瓣环直径，达到治疗目的。日前已经在动物及初步临床研究中初步证明了这种方法的有效性。

该方法操作简便迅速，极具吸引力。但冠状窦解剖变异使冠状窦并非总是紧邻二尖瓣瓣环，部分患者不能成功。该方法潜在风险包括围术期或迟发性冠状窦破裂至心脏压塞、金属腐蚀和冠脉回流受阻等。

第六节 先天性心脏病的导管介入治疗

知识点1：目前已开展的先心病治疗技术　　　　副高：掌握　正高：熟练掌握

目前，临床已开展的先心病治疗技术可分为以下几类。

（1）心内缺损封堵术：包括房间隔缺损、室间隔缺损、动脉导管未闭、卵圆孔未闭封堵术，主动脉窦瘤破裂封堵术以及其他异常缺损（或瘘口）封堵术等。

（2）瓣膜球囊成形术：包括肺动脉瓣、主动脉瓣、二尖瓣、三尖瓣球囊扩张术等。

（3）血管球囊成形术（支架置入术）：包括主动脉缩窄介入治疗、肺动脉及分支狭窄的介入治疗、先天性腔静脉狭窄的介入治疗、动脉导管内支架置入术、其他先天性血管内狭窄的介入治疗、先心病术后人工血管或通道狭窄的介入治疗等。

（4）血管栓塞术：包括体肺侧支栓塞术、肺动静脉瘘和冠状动脉瘘栓塞术、各种先心病术后人工血管后期闭合术、其他异常血管栓塞术等。

（5）房间隔造口开窗术：主要指先心病手术前后的姑息治疗。这些先心病介入治疗方法按治疗效果分根治性治疗和姑息性治疗两种，但均对先天性心脏病的治疗产生了革命性的影响。

知识点2：经皮穿刺肺动脉瓣球囊成形术的适应证及禁忌证
　　　　　　　　　　　　　　　　　　　　　　　副高：掌握　正高：熟练掌握

（1）理想适应证：单纯肺动脉瓣狭窄，跨肺动脉瓣收缩压差≥50mmHg；最佳年龄2～4岁，其余各年龄均可施行。

（2）相对适应证：单纯肺动脉瓣狭窄，跨肺动脉瓣收缩压差≥35mmHg，但<50mmHg；新生儿重度肺动脉瓣狭窄；重度肺动脉瓣狭窄伴心房水平右向左分流；合并其他可行介入治疗的心脏畸形，如动脉导管未闭或二孔型房间隔缺损等；轻、中度发育不良型肺动脉瓣狭窄；复杂性先天性心脏病合并肺动脉瓣狭窄的姑息疗法，以此来缓解发绀及促进肺动脉发育；部分隔膜型室间隔完整的肺动脉闭锁，先行射频穿孔闭锁的瓣膜，再采用PBPV术建立右室–肺动脉间的交通。

（3）禁忌证：合并右室流出道重度狭窄或以其为主者（收缩及舒张期狭窄程度无变化）；重度发育不良型肺动脉瓣狭窄；伴重度三尖瓣关闭不全需外科处理者。

知识点3：经皮穿刺肺动脉瓣球囊成形术的器材选择　　副高：掌握　正高：熟练掌握

PBPV常采用聚乙烯球囊导管和Inoue球囊导管，其中聚乙烯球囊导管适用于各年龄组患者，一般多用于25kg以下儿童。其球囊直径/肺动脉瓣环直径比值为1.2～1.4；球囊长度为2cm的长球囊适用于婴儿，3cm的长球囊可适用于除小婴儿外的病例。Inoue球囊导管一般多适用于25kg以上的儿童和成人。聚乙烯球囊导管可用于单球囊或双球囊法，而Inoue导管仅适合单球囊法。

知识点4：经皮穿刺肺动脉瓣球囊成形术的术前准备　　副高：掌握　正高：熟练掌握

（1）血、尿常规，肝、肾功能，出凝血时间检查；心电图、X线胸片、超声心动图。
（2）备皮，碘过敏试验，术前4小时开始禁食水。
（3）签署介入治疗知情同意书。
（4）术前半小时肌内注射地西泮10mg，建立静脉通道。
（5）心电监测，手指血氧饱和度监测。
（6）必要器械：如右心导管术相关设备，6～7F端孔导管，直径24～28mm的Inoue球囊导管，260cm交换导丝备用。

知识点5：单球囊瓣膜成形术的具体操作　　副高：掌握　正高：熟练掌握

局麻下穿刺右股静脉，用6～7F端孔导管首先做诊断性检查，测量肺动脉右心室压差，换猪尾导管做右心室造影，进一步观察肺动脉及瓣叶形态，测量瓣环直径。将端孔导管送至左下肺动脉，沿导管送入交换导丝至左下肺动脉。撤去端孔导管及鞘管，以10～12F扩张管扩大静脉穿刺口，沿导丝送入选好的球囊导管，将球囊中部位于瓣膜口，迅速推注稀释的造影剂，充盈球囊直至狭窄瓣膜口造成的球囊腰征消失。一旦球囊全部扩张，腰征消失，立即回抽造影剂吸瘪球囊，并将球囊回撤至右心室。通常从开始扩张至吸瘪球囊总时间为5～10秒，这样可减少右心室流出道血流中断时间过长而引起的并发症。术后重复测量瓣口压力阶差，如球囊大小适宜，扩张1～2次即可成功，此为单球囊法。球囊直径以大于瓣环直径30%为宜。

知识点6：Inoue球囊导管法的具体操作　　副高：掌握　正高：掌握

Inoue球囊导管法适用于年龄大于10岁或体重大于30kg的患者。Inoue球囊的准备同二尖瓣球囊成形术，经导丝将导管送入右心房，撤出导丝、导管延伸器，用操纵器将导管前端送入右心室，用少量造影剂充盈球囊前端，其可自然漂浮至肺动脉瓣口，此时回抽全部造影剂，球囊前端可顺血流通过肺动脉瓣口达主肺动脉，充盈球囊前半部，回撤导管卡在狭窄瓣口，加压注射全部造影剂，充盈全部球囊，其腰部将狭窄瓣扩张开。回抽全部造影剂并撤出导管，换用端孔导管测量肺动脉瓣跨瓣压差，或同时做右心室造影，观察扩张效果。

知识点7：经皮穿刺肺动脉球囊成形术的疗效评定　　副高：掌握　正高：掌握

以跨瓣压差来评定肺动脉瓣球囊成形术治疗效果：①压差≤25mmHg为优。②压差

＜50mmHg为良。③压差＞50mmHg为差。

部分患者（多为重度肺动脉瓣狭窄）在PBPV术后瓣口梗阻虽已解除，但由于反应性漏斗部狭窄，右心室压力下降不满意，但连续曲线示肺动脉与漏斗部压差已解除，则仍为有效。

知识点8：影响球囊扩张疗效的因素 　　　　　　副高：掌握　正高：掌握

（1）球囊直径：PBPV效果直接与球囊/瓣环直径比值有关，采用小球囊可安全扩张肺动脉瓣，但效果差；过大球囊可引起瓣环或瓣膜损伤。单球囊法以球囊直径大于瓣环直径的30%为宜。

（2）球囊长度：只有狭窄的瓣口跨于球囊中央，扩张时方能产生最好的效果，球囊过短不易固定，而产生上下滑动，球囊过长可损伤三尖瓣及房室交界处。长度20mm的球囊仅用于婴儿，长度30mm的球囊应用于儿童，长度30~40mm的球囊应用于成人。

（3）球囊扩张的压力、时间及次数：PBPV时不必用压力计来指示是否达到满意的球囊扩张，而以球囊扩张时腰凹快速消失为度；球囊扩张时间应在10秒以内，这样球囊扩张时所引起的血压下降及心动过缓反应等血流动力学影响小且恢复快。通常成功地进行球囊扩张，即明显的腰凹消失后，再连续扩张1~2次即完成PBPV。实际上，仅1次采用足够的球/囊比值的球囊导管进行球囊扩张术，即基本上能达到撕裂狭窄的肺动脉瓣的目的。过多的球囊扩张，既无助于增加疗效，又有引起心脏损伤的可能。

（4）发育不良型肺动脉瓣狭窄：为PBPV术后效果不良的重要原因之一。发育不良型肺动脉瓣狭窄，瓣叶增厚、坚硬、高低不平，瓣环发育不良，瓣叶交界可能融合，这些解剖特征直接影响球囊扩张效果。扩张效果可能和瓣叶交界处融合与否有一定关系，亦为PBPV效果不一的原因之一。对于轻型病例，仍可选择球囊扩张术，如无效再考虑进行开胸手术。

知识点9：经皮穿刺肺动脉球囊成形术的术后处理及随访
　　　　　　　　　　　　　　　　　　　副高：掌握　正高：熟练掌握

术后患者置病房观察，全麻患者观察至清醒，局部穿刺处压迫止血，重症及小婴儿需重症监护。必要时24小时内复查超声心动图；PBPV术后伴有室流出道反应性狭窄者，给予β受体阻滞剂口服，通常3~6个月；术后3、6及12个月行临床随访，复查心电图、X线胸片、超声心动图。

知识点10：经皮穿刺肺动脉球囊成形术的并发症 　　副高：掌握　正高：熟练掌握

PBPV术虽为安全而有效的治疗肺动脉瓣狭窄的非开胸方法，但仍有5%左右的并发症，总病死率＜0.15%，多见于新生儿、小婴儿及重症病例。除心导管术的并发症外，并发症包括球囊加压扩张时一过性血压下降，心律失常包括心动过缓、传导阻滞、期前收缩及心动过速等，血管损伤，三尖瓣腱索损伤致三尖瓣关闭不全，心脏穿孔及心脏压塞等。

知识点11：经导管动脉导管未闭封堵术的适应证　　　副高：掌握　正高：掌握

①Amplatzer法适应证：左向右分流不合并需外科手术的心脏畸形的PDA；PDA最窄直径≥2.0mm；年龄通常≥6个月，体重≥4kg；外科术后残余分流。②弹簧栓子法适应证：左向右分流不合并需外科手术的心脏畸形的PDA；PDA最窄直径≤2.0mm；年龄通常≥6个月，体重≥4kg；外科术后残余分流。

知识点12：经导管动脉导管未闭封堵术的禁忌证　　　副高：掌握　正高：掌握

存在依赖PDA生存的心脏畸形；严重肺动脉高压并已导致右向左分流；败血症，封堵术的1个月内患有严重感染。

知识点13：经导管动脉导管未闭封堵术的术前准备　　　副高：掌握　正高：掌握

患者术前需经体检、心电图、X线胸片及超声心动图检查，明确诊断，对于重度肺动脉高压的PDA患者需查血气分析以明确外周血氧是否饱和，帮助判定分流方向。局麻或全麻下穿刺股静脉行右心导管检查，穿刺股动脉行降主动脉左侧位造影，测量PDA直径，了解其形态及位置。对于重度肺动脉高压的患者还需行右心导管检查附加试验（吸氧试验），以判定肺动脉高压的性质，一般来说动力型肺动脉高压封堵效果良好，阻力型肺动脉高压则效果不佳，且封堵有风险。

知识点14：Amplatzer法封堵术　　　副高：掌握　正高：掌握

选择比所测PDA最窄直径大2~4mm的Amplatzer动脉导管封堵器，将其安装于输送钢丝的顶端，透视下从股静脉途径沿输送鞘管将其送至降主动脉。待封堵器的固定盘完全张开后，将输送鞘管及输送钢丝一起回撤至PDA的主动脉侧。然后固定输送钢丝，仅回撤输送鞘管至PDA的肺动脉侧，使封堵器的腰部完全卡于PDA内。10分钟后重复主动脉弓降部造影，若证实封堵器位置合适、形状满意，无或仅有微量或少量残余分流，且听诊无心脏杂音时，可操纵旋转柄将封堵器释放。重复右心导管检查，测左肺动脉主肺动脉和升主动脉-降主动脉压。后撤出鞘管压迫止血。

知识点15：弹簧栓子法封堵术　　　副高：掌握　正高：掌握

穿刺股静脉插入端孔导管经PDA入降主动脉；选择适当直径的可控弹簧栓子经导管送入降主动脉，将3~4圈置于PDA的主动脉侧，1圈置于PDA的肺动脉侧（这个过程也可通过股动脉逆行途径完成）。10分钟后重复主动脉弓降部造影，若证实封堵弹簧栓子的位置合适、形状满意、无残余分流时，可操纵旋转柄将弹簧栓子释放。重复右心导管检查后撤出鞘管压迫止血。

知识点16：经导管动脉导管未闭封堵术的术后处理及随访　　副高：掌握　正高：掌握

术后卧床12小时，应用抗生素1～2天，术后24小时，1、3、6及12个月复查超声心动图、心电图及X线胸片。

知识点17：经导管动脉导管未闭封堵术的疗效评价　　副高：掌握　正高：掌握

经主动脉弓降部造影观察，若封堵器或弹簧栓子位置恰当，无或仅有微量或少量残余分流为效果良好。

知识点18：动脉导管未闭封堵术的并发症及处理　　副高：掌握　正高：掌握

（1）封堵器脱落：主要是未能准确测量动脉导管内径，封堵器选择不当，个别是操作不规范造成，术中推送封堵器切忌旋转动作以免发生脱落。一旦发生弹簧圈或封堵器脱落可尝试通过网篮导丝或异物钳将其取出，难以取出时要急诊外科手术。

（2）溶血：发生率<0.8%。主要与术后残余分流过大或封堵器过多突入主动脉腔内有关。处理措施是使用激素、止血药、碳酸氢钠等药物治疗，保护肾功能，多数患者可自愈。残余量较大，内科药物控制无效者，可再植入一个或多个封堵器（常用弹簧圈）封堵残余缺口。若经治疗后患者病情不能缓解，出现持续发热、溶血性贫血及黄疸加重等，应及时请外科处理。

（3）残余分流：一般可以采用一个或多个弹簧圈将残余分流封堵，必要时接受外科手术。

（4）降主动脉或左肺动脉狭窄：主要发生在婴幼儿，前者系封堵器过多突入降主动脉造成，后者主要由于封堵器突入肺动脉过多造成。术中应对其形态有充分的了解，根据PDA解剖形态选择合适的封堵器有助于避免此种并发症。

知识点19：经导管房间隔缺损封堵术的适应证　　副高：掌握　正高：掌握

①年龄通常≥3岁。②直径≥5mm，伴有心容量负荷增加，≤36mm的继发孔型左向右分流ASD。③缺损边缘至冠状静脉窦，上、下腔静脉及肺静脉的距离≥5mm，至房室瓣≥7mm。④房间隔的直径大于所选用封堵伞左房侧的直径；不合并必须外科手术的其他心脏畸形。

知识点20：经导管房间隔缺损封堵术的禁忌证　　副高：掌握　正高：掌握

①原发孔型ASD、冠状静脉窦型ASD、下腔静脉型ASD。②心内膜炎及出血性疾患。③封堵器安置处有血栓存在，导管插入处有静脉血栓形成。④严重肺动脉高压导致右向左分流。⑤伴有与ASD无关的严重心肌疾患或瓣膜疾病。

知识点21：经导管房间隔缺损封堵术的术前准备　　　副高：掌握　正高：掌握

除了常规的介入术前准备，重要的是超声心动图检查，包括经胸（TTE）和/或经食管（TEE）途径以判断患者是否适合介入封堵。TTE切面通常在3个切面观察，并测量ASD的大小：①大动脉短轴切面，观察主动脉前后壁及其对侧有无房间隔残端组织，心房顶部房间隔残端的长度及厚度。②四腔心切面，观察ASD与二尖瓣、三尖瓣的距离，测量房室环部位残端组织的长度和厚度。③剑下两房心切面，观察上腔静脉和下腔静脉部位ASD边缘的长度和厚度。若经胸超声不能清晰显示房间隔及周围组织边缘的图像，则需行TEE检查，主要是在心房两腔切面可以充分观察上腔静脉、下腔静脉端ASD残端的长度及厚度。

知识点12：房间隔缺损堵塞伞的植入　　　副高：掌握　正高：掌握

经导引钢丝将8～11F封堵伞输送管鞘送达左上肺静脉开口，撤出长鞘的内套管，注意防止空气进入。在X线监测下沿鞘管送入封堵器至左心房，打开左心房侧伞，回撤至房间隔的左心房侧，然后固定输送杆，继续回撤鞘管，打开封堵器的右心房侧伞。在左前斜位45°加头位20°见封堵器呈H形展开，少许用力反复推拉输送杆，封堵器位置固定不变。超声四腔心切面上，封堵器夹在房间隔两侧；主动脉缘无残端者，大动脉短轴切面上见封堵器与主动脉形成V形；剑下两房心切面上，封堵器夹在ASD的残缘上，无残余分流；对周边结构包括二尖瓣、三尖瓣和冠状静脉窦等无不良影响。如达到上述条件，可旋转推送杆释放封堵器，撤出鞘管，局部加压包扎。

知识点13：经导管房间隔缺损封堵术后残余分流的处理　　　副高：掌握　正高：掌握

封堵即刻可出现星点状分流，但不应出现束状的穿隔血流；分流直径<1mm为微量分流；1～2mm为少量。即刻残余分流发生率为6%～40%，而3个月之后残余分流发生率仅为0.1%。残余分流多见于缺损不规则，封堵器偏小，或者缺损为多发或者筛孔状。措施：①微量分流，不需处理，可自行闭合。②缺损不规则导致所选封堵器偏小，可考虑换更大封堵器。③束状的分流>5mm，再植入1枚封堵器；缺损<5mm，不处理。

知识点14：经导管房间隔缺损封堵术的术后处理及随访　　　副高：掌握　正高：掌握

术后局部压沙袋4～6小时，建议卧床1天；静脉给予抗生素3天防治感染。术后应用低分子肝素2天；口服阿司匹林小儿3～5mg/（kg·d），成人100～150mg/d，共6个月；成人封堵器直径≥30mm者，可酌情加服氯吡格雷75mg/d；有心房颤动者应服用华法林。

术后24小时，1、3、6及12个月复查超声心动图、心电图及X线胸片。

知识点 15：经导管房间隔缺损封堵术的疗效评价　　　　　副高：掌握　正高：掌握

根据多普勒左向右分流信号判定：无左向右分流信号为效果佳；直径＜1mm左向右分流信号为微量残余分流；直径1～2mm为少量残余分流。

知识点 16：经导管房间隔缺损封堵术的并发症　　　　　副高：掌握　正高：掌握

房间隔缺损封堵术的严重并发症发生率为0.9%，病死率为0.2%。主要并发症包括冠状动脉栓塞、脑栓塞、脑出血；股动静脉瘘；封堵器脱落；心律失常（包括房室传导阻滞）；头痛、对封堵器过敏；房室瓣穿孔反流；心脏穿孔、心脏压塞；主动脉-右房瘘等。

知识点 17：经导管室间隔缺损封堵术的适应证　　　　　副高：掌握　正高：掌握

①膜周部室间隔缺损，VSD上缘距主动脉右冠瓣≥2mm，无主动脉右冠瓣脱入VSD及主动脉瓣反流，大血管短轴切面超声示VSD于9～12点位置。②室间隔缺损修补术后残余分流。③外伤性或急性心肌梗死后室间隔穿孔。④肌部VSD＞3mm。

知识点 18：经导管室间隔缺损封堵术的禁忌证　　　　　副高：掌握　正高：掌握

①感染性心内膜炎、心内有赘生物或存在其他感染性疾病。②严重肺动脉高压、右向左分流者。③巨大VSD、缺损解剖位置不良，封堵器放置后可能影响主动脉瓣或房室瓣功能。④合并明显的心、肝、肾功能不全。

知识点 19：经导管室间隔缺损封堵术的术前准备　　　　　副高：掌握　正高：掌握

（1）实验室检查：常规病史、体检及必要的化验检查（出凝血时间、肝肾功能）、超声心动图（心尖或胸骨旁五腔心切面，心底短轴切面和左心室长轴切面）、X线胸片及心电图检查。

（2）心导管检查：10岁以下儿童多选择全麻，≥10岁儿童和成人在局麻下穿刺股静脉/动脉，常规给予肝素100U/kg。先行右心导管检查，抽取各腔室血氧标本并测量压力，如合并肺动脉高压，应计算肺血管阻力和Q_P/Q_S。左心室造影取左前斜45°～60°＋头位20°～25°，必要时增加右前斜位造影，以清晰显示室缺的形态、大小。行升主动脉造影，观察有无主动脉瓣脱垂及反流。

知识点 20：经导管室间隔缺损封堵术　　　　　副高：掌握　正高：掌握

确定可尝试封堵后，采用右冠状动脉导管或其他导管配合泥鳅导丝经股动脉至左室寻找VSD开口，导丝及导管过VSD进入右室、肺动脉（或右房、腔静脉），股静脉途径送入圈套器，将导丝由股静脉拉出，建立股静脉－右室-VSD-左室－股动脉导丝轨道。然后由静脉途径送入输送鞘管至左室心尖部，沿输送鞘管送入VSD封堵器，在超声及透视引导下回撤长鞘使左盘释放并与室间隔相贴，确定位置良好后，封堵器腰部嵌入VSD，后撤长鞘，释放右盘。复查超声心动图确认封堵器位置、有无残余分流和瓣膜反流，随后做左室造影确认封堵器位置是否恰当及分流情况，并做升主动脉造影观察有无主动脉瓣反流，在X线及超声检查效果满意后即可释放封堵器，撤去长鞘及导管后压迫止血。

| 知识点21：经导管室间隔缺损封堵术的术后处理及随访 | 副高：掌握　正高：掌握 |

术后置病床心电监护3～5天，术后低分子肝素抗凝24小时；地塞米松静脉注射3天（小儿5mg/d，成人10mg/d），防止封堵器周围水肿影响传导束；口服阿司匹林，儿童3～5mg/（kg·d）；成人3mg/（kg·d），持续6个月；应用抗生素1～2天；术后24小时，1、3、6及12个月复查超声心动图、心电图及X线胸片。

| 知识点22：经导管室间隔缺损封堵术的疗效评价 | 副高：掌握　正高：掌握 |

封堵器安置后超声及左室、主动脉造影下观察封堵器安置位置恰当，无或仅有微量至少量残余分流，无明显主动脉瓣及房室瓣反流则为效果良好。

| 知识点23：室间隔缺损封堵术的并发症及处理 | 副高：掌握　正高：掌握 |

（1）心律失常：术中导管和导丝刺激所致心律失常一般不需做特别处理。主要风险是三度房室传导阻滞。多发生于术后早期，近年来也有在晚期发生三度房室传导阻滞的报道。近年的临床观察显示，术后传导阻滞的发生主要与封堵器的结构与性能有关，进口封堵器出现的晚期房室传导阻滞，与封堵器在形变过程中产生的持续张力有关。传导阻滞的处理：地塞米松（5～10）mg/d×（3～7天）大多可改善，严重者需置入起搏器。

（2）封堵器移位或脱落：与封堵器选择偏小，操作不当有关。脱落的封堵器可用圈套器捕获后取出，否则应外科手术取出。

（3）主动脉瓣反流：与封堵器选择和操作有关。如所选择封堵器的边缘大于VSD至主动脉瓣的距离，封堵器的边缘直接接触主动脉瓣膜而影响主动脉瓣的关闭。封堵器左心室盘片直径大于主动脉瓣下流出道周径的50%，封堵器放置后可引起流出道变形，导致主动脉瓣关闭不全。在主动脉瓣上释放封堵器，如操作不当也可损伤主动脉瓣，引起主动脉瓣的关闭不全，因此，不宜在主动脉瓣上释放封堵器。在释放前需行升主动脉造影以确保封堵器对主动脉瓣无影响。

（4）残余分流：若出现较明显残余分流，可选择放置另一个封堵器或弹簧圈封堵，或行外科手术处理。

知识点24：球囊房间隔造口术的适应证　　　　　副高：掌握　正高：掌握

婴儿年龄<6周最为有效。BAS术主要适用于：①增加动脉血氧饱和度：主要为TGA，伴或不伴有其他心脏畸形。如果患儿的血流动力学稳定、氧合足够，R根治手术可在12~24小时进行者，可不必行BAS术；②缓解右房高压，改善右心功能不全及体循环淤血：包括三尖瓣闭锁、室间隔完整型肺动脉瓣闭锁等右心梗阻型先心病及完全性肺静脉异位引流伴限制性房间隔缺损或卵圆孔未闭等；③缓解左房高压，改善肺循环淤血：左室发育不良综合征伴限制性房间隔缺损（简称房缺）或卵圆孔未闭者。

知识点25：球囊房间隔造口术的术前准备　　　　　副高：掌握　正高：掌握

术前常规进行心电图、X线胸片、超声心动图、血气分析及相关检查等以评价心脏畸形；维持正常体温、水电解质平衡、改善心功能不全。对于完全性大动脉转位、右室流出道梗阻型新生儿先天性心脏病等静脉滴注前列腺素E，改善低氧血症及纠正酸中毒。

知识点26：球囊房间隔造口术　　　　　副高：掌握　正高：掌握

全麻下经皮股静脉穿刺，行左右心导管术，新生儿患者行右心导管时可经卵圆孔达左房、左室。由股静脉插入造口球囊导管，在超声监测及透视引导下，经下腔静脉、右心房、通过卵圆孔或小房间隔缺损达左心房。一旦球囊导管达左心房，调整位置后，以适量稀释对比剂扩张导管尖端的球囊，然后迅速由左房抽拉球囊至右心房及右心房与下腔静脉交界处，然后再推送球囊至右心房，抽吸对比剂使球囊塌瘪后再次插入左心房，如此反复2~4次，直至扩张的球囊经房间隔无阻力为止，然后超声心动图复查造口大小。如果房间隔组织厚，不易撕裂，可采用切割球囊法。另外，也可在二维超声心动图引导下进行BAS术。

知识点27：球囊房间隔造口术的术后处理及随访　　　　　副高：掌握　正高：掌握

BAS后患儿需重点监护观察循环、呼吸、心律及穿刺局部的情况。术后低氧血症改善不明显者，可试用前列腺素E以扩张动脉导管及肺小动脉使回流至左心房的血液增多，促使心房水平左向右分流增多，从而改善低氧血症。效果不良者，需外科手术。

知识点28：球囊房间隔造口术的疗效评价　　　　　副高：掌握　正高：掌握

（1）动脉血氧饱和度：完全性大动脉转位BAS后SaO_2增加可达10%以上，效果良好；而左室或右室梗阻型先心病BAS后SaO_2改变不一。

（2）左右心房平均压差：BAS后使左右心房平均压差减少，<2mmHg效果良好，>4mmHg为效果不良。

（3）房间隔缺损大小：术后通过二维超声心动图观察房间隔缺损大小，通常房间隔造口直径可达10mm以上。

（4）症状及体征：发绀改善、呼吸及心率减慢、肝缩小、心功能不全改善。

| 知识点29：球囊房间隔造口术的并发症 | 副高：掌握　正高：掌握 |

BAS时可有一过性心律失常。偶见左心房、肺静脉、右心房及下腔静脉撕裂等引起心脏压塞；房室瓣损伤可早期出现瓣膜反流而引起心功能不全。偶有球囊破裂或扩张的球囊不能回缩等情况发生。

| 知识点30：主动脉缩窄球囊扩张术的适应证和禁忌证 | 副高：掌握　正高：掌握 |

目前认为主动脉缩窄外科手术后再狭窄是主动脉缩窄球囊扩张术最好的适应证。未经外科手术的先天性主动脉缩窄是否选用球囊扩张术尚有争论，但以下情况可考虑为球囊扩张术的适应证：①局限性主动脉缩窄；②有严重的心肺功能不全，或其他严重的全身疾病不能耐受外科开胸手术。

禁忌证：未经手术的非局限性主动脉缩窄。

| 知识点31：主动脉缩窄部位、程度及范围的判断 | 副高：掌握　正高：掌握 |

经皮穿刺右股动脉，沿右股动脉将猪尾导管及导引钢丝一起插至主动脉缩窄端以远，先行测压及血氧含量测定，随后应用软直头钢丝试通过缩窄段至主动脉弓部，然后猪尾导管沿导引钢丝上行至主动脉弓直达升主动脉，分别行升主动脉或左心室造影及测量缩窄部上下压力阶差。测定主动脉缩窄部及上下部直径，并显示主动脉缩窄部位、程度、范围及主动脉弓发育情况。

| 知识点32：球囊扩张 | 副高：掌握　正高：掌握 |

根据造影情况选择适当的球囊，一般选择球囊直径相当于缩窄部直径的2～4倍；如无主动脉弓发育不良，则所用球囊直径应小于近端主动脉弓直径；如有主动脉弓直径发育不良，则所用球囊直径应小于降主动脉膈肌水平直径。如果单球囊不能满足，可用双球囊进行扩张，球囊长度通常为2～4cm。将所选好的球囊沿导引钢丝送至主动脉缩窄部位，一旦球囊中央位于缩窄部，即以稀释造影剂扩张球囊直至球囊中央腰凹消失。如此反复扩张球囊并调整上下位置3～5次，直至球囊扩张时不出现腰凹为止。

| 知识点33：主动脉缩窄球囊扩张术的疗效评价 | 副高：掌握　正高：掌握 |

（1）一旦主动脉缩窄解除，患者股动脉搏动增强，上下肢血压趋正常，心功能不全可明显好转或获得控制，增大的左心室逐渐变小。

（2）球囊扩张术后15分钟测压，以跨缩窄部压差≤20mmHg或术后跨缩窄部压差较术前下降>50%为手术成功的标准。

（3）球囊扩张术后主动脉缩窄部直径较术前增加30%以上为手术成功的指标之一。

（4）局限性主动脉缩窄球囊扩张术效果明显高于长段的或伴有主动脉弓发育不良的主动脉缩窄球囊扩张术。

知识点34：主动脉缩窄球囊扩张术的并发症及处理	副高：掌握　正高：掌握

（1）股动脉并发症：由于股动脉插管较粗、时间较长或局部血块形成，术毕拔管后可发生股动脉血栓形成。临床表现为局部动脉搏动减弱或消失、下肢皮肤温度下降等，可给予肝素静脉滴注全身肝素化治疗，或用尿激酶溶栓治疗。如经药物治疗无效，可经导管法或外科手术法取栓以解除动脉栓塞。

（2）动脉瘤形成：主动脉缩窄球囊扩张术后可能导致主动脉夹层或动脉瘤形成，避免使用过大球囊及防止导管在已扩张区域穿过对减少动脉瘤的发生有一定作用。此外，局限性主动脉缩窄治疗后的动脉瘤发生率低。动脉瘤可通过植入带膜支架或外科手术来治疗。

知识点35：先天性肺动-静脉瘘栓塞术的适应证	副高：掌握　正高：掌握

适应证包括先天性单发性肺动-静脉瘘，先天性多发性肺小动-静脉瘘，肺动、静脉瘘外科术后复发或残留病灶。

知识点36：先天性肺动静脉瘘栓塞术的禁忌证	副高：掌握　正高：掌握

禁忌证包括存在肺动脉造影的禁忌证，呼吸道感染，合并中度以上的肺动脉高压，特别是用球囊导管试堵供血动脉后肺动脉压力明显升高，内科治疗难以纠正的心律失常。

知识点37：先天性肺动静脉瘘栓塞术的术前准备	副高：掌握　正高：掌握

了解病史，询问有无发热、肢体活动障碍及脑脓肿史；经查体、化验（包括血气）、心电图、胸片、经胸超声心动图或磁共振检查，初步明确肺动静脉瘘的引流部位及受累血管范围，以便选择栓塞器材。

知识点38：先天性肺动静脉瘘栓塞术栓塞器材的选择	副高：掌握　正高：掌握

小的瘘口可采用不可控弹簧圈栓塞，大的瘘口可采用各种缺损封堵器封堵，多采用PDA封堵器。

知识点39: 先天性肺动静脉瘘栓塞术的栓塞过程　　　副高: 掌握　正高: 掌握

穿刺右股静脉, 常规行右心导管检查及主肺动脉或选择性左右肺动脉造影。明确畸形血管部位、范围及直径。经导丝引导端孔导管至靶血管, 选用较靶血管直径大30%～50%的弹簧栓子(或封堵器)送入靶血管, 病变血管直径较粗或数目较多者可放置多枚栓子。10～15分钟后再行肺动脉造影、测肺动脉压及股动脉血氧饱和度, 效果满意后撤出导管, 压迫止血。

知识点40: 先天性肺动静脉瘘栓塞术的术后处理及随访　　　副高: 掌握　正高: 掌握

术后卧床12小时, 局部沙袋压迫4小时; 用抗生素3天, 留院观察3天; 注意有无发热、咯血、胸痛及肢体活动障碍; 术后24小时和3、6、12个月以上复查正侧位胸片及测血气。

知识点41: 先天性肺动静脉瘘栓塞术的疗效评价　　　副高: 掌握　正高: 掌握

栓塞效果的主要评价指标: 外周动脉血氧饱和度明显上升, 肺动脉造影示瘤囊未显影。肺动静脉瘘栓塞术的成功率达95%～99%。近、远期随访证明肺动静脉瘘栓塞术不仅明显改善患者缺氧症状, 还可显著降低卒中及脑脓肿等并发症的发生率。单发病变效果佳, 可达治愈。而对于弥漫型病变, 可做姑息性栓塞, 虽对缺氧症状改善不明显, 但也可减少中枢神经系统栓塞并发症和咯血的发生率。与外科手术相比较, 肺动静脉瘘栓塞术具有安全、有效、创伤小、可治疗有外科禁忌证的病例、能最大限度地保留正常肺组织、并发症低等优点, 是目前治疗肺动静脉瘘的首选方法。由于潜在的肺动静脉瘘有逐渐增大及部分患者栓塞治疗后有再通的可能, 因此, 术后需要长期随访, 一般不应少于4年。

知识点42: 先天性肺动静脉瘘栓塞术的并发症　　　副高: 掌握　正高: 掌握

肺动、静脉瘘栓塞术总并发症发生率为18%, 主要为栓子脱落、发热、咯血、冠状动脉空气栓塞, 栓塞术后再通、复发。

知识点43: 冠状动脉瘘介入治疗的适应证　　　副高: 掌握　正高: 掌握

适应证: 有明显外科手术指征的先天性冠状动脉瘘, 不合并其他需要外科矫正的心脏畸形; 易于安全到达且能清晰显示的瘘口狭窄; 非多发的冠状动脉瘘口; 少数情况下冠状动脉一支或多支(多为间隔支)形成多发的微小血管网与心腔相通, 一般为冠状动脉和心肌发育异常, 小梁间(窦状)隙持续存在与冠状动脉相连通所致, 常与左室沟通。该种冠状动脉瘘可采用带膜支架进行栓塞。

| 知识点44：冠状动脉瘘介入治疗的禁忌证 | 副高：掌握 正高：掌握 |

禁忌证：多发性冠状动脉瘘口；栓塞后有可能影响远端冠状动脉供血或产生新的、更明显的心肌缺血改变；受累的冠状动脉极度迂曲；冠状动脉瘘口过粗难以封堵者。

| 知识点45：冠状动脉瘘介入治疗的操作方法 | 副高：掌握 正高：掌握 |

（1）术前准备：了解病史，经查体、化验、心电图、胸片、经胸超声心动图检查，初步明确冠状动脉瘘的引流部位、受累冠状动脉数目及直径。以便选择封堵器材及输送途径，其余同动脉导管未闭封堵术。

（2）栓塞器材选择：瘘口直径5～10mm可采用普通或可控弹簧栓子；直径＞10mm可采用Amplatzer动脉导管封堵器。

（3）栓塞过程：穿刺右股动、静脉，给予肝素100U/kg先行左右心导管检查，升主动脉或选择性冠状动脉造影。选择的弹簧栓子（或封堵器）直径应大于栓塞远端冠状动脉管腔的50%。全过程在心电图监测下进行，若采用不可控弹簧栓子，应先用球囊导管对靶血管进行试栓塞。观察心电图5～10分钟，如无缺血改变，可以放置栓子进行栓堵。输送途径一般经动脉系统，若瘘口大且瘘入右心系统，可建立导丝轨道后通过股静脉途径送入Amplatzer动脉导管未闭封堵器，经静脉途径栓堵。

| 知识点46：冠状动脉瘘介入治疗的术后处理及随访 | 副高：掌握 正高：掌握 |

术后置病床心电监护3～5天；术后低分子肝素抗凝24小时，口服阿司匹林，小儿3～5mg/（kg·d），成人3mg/（kg·d），持续6个月；应用抗生素1～2天；术后24小时，1、3、6及12个月复查超声心动图、心电图及X线胸片。

| 知识点47：冠状动脉瘘介入治疗的疗效评价 | 副高：掌握 正高：掌握 |

造影示栓塞完全，未造成冠状动脉正常分支的狭窄或堵塞，术后无明显心肌缺血症状则为效果良好。

| 知识点48：经皮主动脉瓣球囊成形术的适应证及禁忌证 | 副高：掌握 正高：掌握 |

（1）明确适应证：典型主动脉瓣狭窄，心排血量正常时经导管检查跨主动脉瓣压差≥50mmHg，无或仅轻度主动脉瓣反流。

（2）相对适应证：重症新生儿主动脉瓣狭窄；隔膜型主动脉瓣下狭窄。

（3）禁忌证：主动脉瓣狭窄伴中度以上主动脉瓣反流；发育不良型主动脉瓣狭窄；纤维肌性或管道样主动脉瓣下狭窄；单纯主动脉瓣上狭窄。

知识点49：经皮肺动脉瓣球囊成形术的术前准备　　副高：掌握　正高：掌握

经皮主动脉瓣球囊成形术（PBAV）术前经体检、心电图、X线胸片及超声心动图检查，提供主动脉瓣狭窄类型及严重程度资料。心导管术前常规准备，必要时配血备用。

知识点50：PBAV的诊断性心导管术　　副高：掌握　正高：掌握

经皮股静脉及股动脉插管，给予肝素100U/kg，先行右心导管检查，然后经股动脉插入猪尾巴形导管达降主动脉、主动脉弓、升主动脉。先行测压及升主动脉造影观察主动脉反流及瓣口负性射流。导管入左室后撤去导丝，留导管于左心室，先行测量左室压力及跨瓣压差，再行左室造影（长轴斜位）观察瓣膜狭窄类型，测量瓣环直径及射流口直径。

知识点51：PBAV的球囊扩张术　　副高：掌握　正高：掌握

最常用的为逆行股动脉插管法，一些特殊情况下也可采用颈动脉（适用于小婴儿）、腋动脉插管法，或经房间隔穿刺（或开放卵圆孔）行PBAV。PBAV时通常选择球囊/瓣环比值为0.8～1.0或更小。通常应用单球囊，必要时可用双球囊扩张。由导管内插入260cm长J形导引钢丝至左室内。循导引钢丝插入球囊扩张导管，当球囊中央恰好骑跨于主动脉瓣口时，扩张球囊至腰凹消失，随即快速吸瘪球囊，通常球囊扩张至吸瘪，总的时间<5～10秒。如此重复数次，每次间隔5分钟左右。术中密切注意心率、心律、血压的变化。术毕局部压迫止血。

知识点52：PBAV的术后处理及随访　　副高：掌握　正高：掌握

术后严密观察PBAV后早期发生严重并发症征象，包括血压、心音、心律、心电图的改变，术后2小时内及24小时复查超声心动图，以早期发现心脏穿孔及主动脉瓣反流，另外需观察穿刺股动脉侧血管搏动情况。术后1个月、3个月、6个月及12个月随访，包括临床检查、心电图、X线胸片及超声心动图。

知识点53：PBAV的疗效评价　　副高：掌握　正高：掌握

PBAV术后测跨瓣压差，并做升主动脉造影以评价主动脉瓣狭窄解除的程度及有否发生或加重主动脉瓣反流。PBAV后跨主动脉瓣压差下降50%以上；主动脉瓣口面积增大25%以上为效果良好。

知识点54：PBAV的并发症　　副高：掌握　正高：掌握

除心导管术的并发症外，可发生较多严重的并发症。主要为穿刺处动脉大出血、动脉栓塞，明显的主动脉瓣反流，严重心律失常包括室性心动过速、室颤等，心功能不全，左室及升主动脉穿孔，二尖瓣损伤等。

心包穿刺
及引流术

第七节 心包穿刺及引流术

知识点1：心包穿刺及引流术的概念	副高：掌握 正高：熟练掌握

心包穿刺及引流术是采用穿刺针经皮穿刺，将心包内异常积液抽吸或通过引流管引流出来，以缓解心脏压塞或获取心包积液，达到治疗或协助临床诊断的操作方法。

知识点2：心包穿刺及引流术的目的	副高：掌握 正高：熟练掌握

①解除心脏压塞，挽救生命；②减少心包积液量，缓解症状；③获取心包积液，用于诊断。

心包积液量少、用其他方法能明确诊断或经特异性治疗后缓解，则不需要行心包穿刺。

知识点3：心包穿刺及引流术的适应证	副高：掌握 正高：熟练掌握

①心脏压塞。②心脏压塞伴左心室功能衰竭。③需要心包内注入药物。④虽经特殊治疗，心包积液仍进行性增长或持续不缓解。⑤原因不明的心包积液。

知识点4：心包穿刺及引流术的禁忌证	副高：掌握 正高：熟练掌握

（1）绝对禁忌证：主动脉夹层。穿刺引流可能导致心包内出血增加和夹层扩展，危及生命。

（2）相对禁忌证：①患者不能配合，不能保证安全操作。②未纠正的凝血障碍、正在接受抗凝治疗、血小板计数 $< 50 \times 10^9/L$。③积液量少，位于心脏后部，已被分隔的心包积液。

知识点5：心包穿刺及引流术的操作人员和设备	副高：掌握 正高：熟练掌握

（1）操作人员：心血管专科医师1~2名，进行操作和协助；护士1名，负责协助操作或抢救治疗。

（2）操作场所：①有X线导引的心导管室。②有超声心动图导引的CCU、ICU或床旁、心导管室或手术室。

（3）设备和器械：①超声心动图或X线摄影仪。②心电监测除颤仪、血压监测设备、心电图机、复苏设备和抢救药品。③无菌手套、帽子、口罩、消毒液。④麻醉药品常用1%~2%利多卡因；5ml注射器。⑤标本送检的试管、培养瓶等。⑥穿刺包：包括无菌纱布、消毒碗、治疗巾、洞巾、穿刺针（18号斜面薄壁）、手术刀、血管钳、弯钳。⑦引流物品：J

形导丝、扩张管、引流管（多选用中心静脉导管或猪尾形导管）、缝合针线、持针器、三通连接管、延长管、引流袋。⑧贴膜、胶布。

知识点6：心包穿刺及引流术的术前准备　　　　副高：掌握　正高：熟练掌握

（1）患者及家属签署知情同意书。

（2）进行X线及超声检查，术者亲自核实定位，做好标记。

（3）确定适应证，排除禁忌证。

（4）检查穿刺引流设备、检测设备，描记心电图。

（5）择期操作建议禁食4～6小时。

（6）建立静脉通道。

（7）选择合适体位，应与进行X线及超声检查时相同，一般取坐位或半卧位。

（8）根据需要选择检查指标，开好标本检查申请单，取得标本送检的容器。

知识点7：心包穿刺及引流术的穿刺定位　　　　副高：掌握　正高：熟练掌握

（1）通常选择：①心尖途径：胸骨左缘第5肋间，心浊音界内1～2cm，针尖指向后内侧脊柱方向。注意避开肋骨下缘，避免损伤肋间动脉。②剑突下途径：选择胸骨剑突与左肋缘夹角处，肋缘下1.5cm，穿刺针与皮肤呈30°～40°，指向左肩。

（2）其他穿刺途径：①右侧第4肋间处、心脏浊音界内侧约1cm处。②背部左侧第7或第8肋间，肩胛骨中线处，患者左臂高举。③胸骨剑突与右肋缘形成角度处。④剑突的正下方处。⑤左侧第4肋间处，仅在疑为左侧包裹性心包积液时应用。⑥右侧第5肋间，心脏浊音界内侧1～2cm处。均需超声引导，心包积液量大或常规途径不能达到时根据临床情况选择。

知识点8：心包穿刺的具体操作　　　　副高：掌握　正高：熟练掌握

心包穿刺应在心电、血压监测下，严格无菌操作，穿刺部位消毒，铺无菌巾。5～10ml注射器抽取1%～2%利多卡因，于穿刺点皮下注射成皮丘，然后沿预定穿刺途径负压进针，逐层浸润麻醉至心包。于穿刺点做一个2mm小切口，钝性分离皮下组织。使用5ml注射器接18号薄壁短斜面穿刺针。沿预定途径和方向缓慢负压进针。如进针时有落空感并抽出液体，表示针头已进入心包腔，应停止进针，固定穿刺针。缓慢抽取心包积液时流出不畅，可能因针头斜面未完全进入心包腔，在严密观察心律下缓慢进针1～2mm，如完全进入可顺利抽出积液。如负压进针过程中穿刺深度达到操作前超声预测的深度而无落空感或未抽到液体应将针头退出体外，冲洗穿刺针后重复操作。操作过程中应持续观察患者状况和心电图变化，严防患者肢体活动、大幅度呼吸动作，注意平稳进针，避免横向摆动，穿刺成功后及时固定针头。

知识点9：心包引流的具体操作　　　　　　　　　　副高：掌握　正高：熟练掌握

穿刺针进入心包腔后取下注射器，经穿刺针送入J形导引钢丝至心包腔内，一般送入15～20cm。快速撤出穿刺针，保留导引钢丝。沿导引钢丝送入中心静脉扩张管，注意扩张管不要进入心包腔，扩张皮下后即撤出。沿导引钢丝送入中心静脉导管，一般送入15～20cm。固定静脉导管，缓慢撤出导引钢丝，导管尾端接注射器，检查回抽是否顺畅。如心包积液抽取顺畅，取下注射器，接三通连接管。可将闭式引流装置或50ml注射器连接在三通上进行心包引流。引流结束后，可在中心静脉导管内注入1～2ml肝素盐水，以防凝血块堵塞。缝合固定中心静脉导管于皮肤上，使用贴膜或无菌纱布覆盖，常规包扎。

知识点10：心包穿刺及引流术的并发症　　　　　　副高：掌握　正高：熟练掌握

①刺破心脏或导致冠状动脉撕裂，引起心包积血或压塞加重。②血管迷走反射。③心律失常。④损伤邻近脏器或组织导致气胸或血气胸、腹腔脏器损伤。⑤急性肺水肿：与心包减压过快、静脉回流和右室充盈迅速增加有关。⑥气体栓塞。

第八节　心内膜心肌活检术

知识点1：心内膜心肌活检术的适应证　　　　　　　副高：了解　正高：了解

①各类心肌疾病的病因诊断。②急慢性心肌炎的诊断、严重程度判断和监测疗效。③心脏同种异体移植术后观察患者排斥反应的早期征象。④心脏肿瘤的诊断。⑤其他可能引起心肌病变的全身性疾病。

2007年，美国心脏病协会、美国心脏病学会和欧洲心脏病学会联合发表科学声明，就以下14种临床情况，心内膜心肌活检术（EMS）的临床应用提出指导性建议。

（1）不明原因的新发（＜2周）心力衰竭，伴血流动力学障碍、左室大小正常或扩张（推荐等级Ⅰ，证据级别B）。

（2）不明原因的新发（2周至3个月）心力衰竭，伴左室扩张和新发的室性心律失常、二度或三度房室传导阻滞或常规治疗1～2周反应较差（推荐等级Ⅰ，证据级别B）。

（3）不明原因的心力衰竭（＞3个月），伴左室扩张和新发室性心律失常、二度或三度房室传导阻滞或常规治疗1～2周反应较差（推荐等级Ⅱa，证据级别C）。

（4）与扩张型心肌病相关不明原因的心力衰竭（无论时间长短），伴有嗜酸性粒细胞增多或怀疑与变态反应相关（推荐等级Ⅱa，证据级别C）。

（5）怀疑为蒽环类抗生素诱导的心肌病（推荐等级Ⅱa，证据级别C）。

（6）心力衰竭伴无法解释原因的限制型心肌病（推荐等级Ⅱa，证据级别C）。

（7）疑为心脏肿瘤（推荐等级Ⅱa，证据级别C）。

（8）不明原因的儿童心肌病（推荐等级Ⅱa，证据级别C）。

（9）不明原因的新发（2周至3个月）心力衰竭，伴左室扩张，不伴新发室性心律失常和二度或三度房室传导阻滞，常规治疗1~2周有效的患者（推荐等级Ⅱb，证据级别B）。

（10）不明原因的心力衰竭（>3个月），伴左室扩张，但不伴新发室性心律失常和二度或三度房室传导阻滞，常规治疗1~2周有效（推荐等级Ⅱb，证据级别C）。

（11）心力衰竭伴不明原因的肥厚型心肌病（推荐等级Ⅱb，证据级别C）。

（12）疑似致心律失常性右室心肌病（推荐等级Ⅱb，证据级别C）。

（13）不明原因的室性心律失常（推荐等级Ⅱb，证据级别C）。

（14）不明原因的心房颤动（推荐等级Ⅲ，证据级别C）。

知识点2：心内膜心肌活检术的禁忌证　　　　　副高：了解　正高：了解

①出血性疾病、严重血小板减少症及正在接受抗凝治疗者。②急性心肌梗死、有心室内附壁血栓或室壁瘤形成者，禁忌左心室活检。③心脏显著扩大伴发严重左心功能不全者。④近期有急性感染者。⑤不能很好配合的患者。⑥分流缺损是相对禁忌证，应避免做右心室活检，以免引起矛盾性体循环栓塞。

知识点3：心内膜心肌活检术的操作人员和设备、器械　　　　副高：了解　正高：了解

（1）操作人员：心血管介入医师1~2名，进行操作；护士1名协助操作。

（2）设备和器械：EMB在心导管室进行操作，所需设备和器械如下。①X线摄影仪和/或超声心动图。②心电监测除颤仪、血压监测设备、心电图机、复苏设备和抢救药品。③18号穿刺针、手术刀、血管钳、J形导丝、7F和8F鞘管、长引导管、猪尾形导管。④活检器械，包括常用的活检钳有Stanford Caves硬杆心内膜活检钳，Cordis软杆心内膜活检钳。⑤制取活检标本的相关器械。

知识点4：心内膜心肌活检术的术前准备　　　　　副高：了解　正高：了解

（1）器械包括：经皮血管穿刺针、导引钢丝、与活检钳相适应的鞘管及心室导管、活检钳（Konno-Sakakibara钳、Scholten活检钳、King活检钳、Caves钳）。

（2）标本容器和固定液。

（3）向患者说明检查的必要性和可能出现的并发症，取得患者的合作。

（4）签署手术知情同意书。

知识点5：心内膜心肌活检术的导管进入途径　　　　　副高：了解　正高：了解

右心内膜心肌活检可选颈内静脉或股静脉，左心内膜心肌活检可选肱动脉或股动脉，主要取决于基础疾病和所使用的活检钳。

知识点6：经颈内静脉途径活检的操作程序　　　副高：了解　正高：了解

患者取平卧位，充分暴露穿刺区域，右颈内静脉穿刺成功后置入7F鞘管，回抽5ml静脉血，肝素盐水冲管。在X线透视下，将活检钳（注意是闭合状态）送至右心房外侧下1/3处，逆时针旋转通过三尖瓣口进入右心室，调整钳顶端位于右心室上1/2处，方向指向室间隔。应避免活检钳在血管或心腔内打圈。判断位置理想后，张开钳嘴，缓慢推送，当触及心室间隔时，会出现阻力，心电监测显示室性期前收缩，操作者可感知活检钳传导的室壁搏动感。闭合钳嘴，夹取组织，缓慢回撤。如回撤阻力较大，切忌暴力牵拉，以免损伤腱索等组织。应放弃钳取，回撤活检钳，重新调整钳取位置。每名患者应至少钳取3～5块组织，每块大小1.0～1.5mm。一般钳取部位在室间隔和心尖部，应避免在游离壁、流出道取材，以防心脏穿孔。

知识点7：经股静脉途径活检的操作程序　　　副高：了解　正高：了解

穿刺右股静脉，置入8F鞘管。送入8F长引导管，内插入猪尾形导管，送入右心房，逆时针旋转通过三尖瓣口进入右心室。长引导管顶端指向室间隔，撤出猪尾形导管保留引导管并保持位置稳定。可注入少量对比剂，确定引导管顶端在室间隔中部。经引导管送入活检钳，适当回撤引导管，活检钳对准室间隔取材。每次钳取后应冲洗引导管。

知识点8：经股动脉途径活检的操作程序　　　副高：了解　正高：了解

经右股动脉至左心室活检的应用很少，仅限于病变局限在左心室或不能在右心室活检的患者。左心室活检时，必须给予肝素抗凝。穿刺右股动脉，置入8F鞘管。送入长引导管，内插入猪尾形导管做引导，送至左心室中部并指向室间隔，撤出猪尾形导管。经引导管送入活检钳，活检钳的操作同右心室操作。

知识点9：活检组织处理　　　副高：了解　正高：了解

（1）迅速用缓冲甲醛或95%酒精等固定，或即刻包埋并置入液氮、干冰混合物。

（2）固定后可分送光镜（10%甲醛溶液固定）、电镜（2.5%戊二醛固定）、组织学、病毒学及免疫学检查。

（3）石蜡包埋切片时，应对整块组织各水平进行切片或连续切片。

（4）活检心肌也可用于心肌细胞培养，供心肌细胞的病理学研究。

知识点10：心内膜心肌活检术的并发症及处理　　　副高：了解　正高：了解

（1）心脏穿孔、心包积血和心脏压塞：是心内膜心肌活检术的主要并发症，发生率很低。如患者出现胸痛、呼吸困难、低血压、心动过缓或过速、颈静脉怒张等表现，应怀疑心脏穿孔可能，可用超声心动图观察有无心包积液。一旦发生，须严密观察和监测病情，补充血容量，应用升压药物；如有心脏压塞征象、血流动力学不稳定，应立即行心包穿刺抽液；持续出血者可能需要开胸手术。

（2）血栓栓塞：左心室心内膜活检或右心室心内膜活检伴有心内分流时可出现体循环血栓栓塞。注意每次操作前用肝素盐水仔细冲洗导管和活检钳，可减少血栓栓塞的危险；主要处理措施是支持疗法；栓塞所致症状常呈自限性。

（3）心律失常：在心室内操作导管或钳夹过程中常出现室性期前收缩或非持续性室速，不需要特殊处理；持续性室速很少发生，一旦出现，可静脉注射利多卡因或电复律；右心室心内膜活检过程中，在右心房内操作导管会诱发房颤，通常呈自限性，如不能自行复律，可选择电复律；术前已存在左束支传导阻滞者做右心室心内膜活检可引起完全性心脏传导阻滞，须置入临时起搏器治疗。

（4）三尖瓣损伤：在X线和/或超声心动图导引下，在确认心内有关结构的情况下进行EMB，可减少因钳夹损伤三尖瓣及其腱索导致的三尖瓣损伤或二尖瓣关闭不全。若三尖瓣损伤轻，一般可不做特殊处理；有严重三尖瓣关闭不全，则按急性三尖瓣关闭不全处理，必要时行三尖瓣修补术或瓣膜置换术。

（5）与穿刺损伤有关的并发症：穿刺损伤可导致气胸、动脉损伤、神经麻痹、穿刺部位出血、静脉血肿、动静脉瘘形成等，熟悉解剖、规范操作可减少上述并发症。

第三篇
心血管疾病

第一章 心力衰竭

第一节 急性心力衰竭

知识点1：急性心力衰竭的概念　　　　　　副高：熟练掌握　正高：熟练掌握

　　急性心力衰竭（AHF）是指心脏在短时间内发生心肌收缩力明显减低或心室负荷急剧加重致心排血量急剧下降，导致组织器官灌注不足和急性淤血的临床综合征。以左心衰竭最为常见。急性心力衰竭可在原有慢性心力衰竭的基础上急性加重或突然起病，发病前患者多数合并器质性心血管疾病，可表现为收缩性心衰，也可表现为舒张性心力衰竭。急性心力衰竭常危及生命，必须紧急抢救。

知识点2：急性心力衰竭的常见原因　　　　　副高：熟练掌握　正高：熟练掌握

　　（1）缺血性心脏病：①急性冠脉综合征；②急性心肌梗死机械并发症；③右心室梗死。
　　（2）瓣膜性心脏病：①瓣膜狭窄；②瓣膜关闭不全；③心内膜炎。
　　（3）心肌疾病：①围生期心肌病；②急性心肌炎。
　　（4）高血压/心律失常：①高血压；②急性心律失常。
　　（5）循环衰竭：①败血症；②甲状腺毒症；③贫血；④分流；⑤心脏压塞；⑥肺动脉栓塞。
　　（6）慢性心衰失代偿：①缺乏依从性；②容量超负荷；③感染，尤其是肺炎；④脑血管损害；⑤外科手术；⑥肾功能异常；⑦哮喘、COPD；⑧滥用药物。

知识点3：中国急性心力衰竭指南推荐的分级法　　副高：熟练掌握　正高：熟练掌握

中国AHF的临床程度分级，见下表。

AHF的临床程度分级

分级	皮肤	肺部啰音
Ⅰ级	温暖	无
Ⅱ级	温暖	有
Ⅲ级	寒冷	有/无
Ⅳ级	寒冷	有

表中的冷暖指皮肤触诊的感觉。Ⅰ级为正常，或尚未见明显的左心衰竭；Ⅱ级为单纯性左心衰竭；Ⅲ级为肺水肿（皮肤寒冷肺部大量湿啰音），或有急性右心衰竭（皮肤寒冷，肺部无啰音）；Ⅳ级为重度急性左心衰竭，不仅伴外周循环障碍，并有持续性低血压或心源性休克，还可能伴重要脏器灌注不足，由于代偿性交感神经系统极度亢进，血管收缩、皮肤厥冷、大汗淋漓。这4个级别同样可以与Forrester分级相对应。我国的此种临床程度分级更为清晰，内含更为明确，也更实用。

知识点4：急性心力衰竭的临床表现　　副高：熟练掌握　正高：熟练掌握

（1）病史和表现：大多数患者有心脏病病史，冠心病、高血压和老年性退行性心瓣膜病为老年人的主要病因；风湿性心瓣膜病、扩张型心肌病、急性重症心肌炎等常为年轻人的主要病因。

（2）诱发因素：常见诱因有慢性心衰治疗缺乏依从性、心脏容量超负荷、严重感染、严重颅脑损害或剧烈的精神心理紧张与波动、大手术后、肾功能减退，急性心律失常、支气管哮喘发作、肺栓塞、高心排血量综合征、应用负性肌力药物、应用非甾体类抗炎药、心肌缺血、老年急性舒张功能减退、吸毒、酗酒、嗜铬细胞瘤等。

（3）早期表现：左心功能降低的早期征兆为心功能正常者出现疲乏、运动耐力明显减低、心率增加15~20次/分，继而出现劳力性呼吸困难、夜间阵发性呼吸困难、高枕睡眠等；检查可见左心室增大、舒张早期或中期奔马律、两肺底部有湿啰音、干啰音和哮鸣音，提示已有左心功能障碍。

（4）急性肺水肿：起病急，病情可迅速发展至危重状态。突发的严重呼吸困难、端坐呼吸、喘息不止、烦躁不安并有恐惧感，呼吸频率可达30~50次/分；频繁咳嗽并咯出大量粉红色泡沫痰；心率快，心尖部常可闻及奔马律；两肺满布湿啰音和哮鸣音。

（5）心源性休克：①低血压：持续30分钟以上，收缩压降至90mmHg以下，或原有高血压的患者收缩压降低≥60mmHg。②组织低灌注状态：皮肤湿冷、苍白和发绀伴紫色条纹；心动过速，心率>110次/分；尿量明显减少（<20ml/h），甚至无尿；意识障碍，常有

烦躁不安、激动焦虑、恐惧和濒死感；收缩压低于70mmHg，可出现抑制症状，逐渐发展至意识模糊甚至昏迷。③血流动力学障碍：PCWP≥18mmHg，心指数（CI）≤36.7ml/（s·m^2）[≤2.2L/（min·m^2）]。④代谢性酸中毒和低氧血症。

知识点5：急性心力衰竭的早期评估 　　副高：熟练掌握　正高：熟练掌握

早期评估主要依据病史、正确的体格检查。系统评估非常必要。了解外周灌注情况，如皮肤温度、静脉压等。了解有无收缩期和舒张期杂音以及有无S_3和S_4。急性期二尖瓣关闭不全很常见。同时要明确有无明显的主动脉瓣狭窄或关闭不全。心脏听诊可明确有无肺淤血。颈静脉充盈反映右心室充盈压增高。慢性心衰失代偿时胸腔积液较为常见。

知识点6：急性心力衰竭的检查　　　　　副高：熟练掌握　正高：熟练掌握

（1）实验室检查：初始诊断评估包括全血计数、K^+、Na^+、Cl^-、肾功能、血糖、白蛋白、肝功能和INR等。低钠和肌酐水平高是急性心衰患者预后不良的征象。无急性冠脉综合征的急性心衰患者肌钙蛋白水平可轻度升高。

（2）动脉血气分析：所有严重呼吸窘迫的患者都应进行血气分析，了解氧分压、二氧化碳分压和酸碱平衡情况。由于组织灌注不足和CO_2潴留引起酸中毒的患者预后较差。无创性脉氧监测常可替代血气分析，但对CO_2分压和酸碱平衡状态不能提供有用信息。

（3）脑钠肽：急性期检测BNP和NT-proBNP对除外心衰有阴性预测价值。关于AHF脑钠肽的诊断标准目前还未定论。

（4）心电图：可提供关于心率、心律、心脏传导和引起心衰常见原因的有用信息。它可反映ST段抬高性或非抬高性心肌梗死。Q波常提示既往有透壁性心肌梗死。心室肥厚、束支传导阻滞、心电非同步化、QT间期延长等均可通过心电图明确。

（5）胸部X线检查：所有急性心衰患者一经住院就应立即进行胸部X线检查，以便评价肺淤血程度和其他肺部疾病，如心影增大、积液和渗出等。

（6）超声心动图：所有急性心衰患者应尽可能尽早进行超声心动图检查来评估左右心室收缩功能、舒张功能、瓣膜结构和功能、心包情况及同步化情况等。

知识点7：心源性哮喘与支气管哮喘的鉴别要点　　副高：熟练掌握　正高：熟练掌握

（1）病史：心源性哮喘有引起急性肺淤血的基础心脏病；支气管哮喘部分病例有过敏史或长期哮喘史。

（2）症状与发病年龄：心源性哮喘平卧时加重，坐起或站立后减轻，痰为泡沫样，尤其是粉红色泡沫样痰；支气管哮喘多见于年轻人或从青少年时起病，发作前有咳嗽、打喷嚏征兆。

（3）心脏体征：心源性哮喘可有各种相应心脏体征，尤其是奔马律，无肺气肿征；支气管哮喘心脏正常，双肺满布哮鸣音，呈呼气性呼吸困难，可有肺气肿征。

（4）胸部X线检查：X线检查中，心源性哮喘心脏常增大，肺淤血；支气管哮喘心影正常，肺野清晰或有肺气肿征。

（5）有效治疗药物：心源性哮喘使用洋地黄、快速利尿剂、吗啡常有效；支气管哮喘用吗啡后病情加重，对支气管扩张剂有效。

BNP有助于鉴别心源性及肺源性呼吸困难，心源性明显升高。

知识点8：急性心力衰竭的治疗目的　　　　副高：熟练掌握　正高：熟练掌握

急性心力衰竭的治疗目的是快速改善症状和稳定血流动力学状况。

（1）立即（急诊科/ICU/CCU）措施：①改善症状。②恢复氧疗。③改善器官灌注和血流动力学。④限制心肌和肾脏损害。⑤缩短ICU住院期限。

（2）暂缓紧急情况（在医院）措施：①稳定病情和制定最佳治疗方案。②启动改善预后的药物治疗。③选择合适患者进行器械治疗。④缩短住院日。

（3）长期和出院前处理措施：①制定随访计划。②指导患者进行合理生活方式调整。③提供充分的二级预防。④预防再住院。⑤改善生活质量和提高生存率。

知识点9：无创通气的适应证和禁忌证　　　　副高：熟练掌握　正高：熟练掌握

（1）适应证：无创通气可用于无气管内插管的患者。每例急性心源性肺水肿和高血压急性左心衰患者应尽早使用呼气末正压通气（PEEP），以便改善呼吸窘迫症状和相应的临床参数。PEEP无创通气通过降低左心室后负荷改善左心室功能。心源性休克和有右心力衰竭患者慎用。

（2）禁忌证：①无意识、严重智力障碍或焦虑患者；②进行性危及生命的低氧血症需要立即气管插管的患者；③严重阻塞性气道疾病的患者。

知识点10：无创通气的使用方法和不良反应　　　　副高：熟练掌握　正高：熟练掌握

（1）无创通气的使用方法：①开始用$5 \sim 7.5cmH_2O$的PEEP，逐渐滴定到临床有反应的水平$10cmH_2O$；吸入氧浓度（FiO_2）≥ 0.40。②持续时间通常为30L/h，直到患者气短和血氧饱和度得到改善。

（2）无创通气可能的不良反应：①右心衰竭严重恶化。②高碳酸血症。③焦虑。④气胸。⑤抽吸。

知识点11：急性心力衰竭的镇静或镇痛治疗　　　　副高：熟练掌握　正高：熟练掌握

对有气短、呼吸困难、焦虑和胸痛的急性心衰患者早期应给予吗啡。静脉给予吗啡$2.5 \sim 5.0mg$，可重复使用，要监测呼吸情况。有呕吐可使用镇吐药。伴低血压、心动过缓、进行性房室传导阻滞或CO_2潴留患者慎用。

知识点12：袢利尿药的适应证　　　　　　副高：熟悉掌握　　正高：熟悉掌握

有肺淤血和容量超负荷症状存在的急性心衰患者需要静脉用利尿药。

知识点13：袢利尿药的使用方法　　　　　副高：熟悉掌握　　正高：熟悉掌握

（1）推荐初始剂量：呋塞米20～40mg静推，或0.5～1mg布美他尼，或10～20mg托拉塞米。起始阶段应定时监测患者尿量，可留置导尿管监测患者尿量以便评价治疗反应。

（2）如果患者有容量超负荷，呋塞米静注剂量可依据肾功能和口服剂量情况增加。也可在给予初始剂量后连续静脉滴入。呋塞米总量在初始6小时要少于100mg，在初始24小时应少于240mg。

（3）与其他利尿药联用：袢利尿药与噻嗪类利尿药合用可预防利尿药抵抗。急性心衰患者如果出现容量超负荷，袢利尿药加用氢氯噻嗪25mg（口服）以及螺内酯20～40mg口服。小剂量联用比单药大剂量更有效，且不良反应小。

知识点14：利尿药的剂量和适应证　　　　副高：熟悉掌握　　正高：熟悉掌握

急性心力衰竭利尿药的剂量和适应证

液体潴留	利尿药	剂量（mg/d）	注　释
中度	呋塞米	20～40	依据临床症状口服或静脉使用
	布美他尼	0.1～1	依据临床反应滴定剂量
	托拉塞米	10～20	监测K^+、Na^+、肌酐、血压
重度	呋塞米	40～100	静脉增加剂量
	呋塞米	5～40mg/h	优于大剂量注射
	布美他尼	1～4	口服或静脉注射
	托拉塞米	20～100	口服
对袢利尿药抵抗	加噻嗪类	50～100	联合优于大剂量袢利尿药
	或美托拉宗	2.5～100	如肌酐清除率<30ml/min效果更强
	或螺内酯	20～40	如无肾衰和血钾正常或低钾为最佳选择
对袢利尿药和噻嗪类利尿药抵抗	加多巴胺或多巴酚丁胺		如伴有肾衰和低钠时考虑超滤或血液透析

知识点15：血管扩张药的适应证　　　　　副高：熟悉掌握　　正高：熟悉掌握

收缩压水平是评估此类药物是否适宜的重要指标。收缩压>110mmHg的急性心衰患者推荐静脉应用硝酸甘油和硝普钠。收缩压在90～110mmHg的患者要慎用。这些药物可降低收缩压、左心室和右心室充盈压以及外周血管阻力，改善呼吸困难。收缩压<90mmHg，应

禁忌使用，因可能增加死亡率。血管扩张药应用过程中应密切监测血压，根据血压调整合适的维持剂量。

知识点16：血管扩张药的使用方法　　　　副高：熟悉掌握　正高：熟悉掌握

（1）初始硝酸甘油静脉推荐剂量10～20μg/min，如果需要，每3～5分钟按5～10μg/min增加剂量。注意监测血压，避免收缩压过度降低。

（2）慎用硝普钠，起始剂量0.3μg/（kg·min），逐步滴定到5μg/（kg·min），要建立动脉通路。

（3）奈西立肽静脉使用速度：可先按2μg/kg静注后，再以（0.01～0.03）μg/（kg·min）的速度静注。要严密监测血压，不推荐与其他扩血管药联用。

知识点17：血管扩张药的不良反应　　　　副高：熟悉掌握　正高：熟悉掌握

血管扩张药的不良反应有头痛。急性冠脉综合征患者慎用硝普钠，因可致血压迅速降低。静滴硝酸甘油或奈西立肽也可致低血压。

知识点18：血管扩张药的使用剂量和适应证　　　副高：熟悉掌握　正高：熟悉掌握

血管扩张药的使用剂量和适应证

血管扩张药	适应证	剂　量	主要不良反应	其　他
硝酸甘油	肺淤血/肺水肿收缩压＞90mmHg	起始10～20μg/min，可增加至200μg/min	低血压头痛	连续用易产生耐药
二硝酸异山梨醇酯	肺淤血/肺水肿收缩压＞90mmHg	起始1mg/h，可增加至10mg/h	低血压头痛	连续用易产生耐药
硝普钠	高血压性心衰肺淤血/肺水肿收缩压＞90mmHg	起始0.3μg/（kg·min），增加至5μg/（kg·min）	低血压氰化物中毒	光敏感
奈西立肽	肺淤血/肺水肿收缩压＞90mmHg	2μg/kg静注，随后0.015～0.03μg/（kg·min）静滴	低血压	

知识点19：正性肌力药的适应证　　　　副高：熟悉掌握　正高：熟悉掌握

正性肌力药仅用于收缩压低或伴有低灌注或肺淤血体征的低心排血量心衰患者。低灌注体征包括四肢冰冷，皮肤潮湿，肝肾功能异常，或神志异常。如果需要，正性肌力药要尽早使用，一旦器官灌注得到恢复或肺淤血减轻应立即停用。

| 知识点20：正性肌力药的使用方法 | 副高：熟悉掌握 正高：熟悉掌握 |

（1）多巴酚丁胺：通过刺激β$_1$受体兴奋产生剂量依赖正性肌力作用。起始剂量为2～3μg/（kg·min）静滴，无负荷剂量。依据临床症状、对利尿药反应和临床状态来调整静脉滴注速度。可调至15μg/（kg·min），同时要监测血压。接受β受体阻滞剂治疗的患者，多巴酚丁胺剂量要增加至20μg/（kg·min），才能恢复其正性肌力作用。

（2）多巴胺：通过刺激β肾上腺素能受体来增加心肌收缩力和心排血量。一般使用中等剂量3～5μg/（kg·min）即有正性肌力作用。多巴胺和多巴酚丁胺对心率>100次/分的心衰患者要慎用。一般情况下，小剂量多巴胺与较高剂量多巴酚丁胺联合使用。

（3）米力农：PDE抑制药，可抑制cAMP降解起到正性肌力和周围血管扩张作用。同时增加心排血量和每搏量，而肺动脉压力、肺毛细血管楔压、总外周及肺血管阻力下降。使用方法可先按25～75μg/kg于10～20分钟内静推，然后按0.375～0.75μg/（kg·min）速度静滴。冠心病患者要慎用，因其可增加中期病死率。

（4）左西孟旦：钙增敏药，通过ATP-敏感K通道介导作用和轻微PDE抑制作用来扩张血管。它可增加急性失代偿心衰患者心排血量、每搏量，降低肺毛细血管楔压、外周血管和肺血管阻力。使用方法：先按3～12μg/kg于10分钟内静注后，以0.05～0.2μg/（kg·min）连续静注24小时。病情稳定后滴注速度可增加。如果收缩压<100mmHg，不需要弹丸静注，可直接先开始静滴以避免发生低血压。

（5）去甲肾上腺素：不作为一线药物。如果正性肌力药仍然不能将收缩压恢复>90mmHg、患者处于心源性休克状态时就要使用。使用剂量为0.2～1.0μg/（kg·min）。

（6）洋地黄制剂：这类制剂可轻微增加急性心衰患者心排血量和降低充盈压，仅用于心室率快的心房颤动患者。

| 知识点21：急性心力衰竭的处理原则 | 副高：熟练掌握 正高：熟练掌握 |

（1）慢性心衰失代偿：推荐襻利尿药联用血管扩张药。肾功能异常者可将利尿药加量，伴低血压和器官低灌注体征时用正性肌力药物。

（2）肺水肿：吗啡用于肺水肿，尤其是有疼痛和焦虑伴随的呼吸困难。血压正常或高于正常时使用血管扩张药，容量超负荷或液体潴留的心衰患者用利尿药。伴低血压和器官低灌注体征时用正性肌力药。血氧饱和度低者用机械通气和面罩吸氧改善。

（3）高血压性心衰：推荐用血管扩张药，但必须密切监测血压。如果患者有容量过负荷或肺水肿则用小剂量利尿药治疗。

（4）心源性休克：收缩压<90mmHg的患者建议用正性肌力药。如收缩压仍不能恢复同时伴有持续器官低灌注体征，必须慎用去甲肾上腺素。同时考虑气管插管和主动脉内球囊反搏（IABP）。考虑外科治疗者可使用左心室辅助装置治疗（LVADS）。

（5）右心衰竭：补充液体一般无效，避免机械通气。当有器官低灌注体征时要使用正性肌力药物。应考虑肺动脉栓塞和右心室梗死的问题。

（6）急性心力衰竭和急性冠脉综合征（ACS）：所有伴有心衰症状和体征的ACS患者

要做超声心动图评估收缩和舒张功能、瓣膜情况，要除外其他心源性异常或心梗的机械并发症。

第二节　慢性心力衰竭

慢性心力衰竭

心力衰竭是心肌梗死、心肌病、血流动力学负荷过重、炎症等任何原因引起的心肌损伤，造成心肌结构和功能的变化，最后导致心室泵血或充盈功能低下。慢性心力衰竭（CHF）是指持续存在的心力衰竭状态，患者可以表现为各种原发的心血管疾病，即存在心脏重构，从未发生心功能不全征象；或有心功能不全征象，仅通过影像学检查证实，临床无心力衰竭症状和体征；或存在心力衰竭的症状及体征，主要表现为气短、疲乏、运动耐量受限和/或液体潴留。在积极处理心力衰竭维持患者生命体征的同时，应尽可能全面评估，早期及时发现并治疗原发疾病是挽救患者生命的关键。

慢性心力衰竭是一个发生发展的渐变过程，通常可分为四个阶段。

（1）心力衰竭易患阶段：即前心力衰竭阶段，此阶段存在发生心脏病和心力衰竭的高危因素，没有明显的心脏结构异常，没有心力衰竭的症状和体征，危险因素包括高血压、动脉粥样硬化、糖尿病、肥胖、代谢综合征、酗酒及服用对心脏有毒害作用的物质、风湿热史、心肌病家族史等，这些危险因素造成心脏初始损伤，也可称为心脏重构的启动阶段。

（2）无症状心力衰竭阶段：此阶段存在心脏重构，有器质性心脏病，无心力衰竭的症状和体征，实验室检查存在心功能不全的征象；无症状的瓣膜性心脏病；陈旧性心肌梗死等，也可称为心脏重构阶段。从这一阶段起，临床诊断进入心力衰竭范围。

（3）有症状心力衰竭阶段：此阶段有器质性心脏病，近期或既往出现过心力衰竭的症状和体征。可以分为左心衰、右心衰和全心衰。根据左心室射血分数（LVEF小于或大于45%）又可以分为LVEF下降的心力衰竭（HFrEF或收缩性心衰）和LVEF正常或代偿的心力衰竭（HFnEF或舒张性心力衰竭）。

（4）顽固性或终末期心力衰竭阶段：此阶段器质性心脏病严重，即使合理用药，静息时仍有心力衰竭的症状，需特殊干预，如长期或反复因心力衰竭住院治疗；拟行心脏移植；需持续静脉用药缓解症状；需辅助循环支持等。

四个阶段的划分，覆盖了慢性心衰发生发展的全过程，体现了心衰治疗的最新理念，从单纯治疗心衰的症状，到逆转心脏重构、到早期阻断心脏重构的始动环节这样一个重大的战略转移，全面展开"防"和"治"的攻略。早期预防将从源头上减少心衰的发生，因此也是心衰临床评估和治疗的重要组成部分。

同时，慢性心力衰竭又是一个临床综合征，因此它的临床评估第一步是明确有无心衰的症状和体征，第二步判断是否存在心脏重构和功能异常的客观依据；第三步是明确具体心脏病病因及特殊病理生理机制和本次心衰发作的诱因。

知识点3：左室射血分数正常或代偿的心力衰竭的概念及诊断标准

副高：熟练掌握　　正高：熟练掌握

HFnEF是指因左心室松弛和充盈异常导致心室接受血液的能力受损，表现为心室充盈压升高，肺静脉或体循环静脉淤血，而心脏收缩功能相对正常，尚能维持适当的每搏量的一组临床综合征。

HFnEF的诊断标准：①存在典型心衰的症状和体征；②左心室射血正常或轻度异常，LVEF≥45%，左室舒张末期容积不大；③超声心动图存在左心室舒张功能异常的证据；④排除其他的心脏结构异常，如心瓣膜疾病、心包疾病、先天性心脏病，原发性肺动脉高压合并右心衰。

知识点4：左室射血分数下降的心力衰竭的诊断标准

副高：熟练掌握　　正高：熟练掌握

①存在心衰的症状和体征；②LVEF＜45%；③左心室舒张末期容积增大。

知识点5：舒张功能不全时的血流动力学改变和代偿机制

副高：熟练掌握　　正高：熟练掌握

舒张功能不全时舒张中晚期左心室压升高，左室充盈受限，虽然射血分数正常，但每搏量降低，心排血量减少。左心房代偿性收缩增强，以增加左室充盈。长期代偿结果是左房压增加，左心房逐渐扩大，到一定程度时发生心房颤动。在前、后负荷突然增加，急性应激，房颤伴快速心室率等使左室充盈压突然升高时，发生急性失代偿心力衰竭，出现急性肺淤血、水肿，表现出急性心力衰竭的症状和体征。

知识点6：舒张性心力衰竭的临床表现　　副高：熟练掌握　　正高：熟练掌握

舒张性心力衰竭的临床表现主要为肺循环淤血和体循环淤血的症状和体征，如劳动耐力下降、劳力性呼吸困难、夜间阵发性呼吸困难、颈静脉怒张、淤血性肝大和下肢水肿等。X线胸片可显示肺淤血，甚至肺水肿的改变。超声心动图显示LVEF＞50%和左心室舒张功能减低的证据。

知识点7：纽约心脏学会（NYHA）心功能分级　　副高：熟练掌握　　正高：熟练掌握

（1）Ⅰ级：体力活动不受限。平常体力活动不引起过度气短、疲乏或心悸。

（2）Ⅱ级：体力活动轻度受限。静息时舒适，但平常体力活动引起过度气促、疲乏或心悸。

（3）Ⅲ级：体力活动显著受限。静息时舒适，但比平常轻的体力活动引起过度气短、疲乏或心悸。

（4）Ⅳ级：不能没有不适地进行任何体力活动。静息时也存在症状。进行任何体力活动便增加不适。

知识点8：慢性心力衰竭的临床评估　　　　　　副高：熟练掌握　正高：熟练掌握

第一步是明确有无心衰的症状和体征；第二步判断是否存在心脏重构和功能异常的客观依据；第三步是明确具体心脏病病因及特殊病理生理机制和本次心衰发作的诱因。

知识点9：慢性心力衰竭的主要临床症状　　　　副高：熟练掌握　正高：熟练掌握

（1）呼吸困难：左心衰的主要表现之一，随着心力衰竭程度的加重，依次表现为劳力性呼吸困难、端坐呼吸、夜间阵发性呼吸困难、静息呼吸困难和急性肺水肿。

（2）运动耐量降低：运动耐量降低表现为劳力时或日常活动时气促、乏力、活动受限。疲乏或无力的患者常伴有肢体沉重感。

（3）体循环淤血：右心衰相关的症状，淤血性肝大伴随的不适，如腹胀、腹部钝痛、右上腹沉重感等；胃肠道淤血的症状，如食欲下降、恶心、胃部气胀感、餐后不适及便秘等。

（4）其他：低心排血量相关的症状，如意识模糊、软弱、肢体冰冷。心衰早期可出现夜尿增多，少尿是心衰加重的一种征兆。长期慢性的肾血流减少可出现肾功能不全的表现，即心肾综合征。心衰患者可有贫血的症状。重度心衰的老年患者，可出现反应迟钝、记忆力减退、焦虑、头痛、失眠、噩梦等精神症状。

知识点10：慢性心力衰竭的容量负荷的状况　　　副高：熟练掌握　正高：熟练掌握

（1）体循环静脉高压：三尖瓣反流时，颈静脉搏动明显。正常吸气时，心衰患者的颈静脉压升高。轻度的右心衰患者，静息时颈静脉压力可以正常，但是肝颈静脉反流征阳性，提示腹部充血和右心无法接受和射出增多的血容量。

（2）肺部啰音：肺底满布湿啰音是左心衰至少中度以上的特征性体征，通常出现在双侧肺底，如果单侧出现，则以右侧常见，可能与一侧的胸膜渗出有关。急性肺水肿时，双肺满布粗糙的水泡音和哮鸣音，可伴有粉红色泡沫痰。支气管黏膜充血，过多的支气管分泌物或支气管痉挛可引起干啰音和喘鸣。

（3）肝大：肝大常出现在水肿之前。如果近期内肝脏迅速增大，由于包膜被牵拉可出现触痛，长期心衰患者触痛可消失。严重的慢性心衰患者，或三尖瓣疾病及缩窄性心包炎引起严重淤血性肝大的心衰患者，也可以出现脾大。

（4）水肿：心衰患者水肿的特征为首先出现于身体低垂的部位，常为对称性和可压陷性。可走动的患者首先表现为下午踝部水肿，经过夜间休息，清晨水肿消失；长期卧床患者表现为骶尾部水肿。终末期心衰的患者，水肿严重且呈全身性，伴有体重增加，此时心电图可见QRS波振幅降低。长期水肿可以导致下肢皮肤色素沉着、红化和硬结等。合并营养不良或肝功能损害、低蛋白血症时，也可出现全身水肿。

（5）胸腔积液、腹水：胸腔积液的出现表明体静脉或肺静脉压力增高，以双侧多见，如为单侧则以右侧更多见。出现胸腔积液，会进一步加重呼吸困难。随着心衰的改善，胸腔积液可以逐步吸收，偶尔叶间包裹性渗出液可持续存在，需要胸腔穿刺治疗。

腹水的发生通常反映了长期体静脉高压，可见于肝静脉压增高，或腹膜的静脉引流系统压力增高。在器质性三尖瓣疾病或慢性缩窄性心包炎患者中，腹水比皮下水肿更为突出。此外，毛细血管通透性的增高也是一个重要因素。

知识点11：慢性心力衰竭的心脏和血管体征　　　　副高：熟练掌握　　正高：熟练掌握

（1）心脏扩大：心脏扩大见于大多数慢性收缩性心衰的患者，此体征无特异性。一部分患者，如单纯舒张期心衰、慢性缩窄性心包炎或限制型心肌病、急性心衰的患者等无此体征。

（2）奔马律：儿童或年轻人，可以听到生理性第三心音，40岁以上的成人极少听到，一旦出现通常是病理性的，多数来自左心室，可见于任何年龄的心衰患者。第三心音奔马律是预测死亡或住院的独立危险因素。

（3）肺动脉瓣区第二心音（P_2）亢进和收缩期杂音：随着心衰的发展，肺动脉压力增高，肺动脉瓣区第二心音逐渐增强（$P_2 > A_2$）并且广泛传导。收缩期杂音在心衰患者中很常见，多继发于心室或瓣环的扩张所引起的功能性二尖瓣或三尖瓣反流，治疗后杂音可以减轻。

知识点12：慢性心力衰竭病因、诱因及并发症的体征

　　　　　　　　　　　　　　　　　　　　　　　　　　副高：熟练掌握　　正高：熟练掌握

器质性心脏病病因的体征，例如，风湿性瓣膜性心脏病的心脏杂音等；心衰诱因和并发症相关的体征，如肺部感染、甲状腺增大、血管杂音、皮疹、黄疸和栓塞征象等。

知识点13：慢性心力衰竭的影像学常规检查　　　　副高：熟练掌握　　正高：熟练掌握

（1）心电图：心衰常并发心脏电生理传导异常，导致房室、室间或室内运动不同步（不协调），房室不协调表现为心电图PR间期延长，使左心室充盈减少；左右心室间不同步表现为左束支传导阻滞，使右心室收缩早于左心室；室内传导阻滞在心电图上表现为QRS时限延长（>120ms）。均严重影响左心室收缩功能。

（2）X线胸片：X线胸片显示心脏大小的外部轮廓，肺淤血、肺水肿、胸腔积液、肺动脉高压、大血管病变、肺部疾病等，侧位胸片能够反映右心室的大小，不应省略。

（3）超声心动图和多普勒超声心动图：两者在左室射血分数正常或代偿的心衰诊断方面具有较大的价值。通常将其分为松弛异常、假性正常化、可逆性限制型和不可逆限制型四级。主要通过二尖瓣流速（E/A），减速时间（DT），Valsalva动作时E/A的变化，舒张早期二尖瓣流速/二尖瓣环间隔处心肌舒张的速度（E/e'），二尖瓣A波的时间减去肺静脉回流的A波时间等指标进行评估。

知识点14：慢性心力衰竭的影像学选择性应用检查

副高：熟练掌握　正高：熟练掌握

（1）放射性核素心室显影及核素心肌灌注显像：当超声心动图不能提供足够的心功能信息时或者透声窗小、图像显示不清楚时，可选择放射性核素心室显影，能准确测定心室容积、射血分数及室壁运动。核素心肌灌注显像可诊断心肌缺血和心肌梗死，并对鉴别扩张型心肌病或缺血性心肌病有一定帮助。

（2）心脏磁共振显像：是评估右心结构和功能最好的方法，需要操作者手动选取多重切面，解剖节段的截取需要人工编辑。本法有助于评价左右腔室容积、局部室壁运动、心肌厚度和肌重，尤其适用于检测先天性缺陷（如右心室发育不良、心肌致密化不全）、肿物或肿瘤、心包疾病等，同时评价心功能，区别存活心肌或瘢痕组织。

（3）冠状动脉造影：适用于有心绞痛或心肌梗死，需血管重建，或临床怀疑冠心病的患者；也可鉴别缺血性或非缺血性心肌病，对65岁以下不明原因的心衰可行冠脉造影。冠脉造影无法判断是否有存活心肌，而有心肌存活的患者，血管重建可有效改善左室功能。

（4）心内膜活检：有助于明确心肌炎症性或浸润性病变的诊断；评估癌症患者继续服用抗癌药物的危险性；拟行心脏移植前证实心脏病性质，权衡心脏移植可行性；发现巨细胞性心肌炎，为选择机械循环支持或心脏移植提供依据。

（5）有创性血流动力学检查：主要用于严重威胁生命，并对治疗无反应的泵衰竭患者，或需对呼吸困难和低血压休克做鉴别诊断的患者。

（6）动态心电图：用于怀疑心衰诱因与心律失常有关时；陈旧性心梗患者怀疑心动过速拟行电生理检查前；拟植入心律转复除颤器（ICD）治疗前。不宜常规运用动态心电图，评估T波电交替、心率变异性，不主张常规行信号平均心电图检查。

（7）心肺运动试验：该试验检测的运动峰氧耗量主要用于心脏移植前的评估。当无法确定运动耐量降低是否与心力衰竭有关时，可行心肺运动试验。心肺运动试验能够客观反映患者的运动耐量，同时也能显示患者心脏的储备功能。

（8）6分钟步行试验：6分钟内，如果步行距离<150米，表明心衰程度严重；150~425米为中度心衰；426~550米为轻度心衰。该试验不但能评定患者的运动耐力，而且可预测患者预后。SOLVD试验亚组分析显示：6分钟步行距离短的和距离长的患者，在8个月的随诊期间，死亡率分别为10.23%和2.9926（P=0.01）；心衰的住院率分别为22.16%和1.99%（P<0.0001）。如6分钟步行距离<300米，提示预后不良。

（9）NYHA心功能分级：Ⅰ级，患者有心脏病，但是体力活动不受限，日常活动无心衰症状；Ⅱ级，患者有心脏病，体力活动轻度受限，日常活动不出现心衰症状（呼吸困难、乏力）；Ⅲ级，患者有心脏病，体力活动明显受限，低于日常活动即可出现心衰症状；Ⅳ级，患者有心脏病不能进行任何体力活动，在静息时亦出现心衰症状。

知识点15：心内膜活检的推荐　　　　　　　　　　副高：熟练掌握　　正高：熟练掌握

（1）Ⅰ级推荐：新近突然发作的不明原因的严重心衰，时间小于2周，心脏大小正常或左心室扩大伴有血流动力学紊乱；新近发作的不明原因的心衰，2周到3个月，伴有左心室扩大和新发的室性心律失常，二度Ⅱ型或三度房室传导阻滞，常规治疗1~2周无效。

（2）Ⅱa级推荐：不明原因的心衰，3个月以上，伴有左心室扩大和新发的室性心律失常，二度Ⅱ型或三度房室传导阻滞，常规治疗1~2周无效；不明原因心衰和心室扩张，怀疑变态反应并且嗜酸性粒细胞增多，心衰怀疑与抗癌药物（蒽环类抗生素）引起的心肌病有关；不明原因的限制型心肌病伴有心衰；怀疑心脏肿瘤；儿童不明原因心肌病。

知识点16：慢性心力衰竭的实验室检查　　　　　　副高：熟练掌握　　正高：熟练掌握

实验室检查可证实导致或加重心力衰竭的病因和诱因，初诊心衰患者应当完成血常规、尿常规、血清电解质（钙、镁）、肾功能（BUN、Cr）、空腹血糖（糖化血红蛋白）、血脂、肝功能和甲状腺功能的测定。随诊时应常规监测血清电解质和肾功能。

（1）血常规：红细胞、血红蛋白、血小板、白细胞及其分类能够提供有无贫血、凝血异常、微生物感染等信息。

（2）尿常规：蛋白尿和尿比重的异常在慢性心衰患者中较为常见。应用抗凝药物时，应注意有无血尿。老年女性患者常伴有泌尿系感染，是容易被忽略的触发心衰的诱因。

（3）血电解质：血钠水平是反映心衰患者预后的重要因素。出现低钠血症时，应鉴别是缺钠性或是稀释性低钠血症。缺钠性低钠血症发生于大量利尿后，属容量减少性低钠血症，常有直立性低血压，尿少而比重高。稀释性低钠血症又称难治性水肿，水潴留多于钠潴留，属高容量性低钠血症，尿少而比重偏低。血钾水平可以正常或降低，尽管使用排钾利尿药，低钾血症并不多见。高钾血症与肾衰竭或药物有关。

（4）肾功能：血尿素氮和肌酐水平是预测心衰患者预后的危险因素。

（5）肝功能：慢性心衰患者可以伴有淤血性肝大、心源性黄疸、肝功能不全或衰竭等。天冬氨酸氨基转移酶、丙氨酸氨基转移酶、乳酸脱氢酶等水平升高，高胆红素血症常见。急性的肝静脉淤血可以出现严重的黄疸，天冬氨酸氨基转移酶、碱性磷酸酶水平升高，凝血酶原时间延长等，心衰治疗好转后肝功能异常迅速消失。长期心源性肝硬化，清蛋白合成受损，可出现低蛋白血症，心衰患者的水肿进一步加重。

（6）脑钠肽（BNP）或氨基末端前B类利钠肽（NT-proBNP）：急诊患者怀疑急性心力衰竭时，推荐检测BNP和NT-proBNP。鉴别急性心衰和其他原因的呼吸困难的BNP水平是100pg/ml。非心源性呼吸困难BNP<100pg/ml。通常BNP>400pg/ml心力衰竭可能性大。BNP水平受年龄、性别、肾功能等因素影响。NT-proBNP诊断急性心衰的界值以年龄划分：50岁以下，>450pg/ml；50~75岁>900pg/ml；75岁以上>1800pg/ml。NT-proBNP<300pg/ml

者，可排除急性心衰。如果不划分年龄，以NT-proBNP＞2000pg/ml诊断急性心衰的可能性大。总体而言BNP和NT-proBNP阴性预测率高。NT-proBNP也受很多因素的影响，包括心肌病变、心脏瓣膜病变、肺心病（肺栓塞、肺动脉高压）、先天性心脏病、心房颤动、贫血、败血症、卒中和急性呼吸窘迫综合征等。

（7）其他：若怀疑某些少见的心脏病，应行相应的病因检测，如结缔组织疾病、甲状腺疾病、淀粉样变、嗜铬细胞瘤、细菌或寄生虫感染、人类免疫缺陷型病毒、血红蛋白沉积症等。血清铁水平和转铁蛋白饱和度可有助于发现血红蛋白沉积症，心脏或肝脏的磁共振成像或活检可证实铁负荷过重等。

知识点17：心力衰竭患者初诊临床评估的一级推荐和随访时的临床评价

副高：熟练掌握　正高：熟练掌握

（1）心衰患者初诊临床评估的一级推荐：①采集完整的病史和进行全面体格检查，以评价导致心衰发生和发展的心源性和非心源性疾病或诱因；②仔细询问饮酒史、违禁药物或化疗药物应用史；③评估心衰患者耐受日常生活和运动的能力；④所有患者检测血和尿常规、肝肾功能、血清电解质、空腹血糖、血脂，检查甲状腺功能、12导联心电图及X线胸片；⑤所有患者行二维和多普勒超声心动图检查，评价心脏大小、室壁厚度、LVEF和瓣膜功能；⑥有心绞痛和心肌缺血的患者行冠脉造影检查。

（2）随访时的临床评价：①日常生活和运动能力。②容量负荷状况并测量体重。③饮酒、违禁药物及化疗药物应用情况。

知识点18：有助于判断心力衰竭预后和存活的参数

副高：熟练掌握正高：熟练掌握

有助于判断心衰的预后和存活的临床参数有LVEF下降、NYHA分级恶化、低钠血症的程度、运动峰耗氧量减少［10～14ml/(kg·s)］、血细胞比容降低、心电图12导联QRS波增宽、慢性低血压、静息心动过速、肾功能不全（血肌酐升高、eGFR降低）、不能耐受常规治疗以及难治性容量超负荷。

知识点19：左心衰竭引起呼吸困难的鉴别

副高：熟练掌握　正高：熟练掌握

左心衰竭引起的呼吸困难需与下列情况相鉴别：

（1）神经性呼吸困难：多为心脏神经症患者，做1次深呼吸，症状可暂缓解，呼吸频率不增加，无心脏体征。

（2）慢性阻塞性肺疾病：尤其伴肺气肿时，亦可有呼吸困难，但有慢性支气管、肺及胸廓疾病的既往病史，常有肺气肿征，发绀比呼吸困难重，咳痰后缓解，不一定需要坐起。如进行血气分析及肺功能测定，则更有利于鉴别。

知识点20：慢性心力衰竭与其他疾病的鉴别　　副高：熟练掌握　　正高：熟练掌握

慢性心力衰竭需要与一些具有颈静脉充盈或怒张、静脉压升高、肝大、水肿和腹水等表现的疾病相鉴别。

（1）心包积液或缩窄性心包炎：无心脏病史，可以平卧，无气短。颈静脉充盈而肝颈静脉回流征阴性，心脏听诊无杂音，心脏搏动弱，心音遥远，肺动脉瓣S_2不亢进；心包积液者，其扩大的心浊音界可随体位而改变，并有奇脉。超声心动图可显示心包积液的液性暗区，X线片可见心包蛋壳样钙化影为缩窄性心包炎的特征，具有鉴别诊断的价值。

（2）心源性水肿与肾源性水肿：前者逐渐形成水肿，后者则发展迅速。水肿开始部位，前者呈上行性，后者则多从眼睑开始，自上而下。前者伴有心力衰竭的其他征象，如心脏扩大、心脏杂音、静脉压增高等，而后者伴有肾脏疾病的其他征象，如蛋白尿、血尿、管型尿等。

（3）门脉性肝硬化：无心脏病基础和心脏体征，主要表现为肝病特征，如腹壁静脉曲张及蜘蛛痣、脾大、肝功能不全等，有颈静脉怒张等上腔静脉受阻体征。但右心衰竭晚期亦可发生心源性肝硬化。

知识点21：慢性心力衰竭的治疗原则或目标　　副高：熟练掌握　　正高：熟练掌握

根据慢性心衰发生发展的四个阶段，治疗原则或目标分别有所不同：①心衰易患阶段：控制或消除各种导致心衰和心脏重构的危险因素，早期阻断心室重构的始动环节，预防心室重构的发生；②无症状心衰阶段：逆转或减缓心脏重构的进展，治疗心脏病的病因，防止进展到有症状心衰，减少不良事件；③有症状心衰阶段：改善或消除心衰的症状和体征，逆转或减缓心脏重构，降低心衰的病死率或致残率；④顽固性或终末期心衰阶段：提高患者生存质量，降低心衰住院率。

知识点22：慢性心力衰竭的降压目标　　副高：熟练掌握　　正高：熟练掌握

一级目标血压＜140/90mmHg；高危人群（糖尿病、或肾功能不全、或脑卒中/TIA史）血压＜130/80mmHg；肾功能不全，尿蛋白＞1g/d，血压＜125/75mmHg。

知识点23：慢性心力衰竭的调脂治疗目标　　副高：熟练掌握　　正高：熟练掌握

积极的调脂治疗将减少冠心病和动脉粥样硬化的发生，慢性心衰患者的调脂治疗目标：①极高危人群：LDL-C＜2.07mmol/L；②高危人群：LDL-C＜2.6mmol/L；③中危人群：LDL-C＜3.41mmol/L；④低危人群：LDL-C＜4.14mmol/L。所有血脂异常的患者均应强调治疗性生活方式的改变。

知识点24：慢性心力衰竭的糖尿病治疗目标　　副高：熟练掌握　正高：熟练掌握

餐前血糖<5.6mmol/L(次级目标7.2mmol/L)，餐后2小时血糖<7.8mmol/L(次级目标<10mmol/L)，糖化血红蛋白（HbA1c）<7%，LDL<2.6mmol/L，TG<1.7mmol/L，HDL>1.04mmol/L。

知识点25：动脉粥样硬化的ABCDE治疗方案　　副高：熟练掌握　正高：熟练掌握

确定冠心病的诊断和存在外周动脉粥样硬化的依据，推荐抗动脉粥样硬化的治疗，建议采用ABCDE方案：A：抗血小板聚集或抗凝，抗RAS系统，推荐阿司匹林和ACEI，不能耐受ACEI的患者选用ARB，心梗后患者加用醛固酮受体阻滞药，特殊情况选用其他抗血小板聚集药物或抗凝；B：控制血压，使用β受体阻滞药；C：调脂治疗，戒烟以及不暴露在吸烟环境；D：健康饮食，治疗糖尿病；E：运动和健康教育。

知识点26：无症状心力衰竭阶段的治疗　　副高：熟练掌握　正高：熟练掌握

无症状心力衰竭阶段的患者，一部分是无症状的左心室功能不全（左室射血分数低于正常），另一部分是仅存在左心室重构。这一阶段是发展到有症状、左心室射血分数下降心力衰竭的潜伏期，由于症状本身具有主观性，存在心脏重构便意味着存在发生心力衰竭的病理生理基础。目前的迹象表明，无症状心力衰竭阶段的患者比有症状的心力衰竭患者更多见，积极治疗将改变其发展进程，具有重要的临床意义。

（1）逆转心脏重构的治疗：一旦明确存在左心室重构，推荐使用ACEI和β受体阻滞药。大规模的临床研究证实，慢性左心室射血分数下降而无症状的患者长期应用ACEI可延续心衰症状的发生，降低心衰病死率和住院的联合终点。心肌梗死的患者联合应用ACEI和β受体阻滞药可以降低再梗死和死亡的危险，延缓心力衰竭的进展。

（2）针对病因治疗：冠心病、心肌梗死和心绞痛的患者应遵循相应的指南进行冠脉血运重建，挽救缺血和冬眠的心肌，逆转和阻断心室重构。瓣膜性心脏病，如严重的主动脉瓣或二尖瓣狭窄或关闭不全，即使没有心力衰竭的症状也应考虑行瓣膜修复（球囊扩张）或置换术。

（3）无症状心力衰竭阶段的药物推荐：除非存在禁忌证，推荐使用ACEI和β受体阻滞药，逆转心脏重构，延缓无症状心功能不全进展到有症状心衰。不能耐受ACEI者，可选用ARB。

知识点27：左室射血分数下降，有症状的心力衰竭的一般治疗
　　　　　　　　　　　　　　　　　　　　　　　　副高：熟练掌握　正高：熟练掌握

（1）去除诱发因素：监测体重，每日测定体重以早期发现液体潴留非常重要。调整生活方式：①限钠：轻度心衰患者钠盐摄入应控制在2～3g/d，中到重度心衰患者应<2g/d；②限水：严重低钠血症（血钠<130mmol/L），液体摄入量应<2L/d；③营养和饮食：宜低脂

饮食，肥胖患者应减轻体重，严重心衰伴明显消瘦（心脏恶病质）者，应给予营养支持，包括给予血清清蛋白；④戒烟戒酒。

（2）休息和适度运动：失代偿期需卧床休息，多做被动运动以预防深部静脉血栓形成。临床情况改善后应鼓励在不引起症状的情况下进行体力活动，以防止肌肉的"去适应状态"，但要避免用力地长时间运动。较重患者可在床边围椅小坐。其他患者可步行每日多次，每次5～10分钟，并酌情逐步延长步行时间。NYHA心功能分级在Ⅱ～Ⅲ级患者，可在专业人员指导下进行运动康复训练，能改善症状、提高生活质量。

（3）心理和精神治疗：压抑、焦虑和孤独在心衰恶化中有很大的作用，也是心衰患者死亡的主要预后因素。综合性情感干预包括心理疏导可改善心功能状态，必要时可考虑酌情应用抗抑郁或焦虑的药物。

（4）避免使用的药物：下列药物可加重心衰症状，应尽量避免使用：①非甾体类抗炎药和COX-2抑制药，可引起钠潴留、外周血管收缩，减弱利尿药和ACEI的疗效，并增加其毒性；②皮质激素，生长激素或甲状腺激素等激素疗法；③Ⅰ类抗心律失常药物；④大多数CCB，包括地尔硫䓬、维拉帕米、短效二氢吡啶类制剂；⑤"心肌营养"药，这类药物包括辅酶Q_{10}、牛磺酸、抗氧化药等，因疗效尚不确定，且和治疗心衰的药物之间可能有相互作用，不推荐使用。

（5）氧疗：氧气用于治疗急性心衰伴有的低氧血症，单纯慢性心衰并无应用指征，但对心衰伴夜间睡眠呼吸障碍者，夜间给氧可减少低氧血症的发生。

知识点28：左室射血分数下降，有症状的心力衰竭的常规药物治疗——利尿药

副高：熟练掌握　正高：熟练掌握

液体潴留的心衰患者，利尿药能够改善其心功能、症状和运动耐量，减少心衰致残率和住院率。适度的利尿通过降低心室充盈压和室壁张力，减弱引起心室重构的有害信号传递，间接减缓心室重构的进展。过度的利尿，将导致神经内分泌的进一步激活，引起低血压和血电解质紊乱等。

利尿药是缓解心力衰竭症状最有效的药物，所有心衰患者有液体潴留时，均应选用，以达到既缓解症状又不引起不良反应的目的。具体应用指征：心衰患者存在充血的症状，如端坐呼吸、水肿、气促；或有充盈压升高的体征，如颈静脉怒张、肝颈反流征阳性、外周水肿、肺部啰音等。

应用于心衰的利尿药主要包括袢利尿药、噻嗪类利尿药、保钾利尿药。它们分别作用于肾小管的不同部位，抑制钠的再吸收，促进钠和水的排泄。袢利尿药作用于髓袢升支粗段，可增加钠滤过负荷20%～25%，增加游离水的清除。噻嗪类利尿药主要作用于远曲小管，可增加钠滤过负荷的5%～10%。保钾利尿药（氨苯蝶啶、阿米洛利和螺内酯）主要作用于集合管。大多数有症状的心衰患者需要选择袢利尿药治疗，利尿效果明显，除非伴有肾功能严重衰竭。噻嗪类利尿药在肾功能受损时（肌酐清除率<40ml/min）无利尿作用。

出现利尿药抵抗时应排除干扰利尿药作用的因素，如限盐、停用非甾类抗炎药（例如吲哚美辛能抑制多数利尿药尤其是袢利尿药的利钠作用，并促进利尿药的致氮质血症倾向），

改善肾功能和肾脏灌注等，通常可采用大剂量利尿药持续静脉滴注（呋塞米40mg，静推，继之10~40mg/h，静滴）；或采用两种或多种利尿药（作用于肾小管不同部位）合用；利尿药与多巴胺或多巴酚丁胺合用等方法缓解。

知识点29：左室射血分数下降，有症状的心力衰竭的常规药物治疗——ACEI
副高：熟练掌握　正高：熟练掌握

血管紧张素转换酶抑制药（ACEI）是第一个被证实能够改变慢性心力衰竭自然进程的药物。应用血管紧张素转换酶抑制药治疗心衰目的在于逆转或延缓心室重构，降低心衰病死率和心衰住院率。

肾素-血管紧张素系统在心力衰竭的发生发展中起到非常重要的作用。ACEI通过抑制ACE，减少血管紧张素Ⅰ向血管紧张素Ⅱ的转换，加强激肽的扩管作用，抑制醛固酮和炎症细胞因子，增强激肽介导的前列腺素的合成，其中阻断血管紧张素Ⅱ诱导的心脏和血管重构是主要作用机制。心血管效应包括降低左、右心室充盈压，增加心排血量，无反射性心动过速，减弱或逆转心肌肥厚和纤维化。

在心衰的实验模型中，ACEI抗心脏重构的作用优于ARB，加入激肽受体阻滞药，ACEI的作用减弱。

ACEI的临床研究主要分布在两大类型的患者，即慢性心衰患者和心肌梗死合并心衰患者。ACEI能够降低慢性心衰患者的病死率，无症状慢性心衰患者的死亡及住院的复合终点。ACEI可降低心肌梗死合并心功能不全患者的病死率。ACEI与没有神经内分泌抑制作用的血管扩张药（肼苯达嗪和硝酸酯）对比，可明显降低慢性心衰患者的病死率，表明ACEI改善心衰的自然进程并非通过血管扩张的作用。ACEI治疗心衰的作用是类效应，虽然在抑制组织的RAS方面存在差异，但并无临床研究证实组织型ACEI优于其他的ACEI。ACEI治疗心衰的疗效与年龄、性别、是否合用利尿药、阿司匹林或β受体阻滞药无关。这些奠定了ACEI作为心衰治疗的基石和首选药物的地位。

LVEF降低（40%~50%）者无论有无心衰的症状，只要无ACEI的禁忌证，均应选用。

知识点30：血管紧张素转换酶抑制药的注意事项　　副高：熟悉掌握　正高：熟悉掌握

（1）对有液体潴留的心衰患者，应在使用利尿药的基础上选用ACEI。

（2）对血流动力学或临床状况不稳定的患者，如合并低血容量或低钠血症的心衰患者，使用ACEI易引起低血压或减弱利尿药的疗效，应暂停ACEI直至病情稳定。

（3）从小剂量开始，逐渐增加到临床试验使用的靶剂量或者至少达到临床研究中的平均剂量，作为心衰的基础治疗，并长期坚持服用。

（4）ACEI与β受体阻滞药的联用有协同效应，不必因ACEI未达到靶剂量而延缓β受体阻滞药的应用。

（5）禁止突然停药，因有可能加重心衰，除非发生严重不良反应。临床应密切观察药物不良反应，定期（首次用药后1～2周，剂量调节期、维持期）监测肾功能和血钾，必要时查血常规等。

（1）β受体阻滞药的常用制剂：①选择性β_1受体阻滞药：美托洛尔12.5mg，每日1次；比索洛尔1.25mg，每日2次；②兼有β_1、β_2和α_1受体阻滞药作用的制剂：卡维地洛3.125mg，每日2次，均以极小的剂量开始，如能耐受，2～4周剂量加倍，达到维持量。症状改善常在用药2～3个月出现。

（2）适应证：所有NYHA心功能Ⅱ、Ⅲ级病情稳定，LVEF＜40%的患者，均需应用β受体阻滞药，除非有禁忌或不能耐受。心功能Ⅳ级，如病情已稳定，无水肿且不需静脉用药者，亦可谨慎使用。

（3）禁忌证：支气管痉挛性疾病、心动过缓（心率＜60次/分）、二度及以上房室传导阻滞（AVB）均不能应用。

（4）注意事项

1）起始治疗前患者体重恒定，无液体潴留，利尿药已维持在最合适剂量，血流动力学状态稳定。

2）β受体阻滞药必须从极小剂量开始，逐渐增加，达最大耐受量或目标剂量后长期维持，即达到β受体有效阻滞的剂量，以目标心率为准，即清晨静息心率为55～60次/分。

3）使用β受体阻滞药期间（包括调整剂量），应密切观察药物不良反应，注意监测有无低血压、液体潴留、心衰恶化、心动过缓和房室传导阻滞等。

由于ACEI无法完全抑制组织型肾素-血管紧张素-醛固酮系统，应用ACEI数月后，循环中血管紧张素Ⅱ和醛固酮水平增高，称为血管紧张素Ⅱ或醛固酮逃逸现象。血管紧张素Ⅱ对心脏及血管不利的生物学效应均通过AT_1受体介导。无论是何种途径产生的血管紧张素Ⅱ，血管紧张素Ⅱ A一类受体阻滞药（ARB）都能够在受体水平阻断其对心脏和血管重塑的影响，ARB不干预缓激肽的代谢，故可减少咳嗽等不良反应，但同时也失去了缓激肽对心衰的部分有益作用。ARB与ACEI对心衰患者的血流动力学影响相似，中度降低肺毛细血管楔压和肺动脉压，轻度减轻前负荷，增加心排血量。通常不影响心率，除非是低血压引起压力反射的过度激活。

ARB能够降低慢性心衰患者死亡和致残的复合终点，包括不能耐受ACEI的心衰患者。急性心肌梗死合并心衰依然首选ACEI，不能耐受时选用ARB。

ARB是否能与ACEI合用以治疗心衰目前仍有争论，ESC指南和ACC/AHA指南分别将其列为Ⅱa类和Ⅱb类推荐，B级证据。根据VALIANT试验，急性心肌梗死合并心衰的患者，不宜联合使用这两类药物。

ARB适应证：不能耐受ACEI的LVEF低下的患者，可减低病死率和减少并发症；对轻、中度心衰且LVEF低下者，特别因其他指征已用ARB者，ARB可代替ACEI作为一线治疗；常规治疗后心衰症状持续存在，且LVEF低下者，可考虑加用ARB。

ARB用法及注意事项与ACEI大致相同，从小剂量开始逐渐增加到中等剂量或靶剂量，同时加用β受体阻滞药。如果采用ARB与ACEI联用，建议选用中、小剂量，或根据患者肾功能、血压，血电解质等情况，个体化处理。

需要强调的是，不宜对RAS系统采用三重阻滞，即ACEI与ARB和醛固酮受体阻滞药三药联用，一方面增加高钾血症、肾功能损害的危险，另一方面无循证医学的依据。二重阻滞是可行的，ACEI与ARB联用有可能进一步使心衰患者获益。对无法应用β受体阻滞剂的患者，可试用ACEI与ARB。ARB可以与醛固酮受体阻滞药单独合用。

知识点33：LVEF下降，有症状的心力衰竭的常规药物治疗——醛固酮受体阻滞药

副高：熟悉掌握　正高：熟悉掌握

（1）螺内酯：是最常用的醛固酮受体阻滞药，不良反应除高钾血症和肾功能恶化外，还可能引起男性乳房不适和增大。

（2）依普利酮：是选择性醛固酮受体阻滞药，只作用于盐皮质激素受体，不作用于雄激素和孕酮受体。因为其可能引发高钾血症，有高血钾（>5.5mmol/L）、伴有蛋白尿的2型糖尿病、肾病的患者不能使用。此药同时禁止用于正在补钾、使用利尿剂（如阿米洛利、螺内酯、氨苯蝶啶）或强细胞色素P450 3A4抑制剂（如酮康唑或伊曲康唑）的患者。

（3）应用指征：在肾功能代偿、血肌酐浓度男性≤221μmol/L，女性≤177μmol/L，血钾<5.0mmol/L的条件下，LVEF降低，中、重度心力衰竭患者，常规治疗的基础上加用醛固酮受体阻滞药；②心肌梗死后伴有左心室功能不全或心力衰竭的患者。

（4）注意事项：①从小剂量开始加量至螺内酯25mg/d，依普利酮50mg/d，或酌情隔天1次，长期维持。②正在补钾的患者和潜在肾功能不全的患者容易发生高钾血症和肾衰竭，停止补钾，加用袢利尿药，靶剂量的ACEI或ARB减量。肌酐清除率<30ml/min时禁用醛固酮受体阻滞药。③老年或低体重指数（瘦、肌肉少）的患者血肌酐水平不能准确反映肌酐清除率时，建议使用肾小球滤过率或肌酐清除率监测肾功能的改变。④密切监测血钾和肾功能，近期肾功能不全、高钾血症，尤其是需要胰岛素治疗的糖尿病患者不用醛固酮阻滞药。一旦出现腹泻或其他原因的脱水，应紧急评估是否需要停用该类药物。

知识点34：洋地黄制剂的禁忌证

副高：熟悉掌握　正高：熟悉掌握

①旁路下传的预激综合征合并快速性室上性心动过速、心房扑动、心房颤动；②已出现洋地黄中毒表现者；③窦性心律的单纯二尖瓣狭窄；④二度或高度房室传导阻滞；⑤病态窦房结综合征，尤其是老年患者，又无起搏器保护者；⑥单纯性左心室舒张功能障碍性心力衰竭。

知识点35：洋地黄中毒的临床表现与处理　　　　副高：熟悉掌握　　正高：熟悉掌握

（1）临床表现：①心外表现：主要为胃肠道症状和神经精神症状，如厌食、恶心、呕吐、疲乏、失眠、视物模糊、黄视等。②心脏表现：主要为心力衰竭的加重和出现各种类型的心律失常。快速房性心律失常又伴有传导阻滞，是洋地黄中毒的特征性表现。

（2）处理：①立即停药。②补充钾及镁盐，但对肾衰竭、高血钾、窦房传导阻滞、窦性停搏、二至三度房室传导阻滞者禁用。③快速性心律失常的治疗，可用苯妥英钠或利多卡因。④缓慢性心律失常的治疗。⑤特异性地高辛抗体的应用。

知识点36：伊伐布雷定的优点和适应证　　　　副高：熟悉掌握　　正高：熟悉掌握

盐酸伊伐布雷定是一种窦房结I_f电流选择特异性抑制剂。与β受体阻滞药相比，不影响性欲，不引起呼吸道收缩或痉挛、心动过缓等不良反应或反跳现象。对窦性心律，EF≤35%，尽管用了循证剂量的β受体阻滞药（或最大耐受量）、ACEI（或ARB）和MRA治疗心率仍≥70次/分，且持续存在症状（NYHA Ⅱ～Ⅳ级）患者，应考虑使用，以降低心力衰竭住院危险。

知识点37：推荐抗凝或抗血小板治疗的情况　　　　副高：熟练掌握　　正高：熟练掌握

慢性心衰合并下列情况推荐抗凝或抗血小板治疗：①房颤伴慢性心率，阵发性房颤，既往有体循环或肺循环栓塞史，包括脑卒中及一过性脑缺血的患者推荐应用华法林，监测INR，使其维持在2～3；②对有房颤发作史的所有心衰患者，即使窦性心律者，也予抗凝维持治疗；③冠心病近期大面积的前壁心肌梗死或室壁瘤；近期心肌梗死伴有左室血栓，选用华法林，将INR维持在2～3，持续到心肌梗死后3个月；④心衰伴有左心室血栓，根据血栓的特点，如大小、活动度、钙化程度决定治疗方式，如果不准备手术，应使用华法林抗凝；⑤心衰合并高凝状态，如围生期心肌病、卵圆孔未闭，推荐使用华法林抗凝；⑥有抗凝治疗指征者必须抗凝，但同时存在出血等高风险的心衰患者，推荐抗血小板治疗；⑦抗血小板治疗：心衰伴有明确动脉粥样硬化疾病，如冠心病或心肌梗死，糖尿病和脑卒中等有二级预防适应证的患者必须应用阿司匹林，其剂量为75～150mg/d；⑧大剂量阿司匹林和非甾类抗炎药都能使病情不稳定的心衰患者加重。除非存在抗凝或抗血小板治疗的适应证，否则慢性心衰的患者不推荐常规使用华法林或阿司匹林。

知识点38：左室射血分数正常，有症状心力衰竭（HFnEF）的治疗
　　　　　　　　　　　　　　　　　　　　　　　副高：熟练掌握　　正高：熟练掌握

HFnEF治疗的策略：降低左室舒张末压，恢复或维持心房收缩功能，减慢心率，防止心肌缺血，改善充盈和逆转左室肥厚。

（1）针对病因治疗：进行基础心脏病的规范化治疗，对高血压伴有HFnEF的患者强化降压治疗，达标血压宜低于单纯高血压患者的标准，即收缩压＜130mmHg、舒张压＜80mmHg；冠心病的高危患者，推荐血运重建；治疗糖尿病；纠正贫血、甲状腺功能亢进、动静脉瘘等高动力学状态；有可能转复为窦性心律的心房颤动患者，恢复窦性心律并维持窦性心律等。

（2）缓解症状：有液体潴留征象的患者选用利尿药，可以选用噻嗪类利尿药或袢利尿药，噻嗪类利尿药无效时，改用袢利尿药。过度利尿有可能影响血压，使肾功能恶化，应该避免；快速心房颤动的患者控制心室率，可选用β受体阻滞药或非二氢吡啶类钙离子通道阻滞药。

（3）逆转左心室肥厚，改善舒张功能：推荐使用ACEI、ARB、β受体阻滞药等。维拉帕米有益于肥厚型心肌病。对心肌肥厚或纤维化疾病的患者，如高血压、糖尿病等，可以应用醛固酮受体阻滞药。

（4）地高辛不能增加心肌的松弛性，故不推荐使用。

知识点39：难治性或终末期心力衰竭阶段的治疗　　　　副高：熟练掌握　　正高：熟练掌握

顽固性或终末阶段心衰的诊断需排除因治疗不当或可逆性心衰诱因未纠正等因素，确认所有常规心衰治疗均得到合理应用，而患者仍有静息或轻微活动时气促，极度无力，常有心源性恶病质，需反复住院甚至无法出院。此期的心衰患者病死率高，治疗目的是改善症状，提高生活质量，减少病死率和病残率。

（1）液体潴留：顽固性终末期心力衰竭的治疗，最重要的是如何使利尿药的应用最佳化，在水电解质代谢、肾功能、电解质之间寻求平衡。每日限盐2g或更少，入液量＜2L。每日测体重，若体重增加超过1kg/d，应考虑有隐性水肿。顽固性心衰患者低钠血症常常是血管加压素系统高度激活和/或肾素－血管紧张素－醛固酮系统抑制不充分的结果。血管加压素受体拮抗药可减轻体重和水肿，使低钠血症患者的血钠正常化，有望减少低钠血症的发生。另外，可考虑增加对肾素－血管紧张素－醛固酮系统的抑制或使用重组脑钠肽。出现低钠血症时，应鉴别缺钠性或稀释性低钠血症，前者发生于大量利尿后，属容量减少性低钠血症，患者可有直立性低血压，尿少而比重高，治疗应予补充钠盐，后者又称难治性水肿，见于心衰进行性恶化者，此时钠、水有潴留，而水潴留多于钠潴留，故称高容量性低钠血症，患者尿少而比重低，治疗应严格限制入水量，并按利尿药抵抗处理。

（2）神经内分泌拮抗药：顽固性终末期心力衰竭的患者常常仅能耐受小剂量的神经内分泌抑制药，或者完全无法耐受。对血压＜80mmHg或呈外周低灌注状态的患者不要使用ACEI，对能够耐受小剂量神经内分泌抑制药的患者则应坚持使用。有液体潴留或正在使用正性肌力药的患者不宜用β受体阻滞药。终末期心衰的患者常常血压偏低、肾功能不全，合用ACEI易诱发低血压和肾衰竭，加用β受体阻滞药后心衰可进一步加重，此时应权衡利弊，个体化处理。

（3）血管扩张药和正性肌力药物：在临床症状恶化期可选用血管扩张药（硝普钠、硝酸甘油和奈西立肽）和持续静脉滴注正性肌力药物缓解症状，作为姑息治疗手段，不主张常规间歇滴注正性肌力药，可试用钙增敏药左西孟旦。

（4）心衰的非药物治疗：优化的内科药物治疗无效，应考虑非药物治疗，包括心脏移植、左室辅助装置、超滤等。

（5）临终关怀：顽固性心力衰竭经合理的药物治疗仍然无法控制疾病的进展，患者频繁住院，需要间断或持续静脉给予正性肌力药，又无法接受心脏移植或其他机械治疗时，应在患者仍清醒的状态下，与患者及家属讨论生活质量及临终治疗有关事项。向家属和患者交代病情和预后，终末期心衰的患者病死率达75%。讨论心脏移植和植入左室辅助装置的可能性；已安装ICD的患者，应告之除颤可能无效，就是否停止除颤和关闭ICD与家属达成共识。

主张尽力缓解患者的痛苦，以减轻症状为目的，包括使用麻醉药、频繁使用利尿药、持续静滴正性肌力药等。避免不必要的检查和干预，与患者和家属协商终末期的支持治疗，在生命弥留之际是否进行心肺复苏，应征询家属意见，当进行积极的操作（气管插管、植入ICD）也无法改变最终的结局时，不推荐这些操作。

知识点40：慢性心力衰竭的非药物治疗 　　　　副高：熟练掌握　　正高：熟练掌握

（1）心脏再同步化治疗：心脏再同步治疗是指应用双心室起搏装置同时兴奋左右心室，或通过重建左心室游离壁与室间隔之间的同步收缩达到改善心功能目的的一种起搏疗法，在加强心室收缩力的同时减轻继发二尖瓣反流，改善衰竭心肌的生化特性，包括能量利用。心脏再同步治疗能够改善心功能，提高运动耐量，改善生活质量，降低病死率和住院的复合终点。我国心脏再同步治疗的适应证：①Ⅰ类适应证：缺血性或非缺血性心肌病；②尽管优化的药物治疗，心功能仍为NYHA分级Ⅲ级或可以走动的Ⅳ级；③窦性心律；④左室射血分数≤35%；⑤左室舒张末期内径≥55mm；⑥QRS时限≥120ms伴有心脏运动不同步。心脏再同步治疗的处理要点：①严格遵循适应证，选择适当的治疗人群；②应用超声心动图技术更有益于评价心脏收缩的同步性，提高手术成功率，尽量选择理想的左心室电极导线植入部位，通常为左心室侧后壁；③术后进行起搏参数优化，包括AV间期和VV间期的优化；④尽可能维持窦性心律，实现100%双心室起搏；⑤继续合理抗心衰药物治疗。

（2）植入型心律转复除颤器（ICD）：MERIT-HF试验中NYHA分级不同患者的死因分析表明，中度心衰患者一半以上死于心律失常导致的猝死，因此ICD对预防心衰患者的猝死非常重要，推荐应用于全部曾有致命性快速心律失常而预后较好的心衰患者。

心衰患者ICD的适应证：①心衰伴低LVEF者，曾有心脏骤停、心室颤动（VF）或伴有血流动力学不稳定的室性心动过速，推荐置入ICD作为二级预防以延长生存。②缺血性心脏病患者，心肌梗死后至少40天，LVEF≤30%，长期优化药物治疗后NYHA心功能Ⅱ或Ⅲ级，合理预期生存期超过1年且功能良好，推荐植入ICD作为一级预防减少心脏性猝死，从而降低总病死率。③非缺血性心肌病患者，LVEF≤30%，长期最佳药物治疗后NYHA心功能Ⅱ或Ⅲ级，合理预期生存期超过1年且功能良好，推荐植入ICD作为一级预防减少心脏性猝死从而降低总病死率。④对于NYHAⅢ~Ⅳ级、LVEF≤35%且QRS时限>120ms的症状性心衰可植入CRT-D，以改善发病率和病死率。⑤因室颤、室速而出现心脏骤停，排除一过性或可逆性因素，推荐植入ICD。⑥器质性心脏病伴自发持续性室速，推荐植入ICD。

（3）主动脉内球囊反搏术（IABP）：是通过动脉置入一根带气囊的导管到降主动脉内、

左锁骨下动脉开口的远端，在心脏舒张期气囊充气，心室收缩前气囊排气，从而起到辅助衰竭心脏的作用，是最广泛应用的心脏辅助装置。IABP的适应证：①心源性休克：急性心肌梗死；心肌梗死伴发机械并发症，二尖瓣反流或室间隔穿孔等。②心脏术后脱离体外循环困难和/或心脏术后难以控制的低心排血量综合征。③高危心脏病患者手术中预防性应用。④高危患者行冠脉造影、PTCA、冠脉内溶栓以及非心脏外科手术前后的辅助。⑤冠心病顽固性心绞痛，心肌缺血引起的顽固性严重心律失常。⑥心脏移植或心室辅助装置植入前后的辅助。⑦急性严重病毒性心肌炎伴心衰。IABP的禁忌证：①绝对禁忌证包括主动脉瓣关闭不全和主动脉夹层分离。②相对禁忌证包括腹主动脉瘤、降主动脉瘤、严重周围血管疾病如髂动脉或股动脉钙化、近期同侧腹股沟切口、病态肥胖等。

（4）心室辅助装置：本治疗传统上用于心源性休克，难治性心律失常患者也是候选对象。终末期心衰患者无法接受心脏移植者，置入左室辅助装置可明显提高生存率和生活质量。心室辅助装置的适应证：①难治性终末期心衰患者，经药物治疗预计1年病死率在50%以上，需要连续静滴正性肌力药物并且不适合心脏移植，应考虑植入左室辅助装置作为"永久"或"终点"治疗。②严重休克伴靶器官功能受损的心力衰竭患者，尽早采用心室辅助装置，有可能避免靶器官永久损害，增加生存的概率。例如心脏手术后休克；急性心肌梗死后心源性休克；急性重症心肌炎和难治性室性心律失常。心室辅助装置的禁忌证：①除心脏外伴有不可逆终末器官功能衰竭如肾衰竭，不可逆神经系统损伤等。②严重感染、败血症。③恶性肿瘤和HIV阳性。

（5）心脏移植：主要适用于无其他可选择治疗方法的重度心衰患者。

心脏移植适应证：①药物及其他治疗均无法治愈的终末期心力衰竭的患者。②顽固性心力衰竭引起血流动力学障碍。③难治性心源性休克。④长期依赖正性肌力药来维持器官灌注。⑤运动峰耗氧量<10ml/kg伴无氧代谢。⑥严重心肌缺血，即使冠脉旁路移植或经皮冠脉血运重建也无法缓解症状。⑦顽固性恶性室性心律失常，各种干预措施无效。

心脏移植的禁忌证：①严重的外周及脑血管疾病。②其他器官（肾、肝、肺）不可逆损害（除非考虑多器官移植）。③有恶性肿瘤史及恶性肿瘤复发。④无法或不能耐受术后的药物综合治疗。⑤不可逆的肺动脉高压（肺血管阻力>6Wood单位）。⑥全身感染（HIV、播散性肺结核等）。⑦胰岛素依赖的糖尿病伴有终末器官损伤。⑧吸毒。⑨精神状态不稳定。⑩高龄。

知识点41：心室辅助装置的用途　　　　副高：熟练掌握　正高：熟练掌握

（1）功能恢复桥梁：适用于心脏可逆性受损的患者，如心脏手术后心源性休克、急性重症心肌炎等。经过短、中期应用心室辅助装置，心肌损伤得以恢复。

（2）心脏移植的过度：慢性失代偿性心力衰竭患者等待心脏移植时，采用心室辅助装置支持到患者获得供体。

（3）终末替代治疗：顽固性难治性心力衰竭终末期患者，无法进行心脏移植时使用心室辅助装置维持生命。

知识点42：主动脉瓣反流瓣膜性心脏病的治疗   副高：熟练掌握   正高：熟练掌握

急性主动脉瓣反流患者不能耐受心衰，手术前为了稳定病情，可静脉滴注硝普钠或正性肌力药（多巴酚丁胺或多巴胺）；严重主动脉瓣反流伴有慢性心衰，存在手术禁忌或手术后仍有持续左心功能不全的患者，可选用ACEI；无症状的主动脉瓣反流，伴有高血压时，应用ACEI和二氢吡啶类钙阻滞药是合理的；对没有高血压的无症状的主动脉瓣反流患者，不主张为了延迟手术而应用血管扩张药。马方综合征的患者，使用β受体阻滞药能够延缓主动脉扩张，手术后，推荐使用β受体阻滞药。依那普利也有类似作用。主动脉瓣反流的患者应用β受体阻滞药时应十分谨慎，因为舒张期延长，可使反流量增多。对主动脉瓣反流的患者，应预防感染性心内膜炎的发生。

知识点43：主动脉瓣狭窄瓣膜性心脏病的治疗   副高：熟练掌握   正高：熟练掌握

有症状的主动脉狭窄应尽早手术，没有药物可延缓病情的进展。对无法手术并伴有心衰的患者，可以试用地高辛和利尿药，避免使用β受体阻滞药。如果发生急性肺水肿，有些患者可选用硝普钠。

知识点44：二尖瓣反流瓣膜性心脏病的治疗   副高：熟练掌握   正高：熟练掌握

急性二尖瓣反流时，可应用硝酸酯类或利尿药减轻左室充盈压。硝普钠可以减轻后负荷和反流量。如果存在低血压，可应用正性肌力药。二尖瓣反流合并持续或阵发性房颤，或有栓塞史，或左房血栓，或瓣膜修补术后头3个月的患者应抗凝治疗。没有手术的二尖瓣反流患者，房颤无法转复窦性心律者，应控制心室率。无心衰症状的慢性二尖瓣反流患者，不主张使用血管扩张药，包括ACEI，但是有心衰症状者，应使用ACEI，对无法手术或术后仍有症状的患者，选用ACEI。无禁忌证的患者，可以考虑应用β受体阻滞药和醛固酮受体阻滞药。对二尖瓣反流的患者，应预防心内膜炎的发生。

知识点45：二尖瓣狭窄瓣膜性心脏病的治疗   副高：熟练掌握   正高：熟练掌握

利尿药和长效的硝酸酯类制剂能够缓解气促的症状，β受体阻滞药或非二氢吡啶类钙阻滞药可减慢心率，能够改善运动耐量。对合并房颤的患者应抗凝治疗。对窦性心律，既往有栓塞史或有左心房血栓的患者应抗凝治疗。未解除二尖瓣狭窄的患者，不主张转复窦性心律。如果心房轻度增大，房颤新近出现，可以考虑转复窦性心律。另外，应预防风湿活动和感染性心内膜炎。

对于继发严重的瓣膜关闭不全，如果是因缺血性心肌病所致，建议在冠脉旁路移植的同时行二尖瓣修复。原发性扩张型心肌病伴有严重的二尖瓣反流，优化的药物治疗无效时可以选择性行二尖瓣修复术。

| 知识点46：单纯右心衰竭的治疗 | 副高：熟练掌握　正高：熟练掌握 |

单纯的右心衰竭是指心衰的症状突然出现或逐渐发生并加重，通常没有肺水肿，肺心病、肺动脉高压可能是致病因素，可能存在三尖瓣关闭不全，以体循环淤血为主要症状，伴有颈静脉充盈、肝颈回流征阳性、下肢水肿等体征。

治疗原则包括减轻充血，改善右室收缩力和右冠脉灌注及降低右室后负荷。主要根据病因和血压水平选择不同的药物．如果收缩压>100mmHg下存在体循环淤血，应选用利尿药，同时利尿药的应用需谨慎，短期改善患者症状之后，即应减量并逐渐停用，因右心室充盈压对于维持足够心排血量非常关键；收缩压<90mmHg时，推荐正性肌力药，可以选用左西孟旦或磷酸二酯酶抑制药；如果收缩压继续下降低于90mmHg，应选用升压药，多巴胺可能更好。如果合并房颤，可选用毛花苷丙或地高辛减慢房颤心室率。

急性右心衰期间ACEI、ARB和β受体阻滞药不宜应用，钙通道阻滞药也不宜用。

右心衰的病因是慢性阻塞性肺疾病时，控制肺部感染最为重要，大量利尿使得痰液更为黏稠，应在控制体循环淤血和减轻咳嗽之间寻求平衡，可以采用药物雾化吸入帮助患者排痰。

右心衰的病因是肺动脉高压时，应寻找肺动脉高压的病因。病情稳定者建议行急性肺血管扩张试验，如果试验阳性，选择钙通道阻滞药，并根据24小时Holter的基础心率选择不同的药物，基础心率较慢的患者选择二氢吡啶类，心率较快的患者则选择地尔硫草；如果试验阴性，建议采用前列环素类药物、内皮素受体阻滞药、5型磷酸二酯酶抑制药等新型血管扩张药进行治疗。

对肺动脉高压或急性肺栓塞引起的急性右心衰，如果没有抗凝药物的禁忌证，可以使用肝素或华法林，将INR控制在1.5~2.5，主要是对抗肺血管原位血栓形成和发展。对急性大面积肺栓塞引起的急性右心衰，在溶栓治疗的时间窗内应选择溶栓治疗。

急性冠脉综合征伴有的急性心衰有一种特殊类型表现为单纯急性右心衰，即急性右心室心肌梗死（常常合并下壁心肌梗死），体征表现为肺部无啰音，血压低，颈静脉充盈，Kussmaul征等，针对低血压的初始治疗以大量扩容最为重要，通过补充血容量增加右心室的前负荷和心排血量。快速输入1L到几升液体，如果低血压仍然存在，应考虑血流动力学检测，同时尽可能开通右冠状动脉。

第二章 心律失常

第一节 心律失常的机制

知识点1：心脏传导系统的构造和工作过程　　副高：熟练掌握　正高：熟练掌握

心脏的传导系统由负责正常冲动的形成与传导的特殊心肌细胞构成，包括窦房结、结间束、房室结、希氏束、左右束支以及浦肯野纤维网。

冲动在窦房结形成后，由结间束和普通心房肌传递，抵达房室结及右心房。冲动在房室结内传导速度极为缓慢，抵达希氏束后传导再度加速。束支与浦肯野纤维的传导速度均极快，使全部心室肌几乎同时被激动。最后，冲动抵达心外膜，完成一次心动周期。

知识点2：窦房结的结构与位置　　副高：熟练掌握　正高：熟练掌握

窦房结是心脏正常窦性心律的起搏点，人类窦房结呈扁椭圆形结构，位于上腔静脉入口与右心房交界处界沟的长轴心外膜下约1mm处，长10～20mm，宽5mm，厚1.5～2mm。主要由P（起搏）细胞与T（移行）细胞组成。冲动在P细胞形成后，通过T细胞传导至窦房结以外的心房组织。窦房结中央的窦房结动脉55%～60%起源于右冠状动脉，40%～45%起源于左冠状动脉回旋支。

知识点3：结间和房间传导的结构　　副高：熟练掌握　正高：熟练掌握

结间束连接窦房结与房室结，分成前、中与后结间束。三支结间束的部分纤维均绕过房室结的嵴，延伸到远处。这些结间组织并不显示特殊通道的组织学分布，与普通心房肌细胞具有不同的电生理特性，其传导速度（1700mm/s）比普通心房肌（1000mm/s）快，可能与肌纤维的方向、数量、几何形态等各种因素有关。

（1）前结间束：始于窦房结前缘，弓状绕上腔静脉达房间束的前部，称为Bachman束或上房间束，然后延续到左心房，进入房室结的上缘。Bachman束是一组大肌束，传递心脏冲动优先从右心房传导至左心房。

（2）中结间束：始于窦房结后上缘，行于上腔静脉后方，向下进入房间隔后部，从卵圆窝的上方越过，沿房间隔下行达房室结的上缘。

（3）后结间束：始于窦房结后下缘，沿界嵴下行，经欧式结穿越冠状窦口上方房间隔到达房室结的后下缘。

知识点4：房室交界区的组织与构成　　　　副高：熟练掌握　　正高：熟练掌握

房室交界区是指心房肌纤维和希氏束之间的纤维复合体，根据组织学观察可分为三种不同的特殊组织。

（1）过渡细胞带：位于房室结的后方，过渡细胞间相互集合，错综交织成迷路样结构，与致密部分相连接，是房室结传导缓慢的解剖基础。

（2）致密部分：即房室结本身，位于房间隔的右后下部、冠状窦开口前、三尖瓣附着部的上方，长5~8mm，宽2~4mm，厚0.5~2mm。根据电生理特性，房室结被分成房结区（AN）、结区（N）和结希区（NH）。AN区相当于节后部位的过渡细胞带，具有传导性和潜在自律性。N区为光镜下见到的房室结，有传导性及自律性。NH区为结下部束支起始部前，位于房室结和希氏束之间，具有传导性和潜在自律性。85%~90%心脏的房室结由右冠状动脉间隔支供血，部分来自左前降支的分支。

（3）希氏束：为索状结构，长10~15mm，宽约3mm，与房室结致密部分远端相连，穿过中央纤维体，通过肌部室间隔，与主动脉瓣瓣环和三尖瓣瓣环相邻，称为房室束穿隔部，绕过膜部室间隔和肌部室间隔上缘，称为房室束隔后部，最后为分叉部上端。穿隔部的细胞类似房室结的致密部分，而远端则与束支细胞相似。冠状动脉前、后降支都有分支供应肌部室间隔的上方。

知识点5：室内传导系统的结构与构成　　　　副高：熟练掌握　　正高：熟练掌握

室内传导系统包括左、右束支及其分支和浦肯野纤维等，束支始于肌部室间隔的上缘，紧贴膜部间隔下方。

（1）左束支：大部分来源于胚胎组织的室-球圈细胞，小部分来于胚胎组织的房室圈后部细胞。它发自房室束，短而粗，位于室间隔左侧心内膜下，分出三组分支：①左前分支：近左心室流出道处下行入前乳头肌根部，由左冠状动脉前降支的前穿隔支供血。②左后分支：近左心室流出道处向下后行，分布于室间隔后半部、后乳头肌和左心室的后下壁。由右冠状动脉的后降支和左冠状动脉的回旋支供血。③间隔支：从前两分支的夹角处发出，或始于前两分支，或由前两支发出的网状分支交织复合而成。

（2）右束支：主要来源于胚胎组织的室-球圈细胞，起自房室束穿隔部，下行于室间隔右侧，然后转向外下止于右室前乳头肌的基底部。并在其前上方分成前分支止于肺动脉口部；后分支分布于右室后壁、后乳头肌及间隔右后部；外分支止于右心室壁。此三组分支形成右室末梢纤维网。右束支细长，呈圆柱状，主要由左冠状动脉前降支的前穿支供血。

（3）浦肯野纤维：由束支分支的末端构成纵横交织的网状结构，分布于左、右心室的心内膜下和心室肌内，心室基底部和乳头肌顶部较少。浦肯野细胞覆盖两心室心内膜的大部分，细胞大而清晰，细胞间主要通过发达的闰盘尾尾相连，少数边边连接，主要功能是传导心脏冲动，速度达40000mm/s。游离走行的浦肯野纤维亦被称为假腱索，由顺序排列的浦肯野细胞构成，具有收缩功能。

知识点6：心脏神经支配　　　　　　　　　　　　副高：熟练掌握　正高：熟练掌握

　　心脏传导系统接受迷走和交感神经支配。迷走神经兴奋性增加抑制窦房结的自律性与传导性，延长窦房结与周围组织的不应期，减慢房室结的传导并延长其不应期。交感神经的作用与迷走神经相反。心脏交感神经的节前神经元位于脊髓第1～5胸段的中间外侧柱，节后纤维来自脊椎旁的星状神经节或颈交感神经节。迷走神经节前纤维主要由泌涎核腹侧发出，少部分源于迷走神经背核和核间区，神经节位于肺静脉、下腔静脉、左房后部和房室沟的脂肪垫中，迷走神经纤维穿越房室沟于心外膜浅层走行1～2cm之后，穿入心室的心内膜下，因而心内膜下心室迷走神经纤维易受缺血损伤。

　　（1）窦房结：分布有丰富的肾上腺素能节后神经和胆碱能神经终末端。两侧自主神经对心脏各部分的支配有左右优势，而且分布也不均匀，右侧交感神经和迷走神经对窦房结的影响占优势。刺激迷走神经，降低窦房结冲动发放的频率，延长窦内传导时间，有时可导致窦房结的传出阻滞。停止刺激，窦房结的自律性可在瞬间加快。刺激交感神经，加速窦房结的放电频率，加快窦内传导速度，不应期缩短，停止刺激，窦房结自律性恢复较慢。

　　（2）房室结和希氏束：有丰富的胆碱能和肾上腺素能纤维分布，房室结主要接受左胸背侧心交感神经和左侧迷走神经的支配，左交感神经和迷走神经对房室结的影响大于窦房结，而右交感神经和迷走神经则相反。交感神经或迷走神经均不影响希氏束的正常传导。进入窦房结和房室结的神经分布很复杂，因为存在有大量的重叠分布，而且在某些支配区域显示支配的优先性。切断支配窦房结的交感神经或迷走神经不影响房室结的神经支配；分离中断支配房室结的神经亦不影响窦房结。刺激右星状神经节产生的窦性心动过速，很少影响房室结的传导；而刺激左侧星状神经节通常引起窦性起搏点至异位起搏点的转移，并连接缩短房室结传导时间和不应期，但间断增加窦房结的冲动发放频率。

　　（3）心室肌：心室肌中胆碱能和肾上腺素能纤维分布较房室结少，而且主要是交感神经，心底部多于心尖部，心室内传导系统神经支配稀少。右侧交感神经主要支配心脏右侧和心室前壁，左侧交感神经主要支配心脏左侧和心室后壁区域。室间交感神经的路径常与冠状动脉伴行。交感神经的传入、传出支经于心外膜的表面层，迷走神经行于室壁内或心内膜下，上升到心外膜的房室沟。促进房室传导的交感神经的作用大于减慢房室传导的迷走神经的作用。心室不同部位去甲肾上腺素含量不均，基底部比心尖部多，心肌中比浦肯野纤维更多。

　　综上可见，迷走神经和交感神经张力的改变可以产生电不稳定，诱发多种心律失常。例如心肌梗死患者对自主神经张力改变尤其敏感，易导致心律失常的发生。

知识点7：心律失常的分类　　　　　　　　　　　副高：熟练掌握　正高：熟练掌握

　　心律失常是指心脏冲动的频率、节律、起源部位、传导速度或激动次序的异常。按其发生原理，分为冲动形成异常和冲动传导异常两大类。按照心律失常发生时心率的快慢，可将其分为快速性心律失常与缓慢性心律失常两大类。

知识点8：冲动形成异常的种类　　　　　副高：熟练掌握　正高：熟练掌握

（1）窦性心律失常：①窦性心动过速。②窦性心动过缓。③窦性心律不齐。④窦性停搏。

（2）异位心律

1）被动性异位心律：①逸搏（房性、房室交界区性、室性）。②逸搏心律（房性、房室交界区性、室性）。

2）主动性异位心律：①期前收缩（房性、房室交界区性、室性）。②阵发性心动过速（房性、房室交界区性、房室折返性、室性）。③心房扑动、心房颤动。④心室扑动、心室颤动。

知识点9：冲动传导异常的种类　　　　　副高：熟练掌握　正高：熟练掌握

（1）生理性：干扰及房室分离。

（2）病理性：①窦房传导阻滞。②房内传导阻滞。③房室传导阻滞。④束支或分支阻滞（左、右束支及左束支分支传导阻滞）或室内阻滞。

（3）房室间传导途径异常：预激综合征。

知识点10：心律失常的发生机制——自律性　　　副高：熟练掌握　正高：熟练掌握

通常自律性分为正常自律性和异常自律性。正常自律性心脏的基本起搏点在窦房结，自律性的产生源于窦房结细胞的4期自动去极化。影响窦房结自律性的因素包括窦房结细胞的最大舒张期电位、去极化阈电位以及4相去极化的斜率。异常自律性由实验干预或疾病因素引起，在它们的跨膜电位发生异常的情况下容易出现自律性。异常自律性可以发生于心脏任何部位，其机制在于心肌细胞静息膜电位明显降低后发生的自发舒张期去极化，并由此激起重复脉冲，即膜电位降低引起的自律性或称异常自律性。当窦房结的正常自律性受到抑制，或异常自律灶发放的频率高于窦性心律时，即可产生心律失常。

知识点11：心律失常的发生机制——触发活动　　　副高：熟练掌握　正高：熟练掌握

触发活动是一种异常的细胞电活动，是指心肌细胞在其动作电位的复极过程中，动作电位上的振荡性后电位或称后去极化达到去极化的阈电位时，发生了一次新的去极化和兴奋反应。起触发作用的搏动可以是正常窦性或其他异常搏动，包括外加的电刺激。这些后去极化如果能达到起搏阈值便造成异常的自律活动。如果该异常自律活动后的后去极化又引起另一次异常自律活动，反复循环，自律活动便不要外界的触发就能持续重复发生。

知识点12：触发活动的分类　　　　副高：熟练掌握　正高：熟练掌握

触发活动根据后除极在先前动作电位中出现的时相可分为早期后除极和延迟后除极两种：①早期后除极（EAD）：当心脏动作电位的2相、3相膜电位水平从下降变为上升时称为早期后除极。也有人称3时相膜振荡电位。早期后除极发生在动作电位的2相平台期或3相早期，表现为在先前动作电位平台上小幅度膜电位振荡。如后除极波足够高，能达到阈值，则出现单个或一串快速的异常搏动。②延迟后除极（DAD）：当发生于完全复极后4相时，膜电位振荡称为延迟后除极，又称4时相膜振荡电位，系复极终末或复极完成后所触发的后除极。如在阈值之下，则不产生异常搏动。而当其除极幅度达到阈电位，则可触发异位搏动，形成期前收缩；延迟后除极产生的动作电位又会触发另一次后除极及动作电位，如此反复便引起一系列异位搏动，形成心动过速。

知识点13：心律失常的发生机制——折返激动　　　副高：熟练掌握　正高：熟练掌握

折返是激动传导异常的常见电生理现象。折返激动可发生于心脏任何部位，是形成快速性心律失常的最重要机制。绝大多数的室上性心动过速、多数的室性心动过速和过早搏动都是折返引起。正常的心脏冲动起源于窦房结，按一定顺序传布到心脏，然后灭活，进入舒张期，等待窦房结的再次冲动形成，周而复始形成窦性心律。当心脏在解剖或功能上存在双重的传导途径时，激动可沿一条途径下传，又从另一途径返回，使在心脏内传导的激动持续存在，并在心脏组织不应期结束后再次兴奋心房或心室，这种现象称为折返激动。

知识点14：折返形成的基本条件　　　　副高：熟练掌握　正高：熟练掌握

形成折返需要三个基本条件，称为折返发生的基质，包括：①激动折返的径路——折返环。②一条径路单向阻滞。③另一条径路存在缓慢传导。产生折返的基本条件是传导异常，当心脏存在两个或多个部位的传导性与不应期各不相同的传导路径，相互连接形成一个闭合环；其中一条通道发生单向传导阻滞；另一通道传导缓慢，使原先发生阻滞的通道有足够时间恢复兴奋性；原先阻滞的通道再次激动，从而完成一次折返激动。冲动在环内反复循环，产生持续而快速的心律失常。

知识点15：常见的折返性心动过速　　　　副高：熟练掌握　正高：熟练掌握

根据折返环形运动的位置，折返性心动过速可分为以下几种：
（1）窦房结区域折返性心动过速：折返环路涉及窦房结、窦房结周围组织、部分右心房上部组织，心动过速时心房的激动顺序呈右心房上部领先。
（2）心房内折返性心动过速：折返环路位于心房内，心动过速时心房的激动顺序呈心房某部领先。心房扑动是在心房内存在一个较大的、规则的折返环。心房颤动是由心房内数量不等、杂乱的微折返环形成。

（3）房室交界区折返性心动过速：房室结可功能性地纵向分离为快径和慢径，称为房室结双径路（有时甚至可分离为多径路），一般快径路的特征为传导速度快而不应期长，慢径路的特征为传导速度慢而不应期短。二者在匹配适当时，可组成折返径路而形成折返性心动过速。

（4）房室折返性心动过速：为房室旁路参与的折返性心动过速，折返环路包括心房、房室交界区、心室、旁路，如以房室交界区为顺传支、以房室旁路为逆传支，称为顺传型（常见型）；如以房室旁路为顺传支、以房室交界区为逆传支，称为逆传型（罕见型）。顺传型房室折返性心动过速是临床最常见的折返性心动过速。

（5）心室内折返性心动过速：折返环路限于心室内，多见于器质性心脏病，如缺血性心脏病、心肌病等，但也可见于没有明确器质性心脏病者。折返途径包括左束支和右束支的大折返环，形成束支折返性心动过速；折返途径包括左束支的分支，形成分支折返性心动过速；折返途径包括浦肯野纤维心室肌，形成室内折返性心动过速。

知识点16：心律失常的发生机制——传导障碍　　副高：熟练掌握　正高：熟练掌握

由于生理或病理的原因心脏传导系统本身的病变或外来因素的影响均可引起冲动传播过程中出现传导缓慢或传导中断，与许多心律失常的产生密切相关。其中包括传导减慢、传导阻滞、递减性传导、单向阻滞、单向传导和不均匀传导。冲动传导异常在临床上常表现为各种传导阻滞，分为窦房结性、房性、房室性及室内性阻滞。其中以房室和室内阻滞较为多见。当冲动传至处于生理不应期的传导组织或心肌时，表现为应激性差和传导障碍（传导延缓或传导中断），形成生理传导阻滞或干扰现象。生理性传导阻滞主要发生在房室交界区和心室内，常为暂时性，有时能对心脏起到保护作用，使心室免于过度频繁无效的收缩。当传导组织或心肌固有的不应期异常延长或传导途径损害甚至中断时，传导能力降低或丧失，激动下传受阻，为病理性传导阻滞。另外，动作电位的幅度降低、除极速度减慢或频率减低，可引起传导延缓和阻滞。

知识点17：3相阻滞的概念及分类　　　　副高：熟练掌握　正高：熟练掌握

3相阻滞是指心率增快、心动周期缩短时出现的阻滞现象，又称快频率依赖性阻滞。3相阻滞按发生机制不同可分为生理性和病理性。心肌细胞缺血、缺氧或由于药物作用的影响，有效或相对不应期异常的延长，即动作电位第2、3相病理性延长，此时再传来的激动，虽落在复极过程之后一段时间，但仍处于不应期中，故发生传导阻滞或传导延缓，即病理性3相阻滞。任何早期发生的室上性激动，若落入传导系统的有效不应期中，不能产生扩布性兴奋，便受到阻滞；若落入相对不应期中，其产生的动作电位0相上升速度慢，振幅低，传导延缓，如室上性过早搏动伴干扰性PR间期延长；如果发生于室内传导系统，则称3相性室内差异传导。此为生理性3相阻滞，又称生理性的干扰现象。

知识点18：与3相阻滞有关的心律失常 副高：熟练掌握 正高：熟练掌握

与3相阻滞有关的心律失常有室上性期前收缩和室上性心动过速伴室内差异性传导、窦房干扰现象、房室干扰现象、隐匿性传导、房室传导裂隙现象、文氏现象和折返激动的形成等。

知识点19：4相阻滞的概念、产生机制及表现 副高：熟练掌握 正高：熟练掌握

4相阻滞是指心率减慢、心动周期延长时出现的阻滞现象，又称慢心率依赖性阻滞。电生理实验发现，浦肯野纤维舒张期电位会逐渐降低，所以落在舒张期后期的激动，由于膜电位已显著减小，所产生的0相上升速率与振幅均减小，因而该激动不能传播，或只能以较慢的速度传播。这一机制引起的传导障碍称为4相阻滞，其在临床上十分少见，可表现为4相性束支传导阻滞和4相性房室传导阻滞。绝大多数的4相阻滞伴发于器质性心脏病。

知识点20：与4相阻滞有关的心律失常 副高：熟练掌握 正高：熟练掌握

①慢心率依赖性束支传导阻滞。②阵发性房室传导阻滞。③并行心律的传出阻滞。④4相阻滞引起的折返激动。

第二节 快速性心律失常

一、窦性心动过速

快速性心率失常-
窦性心动过速

知识点1：解剖学 副高：熟练掌握 正高：熟练掌握

窦房结结构错综复杂，是人类赖以生存的心脏激动的最高频率的起源部位，位于右房侧壁的心外膜，走行于界嵴相对应的心内膜的界沟内，被脂肪充填。正常成人中，窦房结厚约3mm、长约10mm。在多数人群中，窦房结上端起自右心耳侧壁的顶端，尾端指向下腔静脉。窦房结含有丰富的神经支配，包括交感神经和副交感神经，使窦房结在不同的情况下能够改变心率和利用不同的心率去适应环境的变化。

知识点2：窦性心动过速的概念 副高：熟练掌握 正高：熟练掌握

窦性心动过速是指成人的窦性心率>100次/分时的状况。窦性心动过速由生理（如运动、情绪激动、饮酒或喝咖啡等）或病理（如发热、贫血、甲亢、缺氧、休克、心力衰竭、药物等）因素引起。迷走功能减弱会导致不恰当的窦性心动过速。体位改变时也可引起窦性心动过速（直立性心动过速综合征）。窦房结折返性心动过速或窦房折返性心动过速是由窦房结内或其邻近组织的折返激动所致。

知识点3：窦性心动过速的病因   副高：熟练掌握   正高：熟练掌握

（1）生理性原因：正常人在运动、情绪激动、饮酒或咖啡等可出现短暂的窦性心动过速。

（2）病理性原因：发热、甲状腺功能亢进、贫血、失血、炎症、休克、心力衰竭和心肌缺血等。

（3）药物性影响：应用肾上腺素、阿托品、异丙肾上腺素等药物。

知识点4：窦性心动过速的临床表现   副高：熟练掌握   正高：熟练掌握

（1）症状：患者常自觉心悸，其他症状取决于发生的原因。当心动过速发生在心衰或心肌缺血患者时，由于心室充盈的缩短和冠状动脉血流的减少，可诱发心衰加重或心绞痛恶化。

（2）体征：窦性心动过速通常是逐渐开始与逐渐终止的，频率大多在100~180次/分，偶尔超过200次/分，容易有暂时的波动。刺激迷走神经的操作（按摩颈动脉窦、Valsalva动作等）可使其频率逐渐减慢，停止刺激后又加速至原先水平。

知识点5：窦性心动过速的辅助检查   副高：熟练掌握   正高：熟练掌握

（1）静息和动态心电图：窦性心动过速静息心电图特点为窦性P波，频率>100次/分，PR间期0.12~0.20秒。动态心电图检查可以提供平均心率、心率变异性、心动过速发作和终止方式、心动过速持续时间等信息，可以为诊断和鉴别诊断提供依据。

（2）窦房结固有心率测定：应用非选择性β受体阻滞药普萘洛尔和胆碱能受体阻滞药阿托品完全阻断自主神经，测定窦房结固有心率。固有心率的正常值=118.1-（0.57×年龄）。该试验也可用于鉴别不适当的窦性心动过速患者，许多这类患者有固有心率的增快。

测定固有心率后还可以应用不同剂量的异丙肾上腺素，评价对心率的影响以及运动后心率的反应，许多不适当的窦性心动过速患者对异丙肾上腺素的敏感性异常增加。

（3）超声心动图：了解有无器质性心脏病以及心脏结构和功能。

知识点6：窦性心动过速的鉴别诊断   副高：熟练掌握   正高：熟练掌握

（1）不适当的窦性心动过速：该种情况下，患者通常心率更快，静息或轻微活动心率超过100次/分，主诉心悸，持续或间歇性，多数患者神经紧张，症状多而复杂，严重者可有近似晕厥的表现。少数患者表现为慢性长期持续的窦性心动过速，可发展为心动过速心肌病、心力衰竭、心源性休克等。许多不适当的窦性心动过速患者有固有心率的增快和对异丙肾上腺素敏感性异常增加。

（2）阵发性室上性心动过速：心率通常在150~250次/分，节律规整；突然发作突然终止；刺激迷走神经（颈动脉窦按摩、按压眼球、咽喉刺激、屏气等）可终止心动过速。阵发性室上性心动过速通常容易经程序刺激诱发和终止，如果不能记录到患者发作时的体表心电图，可行经食管电生理检查。

（3）自律性房性心动过速：简称房速，患者发作时通常有"温醒"现象，终止时有"冷却"现象，易被异丙肾上腺素诱发。

知识点7：窦性心动过速的治疗　　　　　　　　　副高：熟练掌握　正高：熟练掌握

窦性心动过速一般不必治疗。应注意病因和诱因的寻找与纠正，如给低血容量患者补液、给发热患者降温等。少数病例可使用镇静剂（如地西泮5~10mg，1~4次/天），必要时可用β受体阻滞剂（如普萘洛尔10~40mg，4次/天）。

知识点8：生理性窦性心动过速的概念和发病机制

副高：熟练掌握　正高：熟练掌握

生理性窦速是指在正常情况下，窦房结频率在60~90次/分时的状况，其频率受自主神经调节，还受温度、低氧血症酸中毒，机械张力、激素（如三碘甲状腺素、5-羟色胺）以及药物（氨茶碱、阿托品、儿茶酚胺、迷幻剂、大麻）等因素的影响。抗癌治疗（特别是蒽环类抗生素，如多柔比星、柔红霉素）可引起急性或慢性心脏毒性反应，出现窦速。上述因素均影响了窦房结内起搏细胞的除极频率。生理性窦速呈非阵发性，不同于折返所致的窦速。

知识点9：生理性窦性心动过速的治疗　　　　　　副高：熟练掌握　正高：熟练掌握

生理性窦速的处理首先要寻找病因，针对病因治疗。β受体阻滞剂用于情绪激动或焦虑所致的症状性窦速十分有效，用于治疗急性心肌梗死后的窦速可改善预后，也可用于慢性心衰所致的窦速，以改善症状和预后；对症状性甲亢患者应联合使用β受体阻滞剂和抗甲亢药物。伴有症状的甲亢患者对β受体阻滞剂禁忌时，可用非二氢吡啶类钙离子通道阻滞剂，如地尔硫䓬或维拉帕米替代。

知识点10：不适当的窦性心动过速的概念及机制　　副高：熟练掌握　正高：熟练掌握

不适当的窦速是指无明确的生理、病理诱因，静息状态时窦性心率加快。不适当的窦速可能的机制为窦房结自律性增加或窦房结自主神经调节异常，交感张力过度增加而副交感张力减弱。

知识点11：不适当的窦性心动过速的临床表现　　副高：熟练掌握　正高：熟练掌握

不适当的窦速在医务人员中较多见，而且近90%为女性，可能与医务人员容易觉察自己的心率有关。心悸是主要症状，但胸痛、气短、头晕、眩晕以及接近晕厥等症状也有表现。不适当的窦速程度变化极大，患者可完全没有症状而仅在常规体检时发现；症状严重者需服用药物，辅以心理治疗。临床体检和常规检查可以排除心动过速的继发性原因。

知识点12：不适当的窦性心动过速的诊断标准　　　副高：熟练掌握　正高：熟练掌握

①Holter监测白天心率>100次/分，而夜间心率正常。②心动过速和相关症状呈非阵发性。③P波形态与心内激动顺序和窦性心律时一致。④除外继发性原因（如甲亢、嗜铬细胞瘤、心衰、贫血、心肌炎等）。

知识点13：不适当的窦性心动过速的治疗　　　　　副高：熟练掌握　正高：熟练掌握

不适当的窦速的治疗主要取决于有无症状。在不治疗的患者中，心动过速致心肌病的风险尚不清楚，但可能性很小。尽管无大规模的临床试验证据，但β受体阻滞剂和非二氢吡啶类钙离子通道阻滞药（如维拉帕米和地尔硫䓬）仍为首选药物。对难治性不适当的窦速，导管消融改良窦房结也是一种治疗选择。但其预后良好，症状也轻微，一般不需采用创伤性的治疗方法，治疗推荐见下表。

对不适当的窦速的治疗建议

方法、治疗建议	推荐类别	证据水平
β受体阻滞剂	I	C
地尔硫䓬、维拉帕米	IIa	C
导管消融窦房结改良或消融	IIb	C

知识点14：窦房结折返性心动过速的概念　　　　　副高：熟练掌握　正高：熟练掌握

窦房结折返性或窦房折返性心动过速是指由于窦房结内或其邻近组织发生折返而形成的心动过速，呈阵发性。表现为非持续性发作，其P波形态和窦性P波相同或相似。通常可以被一个房性期前收缩突然诱发或终止。

知识点15：窦房结折返性心动过速的机制　　　　　副高：熟练掌握　正高：熟练掌握

窦房结内传导的不一致性是形成折返的基础，但折返环是否局限在窦房结内，以及窦房结周围心房组织或部分界嵴是否也参与折返尚不清楚。然而这类心律失常和房室结折返性心动过速（AVNRT）相似，对刺激迷走神经和腺苷敏感，事实表明窦房结组织参与了折返环。

知识点16：窦房结折返性心动过速的临床表现　　副高：熟练掌握　正高：熟练掌握

在因室上速而行电生理检查的患者中，窦房结折返性心动过速的检出率为1.8%～16.9%；而在局灶性房速的患者中，窦房折返可高达27%。伴有器质性心脏病患者的窦房结折返性心动过速发病率较高。患者有心悸、头晕和接近晕厥。晕厥相当少见，因为心动过速的频率很少超过180次/分。阵发性发作是诊断的重要线索。

知识点17：窦房结折返性心动过速的诊断　　　副高：熟练掌握　正高：熟练掌握

①心动过速和相关症状呈阵发性。②P波形态和窦性P波相同。③心内心房激动顺序和窦性心律时相同。④房性期前收缩刺激可诱发和/或终止心动过速。⑤刺激迷走神经或腺苷可终止发作。⑥心律失常的诱发与房内或房室结传导时间无关。

知识点18：窦房结折返性心动过速的治疗　　　副高：熟练掌握　正高：熟练掌握

目前尚缺乏窦房结折返性心动过速药物预防的对照试验。临床上疑为窦房结折返性心动过速的患者，可能对迷走刺激、腺苷、胺碘酮、β受体阻滞剂、非二氢吡啶类钙离子通道阻滞药，甚至地高辛都有效。如果患者心动过速能够很好地耐受以及容易用药物或刺激迷走神经的方法控制，不必考虑电生理检查。电生理检查适用于心动过速发作频繁或者发作时难以耐受、对药物治疗反应差、考虑接受射频消融治疗者。

快速性心率失常-
过早搏动

二、过早搏动

知识点19：过早搏动的分类　　　　　　　副高：熟练掌握　正高：熟练掌握

过早搏动简称期前收缩，按发生部位分为窦性、房性、交界性和室性四大类。其中室性期前收缩（简称室早）最常见也最为重要，房性和交界性次之，窦性期前收缩极为罕见。

期前收缩按发生频率又分为偶发和频发期前收缩，目前一般将每小时≤10次称为偶发期前收缩，每小时≥30次称为频发期前收缩。

期前收缩依据形态是否一致分为单形和多形，依据发生部位分为单源和多源，多源的期前收缩是指期前收缩的形态和配对间期均不同。

一般将3次以上连续出现的期前收缩称为心动过速，但目前有将5次以上连续出现的室早称为室速的趋势。

知识点20：房性期前收缩的病因　　　　　　副高：熟练掌握　正高：熟练掌握

房性期前收缩简称房早，是起源于窦房结以外心房任何部位提前发出的异位激动。其发生原因包括生理性和病理性。

（1）生理性病因：交感神经或迷走神经亢进时可引起房性期前收缩，同时与精神紧张、情绪激动、血压突然升高、疲劳、饱餐、便秘、腹胀、消化不良、失眠、体位突然改变，以及过多饮酒、吸烟、喝浓茶、咖啡等因素有关。

（2）病理性病因：各种器质性心脏病，尤其是慢性肺部疾病、风湿性心脏病、冠心病、高血压心脏病等，房性期前收缩更加常见。

（3）药物性影响：药物对心肌的毒性作用（如洋地黄中毒）时，房性期前收缩更加常见。如洋地黄、奎尼丁、普鲁卡因胺、肾上腺素、异丙肾上腺素、锑剂及各种麻醉剂的应用均可出现房性期前收缩。

知识点21：房性期前收缩的发病机制　　　　副高：熟练掌握　正高：熟练掌握

房性期前收缩的发生机制以心房组织自律性异常增高最常见，折返激动所致次之，触发激动后除极引起的最少见。

知识点22：房性期前收缩的临床表现　　　　副高：熟练掌握　正高：熟练掌握

（1）症状：可无症状或主诉心悸、漏搏。

（2）体征：可发现在基本心律间夹有提前搏动，其后有一较长间歇。期前收缩之S_1可增强，S_2减弱。期前收缩的脉搏减弱或消失，形成漏脉，是心室充盈和搏血量减少的结果。

知识点23：房性期前收缩的心电图表现　　　　副高：熟练掌握　正高：熟练掌握

（1）p′波提前出现，其形态与基本心律的p波不同，PR间期>0.12秒。

（2）p′波后可伴有或不伴有相应的QRS波。p′波下传的QRS波形态与窦性p波下传的QRS波形态通常相同，有时亦出现宽大畸形的QRS波，称为室内差异性传导。

（3）房性期前收缩常侵入窦房结，并使之提前除极，即发生节律重整，故代偿间期常不完全。但有时也可，形成一个完全的代偿间期。

（4）提早畸形的p′波之后可无相应的QRS波，成为房性期前收缩未下传，如在前一次心搏ST段或T波上找到畸形提早的p′波，可确诊为房性期前收缩未下传。

房性期前收缩可出现二联律、三联律或四联律或成对出现。多源性房性期前收缩起源于心房内多个异位起搏点，配对间期不等，p′波形态不同，常为心房颤动的先兆，也易引起干扰性房室脱节及形成短阵房性心动过速。

知识点24：提示为病理性房性期前收缩的情况　　　　副高：熟练掌握　正高：熟练掌握

房性期前收缩可能与器质性心脏病有关，常提示为病理性房性期前收缩的情况：①频发持续存在的房性期前收缩；②成对的房性期前收缩；③多形性或多源性房性期前收缩；④房性期前收缩二联律或三联律；⑤运动之后房性期前收缩增多；⑥洋地黄应用过程中出现房性期前收缩。

知识点25：房性期前收缩的鉴别诊断　　　　　副高：熟练掌握　正高：熟练掌握

（1）房室交界性期前收缩：逆行的P'波也可位于QRS波之前，但其P'R间期<0.12秒。

（2）室性期前收缩：房早伴室内差异性传导需与室性期前收缩相鉴别，前者QRS波前可见P'波，P'R间期≥0.12秒，V_1导联QRS波多为rsR'型；后者QRS波群前后无相关P波。

（3）缓慢性心律失常：房早未下传要与缓慢性心律失常（窦房阻滞、窦性停搏以及二度房室传导阻滞等）相鉴别，鉴别要点在于仔细寻找房性P'波，并确定其与窦性P波的关系。

知识点26：房性期前收缩的治疗　　　　　　　副高：熟练掌握　正高：熟练掌握

（1）一般不需治疗，应去除诱因与病因。伴有缺血或心衰的房早，随着原发因素的控制往往能够好转。

（2）症状十分明显或诱发室上速、房颤的房早应给予治疗。治疗药物包括镇静剂（如地西泮5～10mg，1～4次/天）、β受体阻滞剂（如普萘洛尔10～20mg，3次/天），适用于伴有交感神经功能亢进者；也可选用非二氢吡啶类钙离子通道阻滞药（如维拉帕米40～80mg，3～4次/天）。但两类药物对低血压和严重心衰者慎用。对心功能不全伴有房早者选用洋地黄（如地高辛0.25mg，1次/天）。

（3）病情严重者，可考虑行射频消融治疗。

知识点27：室性期前收缩的病因和发病机制　　　副高：熟练掌握　正高：熟练掌握

（1）无器质性心脏病人群：①健康人群24小时动态心电图监测50%的健康人可检出室性期前收缩。②老年人24小时动态心电图监测70%～100%可检出室性期前收缩，而反复性室性期前收缩包括非持续性室速达30%。③正常人心脏的解剖变异，如左室假腱索等。

（2）器质性心脏病：①90%以上冠心病、扩张型心肌病患者可出现室性期前收缩。②二尖瓣脱垂患者常见频发和复杂的室性期前收缩，如果伴有二尖瓣关闭不全造成的血流动力学损害、心源性晕厥病史、频发的室性期前收缩则提示可能有猝死的危险。③先天性心脏病的室性期前收缩可产生于原发的心脏损害或心脏手术损伤，报道较多的是法洛四联症。④无论源于何种病因所致的心力衰竭，均常发生室性心律失常，频发室性期前收缩发生率可达80%以上，40%可伴短阵室速，常成为心力衰竭患者发生猝死的主要原因。

目前认为室性期前收缩产生的主要机制包括心室内异位起搏点自律性增高、触发冲动和折返激动。

知识点28：室性期前收缩的心电图表现　　　　　副高：熟练掌握　正高：熟练掌握

（1）提前出现的宽大畸形的QRS波，时限>120毫秒。

（2）QRS波前无相关的p波，有时可出现逆行的p波，则RP'间期>0.1秒，少数逆行p波再折返激动心室，可引起逆传心搏。

（3）T波与QRS主波方向相反。

（4）常有完全代偿间期。表现为一个室性期前收缩前后的RR间距等于窦性周期的2倍。如代偿间期不完全，常见于严重的窦性心动过缓。基本心率较慢时，室性期前收缩可插入两个连续的基本心搏之间，形成插入性期前收缩。

知识点29：室性期前收缩的体表心电图定位　　　　副高：熟练掌握　正高：熟练掌握

根据心电图上室性期前收缩的波形，可以大致推断出室性期前收缩在心室内的起源部位。

（1）左右：起源于左心室的室性期前收缩，其冲动由左心室经室间隔传入右心室，室性期前收缩呈右束支阻滞图形；同理，起源于右心室的室性期前收缩呈左束支传导阻滞图形；由室间隔发生的室性期前收缩，激动顺序较窦性相似，因此室性期前收缩收缩形态接近窦性冲动，QRS波时限增宽不明显。因此，根据V_1导联QRS波形可以大致确定室性期前收缩起源于左室还是右室。

（2）上下：起源于心室上部的室性期前收缩，由于QRS波平均电轴自上而下，所以在Ⅱ、Ⅲ、aVF等下肢导联QRS波主波向上；而心尖部的室性期前收缩，其QRS波平均电轴方向与此相反，在Ⅱ、Ⅲ、aVF等下肢导联QRS波主波向上。

（3）前后：左室前壁室性期前收缩，QRS波在$V_1 \sim V_5$导联上主波向下；右室后壁室性期前收缩，QRS波在$V_1 \sim V_5$导联上主波向上；心室侧壁室性期前收缩，QRS波在$V_1 \sim V_2$主波向上，$V_5 \sim V_6$主波向下。

知识点30：Lown对急性心肌梗死时室性期前收缩的判断标准
　　　　　　　　　　　　　　　　　　　　　副高：熟练掌握　正高：熟练掌握

动态心电监测对室性期前收缩的危险程度进行分级有助于判断室性期前收缩对预后的影响，级别越高，其猝死风险越大。Lown分级目前认为对急性心肌梗死时室性期前收缩的预后判断有一定使用价值，标准为：0级：无室性期前收缩；1级：偶发，单一形态室性期前收缩<30次/小时；2级：频发，单一形态室性期的收缩≥30次/小时；3级：频发，多形室性期前收缩；4A级：连续的成对室性期前收缩；4B级：连续的≥3次的室性期前收缩；5级：R on T现象。

知识点31：室性期前收缩的临床意义　　　　副高：熟练掌握　正高：熟练掌握

室性期前收缩的临床意义可参考以下情况判断并予以重视：①有器质性心脏病基础，如冠状动脉疾病（冠心病）、急性心肌梗死、心肌病、瓣膜疾病等；②心脏功能状态，如有心脏扩大，左心室射血分数<40%或充血性心力衰竭；③临床症状，如眩晕、黑矇或晕厥征兆等；④心电图表现，如室性期前收缩呈多源、成对、连续≥3个出现，或在急性心肌梗死或QT问题延长基础上发生的R on T现象。

知识点32：室性期前收缩的治疗　　　副高：熟练掌握　正高：熟练掌握

室性期前收缩的治疗对策包括：①无器质性心脏病也无症状的室性期前收缩，不必使用抗心律失常药物治疗。②无器质性心脏病，但室性期前收缩频发引起明显心悸症状，影响工作及生活者，可酌情选用美西律、普罗帕酮，心率偏快、血压偏高者可用β受体阻滞剂。③有器质性心脏病，伴轻度心功能不全（左心室射血分数40%~50%），原则上只处理心脏病，不必针对室性期前收缩用药，对于室性期前收缩引起明显症状者可选用普罗帕酮、美西律、莫雷西嗪、胺碘酮等。④急性心肌梗死早期出现的室性期前收缩可静脉使用利多卡因、胺碘酮。⑤室性期前收缩伴发心力衰竭、低钾血症、洋地黄中毒、感染、肺源性心脏病等情况时，应首先治疗病因。

知识点33：房室交界性期前收缩的概念　　　副高：熟练掌握　正高：熟练掌握

房室交界性期前收缩是房室交界区提前发出的异位激动。

知识点34：房室交界性期前收缩的临床表现　　　副高：熟练掌握　正高：熟练掌握

（1）症状：可无症状或主诉心悸、漏搏。
（2）体征：可闻及提前心搏，继之出现一个略为长的间歇。

知识点35：房室交界性期前收缩的心电图　　　副高：熟练掌握　正高：熟练掌握

（1）提前出现的QRS波，形态与窦性心律相同，或因伴室内差异传导而增宽、畸形。
（2）P'波为逆行型（P波在Ⅱ、Ⅲ、aVF导联倒置），可位于QRS波之前（P'R间期<0.12秒）、之中（P'波不可见）或之后（RP'间期<0.20秒）。
（3）代偿间期多数为完全性。

知识点36：非阵发性房室交界性心动过速的概念　　　副高：熟练掌握　正高：熟练掌握

非阵发性房室交界性心动过速是由房室交界区组织自律性增高或触发活动所致。与阵发性心动过速的区别在于无起止突然的规律、发作后不出现较长的代偿间歇等。

知识点37：非阵发性房室交界性心动过速的心电图表现
　　　副高：熟练掌握　正高：熟练掌握

（1）心动过速发作开始与终止时，心率呈逐渐变化，有别于阵发性心动过速，心房率多在70~130次/分。
（2）QRS波多正常，少数因伴室内差异传导而增宽、畸形。

（3）QRS波前或后可见逆行P'波，P'R间期＜0.12秒或RP'间期＜0.20秒。

（4）常伴房室分离，心房激动由窦房结或异位心房起搏点控制，心室激动由房室交界区起搏点控制。

（5）心律经短暂温醒现象而变规则，但由洋地黄过量引起者，可因合并房室交界区起搏点的文氏型传出阻滞导致心室律不规则。

知识点38：非阵发性房室交界性心动过速的治疗　　副高：熟练掌握　正高：熟练掌握

本型心律失常通常能自行消失，假如患者耐受性良好，仅需密切观察和治疗原发疾病。治疗基础疾病后心动过速仍反复发作并伴有明显症状者，可选用β受体阻滞剂。洋地黄过量所致者应立即停药，补充钾盐以及给予利多卡因、苯妥英钠或β受体阻滞剂治疗。不应施行电复律。

知识点39：期前收缩的临床症状　　副高：熟练掌握　正高：熟练掌握

由期前收缩引起的临床症状在不同人有很大差别。轻者可无任何不适感觉。容易出现症状者多为青年、女性、精神紧张以及全身情况较差者。心悸为最常见主诉，伴有心脏停搏感。功能性期前收缩不伴有器质性心脏病证据，运动或心率增快时期前收缩减少或消失。病理性期前收缩则在运动或心率增快时增多，常伴有器质性心脏病的其他表现。体检中听诊发现心脏节律不齐，有提前出现的心脏搏动，其后常有一较长间歇停搏。

知识点40：期前收缩的动态心电图检查　　副高：熟练掌握　正高：熟练掌握

常规心电图对期前收缩的检出率低，大多数临床研究至少需要24小时动态心电图监测，可对期前收缩的检出作出比较准确的定量，并降低期前收缩自然变异的影响。通过动态心电监测还有利于发现患者的症状与心律失常的关联性，特别是一些因室性心律失常引起的晕厥。

知识点41：期前收缩的运动试验　　副高：熟练掌握　正高：熟练掌握

运动试验时机体内发生一系列生理性变化有助于显示出期前收缩，特别是比较复杂的和反复的室性期前收缩常在运动中诱发。因此，运动试验目前也是检测心律失常的一种有效方法。

快速性心率失常-室上性心动过速

三、室上性心动过速

知识点42：室上性心动过速的分类　　副高：熟练掌握　正高：熟练掌握

室上性心动过速包括房室折返性心动过速（AVRT）、房室结折返性心动过速（AVNRT）和房性心动过速（房速）。房速按发生机制可分为房内折返性心动过速（IART）、房性自律性心动过速（AAT）和房性紊乱性心动过速（CAT）。

知识点43：室上性心动过速的病因　　　　副高：熟练掌握　正高：熟练掌握

AVNRT和AVRT常发生于无器质性心脏病患者，少数可由心脏疾病或药物诱发。AVNRT由房室交界区存在传导速度快慢不同的双径路形成连续的折返激动所致，而AVRT由房室结区（正路）和房室传导副束（旁路）组成的环路中发生连续的折返激动所致。

房速多见于器质性心脏病患者伴心房肥大、慢性阻塞性肺疾病、心肌病、心肌梗死、低血钾及洋地黄中毒等患者，少数房速是病窦综合征慢–快综合征的表现之一。特发性房速少见，常发生于儿童和青少年。

知识点44：室上性心动过速的发病机制　　　　副高：熟练掌握　正高：熟练掌握

折返机制和自律性与触发活动异常是室上性心动过速主要的发病机制，绝大多数室上性心动过速的机制为折返。而房速则以自律性或触发活动机制多见。

知识点45：房室折返性心动过速和房室结折返性心动过速的临床表现
　　　　　　　　　　　　　　　　　　　　　　副高：熟练掌握　正高：熟练掌握

AVNRT和AVRT均表现为突然发作、突然终止，持续时间长短不一，短则几秒钟，长则数小时，甚至数天。发作时症状有心悸、焦虑、紧张、乏力，甚至诱发心绞痛、心功能不全，少数可发生晕厥或休克。症状轻重取决于发作时心室率快慢、持续时间长短和有无心脏病变等。体检时心率100～250次/分，节律规则。

知识点46：不同机制房性心动过速的临床表现　　　　副高：熟练掌握　正高：熟练掌握

房速除了病因相关临床表现外，不同机制的房速发作略有差异。

（1）症状：①IART常反复发作，发作时胸闷、心悸、气短，一般无严重症状和血流动力学障碍。②AAT可短暂发作或持续数月，症状多不严重，有的患者甚至可持续数年为慢性持续性房速，少数可发展至心动过速性心肌病，洋地黄中毒者可致心力衰竭加重、低血压或休克。③CAT发作时常诱发或加重心功能不全，易发展为心房颤动，部分患者常提示预后不良。

（2）体征：心室100～180次/分，当房室传导比例不恒定时可出现心律不齐，可有第一心音强弱不一，颈静脉a波频率快于听诊心率。严重房速可出现心力衰竭、低血压或休克等体征。

知识点47：房室结折返性心动过速的心电图和心电生理检查
　　　　　　　　　　　　　　　　　　　　　　副高：熟练掌握　正高：熟练掌握

房室结折返性心动过速（AVNRT）的心电图和心电生理检查表现：①QRS波频率

100～250次/分，节律规则。②QRS波形态与时限均正常，但如心室率过快发生室内差异传导或窦性激动时，即有束支传导阻滞时，QRS波可宽大畸形。③可见逆行P′波，常重叠于QRS波内或位于其终末部。④心电生理检查时，心动过速能被期前刺激诱发和终止，RP′间期<60毫秒，房室交界区存在双径路现象。后者表现为房室传导曲线中断，相同或相近速率（<10毫秒）期前刺激时，出现长短两种SR间期，互差>50毫秒。

知识点48：房室折返性心动过速的心电图和心电生理检查

副高：熟练掌握 正高：熟练掌握

房室折返性心动过速（AVRT）的心电图和心电生理检查表现：①QRS波频率150～250次/分，节律规则。②QRS波形态与时限均正常时，为房室正路顺传型AVRT。QRS波宽大畸形和有δ波时，为房室正路逆传型AVRT。③可见逆行P′波，RP′间期一般>110毫秒。④心电生理检查时，心动过速能被期前刺激诱发和终止，RP′间期常>110毫秒。

知识点49：房内折返性心动过速的心电图和心电生理检查

副高：熟练掌握 正高：熟练掌握

房内折返性心动过速（IART）的心电图和心电生理检查表现：①房性P′波频率130～150次/分，偶可高达180次/分，较为规则。②P′波与窦性P波形态不同，与房内折返途径有关。③P′R间期≥120毫秒，发生房室阻滞时不能终止房速发作。④QRS波形态和时限多与窦性相同。⑤心电生理检查时，心动过速能被房性期前刺激诱发和终止。心动过速开始前必先经历房内传导延缓。心房激动顺序与窦性心律时不同。

知识点50：房性自律性心动过速的心电图和心电生理检查

副高：熟练掌握 正高：熟练掌握

房性自律性心动过速（AAT）的心电图和心电生理检查表现：①房性P′波频率100～200次/分，发作初期频率渐趋稳定（温醒现象）。②P′波与窦性P波形态不同，取决于异位兴奋灶的部位。③P′R间期≥120毫秒，发生房室阻滞时不能终止房速发作。④QRS波形态和时限多与窦性相同。⑤心电生理检查时，房性期前刺激不能诱发或终止AAT。

知识点51：房性紊乱性心动过速的心电图和心电生理检查

副高：熟练掌握 正高：熟练掌握

房性紊乱性心动过速（CAT）又称多源性房性心动过速，其心电图和心电生理检查表现：①房性P′波频率100～130次/分。②有3种或3种以上形态不同的P′波，且P′波之间有等电位线。③P′P′、P′R、RR间距不规则，部分P′波不能下传心室。④心电生理检查时，房性期前刺激不能诱发或终止CAT。

| 知识点52：室上性心动过速的动态心电图检查 | 副高：熟练掌握 正高：熟练掌握 |

对于频发的短阵心动过速，常规12导联心电图往往难以捕捉心动过速发作的情形，动态心电图有助于了解心律失常的情况，并了解临床症状与心律失常的相关性。

| 知识点53：室上性心动过速的诊断与鉴别诊断 | 副高：熟练掌握 正高：熟练掌握 |

典型的室上性心动过速发作时根据其发作方式、心电图经食管电生理检查结果不难作出诊断。但无创检查结果有时对房速、AVRT、不典型的AVNRT（如快-慢型、慢-慢型AVNRT）以及持续性交界区折返性心动过速（PJRT）不易区分，可行有创电生理检查诊断并同时进行导管消融治疗。当室上性心动过速合并束支阻滞、差异传导或合并旁路前传时，表现为宽QRS波心动过速，需要与室速相鉴别。

| 知识点54：房性心动过速的治疗 | 副高：熟练掌握 正高：熟练掌握 |

病因治疗和驱除诱因是房速治疗的基础。通常刺激迷走神经不能终止房速。药物治疗是大多数患者的选择，Ic类或Ⅳ类抗心律失常药物可用于IART；AAT发作时可选用洋地黄、Ia类、Ⅱ类、Ⅲ类或Ⅳ类抗心律失常药物；CAT治疗原发疾病十分重要，同时应用维拉帕米或胺碘酮，并补充钾盐和镁盐。

导管消融可治疗IART和AAT，成功率高达90%以上，但复发率相对其他室上性心动过速稍高，复发者可重复消融。导管消融治疗对CAT无效。伴有病窦综合征者，若需长期应用抗心律失常药物，宜植入人工心脏起搏器。特发性房速首选导管消融治疗，消融无效时可选用β受体阻滞剂、普罗帕酮或胺碘酮。

| 知识点55：房室结折返性心动过速和房室折返性心动过速的治疗 |
| 副高：熟练掌握 正高：熟练掌握 |

多数AVNRT和房室正路顺传型AVRT患者呈短暂发作后能自行终止或用刺激迷走神经的方法后终止。常用的刺激迷走神经方法有颈动脉窦按摩（切忌双侧同时按摩）、Valsalva动作、刺激咽喉、将面部浸没于冷水等。当上述方法无效、心动过速时间较长、症状明显者，可选用药物维拉帕米、地尔硫䓬、普罗帕酮、腺苷或洋地黄等静脉注射。少数患者在心动过速时诱发心绞痛、心功能不全、晕厥或休克等严重症状或上述方法仍不能终止心动过速时应立即行电复律。

房室正路逆传型AVRT应避免使用刺激迷走神经的方法，也不能选用洋地黄、β受体阻滞剂、维拉帕米等药物，因其可使房室结不应期延长，而旁路不应期不变或反而缩短，当发展至房扑、房颤时易诱发致命性室性心律失常。可选用普罗帕酮或胺碘酮静脉注射，症状严重者立即行电复律治疗。

对于反复发作的AVNRT和AVRT患者，目前不推荐长期药物治疗。因导管消融治疗AVNRT和AVRT创伤小、见效快、根治率高而成为这类心律失常的首选治疗方法。Ia类、Ic类和Ⅲ类抗心律失常药物能有效减少AVNRT和AVRT的发作，部分经济条件有限而不能接受导管消融治疗的患者如果频繁发作，可选用这些药物预防心动过速复发。

四、室性心动过速

知识点56：室性心动过速的概念　　　　　副高：熟练掌握　正高：熟练掌握

室性心动过速是指发生在希氏束分叉以下的束支、心肌传导纤维、心室肌的快速性心律失常。Wellens将其定义为：频率超过100次/分，连续3个或3个以上的自发性室性电除极活动，包括单形非持续性和持续性室性心动过速以及多形室性心动过速，如果是心脏电生理检查中心脏电刺激所诱发的室性心动过速，则必须是持续6个或6个以上的快速性心室搏动（频率>100次/分）。室性心动过速多见于器质性心脏病患者，且常伴发血流动力学状态的恶化，可能蜕变为心室扑动或心室颤动，导致心脏性猝死，需要积极治疗。

知识点57：室性心动过速的病因　　　　　副高：熟练掌握　正高：熟练掌握

（1）心血管疾病：包括原发性心肌病、冠心病、心肌炎、二尖瓣脱垂综合征、高血压心脏病、心脏瓣膜病、先天性心脏病，另外，其他各种原因引起的心脏病，如心包炎、心脏肿瘤等均可发生室性心动过速（室速）。

（2）药物和毒物作用：许多室速是药物或毒物引起，如洋地黄类药物、抗心律失常药物尤其是Ⅰ类和Ⅲ类抗心律失常药物（如奎尼丁）、拟交感胺药物、罂粟碱、三环抗抑郁药、锑剂、青霉素过敏等，均可发生室速。

（3）电解质紊乱和酸碱平衡失调：低钾血症、高钾血症、低镁血症及酸中毒等常常成为室速的原因，即使在无明显器质性心脏病的患者也常常诱发室速，而有器质性心脏病的患者更易发生室速。

（4）其他：长QT综合征、Brugada征等是室速的常见症状，是心脏性猝死的高危病因。

（5）特发性室速：是指发生在无器质性心脏病患者的室速，约占室速总数的10%，以青壮年居多。病因未明。近几年来，随着临床研究的深入，一些研究人员发现，许多特发性室速患者的心肌具有不同程度的病变，因此认为其病因可能为亚临床心肌病。

知识点58：引起室性心动过速的心血管疾病　　　　副高：熟练掌握　正高：熟练掌握

（1）原发性心肌病：①扩张型心肌病：其中约半数可因此而发生心脏性猝死。②肥厚型心肌病：容易发生持续性室速和心脏性猝死的器质性心脏病之一，一般认为室速的发生率约25%。③限制型心肌病：限制型心肌病合并室速十分常见。④致心律失常性右室心肌病（ARVC）：主要表现就是室速，部分有心肌病变而未表现出室速的患者也是室速的潜在高危人群。ARVC的患者大约有2/3合并严重的室性心律失常，是猝死的高危人群。

（2）冠心病：冠心病患者发生室速的机制主要为折返，同时也与触发活动有关。有研究表明，急性心肌梗死后2周即可形成室速的电生理基础，并常在以后的相当长时间内稳定不变。

（3）心肌炎：常见病因为病毒感染，病毒直接侵犯心肌或通过免疫反应而导致心肌细胞水肿、溶解、坏死，间质炎症细胞浸润，心肌扩张及纤维化等，成为室速的病理基础。

（4）二尖瓣脱垂综合征：一些二尖瓣脱垂患者易发生室速，甚至导致心脏性猝死。

（5）高血压心脏病：发生室性心律失常多为室性期前收缩，室速发生率较低。

（6）心脏瓣膜病：部分患者在发生风湿性心肌炎、心功能不全、电解质紊乱等情况下可发生室速。

（7）先天性心脏病：特别是法洛四联症患者许多并发室速。有些患者在外科矫正术后仍可发生室速，可能与心室部分切除或手术瘢痕引起传导减慢有关。

（8）其他：各种原因引起的心脏病，如心包炎、心脏肿瘤等均可发生室速。

知识点59：室性心动过速根据心电图分类　　　　　副高：熟练掌握　正高：熟练掌握

根据室速发作时的心电图表现分类是目前临床上最常用最普及的方法。

（1）期前收缩型室性心动过速：室速由一个室性期前收缩激发，室速的第一个QRS波与前面的窦性心搏有固定的配对间期。短阵发作的最后一次心室搏动和下次发作的第一个QRS波之间的间距，不等于室速时RR间距的倍数，故与并行性室速不同。

（2）单形性室性心动过速：单形性室速可以短阵发作（非持续性），也可呈持续性，发作时心电图同一导联上QRS波形态只有一种。

（3）双向性室性心动过速：又称双向性室性心律，是指室速发作时，心电图的同一导联上QRS主波方向交替发生正负相反的改变。双向性室速在临床上比较少见，常见于严重的器质性心脏病，如扩张型心肌病、冠心病等或洋地黄中毒患者，患者的基础心律常为房颤。

（4）并行性室性心动过速：是在室性并行心律的基础上形成的，多见于器质性心脏病患者。并行性室速进一步分为两种亚型：①加速的室性自主心律，频率75～120次/分，多见于急性心肌梗死；②阵发性并行性室速，频率140～220次/分，属于期前收缩性室速。

（5）多形室性心动过速：是指心动过速发作时，在心电图的同一导联上出现3种或3种以上形态的QRS波。根据心动过速发作前基础心律的QT间期长短可进一步将多形室速分为两种类型：①尖端扭转型室速：心动过速发作前QT间期延长，心动过速发作时QRS波沿着一基线上下扭转。②多形性室速：心动过速发作前QT间期正常。

（6）紊乱型室性心动过速：也称为多源性室速，室性紊乱心律，是由于心室内存在着多个异位起搏点且自律性极不稳定而构成的室速。其特征是心电图同一导联上有多种形态的QRS波，且P间期极不匀齐。紊乱型室速是一种极为严重的室性心律失常，易发生电-机械分离或室颤，常见于各种严重的器质性心脏病、洋地黄中毒或其他疾病终末期的患者。

知识点60：室性心动过速根据心动过速的发作时间分类

副高：熟练掌握　正高：熟练掌握

（1）持续性室性心动过速：室速持续30秒以上，多见于器质性心脏病患者。

（2）非持续性室性心动过速：其标准是单源性连续心室异位搏动超过3次，频率≥100次/分，在30秒内自行终止。

（3）反复性室性心动过速：常由室性期前收缩激发，是以室性反复搏动开始而形成的连续折返，常呈短阵发作方式，与窦性心律交替出现。

知识点61：室性心动过速根据室性心动过速发作的血流动力学和预后分类

副高：熟练掌握　正高：熟练掌握

（1）良性室性心动过速：发作时无明显血流动力学障碍，多为特发性或短阵性室速。

（2）潜在恶性室性心动过速：发作时患者有心悸、胸闷等症状，难以终止，有发生心脏性猝死的潜在可能性，常有器质性心脏病基础。

（3）恶性室性心动过速：发作时患者有明显症状，如心悸、胸闷、晕厥等，具有发生心脏性猝死的高度可能性，常有严重的器质性心脏病基础。

知识点62：室性心动过速根据心动过速的起源部位分类

副高：熟练掌握　正高：熟练掌握

（1）左室心动过速：心动过速多呈右束支阻滞，V_1导联正相波为主。

（2）右室心动过速：心动过速多呈左束支阻滞，V_1导联负相波为主。

（3）束支折返性心动过速：既可呈左束支阻滞，也可呈右束支阻滞，心率大多>200次/分，QRS波增宽，大多在140毫秒以上。

知识点63：室性心动过速根据患者的临床症状分类

副高：熟练掌握　正高：熟练掌握

（1）血流动力学稳定的室性心动过速：发作时血压无明显降低，多无症状或轻微症状，如心悸、感觉心跳过重、心跳过速、漏搏或停顿等，多为良性的，预后较好。

（2）血流动力学不稳定的室性心动过速：发作时血压明显降低，可出现先兆晕厥（如黑矇、头晕、乏力等）、晕厥（一过性神志丧失、可自行恢复）、心脏性猝死（未预料症状出现后1小时内死亡）的可能性。

知识点64：室性心动过速的临床表现

副高：熟练掌握　正高：熟练掌握

（1）症状：发作时的临床表现并不一致，有的症状不明显，有的可出现心悸、胸闷、胸痛、黑矇、晕厥，也有少数患者可致猝死。

（2）体征：室速发作时心率波动在150~200次/分，有的较慢，约70次/分，少数患者的频率较快，可达300次/分。节律多较规则，也有的不绝对规则，第一心音强弱不等，可有奔马律和第一、二心音分裂，有的甚至只能听到单一的心音，颈静脉有强弱不等的搏动。室速发作时具有的特征性体征是颈静脉搏动出现大炮波。

知识点65：血流动力学变化程度的取决因素　　副高：熟练掌握　正高：熟练掌握

室速发作时的临床症状主要由室速引起的血流动力学改变所致，其变化程度取决于：①心室舒张和收缩时的综合能力。②心房和心室收缩和舒张的协调性以及房室瓣关闭的时效性。③心动过速的频率和持续的时间。④室速的病因和原有的心功能状态。⑤心血管神经体液调节功能及其自身对心功能的调节能力。⑥室速的起源部位。⑦室速的类型。

知识点66：室性心动过速的辅助检查　　副高：熟练掌握　正高：熟练掌握

（1）心电图：①频率：多在100~250次/分，持续性室性心动过速的频率多在180次/分左右。②节律：持续单形性室性心动过速的节律一般是规则或相对规则的，RR间期之差一般<20毫秒，但多形性室性心动过速的节律可极不规则。③QRS波形态：宽大畸形，时限超过0.12秒；ST-T波方向与QRS波主波方向相反。④室房分离：即心房独立活动与QRS波无固定关系，偶尔个别或所有心室激动逆传夺获心房形成室房部分或1:1传导。⑤心室夺获与室性融合波：室性心动过速发作时少数室上性冲动可下传心室，产生心室夺获，表现为在P波之后，提前发生一次正常的窄QRS波。室性融合波的QRS波形态介于窦性与异位心室搏动之间，为部分夺获心室。心室夺获与室性融合波的存在对确立室性心动过速诊断提供重要依据。

（2）动态心电图：动态心电图可以记录短阵室速发作，尤其对反复晕厥的患者更有重要意义。

（3）心电生理检查：室速电生理检查的临床应用可以明确诊断，阐述室速的机制，终止心动过速，并可以确定心动过速起源点，指导导管消融治疗。心内电生理检查对判断室速严重程度及预测猝死的危险程度具有重要意义。

知识点67：室性心动过速的诊断和鉴别诊断　　副高：熟练掌握　正高：熟练掌握

典型室速根据发作时的心电图或动态心电图，结合其基础心脏情况，诊断不难确定。但不典型者还需要与宽QRS型室上性心动过速进行鉴别，包括室上速伴束支传导阻滞、室内差异传导以及房室正路逆传型AVRT。临床上常参照Brugada分布诊断法，必要时需做心电生理检查方能确诊。

知识点68：室性心动过速的治疗原则　　　　　副高：熟练掌握　正高：熟练掌握

①立即终止室性心动过速的发作：多数心动过速伴发器质性心脏病，室性心动过速发作后患者会出现明显的临床症状，诱发心力衰竭或发生心脏性猝死的可能性很大，应根据血流动力学是否稳定，采用抗心律失常药物或直流电复律尽快终止室性心动过速的发作。洋地黄中毒引起的室性心动过速，不宜用电复律，应给予药物治疗。②尽力消除诱发室性心动过速的诱因：如纠正低血钾，积极治疗心肌缺血和心功能不全。③积极治疗原发病。④努力预防室性心动过速复发。⑤注意防治心脏性猝死。

知识点69：抗心律失常药物的选择　　　　　副高：熟练掌握　正高：熟练掌握

（1）选择终止室性心动过速的抗心律失常药物时，主要依据患者的病因及血流动力学情况。

（2）特发性左室分支性室性心动过速急性发作时，可静脉注射维拉帕米，部分患者静脉注射普罗帕酮也有效，上述药物无效可静脉注射胺碘酮。对于症状明显的特发性心室流出道室性心动过速，可首选β受体阻滞剂或钙离子阻滞药，无效选择普罗帕酮，部分患者静脉注射利多卡因也有效，上述药物都无效可选择静脉注射胺碘酮。

（3）如果血流动力学稳定，首选药物治疗，通常首选胺碘酮，利多卡因也可使用，但效果不确定。对于器质性室性心动过速患者，不主张在电复律前联合用药或序贯用药，这样会导致心动过速持续时间延长，可能出现药物不良反应协同。

（4）急性心肌缺血或心肌梗死导致的多形性室性心动过速，一线治疗选择静脉注射β受体阻滞剂和/或静脉负荷量应用胺碘酮。

（5）先天性或获得性长QT的尖端扭转型室性心动过速（Tdp）发作时，可考虑使用镁剂，硫酸镁1～2g稀释后5～20分钟静脉注射。如果Tdp发作与心动过缓的长间歇和QT间期延长有关，如果无禁忌可试用异丙肾上腺素静脉滴注提高心率，或者应用临时起搏器提高心率。预防发作主要应用大剂量β受体阻滞剂治疗。

知识点70：胺碘酮的具体用法　　　　　副高：熟练掌握　正高：熟练掌握

胺碘酮静脉注射或静脉滴注是急诊终止室性心动过速最常选择应用的药物，具体用法如下：静脉负荷剂量+静脉滴注维持。

静脉负荷：150mg，用5%葡萄糖溶液稀释，至少10分钟注入。10～15分钟后可重复150mg。静脉维持：1～2mg/min，维持6小时，随后以0.5～1.0mg/min维持18小时，第一个24小时内用药一般为1200mg，最高一般不超过2000mg。复发或对首剂治疗无反应，可以追加负荷量。对于器质性室性心动过速患者，如果没有可纠正的病因或诱因，通常同时口服胺碘酮。静脉应用胺碘酮的主要不良反应为肝功能损害、心动过缓、低血压、静脉炎等。

静脉应用胺碘酮期间，应密切监测患者的血流动力学状态，包括血压、心电、血氧情况，如果出现血流动力学不稳定或抗心律失常药物不能及时终止室性心动过速，应及时直流电复律。如果电复律无效，可在静脉应用胺碘酮等抗心律失常药物后重复电复律治疗。

知识点71：器质性室性心动过速的药物治疗 　　　副高：熟练掌握　　正高：熟练掌握

β受体阻滞剂具有拮抗交感神经活性、改善心室不良重塑和改善心力衰竭预后及抗心律失常作用，器质性心脏病伴有心功能不全者应用β受体阻滞剂可降低总死亡率和心脏性猝死发生率。

胺碘酮可降低器质性室性心律失常死亡率和院外心脏性猝死的死亡率，但对降低总死亡率作用不确定。另外长期应用心脏外不良反应较多。

（1）对于器质性非持续性室性心动过速患者，应针对病因和诱因治疗，即治疗器质性心脏病和纠正如心肌缺血、心力衰竭、电解质紊乱、洋地黄中毒等诱因。在此基础上，若无禁忌证，可以应用β受体阻滞剂，上述治疗措施效果不佳且室性心动过速发作频繁、症状明显者，可以按持续性室性心动过速治疗，用抗心律失常药预防或减少发作。

（2）对于器质性持续性室性心动过速患者，在可能的情况下治疗基础心脏病、寻找和纠正可能存在的诱发因素；药物治疗可单用β受体阻滞剂，也可在除外胺碘酮应用禁忌证后长期口服胺碘酮治疗，与β阻滞剂合用效果更好。

知识点72：室性心动过速的非药物治疗措施 　　　副高：熟练掌握　　正高：熟练掌握

（1）直流电复律：室速患者有血流动力学障碍时应立即给予直流电复律。

（2）程控心脏刺激：一般需要经静脉插入电极导管到心室，通过期前收缩刺激或超速抑制终止室速。

（3）导管消融：经导管射频消融治疗对于特发性室速、束支折返性心动过速等部分室速效果明显。对心肌梗死后的室速导管消融也有一定的近期疗效。①特发性室性心动过速的患者不推荐药物治疗，目前射频导管消融治疗已成为特发性室性心动过速的一线治疗，成功率较高，复发率和并发症均较低。②器质性室性心动过速的消融技术近年来有了很大进展，适应证明显增加，建议在有经验的电生理中心进行评估是否有射频导管消融治疗的可能。

（4）植入型心律转复除颤器（ICD）：在室速的治疗中具有极其重要的价值，不仅能在室性心动过速发作时有效终止，而且是迄今为止降低心脏性猝死发生率最有效的手段。尤其是较新一代产品具有抗心动过速起搏（ATP）功能，室速发作时不采用电击而用程控电刺激方法终止心动过速，可减少放电频繁对患者的影响。目前ICD二级预防的Ⅰ类适应证包括：①由于心室颤动或血流动力学不稳定性室性心动过速引起心脏骤停后存活的患者，排除可逆性因素需植入ICD治疗；②存在器质性心脏病，发生持续性室性心动过速的患者应植入ICD治疗；③不明原因晕厥患者，在电生理检查时诱发出有临床意义的血流动力学不稳定的持续性室性心动过速或心室颤动者，应植入ICD治疗。

（5）外科手术：对某些顽固的室速患者，可行室壁瘤切除术、心内膜环切术等外科手术治疗。

（6）其他：少数特发性室速可行迷走神经刺激的方法终止。

心房
扑动

五、心房扑动

| 知识点73：心房扑动的概念 | 副高：熟练掌握 正高：熟练掌握 |

心房扑动（AFL）简称房扑，是一种常见的快速性房性心律失常，多为阵发性，每次发作历时数分钟至数小时，有不稳定的倾向，可恢复至窦性心律或发展为房颤。少数为持续性，可持续数月或数年。

在心电图上表现为大小相等、频率快而规律（心房率一般在240～340次/分），至少一个体表导联上无等电位线的心房扑动波。

心房扑动是介于房性心动过速和心房颤动之间的快速快心律失常，是最常见的大折返性房性心动过速。其多见于伴有器质性心脏病的患者，或心房颤动消融术后。

| 知识点74：心房扑动的分类及发病机制 | 副高：熟练掌握 正高：熟练掌握 |

（1）典型房扑：典型房扑是右心房内大折返性心动过速，左心房被动激动，折返激动依赖于下腔静脉和三尖瓣环之间的峡部缓慢传导。

（2）非典型房扑：不依赖于下腔静脉和三尖瓣环之间峡部缓慢传导的大折返性房性心动过速，也被称为非峡部依赖性房扑，折返环可位于左心房或右心房。其在器质性心脏病中多见。引起非典型房扑的激动除可以围绕二尖瓣环进行折返外，也可围绕其他解剖障碍、外科手术或其他原因引起的心房纤维化瘢痕、不完整的射频消融线等进行折返。

| 知识点75：心房扑动的临床表现 | 副高：熟练掌握 正高：熟练掌握 |

（1）症状：主要取决于心室率的快慢。心室率不快且规则者，患者可无症状。心室率快或不规则时可致心悸、乏力、呼吸困难或胸痛的表现。极快的心室率可以诱发心功能不全与心脑供血不足症状，如心绞痛、眩晕和晕厥等。预激综合征、甲亢等并发的房扑，或使用 Ia、Ic类抗心律失常药物将心房率减慢至200次/分以下时，以及运动、应用拟交感类药物者可能形成1:1房室传导，产生极快的心室率。

（2）体征：房室传导比例恒定时，心脏听诊心音规则，S_1强度一致。如果房室传导比例不恒定，则心室律不规则，S_1强弱不等，偶可听到舒张期附加之心房音。按摩颈动脉窦能增加房室传导阻滞，使房扑的心室率突然减慢；停止按摩后又恢复至原先心室率水平。使患者运动、应用增加交感神经张力或降低迷走神经张力的方法，可改善房室传导，使房扑的心室率明显加速。

| 知识点76：心房扑动的心电图表现 | 副高：熟练掌握 正高：熟练掌握 |

（1）P波消失，代以形态、振幅、间距规则的锯齿状房扑波（F波），F波在 Ⅱ、Ⅲ、aVF或 V_1导联最明显，频率在250～350次/分，等电位线消失。增加迷走神经张力的措施可

产生短暂的房室传导阻滞而使F波清晰显示。

（2）QRS波形态正常，伴室内差异性传导、束支传导阻滞或预激综合征时，QRS波增宽、畸形。

（3）心室率的快慢取决于房室传导比例。传导比例以偶数多见，奇数少见。其中以2∶1传导最常见。当房扑率为300次/分时，产生150次/分的心室率最具特征性。

（4）心室率规则与否取决于房室传导比例是否恒定，不规则的心室率是传导比率不恒定所致。

知识点77：心房扑动的分类　　　　　　副高：熟练掌握　　正高：熟练掌握

（1）根据房扑的电生理机制分类：①典型房扑：即峡部依赖性房扑，折返环位于右心房，心房率常在240～350次/分，依照激动的传导方向又分为顺时针方向房扑和逆时针方向房扑。顺时针方向房扑心电图表现为Ⅱ、Ⅲ、aVF导联负向F波和V₁导联正向F波；逆时针方向房扑心电图表现与之相反；②非典型房扑：折返环位于右心房外的先天性解剖或功能障碍区，通常无固定的折返环路。其心电图上F波波形与典型者有差异，频率较典型者快，常在340～433次/分。与手术切口或补片有关的房扑是一种特殊的类型，可归入房速范畴。

（2）根据房扑是否可以被快速心房起搏终止分类：分为Ⅰ型房扑和Ⅱ型房扑。Ⅰ型房扑可被快速心房起搏终止，Ⅱ型房扑则不能。虽然Ⅰ型房扑常表现出典型房扑中顺时针方向房扑的特征，但不能把典型房扑等同于Ⅰ型房扑。

知识点78：心房扑动的鉴别诊断　　　　　副高：熟练掌握　　正高：熟练掌握

（1）窦性心动过速：心率多为100～150次/分，有明显窦性P波，可见等电位线。心室率可有一定的变化，而房扑时心室率固定或成倍增减。

（2）房速：心房率多为150～200次/分，有房性P′波，可见等电位线，刺激迷走神经通常不能终止发作，只能引起或加重房室传导阻滞。

（3）阵发性室上速（房室结折返性心动过速和顺向型房室折返性心动过速）：心房率150～250次/分，有逆行P′波，可见等电位线，按压颈动脉窦可使发作突然停止或无效。

（4）阵发性室速：QRS波宽大、畸形，时限≥0.12秒，无房扑波，多有器质性心脏病基础。房扑伴室内差异性传导、束支传导阻滞或预激综合征时应注意与之鉴别。

知识点79：终止心房扑动和预防复发的治疗　　副高：熟练掌握　　正高：熟练掌握

（1）直流电转复：房扑伴极快心室率、血流动力学障碍者，首选直流电复律，终止房扑安全、有效。起始能量通常＜50J。心内转复可将两根电极分别置于高位右心房和冠状窦，能量一般为2～3J。

（2）药物转复：Ⅰa类（如奎尼丁）或Ⅰc类（如普罗帕酮）药物对转复房扑和预防复发有一定的成功率。但如单独使用，可能由于减慢心房率和对抗迷走神经作用，使房室传导阻滞消失而形成1:1传导，反而导致心室率加快。因而应用Ⅰ类药物前，应以洋地黄、钙离子通道阻滞剂或β受体阻滞剂减慢心室率。Ⅲ类药物也能有效转复房扑，口服胺碘酮（200mg/d，5天/周）对预防房扑复发有良效。

（3）心房调搏心房快速起搏：以大于房扑频率行超速抑制（起搏频率从快于心房频率10~20次/分开始，最适频率常为房扑频率的120%~130%，最适刺激时间为10~15秒），能使大多数房扑转复为窦性心律或心室率较慢的房颤。特别是对电复律无效、已应用大量洋地黄不能电复律以及伴病窦综合征的Ⅰ型房扑（Ⅱ型无效）患者。

（4）射频消融：对于典型房扑，即"峡部依赖性房扑"，消融右心房峡部的固定缓慢传导区、打断折返环路而终止房扑。对于非典型房扑，借助Carto系统，亦可成功地消融。

知识点80：考虑心律转复的情况　　　　副高：熟练掌握　　正高：熟练掌握

只有下列情况下才考虑心律转复（包括电复律、药物复律或导管消融）：患者抗凝指标达标（INR值2.0~3.0）、房扑持续时间少于48小时或经食管超声未发现心房血栓。

知识点81：控制心房扑动心室率的药物治疗　　　　副高：熟练掌握　　正高：熟练掌握

（1）洋地黄：毛花苷丙静脉注射或口服地高辛，可通过兴奋迷走神经而缩短心房不应期、加快心房率而使房扑变为房颤，停用后再转变为窦性心律。洋地黄的另一作用是加重房室传导阻滞以减慢房扑心室率。若单独应用洋地黄未能奏效，可联合应用β受体阻滞剂或钙离子通道阻滞剂控制心室率。

（2）钙离子通道阻滞剂：维拉帕米［起始剂量5~10mg静脉注射，继之5μg/（kg·min）静脉滴注］或地尔硫䓬（0.25mg/kg静脉滴注）能有效减慢房扑的心室率，并能使近期发生的房扑转复为窦性心律，但不易终止慢性房扑。

（3）β受体阻滞剂：普萘洛尔、阿替洛尔、美托洛尔和艾司洛尔等可用于减慢房扑的心室率。

知识点82：心房扑动的急性期治疗建议　　　　副高：熟练掌握　　正高：熟练掌握

房扑的急性期治疗建议

（2005年中国室上性快速心律失常治疗指南）

临床症状与目标	治疗建议	推荐级别	证据水平
（一）难以耐受者			
1. 复律	直流电复律	Ⅰ	C
2. 室率控制	β受体阻滞剂	Ⅱa	C
	维拉帕米或地尔硫䓬	Ⅱa	C

续 表

临床症状与目标	治疗建议	推荐级别	证据水平
	洋地黄	Ⅱb	C
	胺碘酮	Ⅱb	C
（二）血流动力学稳定者			
1. 复律	心房或经食管起搏	I	A
	直流电复律	I	C
	伊布利特	Ⅱa	A
	氟卡尼	Ⅱb	A
	普罗帕酮	Ⅱb	A
	索他洛尔	Ⅱb	C
	普鲁卡因胺	Ⅱb	A
	胺碘酮	Ⅱb	C
2. 室率控制	地尔硫草或维拉帕米	I	A
	β受体阻滞剂	I	C
	洋地黄	Ⅱb	C
	胺碘酮	Ⅱb	C

知识点83：心房扑动的远期治疗建议　　　　副高：熟练掌握　　正高：熟练掌握

2003年ACC/AHA/ESC室上性快速性心律失常
治疗指南中有关房扑的远期治疗建议

临床症状	治疗建议	推荐类别	证据水平
首次发作、良好耐受者	直流电复律	I	B
	导管消融*	Ⅱa	B
复发、良好耐受者	导管消融*	I	B
	多非利特	Ⅱa	C
	胺碘酮、索他洛尔或氟卡尼	Ⅱb	C
	奎尼丁、普罗帕酮	Ⅱb	C
难以耐受者	导管消融*	I	B
Ic类或胺碘酮治疗房颤后发生房扑	导管消融*	I	B
	停用原药，换其他药物	Ⅱa	C
药物无效、有症状的非峡部依赖性房扑	导管消融*	Ⅱa	B

注：根据2003年ACC/AHA/ESC室上性快速性心律失常治疗指南中有关房扑的远期治疗。*：如果导管消融不能成功根治，且药物治疗无效，应考虑房室结消融并植入起搏器心室起搏治疗

心房
颤动

六、心房颤动

| 知识点84：心房颤动的概念 | 副高：熟练掌握 正高：熟练掌握 |

心房颤动（AF）简称房颤，是指规则有序的心房电活动丧失，代之以快速无序的心房颤动波，是最严重的心房电活动紊乱，也是常见的快速性心律失常之一。心房由于无序颤动，从而失去了有效的收缩与舒张，进而导致泵血功能下降或丧失；加之房室结对快速心房激动的递减传导，可致心室反应极不规则。因此，心室律（率）紊乱、心功能受损和心房附壁血栓形成是心房颤动患者的主要病理生理特点。

| 知识点85：心房颤动的危害 | 副高：熟练掌握 正高：熟练掌握 |

心房颤动对于患者造成的危害主要分三方面：①不管是持续性或者是阵发性的心房颤动，由于心室律（率）紊乱，患者往往主诉心悸、乏力等不适，影响生活质量。②心房颤动时心房丧失泵血功能，心排血量降低，心功能下降，尤其在伴有其他器质性心脏病时。③由于心房内丧失正常血流动力学，潜在血栓风险增大，血栓脱落引起的并发症比非心房颤动患者高15倍，尤以脑栓塞多发，造成极高的致残率。

| 知识点86：心房颤动的病因 | 副高：熟练掌握 正高：熟练掌握 |

（1）多见于器质性心脏病：心脏瓣膜病（二尖瓣狭窄最多见）、冠心病、高血压性心脏病是常见的病因。此外，也见于心肌病、心包疾病、预激综合征等。

（2）非心源性病因：如甲亢、肺部疾患、急性酒精中毒、电解质紊乱等也可为其潜在的病因。对于某些易感人群，自主神经系统通过迷走或交感张力的增加可触发房颤，称为神经源性房颤，按其发病特点分别称为迷走性或肾上腺素性房颤。

（3）临床上30%的房颤患者未能发现器质性病变基础，称为孤立性或特发性房颤，发生原因不明。

| 知识点87：心房颤动的临床表现 | 副高：熟练掌握 正高：熟练掌握 |

（1）症状：心房颤动的症状取决于发作时的心室率、心功能、伴随的疾病、房颤持续时间以及患者感知症状的敏感性等多种因素。大多数患者有心悸、呼吸困难、胸痛、疲乏、头晕和黑矇等症状，由于心房利钠肽的分泌增多还可引起多尿。部分房颤患者无任何症状，而在偶然的机会或者当出现房颤的严重并发症（如卒中、栓塞或心力衰竭）时才被发现。同一患者即可存在症状性房颤发作也可发生无症状性房颤。

（2）体征：房颤发作时听诊第一心音强度变化不定，心律极不规整，具有一定的特征性，但房颤的听诊特点也可见于频发多源性房性期前收缩。当心室率过快时，心室搏动减弱以致未能开启主动脉瓣，或因动脉血压波太小，未能传导至外周动脉而表现为脉搏短缺。

| 知识点88：心房颤动的特异性体征 | 副高：熟练掌握 正高：熟练掌握 |

（1）心律绝对不齐：心房颤动时心房率可达450～600次/分，而房室结的有效不应期在300毫秒左右，因此大部分的心房冲动隐匿在房室结内，由于心房冲动的幅度大小不一、间隔不一，因此心房冲动下传到心室的冲动极不规则，导致心室律绝对不齐。

（2）心音强弱不等：心音的强弱与心室开始收缩时房室瓣膜在心腔内的位置有关，心房颤动时由于心室律绝对不齐，因而每次的心室充盈量不一致，即每次收缩时，房室瓣距离瓣环的距离不一样，因而产生的心音强弱不等。

（3）脉搏短缺：即心率快于脉率，并且一般心室率越快，脉搏短缺越明显。因为心室率不规则，心脏每搏量不一致，产生的脉搏强弱不一致；一旦心室充盈量太少，未能传至外周动脉，则会出现脉搏少于心搏的体征。

| 知识点89：心房颤动患者心室律变得规则的情况 | 副高：熟练掌握 正高：熟练掌握 |

房室传导正常时，房颤的心室律不规则且速率较快。当房颤患者的心室律变得规则，应考虑以下可能性：①转复窦性心律。②房速。③房扑伴固定的房室传导比率。④房室交界性心动过速。⑤室速。⑥如心室律变为慢而规则（30～60次/分），提示可能出现完全性房室传导阻滞。

| 知识点90：心房颤动的心电图表现 | 副高：熟练掌握 正高：熟练掌握 |

（1）P波消失，代之以形态、振幅、间距绝对不规则的房颤波（F波），频率为350～600次/分，以V_1导联最为明显。

（2）QRS波通常形态正常，但振幅并不一致；伴室内差异性传导、束支传导阻滞或预激综合征时，QRS波增宽、畸形。

（3）心室率绝对不规则：未接受药物治疗、房室传导正常者，心室率通常为100～160次/分。宽QRS波伴极快速的心室率（＞200次/分）提示存在房室旁路。儿茶酚胺类药物、运动、发热、甲亢等均可缩短房室结不应期，使心室率加速；相反，洋地黄延长房室不应期，减慢心室率。

| 知识点91：心房颤动的分类 | 副高：熟练掌握 正高：熟练掌握 |

2012年ESC心房颤动诊疗指南将房颤分为5种：①首次诊断的房颤：首次出现房颤的每例患者都视为首次诊断的房颤患者，无论房颤的持续时间或是否存在房颤相关症状及严重程度。②阵发性房颤：是指能够自发终止的房颤，通常房颤持续发作≤1周。③持续性房颤：是指房颤持续超过7天或需要药物或直流电复律转复的房颤。④长期持续性房颤：是指房颤

需采取控制策略时已超过1年或更长时间。⑤永久性房颤：是指经药物或电复律治疗难于复律或即使复律但难以维持窦性心律的房颤。

知识点92：心房颤动的鉴别诊断　　　　副高：熟练掌握　正高：熟练掌握

（1）心房扑动：P波消失，代之以快速而规律的锯齿状F波，F波电压及FF间距相等，心房率在250～350次/分，QRS波电压相同，心室率规则或成整倍数关系增减。与房扑不同，房颤的心房率为350～600次/分，P波消失代之以杂乱无章的F波，F波电压及FF间距均绝对不等，QRS波电压及心室率变化很大。

（2）紊乱性房速：心电图上可见到清楚的P'波，形态至少3种以上，P'R间期各不相同，心房率100～130次/分；多数P'波能下传至心室，但部分P'波因过早发生而受阻，心室率不规则，最终可发展为房颤。

知识点93：复律的指征　　　　副高：熟练掌握　正高：熟练掌握

房颤患者理论上均应考虑转复窦性心律。但在房颤持续多年、左心房明显扩大、基础病因（如二尖瓣狭窄）尚未纠正或疑为病窦综合征者，复律成功率很小且难以维持窦性心律，故不宜强行复律。当房颤伴有极快心室率（尤其是房颤经房室旁路下传时），或严重血流动力学障碍（低血压、急性心衰、心绞痛恶化、心肌梗死等）时应立即电复律。初发房颤大部分在24～48小时内可自动转复为窦性心律。因此，对无器质性心脏病的初发房颤可仅给予休息和镇静，不必急于复律。房颤持续7天以内，尤其是持续时间<48小时者，药物复律非常有效。超过7天，电复律治疗优于药物复律。房颤持续时间超过48小时或不知道持续时间的患者可能有心房血栓，有可能引起栓塞。对于这类患者，应延迟复律时间，直到抗凝治疗达到适当水平（INR值2.0～3.0）或食管超声排除心房血栓。

知识点94：心房颤动的药物复律　　　　副高：熟悉掌握　正高：熟悉掌握

2014年ACC/AHA/ESC心房颤动指南，心房颤动的药物复律推荐：①Ⅰ类推荐：无禁忌的条件下，氟卡尼、多非利特、普罗帕酮和静脉用伊布利特可用于心房颤动或房扑复律（证据水平：A）。②Ⅱa类推荐：胺碘酮可用于心房颤动药物复律（证据水平：A）；有监测条件且安全性得到保障的情况下，普罗帕酮或氟卡尼可以在院外使用终止心房颤动发作（证据水平：B）。③Ⅲ类推荐，有害：院外不可以使用多非利特药物复律（证据水平：B）。

用于心房颤动复律的药物包括Ⅰa（如奎尼丁）、Ⅰc（如普罗帕酮）和Ⅲ类（如胺碘酮、索他洛尔、多非利特、伊布利特）等抗心律失常药物，其主要作用于心房，延长心房不应期或减慢心房内传导。无器质性心脏病的房颤患者，口服或静脉应用普罗帕酮比较安全、有效，但对有缺血性心脏病或充血性心衰患者应避免应用。如有心功能不全，首选Ⅲ类药物中的胺碘酮。

用药方法：①普罗帕酮：口服450～600mg（10mg/kg），首次给半量，1小时后再给半量的1/2，以后每天10mg/kg，分3次服用，共4天；静脉应用1.5～2.0mg/kg，静脉注射10分钟，继之0.007mg/（kg·min）静脉滴注，不超过2小时；②胺碘酮：口服0.2g，每日3次，5～7天后部分患者可转复，继之0.2g，每天2次，5～7天以后每天0.2g维持；静脉应用5～7mg/kg，持续30～60分钟，然后15mg/kg，1天内静脉滴注。

知识点95：心房颤动的体外直流电同步复律　　　副高：熟悉掌握　正高：熟悉掌握

电复律是指运用高能电脉冲，间接或直接瞬间通过心脏，消除心脏快速的异位节律，使其恢复为窦性心律。我们目前常用的均为体外电复律。

体外直流电同步复律适用于房颤伴血流动力学恶化以及药物复律无效者。房颤电复律总体成功率是75%～93%。体外电复律前后位复律成功率高于前侧位，起始能量100～150J为宜，不成功时用200J再次复律。心内电复律以右心房为负极，冠状窦或左肺动脉为正极，能量不大于20J为宜。

（1）2014年ACC/AHA/ESC心房颤动指南，心房颤动体外电复律的适应证

1）Ⅰ类推荐：①推荐直流电复律用于房颤或房扑患者恢复窦性心律，如果不成功，可以考虑多次电复律（证据水平：B）。②对于药物复律无反应的房颤或房扑合并快速心室反应患者，推荐直流电复律（证据水平：C）。③心房颤动或房扑合并预激且血流动力学不稳定情况下推荐直流电复律（证据水平：C）。

2）Ⅱa类推荐：直流电复律之间窦性心律维持具有临床意义周期的情况下可以反复电复律（证据水平：C）。

（2）电复律的基本流程

1）复律前准备：①完善相关检查，排除禁忌证，患者或其家属已知情同意等。②准备抢救措施、心电监护、麻醉药品，开通静脉通道等。③复律前6～8小时禁食禁饮，排空小便。④连接除颤仪，予患者镇静麻醉。

2）复律：心房颤动电复律为同步电复律，设置于同步位置后，充电至预设水平，采用前侧位或前后位放置电极板，按下放电按钮。如首次复律不成功，可等待3分钟后再次电复律。

3）围复律期抗凝：同前药物复律抗凝部分。

知识点96：心房颤动的维持窦性节律治疗的药物　　　副高：熟练掌握　正高：熟练掌握

对于大多数阵发性心房颤动或持续性心房颤动的患者，恢复窦性心律后心房颤动复发的风险仍然很大。心房颤动复发的危险因素包括高龄、心力衰竭、原发性高血压、糖尿病、左心房扩大及左心室功能障碍等。控制并干预这些危险因素，有助于预防心房颤动的复发。但是，不少患者仍需要长期服用抗心律失常药物来预防心房颤动的复发。在这种长期抗心律失常药物治疗中，所选药物的安全性至关重要。目前国内临床常用于维持窦性心律的药物有胺碘酮、多非利特、普罗帕酮、β受体阻滞剂、索他洛尔等。

（1）胺碘酮：胺碘酮维持窦性心律的疗效优于Ⅰ类抗心律失常药物和索他洛尔。常用剂

量为每次200mg，每天1次口服，由于胺碘酮心脏外的不良反应发生率较高，因此将其列为二线用药，对于伴有器质性心脏病的患者，胺碘酮仍为首选用药。

（2）β受体阻滞剂：维持窦性心律的作用低于Ⅰ类或Ⅲ类抗心律失常药，但长期应用不良反应少。初次应用宜从小剂量开始，靶目标为清晨静息状态下心率不低于55次/分。

（3）普罗帕酮：预防心房颤动复发的有效性不如胺碘酮。与其他Ⅰc类药物一样，由于存在促心律失常风险作用，不应用于缺血性心脏病、心功能不全和明显左心室肥厚的患者。

（4）决奈达隆：Ⅲ类抗心律失常药物，与胺碘酮作用相似但不含碘，故心外不良反应少，但其维持窦性心律的有效性不如胺碘酮；不应用于中重度心功能不全患者。

知识点97：心房颤动控制心室率的治疗　　　　副高：熟练掌握　　正高：熟练掌握

用于控制房颤心室率的药物包括β受体阻滞剂、非二氢吡啶类钙离子通道阻滞剂（维拉帕米和地尔硫䓬）以及洋地黄类药物。它们作用于房室结，延长房室结不应期，增加隐匿传导。近年来趋向于选择β受体阻滞剂和钙离子通道阻滞剂作为控制心室率的首选药物。地高辛对运动或应激时的快心室率无效，仅在房颤合并心衰时作为一线治疗，不伴心衰时不宜作为首选药。房颤急性发作时，如无旁路下传，静脉应用β受体阻滞剂或钙离子通道阻滞剂可以减慢心室对房颤的反应，但在低血压和心力衰竭时应注意。房颤的心室率控制标准为静息状态时60~80次/分，日常中度体力活动时90~115次/分，24小时心电监护平均心率<100次/分，心率不能高于依据年龄预测的最高值的110%。多数患者使用一种β受体阻滞剂或钙离子通道阻滞剂可有效，部分患者需联合应用地高辛。对合并预激综合征的房颤患者，上述减慢房室结传导的药物（钙离子通道阻滞剂、洋地黄和β受体阻滞剂等）应属禁忌，因为抑制房室结前传会促使房颤冲动经房室旁路前传，从而导致极快的心室率，诱发室速或室颤，甚至猝死。

如果患者抗心律失常药物和负性变时药物不能有效控制房颤的快速心室率，出现快室率相关的症状，则消融房室结并植入永久性起搏器是改善房颤患者症状非常有效的办法。如果在适当药物治疗下心室率仍过快并产生心动过速介导的心室收缩功能下降，则房室结消融是最有效的办法。

知识点98：心房颤动的长期抗凝治疗　　　　副高：熟练掌握　　正高：熟练掌握

华法林及新型口服抗凝药（NOAC，如达比加群酯）均可用于房颤的抗凝治疗。具体方案的选择视评估的血栓风险而定。$CHA_2DS_2\text{-}VASc$评分是目前验证最好且最具临床实用性的模式（下表）。$CHA_2DS_2\text{-}VASc$积分0分的患者无须抗凝，积分≥1分的患者推荐实用华法林或新型口服抗凝药。大多数接受华法林治疗的房颤患者推荐的INR值为2.0~3.0，对于75岁以上具有高度出血风险的老年患者，目标INR值为1.8~2.5，这对于该年龄组在毒性和有效性之间可能是更合理的折中数值。患者口服华法林无法维持INR值在2.0~3.0时可选择新型口服抗凝药，如达比加群、利伐沙班。达比加群多数患者每次服用150mg，2次/日；年龄大于80岁，患者服用相关药物（如维拉帕米等），高出血风险和中度肾功能受损患者每次服用

110mg，2次/日。利伐沙班常规每次服用20mg，1次/日，中度肾功能受损者减至15mg；严重肾功能受损者（CrCl＜30ml/min）不推荐使用新型口服抗凝药。

CHA$_2$DS$_2$-VASc评分

危险因素	CHA$_2$DS$_2$-VASc
CHF/LV功能障碍（C）	1
高血压（H）	1
年龄≥75岁（A）	2
糖尿病（D）	1
卒中/TIA/栓塞史（S）	2
血管疾病（V）	1
年龄65～74（A）	1
性别（女性）（Sc）	1
总积分	9

知识点99：2014年ACC/AHA/ESC心房颤动指南，心房颤动复律前后的抗凝策略推荐
　　　　　　　　　　　　　　　　　　　　　　　　副高：熟练掌握　　正高：熟练掌握

（1）Ⅰ类推荐：①房颤或房扑≥48小时或持续时间不明确，复律前华法林抗凝3周，复律后继续抗凝4周（证据水平：B）。②房颤或房扑≥48小时或持续时间不明确且需要紧急复律，尽快启动抗凝治疗并至少持续4周（证据水平：C）。③对于房颤或房扑＜48小时且高危卒中患者，复律前或复律后立即静脉用肝素或低分子肝素或Xa因子抑制剂或直接凝血酶抑制剂，随后长期抗凝治疗（证据水平：C）。④房颤复律后，根据血栓栓塞风险决定是否长期抗凝（证据水平：C）。

（2）Ⅱa类推荐：①房颤或房扑≥48小时或持续时间不明确或复律前3周未行抗凝治疗，在复律前行经食管超声检查（TEE），若左心房无血栓则行复律，另外，抗凝治疗在TEE前开始，并且至少持续至复律后4周（证据水平：B）。②房颤或房扑≥48小时或持续时间不明确，复律前3周和复律后4周可以使用达比加群、利伐沙班和阿哌沙班抗凝治疗（证据水平：C）。

（3）Ⅱb类推荐：对于房颤或房扑＜48小时且低危血栓栓塞风险患者，复律前可以静脉应用肝素、低分子肝素，一种新型口服抗凝药或不抗栓治疗（证据水平：C）。

知识点100：心房颤动复律前后的抗凝治疗　　　　副高：熟练掌握　　正高：熟练掌握

（1）电复律与药物复律均应给予抗凝治疗。房颤发作＞48小时或发作时间不明者，应遵循"前三后四"的抗凝方案，即复律前3周与复律后4周口服华法林，调整剂量控制INR值在2.0～3.0。

（2）新发的急性房颤导致心绞痛、心肌梗死、休克或肺水肿时，可在未抗凝治疗下直接复律。如无禁忌，同时给予肝素，先静脉注射，再以静脉维持用药，调节部分凝血酶原激活时间（APTT）至对照组的1.5～2倍；复律后的抗凝治疗同择期复律者。

（3）经食管超声检测到左心房血栓者，在复律前应延长抗凝时间，直至复查时血栓消失方可复律。未检测到血栓者，复律前给予肝素静脉注射，继以静脉维持，调节APTT至对照值的1.5～2倍。

知识点101：心房颤动的特殊治疗　　　　　　副高：熟练掌握　正高：熟练掌握

心房颤动发作与预激有关者，射频消融可达到根治目的。对有显著症状而药物治疗无效者，可以采用房室交界区改良或消融术造成房室传导阻滞，然后植入永久性起搏器（如VVI或VVIR）。其他治疗方法包括外科心房迷宫手术、植入式心房自动除颤器（IAD）、心房起搏治疗和导管消融治疗等。

知识点102：2014年ACC/AHA/ESC心房颤动指南，心房颤动的经导管消融治疗适应证
**　　　　　　　　　　　　　　　　　　　　　副高：熟练掌握　正高：熟练掌握**

（1）Ⅰ类推荐：①对至少1种Ⅰ类或Ⅲ类抗心律失常药物无效或不耐受的有症状阵发性心房颤动，可以使用经导管消融（证据水平：A）。②行导管消融术之前评估手术风险和临床转归（证据水平：C）。

（2）Ⅱa类推荐：①对至少1种Ⅰ类或Ⅲ类抗心律失常药物无效或不耐受的有症状的持续性心房颤动，可以使用经导管消融（证据水平：A）。②对于复发有症状阵发性心房颤动患者，权衡利弊及药物和消融治疗临床转归之后，优先考虑经导管消融（证据水平：B）。

（3）Ⅱb类推荐：①对至少1种Ⅰ类或Ⅲ类抗心律失常药物无效或不耐受的有症状且持续时间长（＞12个月）的心房颤动，可以考虑消融（证据水平：B）。②对于有症状持续型心房颤动，经导管消融可能优于Ⅰ类或Ⅲ类抗心律失常药物（证据水平：C）。

（4）Ⅲ类推荐：有害。①对于术中和术后不能接受抗凝治疗的患者，不可以行经导管消融术（证据水平：C）。②仅仅为了避免服用抗凝药的，不可以使用经导管消融维持窦性心律（证据水平：C）。

知识点103：导管消融的并发症　　　　　　　副高：熟练掌握　正高：熟练掌握

（1）血管并发症：穿刺相关的血管并发症是心房颤动导管消融的最常见并发症，其中血肿、动静脉瘘和假性动脉瘤最为常见。

（2）肺静脉狭窄：肺静脉狭窄是公认的心房颤动消融并发症，系由肺静脉肌肉组织的热损伤所致。目前尚缺乏有效扩张肺静脉的药物，因此对于有症状的肺静脉狭窄患者首选介入治疗。

（3）心房-食管瘘：此为心房颤动消融特有的一种极其严重的并发症，如不能早期诊断及治疗，死亡率接近100%。对于心房颤动消融术后出现持续高热、心包炎样胸痛、多发性栓塞症状的患者必须高度警惕心房食管瘘的可能。对于术后2~4周内出现无原因的发热患者，无论是否伴有神经系统症状，均应怀疑此并发症的可能。

（4）栓塞：包括鞘管内栓塞、消融导管附着血栓、消融所致焦痂、原心房附壁血栓及气栓等，消融相关栓塞常发生于消融术后24小时，但术后2周内亦属于栓塞高危时期。

（5）膈神经麻痹：膈神经损伤是消融心房颤动的可逆并发症，主要考虑可能由热损伤引起，一般膈神经功能可在1天至1年内恢复，少数患者留下永久性膈神经损伤。

（6）心脏压塞：心脏压塞的处理重在及时发现，经穿刺引流或必要时开胸修补，多不威胁生命。其发生通常与过多的心内导管操作、消融，两次或多次穿刺房间隔和肝素抗凝有关。

知识点104：围术期心房颤动的预防与治疗　　　　副高：熟练掌握　　正高：熟练掌握

围术期房颤往往有一定的可逆性原因，为避免手术患者快速房颤对术后血流动力学的影响和减少房颤的发生率，术前应重视对房颤的预防和治疗。若患者有预防心脏手术后房颤的指征，包括术前长期使用β受体阻滞剂且术后需要继续服药的患者，建议使用β受体阻滞剂。对于存在β受体阻滞剂禁忌证的患者，应考虑使用胺碘酮。术后发生房颤，对于不需要紧急复律的术后房颤或房扑患者，若无抗凝治疗禁忌证，首选β受体阻滞剂作为一线药物控制心室率。伊布利特、直流电转复、抗心律失常药物维持窦性心律及抗凝治疗按照非手术患者指南要求。

知识点105：急性心肌梗死时心房颤动的处理　　　　副高：熟练掌握　　正高：熟练掌握

急性心肌梗死时若存在血流动力学障碍、难治性缺血、药物无法控制心室率者采用直流电复律；如果患者无心力衰竭、气管痉挛、房室传导阻滞可应用β受体阻滞剂或非二氢吡啶类钙离子通道阻滞药控制心室率，如果合并心力衰竭首选胺碘酮控制心室率，必要时可有选择地应用洋地黄控制心室率。禁止应用Ic类抗心律失常药物。

知识点106：甲状腺功能亢进症伴心房颤动的处理

副高：熟练掌握　　正高：熟练掌握

甲亢若未纠正，采用控制心室率的策略，首选β受体阻滞剂控制心室率，如果没有β受体阻滞剂，则选择非二氢吡啶类钙离子通道阻滞药，甲亢合并房颤应用华法林抗凝（INR 2.0~3.0），甲亢纠正后，根据危险分层应用抗凝药。

知识点107：妊娠合并心房颤动的处理　　　　副高：熟练掌握　　正高：熟练掌握

除孤立性房颤以外，妊娠期应全程抗凝；控制心室率可选用β受体阻滞剂、地高辛、非二氢吡啶类钙离子通道阻滞药。因房颤所致血流动力学不稳定可采用电复律，血流动力学稳定可应用奎尼丁、普鲁卡因胺转律。妊娠期间应用以上药物均要考虑药物对孕妇和胎儿的影响。

知识点108：肥厚型心肌病合并心房颤动的处理　　副高：熟练掌握　正高：熟练掌握

肥厚型心肌病合并房颤的抗凝应遵照卒中高危患者的标准采用华法林抗凝，将INR保持在2.0～3.0。房颤发作将加重肥厚型心肌病患者的血流动力学异常，因此，有必要服用抗心律失常药物预防发作。根据指南可选用丙吡胺联合β受体阻滞剂或非二氢吡啶类钙离子通道阻滞药，或者选择胺碘酮。

知识点109：肺病合并心房颤动的处理　　副高：熟练掌握　正高：熟练掌握

房颤是慢性阻塞性肺疾病患者经常发生的心律失常，应注意纠正低氧、酸中毒、电解质紊乱，可应用非二氢吡啶类钙离子通道阻滞药控制心室率，如果房颤所致血流动力学不稳定可采用电复律。茶碱和β受体激动药是常用的气道解痉药物，但这两种药物可使房颤的心室率难以控制，从治疗房颤的角度不宜应用。而β受体阻滞剂、索他洛尔、普罗帕酮、腺苷等抗心律失常药物可增加气道阻力，不适用于合并肺病的房颤患者。

七、心室扑动及颤动

知识点110：心室扑动及颤动的概念　　副高：熟练掌握　正高：熟练掌握

心室扑动（简称室扑）和心室颤动（简称室颤）分别为心室肌快而微弱的收缩或不协调的快速乱颤，其结果是心脏无排血，心音和脉搏消失，心、脑等器官和周围组织血液灌注停止，阿-斯综合征发作和猝死。室颤是导致心脏性猝死的严重心律失常，也是临终前循环衰竭的心律改变；而室扑则为室颤的前奏。当正常QRS波消失，出现规则而宽大的正弦波图形，频率150～300次/分，称为心室扑动，往往持续时间短暂而转为心室颤动。

知识点111：心室扑动及颤动的病因　　副高：熟练掌握　正高：熟练掌握

（1）冠心病，尤其是急性心肌梗死或急性冠状动脉缺血。
（2）心肌病伴完全房室传导阻滞者。
（3）严重电解质紊乱，如严重低钾或高钾。
（4）药物毒性作用，如奎尼丁、洋地黄、氯喹、锑剂等药物中毒。
（5）触电、雷击或溺水。
（6）各种室性心动过速进一步恶化。
（7）预激综合征合并房颤，误用洋地黄类药物。

知识点112：心室扑动及颤动的临床表现　　副高：熟练掌握　正高：熟练掌握

心室颤动是显著不规则的室性心律失常，表现为形态、振幅与间距均完全不规则的颤动波。QRS波周长、形态、振幅显著易变，频率通常超过300次/分，持续200毫秒（周长

≤180毫秒）。心室扑动与心室颤动均为致命性心律失常，二者对血流动力学的影响等同于心室停搏。室扑或室颤一旦发生，患者迅速出现阿-斯综合征，表现为意识丧失、抽搐、呼吸停顿继而死亡，体检发现心音消失，脉搏触不到，血压测不出。如不及时抢救，随之呼吸、心搏停止。

知识点113：心室扑动及颤动的检查　　　　　副高：熟练掌握　　正高：熟练掌握

（1）血液电解质紊乱：如血钾、钠、氯等异常。

（2）心电监护：心率异常。

（3）心电图检查：①心室扑动的心电图特征：快速而规则的室性异位心律，但不能辨认QRS波、ST段、T波。频率为150～250次/分。②心室颤动心电图特征：QRS波与T波完全消失，代之以形态大小不等、频率不规则的颤动波频率150～500次/分。

知识点114：心室扑动及颤动的治疗　　　　　副高：熟练掌握　　正高：熟练掌握

（1）直流电复律和除颤是治疗室扑和室颤的首选措施，应争取在短时间内（1～2分钟）给予非同步直流电除颤，一般用300～400W。电击若无效可静脉或气管注入、心内注射肾上腺素或托西溴苄铵（溴苄胺）或利多卡因，再行电击，可提高成功率。若在发病后4分钟内除颤，成功率50%以上，4分钟以后仅有4%。若身边无除颤器应首先作心前区捶击2～3下，捶击心脏不复搏，立即进行胸外心脏按压，70～80次/分。

（2）使用利多卡因静脉注射或普鲁卡因胺进行药物除颤。洋地黄中毒引起的室颤则应用苯妥英钠静脉注射。

（3）经上述治疗恢复自主心律者，可持续静脉滴注利多卡因或普鲁卡因胺维持。此外，托西溴苄铵（溴苄胺）、索他洛尔、胺碘酮静脉滴注也有预防室颤的良好疗效。洋地黄中毒者可给苯妥英钠。

（4）治疗的同时要注意保持气道通畅，坚持人工呼吸，提供充分氧气。应注意纠正酸碱平衡失调和电解质紊乱，给11.2%乳酸钠或4%～5%碳酸氢钠静脉滴注。

（5）条件允许时也可以插入临时起搏导线进行右室起搏。

第三节　缓慢性心律失常

一、窦性心动过缓

知识点1：窦性心动过缓的概念　　　　　　　副高：熟练掌握　　正高：熟练掌握

窦性心动过缓简称窦缓，是指起源于窦房结的心动过缓，成年人的窦性心率<60次/分。

知识点2：窦性心动过缓的病因　　　　　　　　　副高：熟练掌握　正高：熟练掌握

（1）生理性原因：常发生于健康的青年人、运动员、体力劳动者及睡眠时。一些手法，如压迫眼球、按压颈动脉窦、诱导呕吐等可致迷走神经张力增高，也可引起窦性心动过缓。

（2）病理性原因：心内外疾患，如颅压增高、低温、甲状腺功能减退症、黄疸、窦房结病变、冠心病等以及应用洋地黄、β受体阻滞剂与利血平等药物。

知识点3：窦性心动过缓的临床表现　　　　　　　副高：熟练掌握　正高：熟练掌握

（1）症状：窦性心动过缓并不严重、心脏每搏量能代偿性增加时，患者可无症状。当窦性心动过缓严重（频率<40次/分）或伴严重器质性心脏病时，若每搏量不能代偿性增加，心排血量明显降低，则出现器官灌注不足的症状，如头晕、疲乏、气短、心绞痛等。

（2）体征：心率<60次/分。

知识点4：窦性心动过缓的心电图特点　　　　　　副高：熟练掌握　正高：熟练掌握

（1）窦性P波，频率<60次/分。

（2）PR间期≥120毫秒。

（3）PP间期>100毫秒。窦性心动过缓常伴有窦性心律不齐，即在同一次心电图描记中，PP间期互差>120毫秒。

（4）可出现逸搏、逸搏心律和继发于心动过缓的快速性心律失常。

知识点5：窦性心动过缓的鉴别诊断　　　　　　　副高：熟练掌握　正高：熟练掌握

（1）二度窦房传导阻滞：当发生2:1窦房传导阻滞时，心率可以很慢，酷似窦性心动过缓。鉴别方法为活动或注射阿托品后心率突然成倍增加，而在窦性心动过缓时心率虽也可加快，但增加缓慢，且不成整倍数关系。

（2）未下传的房性期前收缩：仔细观察可识别出未下传的房性期前P′波。注意有时其可融合在前一心搏的T波中，仅造成T波形态的改变。

知识点6：窦性心动过缓的治疗　　　　　　　　　副高：熟练掌握　正高：熟练掌握

正常变异者不需治疗，有基础病因者应予以纠正。心动过缓出现黑矇、晕厥等心脑供血不足的症状时，可给予药物治疗，如阿托品（0.3～0.6mg，3～4次/日）、氨茶碱（0.1g，3次/日）或异丙肾上腺素（0.5～2mg加入500ml液体中，浓度1～4μg/ml，起始1～2μg/min，并根据心率调整滴速），但长期应用效果不确定。对严重而持续的窦性心动过缓，心脏起搏治疗比药物更有效。具体治疗可参见本节"病态窦房结综合征"。

二、窦性停搏

| 知识点7：窦性停搏的概念 | 副高：熟练掌握　正高：熟练掌握 |

窦性停搏又称窦性静止，是指窦房结冲动形成暂停或中断，以及窦性活动及其所致心房和心室活动相应暂停。

| 知识点8：窦性停搏的病因 | 副高：熟练掌握　正高：熟练掌握 |

（1）功能性原因：如迷走神经张力增高或颈动脉窦过敏等。

（2）器质性原因：如窦房结病变、急性心梗、脑血管意外等病变以及应用洋地黄、奎尼丁、钾盐等药物。

| 知识点9：窦性停搏的临床表现 | 副高：熟练掌握　正高：熟练掌握 |

临床表现轻重不一，轻者可无症状或偶尔出现心搏暂停，严重者窦房结活动长时间停顿，心脏活动依靠下级起搏点维持。如同时有下级起搏点起搏功能低下，则长时间心脏停顿，以致出现头晕、视物不清、短暂黑矇、近乎晕厥或阿-斯综合征发作。

| 知识点10：窦性停搏的心电图特点 | 副高：熟练掌握　正高：熟练掌握 |

（1）窦性心律中有一段停顿，停顿的PP间期与基本窦性的PP间期无倍数关系，但常超过基本窦性周期的1.5倍。

（2）停顿长的PP间歇内无P波发生，或P波与QRS波群均不出现。

（3）长间歇后可出现房室交界性或室性逸搏，如窦性停搏时间过长，可出现房室交界性或室性逸搏心律。

| 知识点11：窦性停搏的鉴别诊断 | 副高：熟练掌握　正高：熟练掌握 |

（1）主要与二度Ⅱ型窦房传导阻滞相鉴别，后者所致的长PP间期是基本窦性PP间期的简单倍数。

（2）窦性停搏与三度窦房传导阻滞在心电图上不能鉴别。

| 知识点12：窦性停搏的治疗 | 副高：熟练掌握　正高：熟练掌握 |

治疗应针对病因，无症状者可定期随访，密切观察病情。心率缓慢显著或伴自觉症状者可选用M受体阻滞药、β受体兴奋药或传导促进剂。有明显脑血供不足症状如近乎晕厥或晕厥的患者宜植入人工心脏起搏器。

三、窦房传导阻滞

知识点13：窦房传导阻滞的概念　　　　　副高：熟练掌握　正高：熟练掌握

窦房传导阻滞（SAB）是指窦房结发出的冲动，部分或全部不能传至心房，引起心房和心室1次或连接2次以上停搏。

知识点14：窦房传导阻滞的病因　　　　　副高：熟练掌握　正高：熟练掌握

窦房传导阻滞多为间歇性，常见于迷走神经亢进或颈动脉均过敏者。持续性窦房阻滞绝大多数见于器质性心脏病，包括窦房结病变、冠心病，特别是下壁心肌梗死、心肌炎、心肌病等。此外，洋地黄或奎尼丁中毒、高血钾等均可导致窦房阻滞。

知识点15：窦房传导阻滞的临床表现　　　　副高：熟练掌握　正高：熟练掌握

窦房阻滞症状取决于P波连续脱漏的次数和长PP间期的时限，轻者仅头晕、乏力，重者可发生晕厥等。

知识点16：窦房传导阻滞的心电图特点　　　副高：熟练掌握　正高：熟练掌握

按阻滞程度的轻重可分为一度、二度和三度窦房阻滞，因体表心电图不能显示窦房结电位，故不能明确诊断一度窦房阻滞。二度窦房阻滞可分为两种类型：①二度Ⅰ型窦房阻滞：即莫氏Ⅰ型或文氏（Wenckebach）型窦房阻滞。其特点为一系列连续出现的P波中，PP间期依次逐渐缩短，直至发生一次P波脱漏，而出现长的PP间期，如此周而复始。其长PP间期短于PP间期的2倍；②二度Ⅱ型类房阻滞：即莫氏Ⅱ型窦房阻滞。其特点为一系列连续出现的P波中，多数PP间期相等，但间歇性发生P波脱漏，而出现长的PP间期。其长PP间期等于短PP间期的2倍或整倍数。③三度窦房阻滞时的心电图特点为P波消失，出现逸搏心律。

知识点17：窦房传导阻滞的治疗　　　　　副高：熟练掌握　正高：熟练掌握

参见本节"病态窦房结综合征"的治疗。

四、病态窦房结综合征

知识点18：病态窦房结综合征的概念　　　　副高：熟练掌握　正高：熟练掌握

病态窦房结综合征（SSS）简称病窦综合征，也称窦房结功能不全，是由窦房结或其周围组织病变，导致窦房结冲动形成障碍或冲动向心房传导障碍所致的多种心律失常的综合征。当合并快速性心律失常反复发作时，称心动过缓-心动过速综合征，简称慢-快综合征。

知识点19：病态窦房结综合征的病因   副高：熟练掌握   正高：熟练掌握

（1）窦房结的器质性损害：①累及窦房结本身的病变，如淀粉样变性、感染与炎症、纤维化与脂肪浸润、硬化与退行性病变等。②窦房结周围神经与神经节或心房肌的病变。③窦房结动脉的阻塞，多见于下壁心肌梗死。当器质性损害同时累及窦房结和房室结时，形成双结病变。

（2）窦房结的功能性障碍：迷走神经张力增高、某些抗心律失常药物能导致可逆性窦房结的功能抑制。急性下壁心肌梗死可引起暂时性窦房结功能不全，急性期过后多消失。

知识点20：病态窦房结综合征的临床表现   副高：熟练掌握   正高：熟练掌握

（1）症状：临床表现轻重不一，可呈间歇性发作。多以心率缓慢所致脑、心、肾等脏器供血不足症状为主要症状。轻者表现为乏力、头晕、视物模糊、失眠、记忆力差、反应迟钝或易激动等，严重者可引起短暂黑矇、近乎晕厥或阿-斯综合征发作。部分患者合并短阵室上性快速心律失常发作，又称慢-快综合征。

（2）体征：持久的窦性心动过缓，心率低于50次/分。常在运动、发热及心力衰竭等时心率有不相称的缓慢。

知识点21：病态窦房结综合征的心电图特点   副高：熟练掌握   正高：熟练掌握

（1）常规心电图：①连续而显著的窦性心动过缓（＜50次/分）；②窦性停搏或窦房传导阻滞；③同时出现窦房传导阻滞和房室传导阻滞；④同时出现上述心动过缓与心动过速，后者常为房颤、房扑或房速；⑤同时出现窦性心动过缓、窦房传导阻滞、房室传导阻滞和室内传导阻滞。

（2）动态心电图：①24小时总窦性心率减少；②24小时窦性平均心率减慢（＜60次/分）；③反复出现＞250ms的长间歇等。

（3）经食管心脏电生理检查：窦房结恢复时间（SNRT）为1530～2000毫秒；校正的SNRT（SNRTC）为525～600毫秒；窦房传导时间（SACT）为160～180毫秒；窦房结有效不应期（SNERT）为500～520毫秒；心脏固有心率（IHR）＜80次/分等。

知识点22：窦房结功能测定   副高：熟练掌握   正高：熟练掌握

窦房结功能测定有助于对病窦综合征的疑似患者的诊断。

（1）运动和药物试验：运动、阿托品试验（静脉注射阿托品1～2mg）或异丙肾上腺素试验（异丙肾上腺素0.5mg加入500ml液体中，以2～3μg/min的速度静脉滴注），若心率不能达到90次/分和/或出现窦房阻滞、交界区性心律等为阳性。如窦性心律增快＞90次/分者，则多为迷走神经功能亢进所致。

（2）固有心率（IHR）：应用普萘洛尔与阿托品完全阻断自主神经系统对心脏的支配后，测定窦房结产生冲动的频率。正常值＝118.1－（0.57×年龄）。IHR低于正常值者，提示窦房结功能低下。

（3）窦房结恢复时间（SNRT）与窦房传导时间（SACT）：起搏心房（心内直接起搏右心房或食管调搏起搏左心房），频率逐级加速致使窦房结完全被抑制，然后突然终止起搏，窦房结经过一段"温醒"过程后恢复窦性心律。测定最后一次起搏的心房激动到第一次自发的窦性恢复引起心房激动的间期称为SNRT。因自发性窦性心率影响SNRT，故从测定的SNRT减去起搏前窦性周期时限得到校正的SNRT（CSNRT）。正常值SNRT＜1500毫秒，CSNRT＜500毫秒。SACT也可通过程序期前刺激或心房起搏测定。正常值SACT为45～125毫秒。

知识点23：病态窦房结综合征的诊断　　　　副高：熟练掌握　正高：熟练掌握

根据典型心电图的表现，以及临床症状与心电图改变存在的相关性，并排除迷走神经兴奋性增高和药物影响的因素，便可确定诊断。一次或多次动态心电图检查有助于确定症状的出现与心电图改变的关系。对疑似患者，可借助辅助诊断方法测定窦房结功能。

知识点24：病态窦房结综合征的治疗　　　　副高：熟练掌握　正高：熟练掌握

（1）病因治疗：应尽可能明确病因，如心肌炎可应用糖皮质激素、急性心肌梗死进行冠状动脉血运重建以改善冠状动脉供血等。

（2）药物治疗：无症状者不必治疗，但需定期随访。对于有症状的病窦综合征患者，应给予治疗。异丙肾上腺素、阿托品、氨茶碱等药物可作为植入心脏起搏器前的过渡治疗，长期应用效果不佳。慢-快综合征患者在应用抗心律失常药物前应审慎，需查明有无病窦综合征的可能。应用起搏治疗后，患者仍有心动过速发作，可同时应用抗快速性心律失常药物治疗。

（3）植入人工起搏器：病窦综合征是临床上最为常见的植入起搏器的适应证，植入起搏器前，应仔细评价心律失常与症状的关系。房室传导功能尚好者可选用心房起搏器，否则应选择双腔起搏器，以维持正常的房室激动顺序。心室起搏由于不符合生理，其价值不如心房或双腔起搏。

知识点25：窦房结功能障碍植入起搏器治疗的适应证

　　　　　　　　　　　　　　　　　　　　副高：熟练掌握　正高：熟练掌握

（1）Ⅰ类适应证：①窦房结功能障碍表现为症状性心动过缓，包括频发的有症状的窦性停搏。②因窦房结变时性不良而引起症状者。③由于某些疾病必须使用某些类型和剂量的药物治疗，而这些药物又可引起或加重窦性心动过缓并产生症状者。

（2）Ⅱa类适应证：①自发或药物诱发的窦房结功能不全，心率＜40次/分，虽有心动过缓的症状，但是症状与所发生的心动过缓有关。②不明原因晕厥，若合并窦房结功能不全或经电生理检查发现有窦房结功能不全。

（3）Ⅱb类适应证：清醒状态下心率长期＜40次/分，但症状轻微。

（4）Ⅲ类适应证：①无症状的窦房结功能障碍者。②虽有类似心动过缓的症状，但是该症状并非由窦性心动过缓引起。③非必须应用的药物引起的症状性心动过缓。

五、房室传导阻滞

知识点26：房室传导阻滞的概念	副高：熟练掌握　正高：熟练掌握

房室传导阻滞（AVB）是指房室交界区脱离生理不应期后，心房冲动在房室之间传导延迟或中断。分为不完全性和完全性两类，前者包括一度和二度房室传导阻滞，后者称三度房室传导阻滞，阻滞部位可在房室结、希氏束以及双束支等。

知识点27：房室传导阻滞的病因	副高：熟练掌握　正高：熟练掌握

（1）生理性原因：一度和二度Ⅰ型房室传导阻滞可见于健康人，与迷走神经张力增高有关。

（2）病理性原因：如冠心病、心肌炎、心肌病、急性风湿热、药物中毒、手术损伤、电解质紊乱、结缔组织病和原发性传导束退行性变等。

知识点28：房室传导阻滞的临床表现	副高：熟练掌握　正高：熟练掌握

（1）症状：一度房室传导阻滞常无症状；二度Ⅰ型和Ⅱ型房室传导阻滞常有心悸、乏力等不适；高度、几乎完全性和三度房室传导阻滞的症状取决于发病原因和心室率快慢，常有心悸、心功能不全、心绞痛、眩晕或晕厥，甚至发生阿-斯综合征或猝死。

（2）体征：一度房室传导阻滞，听诊S_1强度减弱；二度Ⅰ型房室传导阻滞，S_1强度逐渐减弱并有心搏脱漏；二度Ⅱ型房室传导阻滞也有间歇性心搏脱漏，但S_1强度恒定；三度房室传导阻滞时，由于房室分离、房室收缩不协调，S_1强度经常变动，并可不规则地出现心房音及响亮的S_1（大炮音），如心房与心室收缩同时发生，颈静脉出现巨大的α波。心室率缓慢可引起收缩压升高和脉压增宽。

知识点29：一度房室传导阻滞的心电图特征	副高：熟练掌握　正高：熟练掌握

一度房室传导阻滞是指房室传导时间延长的房室传导阻滞，其特点为：①每个窦性P波后均随之相关的QRS-T波。②PR间期成人＞20毫秒，老年人＞21毫秒，儿童＞18毫秒。

知识点30：二度房室传导阻滞的心电图特征　　　　副高：熟练掌握　　正高：熟练掌握

二度房室传导阻滞是指部分室上性激动不能下传心室的房室传导阻滞，其心电图上表现为间断出现P波后无QRS波（心室脱漏），包括：

（1）二度Ⅰ型房室传导阻滞：也称莫氏Ⅰ型或文氏Ⅰ型房室传导阻滞。其特点：①一系列规则出现的窦性P波后，PR间期依次逐渐延长，直到P波不能下传心室，即P波后未随之QRS波，发生心室脱漏。在心室脱漏后的第一个PR间期又恢复至初始的时限，然后再次逐渐延长，这种周而复始的现象称为文氏现象；②PR间期延长的增量逐次递减，使RP间期进行性缩短，直到心电图脱漏时出现明显变长的RR间期；③发生心室脱漏时的长RR间期短于任何两个短RR间期之和。

（2）二度Ⅱ型房室传导阻滞：也称莫氏Ⅱ型房室传导阻滞，其特点：①一系列规则出现的窦性P波后，PR间期相等（可正常或延长），但有周期性P波不能下传心室，发生心室脱漏；②发生心室脱漏时的长RR间期等于短RR间期的2倍或整倍数。

（3）高度房室传导阻滞和几乎完全性房室传导阻滞：在一帧常规12导联心电图中，若P波与QRS波群的传导比例≥3∶1，称为高度房室传导阻滞；若能下传心室的P波少于3个，称几乎完全性房室传导阻滞。

（4）心房扑动或心房颤动伴二度房室传导阻滞：当基本心律为房扑或房颤时，若出现间歇性房室交界性或室性逸搏心律（连续出现3个或3个以上逸搏）提示伴二度房室传导阻滞。

知识点31：三度房室传导阻滞的心电图特征　　　　副高：熟练掌握　　正高：熟练掌握

三度房室传导阻滞也称完全性房室传导阻滞。其特点：①PP间期和RR间期有各自的规律性，P波与QRS波无关（无传导关系）。若基本心律为房扑或房颤，则F波或f波与QRS波无关。②P波频率较QRS波频率为快。③在整帧常规12导联心电图中，QRS波缓慢而规则，为被动出现的逸搏心律。若房室传导阻滞水平较高，逸搏起搏点位于房室束分叉以上，则为房室交界区逸搏心律，QRS波形态与实性QRS波相同，频率35～50次/分；若房室传导阻滞水平较低，逸搏起搏点位于房室束分叉以下，则为室性逸搏心律，QRS波宽大畸形，频率＜35次/分。

知识点32：房室传导阻滞的治疗　　　　　　　　　副高：熟练掌握　　正高：熟练掌握

（1）病因治疗：解除迷走神经过高张力，停用有关药物，纠正电解质失衡等，各种急性心肌炎、心脏直视手术损伤或急性心肌梗死引起的房室传导阻滞，可试用肾上腺皮质激素治疗。

（2）抗缓慢性心律失常药物治疗：一度和二度Ⅰ型房室传导阻滞一般无须应用抗心律失常药物。二度Ⅱ型与三度房室传导阻滞，如果心室率不慢、无症状者可不急诊处理；如果心室率过慢，伴有血流动力学障碍，甚至有阿-斯综合征发作，应给予异丙肾上腺素（1～4μg/min）静脉滴注，维持心室率，并及早给予临时性或永久性心脏起搏治疗。阿托品

（0.5～2.0mg）静脉注射仅适用于阻滞位于房室结者，对阻滞部位较低者无效。

（3）人工起搏治疗：二度Ⅱ型和高度以上房室传导阻滞伴心室率过慢、血流动力学障碍，甚至阿-斯综合征者，应及时进行临时性或永久性心脏起搏治疗。

知识点33：成人获得性完全性房室传导阻滞永久性起搏治疗的Ⅰ类适应证
副高：熟练掌握　正高：熟练掌握

（1）任何阻滞部位的三度和高度房室传导阻滞伴下列情况之一者：①有房室传导阻滞所致的症状（包括心力衰竭）或继发于房室阻滞的室性心律失常。②需要药物治疗其他心律失常或其他疾病，而所用的药物可导致症状性心动过缓。③虽无临床症状，但也已证实心室停搏＞3秒或清醒状态时起搏心率＜40次/分，或逸搏心律起源点在房室结以下者。④射频消融房室交界区导致的三度和高度房室传导阻滞。⑤心脏外科手术后发生的不可逆房室传导阻滞。⑥神经肌源性疾病（肌发育不良、克氏综合征等）伴发的房室传导阻滞，无论是否有症状（因为传导阻滞随时会加重）。⑦清醒状态下无症状的房颤和心动过缓者，有一次或更多至少5秒的长间歇。

（2）任何阻滞部位和类型的二度房室传导阻滞产生的症状性心动过缓。

（3）无心肌缺血情况下运动时的二度或三度房室传导阻滞。

知识点34：成人获得性完全性房室传导阻滞永久性起搏治疗的Ⅱ类适应证
副高：熟练掌握　正高：熟练掌握

（1）Ⅱa类适应证：①成人无症状的持续性三度房室传导阻滞，清醒时平均心室率＞40次/分，不伴有心脏增大；②无症状的二度Ⅱ型房室传导阻滞，心电图表现为窄QRS波。若为宽QRS波包括右束支阻滞则应列为Ⅰ类适应证；③无症状二度Ⅰ型房室传导阻滞，因其他情况行电生理检查发现阻滞部位在希氏束内或以下水平；④一度或二度房室传导阻滞伴有类似起搏器综合征的临床表现。

（2）Ⅱb类适应证：①神经肌源性疾病（肌发育不良、克-塞综合征）伴发的任何程度的房室传导阻滞，无论是否有症状（因为传导阻滞随时会加重）；②某种药物或药物中毒导致的房室传导阻滞，停药后可改善者；③清醒状态下无症状的房颤和心动过缓，出现多次3秒以上的长间歇。

知识点35：成人获得性完全性房室传导阻滞永久性起搏治疗的Ⅲ类适应证
副高：熟练掌握　正高：熟练掌握

①无症状的一度房室传导阻滞；②发生于希氏束以上以及未确定阻滞部位是在希氏束还是以下的二度Ⅰ型房室传导阻滞；③预期可以恢复且不再复发的房室传导阻滞。

第四节 预激综合征

知识点1：预激综合征的概念　　　　　副高：熟练掌握　正高：熟练掌握

预激综合征是指心房的冲动使整个心室或心室的某一部分提前激动，或心室的冲动使整个心房或心房的某一部分提前激动。预激是一种房室传导的异常现象，是一种少见的心律失常，诊断主要靠心电图。

知识点2：预激综合征的病因　　　　　副高：熟练掌握　正高：熟练掌握

多无器质性心脏病，少数伴发于先天性心脏病，如三尖瓣下移畸形、二尖瓣脱垂与心肌病等。

知识点3：预激综合征的临床表现　　　　　副高：熟练掌握　正高：熟练掌握

预激本身并无症状，但可导致房室折返性心动过速、房扑与房颤等快速性室上性心律失常发作。并发房室折返性心动过速时可呈发作性心悸。并发房颤与房扑时，若冲动经旁道下传，因旁道前传不应期短，且不似房室结有减慢传导的特性，故可产生极快的心室率，可达220～360次/分，甚至变为室颤，发生休克、晕厥与猝死。运动、焦虑、酒精等刺激交感神经可能进一步缩短旁路不应期，加快心室率。

知识点4：预激综合征的心电图表现　　　　　副高：熟练掌握　正高：熟练掌握

（1）典型预激综合征（WPW综合征）：①窦性心律时PR间期缩短，时限<0.12秒；②QRS波增宽，时限≥0.12秒；③QRS波起始部分粗钝，为预激波（Delta波）；④ST-T波呈继发性改变，与QRS波主波方向相反。

按胸前导联QRS波的形态将典型预激综合征分成两型：①A型QRS波在各胸导联均向上。②B型QRS波在V_1导联向下，左胸导联（V_5、V_6导联）向上。

（2）短PR综合征（LGL综合征）：①PR间期<0.12秒。②QRS波正常，无预激波。③无继发性ST-T改变。

（3）变异型预激综合征（马氏型）：①PR间期正常。②QRS波增宽，时限>0.12秒，有预激波。③伴有ST-T波继发性改变。

知识点5：预激综合征的心电生理　　　　　副高：熟练掌握　正高：熟练掌握

（1）全或无传导：由于房室旁路由肌纤维组成，呈无房室结的递减性传导的特性。

（2）心房程序刺激时，随着期前刺激越提前，预激成分越大，HV越短，甚至H波可埋在V波中。

（3）心房起搏时越靠近旁路，记录到的预激波出现越早；心室起搏时越靠近旁路，记录到的VA间期越短，当VA融合、其间没有等电位线时，可认为即是旁路所在部位。

知识点6：房室旁路并发室上速的常见类型　　副高：熟练掌握　正高：熟练掌握

（1）显性预激综合征并发顺向型房室折返性心动过速：显性预激综合征发作室上速时，通过房室结前向传导，经旁路通道逆向传导，即顺向型房室折返性心动过速。心电图表现QRS波形态与时限正常，逆行P波位于QRS波终结之后，落在ST段或T波的起始部分。心电生理检查时，心房或心室程序刺激可诱发和终止心动过速，最早的心房逆行激动部位在心房而不是房室交界区。

（2）显性预激综合征并发逆向型房室折返性心动过速：显性预激综合征发作室上速时，折返回路与顺向型者恰好相反，经旁路通道前向传导、房室结逆向传导，即逆向型房室折返性心动过速。此时，心动过速的QRS波因有预激波的存在而增宽、畸形，极易与室性心动过速混淆，应仔细加以鉴别。

（3）通过隐匿性房室旁路逆传的房室折返性心动过速：部分阵发性室上速的患者，心电图表现与顺向型房室折返性心动过速相同，经心电生理检查发现这类患者与预激综合征患者一样，存在房室旁道，但该房室通道仅允许室房逆行传导而不能房室顺行传导，故而心电图无心室预激图形出现，被称为"隐匿性"预激综合征。

知识点7：预激综合征的鉴别诊断　　副高：熟练掌握　正高：熟练掌握

（1）束支传导阻滞心室肥大或心肌梗死：预激综合征的心电图图形应与其进行鉴别。鉴别要点是注意PR间期是否缩短，其他导联是否存在预激波。

（2）房室结折返性心动过速：预激综合征并发顺向型房室折返性心动过速时，要与房室结折返性心动过速相鉴别。

（3）室性心动过速：预激综合征并发逆向型房室折返性心动过速时，其QRS波宽大、畸形，要与室性心动过速相鉴别。

知识点8：预激综合征发生猝死的因素　　副高：熟练掌握　正高：熟练掌握

（1）预激综合征（WPW）患者发生猝死的高危因素：①心房颤动时最短的旁路前传的RR间期<250毫秒；②症状性心动过速病史；③多旁路；④Ebstein畸形；⑤家族性预激综合征。

（2）预激综合征患者发生猝死的低危因素：①间歇性预激，提示旁路不应期较长；②用普鲁卡因胺后预激波消失。

知识点9：预激综合征发作时的处理　　副高：熟练掌握　正高：熟练掌握

预激综合征发作时的药物治疗应根据情况选择延长房室结或旁路传导时间与不应期的药物，打断折返环，从而终止心动过速或减慢房扑、房颤的心室率。

（1）当预激综合征并发顺向型房室折返性心动过速时，其治疗与一般室上性心动过速相同。首先尝试迷走神经刺激，无效时选用维拉帕米、普萘洛尔等。这些药物选择性作用于房室结，延长房室结传导时间或不应期，对旁路传导性无直接影响。腺苷应慎用，因其可能诱发快心室率的房颤。

（2）当预激综合征并发逆向型房室折返性心动过速时，选用Ⅰa、Ⅰc类或Ⅲ类（如普罗帕酮、索他洛尔、胺碘酮等）可延长旁道不应期。Ⅰc类或Ⅲ类药物同时延长房室结不应期，对顺向型和逆向型房室折返性心动过速均有作用。使用阻断房室结的药物可终止发作，但一般不用，因可能在发生心房颤动时导致心室率加快而诱发心室颤动。

（3）预激综合征患者发作经旁道前传的房扑与房颤，可伴极快的心室率而导致严重血流动力学障碍，应立即行电复律。药物宜选择延长旁路不应期的药物，如Ⅰa（普鲁卡因胺）、Ⅰc（普罗帕酮）或Ⅲ类（胺碘酮、伊布利特）等。洋地黄、钙离子通道阻滞剂和β受体阻滞剂等通常用于减慢房室结传导的药物，并不能阻断旁路传导，甚至可加速旁道传导，从而加速预激综合征合并房颤的心室率，甚至诱发室颤，因而不主张应用。

知识点10：预激综合征的长期治疗　　　　　副高：熟练掌握　　正高：熟练掌握

射频消融术消融房室旁道，打断折返环路，已成为首选的根治方法。所有旁路患者只要患者同意均可做导管消融治疗。

（1）预激综合征无症状者，可以不行电生理检查或治疗，也可以行导管消融治疗（Ⅱa类适应证，证据水平B级）。

（2）预激综合征合并房颤并快速心室率者，或者发生AVRT者，建议行导管消融治疗（Ⅰ类适应证，证据水平B级）。

（3）患者坚决拒绝导管消融且发作频繁，症状重时才考虑长期药物治疗，可选Ⅰc类或Ⅲ类抗心律失常药物（Ⅱb类适应证），不宜选β受体阻滞剂、CCB和洋地黄（Ⅲ类适应证）。对于偶发的AVRT（无显性预激）如不愿意导管消融，可以不长期服药治疗，仅在发作时给予相应处理（Ⅰ类适应证，证据水平B级）。

第五节　Brugada综合征

知识点1：Brugada综合征的概念　　　　　　副高：了解　　正高：了解

Brugada综合征（BrS）是一种离子通道基因突变的原发性心电疾病，是以右胸导联$V_{1\sim3}$ST段抬高、多变，心脏结构无明显异常、多形性室速或室颤与晕厥的反复发作以及猝死为特征的综合征。其心电图改变可能是永久的，也可能是暂时的。其他导联也可偶见J点抬高（如后壁导联）。

知识点2：Brugada综合征的病因　　　　　　副高：了解　　正高：了解

Brugada综合征是编码心肌离子通道的基因突变引起离子通道功能异常所致。其中已经明确的一种遗传变异的类型是LQT3等位基因——钠离子通道基因（SCN5A）突变，是一种常染色体显性遗传性疾病。主要发生于30~40岁的男性，在新生儿或儿童中也曾发生过。

知识点3：Brugada综合征的临床表现　　　　　　　　　　　　　副高：了解　正高：了解

患者主要表现为晕厥或心脏骤停。不明原因的晕厥与猝死，主要发生在男性，不伴器质性心脏病的证据。有些患者发生晕厥或猝死前有发热作为诱因。猝死的原因为快速多形性室性心律失常，多发生于休息或睡眠中。既往有晕厥病史伴心电图上ST段自发性抬高的患者，发生心脏骤停的概率是没有晕厥史和ST改变者的6倍。

知识点4：Brugada综合征的心电图表现　　　　　　　　　　　　副高：了解　正高：了解

Brugada综合征的心电图特点是发作性右束支阻滞、$V_{1~3}$导联ST段抬高。患者可有以下三种类型的ECG改变：1型："穹隆型"ST段抬高，表现为J波振幅或抬高的ST段顶点≥2mm，伴随T波倒置，很少或无等电位线分离；2型："马鞍型"ST段图形，表现为J波振幅（≥2mm）引起ST段逐渐下斜型抬高（在基线上方仍然≥1mm），紧随正向或双向T波；3型：右侧胸前导联ST段抬高<1mm，可以表现为"马鞍型"或"穹隆型"或二者兼有。

Brugada综合征的心电图ST段改变可以是动态的，不同的心电图图形可以在同一患者身上先后观察到，或在应用特殊的药物，如钠离子通道阻滞剂后观察到。"Brugada综合征样心电图改变"还可见于急性冠状动脉综合征、急性肺栓塞、致心律失常性右心室心肌病等。

知识点5：Brugada综合征的药物激发试验　　　　　　　　　　　副高：了解　正高：了解

静脉注射钠离子通道阻滞剂，如氟卡尼（2mg/kg）和缓脉灵（1mg/kg）可以揭示隐匿性Brugada综合征，但其灵敏性和特异性还不明确。部分静息基因携带者药物激发试验为阴性。

知识点6：Brugada综合征的诊断　　　　　　　　　　　　　　　副高：了解　正高：了解

（1）无论钠离子通道阻滞药应用与否，在多于1个右胸导联出现1型Brugada心电图表现，且伴以下情况之一者：有记录的室颤、多形性室速（CPVT）、心脏猝死家族史（<45岁）、家系成员中有"穹隆型"心电图改变、心电生理检查中可诱发室速/室颤、晕厥或夜间濒死样呼吸，可诊断为BrS。若仅有以上心电图特征，则称为"特发性BrS样心电图改变"。

（2）基础情况下，多于1个右胸导联出现2型心电图改变，应用钠离子通道阻滞剂后变为1型或ST段抬高超过2mm，并存在1个或更多的上述临床表现时也可诊断为BrS，而药物诱导后ST段抬高小于2mm不可诊断为BrS。

（3）基础情况下，多于1个右胸导联出现3型心电图改变，应用药物后转变为1型，并存在1个或更多的上述临床表现时，可诊断为BrS，但需排除药物诱导后由3型转变为2型患者。

（1）特发性室颤: BrS家族遗传史，静息时典型的心电图表现或药物激发试验阳性等特征可与特发性室颤相鉴别。

（2）右束支传导阻滞: 大多数Brugada综合征病例在左前胸导联上不存在典型加宽的S波，提示不存在真正的右束支传导阻滞。

（3）急性前间壁心肌梗死: 心肌梗死时$V_{1\sim3}$导联可出现ST段抬高，但心肌梗死时典型的心前区疼痛症状、心肌酶谱的变化，尤其是冠脉造影等可与BrS相鉴别。

（4）早期复极综合征（ERS）: ERS和BrS具有某些共同的心电图表现和药理调节机制，而且ERS的心电图和BrS心电图可互相转化。究竟是一种疾病的两种心电图表现，还是不同的疾病，还不统一。

（5）致心律失常性右室发育不良（ARVC）: ARVC可表现出BrS的心电图表现和症状，因此，在诊断BrS之前，必须通过影像学检查排除ARVC的可能性。钠离子通道阻滞剂诱发试验有助于二者的鉴别。

（6）其他常见右胸导联ST段抬高的疾病: 包括左心室室壁瘤、急性心肌炎、右心室梗死、夹层动脉瘤、急性肺栓塞、高钙血症、高钾血症等，也需与BrS相鉴别。

β受体阻滞剂与胺碘酮等药物治疗不能预防Brugada综合征患者猝死的发生。迄今为止被唯一证明能有效预防心性猝死的治疗是ICD。此外，患者应避免使用钠离子通道阻滞剂和三环类抗抑郁药。Brugada综合征的治疗建议见下表。

Brugada综合征的治疗建议

建　议	推荐类别	证据水平
植入ICD适用于在接受适当治疗时发生心脏骤停、预计生存时间1年以上的Brugada综合征患者	I	C
植入ICD适用于既往有晕厥病史，V_1、V_2或V_3导联有自发性ST段抬高，有或无SCN5A基因突变，预计生存时间1年以上的Brugada综合征患者	IIa	C
只有在药物激发试验中才出现自发ST段抬高伴或不伴临床症状的患者，建议进行临床密切跟踪，看能否记录到自发的ST段抬高	IIa	C
植入ICD适用于既往有室速病史、没有心脏骤停、预计生存时间1年以上的Brugada综合征患者	IIa	C
异丙肾上腺素可以用于治疗Brugada综合征患者的电风暴	IIa	C

第三章 心脏骤停和心源性猝死

第一节 心肺复苏

一、初级心肺复苏

知识点1：初级心肺复苏的概念和内容	副高：熟练掌握 正高：熟练掌握

初级心肺复苏又称基础生命支持（BLS）。内容包括：对心脏性猝死、心肌梗死、卒中和气道异物梗阻的识别；呼救；心肺复苏（CPR）；利用体外自动除颤器除颤（AED）。

知识点2：生存链的组成环节	副高：熟练掌握 正高：熟练掌握

《2005年美国心肺复苏与心血管急救指南》在新获得的循证医学证据的基础上对《2000年国际心肺复苏与心血管急救指南》进行修订与发展，对心肺复苏提出了一些新的观念和复苏措施。对循环骤停者的"生存链"提出4个重要环节：①早期识别急诊情况并启动急救医疗服务系统（EMS）。拨打急救电话（我国为120）；②早期现场心肺复苏；③早期除颤：3～5分钟内CPR和除颤可使生存率达49%～75%；④早期由专业人员实行高级心肺复苏和复苏后处理。在四个环节中，早期电除颤是挽救患者生命最关键的环节。

知识点3：心肺复苏的程序及方法	副高：熟练掌握 正高：熟练掌握

进行修改后的心肺复苏程序及方法主要包括：①提倡早期除颤：如果在室颤发生的最初5分钟内进行除颤，并在除颤前后进行有效的心肺复苏，将成倍提高复苏成功率。因此，对室颤和无脉室速引起的心脏停搏，应首先电话求助，然后开始心肺复苏，目的是尽早得到并应用自动除颤器（AED）；②有效、不间断地胸外心脏按压：尽可能从意外发生的即刻就开始进行心肺复苏，按压应有力、迅速，每次按压后胸廓应充分复位，尽量保持按压的连续性；③有效人工呼吸；④建立紧急医疗服务系统（EMS）。

知识点4：救生呼吸的方法	副高：熟练掌握 正高：熟练掌握

（1）口对口呼吸：开放气道，捏住患者的鼻，抢救者的口紧密环绕患者的口，吹气

1秒，抢救者正常吸气，然后再给第二次通气。

（2）口对隔离设备：口对隔离设备并不能减少感染的可能，但增加通气的阻力。这种情况下应尽快改用气囊－面罩通气。

（3）口对鼻或口对呼吸孔：在无法进行口对口呼吸时可以使用口对鼻呼吸。如果有气管切开的呼吸孔，也可进行口对呼吸孔，也可使用圆形儿童面罩，可以更好地密封。

（4）气囊面罩装置：可用空气，也可用氧气。由于使用正压，有可能造成胃肠道充气。仍然要采用1秒通气，并以胸部起伏判断是否达到足够的潮气量。此装置应该有非阻塞入口活瓣，标准15mm/22mm接口，氧气储气袋，非重复呼吸出口活瓣，可以允许30L/min的氧流量而不阻塞，可以在极端温度环境中使用。面罩应该透明，可以和面部密封，罩住整个口鼻部，有氧气入口，标准15mm/22mm接口。应该准备成人和不同大小的儿童面罩。如果单人使用此装置通气，技术要求较高，需要能同时抬颏开放气道，将面罩紧扣面部，并挤压气囊，还要观察胸部的起伏。2人操作比较有效，1人开放气道并扣紧面罩，另一人挤压气囊。1L容量的气囊可以挤压1/2至2/3，2L容量的气囊可挤压1/3，可以在密封的情况下产生足够的潮气量。胸部按压与通气应采取30：2，通气时暂停按压。专业抢救者应该能使用氧气（40%的氧浓度，最小流量10～12L/min）。最好能使用纯氧。

（5）气管插管：使用气管插管后通气和按压就不能交替进行。要持续以100次/分的速率按压，同时每分钟给予8～10次通气。注意不要过度通气（12次/分以上），避免造成胸内压增高，静脉回流受阻和心排血量减少。2个及以上抢救者可以每2分钟交换，以防疲劳。

（6）自动转运呼吸机：自动转运呼吸机可用于有气管插管且有脉搏的患者，院内院外均可用。

（7）环状软骨压迫：可以将气管向后推，将食管压向颈椎而避免胃肠道充气、反流和误吸。需要由第三位抢救者进行，只适用于深昏迷患者。

知识点5：胸部按压技术	副高：熟练掌握　正高：熟练掌握

患者仰卧在坚实的平面，抢救者跪在患者胸部的一侧，按压部位是胸部正中胸骨下部，乳头之间。抢救者应将一只手的掌根部置于按压处，另一只手的掌根置于第一只手上，使两只手重叠并平行。下压胸骨至少5cm，然后使胸部完全回弹（此点要在训练中十分强调），以使得在下一次按压前心脏完全充盈。下压与放松的时间相等。按压频率100次/分。要尽量减少中断按压检查脉搏：分析心律等。非专业抢救者在AED或EMS抢救人员到达之前应该持续进行CPR，不应停下检查循环或反应情况。专业抢救者可以尽量少地中断CPR，但中断不应超过10秒。

知识点6：胸部按压－通气比率	副高：熟练掌握　正高：熟练掌握

按压－通气比率推荐使用30：2。两位抢救者进行儿童和婴儿心肺复苏可以使用15：2。要尽一切可能减少中断按压，以使在每分钟内获得最多的按压次数。虽然按压的速率可以

达到100～120次/分，但由于频繁地通气、除颤、分析节律等可使实际每分钟按压数下降近1/2。

二、高级心肺复苏

知识点7：高级心肺复苏的概念及内容　　　　　　副高：熟练掌握　　正高：熟练掌握

高级心肺复苏即高级生命支持（ALS），是在基础生命支持的基础上，应用辅助设备、特殊技术等建立更为有效的通气和血运循环，主要措施包括气管插管建立人工气道、除颤转复心律成为血流动力学稳定的心律、建立静脉通路并应用必要的药物维持已恢复的循环；连续监测呼吸、心电、血压、脉搏、容积血氧饱和度（SpO_2）、呼气末二氧化碳（$ETCO_2$）等基础生命体征，必要时还需进行有创血流动力学监测，如动脉血气分析、动脉压、中心静脉压（CVP）、肺毛细血管楔压（PCWP）等。

知识点8：除颤在心肺复苏中的地位和作用　　　　副高：熟练掌握　　正高：熟练掌握

早期除颤对于心脏骤停（SCA）的存活极其关键，原因：院外目击的SCA最常见初始心律是室颤，室颤的治疗方法是除颤，除颤成功率随着时间的流逝而迅速减少，而随时间流逝室颤趋向恶化变为心室停搏。假如没有施行CPR，从倒下到除颤时间每过去一分钟，目击的室颤性SCA存活率就下降7%～10%。当旁观者施行CPR时，从倒下到除颤每分钟存活率平均逐渐下降3%～4%。从目击SCA发生到除颤这段时间施行CPR能使存活率增加1～2倍。如果旁观者立即施行CPR，很多室颤的成年人能够存活且无神经功能障碍，特别是发生SCA后5～10分钟内除颤者。CPR能延长室颤，推迟心室停搏的发生，延长可以除颤的时间窗。然而，仅靠CPR不太可能终止室颤和恢复灌注心律。

知识点9：除颤的方法　　　　　　　　　　　　　副高：熟练掌握　　正高：熟练掌握

除颤是转复室颤的最有效方法，室颤或无脉搏室速应尽早电击除颤，电击后立即继续进行心肺复苏。以往建议的连续3次电击除颤是基于单相衰减式正旋波的除颤方式，首次除颤成功率较低，迅速连续电击除颤可降低跨胸阻抗，提高除颤成功率。现代的双相波电击除颤首次除颤成功率超过90%，如果一次除颤没成功，室颤振幅降低，再次除颤的可能性减少。此时立即进行心肺复苏（CPR），尤其是有效的胸外按压较第二次除颤更有价值。经过5个周期的按压与呼吸循环，如仍为室颤，再进行下次电击除颤。

知识点10：除颤能量的选择　　　　　　　　　　　副高：熟练掌握　　正高：熟练掌握

（1）室颤或无脉搏室速的双相波除颤的建议能量为150～200J，此后再次电击采用相同的能量或增加能量。单相波除颤能量360J。单形室速，不论有无脉搏，给予100J单相波电击除颤，如不成功可增加能量再次除颤。不稳定的多形室速处理与室颤相同。

（2）心房颤动电复律建议能量双相波首剂量120~200J，单相波首剂量200J。成人心房扑动（房扑）和其他室上性心律的电复律治疗通常需要较低能量，使用单相波或双相波装置时，一般采用50~100J的首剂量即可。如果首次电复律电击失败，应逐渐提高剂量。

知识点11：人工循环的辅助设施　　　　　副高：熟练掌握　正高：熟练掌握

人工循环的辅助设施包括间断腹部按压心肺复苏术、高频心肺复苏术（>100次/分的频率胸部按压）、按压与主动胸部扩张心肺复苏术、心肺复苏背心、机械心肺复苏、同时通气按压、相性胸腹按压与胸部扩张、开胸心脏按压、心肺转流等。

知识点12：高级心肺复苏的给药途径　　　　副高：熟练掌握　正高：熟练掌握

（1）外周静脉通路给药：大多数复苏患者无需建立中心静脉通路。如复苏时没有静脉通路，可建立较大的外周静脉通路，在周围静脉只有肘前静脉或颈外静脉可选。尽管周围静脉给药时的药物峰值较中心静脉给药低，循环时间长（经过1~2分钟到达中心循环），但是建立外周静脉不需中断CPR。为使药物尽快达到中央循环，可采取：①弹丸式快速推注，用20ml液体冲入。②抬高该侧肢体10~20秒。

（2）骨内（IO）给药：通过套管进入骨髓腔内的静脉网，应用药物的效果与中心静脉给药类似。IO对于液体复苏、用药、血液学实验室检测安全有效，可用于各年龄组。如果没有静脉通路可选用IO。

（3）中心静脉通路给药：当除颤及外周静脉或IO用药后，自主循环仍未恢复，应考虑建立中心静脉通路（除非有禁忌证）。中心静脉可选择颈内静脉、锁骨下静脉及股静脉。颈内静脉或锁骨下静脉离中心循环最近，但并发症多，比较主张停止心肺复苏。股静脉穿刺容易，安全性好，并发症少，但离中心循环较远，需插入一根长导管。

（4）气管插管内给药：气管内给药有局限性，给药品种少，不能反复给药，与静脉用药相比药物的血浓度低。经气管内给药产生的肾上腺素血浓度较低，引起短暂β肾上腺素能作用，引起低血压、低冠状动脉灌注压，降低自主循环恢复的可能性。

知识点13：控制心率及心律失常的药物　　　副高：熟悉掌握　正高：熟悉掌握

（1）血流动力学稳定的宽QRS心动过速：应尽量根据病史、12导联心电图、食管心电图明确诊断，无法明确诊断时可经验性使用胺碘酮、普鲁卡因胺、索他洛尔。

（2）血流动力学稳定的室速：可首先静脉应用胺碘酮、普鲁卡因胺、索他洛尔。利多卡因终止室速相对疗效不好，作为次选药放在其他药物之后。有心功能不好的患者首先考虑胺碘酮，也可以直接使用电转复。

（3）多形性室速：一般血流动力学不稳定，可蜕变为室颤。血流动力学稳定者应进一步鉴别有否QT间期延长。QT间期延长所致尖端扭转型室速应停止使用可致QT间期延长的药物、纠正电解质紊乱。也可采用静脉注射镁剂、临时起搏、β受体阻滞剂（在应用临时起搏后，可作为辅助措施）和利多卡因。不伴QT间期延长的室速先行病因治疗。其他情况的室速治疗可应用静脉胺碘酮、利多卡因、普鲁卡因胺、索他洛尔、β受体阻滞剂。

（4）室颤/无脉搏的室速：首先进行除颤，不能转复或无法维持稳定灌注节律者，通过应用呼吸辅助设施，如气管插管等改善通气，应用药物肾上腺素、加压素等措施后，再行除颤1次。仍未成功，可用抗心律失常药改善电除颤效果，首选胺碘酮，也可使用利多卡因和镁剂。

（5）血流动力学不稳定的快速房颤、房扑：不论持续时间长短，应立即电转复血流动力学稳定的快速房颤、房扑，用药物控制心室率。心功能正常时可选择β受体阻滞剂、钙离子通道阻滞剂、地高辛。对常规控制心室率措施无效或有禁忌时可考虑使用静脉胺碘酮。心功能受损（LVEF＜40%）时可选择地高辛、地尔硫䓬、胺碘酮。

（6）有症状的窦性心动过缓、房室阻滞：可使用阿托品。对阿托品无效的患者，尤其是阻滞部位在希氏束-浦肯野纤维系统以下时，应考虑起搏治疗。其他可考虑应用的药物是肾上腺素2～10μg/min。在阿托品和肾上腺素无效的心动过缓中，可应用多巴胺2～10μg/（kg·min）静滴，多巴胺可单独或与肾上腺素一起应用。胰高血糖素可用于药物所致症状性心动过缓患者，特别是阿托品无效时，可用于提高心率，改善心动过缓所致的症状、体征。应用方法静注3mg，以后必要时维持静注3mg/h。

知识点14：用于改善血流动力学的药物　　　　**副高：熟悉掌握　　正高：熟悉掌握**

（1）肾上腺素：有益作用主要是其α肾上腺素能刺激作用。大剂量肾上腺素并不能改善预后，目前在成人心肺复苏中肾上腺素推荐剂量1mg，静注或骨内给药，每3～5分钟可重复。更高剂量的肾上腺素用于一些特殊情况，如钙离子通道阻滞剂过量或β受体阻滞剂过量。

（2）加压素：是非儿茶酚胺类血管收缩剂。加压素与肾上腺素相比，在自主循环恢复、24小时生存、出院存活率方面差异无统计学意义。在无脉搏心脏骤停治疗中，可单次应用加压素40U，静注或骨内给药代替第一剂或第二剂肾上腺素。

（3）去甲肾上腺素：只适用于严重低血压及周围血管阻力低的患者。

（4）多巴胺：兼有α、β及多巴胺受体刺激作用，其药理作用呈剂量依赖性。

（5）非洋地黄类正性肌力药物：有多巴酚丁胺、氨力农和米力农。

（6）硝酸甘油：用于急性冠状动脉综合征，高血压急症及与心肌梗死有关的心衰。可引起低血压（可用补充液体纠正）、心动过速、低氧血症（增加通气血流比值的不匹配）、头痛等并发症。

（7）硝普钠：为强有力的、快速的、直接血管扩张剂，常用于心衰、高血压危象。急性心肌梗死或充血性心力衰竭合并高血压时，单用硝酸甘油控制不满意可加用硝普钠。因硝普钠可能增加心肌缺血，故缺血性心脏病时硝酸甘油可能优于硝普钠。但硝酸甘油效果不好者可加用硝普钠。

知识点15：多巴胺用于改善血流动力学的剂量　　副高：熟悉掌握　　正高：熟悉掌握

多巴胺兼有α、β及多巴胺受体刺激作用，其药理作用呈剂量依赖性：①2～4μg/（kg·min），作用于多巴胺受体，扩张肾及肠系膜动脉，有利尿作用，但增加尿量并不表明改善肾小球滤过率。现在不推荐用于急性无尿性肾衰；②5～10μg/（kg·min），主要为β受体刺激作用，有正性肌力作用，心排血量增加。具有5-羟色胺及多巴胺介导的静脉血管收缩作用，而无明显肺动脉压升高；③10～20μg/（kg·min），为α受体刺激作用，使周围血管收缩压和肺动脉压明显升高；④复苏时，多巴胺一般用于症状性心动过缓的低血压或自然循环恢复之后的低血压。如需20μg/（kg·min）以上才能维持血压，应该加入肾上腺素。

知识点16：碱性药物近年趋于不用或晚用的原因　　副高：熟悉掌握　　正高：熟悉掌握

①动物实验中未能增加除颤成功率或提高生存率。②降低冠状动脉灌注压。③细胞外碱中毒，改变血氧饱和度曲线，抑制氧释放。④血液高渗、高钠血症。⑤产生的CO_2可自由地扩散至心肌及脑细胞而抑制其功能，引起矛盾的酸中毒。⑥加重中心静脉酸中毒。⑦可使同时输入的儿茶酚胺失活。

知识点17：碱性药物的应用指征和应用原则　　副高：熟悉掌握　　正高：熟悉掌握

（1）应用指征：①原有代谢性酸中毒、高钾血症、三环类抗抑郁药或苯巴比妥过量。②长时间的心脏停搏或长时间复苏努力者。

（2）应用原则：宜小不宜大，宜晚不宜早，宜慢不宜快。碳酸氢钠是在除颤、心脏按压、插管、通气及1次以上的肾上腺素注射后才考虑使用。

知识点18：呼吸兴奋剂的应用　　副高：熟悉掌握　　正高：熟悉掌握

呼吸兴奋剂对自主呼吸的建立非常重要，但并非用药越早越好。只有在循环复苏满意的情况下，呼吸中枢才具备恢复功能的物质基础，是使用呼吸兴奋剂的前提，心肺复苏早期应用可能无效。此外，心脏骤停时常有β内啡肽的释放增加，β内啡肽对呼吸和循环有抑制作用，纳洛酮为β内啡肽阻滞剂，可解除后者对呼吸和循环的抑制，但目前尚未将纳洛酮纳入心肺复苏的常规用药。

三、复苏后生命支持

知识点19：是否发生复苏后综合征的时期变化　　副高：熟练掌握　　正高：熟练掌握

自身循环恢复后，组织器官缺血的程度和时间长短决定了是否发生复苏后综合征4个时期变化：①约1/2复苏后综合征患者死于事件24小时内。自身循环恢复数小时内，心血管功能不同程度异常，在12～24小时内趋于正常。微循环异常，从多部位缺氧引起酶类和自由基快速释放至脑脊液和血液中。大脑和微血管异常持续称为代谢疾病过程；②复苏后1~3天，心功能和机体功能改善，但肠道通透性增加，易并发脓毒血症。各重要脏器进行性出现功能异常，尤其是肝脏、胰腺、肾脏，导致多脏器功能障碍综合征（MODS）；③心脏骤停后数天，出现严重感染，患者快速衰竭；④死亡。

知识点20：心肺复苏后治疗的最初目标	副高：熟练掌握 正高：熟练掌握

复苏后治疗，对降低由血流动力学不稳定、各器官功能衰竭引起的早期死亡以及由脑损伤引起的晚期死亡有重要的意义。复苏后治疗的最初目标包括：①进一步改善心肺功能和体循环灌注，特别是脑灌注。②将复苏后的院前心脏骤停患者及时转至医院急诊科，然后转入设备完善的ICU病房进行充分治疗。③力求明确导致心脏骤停的原因。④采取措施预防心脏骤停复发。⑤采取可能提高长期生存和神经功能恢复的治疗。

知识点21：在复苏后治疗阶段医务人员的工作	副高：熟练掌握 正高：熟练掌握

在复苏后治疗阶段，医务人员应：①优化血流动力学、呼吸和神经支持。②积极寻找并治疗引起心脏骤停的可逆性病因。③监测体温，积极治疗体温调节障碍和代谢紊乱。无论患者最初的情况如何，均应给予足够的通气和氧供，监测其生命体征变化，建立或检查静脉通路和各种血管插管，确保其发挥正常功能，应不时评价患者的各种情况，及时纠正生命体征异常和心律失常并进行相关的实验室检查；及时辨别治疗导致心脏骤停的电解质紊乱、中毒、心肺及神经系统疾病。

知识点22：复苏后的支持治疗措施	副高：熟练掌握 正高：熟练掌握

（1）体温调节：①诱导低体温：自发的允许性的体温（允许轻度低体温和主动诱导的低体温）对复苏后治疗均有作用。心脏骤停后降低体温能改善代谢终点。医务人员不应主动恢复那些血流动力学稳定的、心搏骤停复苏后自发性低体温（>33℃）。轻度低体温对患者的神经功能恢复有益，而且没有严重的并发症。对复苏后昏迷且血流动力学稳定的患者，主动诱导低体温是有益的。因此，心脏骤停患者ROSC恢复后无意识者，应降低体温至32~34℃，持续12~24小时。②体温过高：复苏后，体温高到正常以上，会产生氧供与消耗失衡，这会损害脑功能。许多脑损伤的动物模型研究显示，在心脏骤停复苏时或复苏后，如果机体/脑体温升高，会恶化损伤效应。因此，复苏后医务人员应监测患者的体温，避免出现体温过高。

（2）血糖控制：心脏骤停复苏后高血糖与神经功能差有强烈相关性。在昏迷患者，出现低血糖时症状不常见，但临床医师也应密切注意监测，以防出现低血糖，同时监测并处理高血糖。危重患者控制血糖水平于正常水平能改善预后，医务人员严格控制复苏后患者的血糖水平是合理的。

（3）器官特异性评估和支持：ROSC后，如果没有自主呼吸或自主呼吸很差，需要通过气管插管或其他高级气道进行机械通气。如果心率不稳、异常心律、血压异常、器官灌注异常时，血流动力学可能不稳定。临床医师应该预防、监测、处理低氧血症和低血压，因为这些情况可能引起器官功能恶化。临床医师应该确定复苏后器官功能的基本状况，必要时应做器官功能支持。

（4）呼吸系统：ROSC后患者可能表现出呼吸功能障碍。有些患者可能需要依靠呼吸机来维持通气，并需要较高吸氧浓度。医师还应根据患者的血气分析、呼吸频率、呼吸能力等调整呼吸机的通气参数。一旦患者的自主呼吸增强，就应减少呼吸支持，直到自主呼吸完全恢复而停机。如果患者持续需要吸入较高浓度氧，医师应该判断这是否是由心或肺引起的，并以此指导治疗。通气支持的患者镇静药用多长时间存在争议，镇静药与插管患者发生肺炎有一定相关性。目前尚没有足够资料要求对心脏骤停后的患者用或不用一定时间的镇静药或神经肌肉阻滞药。使用神经肌肉阻断药应尽量用最少剂量。镇静药对控制低氧产生的抽搐是必要的。如果选用镇静药后仍然抽搐，应加用神经肌肉阻滞药以加强镇静作用。

（5）心血管系统：心脏骤停患者的缺血/再灌注损伤和电除颤均会引起心肌顿抑和功能障碍，这种情况会持续数小时，但使用血管活性药可以改善。在心脏骤停和CPR期间的冠脉缺血或血流减少，导致全心普遍性缺血，从而使用心肌标志物水平增高。心肌标志物水平增高也可能表明心脏骤停是心肌梗死所致。心脏骤停后血流动力学不稳定是很常见的，多器官功能衰竭所致的早期死亡与复苏后的最初24小时持续低心排血量相关。与脓毒症一样，心脏骤停也被认为是多器官缺血损伤和微循环功能障碍重要的启动因素。用扩容和血管活性药物作为目标导向治疗提高了脓毒症的存活率，存活的最大益处缘于降低急性血流动力学障碍。这一临床经验也可指导复苏后患者的临床处理。从感染中毒症的目标导向治疗研究推测，复苏后医师应当尽力维持氧含量和氧运输，改善多器官缺血损伤和微循环功能障碍。

（6）中枢神经系统：心肺脑复苏的主要目标是使用患者有健康的大脑和完好的功能。ROSC后，由于心肌功能障碍，在短暂的脑充血之后出现脑血流减少。对无反应患者的神经功能支持，应包括使脑灌注压最合适，即通过维持患者平均动脉压于正常或略高水平，如果有颅内高压应给予降低颅内压。因为高热和抽搐会使患者的脑需氧增加，医师应治疗过高热，并考虑给予治疗性低体温。应及时控制明显的抽搐，继之开始用抗惊厥药维持治疗。

知识点23：复苏后预后差的指标　　　　　　　　　　副高：熟练掌握　　正高：熟练掌握

复苏后24小时具备以下5项预测指标中的4项提示预后差：①24小时没有角膜反射。②24小时没有瞳孔对光反射。③24小时对疼痛刺激没有躲避反应。④24小时没有运动反应。⑤72小时没有运动反应。

心肌梗死后心脏性猝死的一级预防

指征级别	I	II	IIb
心肌梗死后	β受体阻滞剂	多价不饱和脂肪酸	
	ACEI	胺碘酮	
	调脂药		
	阿司匹林		
心肌梗死伴左室功能不全	β受体阻滞剂	胺碘酮	
	ACEI	ICD（若 EF≤30%）	
	醛固酮受体阻滞剂		
血流动力学稳定的持续性室速		胺碘酮	ICD
		β受体阻滞剂	射频消融
			外科手术
EF≤40% 或 ≤35% 伴自发性非持续性室速或电生理诱发持续性室速	ICD		

心肌梗死后心脏性猝死的二级预防

指征级别	I	IIa
心室颤动	ICD	
影响血流动力学的持续性室速	ICD	胺碘酮
		β受体阻滞剂

　　抗心律失常的外科手术治疗通常包括电生理标测下的室壁瘤切除术、心室心内膜切除术及冷冻消融技术，在预防心脏性猝死方面的作用有限。长 QT 综合征患者经 β受体阻滞剂足量治疗后仍有晕厥发作或不能依从药物治疗的患者，可行左侧颈胸交感神经切断术，对预防心脏性猝死的发生有一定作用。导管射频消融术对有器质性心脏病的心脏性猝死高危患者或心脏骤停存活者，其预防心脏性猝死的作用有待进一步研究。近年来的研究已证明，植入型心脏转复除颤器（ICD）能改善一些有高度猝死危险患者的预后。伴有无症状性非持续性室速的陈旧性心肌梗死患者，及非一过性或可逆性原因引起的室颤或室速所致心脏骤停的存活

者、持续性室速及明确为快速性心律失常引起的晕厥患者，ICD较其他方法能更好地预防心脏性猝死的发生。

第二节　心脏性猝死

知识点1：心脏性猝死的概念　　　　　　副高：熟练掌握　正高：熟练掌握

心脏性猝死（SCD）是指急性症状发作后1小时内发生的、以意识突然丧失为特征的、由心脏原因引起的自然死亡。发生死亡的时间和形式通常不能预知。绝大多数心脏性猝死发生在有器质性心脏病的患者，最常见的为冠心病。导致心脏骤停和心脏性猝死最常见的机制是室性心动过速和心室颤动。心脏骤停的生存率非常低，抢救成功的关键是尽早进行心肺复苏（CPR）和尽早进行复律治疗。

知识点2：Hinkel-Thaler猝死分类方案　　　　副高：熟练掌握　正高：熟练掌握

Hinkel-Thaler猝死分类方案

分　类	临床表现
心律失常性猝死	发病前无循环功能受损
	发病前有轻度充血性心力衰竭
	发病前有中、重度充血性心力衰竭
循环衰竭性猝死	周围循环衰竭
	心肌衰竭
不可分类的猝死	

知识点3：CAPS猝死分类标准　　　　　　副高：熟练掌握　正高：熟练掌握

Greene等根据心律失常筛选研究（CAPS）的结果，在Hinkel-Thaler分类方案的基础上进行了改进，提出了新的分类方案，即CAPS猝死分类标准。

（1）心律失常性猝死：是指在4个月内，患者在未罹患可能引起死亡的渐进性严重疾病的条件下，突然发生的呼吸和心脏骤停，并伴有自知觉丧失。包括已经证实的心律失常性猝死和未经证实的心律失常性猝死两种。

（2）非心律失常性猝死：是指在未发生心律失常性猝死的前提下，预计生存期少于4个月的患者，先于心脏骤停所出现的严重症状。

（3）非心脏性猝死。

知识点4：引起心脏性猝死的心源性疾病　　　　副高：熟练掌握　正高：熟练掌握

（1）冠状动脉疾病、痉挛、畸形（75%～80%）：如心肌缺血/梗死，陈旧性心肌梗死伴非缺血性室性心动过速/心室颤动。

（2）器质性非缺血性心脏病（10%～15%）：如心脏瓣膜疾病、主动脉狭窄、肺动脉狭窄、主动脉瓣下狭窄、二尖瓣脱垂、先天性心脏病、心脏肿瘤、肥厚型心肌病/扩张型心肌病、高血压性心脏病、右心室发育不良、心脏淀粉样变、急性心肌炎、肺动脉高压。

（3）非器质性心脏病（5%～10%）：如家族性猝死综合征、长QT综合征、Brugada综合征、特发性室性心动过速、严重电解质紊乱、获得性长QT综合征、预激综合征。

（4）急性机械性因素（5%）：如主动脉破裂、心脏破裂。

知识点5：心脏性猝死的危险因素　　　　副高：熟练掌握　正高：熟练掌握

心脏性猝死的危险因素包括性别、年龄、冠心病家族史、低密度脂蛋白胆固醇水平增高、高血压与左室肥厚、吸烟、肥胖和糖尿病。心脏性猝死危险因素在下列人群依次增加：具有导致首次冠脉事件多重危险因素的人群、有任何冠脉事件史、左室射血分数（LVEF）≤30%或心力衰竭、心脏骤停复苏者、心肌梗死后室性心律失常，其中院外心脏骤停、新发心力衰竭、不稳定型心绞痛及近期心肌梗死后的高危患者，严重心血管事件发生后6～18个月心脏性猝死的危险性最高，但LVEF＜30%的急性心肌梗死患者在梗死后第1个月的病死率最高。此外，近期生活方式（工作、家庭、环境）的重大变动也与心脏性猝死有关。

知识点6：心脏性猝死的病理生理　　　　副高：熟练掌握　正高：熟练掌握

心脏性猝死主要是致命性快速心律失常所致，它们的发生是冠状动脉血管事件、心肌损伤、心肌代谢异常和/或自主神经张力改变等因素相互作用引起的一系列病理生理异常的结果。但这些因素相互作用产生致死性心律失常的最终机制尚无定论。

严重缓慢性心律失常和心室停顿是心脏性猝死的另一重要原因。其电生理机制是当窦房结和/或房室结功能异常时，次级自律细胞不能承担起心脏的起搏功能，常见于病变弥漫累及心内膜下浦肯野纤维的严重心脏疾病。

非心律失常性心脏性猝死所占比例较少，常由心脏破裂、心脏流入和流出道的急性阻塞、急性心脏压塞等导致。

无脉性电活动（PEA）过去称电-机械分离（EMD），是引起心脏性猝死的相对少见的原因，其定义为心脏有持续的电活动，但无有效的机械收缩功能，常规方法不能测出血压和脉搏。可见于急性心肌梗死时心室破裂、大面积肺梗死时。

知识点7：心脏性猝死前驱期的临床表现　　　　副高：熟练掌握　正高：熟练掌握

心脏性猝死的临床过程分为4个时期：前驱期、发病期、心脏停搏期和生物学死亡期。

前驱期是指在心脏骤停前数天至数月，此期有些患者可出现胸痛、气短、疲乏、心悸等，或原有的心绞痛和心力衰竭症状加重等前驱表现。但这些前驱症状为非特异性，仅提示有发生心血管病的危险，而不能预测心脏性猝死的发生。有些患者无前驱表现，瞬间发生心脏骤停。

知识点8：心脏性猝死发病期的临床表现   副高：熟练掌握   正高：熟练掌握

发病期是指心血管状态出现急剧变化到心脏骤停发生前的一段时间，通常不超过1小时。此期由于猝死原因不同，临床表现各异。典型表现包括严重胸痛、急性呼吸困难、突发心悸或眩晕等。若心脏骤停瞬间发生，事前无预兆，则绝大部分是心源性。从心脏性猝死者所获得的连续心电图记录中可见猝死前数小时或数分钟内常有心电活动的改变，其中以心率增快和室性期前收缩的恶化升级为最常见。猝死于心室颤动者，常先有一阵持续的或非持续的室性心动过速。这些以心律失常发病的患者，在发病前大多清醒并在日常活动中，发病期短。心电图异常大多为心室颤动。另有部分患者以循环衰竭发病，在心脏骤停前已处于不活动状态，甚至已昏迷，其发病过程相对较长。

知识点9：心脏性猝死心脏骤停期的临床表现   副高：熟练掌握   正高：熟练掌握

心脏骤停期以意识完全丧失为特征。如不立即抢救，一般在数分钟内进入死亡期。心脏骤停的症状和体征依次出现：①意识突然丧失或伴有短阵抽搐，抽搐常为全身性，多发生于心脏骤停后10秒内，有时伴有眼球偏斜。②脉搏扪不到、血压测不出。③心音消失。④呼吸断续，呈叹息样，以后即停止，多发生在心脏停搏后20～30秒。⑤昏迷，多发生于心脏停搏30秒后。⑥瞳孔散大，多在心脏停搏后30～60秒出现，此期若给予及时恰当的抢救，还有复苏的可能。

知识点10：心脏性猝死生物学死亡期的临床表现   副高：熟练掌握   正高：熟练掌握

从心脏骤停到发生生物学死亡时间的长短取决于原发病的性质，以及心脏骤停至复苏开始的时间。心脏骤停发生后，大部分患者将在4～6分钟开始发生不可逆脑损害，随后经数分钟过渡到生物学死亡。心脏骤停发生后立即实施心肺复苏及尽早除颤，是避免发生生物学死亡的关键。心肺复苏成功后死亡的最常见原因是中枢神经系统损伤，其他常见原因有继发感染、低心排血量及恶性心律失常等。

知识点11：心脏性猝死的治疗   副高：熟练掌握   正高：熟练掌握

对心脏骤停或心脏性猝死的处理主要是立即进行心肺复苏（CPR）。心肺复苏又分为初级心肺复苏和高级心肺复苏。"初级心肺复苏"和"高级心肺复苏"的具体内容参见本章第一节内容。

第四章　高　血　压

第一节　原发性高血压

| 知识点1：高血压的概念及类别 | 副高：熟练掌握　正高：熟练掌握 |

　　血管内血液对于血管壁的侧压力称为血压（BP）。高血压是指体循环动脉收缩压和/或舒张压的持续升高，是以体循环动脉压升高、周围小动脉阻力增高同时伴有不同程度的心排血量和血容量增加为主要表现的临床综合征。临床上可分为原发性及继发性两大类。发病原因不明的称为原发性高血压，占高血压患者总数的90%左右；约有10%的高血压患者，其血压升高是自身有明确而独立的病因及疾病所致的一种临床表现，称为继发性高血压。

| 知识点2：原发性高血压的危险因素 | 副高：熟练掌握　正高：熟练掌握 |

　　（1）超重和肥胖：超重和肥胖导致高血压可能与水钠潴留、交感神经兴奋性增高、肾素-醛固酮系统异常及胰岛素抵抗有关。

　　（2）膳食高钠、低钾：摄入过量食盐是高血压的危险因素，盐摄入与高血压患病率之间呈线性正相关。血清钾、尿钾及膳食摄入的钾与血压之间呈负相关。

　　（3）社会心理精神因素：精神压力增加可导致血压升高。紧张可使心率、血压、血浆肾上腺素和去甲肾上腺素水平升高。

| 知识点3：原发性高血压的发病机制 | 副高：熟练掌握　正高：熟练掌握 |

　　（1）遗传：原发性高血压有遗传和家族聚集倾向，可能与同一家族成员具有相同的基因结构、环境及生活习惯有关。

　　（2）肾素-血管紧张素-醛固酮系统（RAAS）激活：循环及组织中异常增高的血管紧张素Ⅱ（AⅡ）是导致血压增高的重要原因。循环和组织中的高RAAS在高血压的形成中可能具有重要作用。

　　（3）肾上腺素能激活：反复的过度紧张与精神刺激可以引起高血压。当大脑皮质兴奋与抑制过程失调时，皮质下血管运动中枢失去平衡，交感神经活性增高，释放去甲肾上腺素增多，致使外周血管阻力增高和血压上升；同时肾上腺髓质释放肾上腺素也增多，而血中肾上腺素水平的持续增高又使交感神经末梢去甲肾上腺素释放增多，从而进一步使血管阻力增加。

　　（4）盐敏感及盐负荷机制：在个体中存在着盐敏感基因是食盐后导致高血压发生的遗传基础。

（5）胰岛素抵抗：胰岛素抵抗导致高血压的可能机制：①增加肾小管对钠水的重吸收，增加血管对血管紧张素Ⅱ的反应性。②增加交感神经系统兴奋性。③降低Na^+-K^+-ATP酶活性。④增加Na^+-H^+泵活性。⑤降低Ca^{2+}-ATP酶活性。⑥刺激生长因子活性。

知识点4：原发性高血压的病理	副高：熟练掌握 正高：熟练掌握

高血压早期全身细、小动脉痉挛，日久血管壁缺氧、透明样变性。小动脉压力持续增高时，内膜纤维组织和弹力纤维增生，管腔变窄，加重缺血。血压长期升高可导致心、脑、肾、血管等靶器官损害。

（1）心脏：心脏是高血压的主要靶器官之一。长期血压增高使心脏压力负荷持续增加，可致左室肥厚（LVH），它是造成心力衰竭的重要原因。持续的高血压还促进脂质在大、中动脉内膜的沉积而发生动脉粥样硬化，血压水平与主要冠心病事件（冠心病死亡或非致死性心肌梗死）之间呈正相关。

（2）脑：脑部血管的某些薄弱部位，如基底核的穿通动脉供应区、苍白球、丘脑及脑桥处易形成微动脉瘤，在高压血流冲击下破裂，可引起脑出血。长期高血压可导致脑动脉硬化、管腔变窄、血栓形成或闭塞，导致相应脑组织缺血、坏死和软化，或腔隙性梗死，临床出现TIA、脑血栓或脑梗死的相应症状。

（3）肾：高血压时循环和肾脏局部的RAS过度激活，加速肾入球小动脉和小叶间动脉的硬化并发生玻璃样变性，可引起肾实质缺血、萎缩、纤维化和坏死，导致慢性肾功能不全。而恶性高血压则可致入球小动脉和小叶间动脉增殖性内膜炎，管腔显著变窄、闭塞，肾实质缺血性坏死、变性纤维化，短期内出现肾衰竭。

（4）眼：高血压眼部病变主要累及视网膜动脉，导致血管痉挛、硬化、出血及渗出的4级视网膜病变。老年人轻度视网膜病变大多无病理意义，3级和4级视网膜病变是高血压的严重并发症。

（5）血管：大、中动脉（直径＞1mm）在高血压的作用下可使内弹力膜增厚、平滑肌肥厚并有纤维组织沉积，血管扩张、扭曲，管壁顺应性下降。大动脉的顺应性改变与年龄增大有直接关系。小动脉（直径＜1mm）出现透明样硬化、管腔狭窄并可形成无菌性动脉瘤。血管床的结构改变增加了血管阻力，使肾功能下降并引起肾动脉狭窄，从而加速高血压的进展。此外，高血压在主动脉瘤及动脉夹层的发生中也起重要作用。

知识点5：原发性高血压的临床表现	副高：熟练掌握 正高：熟练掌握

（1）症状：早期通常无症状，偶于体检时发现血压升高，1/3～1/2高血压患者因头痛、头胀、耳鸣、多梦或心悸就医，部分患者则在出现心、脑、肾等并发症后才发现高血压。患者的症状缺乏特异性且与血压升高的程度无关，其中50%的患者无症状或症状不明显。

（2）体格检查：全面体格检查非常重要，除仔细测量血压外，还应检查下述内容：①血压标准化测量及身高体重的测量：以诊室水银血压表测量为准，初次应测量两侧肱动脉血压。同时测量身高和体重，计算体重指数（BMI）；②心脏、血管检查：检查心率、节律、心音、杂音及附加音。检查颈部、腹部、背部脊肋角有无血管杂音，注意有无四肢脉搏异常搏动；③眼底检查：根据Keith-Wagener眼底分级法将眼底病变分为4级。

| 知识点6：高血压的诊断方法 | 副高：熟练掌握　正高：熟练掌握 |

高血压的诊断有赖于血压正确的测量，通常采用肱动脉诊室血压测量的方法，常规应用水银柱型血压测量仪进行。

（1）诊室血压：是目前临床诊断高血压和分级的标准方法，由医护人员在标准条件下按统一的规范进行测量。

（2）家庭自测血压：受测者在家中自己测量血压，可以提供日常生活状态下有价值的血压信息。在提示单纯性诊所高血压（白大衣性高血压），评价降压疗效，改善治疗依从性等诸方面具有独特优点。自测血压值稍低于诊室血压值。

（3）动态血压：提供24小时、白昼和夜间各时间段血压的平均值和离散度，能较敏感和客观地反映实际的血压水平、血压变异性和血压节律。同诊室偶测血压相比，动态血压与靶器官损害及预后有更密切的关系，临床可用于诊断评价单纯性诊室高血压、顽固性高血压、发作性高血压或低血压、血压波动异常大等疾病。

| 知识点7：高血压的定义和诊断标准 | 副高：熟练掌握　正高：熟练掌握 |

2018年中国高血压防治指南（修订版）将高血压定义为：在未使用降压药物的情况下，非同日3次测量诊室血压，SBP≥140mmHg和/或DBP≥90mmHg。SBP≥140mmHg和DBP＜90mmHg为单纯收缩期高血压。患者既往有高血压史，目前正在使用降压药物，血压虽然＜140/90mmHg，仍应诊断为高血压。根据血压升高水平，又进一步将高血压分为1级、2级和3级。ABPM的高血压诊断标准为：平均SBP/DBP 24h≥130/80mmHg；白天≥135/85mmHg；夜间≥120/70mmHg。HBPM的高血压诊断标准为≥135/85mmHg，与诊室血压的140/90mmHg相对应。

| 知识点8：高血压的分类 | 副高：熟练掌握　正高：熟练掌握 |

血压水平的分类［中国高血压防治指南（修订版）2018］

类　别	收缩压（mmHg）	舒张压（mmHg）
正常血压	＜120和	＜80
正常高值	120～139和/或	80～89
高血压	≥140和/或	≥90
1级高血压（轻度）	140～159和/或	90～99
2级高血压（中度）	160～179和/或	100～109
3级高血压（重度）	≥180和/或	≥110
单纯收缩期高血压	≥140和	＜90

注：当SBP和DBP分属于不同级别时，以较高的分级为准

若患者的收缩压与舒张压分属不同的级别时，则以较高的分级为准。单纯收缩期高血压也可按照收缩压水平分为1、2、3级。

危险度的分层以血压水平为基础，结合危险因素、靶器官损害及并存的临床情况进行综合分析后将患者分为低、中、高及很高危险组，见下表。高血压治疗时不仅要考虑降压，还要考虑危险因素及靶器官损害的预防及逆转。

血压升高患者心血管风险水平分层 [中国高血压防治指南（修订版）2018]

其他心血管危险因素和疾病史	血压（mmHg）			
	SBP 130～139 和/或 DBP 85～89	SBP 140～159 和/或 DBP 90～99	SBP 160～179 和/或 DBP 100～109	SBP ≥180 和/或 DBP ≥110
无		低危	中危	高危
1～2 个危险因素	低危	中危	中/高危	很高危
≥3 个其他危险因素，靶器官损害，或 CKD 3 期，无并发症的糖尿病	中/高危	高危	高危	很高危
临床并发症，或 CKD ≥4 期，有并发症的糖尿病	高/很高危	很高危	很高危	很高危

注：CKD：慢性肾脏疾病

欧美国家对老年的界定一般以65岁为界。《中国高血压防治指南》2010年修订本将老年界限为≥60岁。由于老年人高血压患病率高，血压控制最差，难度大，尤其单纯收缩期高血压（ISH），对心血管危险较单纯舒张期血压升高更大，故老年高血压极重要。大量随机临床试验均证实，无论是收缩/舒张期高血压，还是单纯收缩期高血压，降压治疗均可减少老年患者脑卒中事件及冠心病事件。有我国参与的HYVET和ADVANCE研究结果显示，老年高血压患者降压治疗同样降低心血管风险。老年人降压治疗的用药：大量随机临床试验均已明确，各年龄段（<80岁）高血压患者均受益于利尿剂、钙通道阻滞药、β受体阻滞剂、ACEI或ARB等抗高血压药物的治疗。

青少年和儿童高血压诊断时应多次测量血压，调整年龄、身高和性别后血压仍高于该人群95%上限，可诊断为高血压。

儿童中重度高血压患者中，继发高血压较常见。因此临床医师应警惕青少年血压升高的诱因。青少年中慢性高血压越来越多，通常伴随肥胖，久坐型生活方式以及高血压和其他心血管疾病的家族史。青少年和儿童高血压同样可伴有左室肥厚（LVH）等靶器官损害，应注意排查。提倡生活方式干预，若反应不明显或血压较高可给以药物治疗。药物选择与成人相似，但剂量要少并应仔细调整。锻炼可以降低血压，无并发症的血压升高不应作为限制儿童体育活动的理由。禁止服用类固醇类激素，积极干预以减少现有的可逆性危险因素（如肥胖、活动缺乏、吸烟等）。

| 知识点12：特殊人群高血压——妊娠高血压 | 副高：熟练掌握 | 正高：熟练掌握 |

妊娠期高血压仍然是孕妇、胎儿及新生儿发病和死亡的重要原因之一。生理状况下，妊娠中期（妊娠4~6个月）血压通常下降，比妊娠前平均低15mmHg。在妊娠末期（妊娠7~9个月），血压又回升甚至超过妊娠前水平。这种波动在正常血压、既往有高血压史以及即将出现妊娠期高血压的妇女中都存在。

以前通常认为妊娠中期血压高于妊娠早期（妊娠1~3个月）或孕前水平，即可诊断妊娠高血压；现在更倾向于依据血压的绝对值来定义（收缩压≥140mmHg或舒张压≥90mmHg）。高血压通常在怀孕20周后发生，大部分情况下，持续至产后42天内。孕期高血压的特征是组织器官灌注不良。

妊娠高血压并不是一个单一概念，它包括：

（1）慢性高血压/孕前高血压（1%~5%的妊娠妇女）：定义为妊娠前或妊娠期的前20周血压≥140/90mmHg，产后持续42天以上，可出现蛋白尿。

（2）妊娠期高血压：指妊娠期20周以后发生的高血压，不伴蛋白尿，妊娠结束后血压可恢复正常。

（3）先兆子痫：孕期高血压如合并明显蛋白尿（24小时尿蛋白≥300mg）。水肿发生率在正常妊娠妇女中高达60%，因而不再用于先兆子痫的诊断。妊娠20周后，先前存在的高血压进一步恶化，并伴有蛋白尿，称为"慢性高血压先兆子痫"。

（4）重度先兆子痫：血压≥160/110mmHg，有大量蛋白尿，并出现头痛、视物模糊、肺水肿、少尿和实验室检查异常，常合并胎盘功能障碍。

（5）分娩前未分类的高血压：高血压伴有或不伴有全身表现（妊娠20周后首次测量血压）。应在产后第42天或42天后再次测量血压，如果高血压已经消失，则归为伴有或不伴有蛋白尿的妊娠期高血压；如果高血压还持续存在，则归为孕前高血压。

绝大多数孕前高血压且肾功能正常的妇女，母子预后都较好，通常考虑非药物治疗。包括严格管理、限制活动、床上休息时采取左侧卧位等。建议正常饮食，不用限盐。干预的目的是减少孕期高血压（尤其是先兆子痫）的发生率，方法包括补钙（2g/d）、补充鱼油、小剂量阿司匹林治疗。拉贝洛尔、甲基多巴、β受体阻滞剂、血管扩张剂（钙通道阻滞药）对胎儿相对安全。ACEI、ARB对胎儿有致畸作用，应禁止用于孕妇或准备怀孕的妇女。有先兆子痫早期发作（<28周）史的妇女可预防性应用小剂量阿司匹林。先兆子痫可发展为高血压亚急症或急症，需住院治疗，并加强监测，提前分娩，使用胃肠外降压药或抗惊厥药治疗。

知识点13：特殊人群高血压——难治性高血压　　　副高：熟练掌握　正高：熟练掌握

在应用改善生活方式和至少3种抗高血压药（包括利尿剂）逐步达到充分足量治疗的措施持续3个月以上，仍不能将收缩压和舒张压控制在目标水平时，称为难治性高血压（或顽固性高血压）。

难治性高血压的原因包括未查出的继发原因；降压治疗依从性差；仍在应用升压药（口服避孕药、肾上腺类固醇类、可卡因、甘草、麻黄等）；改善生活方式失败（体重增加，重度饮酒）；容量负荷过重（利尿剂治疗不充分，进展性肾功能不全，高盐摄入等）。

假性难治性高血压包括单纯性诊所（白大衣）高血压和假性高血压。一些患者的诊所血压始终较高，而日间或24小时血压正常，这种情况通常称为"白大衣高血压"或"单纯性诊所高血压"。若患者多次诊所血压均≥140/90mmHg且24小时动态血压<125/80mmHg，即可诊断为单纯性诊所高血压。单纯性诊所高血压并非少见（在一般人群中为10%），在诊断为高血压的人群中占有不可忽视的比例。应检查患者有无代谢危险因素和靶器官损害。若有靶器官损害或心血管高危证据存在，应给予药物治疗。对不需要药物治疗的单纯性诊所高血压患者，应建议其改善生活方式并须密切随诊。

老年人由于动脉硬化，使用血压计测出的血压值，常常高于实际的动脉内血压，称"假性高血压"。下列情况应当高度怀疑假性高血压：①显著的高血压而无靶器官损害。②抗高血压治疗在没有血压过低时产生低血压样症状（头晕、疲倦）。③X线显示肱动脉钙化征。④上肢动脉血压比下肢血压更高。⑤严重的和单纯收缩期高血压。临床上可以将气囊施加压力超过所测得的收缩压值，仍可触摸到桡动脉者为假性高血压。测量方法不当（患者上臂较粗时未使用较大的袖带）也可造成假性难治性高血压。由于动脉中层钙化性硬化及袖带充气后神经介导的血压反应导致假性高血压，一方面可能掩盖重症患者的低血压状态；另一方面会导致不需要的，甚至过度的降压治疗，甚至导致部分患者出现严重的并发症。对于长期高血压、严重高血压而缺乏靶器官损害时，要高度怀疑假性高血压可能，明确诊断假性高血压并且临床情况良好者，无需降压治疗。

知识点14：特殊人群高血压——高血压危象　　　　副高：熟练掌握　正高：熟练掌握

高血压危象包括高血压急症和高血压亚急症。

高血压急症的特点是血压严重升高（BP>180/120mmHg）并伴发进行性靶器官功能不全的表现。高血压急症需立即进行降压治疗以阻止靶器官进一步损害。高血压急症包括高血压脑病、颅内出血（脑出血和蛛网膜下腔出血）、脑梗死、急性心力衰竭、肺水肿、急性冠状动脉综合征（不稳定型心绞痛、急性非ST段抬高和ST段抬高心肌梗死）、主动脉夹层动脉瘤、肾上腺素能危象（嗜铬细胞瘤高血压危象）、子痫等。

高血压亚急症是高血压严重升高但不伴靶器官损害，可在24~48小时内使血压逐渐下降。

高血压急症患者应进入重症监护室，持续监测血压和尽快应用合适的降压药。首选静脉降压药，降压目标是1小时使平均动脉血压迅速下降但不超过25%，在以后的2~6小时内血压降至约160/100mmHg。血压过度降低可引起肾、脑或冠状动脉缺血。如果这样的血压水平可耐受且临床情况稳定，在以后24～48小时逐步降低血压达到正常水平。对于急性缺血性卒中无证据要求立即抗高血压治疗，除非收缩压＞180mmHg或舒张压≥100mmHg，或伴有严重心功能不全、主动脉夹层、高血压脑病者：主动脉夹层应将收缩压迅速降至100mmHg左右（如能耐受）。

知识点15：特殊人群高血压——单纯动态高血压   副高：熟练掌握   正高：熟练掌握

与单纯性诊所高血压相反，还有一种比较少见的现象，即诊所血压正常（＜140/90mmHg）而动态血压升高，称为"单纯性动态高血压"或隐匿性高血压。这种患者的高血压容易被漏诊，延误治疗可以造成严重的靶器官损害以及不良的心血管事件。

知识点16：原发性高血压的常规检查   副高：熟练掌握   正高：熟练掌握

（1）血常规及血生化检查：包括血钾、血钠、空腹血糖、血脂（血清总胆固醇、三酰甘油、高密度脂蛋白胆固醇、低密度脂蛋白胆固醇）、尿酸、肌酐。

（2）尿液分析：包括尿蛋白、尿糖、尿沉渣镜检、微量白蛋白尿或尿白蛋白/肌酐。必要时可进一步行24小时尿蛋白定量测定。

（3）心电图：高血压患者易形成左心室肥厚，还易发生心肌缺血及心房颤动。心电图检查简单易行，常用于临床筛查及诊断高血压左心室肥厚、识别心肌缺血及诊断心律失常。

知识点17：原发性高血压的推荐检查   副高：熟练掌握   正高：熟练掌握

（1）超声心动图：可检测有无左心室肥厚、心脏扩大及心功能异常。应注意E/A比值、左心房大小、左心室舒张末期内径及射血分数和左心室重量指数几个重要指标。

（2）颈动脉超声：高血压是引起颈动脉病变的最重要因素之一，颈动脉病变可通过颈动脉超声检查作出诊断。检查指标主要包括测量颈动脉内膜中层厚度、探查有无动脉粥样硬化性斑块，当有斑块形成时测量动脉狭窄比值等。颈动脉内膜中层厚度≥0.9mm为动脉壁增厚。

（3）超敏C-反应蛋白：超敏C-反应蛋白对心血管事件有预测价值，伴随超敏C-反应蛋白浓度的增高，心血管事件的风险增大。

知识点18：原发性高血压的特殊检查   副高：熟练掌握   正高：熟练掌握

对疑诊继发性高血压的患者及伴有高血压心、脑、肾并发症的患者，依据病情选择以下特殊检查：①血浆肾素活性、血浆醛固酮。②血、尿儿茶酚胺及其代谢产物。③皮质激素。④动脉造影。⑤肾及肾上腺超声、CT及MRI。⑥睡眠呼吸监测。

知识点19：原发性高血压的动脉功能检测   副高：熟练掌握   正高：熟练掌握

临床上通过检测高血压的动脉功能可识别早期血管病变。早期筛查有助于早期干预，以延缓或阻抑动脉硬化病变的进展。目前欧洲高血压指南中常用的2个动脉功能的指标：①脉搏波传导速度（PWV）：目前多采用颈动脉-股动脉。PWV是反映动脉僵硬度的早期指标，有较广泛的临床价值。当颈动脉-股动脉PWV > 12m/s，视为大动脉僵硬度增加、血管功能异常。②踝臂指数（ABI）：通过测量上臂与踝部血压计算踝臂血压比值得出。ABI用于评价下肢动脉血管病变简单、无创。一般认为ABI < 0.9为异常。

知识点20：原发性高血压的体格检查　　　　副高：熟练掌握　　正高：熟练掌握

原发性高血压的直接体征一般较少，并不意味着原发性高血压的查体不重要。原发性高血压患者的体格检查，除了常规查体外，应该从有无继发性高血压、原发性高血压合并危险因素以及有无原发性高血压靶器官损害的体征等方面进行，但有的体征可能同时提示以上几个方面的问题。如腹部听到血管杂音，提示肾动脉狭窄，既可能是肾动脉狭窄导致原发性高血压，也可能是长期原发性高血压导致肾动脉狭窄抑或腹主动脉狭窄等，应该结合原发性高血压病程、年龄等病史进一步做出初步鉴别。

初诊原发性高血压患者应该至少测量双上肢血压，对于怀疑主动脉缩窄等情况者，应测量四肢血压。有向心性肥胖、紫纹与多毛，提示可能有皮质醇增多症。腰部肿块提示多囊肾或嗜铬细胞瘤。腹部血管杂音提示肾动脉狭窄。

原发性高血压患者应该测量身高、体重以计算体重指数（BMI）和测量腰围判断是否有肥胖，如果查体有睑黄瘤等提示可能存在高脂血症，痛风石提示存在高尿酸血症。

各部位血管杂音的听诊也非常重要，如颈部血管杂音提示存在颈动脉狭窄，不仅预示原发性高血压的靶器官损害，同时对于该类患者特别是双侧颈动脉狭窄者，降压治疗中应注意降压的幅度和速度，以避免脑灌注不足。腹部及股动脉部位是否有血管杂音也需要关注。心脏查体应该注意心尖有无抬举样搏动、心界有无扩大，可以初步判断是否存在高血压性心脏病。神经系统查体也可以初步判断有无神经系统受累。

原发性高血压查体的重点在心脏和周围血管，同时应该从有无提示继发性高血压、原发性高血压合并危险因素以及有无原发性高血压靶器官损害的体征等有目的地进行，有的体征可能同时提示以上几个方面的问题。

知识点21：原发性高血压的鉴别诊断　　　　副高：熟练掌握　　正高：熟练掌握

诊断高血压后，应鉴别是原发性还是继发性。临床上遇到以下提示继发性高血压的线索时，要行进一步的检查来判断是否存在继发性高血压：

（1）高血压特点：严重或顽固性高血压、原来控制良好的高血压突然恶化、高血压发病突然、高血压起病年轻（尤其是无高血压家族史者）、高血压起病在50岁后并有动脉硬化病史（如冠心病）。

（2）症状及体格检查：血压波动大或阵发性高血压伴头痛、心悸、面色苍白和出汗（嗜铬细胞瘤），肥胖伴夜间睡眠时打鼾及呼吸停止（夜间睡眠呼吸暂停），心动过速伴出汗及震颤（甲亢），听诊有腹部杂音（肾血管性高血压）、心前区或胸部杂音（主动脉缩窄或主动脉病），股动脉搏动消失或延迟、股动脉压降低（主动脉缩窄或主动脉病）。

（3）实验室检查：无诱因的低血钾（原发性醛固酮症）、高血钙（甲状旁腺功能亢进）、血肌酐增高（肾实质病变）。

知识点22：高血压降压的目标水平　　　副高：熟练掌握　正高：熟练掌握

按照2018年中国高血压防治指南（修订版）以及2013年欧洲高血压指南的定义，降压的目标水平为：一般高血压患者血压<140/90mmHg，青年、中年高血压患者<120/80mmHg，高危的高血压患者（冠心病、糖尿病、脑卒中、肾病）血压<130/80mmHg，慢性肾病尿蛋白>1g/24h的血压<120/75mmHg，老年人降压的第一目标<150/90mmHg（中国指南）以及在能够耐受情况下血压可控制在<140/90mmHg。自测血压的日间收缩压较门诊低10～15mmHg，舒张压低5～10mmHg。

知识点23：高血压的非药物治疗　　　副高：熟练掌握　正高：熟练掌握

非药物治疗适用于各型高血压，尤其是对轻型和低危患者，单独非药物治疗措施可使血压有一定程度的下降。非药物治疗包括①限制钠摄入，以中度限制钠摄入，即食盐<6g/d为宜。②减轻体重，降低每日热量的摄入，辅以适当的体育活动，如跑步、行走、游泳等。一般健康人适宜的运动负荷以每分钟最大心率的百分数表示，有效健身的心率应达到最大心率的50%～85%。③戒烟、限酒。④保持心态平衡。

知识点24：原发性高血压药物治疗的对象　　　副高：熟练掌握　正高：熟练掌握

原发性高血压药物治疗的对象：①原发性高血压2级或以上患者。②原发性高血压合并糖尿病，或者已有心、脑、肾靶器官损害或并发症患者。③凡血压持续升高，改善生活方式后血压仍未获得有效控制者。从心血管危险分层的角度，高危和极高危患者必须使用降压药物强化治疗。

知识点25：降压药物的治疗原则　　　副高：熟练掌握　正高：熟练掌握

（1）小剂量：从最小有效剂量开始，以减少不良反应的发生。视血压控制情况逐渐加量以达到降压目标。

（2）优先选择长效制剂：推荐使用每日1次、24小时平稳有效降压的长效制剂，以保证一天24小时平稳降压，防止靶器官损害以及清晨血压突然升高所致的猝死、卒中和心脏病发作。并且可以增加治疗的依从性，便于患者坚持规律服药。若使用中效或短效药，须每天用药2～3次，以达到平稳控制血压的目的。

（3）联合用药：可增加降压效果又不增加不良反应，在低剂量单药治疗效果不满意时，可以采用两种或两种以上降压药物联合治疗。事实上，对于2级以上原发性高血压患者，为达到目标血压常需联合治疗。对血压≥160/100mmHg或高于目标血压20/10mmHg或高危及以上患者，起始即可采用小剂量两种药物联合治疗或用固定复方制剂。

（4）个体化：根据患者具体情况、药物有效性和耐受性，兼顾患者经济条件及个人意愿，选择适合的降压药物。

知识点26：单药选择的原则　　　　　　　　　　　副高：熟练掌握　　正高：熟练掌握

应根据指南遵循单药治疗优先选择的原则：①1级高血压水平进行单药治疗，2级高血压水平进行联合治疗（JNC 7指南）。②低危、中危患者可先进行单药治疗，高危、极高危患者进行联合治疗（中国指南、ESH-ESC欧洲指南）。③>55岁患者首先选用CCB或利尿药，≤55岁患者首先选用ARB或ACEI（英国指南）。

单药的优先选择还需根据其特殊的强适应证，不同的药物在不同疾病状态下有优先的选择，而优先选择的理由来源于循证医学证据。

知识点27：某些情况下优先选择的降压药物　　　　副高：熟练掌握　　正高：熟练掌握

在某些特定条件下优先选择的降压药物（参考欧洲高血压防治指南2013）

临床症状	优先选择的药物
无症状性靶器官损害	
左心室肥厚	ACEI、CCB、ARB
无症状性动脉硬化	CCB、ACEI
微量白蛋白尿	ACEI、ARB
肾功能不全	ACEI、ARB
临床心血管事件	
既往卒中	任何可有效降压的药物
既往心肌梗死	BB、ACEI、ARB
心绞痛	BB、CCB
心衰	利尿药、BB、ACEI、ARB、盐皮质激素受体拮抗剂
主动脉瘤	BB
预防房颤	ARB、ACEI、BB或盐皮质激素受体拮抗剂
房颤的心室率控制	BB、非二氢吡啶类CCB
ESRD/蛋白尿	ACEI、ARB
外周动脉疾病	ACEI、CCB
其他	
ISH（老年人）	利尿药、CCB
代谢综合征	ACEI、ARB、CCB
糖尿病	ACEI、ARB
妊娠	甲基多巴、BB、CCB
黑人	利尿药、CCB

知识点28：常用降压药物的类别和特点　　　　副高：熟练掌握　　正高：熟练掌握

目前常用降压药物有五大类：利尿剂、β受体阻滞剂、钙通道阻滞剂（CCB）、血管紧张素转换酶抑制剂（ACEI）和血管紧张素Ⅱ受体阻滞剂（ARB）。

（1）利尿剂：有噻嗪类、袢利尿剂和保钾利尿剂三类。噻嗪类使用最多，常用的有氢氯噻嗪。降压作用主要通过排钠，减少细胞外容量，降低外周血管阻力。降压起效较平稳、缓慢，持续时间相对较长，作用持久。适用于轻、中度高血压，对单纯收缩期高血压、盐敏感性高血压、合并肥胖或糖尿病、更年期女性、合并心力衰竭和老年人高血压有较强的降压效应。利尿剂可增强其他降压药的疗效。主要不良反应是低血钾症和影响血脂、血糖、血尿酸代谢，往往发生在大剂量时，因此推荐使用小剂量。其他还包括乏力、尿量增多等，痛风患者禁用。保钾利尿剂可引起高血钾，不宜与ACEI、ARB合用，肾功能不全者慎用。袢利尿剂主要用于合并肾功能不全的高血压患者。

（2）β受体阻滞剂：有选择性（β$_1$）、非选择性（β$_1$与β$_2$）和兼有α受体阻滞3类。该类药物可通过抑制中枢和周围RAAS，抑制心肌收缩力和减慢心率发挥作用。降压起效较强而且迅速，不同β受体阻滞剂降压作用持续时间不同。适用于不同程度高血压患者，尤其是心率较快的中、青年患者或合并心绞痛和慢性收缩性心力衰竭者，对老年高血压疗效相对较差。各种β受体阻滞剂的药理学和药代动力学情况相差较大，临床上治疗高血压宜使用选择性β$_1$受体阻滞剂或者兼有α受体阻滞作用的β受体阻滞剂，达到能有效减慢心率的较高剂量。β受体阻滞剂不仅降低静息血压，而且能抑制体力应激和运动状态下血压急剧升高。使用的主要障碍是心动过缓和一些影响生活质量的不良反应，较高剂量治疗时突然停药可导致撤药综合征。虽然糖尿病不是使用β受体阻滞剂的禁忌证，但它增加胰岛素抵抗，还可能掩盖和延长低血糖反应，使用时应加以注意。不良反应主要有心动过缓、乏力、四肢发冷。β受体阻滞剂对心肌收缩力、窦房结及房室结功能均有抑制作用，并可增加气道阻力。急性心力衰竭、病态窦房结综合征、房室传导阻滞患者禁用。

（3）钙通道阻滞剂（CCB）：根据药物核心分子结构和作用于L型钙通道不同的亚单位，钙通道阻滞剂分为二氢吡啶类和非二氢吡啶类，前者以硝苯地平为代表，后者有维拉帕米和地尔硫䓬。根据药物作用持续时间，钙通道阻滞剂又可分为短效和长效。长效包括长半衰期药物，例如氨氯地平、左旋氨氯地平；脂溶性膜控型药物，例如拉西地平和乐卡地平；缓释或控释制剂，例如非洛地平缓释片、硝苯地平控释片。降压作用主要通过阻滞电压依赖L型钙通道减少细胞外钙离子进入血管平滑肌细胞内，减弱兴奋－收缩偶联，降低阻力血管的收缩反应。钙通道阻滞剂还能减轻血管紧张素Ⅱ（AⅡ）和α$_1$肾上腺素能受体的缩血管效应，减少肾小管钠重吸收。钙通道阻滞剂降压起效迅速，降压疗效和幅度相对较强，疗效的个体差异性较小，与其他类型降压药物联合治疗能明显增强降压作用。钙通道阻滞剂对血脂、血糖等无明显影响，服药依从性较好。相对于其他降压药物，钙通道阻滞剂还具有以下优势：对老年患者有较好降压疗效；高钠摄入和非甾类抗炎药物不影响降压疗效；对嗜酒患者也有显著降压作用；可用于合并糖尿病、冠心病或外周血管病患者；长期治疗还具有抗动脉粥样硬化作用。主要缺点是开始治疗时有反射性交感活性增强，引起心率增快、面部潮红、头痛、下肢水肿等，尤其使用短效制剂时。非二氢吡啶类抑制心肌收缩和传导功能，不宜在心力衰竭、窦房结功能低下或心脏传导阻滞患者应用。

（4）血管紧张素转换酶抑制剂（ACEI）：降压作用主要通过抑制循环和组织ACE，使血管紧张素Ⅱ生成减少，同时抑制激肽酶使缓激肽降解减少。降压起效缓慢，3～4周时达最大作用，限制钠盐摄入或联合使用利尿剂可使起效迅速和作用增强。ACEI具有改善胰岛素抵抗和减少尿蛋白作用，对肥胖、糖尿病和心脏、肾脏靶器官受损的高血压患者具有相对较好的疗效，特别适用于伴有心力衰竭、心肌梗死、心房颤动、蛋白尿、糖耐量减退或糖尿病肾病的高血压患者。不良反应主要是刺激性干咳和血管性水肿。干咳发生率为10%～20%，可能与体内缓激肽增多有关，停用后可消失。高钾血症、妊娠女性和双侧肾动脉狭窄患者禁用。血肌酐超过265μmol/L患者使用时需谨慎，应定期监测血肌酐及血钾水平。

（5）血管紧张素Ⅱ受体阻滞剂（ARB）：降压作用主要通过阻滞组织血管紧张素Ⅱ受体亚型AT1，更充分有效地阻断血管紧张素Ⅱ的血管收缩、水钠潴留与重构作用。同时阻滞AT1负反馈引起血管紧张素Ⅱ增加，可激活另一受体亚型AT2，能进一步拮抗AT1的生物学效应。降压作用起效缓慢，但持久而平稳。低盐饮食或与利尿剂联合使用能明显增强疗效。多数ARB随剂量增大降压作用增强，治疗剂量窗较宽。最大的特点是直接与药物有关的不良反应较少，一般不引起刺激性干咳，持续治疗依从性高。治疗对象和禁忌证与ACEI相同。

一般情况下，上述药物都可以作为患者的初始治疗选择，需要根据药物治疗原则以及患者的具体情况（如合并的心血管危险因素、靶器官损害以及临床疾病等）加以选择。比如合并颈动脉硬化者，可以优先选择钙离子阻滞剂；合并糖尿病或慢性肾脏病者优先选择ACEI/ARB；合并慢性收缩性心力衰竭患者优先选择ACEI和β受体阻滞剂等。多数高血压患者都需要联合两种或以上的药物才能将血压控制在目标水平。

知识点29：高血压患者联合治疗的依据　　　　副高：熟练掌握　　正高：熟练掌握

（1）根据高血压指南：美国JNC7指出，2级以上高血压患者联合治疗。2007年ESH/ESC高血压指南指出，高危高血压患者（糖尿病、冠心病、脑卒中、肾病）需要联合治疗，因为高危高血压患者的目标血压＜130/80mmHg，要达到高危人群的血压目标一般都要联合治疗，所以高血压患者需要多种药物联合治疗。

（2）根据降压机制：高血压患者的药物联合治疗首先是降压疗效叠加、作用增强，其次是不良反应不增加甚至有减少不良反应的益处。而优化的联合治疗方案则应当是降压疗效增加、不良反应减少并有延缓器官损害、减少心脑血管事件的作用。

知识点30：高血压药物联合的方式　　　　　　副高：熟练掌握　　正高：熟练掌握

有处方的临时联合以及固定复方制剂的联合两种方式。两个药物的临时处方联合的优点是可以根据患者病情的需要，任意加或减某一药物的剂量。缺点是患者的依从性稍弱（患者需要2种药物一起吃，容易忘记或减少一种药物的服用）。而固定复方制剂具有降压疗效充分、依从性好的优点。但患者不能根据临床的病情需要任意加减（不可掰）是此类药的缺点。

| 知识点31：高血压药物联合的原则 | 副高：熟练掌握 正高：熟练掌握 |

增加降压疗效，减少不良反应是药物联合的原则。降压药物分为两类：一类是容量依赖性为主的降压药物，如利尿药、CCB；另一类为RAAS和交感神经抑制为主的降压药物，如ACEI、ARB、β受体阻滞剂。其中以容量依赖性为主的降压药物可以通过利尿和扩血管达到降压的目的。这两类药物中又分为短效、中效和长效药物。短效和中效的CCB或利尿药在降低血压的同时有部分激活交感神经的作用，利尿药的大剂量使用还可能出现低血钾和高尿酸血症。而ACEI、ARB和β受体阻滞剂有降压、抑制交感及改善RAAS的作用，对肾脏血流动力学具有较好的改善作用。

| 知识点32：高血压降压药物的联合治疗方案 | 副高：熟练掌握 正高：熟练掌握 |

2级以上高血压和/或伴有多种心血管危险因素、靶器官损害和临床疾患的高危人群，往往初始治疗就需要采用两种以上的小剂量降压药物联合。单药血压控制未达标者，往往也需要采用联合治疗。联合治疗应采用不同降压机制的药物。我国临床主要推荐应用优化联合治疗方案：ACEI/ARB+二氢吡啶类CCB；ARB/ACEI+噻嗪类利尿剂；二氢吡啶类CCB+噻嗪类利尿剂；二氢吡啶类CCB+β受体阻滞剂。次要推荐使用的联合治疗方案是：利尿剂+β受体阻滞剂；α受体阻滞剂+β受体阻滞剂；二氢吡啶类CCB+保钾利尿剂；噻嗪类利尿剂+保钾利尿剂。三种降压药联合治疗一般应包含利尿剂。

| 知识点33：常用的固定复方制剂 | 副高：熟练掌握 正高：熟练掌握 |

①传统的固定复方制剂：降压0号、复方降压片、珍菊降压片、复方罗布麻片。②新型固定复方制剂：氯沙坦/氢氯噻嗪（海捷亚），缬沙坦/氢氯噻嗪（复代文），厄贝沙坦/氢氯噻嗪（安博诺）。

| 知识点34：高血压危象的概念 | 副高：熟练掌握 正高：熟练掌握 |

高血压危象是指一系列需要进行快速降低动脉血压治疗的临床紧急情况，包括高血压急症（HE）和高血压亚急症（HU）。高血压急症是指原发性或继发性高血压患者在某些诱因作用下，血压突然和明显升高（一般>180/120mmHg），伴有进行性心、脑、肾等重要靶器官功能不全的表现。包括高血压脑病、颅内出血（脑出血和蛛网膜下腔出血）、脑梗死、急性心力衰竭、急性冠状动脉综合征、主动脉夹层、子痫、急性肾小球肾炎、胶原血管病所致肾危象、嗜铬细胞瘤危象及围术期严重高血压等。应注意血压水平的高低与急性靶器官损害的程度并非呈正比，通常需要使用静脉降压药物。

除了高血压急症外，临床上可以见到血压明显增高，但并无靶器官损害临床表现的患者，称为高血压亚急症。患者可以有血压明显升高造成的症状，如头痛、胸闷、鼻出血和烦躁不安等。血压升高的程度不是区别高血压急症与亚急症的标准，区别两者的唯一标准是有无新近发生的急性进行性靶器官损害。

及时正确处理高血压急症十分重要，可在短时间内使病情缓解，预防进行性或不可逆性靶器官损害，降低死亡率。

知识点35：高血压急症的临床表现　　　　　副高：熟练掌握　正高：熟练掌握

高血压急症（HE）是指高血压急骤增高，进行性损害终末脏器并影响功能，必须立即降压治疗，应使用静脉制剂快速降压，在30～60分钟内将血压降低到安全水平，但一般不立即降到正常值范围。高血压急症的诊断首先是血压增高至200/120mmHg以上，出现头痛、恶心或呕吐等血压增高的临床症状，出现高血压脑病、眼底出血、心肌梗死、心力衰竭、肾衰竭等相应的靶器官损害疾病。

知识点36：高血压急症的治疗原则　　　　　副高：熟练掌握　正高：熟练掌握

高血压急症和亚急症降压治疗的紧迫程度不同，前者需要迅速降低血压，采用静脉途径给药；后者需要在24～48小时内降低血压，可使用快速起效的口服降压药。

（1）迅速降低血压：对于高血压急症选择适宜有效的降压药物，静脉滴注给药，同时监测血压。如果情况允许，及早开始口服降压药治疗。

（2）控制性降压：高血压急症时短时间内血压急骤下降，有可能使重要器官的血流灌注明显减少，应采取逐步控制性降压，一般情况下，初始阶段（数分钟到1小时内）血压控制的目标为平均动脉压的降低幅度不超过治疗前水平的25%。在随后的2～6小时内将血压降至较安全水平，一般为160/100mmHg左右。如果可耐受，临床情况稳定，在随后24～48小时逐步降至正常水平。如果降压后发现有重要器官缺血表现，血压降低幅度应更小。在随后的1～2周内，再将血压逐步降到正常水平。

（3）合理选择降压药：处理高血压急症的药物，要求起效迅速，短时间内达到最大作用；作用持续时间短，停药后作用消失较快；不良反应较小。另外，最好在降压过程中不明显影响心率、心排血量和脑血流量。

（4）避免使用的药物：应注意有些降压药不适宜用于高血压急症，甚至有害。利血平肌内注射的降压作用起效较慢，如果短时间内反复注射可导致难以预测的蓄积效应，发生严重低血压；引起明显嗜睡反应，干扰对神志的判断。治疗开始时也不宜使用强力的利尿药，除非有心力衰竭或明显的体液容量负荷过重，因为多数高血压急症时交感神经系统和RAAS过度激活，外周血管阻力明显升高，体内循环血容量减少，强力利尿存在风险。

（5）除了降低血压外，需要对出现的并发症进行针对性治疗。如合并急性心力衰竭患者，需要进行抗心衰治疗。合并主动脉夹层患者，需要迅速控制血压同时考虑外科手术等治疗。

高血压急症时应该采用控制性降压的策略，使血压迅速下降而不影响重要器官灌注，合理选用降压药物，同时应该对合并的临床急症合理诊治。

知识点37：高血压危急症的常用注射药物 副高：熟练掌握 正高：熟练掌握

高血压危急症的常用注射药物

药物	常用方法	常用剂量范围	开始作用时间	常见不良反应及补充说明
硝普钠	静脉滴注	0.25~10µg/(kg·min)	即刻	注意：遮光使用，连续使用一般不超过5天；严密监测下调节给药速度；不良反应：恶心、呕吐、头痛、眩晕、定向障碍、甲减、高铁血红蛋白、低血压、氰化物中毒等
硝酸甘油	静脉滴注	5~100µg/min	即刻	头痛、恶心、呕吐、药物耐受
乌拉地尔	静脉注射	12.5~25毫克/次	2~5min	一般先用12.5~25mg静脉注射，根据需要5分钟后可重复1次，然后持续静脉滴注。不良反应：直立性低血压、头痛、头晕、恶心、疲倦、皮疹、视物模糊
	静脉滴注	100~400µg/min		
尼卡地平	静脉滴注	5~15mg/h	5~10min	心动过速、头痛、颜面潮红
艾司洛尔	静脉注射	250~500µg/(kg·min)	1~2min	低血压，恶心
	静脉滴注	50~100µg/(kg·min)		
地尔硫䓬	静脉滴注	10mg，或 5~15mg/(kg·min)	15min	低血压，心动过缓
硫酸镁	静脉注射	1.0克/次（加液体20ml		常用于子痫或先兆子痫
	肌内注射	缓注）；2.5克/次		10%硫酸镁10ml加5%葡萄糖20ml iv 25%硫酸镁10ml im
呋塞米	静脉注射	20~80毫克/次		常用于急性左心衰和伴有颅压高、脑水肿的情况，应注意血容量和水、电解质平衡

知识点38：高血压亚急症的概念 副高：熟练掌握 正高：熟练掌握

高血压亚急症（HU）是指动脉血压在短期内有较明显增高，达到或超过200/120mmHg，但无靶器官损害的证据或原有慢性器官损害未见明显加重。高血压亚急症虽然也属于高血压危象，但无需立即采用静脉药物紧急降压治疗，可以在24~48小时内使用口服降压药致血压逐渐降低到相对安全的水平。

知识点39：高血压亚急症的目标血压 副高：熟练掌握 正高：熟练掌握

48小时降至患者能够耐受的血压状态，一般第一目标<160/100mmHg，第二目标<140/90mmHg。

知识点40：高血压亚急症的药物选择原则 副高：熟练掌握 正高：熟练掌握

高血压亚急症患者需要镇静，口服中效或缓释降压药物，多种降压药物联合治疗。一般采用机制不同的药物联合，例如，CCB（硝苯地平缓释片10mg，2次/日，或非洛地平缓释片5mg，1~2次/日）联合一种ACEI或ARB，必要时还应当联合利尿药（氢氯噻嗪12.5mg

或25mg，或吲哒帕胺1.5mg或2.5mg），如心率较快可增加β受体阻滞剂。

知识点41：高血压危象的特殊亚型　　　　副高：熟练掌握　正高：熟练掌握

高血压危象常包括高血压并发脑损害（如高血压脑病、缺血性脑卒中伴严重高血压、脑出血、蛛网膜下腔出血等）、高血压并发心脏损害（如主动脉夹层、急性左心衰、急性冠脉综合征等）、高血压合并肾脏损害（如急性肾小球肾炎、急性肾功能不全、肾移植后的严重高血压等）等。

知识点42：高血压脑病的临床表现　　　　副高：熟练掌握　正高：熟练掌握

高血压脑病表现为既往血压正常或高血压患者动脉压突然增高超过脑血流自动调节的范围。常有过度劳累、紧张、精神打击等诱发因素。脑水肿和颅压高的症状包括弥漫性头痛、恶心、呕吐、烦躁不安、视物模糊、黑矇、抽搐、意识障碍、昏迷。眼底变化包括视网膜渗出、出血，视盘水肿。有时可产生一过性偏瘫、失语、病理神经反射，需与脑血管病相鉴别。其病理生理机制是平均动脉压增高（超过脑血流的自动调节能力）→脑的高灌注→脑血管扩张，渗透性增强→脑水肿。通常表现为重度增高的血压（血压近期增高更有诊断意义）、神志改变、视盘水肿。如果随着血压的下降，中枢神经系统功能改善，将证实这一诊断。高血压脑病多见于既往血压正常的个体血压突然增高，例如，急性肾小球肾炎、子痫患者。慢性高血压患者通常有一个血压逐渐增高的过程，脑的压力-灌注曲线右移，从而脑的代偿功能失调，导致高血压脑病，后者较少见。

知识点43：急进性-恶性高血压的临床表现　　　　副高：熟练掌握　正高：熟练掌握

急进性-恶性高血压多见于年轻男性，多有原发或继发性高血压病史（也可以是新近发现的高血压）。血压在一段时间内（数周至数月）进行性增高，且"居高不下"，舒张压常高于130mmHg。视网膜有出血、渗出，视盘水肿。有不同程度的心、脑、肾功能障碍。

知识点44：高血压危象的口含降压药物　　　　副高：熟练掌握　正高：熟练掌握

（1）硝酸甘油片：每次0.5～1.0mg舌下含服，3～5分钟起效，舒张压可降低10～20mmHg，收缩压可降低10～30mmHg。作用比较肯定，但作用时间短暂，应使用其他药物配合。部分人用药后出现头胀等不适。极少数人含药后血压过度下降，出现头晕、心悸等症状。

（2）卡托普利片：舌下单次剂量12.5～25mg，5～15分钟起效，可使收缩压和舒张压明显下降，作用可维持3～6小时。不良反应少，偶见皮疹、味觉异常、低血压等。与其他ACEI相同，连续用药后部分患者出现干咳。严重肾功能不全、肾动脉狭窄者禁用。

不建议采用硝苯地平（心痛定）进行口含，因为有大约50%的病例出现不同程度的不良反应，如剧烈头痛、心动过速、低血压、晕倒、诱发心绞痛等，且作用时间短，剂量不易掌握，治疗后血压不易稳定，目前已不再推荐使用。

知识点45：顽固性高血压的概念   副高：熟练掌握   正高：熟练掌握

在改善生活方式的基础上，应用了足量且合理联合的3种降压药物（包括利尿剂）后，血压仍在目标水平之上，或至少需要4种药物才能使血压达标时，称为顽固性高血压。

知识点46：顽固性高血压常见的临床特征   副高：熟练掌握   正高：熟练掌握

顽固高血压相关的患者特征有老龄、基线血压增高、肥胖、过度的食盐摄入、慢性肾脏病、糖尿病、左心室肥厚以及女性。

知识点47：引起顽固性高血压的继发原因   副高：熟练掌握   正高：熟练掌握

（1）常见原因：阻塞性睡眠呼吸暂停、肾实质疾病、原发性醛固酮症、肾动脉狭窄。
（2）少见原因：嗜铬细胞瘤、库欣病、甲状旁腺功能亢进、主动脉缩窄、颅内肿瘤。

知识点48：顽固性高血压的治疗原则   副高：熟练掌握   正高：熟练掌握

（1）一般原则：强化生活方式干预，如严格控制体重、戒烟、限酒及限制钠盐摄入等。多与患者沟通，提高长期服药的依从性，并增加随访次数，建议转高血压专科治疗。
（2）联合用药：先采用3种药物的治疗方案，如ACEI或ARB＋CCB＋噻嗪类利尿剂，效果不理想可再加一种降压药物，如螺内酯、β受体阻滞剂、α受体阻滞剂或交感神经抑制剂（可乐定）。当上述治疗方案疗效不佳时，可在严密观察下停用现有降压药物，重启其他治疗方案。

知识点49：高血压亚临床靶器官损害的判断和意义   副高：熟悉   正高：熟悉

2007年ESC/ESH高血压指南将高血压的进展过程分为4个阶段：高血压前期（血压在正常高值阶段）、高血压期、高血压亚临床靶器官损害期、高血压终末器官损害期。其中，高血压亚临床靶器官损害期是判断高血压进展速度和程度的重要环节，有效的降压及注重靶器官损害的改善将有助于延缓疾病的进展。亚临床靶器官损害主要包括左心室肥厚、微量白蛋白尿及eGFR降低、血管功能和结构的异常三个方面。

知识点50：左心室肥厚的诊断方式及治疗   副高：熟悉   正高：熟悉

心脏左心室肥厚的诊断可采用超声心动图、心电图和X线胸片三种方式。目前认为，左心室肥厚所导致的舒张性心力衰竭也可产生明显呼吸困难的临床症状，其死亡率及猝死率不低于收缩性心力衰竭。早期强化药物治疗对于延缓左心室肥厚的进展、改善心脏功能、减少死亡率极为重要。目前常用的药物包括ACEI、ARB、β受体阻滞剂。其中ARB的临床证据最多，包括LIFE研究、CHARM研究、SILVHIA研究等。

知识点51：微量白蛋白尿的诊断方式及治疗　　　　副高：熟悉　正高：熟悉

微量白蛋白尿是肾脏早期损害的标记，而eGFR<60ml/（min·1.73m^2）则是慢性肾脏病的早期标记。目前判断微量白蛋白尿采用晨起微量蛋白尿测定、尿白蛋白/肌酐、24小时尿蛋白定量三种方法。目前改善蛋白尿最佳的药物是ACEI或ARB，两种药物均有较多的循证医学证据，建议采用2～3倍大剂量，尿蛋白可以随着ACEI或ARB剂量的增加而滤出减少；另外，高血压蛋白尿的降低是在降压达标的基础上实现的，在使用了ACEI或ARB后血压不能达标时要尽快联合CCB或利尿药，以达到<130/80mmHg的目标血压，尽可能地获得早期的肾脏保护作用。

知识点52：反映血管功能和反映血管结构病变的主要指标

　　　　　　　　　　　　　　　　　　　　　　副高：熟悉　正高：熟悉

（1）反映血管功能的主要指标：包括颈-股脉搏波传播速度（c-fPWV）、踝-臂指数（ABI），并已经被欧洲高血压指南纳入高血压血管损害评价的重要指标。

（2）反映血管结构病变的指标：主要是动脉内的中膜厚度（IMT），常规检测的部位为颈动脉、股动脉；中国高血压指南及欧洲高血压指南将IMT>0.9cm定义为增厚，IMT>1.3cm定义为斑块。

知识点53：启动高血压药物治疗的根据　　　　副高：熟悉　正高：熟悉

（1）要根据诊室血压、家庭自测血压及动态血压的结果评价血压的水平，从而排除白大衣高血压及一过性血压增高现象，并提出高血压的治疗策略。血压异常的标准：诊室血压>140/90mmHg，家庭自测血压>135/85mmHg或24小时平均动态血压>130/80mmHg。

（2）要根据是否存在高血压危险因素，对于高危和极高血压的患者，可以启动药物治疗，在药物治疗中对高危和极高危的患者尽可能采用西药并长期治疗；而对于低危、中危患者，生活方式的治疗最重要，当生活方式不能纠正异常血压时，建议及早进行药物干预。

（3）启动药物治疗时如何确定治疗药物的数量和种类：按照美国JNC7，1级高血压进行单药治疗、2级高血压进行联合药物治疗；按照中国高血压指南及欧洲高血压指南，低危、中危高血压患者单药治疗、高危和极高危高血压患者进行联合治疗。另外，不同疾病选用的高血压药物有所不同，建议采用高血压的强制性适应证。

（4）在降压过程中，如果患者出现不能耐受的现象，或出现头晕、头痛、恶心、乏力及嗜睡症状，需要评价是否有脑供血不足的现象。要了解颅内血管及颅外血管病变的状态，建议在有条件的情况下进行颈动脉超声及颅内多普勒超声，以判断颅内及颅外血管的狭窄情况。荟萃分析发现，当双侧颅外血管（颈动脉）狭窄≥70%时血压不宜过低，收缩压需维持在160～170mmHg，血压过低会出现缺血性卒中的风险。但颈动脉狭窄在<70%的高血压患

者收缩压则可以降至140mmHg以下。

第二节　继发性高血压

| 知识点1：继发性高血压的概念 | 副高：熟练掌握　正高：熟练掌握 |

继发性高血压（SH）是指由某些确定的疾病或病因引起的血压升高，约占所有高血压的5%，继发性高血压常见病因包括肾实质性高血压、肾血管性高血压、原发性醛固酮增多症、嗜铬细胞瘤、皮质醇增多症、主动脉缩窄、妊娠高血压和颅内高压等。继发性高血压的病因复杂，诊断难度较大，及早诊断能明显提高治愈率或阻止病情进展。部分常见的继发性高血压如原发性醛固酮增多症、嗜铬细胞瘤、主动脉缩窄等可通过手术等方式得到根治或改善，故初诊高血压时，应通过详细采集临床信息及检验、影像等方法筛查常见继发性高血压原因，特别对于年轻患者或血压难以控制者或已经控制但近期血压又明显增高者等患者，避免漏诊延误病情。

| 知识点2：继发性高血压的主要疾病和病因 | 副高：熟练掌握　正高：熟练掌握 |

多种疾病和药物可引起继发性高血压，引起继发性高血压的病因见下表。

继发性高血压的主要疾病和病因

1.肾脏疾病	腺垂体功能亢进
肾小球肾炎	绝经期综合征
慢性肾盂肾炎	3.心血管病变
先天性肾脏病变（多囊肾）	主动脉瓣关闭不全
继发性肾脏病变（结缔组织病、糖尿病肾病、肾淀粉样变等）	完全性房室传导阻滞
	主动脉缩窄
肾动脉狭窄	多发性大动脉炎
肾肿瘤	4.颅脑病变
2.内分泌疾病	脑肿瘤
库欣综合征（皮质醇增多症）	脑外伤
嗜铬细胞瘤	脑干感染
原发性醛固酮增多症	5.其他
肾上腺性变态综合征	妊娠期高血压疾病
甲状腺功能亢进	红细胞增多症
甲状腺功能减退	药物（糖皮质激素、拟交感神经药、甘草）
甲状旁腺功能亢进	睡眠呼吸暂停综合征

| 知识点3：临床上需要怀疑继发性高血压的情况 | 副高：熟练掌握　正高：熟练掌握 |

某些临床情况提示存在继发性高血压，下列情况临床上需要怀疑有无继发性高血压：
（1）中、重度血压升高的年轻患者。

（2）症状、体征或实验室检查有怀疑线索：例如肢体脉搏搏动不对称性减弱或缺失、腹部听到粗糙的血管杂音、低血钾等。

（3）药物联合治疗效果差，或者治疗过程中血压曾经控制良好但近期又明显升高。

（4）恶性高血压患者。

一、肾实质性高血压

| 知识点1：肾实质性高血压的概念 | 副高：熟练掌握 正高：熟练掌握 |

肾实质性高血压是指慢性肾实质性疾病所致的高血压，是最常见的继发性高血压之一，其血压升高常为难治性。慢性肾实质性疾病包括慢性肾小球肾炎、慢性肾盂肾炎、肾病、糖尿病肾病、多囊肾、类风湿和红斑狼疮肾炎等。这些疾病均可引起血压升高，但是引起高血压概率不尽相同，单侧肾病引起高血压的比例为10%～50%，而双侧肾病则比例明显增高，依病因不同其比例为20%～80%，终末期肾病90%以上合并高血压。

| 知识点2：肾实质性高血压的发生原因 | 副高：熟练掌握 正高：熟练掌握 |

肾实质性高血压的发生原因主要是肾单位大量丢失，导致钠水潴留和细胞外液容量增加，肾脏RAAS激活与排钠激素减少，高血压升高肾小球囊内压，加重肾脏病变，而随着肾功能损害加重，高血压的严重程度和难治程度也加重。两者可互为因果，形成恶性循环。

| 知识点3：肾实质性高血压的临床特点 | 副高：熟练掌握 正高：熟练掌握 |

（1）患者有肾脏疾病的特点，如水肿、蛋白尿等，但是早期通常比较隐匿，需要做适当的检查和检验才能发现。

（2）血压较高且难以控制，容易进展为恶性高血压，尤其是IgA肾病。也有少数患者血压不高，且较容易控制。

（3）容易发生靶器官功能损害和器官功能衰竭。

| 知识点4：肾实质性高血压的诊断与鉴别诊断 | 副高：熟练掌握 正高：熟练掌握 |

临床有时难于鉴别肾实质性高血压与原发性高血压伴肾脏损害，但肾实质性高血压发现血压升高时常伴随较严重的肾脏损害，如蛋白尿、肾小球滤过率下降，预后较原发性高血压差。除结合病史、临床表现与实验室检查外，肾脏组织活检在病因鉴别上具有重要的诊断意义。

| 知识点5：肾实质性高血压的治疗 | 副高：熟练掌握 正高：熟练掌握 |

指南中将肾实质性高血压的降血压目标定位在130/80mmHg以下。其治疗原则：①选择对肾脏有保护作用的药物，如血管紧张素转换酶抑制药（ACEI）、血管紧张素Ⅱ受体阻断剂

（ARB）。②使用钙离子通道阻断剂，其降压效果强而肯定。③联合使用多种药物。④加用利尿剂，对于血钾正常或进行透析治疗的患者可加用螺内酯治疗。⑤对于合并肺动脉压升高的难治性肾性高血压患者加用前列腺素制剂可能有好的效果。

降压同时应根据原发肾病的病理分型进行有针对性治疗。

二、肾血管性高血压

| 知识点6: 肾血管性高血压的概念 | 副高: 熟练掌握　正高: 熟练掌握 |

肾血管性高血压（RVH）是一种常见的继发高血压，各种病因引起的一侧或双侧肾动脉及其分支狭窄进行到一定程度，即可引起肾血管性高血压。

| 知识点7: RVH的病因 | 副高: 熟练掌握　正高: 熟练掌握 |

病因以动脉粥样硬化为主，其次为纤维肌性结构不良；在我国，病因以动脉粥样硬化为首位，其次为大动脉炎及纤维肌性结构不良。

| 知识点8: RVH的诊断目的 | 副高: 熟练掌握　正高: 熟练掌握 |

①明确病变部位及程度。②血流动力学意义。③血管重建是否能获益。④病因的鉴别诊断。

| 知识点9: RVH的其他临床线索 | 副高: 熟练掌握　正高: 熟练掌握 |

根据文献及经验，RVH的高血压大多持续在2级或以上，其他临床线索包括：①原来控制良好的高血压突然恶化。②未用利尿药发生低血钾。③检查中发现一侧肾脏缩小。④合并其他严重的阻塞性血管病（冠心病、颈部血管杂音、周围血管病变）。⑤脐周血管杂音。⑥血管紧张素转换酶抑制剂或紧张素Ⅱ受体阻滞剂降压幅度非常大或诱发急性肾功能不全。⑦无法用其他原因解释的血清肌酐升高。⑧与左心功能不匹配的发作性肺水肿。

| 知识点10: RVH的鉴别诊断 | 副高: 熟练掌握　正高: 熟练掌握 |

肾血管性高血压与肾动脉狭窄的概念不同，大多数学者认为，肾动脉狭窄≥70%、狭窄远近端收缩压差>30mmHg，具有功能意义，才会引起肾血管性高血压。肾动脉狭窄、肾缺血、肾素-血管紧张素系统活性、狭窄远近端收缩压差四者具有内在的联系，其中以收缩压差的诊断价值较大。

| 知识点11: 肾动脉狭窄的临床特点 | 副高: 熟练掌握　正高: 熟练掌握 |

肾动脉狭窄没有特殊的临床表现，主要是血压增高，具有一定的规律：①年轻的高血

压患者，尤其是20岁以下，没有高血压家族史的年轻患者，肾性和肾动脉狭窄的比率更高，应该经过检查予以排除。②自身免疫性疾病，特别是红斑狼疮患者因大血管炎症而致肾动脉狭窄，因此，高血压者尤其是年轻和女性高血压也应注意排除大动脉炎和全身免疫性疾病。③较老年发生的高血压、较大年龄平时高血压控制良好而突然控制不佳者、周围血管有动脉粥样硬化的高血压患者可能有动脉粥样硬化性肾动脉狭窄。

知识点12：肾动脉狭窄的诊断　　　　副高：熟练掌握　　正高：熟练掌握

肾动脉狭窄最重要的诊断是影像诊断。影像诊断常用而有效的方法是：①多排CT血管显影和成像对肾动脉狭窄诊断快速、准确、可靠。②肾动脉造影除了诊断外，还可以直接行介入治疗。③磁共振显影还在探索中。④肾脏动态灌注显像用来评价肾脏灌注和排泄功能，对于治疗选择有重要意义。

知识点13：肾动脉狭窄的治疗　　　　副高：熟练掌握　　正高：熟练掌握

（1）病因治疗：对于有明确病因的肾动脉狭窄应予积极纠正，如粥样硬化性肾动脉狭窄应给以足量调脂药和阿司匹林治疗，活动性血管炎和风湿性疾病应给予激素和免疫抑制剂治疗。

（2）狭窄的肾动脉治疗：粥样硬化性狭窄程度达60%或70%以上者可采用支架置入治疗，应选择药物涂层支架，并口服氯吡格雷（75mg/d，持续半年以上）；先天性肾动脉狭窄可用球囊扩张治疗，但有些患者需反复扩张或用支架治疗。部分技术上困难的患者也可行自体肾脏移植治疗。行介入治疗前应该用核素技术评价肾脏灌注和排泄功能。

知识点14：RVH的肾动脉血运重建治疗　　　　副高：熟练掌握　　正高：熟练掌握

肾动脉血运重建理论上是治疗RVD的根本方法，主要目标是改善高血压，保护肾功能或治疗严重肾动脉狭窄的病理生理效应，包括充血性心力衰竭（CHF）、反复的急性肺水肿及心绞痛，甚至有可能免于透析的需要。次要目的包括减少降压药，慢性心衰患者或心肌病患者可更安全使用血管紧张素转换酶抑制剂。

知识点15：粥样硬化性肾血管病介入治疗的适应证

　　　　　　　　　　　　　　　　副高：熟练掌握　　正高：熟练掌握

目前已基本认可的临床标准包括：①高血压Ⅲ级。②挽救肾功能-突发/进行性的肾功能恶化，无法用其他原因解释；患侧肾萎缩；使用降压药，尤其是血管紧张素转换酶抑制剂或血管紧张素Ⅱ受体阻滞剂后肾功能恶化。③伴随的心脏问题：不稳定型心绞痛、反复发作的急性肺水肿与左室收缩功能不匹配。

知识点16：粥样硬化性肾血管病介入治疗的禁忌证

副高：熟练掌握 正高：熟练掌握

虽然肾动脉狭窄有经皮介入重建血运的适应证，但存在患者一般不能从血管介入治疗中获益的情况，应考虑为禁忌证：①患侧肾脏已明显萎缩，长径<7.0cm和/或肾内段动脉阻力指数>0.8。②严重的慢性缺血性肾病，血清肌酐>265μmol/L（3.0mg/dl）或患侧肾小球滤过率<10ml/min，接近需要长期透析。③患者已有明确的对比剂严重过敏或胆固醇栓塞病史。④伴随的严重疾病预期寿命有限或无法耐受经皮介入治疗。⑤病变肾动脉的解剖不适合经皮介入治疗。⑥病变肾动脉的解剖虽然适合经皮介入治疗，但支架置入后可能严重影响其他重要的后续治疗。

知识点17：粥样硬化性肾血管病肾动脉介入治疗方法的选择

副高：熟练掌握 正高：熟练掌握

（1）肾动脉开口部病变，PTRA效果不理想，直接行血管内支架。

（2）对于参考管腔直径≥5.0mm的病变选用金属裸支架；对于管腔直径<5.0mm者可考虑选用药物洗脱支架，可能有助于降低术后再狭窄的发生率。

（3）对于病变部位粥样硬化斑块负荷大而且肾动脉解剖条件适合的肾功能不全的高危患者，可考虑采用远端栓塞防护装置，可能有助于防止肾动脉栓塞。

知识点18：适合做经皮肾动脉成形术的病变

副高：熟练掌握 正高：熟练掌握

①肾动脉主干或其主要分支节段性狭窄，管径下降>50%。②肾动脉狭窄远近端收缩压差>30mmHg。③狭窄处无严重钙化。④患侧肾脏无严重萎缩，尚残留一定的功能。

三、原发性醛固酮增多症

知识点19：原发性醛固酮增多症的概念

副高：熟练掌握 正高：熟练掌握

原发性醛固酮增多症（简称原醛症）是指肾上腺皮质增生或肿瘤，分泌过多醛固酮，导致水、钠潴留，血容量增多，肾素-血管紧张素活性受抑制，临床表现为高血压、低血钾的综合征。本病以成年人最多见，女性发病人数较男性稍多，但无明显差别。

知识点20：原醛症的分类

副高：熟练掌握 正高：熟练掌握

根据原醛症病理，病理生理不同特点以及对治疗的反应，可将本病分为五类。

（1）肾上腺醛固酮的腺瘤（Conn综合征）：最为多见，占原醛症总数的60%～85%，多为一侧腺瘤，直径1～3cm，包膜完整。

（2）特发性醛固酮增多症（IHA）：为第二多见类型，占10%～30%，双侧肾上腺球带增生，可为弥漫型或局灶型，单侧肾上腺皮质增生罕见。病因可能与对血管紧张素Ⅱ的敏感性增强有关，也有认为垂体醛固酮刺激因子（ASF）参与发病，此外，血清素阻滞药赛庚啶可使特发性醛固酮患者醛固酮分泌减少，提示血清素参与介导兴奋醛固酮分泌，可能也是发病因素。

（3）糖皮质激素可抑制性醛固酮增多症（GRA）：是一种罕见的常染色体显性遗传疾病，可为家族性或散发性，其发病机制是8号染色体上11β-羟化酶基因5′端调控序列和醛固酮合成酶基因的编码序列融合成嵌合基因，其表达受ACTH而不受血管紧张素Ⅱ控制，目前分子生物学技术手段可以检测此嵌合基因。给此类患者外源性地塞米松，可以抑制醛固酮分泌，较满意地控制病情。

（4）醛固酮癌：少见，为分泌大量醛固酮的肾上腺皮质癌，还可分泌糖皮质激素、雄激素，肿瘤直径大。

（5）分泌醛固酮的组织：少见，可发生于肾内的肾上腺残余或卵巢、睾丸肿瘤。

Conn提出，凡具备醛固酮（PAC）增多、外周血浆肾素活性（PRA）受抑制，17-羟类固酮（17-OHCS）正常的3个条件，不论血钾是否降低均可诊断为原醛症，后来又补加低血钾，列为诊断条件。目前上述4项仍为诊断原醛症的基本条件，并发展了诊断试验，如醛同酮分泌与抑制试验、肾素激发试验、药物试验治疗及基因诊断，影像学检查可鉴别肾上腺腺瘤与增生，并可确定腺瘤的部位。

知识点21：原醛症的临床特点　　副高：熟练掌握　正高：熟练掌握

原醛症常发生于30~50岁，也可见于3~75岁。典型特点是高血压、低血钾、尿钾排泄增多、血钠增高和代谢性碱中毒。绝大部分原醛症患者都有血压增高，较高且较顽固，少数患者甚至血压正常。血清钾降低是其特点之一，若以3.5~5.5mmol/L为正常值，则约有70%的原醛症患者血钾不低，或不是总低，通常不高于4.0mmol/L。但是患者很容易发生诱导性低血钾，如在使用小剂量利尿剂（DHCT 12.5mg/d）2~3天时即可诱导显著的低钾血症。低血钾患者可出现显著的多尿和夜尿增多。

知识点22：原醛症的确诊试验　　副高：熟练掌握　正高：熟练掌握

①低血钾或诱导性低血钾及不适当尿钾排泄增多，可用高钠试验、低钠试验和螺内酯试验。②醛固酮分泌增加而不受抑制可用卡托普利抑制试验、高钠抑制试验等。③血浆肾素活性降低并不受兴奋，可用体位激发试验（空腹立卧位肾素活性水平），低钠饮食试验。

知识点23：原醛症的病理诊断　　副高：熟练掌握　正高：熟练掌握

在确定原醛症诊断的基础上，通过影像技术检查肾上腺有无肿瘤或增生。超声检查对于较小的腺瘤和增生没有帮助，需要使用薄层CT和MRI检查确立诊断。值得注意的是，用目前的薄层CT检查50%的原醛症患者不能发现增生和腺瘤等。因此，有无肾上腺肿瘤或增生不是诊断原醛症的必要条件。另外，还有许多肾上腺增生而无分泌功能者，所以功能检测至关重要。如果考虑手术治疗，还应通过分侧肾上腺静脉采血测定ARR，当一侧ARR显著高于另一侧（3～4倍）时，则确定为致病侧。

知识点24：诊断原醛症的基本条件　　　　副高：熟练掌握　　正高：熟练掌握

凡具备醛固酮（PAC）增多、外周血浆肾素活性（PRA）受抑制，17-羟类固酮（17-OHCS）正常的三个条件，不论血钾是否降低均可诊断为原醛症，后来又将低血钾列为诊断条件。

知识点25：PRA、ATⅡ、PAC的鉴别意义　　　　副高：熟练掌握　　正高：熟练掌握

由于各种疾病的发病机制不同，肾素-血管紧张素-醛固酮系统三项指标表现特点也不同：①原醛症患者，醛固酮增多，PRA明显受抑制，ATⅡ抑制或正常，若伴有肾动脉狭窄或肾实质疾病，则PRA可在正常范围。②继发性醛固酮增多症，因肾缺血或肾素分泌瘤引起肾素-血管紧张素系统活性增高，故三项指标均增高。③ACEI或ARB药物引起者仅PRA明显增高，但PAC正常。

知识点26：钠负荷或限钠的鉴别意义　　　　副高：熟练掌握　　正高：熟练掌握

高钠（静脉）负荷后，原醛症患者PRA受抑制，PAC仍增高；而原发性高血压或肾血管性高血压患者，PAC及PRA均受抑制。相反，限钠试验时原醛症患者表现为PRA仍受抑制，PAC增高，而原发性高血压或肾血管性高血压患者PRA增高。

知识点27：PAC/PRA比值对原醛症的诊断　　　　副高：熟练掌握　　正高：熟练掌握

各国学者相继采用PAC/PRA比值（ARR）对原醛症进行诊断，由于实验室检查条件不同，ARR的诊断标准各异，最低>20，最高>40为阳性。诊断的关键是PRA受抑制的程度，PRA很低或为零，则诊断价值更大。有时PAC仅轻度升高，可能与低血钾抑制醛固酮分泌有关，补钾后PAC增高明显，有助于诊断。

知识点28：原醛症的影像学检查　　　　副高：熟练掌握　　正高：熟练掌握

常用CT及MRI方法检查，特别是高分辨率增强CT的检出率高。病理发现，腺瘤最小直径仅1.5mm，故检查应采用层厚1～5mm连续扫描，防止漏诊。对腺瘤与增生的鉴别，必要时可做放射性碘化胆固醇肾上腺扫描（19-IC或NP19），对两者的鉴别诊断意义较大。

知识点29：原醛症的鉴别诊断　　　　　　　副高：熟练掌握　正高：熟练掌握

（1）Liddle综合征：年轻发病，高血压伴低血钾，血压较高且顽固，常染色体显性遗传、ARR通常不高，用螺内酯治疗无效。

（2）糖皮质激素可治疗的醛固酮增多症：为常染色体显性遗传，家族性发病、早期发病、ARR增高，最显著特点是糖皮质激素治疗有效。

（3）其他单基因遗传高血压：如显著盐皮质激素过多、先天性肾上腺增生症、戈登综合征等，可用基因测序等做出诊断。

知识点30：原醛症的治疗　　　　　　　　　副高：熟练掌握　正高：熟练掌握

（1）药物治疗：螺内酯治疗，根据血钾高低开始可以20～40mg，每日3次，1～2周后复查血清钾和血压，调整用药量，最终使用剂量因人而异，有些患者可能仅需20mg qd即可。螺内酯对盐皮质激素受体选择性不高，因而长期、大量使用可出现男性乳房发育及胀痛，女性长胡须、皮肤变黑等，而使用选择性高的依普利酮则会减少相关不良反应。此外，还可以加用血管紧张素转换酶抑制药（ACEI）或血管紧张素受体阻滞剂（ARB）等协助降血压。

（2）手术治疗：如果诊断为肾上腺腺瘤且为单侧的犯罪病变或者腺癌，则应予微创手术治疗；如果为单侧肾上腺增生，且药物治疗不良反应大而无法坚持者，可考虑手术治疗。术前应根据病情采取低盐饮食，口服螺内酯及其他降压药物，适量补充氯化钾等措施纠正低钾并降低血压。

（3）"去势"治疗：对于病情较重的患者，如果药物不良反应大，还可以在有相当经验的医院采用高选择性肾上腺动脉内注射酒精做化学消融以造成一侧部分肾上腺坏死而达到"去势"的目的，术后还需药物治疗。

四、嗜铬细胞瘤

知识点31：嗜铬细胞瘤的概念　　　　　　　副高：熟练掌握　正高：熟练掌握

嗜铬细胞瘤是发生于肾上腺髓质和交感神经节的内分泌肿瘤，通过分泌过多的肾上腺素、去甲肾上腺素而致血压升高。90%的嗜铬细胞瘤发生于肾上腺，大多为一侧性，仅少数发生于其他部位，包括膀胱、腹膜后主动脉旁、胸部纵隔、颅内、心肌组织中等。嗜铬细胞瘤通常为良性，也有少数为恶性。如能及早治疗，大多数病例可以治愈。以20～50岁最多见，男女发病无明显差异。

知识点32：嗜铬细胞瘤的临床特点　　　　　副高：熟练掌握　正高：熟练掌握

嗜铬细胞瘤的临床表现主要是大量儿茶酚胺作用于肾上腺素能受体所致，以心血管系统症状为主，兼有其他系统的表现。由于肿瘤的分泌特性不同，临床表现也有差别。高血压为其主要症状，有阵发性和持续性两型，其中阵发性高血压为其特征性表现，常伴头痛、心悸、多汗，发作时间可由数分钟至数小时不等，发作频率高者一日数次，少者数月1次。部分患者病情发展迅速，呈急进型高血压过程。临床还可伴代谢紊乱，包括基础代谢增高，表现为怕热、出汗、进行性消瘦，需与甲亢相鉴别。

知识点33：嗜铬细胞瘤的确定诊断　　　　　副高：熟练掌握　　正高：熟练掌握

（1）定性诊断：定性诊断是首要的且更重要。传统使用24小时尿儿茶酚胺及其代谢产物香草基杏仁酸（VMA）定量方法，在我国仍广泛采用，但是这一方法灵敏性和特异性都不到70%。最近建立并采用的高压液相-电化学监测器检测方法检测24小时尿液肾上腺素和去甲肾上腺素水平（均为较稳定的肾上腺素和去甲肾上腺素代谢物），诊断嗜铬细胞瘤的灵敏性和特异性均显著提高，几乎没有漏诊。

（2）定位诊断：通常采用间碘苄胍全身核素扫描；如果采用PET/CT可能更好，但是对设备要求更高，价格也极其昂贵。

知识点34：嗜铬细胞瘤定性诊断的注意事项　　　　副高：熟练掌握　　正高：熟练掌握

为了准确诊断，应注意以下几点：

（1）检查前1周应停用一切影响儿茶酚胺的药物，包括降压药、抗生素，含交感胺的食物。

（2）临床表现典型者，测定儿茶酚胺一次即可；不典型者，应检测多次，最好于症状发作时取血标本。

（3）仅儿茶酚胺轻度增高不能肯定诊断，如精神紧张、心绞痛、心肌梗死、肾衰竭、测定技术的影响等均可使儿茶酚胺增高出现假阳性；一般认为儿茶酚胺增高较正常值高限5倍以上才具有诊断价值。

知识点35：腔静脉分段取血定位诊断的常规取血部位
　　　　　　　　　　　　　　　　　　　　　　副高：熟练掌握　　正高：熟练掌握

腔静脉分段取血测定儿茶酚胺对嗜铬细胞瘤的定位诊断很有价值。常规取血部位包括上腔静脉、门静脉开口、两侧肾静脉开口近端、远端下腔静脉、髂静脉，结合病情可增加右心房、奇静脉和颈静脉。应当注意，取血标本的位置要准确，否则结果难以断定肿瘤位置。根据儿茶酚胺高峰区，再行影像学检查，可明确肿瘤定位。若经腔静脉分段取血未发现儿茶酚胺高峰区，又不除外嗜铬细胞瘤者，应做[131]I-MIBG显像检查，其特异性强，有85%可被肿瘤吸收、浓缩、显影，其诊断价值较CT更可靠，但仍有假阴性者。此法对肿瘤体积较小或多发性肿瘤较CT或MRI更为准确。

知识点36：嗜铬细胞瘤的治疗　　　　　副高：熟练掌握　正高：熟练掌握

（1）手术切除肿瘤：是最主要的治疗方法。良性肿瘤患者预后良好。复发患者再次手术仍有效。

（2）血压控制：可使用α、β受体阻滞剂治疗，使血压下降，减轻心脏负担和手术风险。

（3）急性发作期的血压控制和支持治疗：急性发作期可能出现肿瘤出血或破裂，此时血压大幅波动，伴有剧烈疼痛、烦躁不安、头痛、恶心、呕吐、电解质紊乱等。给予患者镇静、镇痛药物，补液和纠正电解质紊乱，静脉给予降血压药物。

恶性嗜铬细胞瘤的治疗比较困难，对放疗和化疗一般不敏感。可用抗肾上腺药对症治疗，也可用酪氨酸羟化酶抑制药以阻碍儿茶酚胺的生物合成，^{131}I-MIBG治疗也可获一定的效果。

知识点37：术后血压未能下降至正常的原因　　副高：熟练掌握　正高：熟练掌握

①嗜铬细胞瘤未切除干净。②手术并发症造成的肾脏缺血。③合并原发性高血压或儿茶酚胺长期增多损伤血管。

五、库欣综合征

知识点38：库欣综合征的概念　　　　　副高：熟练掌握　正高：熟练掌握

库欣综合征（Cushing综合征）即皮质醇增多症，是指体内糖皮质激素产生过多引起的一组以高血压和向心性肥胖为特征的综合征。可以由垂体腺瘤引起，也可由肾上腺增生和肿瘤所致，还有少见病例为异位ACTH综合征。根据病因可分为依赖ACTH（即皮质醇分泌是继发的）和不依赖ACTH的库欣综合征（因肿瘤或肾上腺皮质增生等原因自主的分泌皮质醇）。

知识点39：库欣综合征的临床表现　　　　副高：熟练掌握　正高：熟练掌握

典型表现为向心性肥胖、满月脸、多血质、宽大紫纹、水牛背、皮肤菲薄、多毛、肌肉萎缩、高血压、低钾性碱中毒、糖耐量低下、易感染、闭经及性功能障碍等。

知识点40：库欣综合征的诊断　　　　　副高：熟练掌握　正高：熟练掌握

有典型症状体征者，从外观即可作出诊断。各型库欣综合征均有皮质醇分泌增多，失去昼夜分泌节律，且不能被小剂量地塞米松抑制。

知识点41：库欣综合征的实验室检查　　　副高：熟练掌握　正高：熟练掌握

（1）24小时尿游离皮质醇（UFC）：是较有效的筛查方法，如UFC＞150μmol/24h，诊断本病的可能性很大。

（2）血皮质醇：通常测上午8时及下午4时（皮质醇的分泌有昼夜规律，上午8时最高，午夜12时最低）的皮质醇浓度，上午8时正常范围为140～690nmol/L，下午4时为80～330nmol/L，如浓度增高、节律失调有诊断意义。

（3）小剂量地塞米松抑制试验：上午8时血皮质醇不能被抑制到对照值的50%以下，或尿游离皮质醇不能抑制到55nmol/24h以下，提示为皮质醇分泌增多。

（4）大剂量地塞米松抑制试验：上午8时血皮质醇不能被抑制到对照值的50%以下，或尿游离皮质醇能够抑制到55nmol/24h以下，提示为肾上腺皮质增生（库欣病），否则提示为腺瘤或癌。

（5）血ACTH测定：库欣病ACTH增高，异位ACTH综合征患者异常增高，肾上腺性库欣综合征降低甚至测不出。正常值上午8时为10～50ng/L。

| 知识点42：库欣综合征的鉴别诊断 | 副高：熟练掌握　正高：熟练掌握 |

（1）单纯性肥胖：单纯性肥胖可有类似皮质醇增多症的表现，多为均匀性肥胖，皮质醇增高可被小剂量地塞米松所抑制，且皮质醇分泌昼夜节律存在，定位检查无阳性发现。

（2）2型糖尿病：2型糖尿病患者大多肥胖，可伴有高血压、糖耐量异常、高血糖等。

| 知识点43：库欣综合征的病因治疗 | 副高：熟练掌握　正高：熟练掌握 |

（1）垂体性库欣病：①经蝶窦切除垂体微腺瘤手术方法为近年来治疗的首选方法，手术创伤小，并发症少，术后可发生暂时性垂体-肾上腺皮质功能不足，需补充糖皮质激素，直至垂体、肾上腺皮质功能恢复正常；②一侧肾上腺全切，另一侧大部分切除或全切，适用于经蝶窦手术未能发现并摘除微腺瘤者，术后做垂体放疗及皮质激素替代治疗；③对于垂体大腺瘤者，宜做开颅手术尽可能切除肿瘤，术后辅以放疗；④药物治疗：可使用赛庚啶、氨鲁米特、米托坦、酮康唑、溴隐亭等辅助治疗。

（2）肾上腺腺瘤：经检查明确肿瘤的部位后，手术切除可获根治，术后应使用适量的激素替代。

（3）肾上腺癌：早期应尽可能手术治疗，未能根治或已转移者用药物治疗。

（4）异位ACTH综合征：主要是治疗原发肿瘤，可根据肿瘤的性质、部位、分期等情况选择手术、化疗或放疗。

（5）高血压的治疗：因为库欣综合征的高血压发生主要是过多的糖皮质激素非特异性结合于醛固酮受体所致，所以可以用醛固酮受体阻滞药治疗，也可加用血管紧张素转换酶抑制剂（ACEI）或血管紧张素受体阻断剂（ARB）等。

六、甲状腺功能紊乱

| 知识点44：甲状腺功能亢进 | 副高：熟练掌握　正高：熟练掌握 |

甲状腺功能亢进简称甲亢，是指甲状腺腺体本身产生甲状腺激素过多，以甲状腺肿大、

突眼症、基础代谢增加为表现，其病因包括弥漫性甲状腺肿、结节性毒性甲状腺肿等。

（1）机制：甲亢引起的高血压原因与甲状腺素增加心肌收缩力及心排血量、增加交感神经活性、增加肾素和血管紧张素原的释放有关。

（2）诊断与治疗：典型甲亢诊断不难，根据病史，体征，结合血清 T_3、T_4、TSH 即可确诊。甲亢性高血压属于可治愈的高血压，其根本在于根治甲亢。抗甲亢治疗显效的，首选 β 受体阻滞剂，不但降压效果佳，同时可控制心率。

知识点 45：甲状腺功能减退症　　　　副高：熟练掌握　　正高：熟练掌握

甲状腺功能减退症简称甲减，是指甲状腺激素原发或继发缺乏，全身代谢率降低后引起的一种临床综合征。

（1）机制：甲减性高血压属于低肾素型高血压，发病机制主要是由于周围血管阻力增加，体内钠、水潴留。

（2）临床表现：甲减常表现为舒张压升高，因心排血量降低，故收缩压常不高。

（3）治疗：单纯甲减所致的高血压，再给予甲状腺激素制剂治疗后血压及实验室检查均可恢复正常。

七、心血管系统疾病

知识点 46：主动脉缩窄的类别　　　　　副高：熟练掌握　　正高：熟练掌握

主动脉缩窄包括先天性主动脉缩窄及获得性主动脉狭窄。获得性主动脉狭窄主要包括大动脉炎及动脉粥样硬化所致的主动脉狭窄。

知识点 47：主动脉缩窄的病理生理改变　　　副高：熟练掌握　　正高：熟练掌握

本病的基本病理生理改变为狭窄所致的阻力使狭窄近端血压上升，血流量增加。狭窄远端血压明显下降和血液供应减少，引起心脏负担逐渐增加，左心室肥厚、劳损，造成心力衰竭，亦可诱发脑出血及继发于高血压的其他重要脏器的损害。高血压的发生可因机械阻力增加所致，但与肾脏缺血后释放肾素增多也可能有关。

知识点 48：先天性主动脉缩窄的临床表现　　　副高：熟练掌握　　正高：熟练掌握

先天性主动脉缩窄包括导管前型和导管后型。导管前型小儿常见，动脉导管多呈开放状态、主动脉缩窄范围较广，常累及主动脉弓，侧支循环不充分患儿常合并其他畸形；导管后型成人多见，动脉导管呈闭合状态，缩窄较局限。患者双上肢血压升高且对称，胸部及背部可闻及血管杂音，较局限。成人型主动脉缩窄严重者局部可以听不到杂音，但此时常有侧支循环形成，大血管显像可见从颈动脉至胸和腹主动脉等处广泛的侧支循环，在颈部可闻及收缩期血管紊紊音。患者股动脉及下肢动脉搏动减弱或触及不到动脉搏动，下肢血压减低或测不出。身材常较矮小，但是如果侧支循环充分则对身材发育影响较小。

知识点49：先天性主动脉缩窄的鉴别诊断　　副高：熟练掌握　正高：熟练掌握

主要与大动脉炎所致的降主动脉狭窄相鉴别，后者累及的范围广且不规则，也常累及肾动脉。活动期有炎症因子水平增高、红细胞沉降率增快。

知识点50：主动脉缩窄的治疗　　副高：熟练掌握　正高：熟练掌握

本病一经确定诊断，如无感染、明显心功能不全等手术禁忌，应及早手术解除狭窄，达到根治的目的。暂时不能手术者也应积极内科治疗，改善条件，争取手术治疗。

（1）介入治疗：如狭窄部位局限，无重要的侧支血管，则首选PTA或加支架置入。由于主动脉口径粗，血流量大，此法治疗后再狭窄率低，远期通畅率高，疗效与外科手术接近。

（2）外科治疗：不适合介入治疗的病变，可考虑行外科手术，根据病变特点选择术式。主张早期手术治疗。

八、神经源性继发性高血压

知识点51：颅内疾病继发高血压的诊断依据　　副高：熟练掌握　正高：熟练掌握

颅内疾病常常伴发血压变化，主要原因是颅内压增高和心血管运动中枢功能障碍。颅内疾病继发高血压的诊断依据：①具有明确的颅内疾病。②颅内疾病与血压增高明显相关。③血压超过正常标准。

知识点52：神经源性继发性高血压的治疗　　副高：熟练掌握　正高：熟练掌握

治疗颅内原发疾患是解除高血压的根本措施，需要注意的是，无论缺血性还是出血性卒中，均要避免血压在短时间内迅速降低。

九、单基因遗传性高血压

知识点53：显著盐皮质激素过多综合征的概念　　副高：熟练掌握　正高：熟练掌握

显著盐皮质激素过多综合征（AME）是11β-羟基类固醇脱氢酶2型基因（11β-HSD_2）突变，导致其不能将活性的糖皮质激素（F）转变成无活性的皮质酮（E），使F大量堆积并作用于盐皮质激素受体引起的综合征。

知识点54：AME的临床特点　　副高：熟练掌握　正高：熟练掌握

（1）儿童期出现身材矮小，不能正常发育。
（2）严重高血压，早期可致器官损害，表现为多饮、多尿。

（3）低肾素、低醛固酮，盐皮质激素水平过高，低血钾。

（4）尿皮质激素谱改变导致$11\beta\text{-HSD}_2$酶活性减低表现：四氢皮质醇＋异体四氢皮质醇/四氢皮质醇的比值增高，或者游离皮质醇/皮质酮比值增高。

（5）基因测序分型，可见到在该基因的1～5外显子突变。

知识点55：AME 的治疗　　副高：熟练掌握　正高：熟练掌握

（1）治疗目的：纠正致命性的低血钾和控制血压。

（2）治疗方法：①补钾。②应用螺内酯（需较大剂量，以对抗过多的F）。③也可加用其他保钾利尿剂，如氨苯蝶啶、阿米洛利等。④其他降血压药物均可使用，但是卡托普利有一定增加$11\beta\text{-HSD}_2$酶活性的作用。⑤肾脏移植可能达到根治的目的。

知识点56：糖皮质激素治疗的醛固酮增多症的概念　　副高：熟练掌握　正高：熟练掌握

糖皮质激素治疗的醛固酮增多症（GRA）是由于在基因遗传过程中，醛固酮合成酶和类固醇11β-羟化酶（负责糖皮质激素合成）铰链不平衡，结果形成一个多余的嵌合基因，该基因的调节区来自类固醇11β-羟化酶（即受糖皮质激素ACTH调节），而基因体本身却是盐皮质激素合成酶，致醛固酮增高综合征。该综合征用糖皮质激素可以抑制该基因表达而得到治疗。

知识点57：GRA 的临床特点　　副高：熟练掌握　正高：熟练掌握

（1）常染色体显性遗传。

（2）患者早期发生高血压、血清钾降低和碱中毒。

（3）血醛固酮增高，肾素活性降低，ARR升高，酷似原发性醛固酮增多症。

（4）其临床表型可用糖皮质激素纠正。

（5）经过基因分析能见嵌合基因形成。病情的严重程度与该嵌合基因中醛固酮合成酶所占比例呈正相关。

知识点58：GRA 的诊断　　副高：熟练掌握　正高：熟练掌握

根据临床特点，尤其是经过基因型分析证实醛固酮合成酶和类固醇11β-羟化酶嵌合基因形成即可明确诊断。此外，本病可以见到肾上腺皮质增生。

知识点59：GRA 的鉴别诊断　　副高：熟练掌握　正高：熟练掌握

（1）原发性醛固酮增多症：糖皮质激素治疗的醛固酮增多症酷似原醛症，但其早期发病、有明确的家族史、临床上高血压和电解质紊乱能经糖皮质激素治疗完全纠正，尤其是基因分析发现嵌合基因形成可与之鉴别。

（2）Liddle综合征：Liddle综合征也有家族史、早期发病、高血压、低血钾和碱中毒，但是ARR并不升高，糖皮质激素治疗无效，没有醛固酮合成酶和类固醇11β-羟化酶嵌合基因形成。

（3）其他：需要与同时存在高血压、低血钾和家族史的疾病（如AME、先天性肾上腺皮质增生等）相鉴别。

知识点60：GRA的治疗　　　　　　　　副高：熟练掌握　正高：熟练掌握

用糖皮质激素治疗会有迅速和明确的治疗反应，如果没有其他共存高血压不需要另外加用降血压药物。较低剂量的地塞米松（0.125～0.25mg/d）可以控制血压，但是还是推荐使用0.5～2mg/d的剂量，因为其能较好地抑制皮质醇和ACTH水平，达到抑制嵌合基因表达的目的，应注意，有导致皮质激素过多症的可能。此外，也可用螺内酯治疗。

知识点61：Liddle综合征的概念　　　　　副高：熟练掌握　正高：熟练掌握

Liddle综合征是常染色体显性遗传病，是指由肾小管上皮细胞钠离子通道基因（ENaC）β或γ亚单位胞质C端突变导致该通道不能正常被泛素化和降解，半衰期延长，因而增加钠氯水重吸收和钾的排泄，从而出现高血压、低血钾和碱中毒。

知识点62：Liddle综合征的临床特点　　　副高：熟练掌握　正高：熟练掌握

（1）常染色体显性遗传。

（2）早期出现高血压伴低血钾、代谢性碱中毒；有时伴有高钙血症。

（3）血浆肾素活性降低，醛固酮也抑制，但是ARR可以增高。

（4）基因诊断至关重要，可以见到ENaCβ或γ亚单位胞质C端的点突变，偶见γ亚单位胞外环突变，或者出现碱基缺失或插入。低血钾可以导致心律失常和猝死，高血压致靶器官损害。

（5）Liddle综合征是常染色体显性遗传疾病，可以做产前或胚胎植入前诊断，避免后代出现其基因突变。

知识点63：Liddle综合征的治疗　　　　　副高：熟练掌握　正高：熟练掌握

因醛固酮水平低，螺内酯治疗无效。患者对钠离子通道抑制剂阿米洛利非常敏感，也可用氨苯蝶啶治疗，可以完全纠正高血压和低血钾等表型。

知识点64：先天性肾上腺皮质增生症的概念　副高：熟练掌握　正高：熟练掌握

先天性肾上腺皮质增生症（CAH）是指以先天性肾上腺皮质增生和高血压为共同特点

的一组疾病的总称。甾体激素包括糖皮质激素、盐皮质激素和性激素分别在肾上腺皮质球状带、束状带和网状带合成，在这三个带内分别有相应的细胞色素 P450 氧化酶催化产生。其中有一些酶是他们共有的前体生成酶，如果相应的酶基因突变就可致相应的通路形成障碍，前体物质增多而致病。

知识点 65：CAH 的临床特点　　　副高：熟练掌握　正高：熟练掌握

（1）CAH 是一类由几个酶的缺陷导致皮质醇产生减少，ACTH 增高刺激肾上腺增生引起的疾病，体格发育有异常。

（2）11β-羟化酶缺陷（Ⅳ型）和 17α-羟化酶缺陷（Ⅴ型）导致血压高。

（3）11β-羟化酶缺陷（Ⅳ型）导致性激素前体增加，具有雄激素作用，结果引起女童男性化，男童性早熟。

（4）17α-羟化酶缺陷（Ⅴ型）不能合成皮质醇和阻断性激素早期合成，导致女童原发性闭经和性发育迟滞，男童性器官分辨不清。

（5）两型醛固酮合成极大减少，皮质激素前体增加且具有醛固酮活性，导致低血钾、碱中毒和高血压。

上述酶均为氧化酶，需要还原酶 POR 一起才能正常工作，如果 POR 发生突变，临床上可见到Ⅵ型和Ⅴ型兼有的特征。

知识点 66：CAH 的诊断　　　副高：熟练掌握　正高：熟练掌握

（1）根据临床特点可以做出初步诊断，即Ⅳ型 CAH 患者系 11β-羟化酶缺陷导致具有雄激素作用的性激素前体增加，因而出现女性男性化，男性性早熟，而Ⅴ型 CAH 患者系 17α-羟化酶缺陷导致不能合成皮质醇和早期性激素合成阻断出现女童原发性闭经和性发育迟滞，男童性器官发育障碍而分辨不清。

（2）类固醇谱分析中有过量类固醇前体可以诊断。尿中大量雄激素前体是Ⅵ型 CAH，可以区别Ⅴ型。

（3）基因诊断：基因定位于 8q21（Ⅳ）和 10q24.3。经过基因测序可以确诊。

知识点 67：CAH 的治疗　　　副高：熟练掌握　正高：熟练掌握

Ⅳ型：补充类固醇。Ⅴ型：补充类固醇和性激素。

知识点 68：Gordon 综合征的概念及病因　　　副高：熟练掌握　正高：熟练掌握

Gordon 综合征又称假性Ⅱ型低醛固酮血症，其病因为第 17 号染色体 WNK 丝氨酸、苏氨酸激酶家族中的 2 个成员基因突变 WNK1 基因内含子 1 缺失，从而使 WNK1 表达增加；或者 WNK4 基因的错义突变，使 WNK4 功能缺失，引起钠离子–氯离子转运体激活，钠离子重吸收增加，最终引起高血压、高氯性代谢性酸中毒、高钾血症。

| 知识点69：Gordon综合征的临床特点 | 副高：熟练掌握　正高：熟练掌握 |

（1）最显著的特点是患者表现为高血压、高血钾，而肾功能（GFR）正常。
（2）患者可以合并有高氯血症、酸中毒、低肾素、高醛固酮和高血钙。

| 知识点70：Gordon综合征的诊断 | 副高：熟练掌握　正高：熟练掌握 |

（1）初步诊断：基于临床特点，尤其是高血压、高血钾而肾功能正常的特点可以做出初步诊断。
（2）基因诊断：WNK4（PHA type ⅡB）突变位于外显子7和17上，经过测序可以做出诊断；WNK1（PHA type ⅡC）在60kb的内含子1中两个大的内含子缺失，可以通过大片段扩增等方法做出诊断。
（3）产前或胚胎植入前诊断：PHA Ⅱ是常染色体显性遗传疾病，可以做产前或胚胎植入前诊断，避免本病遗传给下一代；对患者直系亲属，一定要做检查，对于患病孕妇，要监测电解质和血压。

| 知识点71：Gordon综合征的治疗 | 副高：熟练掌握　正高：熟练掌握 |

（1）避免高盐和钾饮食。
（2）噻嗪类利尿剂是治疗本病最有效的药物。
（3）必要时加用其他降血压药物。

十、其他

| 知识点72：妊娠期高血压疾病的概念 | 副高：熟练掌握　正高：熟练掌握 |

妊娠20周后，孕妇发生高血压、蛋白尿及水肿，称妊娠高血压综合征（PIH）。

| 知识点73：妊娠期高血压疾病的治疗措施 | 副高：熟练掌握　正高：熟练掌握 |

依据血压水平，妊娠年龄及来自母亲和胎儿的相关危险因素选择治疗方案，包括加强孕期管理，限制活动，建议正常饮食。选择对胎儿安全、有效的药物。避免使用ACEI及血管紧张素Ⅱ受体阻断药，因其可能引起胎儿生长迟缓、胎儿畸形。长期使用β受体阻滞剂可能引起胎儿宫内生长迟缓。利尿剂可进一步减少血容量，加重胎儿缺氧，应慎用。当血压＞170/110mmHg时，应积极降压，以防脑卒中及子痫发生。血压降到多少才合适，目前尚无一致的意见。必要时应根据产科的情况终止妊娠。一般于产后6周血压恢复正常，若6周后血压仍较高者，可能由于肾脏受损或妊娠前未发现高血压或有高血压家族史，于妊娠后期

诱发引起原发性高血压。

知识点74：睡眠呼吸暂停综合征的概念及分类　　副高：熟练掌握　正高：熟练掌握

睡眠呼吸暂停综合征（SAS）是指在每晚7小时睡眠过程中，每次发生呼吸暂停10秒以上，呼吸暂停反复发作30次以上，或呼吸紊乱指数超过5次的综合征。其主要致病机制为脑缺氧导致交感神经兴奋，儿茶酚胺分泌增高所致。本病伴有高血压者占50%～80%，以肥胖、短颈者居多，分为中枢性（CSA）、阻塞性（OSA）和混合性三种，其中以阻塞型最常见，也是高血压的一种独立危险因素。

知识点75：SAS的临床特点　　副高：熟练掌握　正高：熟练掌握

SAS除引起血压增高外，还可引起各种心律失常、嗜睡。睡眠呼吸暂停在饮酒、呼吸道感染或疲劳时尤为严重。

知识点76：多导睡眠仪检查及分度　　副高：熟练掌握　正高：熟练掌握

根据呼吸紊乱指数（AHI＝呼吸暂停次数＋低通氧次数/总睡眠时间小时数）分为3度：AHI＜5次/小时属正常；AHI为5～15次/小时属轻度；AHI为15～30次/小时属中度；AHI＞30次/小时属重度。呼吸紊乱的程度与高血压程度有一定关联。

知识点77：与原发性高血压的鉴别诊断　　副高：熟练掌握　正高：熟练掌握

在原发性高血压基础上合并睡眠呼吸暂停从而加重高血压者多见，也有由于肥胖、颈部粗短，或者呼吸道结构及慢性炎症水肿而致阻塞者。经过正压通气治疗后血压恢复正常者表明高血压是睡眠呼吸暂停所致，如果经过正压辅助呼吸能部分降低血压，则为原发性高血压与继发性高血压并存。

知识点78：睡眠呼吸暂停的治疗　　副高：熟练掌握　正高：熟练掌握

（1）正压通气辅助呼吸能够有效改善呼吸状况，纠正睡眠呼吸障碍而纠正高血压。
（2）呼吸道结构问题可经手术矫正治疗。
（3）血压纠正不足时，可加用抗高血压药物治疗。

知识点79：可升高血压的药物　　副高：熟练掌握　正高：熟练掌握

可升高血压的药物有甘草、口服避孕药、类固醇、非甾体抗炎药、可卡因、安非他明、促红细胞生成素和环孢素等。

第五章　冠状动脉粥样硬化性心脏病

第一节　稳定型心绞痛

知识点 1：稳定型心绞痛的概念　　　　　副高：熟练掌握　正高：熟练掌握

稳定型心绞痛也称稳定性劳力型心绞痛，是在冠状动脉固定性严重狭窄基础上，由于心肌负荷的增加引起心肌急剧的、暂时的缺血缺氧的临床综合征。其特点为阵发性的前胸压榨性疼痛或憋闷感觉，主要位于胸骨后部，可放射至心前区和左上肢尺侧，常发生于劳力负荷增加时，持续数分钟，休息或用硝酸酯制剂后疼痛消失。疼痛发作的程度、频度、性质及诱发因素 1 个月内无明显变化。

知识点 2：稳定型心绞痛的病因　　　　　副高：熟练掌握　正高：熟练掌握

本病多见于男性，多数患者年龄在 40 岁以上，常合并高血压、吸烟、糖尿病、脂质代谢异常等心血管疾病危险因子。大多数为冠状动脉粥样硬化导致血管狭窄引起，还可由主动脉瓣病变、梅毒性主动脉炎、肥厚型心肌病、先天性冠状动脉畸形、风湿性冠状动脉炎、心肌桥等引起。

知识点 3：稳定型心绞痛的发病机制　　　　副高：熟练掌握　正高：熟练掌握

在正常情况下，冠状循环有强大的储备力量，剧烈运动时，其血流量可增加到静息时的 6~7 倍，在缺氧状况下，正常的冠状动脉可以扩张，也能使血流量增加 4~5 倍。动脉粥样硬化而致冠状动脉狭窄或部分分支闭塞时，冠状动脉对应激状态下血流的调节能力明显减弱。在稳定型心绞痛患者，虽然冠状动脉狭窄，心肌的血液供应减少，但在静息状态下，仍然可以满足心脏的需要，故安静时患者无症状；当心脏负荷突然增加，如劳力、激动、寒冷刺激、饱食等，使心肌张力增加、心肌收缩力增加或心率增快，均可引起心肌耗氧量增加，引起心绞痛的发作。

在其他情况下，如严重贫血、肥厚型心肌病、主动脉瓣狭窄/关闭不全等，由于血液携带氧的能力下降、或心肌肥厚致心肌氧耗增加、或心排血量过少/舒张压过低，均可造成心肌氧供和氧耗之间失平衡，心肌血液供给不足，引起心绞痛发作。

知识点4：冠心病的其他危险因素　　　副高：熟练掌握　正高：熟练掌握

冠心病其他的危险因素包括：①A型性格者：有较高的冠心病患病率，精神过度紧张者也易患病，可能与体内儿茶酚胺类物质浓度长期过高有关。②口服避孕药：长期口服避孕药可使血压升高、血脂异常、糖耐量异常，同时改变凝血机制，增加血栓形成机会。③饮食习惯：高热量、高动物脂肪、高胆固醇、高糖饮食易患冠心病，其他还有微量元素摄入量的改变等。

知识点5：稳定型心绞痛的发作特点　　　副高：熟练掌握　正高：熟练掌握

（1）诱因：劳力最为常见，如走路快、上楼、爬坡、顶风骑车等。亦可为情绪激动或精神打击所诱发。疼痛多发生于劳力或激动的当时，而不是在劳累之后。

（2）性质：心绞痛发作时，患者常无明显的疼痛，而表现为压迫、发闷或紧缩感，也可有烧灼感，但不尖锐，非针刺样或刀割样痛，偶伴濒死、恐惧感。发作时，患者往往不自觉地停止活动，至症状缓解。

（3）部位：主要位于心前区、胸骨体上段或胸骨后，界线不清楚，约手掌大小。常放射至左肩、左上肢内侧达环指和小指、颈、咽或下颌部，也可以放射至上腹部甚至下腹部。

（4）持续时间：多为3~5分钟。短者亦可为30秒，长者可达20分钟。心绞痛症状逐渐加重，需数分钟达高峰。心绞痛很少在数秒内其程度即达高峰。

（5）发作频率：稳定型心绞痛可数天或数周发作一次，也可一日内发作多次。一般来说发作频率固定，如短时间内发作频率较以前明显增加，应考虑不稳定型心绞痛（恶化劳力型）。

（6）缓解方式：休息（静止）或含化硝酸甘油。后者常为有用的诊断工具，尽管食管疾病或其他引起胸痛的病症有时亦可通过含化硝酸甘油而缓解。硝酸甘油对劳力型或自发型心绞痛均有良好的疗效。

知识点6：稳定型心绞痛的体征表现　　　副高：熟练掌握　正高：熟练掌握

稳定型心绞痛患者在心绞痛发作时常见心率增快、血压升高。通常无其他特殊发现，但仔细的体格检查可以明确患者存在的心血管病危险因素。体格检查对鉴别诊断有很大的意义，例如，在胸骨左缘闻及粗糙的收缩期杂音应考虑主动脉瓣狭窄或肥厚型梗阻性心肌病的可能。在胸痛发作期间，体格检查可能发现乳头肌缺血和功能失调引起的二尖瓣关闭不全的收缩期杂音；心肌缺血发作时可能出现左心室功能障碍，听诊时有时可闻及第四或第三心音奔马律、第二心音逆分裂或出现交替脉。

知识点7：心电图运动负荷试验的阳性标准　　　副高：熟练掌握　正高：熟练掌握

心电图是发现心肌缺血，诊断心绞痛最常用、最经济的检查方法。心电图负荷试验是对疑有冠心病的患者，通过给心脏增加负荷（运动或药物）而激发心肌缺血来诊断冠心病。最常用的是运动负荷试验，即次级量心电图活动平板（或踏车）试验。运动阳性标准为运动中出现典型心绞痛，运动中或运动后出现ST段水平型或下斜型下降≥1mm（J点后60～80毫秒），或运动中出现血压下降者（≥10mmHg）。

知识点8：心电图负荷试验检查的指征　　　　　副高：熟练掌握　　正高：熟练掌握

①临床上怀疑冠心病，为进一步明确诊断；②对稳定型心绞痛患者进行危险分层；③冠状动脉旁路移植及心脏介入治疗前后的评价；④陈旧性心肌梗死患者对非梗死部位心肌缺血的监测。

知识点9：心电图负荷试验检查的禁忌证　　　　副高：熟练掌握　　正高：熟练掌握

①急性心肌梗死。②高危的不稳定型心绞痛。③急性心肌、心包炎。④严重高血压［收缩压≥200mmHg和/或舒张压≥110mmHg］心功能不全。⑤严重主动脉瓣狭窄。⑥肥厚型梗阻性心肌病。⑦静息状态下严重心律失常。⑧主动脉夹层。

知识点10：心电图负荷试验终止的指标　　　　　副高：熟练掌握　　正高：熟练掌握

①出现明显症状，并伴有意义的ST段变化。②ST段明显压低（压低>2mm为终止运动相对指征，≥4mm为终止运动绝对指征）。③ST段抬高≥1mm。④出现有意义的心律失常：收缩压持续降低>10mmHg或血压明显升高（收缩压>250mmHg或舒张压>115mmHg）。⑤已达目标心率者。

知识点11：Duke活动平板评分　　　　　　　　　副高：熟练掌握　　正高：熟练掌握

Duke活动平板评分是可以用来进行危险分层的指标。

$$Duke评分=运动时间（min）-5×ST段下降（mm）-（4×心绞痛指数）$$

心绞痛指数：0：运动中无心绞痛；1：运动中有心绞痛；2：因心绞痛需终止运动试验。

Duke评分：≥5分低危，1年病死率0.25%；-10～+4分中危，1年病死率1.25%；≤-11分为高危，1年病死率5.25%。Duke评分系统适用于75岁以下的冠心病患者。

知识点12：静息心电图检查　　　　　　　　　　副高：熟练掌握　　正高：熟练掌握

稳定型心绞痛患者静息心电图多数是正常的，所以静息心电图正常并不能除外冠心病。一些患者可以存在ST-T改变，包括ST段压低（水平型或下斜型），T波低平或倒置，可伴有或不伴有陈旧性心肌梗死的表现。单纯、持续的ST-T改变对心绞痛并无显著的诊断价值，可以见于高血压、心室肥厚、束支传导阻滞、糖尿病、心肌病变、电解质紊乱、抗心律失常药物或化疗药物治疗、吸烟、心脏神经症患者。因此，单纯根据静息心电图诊断心肌缺血很不可靠。虽然冠心病患者可以出现静息心电图ST-T异常，并可能与冠状动脉病变的严重程度相关，但绝对不能仅根据心电图存在ST-T的异常即诊断冠心病。

心绞痛发作时特征性的心电图异常是ST-T较发作前发生明显改变，在发作以后恢复至发作前水平。由于心绞痛发作时心内膜下心肌缺血常见，心电图改变多表现为ST段压低（水平型或下斜型）0.1mV以上，T波低平或倒置，ST段改变往往比T波改变更具特异性；少数患者在发作时原来低平、倒置的T波变为直立（假性正常化），也支持心肌缺血的诊断。虽然T波改变对心肌缺血诊断的特异性不如ST段改变，但如果发作时的心电图与发作之前比较有明显差别，发作后恢复，也具有一定的诊断意义。部分稳定型心绞痛患者可以表现为心脏传导系统功能异常，最常见的是左束支传导阻滞和左前分支传导阻滞。此外，心绞痛发作时还可以出现各种心律失常。

知识点13：稳定型心绞痛的心电图连续监测　　　副高：熟练掌握　　正高：熟练掌握

连续记录24小时心电图，可发现心电图ST-T改变和各种心律失常，通过将ST-T改变出现的时间与患者症状的对照分析，确定患者症状与心电图改变的意义。心电图中显示缺血性ST-T改变而当时并无心绞痛发作者称为无痛性心肌缺血，诊断无痛性心肌缺血时，ST段呈水平或下斜型压低≥0.1mV，并持续1分钟以上。进行12导联的动态心电图监测对心肌缺血的诊断价值较大。

知识点14：稳定型心绞痛的超声心动图检查　　　副高：熟练掌握　　正高：熟练掌握

稳定型心绞痛患者在心绞痛发作时，进行超声心动图检查，可以发现节段性室壁运动异常，并可以出现一过性心室收缩与舒张功能障碍的表现。超声心动图负荷试验是诊断冠心病的手段之一，可以帮助识别心肌缺血的范围和程度，敏感性和特异性均高于心电图负荷试验。超声心动图负荷试验按负荷的性质可分为药物负荷试验（常用多巴酚丁胺）、运动负荷试验、心房调搏负荷试验以及冷加压负荷试验。根据负荷后室壁的运动情况，可将室壁运动异常分为运动减弱、运动消失、矛盾运动及室壁瘤。

知识点15：^{201}Tl-静息和负荷心肌灌注显像检查　　　副高：熟练掌握　　正高：熟练掌握

^{201}Tl（铊）随冠状动脉血流很快被正常心肌所摄取。静息时铊显像所示灌注缺损主要见于心肌梗死后瘢痕部位；而负荷心肌灌注显像可以在运动诱发心肌缺血时显示出冠状动脉供血不足导致的灌注缺损。不能运动的患者可做双嘧达莫（潘生丁）试验，静脉注射双嘧达莫使正常或较正常的冠状动脉扩张，引起"冠状动脉窃血"，产生狭窄血管供应的局部心肌缺血，可取得与运动试验相似的效果。近年还用腺苷或多巴酚丁胺做药物负荷试验，^{99m}Tc-MI-BI作心肌显像取得了良好效果，并已推广，它在心肌内分布随时间变化相对固定，无明显再分

布，显像检查可在数小时内进行。

知识点16：多层CT或电子束CT检查　　　　副高：熟练掌握　正高：熟练掌握

多层CT或电子束CT平扫可检出冠状动脉钙化并进行积分。但钙化程度与冠状动脉狭窄程度不一致，因此，不推荐将钙化积分常规用于心绞痛患者的诊断。

CT冠状动脉造影（CTA）为显示冠状动脉病变及形态的无创检查方法，具有较高的阴性预测价值，若CTA未见狭窄病变，一般无需进行有创检查。但CT冠状动脉造影对狭窄部位病变程度的判断仍有一定局限性，特别当存在明显的钙化病变时，会显著影响狭窄程度的判断，而冠状动脉钙化在冠心病患者中相当普遍，因此，CTA对冠状动脉狭窄程度的显示仅能作为参考。

知识点17：左心导管检查　　　　　　　　　　副高：熟练掌握　正高：熟练掌握

左心导管检查主要包括冠状动脉造影术和左心室造影术，是有创性检查方法。冠状动脉造影术目前仍然是诊断冠心病的金标准。左心导管检查通常采用穿刺股动脉（Judkins技术）、肱动脉（Sones技术）或桡动脉的方法。选择性冠状动脉造影将导管插入左、右冠状动脉口，注射造影剂使冠状动脉主支及其分支显影，可以较准确地反映冠状动脉狭窄的程度和部位。左心室造影术是将导管送入左心室，用高压注射器将造影剂以12~15ml/s的速度注入左心室以评价左心室整体收缩功能及局部室壁运动状况。

知识点18：稳定型心绞痛的分级　　　　　　　副高：熟练掌握　正高：熟练掌握

1972年，加拿大心血管病学会（CCS）对劳力型心绞痛制定了分级标准。加拿大分级类似纽约心功能分级：①Ⅰ级：一般体力活动（如步行和登楼）不受限，仅在强、快或持续用力时发生心绞痛。②Ⅱ级：一般体力活动轻度受限。快步、饭后、寒冷或刮风中、精神应激或醒后数小时内发作心绞痛。一般情况下平地步行200米以上或登楼一层以上受限。③Ⅲ级：一般体力活动明显受限，一般情况下平地步行200米内，或登楼一层引起心绞痛。④Ⅳ级：轻微活动或休息时即可发生心绞痛。

知识点19：根据负荷试验进行危险分层　　　　副高：熟练掌握　正高：熟练掌握

Duke活动平板评分可以用来进行危险分层。此外，运动早期出现阳性（ST段压低>1mm）、试验过程中ST段压低>2mm、出现严重室性心律失常时，预示患者高危。超声心动图负荷试验有很好的阴性预测价值，年死亡或心肌梗死发生率在0.5%以上。而静息时室壁运动异常、运动引发更严重的室壁运动异常者高危。

核素检查显示运动时心肌灌注正常则预后良好；运动灌注明显异常提示有严重的冠状动脉病变，预示患者高危，应动员患者行冠状动脉造影及血运重建治疗。

知识点20：稳定型心绞痛的诊断 　　　　副高：熟练掌握　正高：熟练掌握

根据典型的发作特点，结合年龄和存在的其他冠心病危险因素，除外其他疾病所致的胸痛，即可诊断。发作时典型的心电图改变：以R波为主的导联中，ST段压低，T波平坦或倒置，发作过后数分钟内逐渐恢复。心电图无改变的患者可考虑做心电图负荷试验。发作不典型者，要依靠观察硝酸甘油的疗效和发作时心电图的变化诊断，如仍不能确诊，可考虑做心电图负荷试验或24小时动态心电图连续监测。诊断困难者可考虑行超声心动图负荷试验、放射性核素检查和冠状动脉CTA。考虑介入治疗或外科手术者必须行选择性冠状动脉造影。在有CTA设备的医院，单纯进行冠心病的诊断已经很少使用选择性冠状动脉造影检查。

知识点21：稳定型心绞痛的鉴别诊断 　　　　副高：熟练掌握　正高：熟练掌握

（1）心脏神经症：患者胸痛常为几秒的刺痛或持续几小时的隐痛，胸痛部位多在左胸乳房下心尖部附近，部位常不固定。症状多在劳力之后出现，而不在劳力的当时发生。患者症状多在安静时出现，体力活动或注意力转移后症状反而缓解，常可以耐受较重的体力活动而不出现症状。含服硝酸甘油无效或在10多分钟后才"见效"，常伴有心悸、疲乏及其他神经衰弱的症状，常喜叹息性呼吸。

（2）不稳定型心绞痛和急性心肌梗死：不稳定型心绞痛包括初发型心绞痛、恶化劳力型心绞痛、静息型心绞痛等。通常疼痛发作较频繁、持续时间延长、对药物治疗反应差，常伴随出汗、恶心、呕吐、濒死感等症状。

（3）肋间神经痛：疼痛常累及1~2个肋间，沿肋间神经走向，疼痛性质为刺痛或灼痛，呈持续性，咳嗽、用力呼吸和身体转动可使疼痛加剧，局部有压痛。

（4）其他疾病：包括主动脉严重狭窄或关闭不全、冠状动脉炎引起的冠状动脉口狭窄或闭塞、肥厚型心肌病、X综合征等疾病均可引起心绞痛，要根据其他临床表现来鉴别。此外，还需与胃食管反流、食管动力障碍、食管裂孔疝等食管疾病以及消化性溃疡、颈椎病等相鉴别。

知识点22：稳定型心绞痛的处理原则 　　　　副高：熟练掌握　正高：熟练掌握

（1）确定并治疗诱发因素，如缺血、未控制的高血压、甲亢、心动过速、未控制的充血性心衰及合并瓣膜性心脏病。

（2）开始治疗危险因素，适当的运动及改善生活方式。

（3）开始阿司匹林治疗，并舌下含化硝酸甘油，用于消除症状且可作为预防性用药（如在运动前含化，可增加运动耐量）。

（4）许多患者，仅舌下含硝酸甘油即可控制缺血，但当每周发作多于2次时，应加用β受体阻滞剂或钙离子通道阻滞剂。加用β受体阻滞剂或钙离子通道阻滞剂并不完全取决于心绞痛发作的频度及严重性。有高血压或有陈旧性心梗史者，可加用两药之一（即使心绞痛发作不频繁）。

（5）若心绞痛症状未得到控制，可加用一种长效硝酸盐制剂，以使剂量呈不对称性而防止硝酸盐耐受。心绞痛类型及发作时间常指导用药时机。

（6）联用两种药物仍有心绞痛发作者，可加用第三种抗心绞痛药。在满意用药的情况下仍有顽固性心绞痛发作者，可考虑行冠脉造影以行血管重建术。无创检查显示"高危"的患者或生活方式需较多活动的患者，亦应行冠状动脉造影。

知识点23：稳定型心绞痛的一般治疗 副高：熟练掌握 正高：熟练掌握

症状出现时立刻休息，在停止活动后3～5分钟症状即可消除。应尽量避免各种确知的诱发因素，如过度的体力活动、情绪激动、饱餐等，冬天注意保暖。调节饮食，特别是一次进食不宜过饱，避免油腻饮食，禁绝烟酒。调整日常生活与工作量；减轻精神负担，同时治疗贫血、甲状腺功能亢进等相关疾病。

知识点24：抗血小板治疗的药物 副高：熟悉掌握 正高：熟悉掌握

冠状动脉内血栓形成是急性冠心病事件发生的主要特点，而血小板的激活和白色血栓的形成，是冠状动脉内血栓的最早期形式。因此，在冠心病患者，抑制血小板功能对于预防事件、降低心血管死亡具有重要意义。

（1）阿司匹林：通过抑制血小板环氧化酶从而抑制血栓素 A_2（TXA_2）诱导的血小板聚集，防止血栓形成。阿司匹林治疗能使稳定型心绞痛的心血管不良事件的相对危险性降低33%，在所有缺血性心脏病的患者，无论有否症状，只要没有禁忌证，应常规、终身服用阿司匹林75～150mg/d。阿司匹林不良反应主要是胃肠道症状，与剂量有关。阿司匹林引起消化道出血的年发生率为1‰～2‰，其禁忌证包括过敏、严重未经治疗的高血压、活动性消化性溃疡、局部出血和出血体质。因胃肠道症状不能耐受阿司匹林的患者，在使用氯吡格雷代替阿司匹林的同时，应使用质子泵抑制药（如奥美拉唑）。

（2）二磷酸腺苷（ADP）受体阻滞药：通过ADP受体抑制血小板内 Ca^{2+} 活性，从而发挥抗血小板作用，主要抑制ADP诱导的血小板聚集。常用药物包括氯吡格雷和噻氯匹定，氯吡格雷的应用剂量为75mg，每日1次；噻氯匹定为250mg，每天1～2次。噻氯匹定可以引起白细胞、中性粒细胞和血小板减少，因此，要定期做血象检查，目前已经很少使用。使用阿司匹林有禁忌证者可口服氯吡格雷。

知识点25：预防心肌梗死和死亡的药物——β肾上腺素能受体阻滞剂（β受体阻滞剂）
副高：熟悉掌握 正高：熟悉掌握

心肌梗死后患者长期接受β受体阻滞剂治疗，可以使病死率降低24%，推荐使用无内在拟交感活性的β受体阻滞剂，如美托洛尔、比索洛尔、阿罗洛尔、普萘洛尔等。β受体阻滞剂的使用剂量应个体化，从较小剂量开始，逐级增加剂量，以达到缓解症状、改善预后的目的。β受体阻滞剂治疗过程中，以清醒时静息心率不低于50次/分为宜。

β受体阻滞剂长期应用可以显著降低冠心病患者心血管事件的患病率和病死率，为冠心病二级预防的首选药物，应终身服用。如果必须停药时应逐步减量，突然停用可能引起症状反跳，甚至诱发急性心肌梗死。对慢性阻塞性肺部／支气管哮喘、心力衰竭、外周血管病患者，应谨慎使用β受体阻滞剂，对显著心动过缓（用药前清醒时心率低于50次／分）或高度房室传导阻滞者不宜使用。

知识点26：预防心肌梗死和死亡的药物——HMG-CoA还原酶抑制药（他汀类药物）

副高：熟悉掌握　正高：熟悉掌握

他汀类药物通过抑制胆固醇合成，在治疗冠状动脉粥样硬化中起重要作用，降低胆固醇（主要是低密度脂蛋白胆固醇，LDL-C）治疗与冠心病病死率和总死亡率的降低有明显的相关性。他汀类药物还可以改善血管内皮细胞的功能、抑制炎症反应、稳定斑块、促使动脉粥样硬化斑块消退，从而发挥调脂以外的心血管保护作用。稳定型心绞痛的患者（高危）应长期接受他汀类治疗，建议将LDL-C降低至2.6mmol/L（100mg/dl）以下，对合并糖尿病者（极高危）应降低至2.1mmol/L（80mg/dl）以下。

知识点27：预防心肌梗死和死亡的药物——血管紧张素转换酶抑制药（ACEI）

副高：熟悉掌握　正高：熟悉掌握

ACEI治疗在降低稳定型冠心病缺血性事件方面有重要作用。ACEI能逆转左心室肥厚、血管增厚，延缓动脉粥样硬化进展，能减少斑块破裂和血栓形成，还有利于心肌氧供／氧耗平衡和心脏血流动力学，并降低交感神经活性。推荐用于冠心病患者的二级预防，尤其是合并高血压、糖尿病和心功能不全的患者。不应使用ACEI的情况有收缩压<90mmHg、肾衰竭、双侧肾动脉狭窄和过敏者。其不良反应包括干咳、低血压和罕见的血管性水肿。

知识点28：抗心绞痛和抗缺血治疗药物——β受体阻滞剂

副高：熟悉掌握　正高：熟悉掌握

β受体阻滞剂通过阻断儿茶酚胺对心率和心收缩力的刺激作用，减慢心率、降低血压、抑制心肌收缩力，从而降低心肌氧耗量，预防和缓解心绞痛的发作。由于心率减慢后心室射血时间和舒张期充盈时间均延长，舒张末心室容积（前负荷）增加，在一定程度上抵消了心室减慢引起的心肌耗氧量下降，因此，与硝酸酯类药物联合可以减少舒张期静脉回流，而且β受体阻滞剂可以抑制硝酸酯给药后对交感神经系统的兴奋作用，获得药物协同作用。

知识点29：抗心绞痛和抗缺血治疗药物——硝酸酯类药物

副高：熟悉掌握　正高：熟悉掌握

硝酸酯类药物通过扩张容量血管、减少静脉回流、降低心室容量、心腔内压和心室壁张力，同时对动脉系统有轻度扩张作用，降低心脏后负荷，从而降低心肌耗氧量。硝酸酯可以扩张冠状动脉，增加心肌供氧，改善心肌氧供和氧耗的失平衡，缓解心绞痛症状。另外，硝酸酯还具有抑制血小板聚集的作用，其临床意义有待进一步证实。常用药物有：①硝酸甘油：为缓解心绞痛发作，可使用起效较快的硝酸甘油舌下含片，1～2片（0.3～0.6mg），舌下含化，通过口腔黏膜迅速吸收，给药后1～2分钟即开始起作用，约10分钟后作用消失。大部分患者在给药3分钟内见效，如果用药后症状仍持续10分钟以上，应考虑舌下硝酸甘油无效。延迟见效或无效时，应考虑药物是否过期或未溶解，或应质疑患者的症状是否为稳定型心绞痛。硝酸甘油口腔气雾剂也常用于缓解心绞痛发作，作用方式同舌下含片。用2%硝酸甘油油膏或贴片（含5～10mg）涂或贴在胸前或上臂皮肤而缓慢吸收，适用于预防心绞痛发作。②硝酸异山梨酯：又名消心痛，口服，3次/日，每次5～20mg，服后半小时起作用，持续3～5小时。本药舌下含化后2～5分钟见效，作用维持2～3小时，可用5～10mg/次。口服硝酸异山梨酯肝脏首过效应明显，生物利用度仅20%～30%。气雾剂通过黏膜直接吸收，起效迅速，生物利用度相对较高。③5-单硝酸异山梨酯：为二硝酸异山梨酯的两种代谢产物之一，半衰期长达4～6小时，口服吸收完全，普通剂型每日给药2次，缓释剂型每日给药1次。

硝酸酯药物持续应用的主要问题是产生耐药性，防止发生耐药的最有效方法是偏心给药，保证每天8～10小时的无硝酸酯期。硝酸酯药物的不良作用有头晕、头胀痛、头部跳动感、面红、心悸等，静脉给药时相对多见血压下降反应。

知识点30：抗心绞痛和抗缺血治疗药物——钙离子通道阻滞剂

副高：熟悉掌握　　正高：熟悉掌握

钙离子通道阻滞剂抑制Ca^{2+}进入心肌内，抑制心肌细胞兴奋-收缩偶联中Ca^{2+}的作用，因而抑制心肌收缩，扩张周围血管，降低动脉压，降低心脏后负荷，减少心肌耗氧量。钙离子通道阻滞剂可以扩张冠状动脉，解除冠状动脉痉挛，改善心内膜下心肌的供血，还可以降低血黏度，抑制血小板聚集，改善心肌的微循环。常用制剂包括二氢吡啶类钙离子通道阻滞剂（氨氯地平、硝苯地平等）和非二氢吡啶类钙离子通道阻滞剂。钙通道阻滞药在减轻心肌缺血和缓解心绞痛方面，与β受体阻滞药疗效相当。在单用β受体阻滞药症状控制不满意时，二氢吡啶类钙通道阻滞药可以与β受体阻滞药合用，获得协同的抗心绞痛作用。与硝酸酯联合使用，也有助于缓解症状。应避免将非二氢吡啶类钙通道阻滞药与β受体阻滞药合用，以免两类药物的协同作用导致对心脏的过度抑制。推荐使用控释、缓释或长效剂型，避免使用短效制剂，以免明显激活交感神经系统。常见的不良反应包括胫前水肿、便秘、头痛、面色潮红、嗜睡、心动过缓和房室传导阻滞等。

知识点31：选择β受体阻滞剂与钙离子通道阻滞药的注意事项

副高：熟练掌握　　正高：熟练掌握

（1）有哮喘和/或阻塞性肺病时，应首选钙离子通道阻滞剂，β受体阻滞剂为禁忌。

（2）病态窦房结综合征，窦性心动过缓及明显房室传导阻滞时，首选二氢吡啶类钙离子通道阻滞剂（如硝苯地平等）。

（3）变异型心绞痛时，首选钙离子通道阻滞剂，β受体阻滞剂可能加重该型心绞痛。

（4）伴有周围动脉（有明显症状者）病症时首选钙离子通道阻滞剂，而β受体阻滞剂可能导致周围动脉收缩。

（5）抑郁性病症、性功能障碍、睡眠障碍、夜梦、疲乏者应避免使用β受体阻滞剂。

（6）中重度左心功能衰竭者慎用β受体阻滞剂或钙离子通道阻滞剂。

（7）不稳定型心绞痛者不应一开始就单独应用硝苯地平。初始治疗应用硝酸盐和β受体阻滞剂，避免因单用硝苯地平所导致的反射性心率增快（可能加重心绞痛）。而长效硝苯地平加β受体阻滞剂可能有效。

（8）伴高血压心绞痛者均可用β受体阻滞剂或钙离子通道阻滞剂，因二者均有降血压作用。

（9）动态心电图监测到的心肌缺血两类药物均有效，联合应用更佳。

（10）β受体阻滞剂可作为劳力型心绞痛首选，而钙离子通道阻滞剂应作为自发性心绞痛首选。

知识点32：经皮冠状动脉介入治疗　　　　副高：熟练掌握　　正高：熟练掌握

经皮冠状动脉介入治疗（PCI）包括经皮冠状动脉球囊成形术（PTCA）、冠状动脉支架植入术和粥样斑块消蚀技术。COURAGE研究显示，与单纯理想的药物治疗相比，PCI＋理想药物治疗能减少血运重建的次数，提高患者的生活质量（活动耐量增加），但是心肌梗死的发生和病死率与单纯药物治疗无显著差异。对COURAGE研究进一步分析显示，对左心室缺血面积大于10%的患者，PCI＋理想药物治疗对硬终点的影响优于单纯药物治疗。随着新技术的出现，尤其是药物洗脱支架（DES）及新型抗血小板药物的应用，远期疗效明显提高。冠状动脉介入治疗不仅可以改善生活质量，而且可明显降低高危患者心肌梗死的发生率和病死率。

知识点33：冠状动脉旁路手术　　　　　　副高：熟练掌握　　正高：熟练掌握

冠状动脉旁路手术（CABG）是使用患者自身的大隐静脉、内乳动脉或桡动脉作为旁路移植材料，一端吻合在主动脉，另一端吻合在有病变的冠状动脉段的远端，通过引流主动脉血流以改善病变冠状动脉所供血心肌区域的血流供应。CABG术前进行选择性冠状动脉造影，了解冠状动脉病变的程度和范围，以供制订手术计划（包括决定移植血管的根数）的参考。

对于低危（年病死率＜1%）的患者，CABG并不比药物治疗给患者更多的预后获益。所以，CABG的适应证主要包括：①冠状动脉多支血管病变，尤其是合并糖尿病的患者。②冠状动脉左主干病变。③不适用于行介入治疗的严重血管病变患者。④心肌梗死后合并室壁瘤，需要进行室壁瘤切除的患者。⑤闭塞段的远段管腔通畅，血管供应区有存活心肌。

知识点 34：可改善预后的药物　　　　　　副高：熟练掌握　正高：熟练掌握

（1）有效的药物：①小剂量（如75mg/d）阿司匹林（ASA）。有禁忌证（如活动性胃肠出血，阿司匹林过敏或不能耐受ASA）者除外。②他汀类降脂药，适用于所有冠心病患者。③ACEI适用于伴有高血压、心力衰竭、左心室功能衰竭、陈旧性心肌梗死伴左心室功能衰竭或糖尿病的患者。④β受体阻滞剂适用于心肌梗死后或伴心力衰竭的患者。

（2）倾向于有效的药物：①ACEI，用于所有心绞痛及确定为冠心病的患者。②氯吡格雷替代阿司匹林，用于不能服用ASA（如ASA过敏）者。③大剂量他汀类药物，用于高危冠心病患者（年心血管死亡率>2%）。

知识点 35：用于控制症状的药物　　　　　　副高：熟练掌握　正高：熟练掌握

（1）有效的药物：①短效硝酸甘油用于发作时缓解症状或某些状况下的预防性用药，并指导患者如何用药。②试用β₁受体阻滞剂，逐渐加至足量，确保24小时有效控制症状。③不能耐受β受体阻滞剂时，可考虑单用钙离子通道阻滞剂或长效硝酸酯类。④若单用β受体阻滞剂还不能有效控制症状，可考虑加用一种二氢吡啶类钙离子通道阻滞剂。

（2）倾向于有效的药物：①不能耐受β受体阻滞剂者，可试用窦房结抑制药，此药在国内尚未上市。②钙离子通道阻滞剂或联合治疗（钙离子通道阻滞剂加β受体阻滞剂）无效时，可试用长效硝酸酯类替代钙离子通道阻滞药。

知识点 36：其他治疗措施　　　　　　副高：熟练掌握　正高：熟练掌握

（1）患者的教育：对患者进行疾病知识的教育，对长期保持病情稳定，改善预后具有重要意义。有效的教育可以使患者全身心参与治疗和预防，并减轻对病情的担心与焦虑，协调患者理解其治疗方案，更好地依从治疗方案和控制危险因素，从而改善和提高患者的生活质量，降低病死率。

（2）戒烟：吸烟能使心血管疾病病死率增加50%，心血管死亡的风险与吸烟量直接相关。吸烟还与血栓形成、斑块不稳定及心律失常相关。资料显示，戒烟能降低心血管事件的风险。医务工作者应向患者讲明吸烟的危害，动员并协助患者完全戒烟，并且避免被动吸烟。一些行为及药物治疗措施，如尼古丁替代治疗等，可以协助患者戒烟。

（3）运动：运动应与多重危险因素的干预结合起来，成为冠心病患者综合治疗的一部分。适当运动能减少心绞痛发作次数、改善运动耐量。建议每日运动30分钟，每周运动不少于5天。运动强度以不引起心绞痛发作为度。

（4）控制血压：冠心病患者的降压治疗目标应将血压控制在130/80mmHg以下。选择降压药物时，应优先考虑β受体阻滞药和ACEI。

（5）糖尿病：糖尿病合并稳定型心绞痛患者为极高危患者，应在改善生活方式的同时及时使用降糖药物治疗，使糖化血红蛋白（HbA1c）在正常范围（≤7%）。

（6）肥胖：按照中国肥胖防治指南定义，体重指数（BMI）24～27.9为超重，BMI≥28

为肥胖；腹型肥胖指男性腰围≥90cm，女性≥80cm。肥胖多伴随着其他冠心病发病的危险因素，如高血压、胰岛素抵抗、HDL-C降低和TG升高等。减轻体重（控制饮食、活动和锻炼、减少饮酒量）有利于控制其他多种危险因素，也是冠心病二级预防的重要组成部分。

急性冠状动
脉综合征1

第二节　急性冠脉综合征

急性冠状动
脉综合征2

知识点1：急性冠脉综合征的概述　　　　　副高：熟练掌握　　正高：熟练掌握

急性冠状动脉综合征（ACS）是一组由急性心肌缺血引起的临床综合征，主要包括不稳定型心绞痛（UA）、非ST段抬高心肌梗死（NSTEMI）以及ST段抬高型心肌梗死（STEMI）。动脉粥样硬化不稳定斑块破裂或糜烂导致冠状动脉内血栓形成，被认为是大多数ACS发病的主要病理基础，伴有不同程度的表面血栓形成、血管痉挛及远端血管栓塞。非ST段抬高型急性冠状动脉综合征（UA/NSTEMI）的病因和临床表现相似但程度不同，主要不同表现在缺血严重程度以及是否导致心肌损害。

根据典型的心绞痛症状、典型的缺血性心电图改变（新发或一过性ST段压低≥0.1mV，或T波倒置≥0.2mV）以及心肌损伤标志物（cTnT、cTnI或CK-MB）测定，可以作出UA/NSTEMI诊断。诊断未明确的症状不典型的患者，如果病情允许，可以在出院前作负荷心电图或负荷超声心动图、核素心肌灌注显像、冠状动脉造影等检查。冠状动脉造影仍是诊断冠心病的重要方法，可以直接显示冠状动脉狭窄程度，对决定治疗策略有重要意义。

UA/NSTEMI是严重、具有潜在危险的疾病，其治疗主要有两个目的：即刻缓解缺血和预防严重不良事件（即死亡或心肌梗死或再梗死）。其治疗包括抗缺血治疗、抗血栓治疗和根据危险度分层进行有创治疗。

一、不稳定型心绞痛

知识点2：不稳定型心绞痛的概念及特点　　　　副高：熟练掌握　　正高：熟练掌握

临床上将原来的初发型心绞痛、恶化型心绞痛和各型自发性心绞痛统称为不稳定型心绞痛（UAP）。其特点是疼痛发作频率增加、程度加重、持续时间延长、发作诱因改变，甚至在休息时也会出现持续时间较长的心绞痛。含化硝酸甘油效果差或无效。本型心绞痛介于稳定型心绞痛和急性心肌梗死之间，易发展为心肌梗死，但无心肌梗死的心电图及血清酶学改变。

不稳定型心绞痛是介于稳定型心绞痛和急性心肌梗死之间的一组临床心绞痛综合征。有学者认为除了稳定的劳力性心绞痛为稳定型心绞痛外，其他所有的心绞痛均属于不稳定型心绞痛，包括初发劳力型心绞痛、恶化劳力型心绞痛、卧位型心绞痛、夜间发作的心绞痛、变异型心绞痛、梗死前心绞痛、梗死后心绞痛和混合型心绞痛。如果劳力性和自发性心绞痛同时发生在一个患者身上，则称为混合型心绞痛。

不稳定型心绞痛具有独特的病理生理机制及临床预后，如果得不到恰当及时的治疗，可能发展为急性心肌梗死。

知识点3：不稳定型心绞痛的病因和发病机制   副高：熟练掌握   正高：熟练掌握

目前认为以下五种因素与产生不稳定型心绞痛相关，它们相互关联。

（1）冠脉粥样硬化斑块上有非阻塞性血栓：为最常见的发病原因，冠脉内粥样硬化斑块破裂诱发血小板聚集及血栓形成，血栓形成和自溶过程的动态不平衡过程，导致冠脉发生不稳定的不完全性阻塞。

（2）动力性冠脉阻塞：在冠脉器质性狭窄基础上，病变局部的冠脉发生异常收缩、痉挛导致冠脉功能性狭窄，进一步加重心肌缺血，产生不稳定型心绞痛。这种局限性痉挛与内皮细胞功能紊乱、血管收缩反应过度有关，常发生在冠脉粥样硬化的斑块部位。

（3）冠状动脉严重狭窄：冠脉以斑块导致的固定性狭窄为主，不伴有痉挛或血栓形成，见于某些冠脉斑块逐渐增大、管腔狭窄进行性加重的患者，或PCI术后再狭窄的患者。

（4）冠状动脉炎症：斑块发生破裂与其局部的炎症反应有十分密切的关系，在炎症反应中感染因素可能也起一定作用，其感染物可能是巨细胞病毒和肺炎衣原体。这些患者炎症递质标志物水平检测常有明显增高。

（5）全身疾病加重的不稳定型心绞痛：在原有冠脉粥样硬化性狭窄基础上，由于外源性诱发因素影响冠脉血管导致心肌氧的供求失衡，心绞痛恶化加重。常见原因：①心肌需氧增加，如发热、心动过速、甲亢等；②冠脉血流减少，如低血压、休克；③心肌氧释放减少，如贫血、低氧血症。

知识点4：不稳定型心绞痛的临床症状   副高：熟练掌握   正高：熟练掌握

临床上UAP可表现为新近1个月内发生的劳力型心绞痛，或原有稳定型心绞痛的主要特征近期内发生了变化，如心前区疼痛发作更频繁、程度更严重、时间也延长，轻微活动甚至休息时也发作。少数不稳定型心绞痛患者可仅表现为颌、耳、颈、臂或上胸部发作性疼痛不适，或表现为发作性呼吸困难，其他还可表现为发作性恶心、呕吐、出汗和不能解释的疲乏症状，但无胸部不适表现。

知识点5：不稳定型心绞痛的体格检查   副高：熟练掌握   正高：熟练掌握

UAP患者一般无特异性体征。心肌缺血发作时可发现反常的左室心尖搏动，听诊有心率增快和第一心音减弱，可闻及第二心音、第四心音或二尖瓣反流性杂音。当心绞痛发作时间较长或心肌缺血较严重时，可发生左室功能不全的表现，如双肺底细小水泡音，甚至急性肺水肿或伴低血压，也可发生各种心律失常。

体检的主要目的是努力寻找诱发不稳定型心绞痛的原因，如难以控制的高血压、低血压、心律失常、梗阻性肥厚型心肌病、贫血、发热、甲状腺功能亢进、肺部疾病等，并确定心绞痛对患者血流动力学的影响，如对生命体征、心功能、乳头肌功能或二尖瓣功能等的影响，这些体征的存在高度提示预后不良。

体检对胸痛患者的鉴别诊断至关重要，有几种疾病状态如得不到及时准确诊断，即可能出现严重后果。如背痛、胸痛、脉搏不整，心脏听诊发现主动脉瓣关闭不全的杂音，提示主动脉夹层破裂，心包摩擦音提示急性心包炎，而奇脉提示心脏压塞，气胸表现为气管移位、急性呼吸困难、胸膜疼痛和呼吸音改变等。

| 知识点6：不稳定型心绞痛的临床类型 | 副高：熟练掌握　正高：熟练掌握 |

（1）静息心绞痛：心绞痛发生在休息时，发作时间较长，含服硝酸甘油效果欠佳，病程1个月以内。

（2）初发劳力型心绞痛：发病时间在1个月以内新近发生的严重心绞痛，加拿大心脏病学会（CCS）劳力型心绞痛分级标准（见下表）分级，Ⅲ级以上心绞痛为初发性心绞痛，尤其应注意近48小时内有无静息心绞痛发作及其发作频率变化。

（3）恶化劳力型心绞痛：既往诊断的心绞痛，最近发作次数频繁、持续时间延长或痛阈降低（CCS分级增加Ⅰ级以上或CCS分级Ⅲ级以上）。

（4）心肌梗死后心绞痛：急性心肌梗死后24小时以后至1个月内发生的心绞痛。

（5）变异型心绞痛：休息或一般活动时发生的心绞痛，发作时ECG显示暂时性ST段抬高。

加拿大心脏病学会的劳力型心绞痛分级标准

分级	特　　点
Ⅰ级	一般日常活动，如走路、登楼不引起心绞痛，心绞痛发生在剧烈、速度快或长时间的体力活动或运动时
Ⅱ级	日常活动轻度受限，心绞痛发生在快步行走、登楼、餐后行走、冷空气中行走、逆风行走或情绪波动后
Ⅲ级	日常活动明显受限，心绞痛发生在平路一般速度行走时
Ⅳ级	轻微活动即可诱发心绞痛，患者不能做任何体力活动，但休息时无心绞痛发作

| 知识点7：不稳定型心绞痛的心电图检查 | 副高：熟练掌握　正高：熟练掌握 |

UAP患者中，常有伴随症状而出现的短暂的ST段偏移伴或不伴有T波倒置，但不是所有UAP患者都发生这种ECG改变。ECG变化随着胸痛的缓解则常完全或部分恢复。症状缓解后，ST段抬高或降低、或T波倒置不能完全恢复，是预后不良的标志。伴随症状产生的ST段、T波改变持续超过12小时者可能提示非ST段抬高心肌梗死。此外，临床表现拟诊为不稳定型心绞痛的患者，胸前导联T波呈明显对称性倒置（≥0.2mV），高度提示急性心肌缺血，可能系前降支严重狭窄所致。胸痛患者ECG正常也不能排除UAP可能。若发作时倒置的T波呈假性改变（假正常化），发作后T波恢复原倒置状态；或以前心电图正常者近期内出现心前区多导联T波深倒，在排除非Q波性心肌梗死后结合临床也应考虑UAP的诊断。

不稳定型心绞痛患者中有75%～88%的一过性ST段改变不伴有相关症状，为无痛性心肌缺血。动态心电图检查不仅有助于检出上述心肌缺血的动态变化，还可用于不稳定型心绞痛患者常规抗心绞痛药物治疗的评估，以及是否需要进行冠状动脉造影和血管重建术的参考指标。

知识点8：不稳定型心绞痛的心脏生化标志物检查 　　副高：熟练掌握　正高：熟练掌握

心脏肌钙蛋白复合物包括肌钙蛋白T（TnT）、肌钙蛋白I（TnI）和肌钙蛋白C（TnC）三个亚单位，目前只有TnT和TnI应用于临床。约有35%UAP患者显示血清TnT水平增高，但其增高的幅度与持续的时间与AMI有差别。AMI患者TnT＞3.0ng/ml者占88%，非Q波心肌梗死中仅占17%，UAP中无TnT＞3.0ng/ml者。所以，TnT升高的幅度和持续时间可作为UAP与AMI的鉴别诊断。

UAP患者TnT和TnI升高者较正常者预后差。临床怀疑UAP者TnT定性试验为阳性表明有心肌损伤（相当于TnT＞0.05μg/L），但阴性结果也不能排除UAP的可能性。

知识点9：不稳定型心绞痛的冠状动脉造影 　　副高：熟练掌握　正高：熟练掌握

冠状动脉造影目前仍是诊断冠心病的金标准。在长期稳定型心绞痛的基础上出现的不稳定型心绞痛常提示为多支冠脉病变，而新发的静息心绞痛可能为单支冠脉病变。冠脉造影结果正常提示可能是冠脉痉挛、冠脉内血栓自发性溶解、微循环系统异常等原因引起，或冠脉造影病变漏诊。

知识点10：不稳定型心绞痛冠脉造影的强适应证 　　副高：熟练掌握　正高：熟练掌握

①近期内心绞痛反复发作，胸痛持续时间较长，药物治疗效果不满意者可考虑及时行冠状动脉造影，以决定是否急诊介入性治疗或急诊冠状动脉旁路移植术（CABG）。②原有劳力型心绞痛近期内突然出现休息时频繁发作者。③近期活动耐量明显减低，特别是低于Bruce Ⅱ级或4 MET者。④梗死后心绞痛。⑤原有陈旧性心肌梗死，近期出现由非梗死区缺血所致的劳力型心绞痛。⑥严重心律失常、LVEF＜40%或充血性心力衰竭。

知识点11：不稳定型心绞痛的螺旋CT血管造影检查

　　副高：熟练掌握　正高：熟练掌握

近年来，多层螺旋CT尤其是64排螺旋CT冠状动脉成像（CTA）在冠心病诊断中正在推广应用。CTA能够清晰显示冠脉主干及其分支狭窄、钙化、开口起源异常及桥血管病变。CTA对冠状动脉狭窄病变、桥血管、开口畸形、支架管腔、斑块形态均显影良好，对钙化病变诊断率优于冠状动脉造影，阴性者不能排除冠心病，阳性者应进一步行冠状动脉造影检查。另外，CTA也可以作为冠心病高危人群无创性筛选检查及冠脉支架术后随访手段。

知识点12：不稳定型心绞痛的其他非创伤性检查　　　副高：熟练掌握　　正高：熟练掌握

其他非创伤性检查包括运动平板试验、运动放射性核素心肌灌注扫描、药物负荷试验、超声心动图等，也有助于诊断。通过非创伤性检查可以帮助决定冠状动脉造影单支临界性病变是否需要做介入性治疗，明确缺血相关血管，为血运重建治疗提供依据。同时可以提供有否存活心肌的证据，也可作为经皮腔内冠状动脉成形术（PTCA）后判断有否再狭窄的重要对比资料。但不稳定型心绞痛急性期应避免做任何形式的负荷试验，这些检查宜放在病情稳定后进行。

知识点13：不稳定型心绞痛的诊断　　　　　副高：熟练掌握　　正高：熟练掌握

对同时具备下述情况者，应诊断不稳定型心绞痛：①临床新出现或恶化的心肌缺血症状表现，如心绞痛、急性左心衰竭或心电图心肌缺血图形；②无或仅有轻度的心肌酶（肌酸激酶同工酶）或TnT、TnI增高，但未超过2倍正常值，且心电图无ST段持续抬高。

应根据心绞痛发作的性质、特点、发作时体征、发作时心电图改变以及冠心病危险因素等，结合临床综合判断，以提高诊断的准确性。心绞痛发作时心电图ST段抬高或压低的动态变化或左束支阻滞等具有诊断价值。

知识点14：中华医学会心血管分会关于不稳定型心绞痛的危险度分层
　　　　　　　　　　　　　　　　　　　　　副高：熟练掌握　　正高：熟练掌握

根据心绞痛发作情况，发作时ST段下移程度以及发作时患者的一些特殊体征变化，将UAP患者分为高、中、低危险组。

UAP临床危险度分层

组别	心绞痛类型	发作时ST降低幅度（mm）	持续时间（min）	TnT或TnI
低危险组	初发、恶化劳力型，无静息时发作	≤1	<20	正常
中危险组	1个月内出现的静息心绞痛，但48小时内无发作者（多数由劳力型心绞痛进展而来）或梗死后心绞痛	>1	<20	正常或轻度升高
高危险组	48小时内反复发作静息心绞痛或梗死后心绞痛	>1	>20	升高

注：①陈旧性心肌梗死患者其危险度分层上调一级，若心绞痛是由非梗死区缺血所致，应视为高危险组。②左心室射血分数（LVEF）<40%，应视为高危险组。③心绞痛发作时并发左心功能不全、二尖瓣反流、严重心律失常或低血压（SBP≤90mmHg），应视为高危险组。④当横向指标不一致时，按危险度高的指标归类。例如，心绞痛类型为低危险组，但心绞痛发作时ST段压低>1mm，应归入中危险组

知识点15：美国ACC/AHA关于UAP/NSTEMI危险分层

副高：熟练掌握　正高：熟练掌握

美国ACC/AHA关于UAP/NSTEMI危险分层

危险分层	高危（至少有下列特征之一）	中危（无高危特点但有以下特征之一）	低危（无高中危特点但有下列特点之一）
病史	近48小时内加重的缺血性胸痛发作	既往AMI、外周血管病或脑血管病，或CABG曾用过阿司匹林	近2周内发生的CCS分级Ⅲ级或以上伴有高、中度冠脉病变可能者
胸痛性质	静息心绞痛>20分钟	静息心绞痛>20分钟，现已缓解，有高、中度冠脉病变可能性，静息心绞痛<20分钟，经休息或含服硝酸甘油缓解	无自发性心绞痛>20分钟持续发作
临床体征或发现	第三心音、新的或加重的奔马律，左室功能不全（EF<40%），二尖瓣反流，严重心律失常或低血压（SBP≤90mmHg）或存在与缺血有关的肺水肿，年龄>75岁	年龄>75岁	
ECG变化	休息时胸痛发作伴ST段变化>0.1mV；新出现Q波、束支传导阻滞；持续性室性心动过速	T波倒置>0.2mV，病理性Q波	胸痛期间ECG正常或无变化
肌钙蛋白监测	明显增高（即TnT或TnI>0.1μg/ml）	轻度升高（即TnT>0.01，但<0.1μg/ml）	正常

知识点16：不稳定型心绞痛与NSTEMI、STEMI的区别与诊断

副高：熟练掌握　正高：熟练掌握

不稳定型心绞痛（UAP）和非ST段抬高心肌梗死（NSTEMI）是病因和临床表现相似、但严重程度不同而又密切相关的两种临床综合征，其主要区别在于缺血是否严重到导致足够量的心肌损害，以至于能检测到心肌损害的标志物肌钙蛋白（TnI、TnT）或肌酸激酶同工酶（CK-MB）水平升高。如果反映心肌坏死的标志物在正常范围内或仅轻微增高，且未超过2倍正常值就诊断为UAP，而当心肌坏死标志物超过正常值2倍则诊断为NSTEMI。

UAP和ST段抬高心肌梗死（STEMI）的区别在于后者在胸痛发作的同时出现典型的ST段抬高，并具有相应的动态改变过程和心肌酶学改变。

知识点17：不稳定型心绞痛的一般治疗　　　副高：熟练掌握　正高：熟练掌握

对于符合UAP诊断的患者应及时收住监护病房，急性期卧床休息1～3天，吸氧，持续心电监测。对于低危险组患者留院观察期间未再发生心绞痛，心电图也无缺血改变，无左心衰竭的临床证据，留院观察期间在12～24小时内未发现有CK-MB升高，TnT或TnI正常者，可在24～48小时后出院。对于中危或高危组的患者，特别是TnT或TnI升高者，住院时间相对延长，内科治疗亦应强化。

知识点18：控制心绞痛发作的药物——硝酸甘油　　　副高：熟悉掌握　正高：熟悉掌握

硝酸甘油主要通过扩张静脉，减轻心脏前负荷来缓解心绞痛发作。心绞痛发作时应舌下含化硝酸甘油，初次含硝酸甘油的患者以先含0.5mg为宜。对于已有含服经验的患者，心绞痛发作时若含0.5mg无效，可在3～5分钟追加1次，若连续含硝酸甘油1.5～2.0mg仍不能控制疼痛症状，需应用强镇痛药以缓解疼痛，并随即采用硝酸甘油或硝酸异山梨酯静脉滴注，硝酸甘油的剂量以5μg/min开始，以后每5～10分钟增加5μg/min，直至症状缓解或收缩压降低10mmHg，最高剂量一般不超过80～100μg/min，一旦患者出现头痛或血压降低（SBP<90mmHg）应迅速减少静脉滴注剂量。维持静脉滴注的剂量以10～30μg/min为宜。对于中危和高危险组的患者，硝酸甘油持续静脉滴注24～48小时即可，避免产生耐药性而降低疗效。

知识点19：控制心绞痛发作的药物——常用口服硝酸酯类药物
副高：熟悉掌握　正高：熟悉掌握

心绞痛缓解后可改为硝酸酯类口服药物。常用药物有硝酸异山梨酯（消心痛）和5-单硝酸异山梨酯。硝酸异山梨酯作用的持续时间为4～5小时，故以每日3～4次口服为妥，对劳力型心绞痛患者应集中在白天给药。5-单硝酸异山梨酯可采用每日2次给药。白天、夜间或清晨均有心绞痛发作者，硝酸异山梨酯可每6小时给药1次，但宜短期治疗避免耐药。对于频繁发作的UAP患者口服硝酸异山梨酯短效药物的疗效常优于服用5-单硝类的长效药物。硝酸异山梨酯的使用剂量可以从每次10mg开始，当症状控制不满意时可逐渐加大剂量，一般不超过每次40mg，只要患者心绞痛发作时口含硝酸甘油有效，即是增加硝酸异山梨酯剂量的指征，若患者反复口含硝酸甘油不能缓解症状，常提示患者有极为严重的冠状动脉阻塞病变，此时即使加大硝酸异山梨酯剂量也不一定能取得良好效果。

知识点20：控制心绞痛发作的药物——β受体阻滞剂
副高：熟悉掌握　正高：熟悉掌握

β受体阻滞剂是通过减慢心率、降低血压和抑制心肌收缩力而降低心肌耗氧量，从而缓解心绞痛症状，对改善近、远期预后有益。β受体阻滞剂对不稳定型心绞痛患者控制心绞痛症状以及改善其近、远期预后均有好处，除有禁忌证外，主张常规服用。首选具有心脏选择性的药物，如阿替洛尔、美托洛尔和比索洛尔等。除少数症状严重者可采用静脉推注β受体阻滞剂外，一般主张直接口服给药。剂量应个体化，根据症状、心率及血压情况调整剂量。阿替洛尔常用剂量为12.5～25mg，每日2次；美托洛尔常用剂量为25～50mg，每日2～3次；比索洛尔常用剂量为5～10mg，每日1次，不伴有劳力型心绞痛的变异型心绞痛不主张使用。

知识点21：控制心绞痛发作的药物——钙离子通道阻滞剂
                                    副高：熟悉掌握   正高：熟悉掌握

钙离子通道阻滞剂通过扩张外周血管和解除冠状动脉痉挛而缓解心绞痛，也能改善心室舒张功能和心室顺应性。非二氢吡啶类有减慢心率和减慢房室传导作用。常用药物有两类。

（1）二氢吡啶类钙离子通道阻滞剂：硝苯地平对缓解冠状动脉痉挛有独特的效果，故为变异型心绞痛的首选用药，一般剂量为10～20mg，每6小时1次，不能有效控制可与地尔硫䓬合用，可产生更强的解除冠状动脉痉挛作用，当病情稳定后可改为缓释和控释制剂。对合并高血压病者，应与β受体阻滞剂合用。

（2）非二氢吡啶类钙离子通道阻滞剂：地尔硫䓬有减慢心率、降低心肌收缩力的作用，故较硝苯地平更常用于控制心绞痛发作。一般使用剂量为30～60mg，每日3～4次。该药可与硝酸酯类、β受体阻滞剂合用，但与β受体阻滞剂合用时需密切注意心率和心功能变化。

心绞痛反复发作，静脉滴注硝酸甘油不能控制时，可试用地尔硫䓬短期静脉滴注，使用方法为5～15μg/（kg·min），可持续静滴24～48小时，在静滴过程中需密切观察心率、血压的变化，如静息心率<50次/分，应减少剂量或停用。

钙离子通道阻滞剂用于控制有进行性缺血或复发性缺血症状的患者：①已经使用足量硝酸酯类和β受体阻滞剂的患者；②不能耐受硝酸酯类和β受体阻滞剂的患者；③变异型心绞痛的患者。

因此，对于严重不稳定型心绞痛患者常需联合应用硝酸酯类、β受体阻滞剂和钙离子通道阻滞剂。

知识点22：不稳定型心绞痛的抗血小板治疗   副高：熟悉掌握   正高：熟悉掌握

阿司匹林为首选药物。急性期剂量应在150～300mg/d，可达到快速抑制血小板聚集的作用，3天后可改为小剂量，即50～150mg/d维持治疗，对于存在阿司匹林禁忌证的患者，可采用氯吡格雷替代治疗，使用时应注意经常检查血象，当出现明显白细胞或血小板减少应立即停药。

知识点23：抗血小板治疗药物——阿司匹林   副高：熟悉掌握   正高：熟悉掌握

阿司匹林治疗UAP的目的是通过抑制血小板的环氧化酶快速阻断血小板中血栓素A_2的形成。因小剂量阿司匹林（50～75mg）需要数天才能发挥作用，故目前主张：①尽早使用，一般应在急诊室服用第一次；②为尽快达到治疗性血药浓度，第一次应采用咀嚼法，促进药物在口腔颊部黏膜吸收；③剂量300mg，每日1次，5天后改为100mg，每日1次，可能需终身服用。

知识点24：抗血小板治疗药物——氯吡格雷 副高：熟悉掌握 正高：熟悉掌握

氯吡格雷为第二代抗血小板聚集的药物，通过选择性地与血小板表面腺苷酸环化酶偶联的ADP受体结合而不可逆地抑制血小板的聚集，且不影响阿司匹林阻滞的环氧化酶通道，与阿司匹林合用可明显增加抗凝效果，对阿司匹林过敏者可单独使用。噻氯匹定的最严重不良反应是中性粒细胞减少，见于连续治疗2周以上的患者，易出现血小板减少和出血时间延长，亦可引起血栓性血小板减少性紫癜，而氯吡格雷则不明显，目前在临床上已基本取代噻氯匹啶。目前对于不稳定型心绞痛患者和接受介入治疗的患者多主张强化血小板治疗，即二联抗血小板治疗，在常规服用阿司匹林的基础上立即给予氯吡格雷治疗至少1个月，亦可延长至9个月。

知识点25：抗血小板治疗药物——血小板糖蛋白Ⅱb/Ⅲa受体抑制药
副高：熟悉掌握 正高：熟悉掌握

血小板糖蛋白Ⅱb/Ⅲa受体抑制药为第三代血小板抑制药，主要通过占据血小板表面的糖蛋白Ⅱb/Ⅲa受体，抑制纤维蛋白原结合而防止血小板聚集。但其口服制剂疗效及安全性令人失望。静脉制剂主要有阿昔单抗和非抗体复合物替洛非班等，其在注射停止后数小时作用消失。目前临床常用药物有盐酸替罗非班注射液，是一种非肽类的血小板糖蛋白Ⅱb/Ⅲa受体的可逆性阻滞药，能有效地阻止纤维蛋白原与血小板表面的糖蛋白Ⅱb/Ⅲa受体结合，从而阻断血小板的交联和聚集。盐酸替罗非班对血小板功能的抑制时间与药物的血浆浓度相平行，停药后血小板功能迅速恢复到基线水平。在UAP患者盐酸替罗非班静脉输注可分两步，在肝素和阿司匹林应用条件下，可先给以负荷量$0.4\mu g/(kg \cdot min)$ 30分钟，而后用$0.1\mu g/(kg \cdot min)$维持静脉点滴48小时。对于高度血栓倾向的冠脉血管成形术患者盐酸替罗非班两步输注方案：负荷量$10\mu g/kg$于5分钟内静脉推注，然后用$0.15\mu g/(kg \cdot min)$维持$16 \sim 24$小时。

知识点26：抗凝血酶治疗药物——普通肝素 副高：熟悉掌握 正高：熟悉掌握

普通肝素是常用的抗凝药，通过激活抗凝血酶而发挥抗栓作用，静脉滴注肝素会迅速产生抗凝作用，但个体差异较大，故临床需化验部分凝血活酶时间（APTT）。一般将APTT延长至$60 \sim 90$秒作为治疗窗口。在ST段不抬高的急性冠状动脉综合征，治疗时间为$3 \sim 5$天，具体用法为80U/kg，以$15 \sim 18U/(kg \cdot h)$的速度静脉滴注维持，使APTT在正常的$1.5 \sim 2$倍。

知识点27：抗凝血酶治疗药物——低分子肝素　　　副高：熟悉掌握　正高：熟悉掌握

与普通肝素相比，低分子肝素在降低心脏事件发生方面有更优或相等的疗效。低分子肝素是由普通肝素裂解制成的小分子复合物，分子量在2500～7000，具有的特点：①抗凝血酶作用弱于肝素，但保持了抗因子Xa的作用，因而抗因子Xa和凝血酶的作用更加均衡。②抗凝效果可以预测，不需要检测APTT。③与血浆和组织蛋白的亲和力弱，生物利用度高。④皮下注射，给药方便。⑤促进更多的组织因子途径抑制物生成，更好地抑制因子Ⅶ和组织因子复合物，从而增加抗凝效果等。低分子肝素在不稳定型心绞痛和非ST段抬高心肌梗死的治疗中起作用至少等同或优于经静脉应用普通肝素。其因生产厂家不同而规格各异，一般推荐量按不同厂家产品以千克体重计算皮下注射，连用1周或更长。

知识点28：抗凝血酶治疗药物——水蛭素　　　副高：熟悉掌握　正高：熟悉掌握

水蛭素是从药用水蛭唾液中分离出来的第一个直接抗凝血酶制剂，通过重组技术合成重组水蛭素。重组水蛭素理论上的优点：①无需通过AT-Ⅲ激活凝血酶。②不被血浆蛋白中和。③能抑制凝血块黏附的凝血酶。④对某一剂量有相对稳定的APTT，但主要经肾脏排泄，在肾功能不全者可导致不可预料的蓄积。多数试验证实水蛭素能有效降低死亡与非致死性心肌梗死的发生率，但出血危险有所增加。

知识点29：抗血栓治疗的联合应用　　　副高：熟悉掌握　正高：熟悉掌握

（1）阿司匹林加ADP受体阻滞药：阿司匹林与ADP受体阻滞药的抗血小板作用机制不同，一般认为，联合应用可以提高疗效。CURE试验表明，与单用阿司匹林相比，氯吡格雷联合使用阿司匹林可使死亡和非致死性心肌梗死降低20%，减少冠状动脉重建需要和心绞痛复发。

（2）阿司匹林加肝素：RISC试验结果表明，男性非ST段抬高心肌梗死患者使用阿司匹林明显降低死亡或心肌梗死的危险，单独使用肝素没有受益，阿司匹林加普通肝素联合治疗的最初5天事件发生率最低。目前资料显示，普通肝素或低分子肝素与阿司匹林联合使用疗效优于单用阿司匹林；阿司匹林加低分子肝素等同于甚至可能优于阿司匹林加普通肝素。

（3）肝素加血小板GPⅡb/Ⅲa抑制药：PURSUTT试验结果显示，与单独应用血小板GPⅡb/Ⅲa抑制药相比，未联合使用肝素的患者事件发生率较高。目前多主张联合应用肝素与血小板GPⅡb/Ⅲa抑制药。由于二者连用可延长APTT，肝素剂量应小于推荐剂量。

（4）阿司匹林加肝素加血小板GPⅡb/Ⅲa抑制药：目前，合并急性缺血的非ST段抬高心肌梗死的高危患者，主张二联抗血栓治疗，是目前最有效的抗血栓治疗方案。持续性或伴有其他高危特征的胸痛患者及准备做早期介入治疗的患者，应给予该方案。

知识点 30：UAP 的调脂治疗　　　　　　　副高：熟悉掌握　正高：熟悉掌握

血脂增高的干预治疗除调整饮食、控制体重、体育锻炼、控制精神紧张、戒烟、控制糖尿病等非药物干预手段外，调脂药物治疗是最重要的环节。近代治疗急性冠脉综合征的最大进展之一就是3-羟基-3甲基戊二酰辅酶A（HMG-CoA）还原酶抑制药（他汀类）的开发和应用，该类药物除降低总胆固醇（TC）、低密度脂蛋白胆固醇（LDL-C）、三酰甘油（TG）和升高高密度脂蛋白胆固醇（HDL-C）外，还有缩小斑块内脂质核、加固斑块纤维帽，改善内皮细胞功能、减少斑块炎性细胞数目、防止斑块破裂等作用，从而减少冠脉事件。另外还能通过改善内皮功能减弱凝血倾向，防止血栓形成，防止脂蛋白氧化，起到了抗动脉粥样硬化和抗血栓作用。随着长期大样本的实验结果的出现，已经显示他汀类强化降脂治疗和PTCA加常规治疗可同样安全有效地减少缺血事件。所有他汀类药物均有相同的不良反应，即胃肠道功能紊乱、肌痛及肝损害，儿童、孕妇及哺乳期妇女不宜应用。

知识点31：经皮冠状动脉介入治疗和外科手术治疗
副高：熟悉掌握　正高：熟悉掌握

紧急介入性治疗的主要目标是以迅速开通"罪犯"病变的血管，恢复其远端血流为原则，对于多支病变的患者，可以不一次完成全部的血管重建。对于血流动力学不稳定的患者最好同时应用主动脉内球囊反搏，力求稳定高危患者的血流动力学。除以上少数不稳定型心绞痛患者外，大多数不稳定型心绞痛患者的介入性治疗宜放在病情稳定至少48小时后进行。

在高危险组患者中如果存在以下情况之一则应考虑行紧急介入性治疗或CABG：①虽经内科加强治疗，心绞痛仍反复发作。②心绞痛发作时间明显延长超过1小时，药物治疗不能有效缓解缺血发作。③心绞痛发作时伴有血流动力学不稳定，如出现低血压、急性左心功能不全或伴有严重心律失常等。

知识点32：不稳定型心绞痛出院后的治疗　　　副高：熟悉掌握　正高：熟悉掌握

UAP患者出院后仍需定期门诊随诊。低危险组的患者1~2个月随访1次，中、高危险组的患者无论是否行介入性治疗都应1个月随访1次，如果病情无变化，随访半年即可。

UAP患者出院后仍需继续口服阿司匹林、β受体阻滞剂。阿司匹林宜采用小剂量，每日50~150mg即可，β受体阻滞剂宜逐渐增加至最大可耐受剂量。在冠心病的二级预防中阿司匹林和降胆固醇治疗是最重要的。降低胆固醇的治疗应参照国内降血脂治疗的建议，即血清胆固醇>4.68mmol/L（180mg/dl）或低密度脂蛋白胆固醇>2.60mmol/L（100mg/dl）均应服他汀类降胆固醇药物，并达到有效治疗的目标。血浆三酰甘油>2.26mmol/L（200mg/dl）的冠心病患者一般也需要服降低三酰甘油的药物。其他二级预防的措施包括向患者宣教戒烟、治疗高血压和糖尿病、控制危险因素、改变不良的生活方式、合理安排膳食、适度增加活动量、减少体重等。

知识点33：影响不稳定型心绞痛预后的因素　　　副高：熟悉掌握　正高：熟悉掌握

（1）左心室功能：为最强的独立危险因素，左心室功能越差，预后也越差，因为这些患者的心脏很难耐受进一步的缺血或梗死。

（2）冠状动脉病变的部位和范围：左主干病变和右冠开口病变最具危险性，三支冠脉病变的危险性大于双支或单支者，前降支病变危险大于右冠或回旋支病变，近段病变危险性大于远端病变。

（3）年龄：是一个独立的危险因素，主要与老年人的心脏储备功能下降和其他重要器官功能降低有关。

（4）合并其他器质性疾病或危险因素：不稳定型心绞痛患者如合并肾衰竭、慢性阻塞性肺疾患、糖尿病、高血压、高血脂、脑血管病以及恶性肿瘤等，均可影响不稳定型心绞痛患者的预后。其中肾功能状态还明显与PCI术预后有关。

二、非ST段抬高型心肌梗死

知识点34：非ST段抬高型心肌梗死的概念　　　　　　　　　正高：熟练掌握

非ST段抬高型心肌梗死（NSTEMI）属于急性冠脉综合征（ACS）中的一种类型，通常由动脉粥样硬化斑块破裂引起，临床表现为突发胸痛但不伴有ST段抬高。通常心电图表现为持续性或短暂ST段压低或T波倒置或低平，但也有部分患者无变化；此外，多数非ST段抬高心肌梗死的患者伴有血浆肌钙蛋白水平升高，此点有别于不稳定型心绞痛，后者通常不升高或仅有轻度升高。

知识点35：NSTEMI的病理生理　　　　　　　　　　　　　　正高：熟练掌握

NSTEMI与UAP相似，多数是不稳定的冠状动脉粥样硬化斑块破裂，伴或不伴有血管收缩，随后血小板血栓附着于血管壁，引起冠脉血流量突然严重下降，导致一系列的临床后果。但也有少数患者没有冠状动脉粥样硬化的基础，可能的原因为外伤、大动脉夹层、动脉炎、栓子栓塞、先天性异常、导管操作并发症等。

知识点36：NSTEMI的临床症状　　　　　　　　　　　　　　正高：熟练掌握

NSTEMI包括多种临床表现，比较严重或典型的临床症状有：①长时间的静息心绞痛（>20分钟）。②新发的严重心绞痛（加拿大分级Ⅲ级）。③近期稳定型心绞痛加重（加拿大分级Ⅲ级以上）。④心肌梗死后心绞痛。

NSTEMI表现为胸骨后压榨性疼痛，伴有向左侧肩部、颈部以及下腭放射，常伴有冷汗、恶心、腹痛、呼吸困难、晕厥等症状。也有部分患者表现为上腹痛、新出现的消化不良、胸部刺痛、肋软骨炎样疼痛或者进行性的呼吸困难等不典型症状，这种不典型的临床症状常常发生在24～40岁和年龄大于75岁、女性及合并糖尿病、慢性肾衰或痴呆的患者。在临床实践中，80%的患者表现为胸痛时间的延长，20%的患者表现为心绞痛症状的加重。在诊断过程中，病史具有协助诊断的意义。

知识点37：NSTEMI的体征表现　　　　　　　　　　　正高：熟练掌握

NSTEMI患者通常缺乏特异性的阳性体征，部分患者由于伴有心衰或血流动力学不稳定，可能会出现肺部啰音、心率加快等非特异性体征，肺部啰音的出现和范围、Killip分级对临床预后起影响作用。另有部分体征的发现，对于判断危险性的高低有帮助，如收缩期低血压（收缩压<100mmHg）、心动过速（心率>100次/分）和呼吸窘迫提示可能发生心源性休克；新出现的二尖瓣关闭不全性杂音、原有的杂音增强提示乳头肌或二尖瓣缺血性功能失调；出现第三或第四心音或左心室扩大提示心肌缺血范围可能较大。

知识点38：急性心肌梗死的Killip分级　　　　　　　正高：熟练掌握

Ⅰ级：没有心力衰竭的证据。
Ⅱ级：第三心音、颈静脉压升高、肺部啰音小于1/2肺野。
Ⅲ级：明显的肺水肿。
Ⅳ级：心源性休克。

知识点39：NSTEMI的心电图表现　　　　　　　　　　正高：熟练掌握

ST-T压低性动态改变是非ST段抬高心肌梗死的特征性心电图变化，通过分析ST段压低的导联数和压低的幅度可以大约判断病变的严重性及预后情况。ST段在相邻2个或以上导联压低≥0.05mV可能提示是非ST段抬高心肌梗死，但轻微ST段压低不能作为诊断的有力依据，部分患者的心电图可表现完全正常。

部分心电图特点对判断预后具有重要的价值，如症状发作时出现短暂的ST段改变（>0.05mV）并随着症状缓解而消失，强烈提示有严重的冠状动脉疾病；胸前导联上对称的T波倒置（>0.2mV）强烈提示左前降支或左主干的急性缺血；aVR导联上ST段抬高，常常提示存在左冠状动脉主干或三支病变，通常住院期间缺血复发和心力衰竭的危险性很高；ST段压低伴有一过性ST段抬高，提示可能发生过短暂的血管闭塞性血栓形成、冠脉痉挛、或病变血管闭塞后侧支循环快速形成，此种情况表明冠脉病变极不稳定，很容易进展为ST段抬高性心肌梗死，临床上要高度重视。需要强调的是，心电图正常不能除外非ST段抬高心肌梗死的诊断，临床上一定要结合症状、心电图、生化指标进行综合分析。

知识点40：NSTEMI的实验室检查　　　　　　　　　　正高：熟练掌握

所有患者一旦怀疑NSTEMI，应即刻检测肌酸激酶同工酶（CK-MB）、TnT或TnI。通常非ST段抬高心肌梗死发病后48~72小时会有肌钙蛋白的升高。而肌钙蛋白的灵敏度和特异度明显高于肌酸激酶，在肌酸激酶正常的患者群中，有将近1/3的人高敏肌钙蛋白检测可以表现为肌钙蛋白水平增高。尽管肌钙蛋白的特异性极高，也并非所有肌钙蛋白升高的患者都诊断为NSTEMI。某些非心肌梗死性胸痛也可伴有肌钙蛋白升高，而且有些疾病十分严重，甚至是致命性的，在临床诊断上同样要给予高度重视。

有时根据临床需要，需行其他的实验室检查，包括全血细胞计数、全身代谢情况和甲状腺功能，以此来鉴别其他少见病因，并用于指导治疗贫血和肾功能衰竭引起的严重不良后果。血脂检查作为常规应在入院后24小时内进行，评估是否患有高胆固醇血症，以此决定是否进行强化降脂治疗。另外，行脑钠肽及C-反应蛋白检查，利于对预后进行评估，前者可判断患者的心功能受损情况，后者可反映血管病变的炎性状态。

知识点41：NSTEMI的胸部X线检查	副高：熟练掌握　正高：熟练掌握

所有的患者均应行胸X线检查，一方面判断心脏的形态和大小；另一方面了解肺部情况，尤其对于诊断是否有血流动力学不稳定或肺水肿的患者很有用，可以用来判断心脏功能情况。

知识点42：NSTEMI的鉴别诊断	正高：熟练掌握

诊断NSTEMI需与心源性以及非心源性疾病相鉴别：①心源性疾病：心肌炎、心包炎、心肌心包炎、心肌病、瓣膜病、心尖球形综合征。②肺源性疾病：肺栓塞、肺梗死、肺炎、胸膜炎、气胸。③血液系统疾病：镰状细胞贫血。④血管性疾病：主动脉夹层、主动脉瘤、主动脉缩窄、脑血管疾病。⑤胃肠道疾病：食管痉挛、食管炎、消化道溃疡、胰腺炎、胆囊炎。⑥骨伤科疾病：颈椎病、肋骨骨折、肌肉损伤或炎症、肋软骨炎。

知识点43：NSTEMI的诊断及危险分层	副高：熟练掌握　正高：熟练掌握

（1）非ST段抬高心肌梗死的诊断及短期危险分层需结合病史、症状、心电图、生化指标以及危险评分结果。

（2）要根据患者的病情变化动态评估其风险性：①入院即应及时进行12导联心电图检查，同时由具有经验的临床医师进行分析。怀疑有下壁和右心室心梗的患者，还应有附加导联（V_3R，V_4R，$V_7 \sim V_9$）。如果患者持续有症状发作，应在6小时、12小时以及出院前复查心电图。②60分钟内及时检测肌钙蛋白（cTnT或cTnI），如果检测结果阴性，应在6~12小时后复查肌钙蛋白。③要对患者进行危险评分（如GRACE评分），以此对患者早期及晚期的病情和预后做出风险评估。④进行心脏超声检查鉴别诊断。⑤对无再发胸痛、心电图正常、肌钙蛋白阴性的患者，出院前应检测运动负荷试验，进一步评估心肌缺血的风险。

（3）根据以下结果对患者的远期病死率及心梗的可能性预测进行危险分层：①临床情况：年龄、心率、血压、Killip分级、糖尿病史、既往心梗或冠心病史。②心电图：ST段持续压低情况。③实验室检查：肌钙蛋白、肾小球滤过率/肌酐清除率/半胱氨酸蛋白酶抑制药C、BNP/NT-pro BNP、hsCRP等的结果。④影像学：是否有低射血分数、左主干病变、三支病变。⑤危险评分结果：目前，对非ST段抬高心肌梗死的危险分层有数个评分标准。GRACE危险评分是一项基于急性冠脉综合征患者的全球注册研究，其危险因素的评判来源于住院期间死亡和治疗开始后6个月内死亡的独立预测因子，因此GRACE危险评分对于预测住院期间及6个月的病死率具有一定意义。

知识点44：NSTEMI的危险评分结果				正高：熟练掌握

GRACE评分

危险分级	GRACE评分	院内病死率（%）	GRACE评分	出院后6个月病死率（%）
低危	≤108	<1	≤88	<3
中危	109~140	1~3	89~118	3~8
高危	>140	>3	>118	>8

知识点45：NSTEMI的治疗原则	正高：熟练掌握

关于NSTEMI的治疗策略，目前争论的焦点在于是实行早期介入还是早期保守治疗。早期介入治疗的策略为48小时内接受冠状动脉造影及血管重建术，而早期保守治疗的策略为先行积极的抗心肌缺血、抗凝、抗血小板治疗，择期根据病情决定冠状动脉造影及血管重建术。尽管目前还没有统一的意见，但统一认为应该在入院时进行危险分层，根据危险性高低决定选择哪种策略。

知识点46：缓解缺血性疼痛药物——β受体阻滞剂	正高：熟练掌握

减轻心脏负荷、快速缓解缺血是治疗NSTEMI的基础，目前推荐无禁忌证的胸痛患者应立即静脉滴注β受体阻滞剂，随后口服治疗。β受体阻滞剂通过减弱心肌收缩力、降低心率和心室壁压力前负荷而缓解缺血。治疗时应首选心脏选择性β受体阻滞剂（阿替洛尔和美托洛尔），对于有疼痛或高/中危患者首次给予β受体阻滞剂时应静脉给药；对于患有高度房室传导阻滞、心源性休克和气道高反应性疾病的患者，不建议使用β受体阻滞剂，应考虑使用非二氢吡啶类钙离子通道阻滞剂。

知识点47：缓解缺血性疼痛药物——硝酸酯类	正高：熟练掌握

硝酸酯类药物通过静脉舒张减轻心脏负荷，可以明显缓解急性胸痛的发作。硝酸酯类药物最初应舌下含服以利于机体快速吸收，如果疼痛未能缓解，且患者没有低血压时应静脉给药。硝酸酯类药物在下列患者中禁用：在过去24小时服用磷酸二酯酶抑制药、肥厚型心肌

病和怀疑右心室梗死的患者；严重的主动脉瓣狭窄的患者慎用。

知识点48：NSTEMI 的抗血小板治疗药物　　　　　　　　　　正高：熟练掌握

抗血小板治疗是 NSTEMI 的最基本治疗手段，目前常用的抗血小板治疗药物有环氧化酶-1 抑制药（阿司匹林）、ADP 抑制药（噻氯匹定及氯吡格雷）、糖蛋白 IIb/IIIa 受体阻滞剂（阿昔单抗、依替巴肽、替罗非班）3 种。

知识点49：抗血小板治疗药物——阿司匹林　　　　　　　　　正高：熟练掌握

阿司匹林为环氧合酶-1 抑制药，可以明显减少 NSTEMI 患者发生血管性死亡的危险，当没有绝对禁忌证时，所有患者均应在初次给予 300mg 负荷剂量嚼服，以后每天 75～100mg 长期维持。对阿司匹林过敏的患者，可以用氯吡格雷替代治疗。

知识点50：抗血小板治疗药物——氯吡格雷　　　　　　　　　正高：熟练掌握

氯吡格雷为 ADP 受体阻滞剂，初次给予 300mg，如果接受急诊介入治疗，应给予 600mg，以后每天 75mg 维持。目前推荐所有患者，如果没有禁忌证，均应联合应用阿司匹林和氯吡格雷。ACC/AHA 建议所有 NSTEMI 患者应在入院治疗后持续应用氯吡格雷至少 9 个月。介入治疗后，双重抗血小板治疗尤为重要。PCI-CURE（经皮冠状动脉介入治疗-UA 使用氯吡格雷预防再次发生缺血事件）试验分析和 CREDO（保守治疗时应用氯吡格雷可减少心血管事件）试验都显示氯吡格雷可减少脑卒中联合终点事件。对于计划早期进行手术治疗的患者，应衡量早期应用氯吡格雷的利弊，因为服用氯吡格雷后 5 天内接受冠状动脉旁路移植术的患者在受益同时会增加出血概率，所以 ACC/AHA 建议如果在入院后决定 34～48 小时内安排诊断性血管造影，在造影之前应先不使用氯吡格雷。

知识点51：抗血小板治疗药物——GP IIb/IIIa 受体阻滞剂　　　　正高：熟练掌握

GP IIb/IIIa 受体阻滞药的机制为抑制纤维蛋白原与糖蛋白 IIb/IIIa 受体的相互作用，对介入治疗的缺血并发症有预防作用，因此，推荐早期介入治疗的患者使用。目前使用的 GP IIb/IIIa 受体阻滞剂有 3 种，即阿昔单抗、依替巴肽、替罗非班，在早期保守治疗时 GP IIb/IIIa 受体阻滞剂的作用不是很清楚。决定保守治疗时再次发生缺血、生化指标阳性或有其他高危特征的患者，ACC/AHA 推荐持续静脉输入替罗非班和依替巴肽。具体用法：①阿昔单抗：0.25mg/kg 静脉负荷，然后 0.125μg/（kg·min）维持量持续 12～24 小时（最大剂量 10μg/min）；②依替巴肽：180μg/kg 静脉负荷（PCI 术后 10 分钟再次负荷），然后静脉持续 2.0μg/（kg·min）维持 72～96 小时；③替罗非班：30 分钟内以 0.4μg/（kg·min）静脉负荷，后以 0.1μg/（kg·min）静脉维持 48～96 小时；另有一项大剂量试验仍在临床试验阶段［负荷剂量 0.4μg/（kg·min）静脉维持 18 小时］。

知识点52：抗凝治疗　　　　　　　　　　　　　　　　　正高：熟练掌握

如果没有活动性出血或肝素引起的血小板减少或变态反应，在阿司匹林基础上加用普通肝素或低分子肝素对所有患者有益。ACC/AHA指南指出依诺肝素优于普通肝素，与普通肝素相比，低分子肝素的优点包括不用检测血液指标而简化管理、较少引起肝素诱发的血小板减少症和可能改善结果。低分子肝素在肾衰竭患者慎用，如果患者在12小时内行冠脉造影，低分子肝素无法检测准确的抗凝效果又无法完全对抗，应考虑使用普通肝素。但是任何一种抗凝血药物均存在出血的风险，因此，在决定使用抗凝血药物时应权衡利弊。

知识点53：溶栓治疗　　　　　　　　　　　　　　　　　正高：熟练掌握

NSTEMI的病理基础是在不稳定斑块破裂的基础上血小板血栓形成，因此，适用于STEMI的溶栓治疗对NSTEMI没有益处，TIMI-ⅢA和ⅢB试验中，溶栓治疗和常规治疗相比并无优势，反而可能有增加心肌梗死的危险，因为溶栓剂可激活血小板，促进血栓形成。

知识点54：主动脉内球囊反搏治疗　　　　　　　　　　　正高：熟练掌握

当治疗对心肌缺血患者无效、持续低血压或在冠状动脉造影时有高危闭塞性病变（显著的左主干或左前降支近端病变）时可考虑应用主动脉内球囊反搏，以增加冠状动脉灌注压。其禁忌证包括重度外周血管疾病；重度主动脉瓣关闭不全；严重的髂总动脉疾病，包括腹主动脉瘤。

知识点55：ESC指南对冠状动脉造影和血管重建术的建议　　正高：熟练掌握

非ST段抬高心肌梗死患者应该行冠状动脉血管造影检查，ACC/AHA建议对于出现新的ST段压低、肌钙蛋白升高、药物治疗下仍反复发作的胸痛、左心室功能不全及伴有其他高危因素者，应行冠状动脉造影检查。ESC指南对冠状动脉造影和血管重建术的建议如下。

（1）合并有动态ST段改变、心衰、危及生命的心律失常和血流动力学紊乱的顽固性和反复发作的心绞痛患者，需行紧急冠脉造影（Ⅰ-C）。

（2）中、高危的患者建议行早期（＜72小时）冠脉造影及血运重建术（PCI或CABG）（Ⅰ-A）。

（3）非中、高危的患者不建议行早期冠脉造影检查（Ⅲ-C），但建议行能够诱发缺血症状的无创性检查（Ⅰ-C）。

（4）不建议对冠脉造影显示的非严重病变行PCI术（Ⅲ-C）。

（5）如果短期内患者需要行非心脏的外科手术而必须停用抗血小板药，PCI手术考虑选用裸金属支架；而对于较长时间以后才行外科手术者，可选用药物洗脱支架（如无多聚糖载体支架或载体可降解支架）（Ⅰ-C）。

知识点 56：ESC 指南对出血并发症的处理及建议　　　　　　　正高：熟练掌握

出血可以增加非 ST 段抬高心肌梗死患者 30 天内死亡、心梗以及卒中的风险，在长期随访中这些风险的发生率较无出血者提高 4～5 倍。因此，预防出血与治疗缺血同等重要。

引起出血的因素很多，其中许多危险因素同样是诱发死亡、心肌梗死和卒中等缺血事件的危险因子。近期有不少报道指出，输血也是引起出血的一个重要因素，因此应严格把握冠心病患者的输血指征。ESC 指南对出血及处理的建议如下。

（1）治疗前慎重评估患者出血风险，增加出血风险的因素有过量或过度使用抗血栓药物、联合应用抗血栓药物、不同的抗凝药物交替使用、患者年龄、女性、低体重、肾功能下降、基础血红蛋白水平低以及介入治疗等（Ⅰ-B）。

（2）选择治疗方案时应考虑出血风险，对有高危出血风险的患者多选用药物治疗。选用介入治疗方式时，优先考虑经桡动脉的路径，便于创口压迫止血，降低出血风险（Ⅰ-B）。

（3）轻微出血不影响正常的治疗（Ⅰ-C）。

（4）有严重出血的患者应停止和/或中和抗凝及抗血小板药物，或采用特殊的止血方法控制出血（Ⅰ-C）。

（5）输血对预后有不良影响，血细胞比容 > 25%，血红蛋白 > 8g/L，且血流动力学稳定的出血患者不考虑输血（Ⅰ-C）。

知识点 57：ESC 指南对并发血小板减少症的处理　　　　　　　正高：熟练掌握

在非 ST 段抬高心肌梗死的治疗过程中，使用肝素或 GP Ⅱb/Ⅲa 抑制药的患者可能会发生血小板减少。血小板减少的处理原则为（ESC 指南）：

（1）对使用了肝素（UFH 或 LMWH）和/或 GP Ⅱb/Ⅲa 抑制药的患者，一旦血小板明显下降（$< 100 \times 10^9$/L 或下降 > 50%），建议立即停用（Ⅰ-C）。

（2）对 GP Ⅱb/Ⅲa 抑制药诱导的严重血小板下降（$< 100 \times 10^9$/L）建议进行血小板输注，同时可以合用或不用纤维蛋白原。也可以输注新鲜血浆或冷凝蛋白来防止出血（Ⅰ-C）。

（3）有证据或怀疑有肝素诱导的血小板减少症（HIT）建议停用肝素（UFH 或 LMWH），同时为了预防血栓事件，可以应用直接血栓抑制剂抗凝（DTI）（Ⅰ-C）。

（4）预防肝素诱导的血小板减少症可以通过使用非肝素抗凝药，类似磺达肝癸钠或比伐卢定或短时间的使用肝素（Ⅰ-B）。

三、ST 段抬高心肌梗死

知识点 58：心肌梗死的概念　　　　　　　副高：熟练掌握　　正高：熟练掌握

心肌梗死是指冠状动脉突然发生完全闭塞或近乎堵塞，血流急剧减少或中断，使相应的心肌严重而持久地急性缺血导致心肌缺血性坏死。临床上产生剧烈而持久的胸痛和对组织坏死的一些全身性反应，血清心肌酶活力增高和心肌急性损伤与坏死的心电图进行性演变变化，并可发生严重心律失常和急性循环衰竭。心肌梗死有胸痛或其他缺血相关症状，且心电图显示至少两个相邻导联ST段抬高，诊断为ST段抬高型心肌梗死（STEMI）。反之，若患者目前尚无ST段抬高，我们常称之为非ST段抬高型心肌梗死（NSTEMI）。

知识点59：急性心肌梗死的病因　　　　　　副高：熟练掌握　　正高：熟练掌握

急性心肌梗死（AMI）的基本病因是冠状动脉粥样硬化疾病（偶为冠状动脉栓塞、炎症、创伤、先天性畸形、痉挛和冠状动脉口阻塞），造成一支或多支血管管腔狭窄和心肌供血不足，而侧支循环未充分建立。在此基础上，一旦血供急剧减少或中断，使心肌严重而持久地发生急性缺血达20～30分钟，即可发生AMI。绝大多数AMI是不稳定的粥样斑块溃破，继而出血和管腔内血栓形成，导致管腔闭塞。少数情况下粥样斑块内或其下发生出血或血管持久痉挛，也可使冠状动脉完全闭塞。

AMI可发生在频发的心绞痛患者，也可发生在原来从无症状者中。

知识点60：促使斑块破裂出血及血栓形成的诱因　　　副高：熟练掌握　　正高：熟练掌握

①晨起6～12时交感神经活动增加，机体应激反应增强，心肌收缩力、心率、血压增高，冠状动脉张力增高。②在饱餐特别是进食多量脂肪后，血脂增高，血黏稠度增高。③重体力活动、情绪过分激动、血压剧升或用力排便时，致左心室负荷明显加重。④休克、脱水、出血、外科手术或严重心律失常，致心排血量骤降，冠状动脉灌流量锐减。

知识点61：心肌梗死的冠状动脉病变　　　　　　副高：熟练掌握　　正高：熟练掌握

绝大多数AMI患者冠状动脉内可见在粥样斑块的基础上有血栓形成使管腔闭塞，但是由冠状动脉痉挛引起的管腔闭塞者中，个别可无严重粥样硬化病变。此外梗死的发生与原来冠状动脉受粥样硬化病变累及的支数及其所造成的管腔狭窄程度之间未必呈平行关系。

（1）左冠状动脉前降支闭塞，可引起左心室前壁、心尖部、下侧壁、前间隔和二尖瓣前乳头肌梗死。

（2）右冠状动脉闭塞，可引起左心室膈面（右冠状动脉占优势时）、后间隔和有心室梗死，并可累及窦房结和房室结。

（3）左冠状动脉回旋支闭塞，可引起左心室高侧壁、膈面（左冠状动脉占优势时）和左心房梗死，可能累及房室结。

（4）左冠状动脉主干闭塞，可引起左心室广泛梗死。

知识点62：心肌梗死的心肌病变　　　　　　副高：熟练掌握　　正高：熟练掌握

冠状动脉闭塞后20～30分钟，受其供血的心肌即有少量坏死，开始了AMI的病理过程。1～2小时后绝大部分心肌呈凝固性坏死，心肌间质充血、水肿，伴大量炎症细胞浸润。以后，坏死的心肌纤维逐渐溶解，形成肌溶灶，随后渐有肉芽组织形成。大面积梗死累及心室壁的全层或大部分者十分常见，心电图上相继出现ST段抬高和T波倒置、Q波，称为Q波性MI，或称为透壁性MI，是临床上常见的典型AMI。它可波及心包引起心包炎症，波及心内膜诱使心室腔内附壁血栓形成。当冠状动脉闭塞不完全或自行再通形成小范围呈灶性分布的MI，急性期心电图上仍可出现ST段抬高、但不出现Q波，此种MI称为非Q波性MI，较少见。

过去将AMI分为Q波性MI和非Q波性MI，这是一种回顾性分类，已不适合临床工作的需要，目前强调以ST段是否抬高进行分类，分为ST段抬高MI（STEMI）和非ST段抬高MI（NSTEMI）。因心电图上Q波形成已是心肌坏死的表现，而从心肌急性缺血到坏死其中有一个发展过程。实际上当心肌缺血心电图上出现相应区域ST段抬高时，除变异型心绞痛外，已表明此时相应的冠状动脉已经闭塞而导致心肌全层损伤，如伴有心肌坏死标志物升高，临床上应当诊断为STEMI。此类患者绝大部分进展为较大面积Q波性MI。如果处理非常及时，在心肌坏死以前充分开通闭塞血管，可使Q波不致出现。目前主张干预性再灌注治疗尽早得以实施，以争取更多的心肌存活。通常目前临床上视STEMI等同于Q波性MI。

继发性病理变化有：在心腔内压力的作用下，坏死心壁向外膨出，可产生心脏破裂（包括心室游离壁破裂、心室间隔穿孔或乳头肌断裂）或逐渐形成心室壁瘤。坏死组织1～2周开始吸收，并逐渐纤维化，在6～8周形成瘢痕愈合，此期称为陈旧性或愈合性MI。

知识点63：心肌梗死的先兆临床表现　　　　副高：熟练掌握　　正高：熟练掌握

50%～81.2%患者在发病前数日有乏力，胸部不适，活动时心悸、气急、烦躁、心绞痛等前驱症状，其中以新发生心绞痛（初发型心绞痛）或原有心绞痛加重（恶化型心绞痛）为最突出。后者表现为心绞痛发作较以往频繁、程度较剧、持续较久、硝酸甘油疗效差、诱发因素不明显，同时心电图示ST段一过性明显抬高（变异型心绞痛）或压低，T波倒置或增高（"假性正常化"），即前述不稳定型心绞痛的表现。如及时住院处理，可使部分患者避免发生MI。

知识点64：心肌梗死的症状表现　　　　　　副高：熟练掌握　　正高：熟练掌握

（1）疼痛：是最先出现的症状，多发生在清晨，疼痛部位和性质与心绞痛相同，但诱因多不明显，且常发生于安静时，程度较重，持续时间较长，可达数小时或更长，休息和含用硝酸甘油片多不能缓解。患者常烦躁不安、出汗、恐惧感，胸闷或有濒死感。老年患者多无疼痛，开始即表现为休克、急性心力衰竭或晕厥。部分患者疼痛位于上腹部，易被误认为急腹症；部分患者疼痛放射至下颌、颈部、背部上方，易被误认为骨关节痛。

（2）全身症状：有发热、心动过速、白细胞增高和红细胞沉降率增快等，由坏死物质被吸收而引起。一般在疼痛发生后24～48小时出现，程度与梗死范围常呈正相关，体温一般在38℃左右，很少达到39℃，持续约1周。

（3）胃肠道症状：疼痛剧烈时常伴有频繁的恶心、呕吐和上腹胀痛，与迷走神经受坏死心肌刺激和心排血量降低导致组织灌注不足等有关。肠胀气亦不少见。重症者可发生呃逆。

（4）心律失常：见于70%～95%的患者，多发生在起病1～2天，而以24小时内最多见，可伴乏力、头晕、晕厥等症状。各种心律失常中以室性心律失常最多，尤其是室性期前收缩，如室性期前收缩频发（每分钟5次以上）、成对出现或呈短暂室性心动过速、多源性或落在前一心搏的易损期时（R波落在T波上），常为心室颤动的先兆。心室颤动是AMI早期特别是入院前主要的死因。房室传导阻滞和束支传导阻滞也较多见，室上性心律失常则较少，多发生在心力衰竭者中。前壁MI如发生房室传导阻滞表明梗死范围广泛，病情严重。

（5）低血压和休克：AMI患者胸痛发作中血压下降常见，未必是休克。如疼痛缓解而收缩压仍低于80mmHg，有烦躁不安、面色苍白、皮肤湿冷、脉细而快、大汗淋漓、尿量减少（<20ml/h），神志迟钝，甚至晕厥者，则为休克表现。休克多在起病后数小时至数日内发生，见于约20%的患者，主要是心源性，为心肌广泛（40%以上）坏死，心排血量急剧下降所致，其次为神经反射引起的周围血管扩张，有些患者尚有血容量不足的因素参与。

（6）心力衰竭：主要是急性左心衰竭，可在起病最初几天内发生，或在疼痛、休克好转阶段出现，为梗死后心脏收缩力显著减弱或不协调所致，发生率为32%～48%。出现呼吸困难、咳嗽、发绀、烦躁等症状，随后可有颈静脉怒张、肝大、水肿等，严重者可发生肺水肿。右心室MI者可一开始即出现右心衰竭表现，伴血压下降。

知识点65：心肌梗死的体格检查　　　　副高：熟练掌握　　正高：熟练掌握

（1）心脏体征：心浊音界可正常也可轻度至中度增大；心率多增快，少数也可减慢；心尖区第一心音减弱；可出现第四心音（心房性）奔马律，少数有第三心音（心室性）奔马律；10%～20%的患者在起病第2～3天出现心包摩擦音，为反应性纤维性心包炎所致；心尖区可出现粗糙的收缩期杂音或伴收缩中晚期喀喇音，为二尖瓣乳头肌功能失调或断裂所致，可有各种心律失常。

（2）血压：除极早期血压可增高外，几乎所有患者均有血压降低。起病前有高血压者，血压可降至正常，且可能不再恢复到起病前的水平。

（3）其他：可有与心律失常、休克或心力衰竭相关的其他体征。

知识点66：心肌梗死的实验室检查　　　　副高：熟练掌握　　正高：熟练掌握

（1）起病24～48小时后白细胞可增至（10～20）×10⁹/L，中性粒细胞增多，嗜酸性粒细胞减少或消失；红细胞沉降率增快；C反应蛋白增高，以上指标增高均可持续1～3周；起病数小时至2天血中游离脂肪酸增高。

（2）心肌坏死标志物增高水平与MI范围及预后明显相关。

肌红蛋白起病后2小时内升高，12小时内达高峰，24～48小时恢复正常；肌钙蛋白I（cTNI）或T（cTNT）起病3～4小时升高，cTNI于11～24小时达高峰，7～10天降至正常；cTNT于24～48小时达高峰，10～14天降至正常。这些心肌结构蛋白含量的增高是诊断MI的敏感指标。肌酸激酶同工酶（CK-MB）在起病后4小时内增高，16～24小时达高峰，3～4天恢复正常，其增高的程度能较准确地反映梗死的范围，其高峰出现时间是否提前有助于判断溶栓治疗是否成功。

对心肌坏死标志物的测定应进行综合评价，如肌红蛋白在AMI后出现最早，也十分敏感，但特异性不很强，因为轻微骨骼肌损伤也释放肌红蛋白，肌红蛋白经肾排出，肾小球滤过率的轻度下降也可使肌红蛋白升高；cTNT和cTNI出现稍延迟，而特异性很高，在症状出现6小时内测定为阴性的患者，则6小时后应再复查，其缺点是持续时间可长达10～14天，对在此期间出现胸痛的患者，判断是否有新的梗死没有价值；CK-MB虽不如cTNT、cTNI敏感，但对早期（<4小时）AMI的诊断有较重要价值。

以往沿用多年的AMI心肌酶测定，包括CK、天门冬氨酸氨基转移酶以及乳酸脱氢酶，其特异性及敏感性均远不如上述心肌损伤标志物，但仍有参考价值。三者在AMI发病后6～10小时开始升高，按序分别于12小时、24小时及2～3天达高峰，又分别于3～4天、3～6天及1～2周回降至正常。

如存在冠状动脉再通，无论为自发性、药物性或机械性，都可以改变所有的标志物在循环中出现的时段，因为标志物从心脏洗出迅速地增加，导致其在血浆中的浓度迅速增加，从而能在MI后2小时内作出诊断。虽然血管开放能根据标志物升高来判定，但对区别恢复MI溶栓试验（TIMI）血流2级或3级则十分不准确。如想利用峰值作为MI面积的替代指标，应根据峰值高低而定。

知识点67：心肌梗死的心电图检查　　　　　　副高：熟练掌握　正高：熟练掌握

仅有小部分心电图具有MI特异性。一般来说，ST段弓背抬高对诊断AMI具有高度特异性。下壁MI的患者应检测全部右心导联，V_{3R}或V_{4R}导联ST段抬高可诊断为右室梗死，V_1、V_2导联ST段压低要考虑回旋支冠状动脉完全阻塞所致的后壁MI，后者可通过V_8、V_9后壁导联ST段升高证实。Q波的出现表明此类患者存在冠状动脉闭塞，结合闭塞发生的可能时间，可考虑行血运重建治疗，这类MI患者再灌注治疗可加速Q波的出现。在有传导障碍的情况下，心电图不显示典型改变，如完全性左束支阻滞（LBBB）可掩盖MI表现，如无急性ST段抬高及新的Q波形成，不如其他心电图改变特异性强。甚至有ST段抬高及Q波形成，亦不是AMI 100%特异性诊断。AMI时心电图甚至可以完全正常。在无以往心电图做比较时，任何变化均应考虑为新出现的改变。

（1）特征性改变：①ST段抬高呈弓背向上型，在面向坏死区周围心肌损伤区的导联上出现。②宽而深的Q波（病理性Q波），在面向透壁心肌坏死区的导联上出现。③T波倒置，在面向损伤区周围心肌缺血区的导联上出现。在背向MI区的导联则出现相反的改变，即R波增高，ST段压低和T波直立并增高。

（2）动态性改变：①起病数小时内，可尚无异常或出现异常高大两肢不对称的T波，为超急性期改变。②数小时后，ST段明显抬高，弓背向上，与直立的T波连接，形成单相曲线。数小时至2天出现病理性Q波，同时R波减低，是为急性期改变。Q波在3～4天稳定不变，以后有70%～80%的患者永久存在。③在早期如不进行治疗干预，ST段抬高持续数日至2周，逐渐回到基线水平，T波则变为平坦或倒置，是为亚急性期改变。④数周至数月后，T波呈V形倒置，两支对称，波谷尖锐，是为慢性期改变。T波倒置可永久存在，也可在数月或数年内逐渐恢复。

知识点68：心肌梗死的影像学检查　　　　　　　副高：熟练掌握　正高：熟练掌握

　　根据超声心动图所见的室壁运动异常可对心肌缺血区域作出判断。在评价有胸痛而无特征性心电图变化时，超声心动图可帮助除外主动脉夹层。

　　AMI患者应做床旁胸部X线检查，必要时行胸主动脉增强CT扫描或磁共振成像扫描（MRI）以便排除主动脉夹层。但这不应影响实施再灌注治疗（除非疑有主动脉夹层等潜在禁忌证）。单电子发射CT（SPECT）能用于证实MI存在与否，但不应常规用于心电图能够明确诊断STEMI的患者，对于有提示急性心肌缺血症状而心电图正常或不具备诊断AMI意义的患者，可提供有价值的诊断和预后信息。STEMI患者住院的恢复期，SPECT可应用于研究心肌灌注和发现左室室壁运动异常。超声也用于检测AMI，某些作者认为如果超声心动图无局部室壁运动异常不考虑AMI。但是，超声的敏感性取决于所得到的平面质量，超声心动图无异常不能排除缺血性心脏病的存在；而且，超声心动图不能区别AMI与陈旧性MI。因此，目前超声心动图被用于临床病史不确切时MI的辅助诊断。另外，经胸和/或经食管超声心动图检查有助于STEMI和部分主动脉夹层病例的鉴别。

知识点69：心肌梗死的诊断标准　　　　　　　　副高：熟练掌握　正高：熟练掌握

　　2012年，美国心脏病学会（AHA）、美国心脏病学院（ACC）、欧洲心脏病学会（ESC）及世界心脏联盟（WHF）共同制定并发表了AMI新的诊断标准，即当临床上发现急性心肌缺血伴有心肌坏死的证据时，就应当使用心肌梗死这一术语。因此，只要符合下列任何一条标准，就应诊断心肌梗死。

　　（1）检测到心肌标志物［尤其是肌钙蛋白（cTn）］升高和/或下降，至少有一次超出正常参考值上限（URL）的第99百分位值，并且至少伴有下列一项证据：①心肌缺血的症状。②新发的或推测新发的显著ST-T改变或新出现的左束支传导阻滞（LBBB）。③心电图出现病理性Q波。④影像学检查发现新发的心肌丢失或新发的节段性室壁运动异常。⑤冠状动脉造影或尸检发现冠状动脉内存在新鲜血栓。

　　（2）心源性猝死，伴有心肌缺血的症状，并伴有推定为新发的心肌缺血ECG改变或新出现的LBBB，但死亡之前未能获取血液标本或血液中心肌标志物尚未开始升高。

　　（3）经皮冠状动脉介入治疗（PCI）相关性MI：基线cTn值正常（≤99%URL）的患者，PCI术后升高超过99%URL的5倍；若基线水平升高且保持稳定或处于下降期，则术后cTn较基线值升高>20%。此外，尚需具备以下任何一项：①心肌缺血的症状。②新发现的心肌缺血ECG改变。③血管造影结果与PCI并发症相吻合。④影像学检查显示新发的心肌丢失或新发的节段性室壁运动异常。

　　（4）支架内血栓相关性MI：心肌缺血时冠状动脉造影或尸检发现支架内血栓形成，并伴有心肌标志物升高和/或下降，至少有一次数值超过99%URL。

　　（5）冠状动脉旁路移植（CABG）相关性MI：基线cTn值正常（≤99%URL）的患者，手术后心肌标志物超过99%URL的10倍。此外，尚需有以下任何一项表现：①新出现的病理性Q波或新出现的LBBB。②冠状动脉造影发现新的桥血管或自身冠状动脉闭塞。③影像学检查显示新出现的心肌丢失或新发的节段性室壁运动异常。

知识点70：陈旧性心肌梗死的诊断标准　　　副高：熟练掌握　正高：熟练掌握

符合以下任何一条标准即可诊断为陈旧性心肌梗死：①发现新的病理性Q波，有或无症状，且排除了非缺血性病因。②影像学证据显示局部存活心肌丢失（变薄并丧失收缩功能），且排除了非缺血性病因。③病理检查发现陈旧性心肌梗死。

知识点71：心肌梗死的临床分型　　　副高：熟练掌握　正高：熟练掌握

（1）1型：即自发性心肌梗死，自发性心肌梗死是粥样斑块破裂、溃疡、侵袭和/或破裂、裂隙或夹层而导致在一个或多个冠状动脉内血栓形成，从而心肌灌注明显下降或远端血管血小板血栓形成，导致心肌坏死。

（2）2型：即继发于缺血的心肌梗死，是心肌需氧增加或供氧减少引起。例如，冠状动脉内皮功能障碍、冠状动脉痉挛或栓塞、心律失常、高血压、低血压。

（3）3型：即心肌梗死所致的心脏性猝死，患者常有提示心肌缺血的症状，伴有推测的新发缺血性ECG改变，或新发左束支传导阻滞（LBBB），但是患者在血标本未获取前或在心肌标志物未升高前死亡，或是少数患者血标本未送检心肌标志物。

（4）4型：①4a型：即伴发于PCI的心肌梗死；②4b型：即伴发于支架内血栓形成的心肌梗死。

（5）5型：即伴发于CABG的心肌梗死。

知识点72：AMI的危险评估　　　副高：熟练掌握　正高：熟练掌握

对急性心肌梗死进行危险评估是相当重要的，Killip分级根据有无心衰表现及血流动力学改变严重程度，将AMI分为4级。

除此之外，心肌梗死溶栓（TIMI）评分也是目前AMI危险评估常见的方法之一，用于预测30天内死亡率，主要内容如下：

TIMI评分

年龄65～74岁/>75岁	2/3分	急性前壁心肌梗死或左束支传导阻滞	1分
收缩压<100mmHg	3分	糖尿病、高血压病或心绞痛病史	1分
心率>100次/分	2分	体重<67kg	1分
Killip Ⅱ～Ⅳ级	2分	发病至再灌注时间>4小时	1分

注：低危0～4分；中危5～9分；高危10～14分

知识点73：心绞痛和心肌梗死的鉴别诊断要点　　副高：熟练掌握　正高：熟练掌握

心绞痛和心肌梗死的鉴别诊断要点

鉴别诊断项目	心绞痛	心肌梗死
疼痛		
部位	胸骨上、中段之后	相同，但可能在较低位置或上腹
性质	压榨性或窒息性	相似，但更剧烈
诱因	劳力、情绪激动、饱食等	不如前者常有
时限	短，1~5分钟或15分钟以内	长，数小时或1~2天
频率	频繁发作	不频繁
硝酸甘油疗效	显著缓解	作用较差
气喘或肺水肿	极少	常有
血压	升高或无显著改变	常降低，甚至发生休克
心包摩擦音	无	可有
坏死物质吸收的表现		
发热	无	常有
血白细胞增多	无	常有
红细胞沉降率增快	无	常有
血清心脏标志物增高	无	有
心电图变化	无变化或暂时性ST段和T波变化	有特征性和动态性改变

知识点74：心肌梗死与其他疾病的鉴别诊断　　副高：熟练掌握　正高：熟练掌握

（1）主动脉夹层：胸痛常呈撕裂样，迅速达高峰且常放射至背部、腹部、腰部和下肢。两上肢血压和脉搏可有明显差别，可有下肢暂时性瘫痪、偏瘫和主动脉关闭不全的表现。无AMI心电图的特征性改变及血清酶学改变。二维超声心动图检查有助于诊断。CT和MRI可确诊。

（2）急性心包炎：急性非特异性心包炎也可有严重而持久的胸痛及ST段抬高。但胸痛与发热同时出现，呼吸和咳嗽时加重；早期可听到心包摩擦音；心电图改变常为普遍导联ST段弓背向上抬高，无AMI心电图的演变过程，也无血清酶学改变。

（3）肺动脉栓塞：肺栓塞可引起胸痛、咯血、呼吸困难、休克等表现。但有右心负荷急剧增加表现，如发绀、肺动脉瓣区第二音亢进、颈静脉充盈、肝大、下肢水肿等。心电图示电轴右偏，I导联S波加重，Ⅲ导联出现Q波和T波倒置，胸导联过渡区左移，右胸导联T波倒置等改变。与AMI心电图的演变迥然不同，可作鉴别。

（4）急腹症：胃或十二指肠溃疡穿孔、急性胰腺炎、急性胆囊炎、胆石症等。常有典型急腹症的体征，心电图及酶学检查可协助鉴别。

（5）张力性气胸：通常表现为胸痛、呼吸困难、低氧血症，查体可发现一侧呼吸音减低甚至消失，胸部X线或CT检查可明确诊断。

知识点75：AMI的院外急诊处理　　　　　副高：熟练掌握　正高：熟练掌握

（1）AMI的初步诊断：①胸痛、胸部不适的症状。②入院时的心电图显示ST段抬高或新发LBBB。通常需要重复心电图检查。③心肌坏死标志物（肌钙蛋白、CK-MB）升高。不要等待心肌坏死标志物的检查结果才开始再灌注治疗。④二维超声心动图和灌注显像有助于排除AMI的诊断。

（2）疼痛、气短和焦虑的缓解：①可静脉给予类罂粟碱（如吗啡4~8mg），每隔5分钟可再给2mg。②如果有气短和心力衰竭时可给氧气（2~4L/min）。③如果类罂粟碱不能缓解疼痛，可考虑静脉给予β受体阻滞剂或硝酸酯类药物。④镇静剂也许有益。

（3）转运和急救：医疗急救系统在接到呼救后8分钟内到达救护现场，实施患者转运和急救。描记12导联心电图，明确诊断，力争AMI患者自发病起3小时内实现再灌注治疗，也可于30分钟内实施院前溶栓。对于溶栓治疗有禁忌或溶栓不成功的AMI患者，建议转上一级医院行急诊PCI，力争使AMI患者到达上一级医院90分钟内或自溶栓治疗后60分钟内完成急诊或补救性PCI。

知识点76：心肌梗死的一般治疗　　　　　副高：熟练掌握　正高：熟练掌握

所有STEMI患者到院后应立即给予吸氧和心电图、血压和血氧饱和度监测，及时发现和处理心律失常、血流动力学异常和低氧血症。起病3天内应绝对卧床休息，保持安静环境，给予镇静剂，保持排便通畅和避免用力排便。患者剧烈胸痛时，应迅速给予有效镇痛剂，如静脉注射吗啡3mg，必要时5分钟重复1次，总量不宜超过15mg。

知识点77：心肌梗死的抗血小板治疗　　　　副高：熟悉掌握　正高：熟悉掌握

抗血小板治疗为急性STEMI常规治疗，溶栓前即应使用。

（1）阿司匹林：心肌梗死急性期，所有患者只要无禁忌证，均应立即口服水溶性阿司匹林或嚼服肠溶阿司匹林300mg，继以100mg，qd长期维持。阿司匹林过敏者，应用噻吩吡啶类药物替代。

（2）噻吩吡啶类：首剂应给予氯吡格雷负荷量300mg，以后75mg，qd维持。在首次或再次PCI之前或当时应尽快服用氯吡格雷初始负荷量300mg（拟直接PCI者最好给予初始负荷量600mg口服）。不论患者是否溶栓治疗，若未服用过噻吩吡啶类药物，应给予氯吡格雷负荷量300mg。对阿司匹林禁忌者，可长期服用氯吡格雷。新型抗血小板药（如普拉格雷和替格瑞洛等）也有应用前景。如患者不能应用氯吡格雷时，可用噻氯匹定替代。

（3）GPⅡb/Ⅲa受体阻滞剂：在双重抗血小板治疗及有效抗凝治疗的情况下，GPⅡb/Ⅲa

受体阻滞剂不推荐常规应用，可选择性用于血栓负荷重的患者和噻吩吡啶类药物未给予适当负荷量的患者。常用的药物有：①阿昔单抗，首剂0.25mg/kg，静脉注射，然后以0.125μg/（kg·min）的速度静脉滴注，持续12小时；②替罗非班，先静脉注射负荷量25μg/kg，再以0.15μg/（kg·min）维持静脉滴注12～24小时；③埃替巴肽，首剂180μg/kg，静脉注射，然后以2μg/（kg·min）的速度持续静脉滴注，可连续使用3天。

药物溶栓治疗的患者联合应用氯吡格雷和阿司匹林优于单用阿司匹林。溶栓治疗的患者如没有明显出血危险，可以联合氯吡格雷（75mg/d）治疗。因阿司匹林过敏或胃肠道不能耐受而不能使用阿司匹林的溶栓治疗患者，建议使用氯吡格雷。正在使用噻氯匹定或氯吡格雷并准备CABG的患者，应当暂停用药至少5天，最好7天，除非紧急血管再通的益处超过出血风险。

知识点78：心肌梗死的抗凝治疗　　　副高：熟悉掌握　正高：熟悉掌握

（1）普通肝素：肝素目前多用于溶栓治疗的辅助用药和急诊PCI术中常规使用，以及术后支架内血栓形成的高危患者。rt-PA为选择性溶栓剂，故必须与充分抗凝治疗相结合。溶栓前先静脉注射肝素60U/kg（最大量4000U），继以12U/（kg·h）（最大1000U/h），使APTT值维持在对照值1.5～2倍（50～70秒），至少应用48小时。尿激酶和链激酶均为非选择性溶栓剂，对全身凝血系统影响很大，因此，溶栓期间不需要充分抗凝治疗。使用肝素期间需监测凝血时间、血小板计数，及时发现肝素诱导的血小板减少症。

（2）低分子肝素：是普通肝素的小片段，由于其应用方便、不需要监测凝血时间等优点，除急诊PCI术中外，均可用低分子肝素替代普通肝素。依诺肝素用法：年龄<75岁，血肌酐≤221μmol/L（2.5mg/dl）的男性患者，或血肌酐≤177μmol/L（2.0mg/dl）的女性患者，先静脉注射30mg，15分钟后开始1mg/kg皮下注射，q12h，最长使用8日。

（3）磺达肝癸钠：是间接Xa因子抑制剂。接受溶栓或不行再灌注治疗的患者，磺达肝癸钠有利于降低死亡和再梗死，不增加出血并发症。无严重肾功能不全的患者，初始注射2.5mg，随后每天皮下注射1次（2.5mg），最长使用8天。磺达肝癸钠与普通肝素比较，死亡和再梗死的危险明显减少，同时联合溶栓治疗的严重出血发生率明显低于普通肝素。

（4）直接凝血酶抑制剂：对发生或怀疑肝素诱导的血小板减少患者，应当考虑直接凝血酶抑制剂替代肝素，水蛭素类似物与早期再灌注或闭塞（HERO-2）研究中使用比伐卢定代替肝素与链激酶合用。给药方法为两段给药（0.25mg/kg体重冲击量后，第一个12小时每小时静脉注射0.5mg/kg体重，随后36小时每小时0.25mg/kg体重），如果12小时内APTT>75秒应当减量。国内目前有阿加曲班，剂量为30～100μg/kg体重静脉推注，然后每分钟2～4μg/kg体重滴注72小时，根据APTT调整剂量。

知识点79：硝酸酯类抗心肌缺血治疗　　　副高：熟悉掌握　正高：熟悉掌握

STEMI最初24～48小时静脉滴注硝酸酯类药物用于缓解持续缺血性胸痛、控制高血压或减轻肺水肿，发病48小时后，为控制心绞痛复发或心功能不全。常用硝酸酯类药物，包括硝酸甘油、硝酸异山梨酯和单硝酸异山梨酯。静脉滴注硝酸甘油应从低剂量（5～10μg/min）开始，酌情逐渐增加剂量（每5～10分钟增加5～10μg）。其禁忌证为急性心肌梗死合并低血压（收缩压≤90mmHg）或心动过速（心率>100次/分）；下壁伴右心室梗死时，即使无低血压也应禁用。

知识点80：β受体阻滞剂抗心肌缺血治疗　　　　　副高：熟悉掌握　正高：熟悉掌握

无该药禁忌证时，应于发病后24小时内常规口服应用。建议每次口服美托洛尔25～50mg，每6～8小时一次，若患者耐受良好，可转换为相应剂量的长效控释制剂。STEMI合并顽固性多形性室性心动过速（室速），同时伴交感电风暴表现，可选择静脉使用β受体阻滞剂治疗。

需暂缓使用β受体阻滞剂的情况：①心力衰竭体征。②低心排血量的依据。③心源性休克高危因素（年龄>70岁、收缩压<120mmHg、心率<60次/分或窦性心率>110次/分及STEMI发作较久者）。④其他β受体阻滞剂的禁忌证（PR间期>0.24秒、二或三度AVB、活动性哮喘或反应性气道疾病）。

知识点81：血管紧张素转换酶抑制剂和血管紧张素受体阻滞剂抗心肌缺血治疗
　　　　　　　　　　　　　　　　　　　　　　　副高：熟悉掌握　正高：熟悉掌握

STEMI发病24小时后，如无禁忌证，所有STEMI患者均应给予血管紧张素转换酶抑制剂（ACEI）长期治疗。对于合并LVEF≤40%或肺淤血，以及高血压、糖尿病和慢性肾病的STEMI患者，只要无使用禁忌证，均应尽早应用。早期ACEI应从小剂量开始逐渐增加剂量。具有适应证但不能耐受ACEI治疗者，可应用血管紧张素受体阻滞剂（ARB）类药物。

ACEI的禁忌证：①AMI急性期收缩压<90mmHg。②临床出现严重肾衰竭（血肌酐>265μmol/L）。③有双侧肾动脉狭窄病史者。④对ACEI制剂过敏者。⑤妊娠、哺乳妇女等。

知识点82：醛固酮受体阻滞剂抗心肌缺血治疗　　　　副高：熟悉掌握　正高：熟悉掌握

醛固酮受体阻滞剂通常在ACEI治疗的基础上使用。对STEMI后LVEF≤40%、有心功能不全或糖尿病，无明显肾功能不全（血肌酐男性≤221μmol/L，女性≤177μmol/L、血钾≤5mmol/L）的患者，应给予醛固酮受体阻滞剂。

知识点83：钙离子通道阻滞剂抗心肌缺血治疗　　　　副高：熟悉掌握　正高：熟悉掌握

STEMI患者不推荐使用短效二氢吡啶类钙离子通道阻滞剂。对无左心室收缩功能不全或AVB的STEMI患者，为了缓解心肌缺血、控制房颤或心房扑动的快速心室率，如果β受体阻滞剂无效或禁忌使用（如支气管哮喘），则可考虑应用非二氢吡啶类钙离子通道阻滞剂。

知识点84：他汀类药物抗心肌缺血治疗　　　　副高：熟悉掌握　正高：熟悉掌握

心肌梗死后及早开始强化他汀类药物治疗可以改善临床预后。所有无禁忌证的STEMI患者入院后应尽早开始他汀类药物治疗，且无需考虑胆固醇水平。所有心肌梗死后患者都应该使用他汀类药物将LDL-C水平控制在2.6mmol/L（100mg/dl）以下。

知识点85：溶栓治疗的适应证　　　　　　　　副高：熟练掌握　正高：熟练掌握

下列情况可选择溶栓治疗：①发病12小时以内到不具备急诊PCI治疗条件的医院就诊、不能迅速转运、无溶栓禁忌证的STEMI患者均应进行溶栓治疗；②患者就诊早（发病≤3小时）而不能及时进行介入治疗者，或虽具备急诊PCI治疗条件，但就诊至球囊扩张时间与就诊至溶栓开始时间相差＞60分钟。且就诊至球囊扩张时间＞90分钟者应优先考虑溶栓治疗；③对再梗死患者，如果不能立即（症状发作后60分钟内）进行冠状动脉造影和PCI，可给予溶栓治疗；④对发病12～24小时仍有进行性缺血性疼痛和至少2个胸导联或肢体导联ST段抬高＞0.1mV的患者，若无急诊PCI条件，对经过选择的患者也可溶栓治疗。

知识点86：溶栓治疗的禁忌证　　　　　　　　副高：熟练掌握　正高：熟练掌握

（1）绝对禁忌证：①既往任何时间脑出血病史。②脑血管结构异常（如动静脉畸形）。③颅内恶性肿瘤（原发或转移）。④6个月内缺血性卒中或短暂性脑缺血史（不包括3小时内的缺血性卒中）。⑤可疑主动脉夹层。⑥活动性出血或者出血素质（不包括月经来潮）。⑦3个月内的严重头部闭合性创伤或面部创伤。⑧慢性、严重、没有得到良好控制的高血压或目前血压严重控制不良（收缩压≥180mmHg或者舒张压≥110mmHg）。⑨痴呆或已知的其他颅内病变。

（2）相对禁忌证：①创伤（3周内）或者持续＞10分钟的心肺复苏，或者3周内进行过大手术。②近期（4周）内脏出血。③近期（2周内）不能压迫止血部位的大血管穿刺。④感染性心内膜炎。⑤5天至2年内曾应用过链激酶，或者既往有此类药物过敏史（不能重复使用链激酶）。⑥妊娠。⑦活动性消化性溃疡。⑧目前正在应用抗凝剂［国际标准化比值（INR）水平越高，出血风险越大］。

知识点87：溶栓治疗的常用药物及用法　　　　副高：熟悉掌握　正高：熟悉掌握

（1）重组组织型纤溶酶原激活剂（rt-PA）：给药方案：①全量90分钟加速给药法：首先静脉注射15mg，随后0.75mg/kg在30分钟内持续静脉滴注（最大剂量不超过50mg），继之0.5mg/kg于60分钟持续静脉滴注（最大剂量不超过35mg）；②半量给药法：50mg溶于50ml专用溶剂，首先静脉注射8mg，之后42mg于90分钟内滴完。

（2）尿激酶（UK）：150万U溶于100ml生理盐水，30～60分钟静脉滴入。溶栓结束后12小时皮下注射普通肝素7500U或低分子肝素，共3～5天。

（3）链激酶（SK）：静脉给药，150万U，30～60分钟内静脉滴注。同时给予地塞米松5mg静脉注射预防过敏反应。

（4）瑞替普酶：10U溶于5～10ml注射用水，2分钟以上静脉注射，30分钟后重复上述剂量。

（5）替奈普酶：一般为30～50mg溶于10ml生理盐水静脉注射。根据体重调整剂量，如体重<60kg，剂量为30mg；体重每增加10kg，剂量增加5mg，最大剂量为50mg。

知识点88：溶栓治疗出血并发症的处理　　　副高：熟练掌握　正高：熟练掌握

溶栓治疗的危险主要是出血，尤其是颅内出血，致死率很高。减少出血并发症的关键是除外有严重出血倾向的患者。一旦患者在开始治疗后24小时内出现神经系统状态变化，应怀疑颅内出血，并应：①停止溶栓、抗血小板和抗凝治疗。②立即进行影像学检查排除颅内出血。③请神经科和/或神经外科和血液学专家会诊，根据临床情况，颅内出血患者应当输注冻干血浆、鱼精蛋白、血小板或冷沉淀物，一旦明确脑实质出血或脑室内出血或蛛网膜下腔出血或硬膜下血肿或硬膜外血肿，给予10U冷凝蛋白质，新鲜冰冻血浆可以提供V因子和Ⅷ因子，并能增加血容量。使用普通肝素的患者，用药4小时内可给予鱼精蛋白（1mg鱼精蛋白对抗100U普通肝素）；如果出血时间异常，可输入6～8U的血小板。同时控制血压和血糖；使用甘露醇、气管内插管和高通气降低颅内压力；考虑外科抽吸血肿治疗。

知识点89：溶栓治疗的疗效评估　　　副高：熟练掌握　正高：熟练掌握

溶栓开始后60～180分钟应当监测临床症状、心电图ST段抬高程度及演变和心律。血管再通的指标包括症状缓解、评价冠状动脉和心肌血流和/或心电图。临床主要的间接判定指标包括症状、再灌注心律失常、心肌酶学峰值前移、心电图，其中心电图和心肌坏死标志物峰值前移最重要。

①患者在溶栓治疗后2小时内胸痛症状基本消失。②心电图抬高的ST段2小时内回落>50%。③心肌坏死标志物的峰值前移，血清CK-MB酶峰提前到发病14小时内。④溶栓治疗后的2～3小时出现再灌注心律失常，如加速性室性自主心律、房室传导阻滞或束支传导阻滞突然改善或消失，或者下壁梗死患者出现一过性窦性心动过缓、窦房传导阻滞伴有或不伴有低血压。

冠状动脉造影TIMI 2或3级血流是评估冠状动脉血流灌注的"金标准"，但临床中并非常规用于评价是否溶栓成功，而临床判断溶栓治疗失败的患者，应首选进行补救性PCI。

知识点90：冠状动脉再通指标　　　副高：熟练掌握　正高：熟练掌握

溶栓开始后60～180分钟内应监测临床症状、心电图ST段抬高和心律变化。血管再通的间接判定指标包括：①60～90分钟内抬高的ST段至少回落50%。②TnT（I）峰值提前至发病12小时内，CK-MB酶峰提前到14小时内。③2小时内胸痛症状明显缓解。④治疗后的

2～3小时内出现再灌注心律失常（如加速性室性自主心律、房室传导阻滞等）。上述4项中，心电图变化和心肌损伤标志物峰值前移最重要。再通直接指征为冠状动脉造影检查TIMI 2或3级血流表示再通，TIMI3级为完全性再通。

2007 ACC/AHA STEMI诊疗指南中紧急有创治疗策略和挽救性PCI建议如下。

（1）Ⅰ类建议：已行溶栓治疗并具有以下任一情况的患者，建议采用冠状动脉造影并拟行PCI或急诊CABG的治疗策略：①＜70岁适宜血运重建的心源性休克患者（证据水平B）。②重度充血性心力衰竭和/或肺水肿（证据水平B）。③导致血流动力学紊乱的室性心律失常（证据水平C）。

（2）Ⅱa类建议：年龄≥75步、已接受溶栓治疗且发生心源性休克的患者，如适宜血运重建，有理由采用冠状动脉造影并拟行PCI或急诊CABG的治疗策略（证据水平B）；伴有以下一项或多项情况的患者有理由接受挽救性PCI：①血流动力学或电活动不稳定（证据水平ⅠA）。②持续的缺血症状（证据水平C）。③溶栓治疗失败（初始损伤导联ST段在溶栓治疗90分钟后回落幅度＜50%）且具有中等或大面积MI风险（前壁MI、合并右室MI或心前区ST段压低的下壁MI）（证据水平B）。

（3）Ⅲ类建议：已接受溶栓者，如不愿进一步接受侵入性治疗或具有禁忌证，不推荐行冠状动脉造影（证据水平C）。

2008年ESC关于STEMI介入治疗指南推荐冠状动脉造影适用于拟行PCI或急诊CABG，或已接受溶栓治疗但合并心源性休克，适合于血管重建者（ⅡaC）；推荐冠状动脉造影适用于溶栓治疗失败（ST段在溶栓后90分钟内回落＜50%）并存在中等或大面积MI风险拟行补救性PCI者（ⅡaC）；推荐补救性PCI适用于血流动力学或心电学不稳定，或持续存在缺血性症状者（ⅡaB）。

（1）最佳适应证（Ⅰ）：就诊-球囊扩张时间＜90分钟；发病≤3小时者，溶栓治疗慢而PCI治疗快，从就诊-球囊扩张比就诊-溶栓治疗时间差＜60分钟；发病＞3小时，就诊-球囊扩张时间＜90分钟；心源性休克，发病＜36小时，休克＜18小时者；＜75岁，无禁忌证，适合并同意行PCI者；急性左心衰肺水肿者，发病＜12小时，从就诊-球囊扩张时间＜90分钟者。

（2）次佳适应证（Ⅱa）：心源性休克，发病＜36小时，休克＜18小时者；年龄≥75岁，同意并适合行PCI；AMI发病12～24小时，伴心力衰竭、血流动力学或心电不稳定，或持续缺血状态者。

（3）非适应证（Ⅱb）或禁忌证（Ⅲ）：AMI来院较早适合溶栓者，由技术欠熟练者

（＜75例/年）行PCI（Ⅱb）；AMI患者血流动力学稳定，实施非梗死相关冠状动脉PCI（Ⅲ）；AMI发病＞12小时，无症状，且血流动力学和心电稳定者（Ⅲ）。

知识点93：经皮冠状动脉介入治疗　　　　副高：熟练掌握　正高：熟练掌握

（1）直接经皮冠状动脉介入治疗（PCI）：在STEMI早期，通过PCI直接扩张闭塞的相关冠状动脉，作为血管再通的治疗措施；①如果即刻可行，且能及时进行（就诊到球囊扩张时间＜90分钟），对症状发病12小时内的STEMI（包括正后壁心肌梗死）或伴有新出现或可能新出现左束支传导阻滞的患者应行直接PCI。②年龄＜75岁，在发病36小时内出现休克，病变适合血管重建，并能在休克发生18小时内完成者，应行直接PCI。③症状发作＜12小时，伴有严重心功能不全和/或肺水肿Killip Ⅲ级的患者应行直接PCI。④如发病12～24小时内具备以下1个或多个条件可行直接PCI治疗：严重心力衰竭、血流动力学或心电不稳定、持续缺血的证据。

（2）转运PCI：高危STEMI患者就诊于无直接PCI条件的医院，尤其是有溶栓禁忌证或虽无溶栓禁忌证但已发病＞3小时的患者，可在抗栓治疗同时，尽快转运患者至可行PCI的医院。

（3）溶栓后紧急PCI：溶栓治疗后仍有明显胸痛，抬高的ST段无明显降低者，应尽快进行冠状动脉造影。接受溶栓治疗的患者，具备以下任何一项，推荐行急诊PCI治疗：①年龄＜75岁、发病36小时内的心源性休克、适合进行血运重建的患者。②发病12小时内严重心力衰竭和/或肺水肿。③有血流动力学障碍的严重心律失常。

（4）溶栓治疗成功或未溶栓患者（＞24小时）PCI：溶栓治疗成功或未溶栓患者，如无缺血复发表现，可在7～10天后行冠状动脉造影，若残留的狭窄病变适宜PCI则可行PCI治疗。

知识点94：考虑进行冠状动脉旁路移植术的情况　　副高：熟练掌握　正高：熟练掌握

①对少数STEMI合并心源性休克不适宜PCI者，急诊CABG可降低病死率。机械性并发症（如心室游离壁破裂、乳头肌断裂、室间隔穿孔）引起心源性休克时，在急性期需行CABG和相应心脏手术治疗。②溶栓治疗后多支血管病变者，CABG可使早期和远期预后得到改善。③溶栓治疗后患者仍有严重的持续心肌缺血以及血流动力学不稳定状态，急诊CABG有益。

知识点95：心肌梗死的二级预防　　　　　副高：熟练掌握　正高：熟练掌握

完全戒烟、控制血压（β受体阻滞药和ACEI）以及严格降脂。要求患者不但要完全戒烟，而且不能处于吸烟的环境中。血压控制在140/90mmHg以下，合并糖尿病或慢性肾损害者应控制在130/80mmHg以下，糖化血红蛋白应低于7%，体重指数控制在18.5～24.9，鼓励患者活动，减轻患者思想负担，主张每年应接种流感疫苗。

STEMI患者LVEF＜40%或合并高血压、糖尿病或慢性肾损害而无ACEI禁忌证者应尽早开始ACEI治疗，尤其适合于前壁AMI、伴肺淤血、LVEF＜40%的患者，血管紧张素受体阻滞药则适于不能耐受ACEI者。指南推荐STEMI合并收缩功能不全的心力衰竭患者联合应用血管紧张素受体拮抗药和ACEI可能更有效。低危STEMI患者服用ACEI仍可获得益处。

正在服用ACEI或β受体阻滞药的MI后患者，如LVEF＜40%，或合并糖尿病或临床心力衰竭而无明显肾功能障碍或高血钾者，应服用醛固酮受体拮抗药。

患者入院24小时内即应开始调脂治疗，使低密度脂蛋白胆固醇（LDL-C）＜2.6mmol/L（100mg/dl），并可能进一步降低至1.82mmol/L（70mg/dl）以下。如患者治疗前LDL-C基线在1.82~2.60mmol/L，应进一步降低至1.82mmol/L以下。

第三节　心肌梗死并发症

知识点1：急性心肌梗死伴心力衰竭的产生原因　　副高：熟练掌握　正高：熟练掌握

急性心肌梗死时的心力衰竭主要与大量心肌坏死、心室重构和心脏扩大有关，也可继发于心律失常或机械并发症。心肌缺血坏死面积是决定心功能状态的重要因素，梗死面积占左心室的20%时即可引起心力衰竭，梗死面积超过40%则将导致心源性休克。心力衰竭的临床特点包括呼吸困难、窦性心动过速、第三心音和肺啰音。

知识点2：急性心肌梗死伴轻度心力衰竭（Killip Ⅱ级）的治疗
　　　　　　　　　　　　　　　　　　　副高：熟练掌握　正高：熟练掌握

（1）吸氧，监测氧饱和度。

（2）利尿药：呋塞米20~40mg，必要时间隔1~4小时可重复使用。大多数心力衰竭患者对利尿药反应良好，用药后可降低肺毛细血管楔压（PWP），减轻呼吸困难，降低左心室舒张期容量和心肌耗氧量。增高的左心室舒张末压的降低有助于改善心肌的氧供，而肺淤血的减轻又使氧合效果增加，使心脏收缩力、射血分数、每搏量和心排血量增加。但应避免过度利尿导致的低血容量、电解质紊乱。

（3）硝酸甘油：以扩张容量血管为主，可降低前负荷、扩张冠状动脉、降低心肌耗氧量。硝酸甘油应从10μg/min的小剂量开始，每5~10分钟增加5~20μg，并依据临床和血流动力学调整剂量，一般可加至上限200μg/min。应注意低血压和长时间连续应用的耐药性。合并右室梗死者不宜用硝酸甘油。

（4）无低血压、低血容量或明显肾功能不全者可给予血管紧张素转换酶抑制剂（ACEI），不能耐受者可选择血管紧张素受体阻滞剂（ARB）。

知识点3：急性心肌梗死伴严重心力衰竭和休克（Killip Ⅲ~Ⅳ级）的治疗
　　　　　　　　　　　　　　　　　　　副高：熟练掌握　正高：熟练掌握

（1）吸氧，持续正压给氧、无创或机械通气。

（2）无低血压可给予硝酸甘油，逐渐加量至收缩压下降30mmHg以上，或收缩压低于90mmHg。

（3）低血压者可用正性肌力药物：多巴胺5~15μg/（kg·min），有肾脏低灌注者多巴胺少于3μg/（kg·min）；治疗不满意者应进行血流动力学监测。心肌梗死急性期，尤其是第一个24小时内禁用洋地黄类正性肌力药物，以免造成心脏破裂、梗死面积扩大及恶性心律失常。

（4）心源性休克者应给予多巴胺和多巴酚丁胺、主动脉内气囊反搏泵（IABP）或左心辅助装置，尽早行血管重建术。

建议如下表。

急性心肌梗死泵衰竭和休克的治疗

治疗建议	分　级	水　平
轻度心力衰竭（Killip Ⅱ级）		
吸氧	I	C
袢利尿药	I	C
硝酸甘油（无低血压者）	I	C
ACEI	I	A
ARB（不耐受ACEI者）	I	B
严重心力衰竭（Killip Ⅲ级）		
吸氧	I	C
通气支持	I	C
袢利尿药	I	C
硝酸甘油（无低血压者）	I	C
正性肌力药物多巴胺和/或	I	C
多巴酚丁胺	Ⅱb	B
血流动力学评价	Ⅱb	B
早期血运重建	I	C
休克（Killip Ⅳ级）		
吸氧	I	C
机械通气	I	C
血流动力学评价	Ⅱb	B
正性肌力药物多巴胺和/或	Ⅱb	B
多巴酚丁胺	Ⅱb	C
IABP	I	C
左心室辅助装置	Ⅱa	C
早期血运重建	I	B

知识点4：室性心律失常的表现及治疗　　　副高：熟练掌握　　正高：熟练掌握

室性心律失常多见于前壁心肌梗死患者，可表现为室性期前收缩，也可能发生室性心动过速和心室纤颤。药物治疗包括利多卡因、胺碘酮等。利多卡因可减少室性心律失常的发生，但可能增加病死率（可能与心动过缓和停搏有关），主要用于猝死高风险患者。

（1）室性期间收缩：急性心肌梗死偶发室性期前收缩对血流动力学无明显影响，一般不需治疗。频发、多源性或舒张早期的室性期前收缩易促发室性心动过速或室颤，应给予抗心律失常药物治疗。β受体阻滞剂治疗室性期前收缩和预防室颤十分有效，无禁忌证的患者应早期应用。

（2）室性心动过速和室颤：加速性室性自主心律（心率<120次/分）和非持续性室速（持续时间<30秒）对血流动力学影响不大，多为良性过程，一般不需特殊治疗。

室性心动过速（包括尖端扭转型室速）和室颤是急性心肌梗死患者入院前和住院期间死亡的主要原因。心肌缺血所致的原发性室速或室颤可增加住院期间病死率，但如果能给予及时有效的治疗，对患者远期预后无明显影响。继发于充血性心力衰竭、休克、束支传导阻滞或室壁瘤的继发性室性心律失常或发病48小时以后发生的室性心律失常，住院期间病死率高，远期预后差。室性心动过速和室颤发作前可无任何先兆症状。

室颤的治疗首选非同步电复律（200～360J）。血流动力学稳定的持续性室性心动过速可给予抗心律失常药物治疗，常用的药物包括：①利多卡因：先给予1.0～1.5mg/kg的负荷剂量，然后以20～50μg/kg持续静脉点滴。②胺碘酮：负荷量75～150mg，维持量0.5～1.0mg/min，持续静脉点滴。也可选用索他洛尔。血流动力学不稳定或药物治疗无效的室性心动过速应尽早行电转复。

知识点5：持续性单形或多形性室速的治疗　　　副高：熟练掌握　　正高：熟练掌握

对于持续性单形或多形性室速的治疗：①QRS波增宽的心动过速诊断不清时，按室性心动过速治疗；②对持续性单形室性心动过速伴有血流动力学不稳定时，立即同步直流电复律（如果心室率过快，QRS波过宽，则需非同步直流电复律）；③持续性单形室性心动过速如血流动力学尚稳定，可首选药物治疗，指南推荐静注普鲁卡因胺，但国内目前无此药，故也可应用胺碘酮，150mg于10分钟左右静脉注入，必要时可重复，然后1～2mg/min静滴6小时，再减量维持。如果患者心功能正常，也可应用索他洛尔或利多卡因静注。但如果心功能降低，推荐静脉应用胺碘酮，其后应用胺碘酮口服。

知识点6：室上性心律失常的治疗　　　副高：熟练掌握　　正高：熟练掌握

心房扑动和心房颤动是AMI时较为常见的室上性心律失常，常继发于心力衰竭或心房梗死及心电不稳定。伴发心力衰竭者以控制心力衰竭、改善心功能治疗为主，无心力衰竭的房扑或房颤可给予β受体阻断剂或钙离子通道阻滞剂（维拉帕米或地尔硫䓬）等控制过快的心室率，也可给予胺碘酮。如药物治疗效果不佳，心室率超过120次/分，或引起心力衰竭、休克或缺血加重等严重的血流动力学不稳定，应予同步电复律。此外，心房颤动者应加用肝素或低分子量肝素抗凝。

知识点7：缓慢性心律失常的治疗   副高：熟练掌握   正高：熟练掌握

缓慢性心律失常包括窦性心动过缓、窦房传导阻滞、房室传导阻滞，多发于急性下壁心肌梗死，多为一过性，可伴迷走神经张力增高表现。前壁心肌梗死伴完全性房室传导阻滞提示梗死面积大，预后不良。主要的治疗方法如下：

（1）严重窦性心动过缓（心率＜50次/分）：可给予阿托品静脉注射，每10～30分钟1次（总量不超过2mg），使心率上升至60～70次/分。阿托品无效时安装临时起搏器治疗。

（2）房室传导阻滞（AVB）：对症状性心动过缓的急性STEMI患者仍建议临时起搏治疗，待传导阻滞消失后撤除，但临时起搏并不改善远期存活率。一度AVB无需处理。新出现的左束支传导阻滞通常表明广泛的前壁心肌梗死，发展至完全性AVB可能性较大，需要行预防性临时起搏术。

知识点8：低血压和休克的临床表现   副高：熟练掌握   正高：熟练掌握

严重的低血压，心排血量明显减低［CI＜1.8L（min·m²）］和左心室舒张末压增高（PWP＞20mmHg）为主要表现。患者可出现低血压和周围循环衰竭，如烦躁不安、面色苍白、皮肤湿冷、脉细而快、大汗淋漓、尿量减少，甚至昏厥。低血压状态不同于心源性休克。部分患者因剧烈胸痛、迷走神经反射、药物影响或伴有右心室梗死可出现一过性低血压，但不伴有周围循环衰竭，左心室充盈压不高，对症治疗后血压可很快恢复正常。

知识点9：心源性休克的治疗   副高：熟练掌握   正高：熟练掌握

心源性休克可突然发生，是AMI发病时早期的表现，也可在入院后逐渐发生，多由左心泵衰竭导致，但也可能因AMI机械并发症所致。主要治疗措施包括：

（1）持续血流动力学监测：监测血压、PWP和心排血量。

（2）血管活性药物：可选用多巴胺、多巴酚丁胺（参见心力衰竭的治疗）。

（3）血管扩张药：经上述处理血压仍不升，而肺毛细血管楔压增高，心排血量低或周围血管显著收缩以致四肢厥冷并有发绀时，可在使用多巴胺同时试用血管扩张药，并应严密监护血压。

（4）IABP：可改善大部分心源性休克患者的血流动力学状态，应作为心源性休克患者进行外科或血管介入治疗术的辅助和支持治疗方法。单纯使用1ABP并不能降低心源性休克患者的总体病死率。

（5）冠状动脉血运重建术：成功的冠状动脉血运重建术可使心源性休克患者的病死率降至40%～50%。血运重建术应根据患者冠状动脉病变特点及是否合并室间隔穿孔等机械并发症来选择冠状动脉介入治疗抑或冠状动脉旁路移植术（CABG）。

知识点10：心脏游离壁破裂的临床特点　　　副高：熟练掌握　　正高：熟练掌握

①高龄患者多发，女性患者发生率更高，为男性患者的4~5倍。②高血压者更常见。③多为初次心肌梗死，既往多无心绞痛或心肌缺血证据。④大面积STEMI较易发生，尤其是梗死面积累及20%以上心肌的大面积心肌梗死。⑤心脏游离壁破裂多发生在前降支供血区域的前壁或前侧壁、梗死心肌与正常组织的交界部位。⑥左心室破裂多于右心室，心房破裂发生率很低。⑦室壁肥厚或有较好侧支循环的部位较少发生。⑧常伴随心肌梗死的延展；早期的心脏破裂更多发生在前壁心肌梗死，而与是否接受了再灌注治疗无关。晚期的心脏破裂则主要与梗死延展有关，与梗死的部位无关，而成功再灌注的患者较少发生。⑨接受溶栓治疗心脏破裂发生率高于接受成功PCI治疗者。但如果介入治疗失败或术后发生严重的无复流或慢血流将增加心脏破裂的风险。⑩应用糖皮质激素或非甾体类抗炎药易发生心脏破裂。抗凝治疗不增加心脏破裂的风险。

心脏游离壁破裂前患者常反复发生程度剧烈的心绞痛，药物治疗效果不佳。左室游离壁破裂的典型表现包括胸痛、心电图ST-T改变，同时伴有迅速进展的血流动力学衰竭，或突发心脏压塞和电机械分离。

心脏破裂发生时患者病情骤变，因心包积血和急性心脏压塞对标准的心肺复苏无反应，患者可在数分钟内致死。但如果破裂口较小，患者可呈现亚急性过程，出现恶心、低血压或心包炎相似的表现，也可发生心脏压塞。存活率取决于破裂口的大小、发生的速度、血流动力学的稳定性等。

超声心动图检查是心脏机械性并发症诊断的有效手段，游离壁破裂时超声检查可发现心包积液，有时可探及破裂口和分流，并可确定心包积液程度。但病情危急的患者往往来不及进行超声心动图检查。

知识点11：心脏破裂的预防措施　　　　　副高：熟练掌握　　正高：熟练掌握

①早期成功再灌注和开放侧支循环。②已经接受再灌注治疗的患者反复发生严重的胸痛，在警惕血管再闭塞的同时也要考虑心脏破裂的可能；而未接受再灌注治疗的患者在积极治疗心肌缺血的过程中症状难以控制者也要高度警惕，密切观察。③识别和控制危险因素，如积极降压、控制心力衰竭、镇静等。

知识点12：心脏破裂的治疗　　　　　　　副高：熟练掌握　　正高：熟练掌握

多数心脏破裂的患者来不及救治。反复发生梗死后心绞痛者应警惕心脏破裂，给予硝酸酯类药物、吗啡，静脉β受体阻滞剂等，使患者绝对卧床、镇静、控制血压。发生心脏破裂时可行心包穿刺引流、IABP、快速补液，部分患者病情可能暂时稳定，为外科手术创造条件。急诊手术不必等待冠状动脉造影结果。手术治疗急性心脏破裂的成功率极低。

怀疑亚急性心脏游离壁破裂、心脏压塞时可行心包穿刺引流术,有助于诊断和缓解症状。如果患者近期未行冠状动脉造影,则应在病情允许时尽早完成冠脉造影,以决定进一步的血运重建和外科修补手术。

左心室破裂口也可被血栓、血肿和心包壁层粘连而发生心脏不完全破裂,血栓机化并与心包一起形成假性动脉瘤。假性动脉瘤大小不一,与左心室间通常有一个较窄的交通,可造成血液分流和动脉栓塞,瘤体不含心肌组织成分。假性动脉瘤诊断主要依据超声心动图和心室造影。

知识点13：美国ACC/AHA对左室游离壁破裂的治疗建议　副高：熟练掌握　正高：熟练掌握

①游离壁破裂的患者应考虑急诊心脏手术修复,除非患者不同意或存在外科手术的禁忌证,预期进一步的支持治疗无效（Ⅰ类适应证,证据级别B）；②修补游离壁的同时应进行CABG（Ⅰ类适应证,证据级别C）。

知识点14：室间隔破裂穿孔的概述　副高：熟练掌握　正高：熟练掌握

室间隔破裂穿孔是急性心肌梗死少见而严重的并发症,约占心脏破裂的10%,心肌梗死总病死率的5%。室间隔穿孔大多发生在心肌梗死后3~5天,也可在发病24小时内或2周后。在溶栓治疗前室间隔穿孔通常发生在心肌梗死后1周,发生率为2%；再灌注治疗使其发生率下降至0.2%,但发生时间前移,病理变化加重。室间隔破裂穿孔的自然病程凶险,迅速发生心力衰竭、心源性休克,病死率高。内科保守治疗效果差,手术治疗有时可能挽救生命。

室间隔穿孔多发生在首次STEMI、多支病变,尤其是左前降支病变（前壁心梗）的患者。缺乏侧支循环、高龄、高血压、溶栓治疗可能也与其发生有关。

室间隔穿孔多发生在坏死心肌的边缘处,多为单一破裂口,1cm至数厘米大小,可以是明确相通的孔洞,也可以是不规则或潜行的穿孔。前壁心肌梗死引起的室间隔穿孔大多靠近心尖部,而下壁心肌梗死引起的室间隔穿孔则在室间隔的基底部。

知识点15：室间隔破裂穿孔的临床表现　副高：熟练掌握　正高：熟练掌握

大部分患者室间隔穿孔时表现为胸痛加重。血流动力学异常与穿孔的面积、速度有关,患者可在几小时内出现低血压或心源性休克、严重的左右心力衰竭（右心力衰竭明显）和新出现的杂音,杂音位于胸骨左缘第3~4肋间或心尖内侧,为粗糙、响亮的全收缩期杂音,50%的患者可触到收缩期震颤,部分可听到心包摩擦音,约20%患者可出现急性二尖瓣关闭不全的体征。

二维超声心动图和彩色多普勒成像技术是诊断室间隔穿孔简便易行且较为准确的诊断方法。冠脉造影和左心室造影可进一步明确诊断并为治疗选择提供准确资料。

知识点 16：AMI 合并室间隔穿孔的治疗 　　副高：熟练掌握　正高：熟练掌握

治疗预后不良，要根据穿孔的大小、血流动力学是否稳定、患者的伴随情况等因素决定治疗方式。

（1）内科治疗：如果室间隔穿孔较小，分流量不大，患者的血流动力学较稳定，可以在密切观察病情变化的情况下采用内科保守治疗，包括利尿药、血管扩张药、正性肌力药物以及 IABP 辅助支持。药物治疗稳定病情是暂时的，大部分患者病情迅速恶化。IABP 支持下，使用多巴胺和多巴酚丁胺等药物可使部分患者血流动力学有一定改善，为手术或实施介入治疗创造时机和条件。

（2）外科手术治疗：手术修补室间隔破裂口仍是目前最有效的治疗手段，可改善室间隔穿孔患者预后，明显提高存活率，美国 ACC/AHA 急性心肌梗死合并室间隔破裂治疗指南建议不论患者临床状态如何，均应立即进行手术干预治疗。血流动力学稳定的患者应先行内科治疗，3～6 周后再手术。一般主张在行室间隔修补术同时行冠状动脉旁路移植手术。如果冠脉病变较为简单，也可采取冠脉介入治疗 + 外科室间隔修补术，以减少手术创伤、缩短手术时间，降低并发症。术后有 20%～25% 的患者可能发生补片边缘撕裂和/或新发室间隔穿孔。

（3）介入治疗：随着介入技术和器械的日渐发展，近几年采用经皮经导管置入 Amplatzer 室间隔封堵器治疗急性心肌梗死后室间隔穿孔已有报道，但国内外完成的例数均很少，尚缺乏足够的经验。完成室间隔封堵的同时酌情行 PCI 治疗。

知识点 17：乳头肌功能失调或断裂的临床表现 　　副高：熟练掌握　正高：熟练掌握

AMI 早期，10%～50% 的患者发生乳头肌功能不全，心尖区可闻及收缩中晚期喀喇音和吹风样收缩期杂音，杂音较少超过 3～4 级，第一心音可不减弱或增强。临床症状不多，缺血缓解后可消失。少数患者（3%～4%）可发生乳头肌断裂，突然出现严重的二尖瓣关闭不全及左心衰竭、急性肺水肿或心源性休克。下壁心肌梗死引起的后中乳头肌断裂较为多见。乳头肌断裂是急性心肌梗死后少见但致命性的并发症，常发生于急性心肌梗死后 1 周内，部分断裂可延迟至 3 个月内。病情进展迅速，内科疗效差，病死率高，如无外科手术治疗，90% 的患者在 1 周内死亡。

知识点 18：乳头肌功能失调或断裂的治疗 　　副高：熟练掌握　正高：熟练掌握

（1）乳头肌功能不全的治疗：应以扩张冠状动脉、改善心肌供血为首选，药物治疗包括硝酸酯类药物和耐受剂量的 β 受体阻滞剂，并在病情允许的情况下行冠状动脉造影，酌情行 PCI 或 CABG 治疗。

（2）乳头肌断裂的治疗：应尽早使用血管扩张药，降低体循环阻力，必要时置入 IABP。血流动力学稳定者可先内科治疗，择期手术；病情不稳定或恶化者则应尽快行外科手术，包括瓣膜置换（成形）术和 CABG。

知识点19：心室膨胀瘤的概念　　　　副高：熟练掌握　正高：熟练掌握

心室膨胀瘤又称室壁瘤，多见于首次发作、前降支完全闭塞且无侧支循环形成的前壁大面积心肌梗死患者，好发于前壁和心尖处。易合并充血性心力衰竭、动脉栓塞及严重的心律失常，病死率较无室壁瘤者高5~6倍。室壁瘤又称真性室壁瘤，以便于与心室游离壁破裂形成的假性室壁瘤相区别，两者的治疗和预后迥异。

知识点20：心室膨胀瘤的临床表现　　　　副高：熟练掌握　正高：熟练掌握

临床表现包括心绞痛、充血性心力衰竭、血栓栓塞和室性心律失常。查体可见心界向左侧扩大，心脏搏动较弥散，第一心音减弱，第三心音奔马律，少数患者心尖部可闻及收缩期杂音。心电图所见为梗死相关部位ST段持续抬高，一般认为ST段抬高4~8周或以上即应考虑室壁瘤形成。超声心动图、放射性核素心血池显像以及左心室造影可见局部心缘突出或有反常搏动。

知识点21：心室膨胀瘤的治疗　　　　副高：熟练掌握　正高：熟练掌握

急性心肌梗死早期成功的再灌注治疗可减小梗死面积，限制梗死延展，有助于减少室壁瘤形成。较小的室壁瘤对心功能影响不大，不需特殊处理，但应给予ACEI类药物和抗血小板治疗，限制左室重构，防止血栓性并发症。室壁瘤较大者可使心排血量减少，影响患者的心功能并易造成血栓栓塞，必要时应行外科手术治疗。美国ACC/AHA急性心肌梗死治疗指南的建议：STEMI患者出现室壁瘤，如果伴有顽固性室性心动过速和/或对药物治疗和导管治疗无反应的泵衰竭，可考虑行左室室壁瘤切除术和冠状动脉旁路移植术（Ⅱa类适应证，证据级别B）。

知识点22：心肌梗死后心包炎的临床表现　　　　副高：熟练掌握　正高：熟练掌握

心包炎的典型症状为胸痛，发生率可达90%以上，易与梗死后心绞痛或再梗死混淆。但心包炎的疼痛持续时间更长，可向颈背肩放射，与呼吸和体位变化有关。70%左右的心包炎患者可在心肌梗死后2~3天出现心包摩擦音，但由于摩擦音持续时间较短暂，易被漏诊。心包炎典型的心电图表现为多导联ST段弓背向下抬高，但常常被心肌梗死本身的心电图变化所掩盖或被忽略。鉴别的要点是心包炎往往缺乏定位性。

知识点23：心肌梗死后心包炎的治疗　　　　副高：熟练掌握　正高：熟练掌握

治疗主要是对症镇痛，重症患者可给予阿司匹林2~3g/d，分次口服。不主张用非甾体类抗炎药或肾上腺皮质激素。美国ACC/AHA指南建议：①阿司匹林用于STEMI后心包炎的治疗剂量为每4~6小时口服650mg（肠溶制剂）（Ⅰ类适应证，证据级别B）；②如果有心包渗出或积液，应即刻停止抗凝治疗（Ⅰ类适应证，证据级别C）；③对阿司匹林不能完全控制的梗死后心包炎，最好采用以下一种或多种药物：每12小时口服1次0.6mg秋水仙碱（Ⅱa类适应证，证据级别B），或每6小时口服500mg对乙酰氨基酚（Ⅱa类适应证，证据级别C）；④非甾体类抗炎药可用于缓解疼痛，但可影响血小板功能，有增加心肌瘢痕变薄的危险和梗死延展（Ⅱb类适应证，证据级别B），不能长期应用。布洛芬可阻断阿司匹林的抗血小板作用，导致心肌变薄和梗死延展，不适用于急性心肌梗死的患者。

知识点24：心包积液的治疗　　　　　　　　副高：熟练掌握　正高：熟练掌握

心肌梗死后心包积液大多为少量，无临床症状，对血流动力学无明显影响，一般不需要特殊处理。少数患者可发生大量心包积液或心脏游离壁破裂导致大量血性心包积液、心脏压塞。应迅速行心包穿刺引流。ACC/AHA指南建议如果有心包渗出或积液，应即刻停止抗凝治疗（Ⅰ类适应证，证据级别C）。如果患者有强烈的抗凝抗血小板治疗指征，可在严密监测下使用；如出现心脏压塞立即停药。

知识点25：心肌梗死后综合征的临床表现　　　副高：熟练掌握　正高：熟练掌握

心肌梗死后综合征也称Dressler综合征，与自身免疫反应相关。一般发生在心肌梗死后数周，表现为发热、反复发作的心包炎、胸膜炎、肺炎、白细胞增多、红细胞沉降率加快。胸痛的性质与心包炎相似，受体位、呼吸等影响；心包积液的发生率达50%，以中大量心包积液多见，呈浆液性、浆液血性，少数可呈血性。胸膜炎或胸腔积液多为单侧。部分患者伴有肺部斑片状阴影。

知识点26：心肌梗死后综合征的治疗　　　　　副高：熟练掌握　正高：熟练掌握

Dressler综合征的治疗目的主要是镇痛。可给予阿司匹林650mg，每4～6小时1次，必要时可用非甾体类抗炎药或肾上腺皮质激素。但为防止梗死延展，此类药物最好在心肌梗死4周后再用。抗凝药可增加血性心包积液和心脏压塞的发生率。

知识点27：附壁血栓建议抗凝治疗的情况　　　副高：熟练掌握　正高：熟练掌握

20%的附壁血栓可自行消退。对于持续存在的附壁血栓既往曾用溶栓疗法，大部分患者血栓可以消失，但也有少数患者发生血栓脱落和栓塞。目前推荐抗凝治疗附壁血栓。建议给予抗凝治疗的情况：①已经发生体循环栓塞。②大面积前壁心肌梗死。③其他部位心肌梗死伴有心房颤动、心力衰竭、LVEF＜30%。在急性期给予低分子量肝素，1～2周后如血栓仍然存在则改为华法林口服，维持INR在2.0～3.0为宜。

知识点28：深静脉血栓和肺栓塞的临床表现　　　副高：熟练掌握　　正高：熟练掌握

既往心肌梗死患者的治疗往往强调严格的、较长时间的卧床休息，从而引发下肢静脉血栓并进而发生肺动脉栓塞。近些年来，随着积极的抗凝抗血小板治疗、心肌梗死患者早期运动等治疗策略的改变，下肢静脉血栓形成的发生率已明显下降。

下肢静脉血栓多为单侧，可表现为患肢肿胀、疼痛、皮温增高，也可无任何异常发现，而是在发生急性肺栓塞后进行辅助检查时才发现。轻度肺栓塞临床症状不明显，也无特异性，易与心肌梗死后心绞痛或心力衰竭相混淆。大面积肺栓塞时患者可突然发作胸闷、呼吸困难、胸痛、心律失常等，严重时可出现急剧的血流动力学变化，导致心源性休克或猝死。

知识点29：深静脉血栓和肺栓塞的辅助检查　　　副高：熟练掌握　　正高：熟练掌握

血气分析、心电图、胸部X线片、超声心动图对肺栓塞的诊断有一定价值，确定诊断需要行胸部CT或核素通气/灌注扫描，但此类检查均无法在床旁进行，对病情不稳定的患者可根据患者的临床表现和前述几种检查早期诊断，并给予积极治疗。如果病情危重，内科保守治疗效果不佳，需要经导管溶栓或取栓，或需要外科手术则应行肺动脉造影。

知识点30：深静脉血栓和肺栓塞的治疗　　　副高：熟练掌握　　正高：熟练掌握

对于急性心肌梗死的患者应给予积极的抗凝抗血小板治疗，减少血栓性并发症的发生率。对已发生此类并发症者可行溶栓和抗凝治疗，必要时采取介入或外科治疗。美国ACC/AHA指南建议：①STEMI后深静脉血栓和肺栓塞患者应使用足量低分子肝素至少5天，直到患者使用华法林达到充分抗凝。开始使用华法林时应合并使用低分子肝素，使INR值在2～3（Ⅰ类适应证，证据级别A）。②STEMI后合并充血性心力衰竭患者，住院时间长或不能移动且未接受抗凝治疗的深静脉血栓高危患者，应给予小剂量肝素，最好是低分子肝素以预防血栓性并发症（Ⅰ类适应证，证据级别A）。

华法林的使用时间，应该根据患者具体的危险性而定。有肝素抗凝禁忌证的患者应该选择其他治疗方式，有些人可能需要植入下腔静脉滤器。可以参考有关静脉血栓性疾病循证医学的指南。

第四节　无症状性心肌缺血

知识点1：无症状性心肌缺血的概念　　　副高：熟练掌握　　正高：熟练掌握

无症状性心肌缺血（SMI）是指冠心病患者存在心肌缺血客观证据，如静息或运动时典型的心电图缺血性ST-T改变，放射性核素或超声心动图检查显示缺血性心肌灌注异常、室壁运动异常或心肌代谢异常等，但临床上缺乏胸痛或与心肌缺血相关的主观症状，又称无痛性心肌缺血或隐匿性心肌缺血。老年人SMI的发生率比中青年人高，其病因主要是动脉粥样硬化。

知识点2：无症状性心肌缺血的分型　　　　　副高：熟练掌握　正高：熟练掌握

（1）Ⅰ型：临床完全无症状和冠心病病史的心肌缺血，该类型临床较少见。患者完全无症状，做相关检查时被偶然发现存在心肌缺血。通常发生在：①心电图运动试验、核素运动心肌灌注显像阳性，但无任何症状。②冠状动脉造影显示明显的血管狭窄，但无任何症状。

（2）Ⅱ型：心肌梗死后患者伴有的无症状性心肌缺血。通常发生在：①临床未被识别或无症状的心肌梗死。②既往无症状，但有陈旧性心肌梗死。③心肌梗死后，有心绞痛发作，也有无症状性心肌缺血发作。心肌梗死后，无心绞痛发作的患者中约1/3心电图轻量级运动试验呈阳性而无任何临床症状。心肌梗死后有无症状性心肌缺血组与无心肌缺血组比较，诸如心脏性死亡、再次心肌梗死、不稳定型心绞痛和血运重建等心脏事件的发生率明显增高，预后不良。

（3）Ⅲ型：心绞痛患者伴有无症状性心肌缺血。通常发生在：①慢性稳定型心绞痛，其心肌缺血发作有时无症状。②各种类型的不稳定型心绞痛，心肌缺血发作有时无症状。70%～80%心绞痛患者可同时存在无症状性心肌缺血发作，并且其发作次数常为心绞痛发作次数的数倍，是一种较心绞痛更为常见的心肌缺血状态。在不同类型的心绞痛患者中，不稳定型心绞痛患者的无症状性心肌缺血的检出率最高。

知识点3：无症状性心肌缺血的发生机制　　　　副高：熟练掌握　正高：熟练掌握

无症状性心肌缺血的发作与心绞痛发作相似，都是心肌供血和需求平衡失常所诱发，包括3种情况：①心肌耗氧量增加。②心肌氧供应量（血供）减少。③两者并存。

知识点4：心肌缺血的分类　　　　　　　　　　副高：熟练掌握　正高：熟练掌握

应用Holter动态心电图检测无症状性心肌缺血时的心率，可将心肌缺血分为3型：Ⅰ型：心率快时发生心肌缺血；Ⅱ型：在心率增快10分钟内发生心肌缺血（心率增快延时作用）；Ⅲ型：心肌缺血发作时无心率增快。三种类型中，与心率增快有关的Ⅰ、Ⅱ型无症状性心肌缺血常占80%以上，提示日常生活中，多数心肌缺血与心率增快（缺血阈值高）及心肌耗氧量增加有关，并且还有明显的昼夜节律性变化。而Ⅲ型心肌缺血则没有昼夜节律性变化。

知识点5：临床完全无症状和冠心病病史的心肌缺血的临床表现
　　　　　　　　　　　　　　　　　　　　　　副高：熟练掌握　正高：熟练掌握

临床完全无症状和冠心病病史的心肌缺血中，患者完全无心肌缺血的临床症状，但相关的客观检查有心肌缺血表现。通常这类患者多伴有动脉粥样硬化的危险因素，如中年以上、男性、高脂血症（总胆固醇、三酰甘油、低密度脂蛋白或极低密度脂蛋白增高）、高血压、吸烟、糖尿病、肥胖和早发冠心病家族史等。多数患者是在体检时偶然发现心电图（静息、动态或负荷试验）有ST段压低、T波改变等，或放射性核素心肌显像（静息或负荷试验）显示心肌缺血表现。此类患者虽无临床症状，但已有心肌缺血的客观证据，必要时进行选择性冠状动脉造影有助于确立诊断。多数患者属早期冠心病，冠状动脉血管病变较轻或建立了较好侧支循环阶段，故预后一般较好。但随病情的进展，有的患者可能转为心绞痛，但其中多数病例的症状不典型，发生心肌梗死也常常无症状。也可能逐渐发生心脏扩大、心力衰竭、心律失常，甚至猝死。

知识点6：无症状性心肌缺血的心电图运动试验检查
副高：熟练掌握　正高：熟练掌握

心电图运动平板或踏车运动试验，是目前诊断冠心病心肌缺血最常用的方法，通常心电图阳性判断标准是运动中或运动后出现ST段在水平型或下斜型降低≥1mm，或运动前原有ST段降低者运动后进一步降低≥1mm。在已确定的冠心病患者，运动负荷增加时典型的心电图ST段变化即心电图运动试验阳性，提示心肌缺血发生，对发现运动诱发的无症状性心肌缺血有重要意义。运动中无症状性ST段改变时可发现左室室壁运动异常。对于完全无症状者，心电图运动试验阳性对冠心病心肌缺血的预测价值受到一定限制，为提高诊断率常需补充其他影像技术。

知识点7：无症状性心肌缺血的动态心电图检查
副高：熟练掌握　正高：熟练掌握

动态心电图（AECG）适于同时观察运动及静息状态下冠状动脉张力增高引起的无症状性心肌缺血，是监测冠心病患者日常活动中发生无症状性心肌缺血唯一检测手段。不仅能检出SMI，还能观察SMI发作频率，严重程度和持续时间。AECG检查中出现的一过性水平型或下斜型ST段降低≥1分钟，持续时间≥1分钟对诊断心肌缺血有重要意义。在心肌缺血恢复≥1分钟后，再次出现ST段降低，为另一次心肌缺血发作。对于已经确诊的冠心病患者，AECG有典型的缺血型改变，并且不伴有心绞痛症状，应视为无症状性心肌缺血发作的证据。对于尚未确诊为冠心病的人群，不能仅凭AECG异常为依据，诊断无症状型冠心病合并无症状性心肌缺血。对临床完全无症状或"正常"健康人群，诊断无症状性心肌缺血需结合其他心肌缺血相关检查及冠心病危险因素等加以判断，必要时行选择性冠状动脉造影明确诊断。

知识点8：无症状性心肌缺血的核素运动心肌灌注显像检查
副高：熟练掌握　正高：熟练掌握

目前较常用的^{201}Tl或^{99m}Tc-MIBI运动负荷心肌灌注显像，对诊断冠心病心肌缺血较为敏感，优于运动心电图试验和动态心电图检查，可明显提高无症状性心肌缺血的检出率。当冠状动脉分支血流分布的心肌节段出现明确的放射性稀疏或缺损，在^{201}Tl延迟显像或^{99m}Tc-MIBI静息显像显示原缺损区有放射性充填，即可诊断冠心病心肌缺血。一般来讲，核素运动或药物负荷心肌灌注显像所显示的心肌缺血的部位及范围可以反映冠状动脉病变的部位及其严重程度，但不能直接评价冠状动脉狭窄程度。所以，临床上当核素运动心肌灌注显像发现心肌缺血，即使患者并不同时伴有心绞痛症状，亦应视为无症状性心肌缺血予以重视，必要时需行选择性冠状动脉造影检查，以确定病变的部位及狭窄程度。

知识点9：无症状性心肌缺血的诊断及鉴别诊断　　　副高：熟练掌握　正高：熟练掌握

SMI虽无症状，但可有冠心病的易患因素，Ⅱ型、Ⅲ型患者分别有心肌梗死和心绞痛史，可依据检查加以诊断。

SMI应与以下疾病相鉴别：

（1）自主神经功能失调：此类患者有肾上腺素能β受体兴奋性增高，心电图可出现ST段压低和T波倒置等改变。服普萘洛尔10～20mg后2小时，再做心电图检查，可见ST段和T波恢复正常，有助于鉴别。

（2）其他心肌炎、心肌病、其他心脏病、电解质紊乱及药物作用等引起的ST段和T波改变，根据其各自的临床表现容易鉴别。

知识点10：无症状性心肌缺血的治疗　　　副高：熟练掌握　正高：熟练掌握

（1）完全无症状心肌缺血（Ⅰ型）：一般采用消除危险因素，避免导致心肌缺血的诱因，采用硝酸酯类、β受体阻滞剂等抗心肌缺血药物和阿司匹林进行预防性治疗。对多支冠状动脉病变或左主干病变，特别是伴有左心室功能不全者，应采用PCI和冠状动脉旁路移植手术治疗。

（2）心肌梗死后无症状性心肌缺血（Ⅱ型）：β受体阻滞剂有心肌保护作用，抗心肌缺血药物和阿司匹林也有一定效果，可延长运动时间，减轻运动时发生的无症状性左心室功能异常及无症状心肌缺血。有手术指征者宜采用PCI或冠状动脉旁路移植手术治疗。

（3）心绞痛患者伴有的无症状性心肌缺血（Ⅲ型）：应积极采用抗心肌缺血药物治疗，控制心绞痛症状。无症状心肌缺血发作与冠状动脉痉挛有密切关系，因此，药物治疗宜首选钙离子通道阻滞剂。根据患者冠状动脉造影结果和具体病情选用PCI和外科手术治疗。

第五节　缺血性心肌病

知识点1：缺血性心肌病的概念及临床分型　　　副高：熟练掌握　正高：熟练掌握

缺血性心肌病（ICM）属于冠心病的一种特殊类型或晚期阶段，是指冠状动脉粥样硬化引起长期心肌缺血导致的以弥漫性纤维化为主的心肌病变，表现为扩张型心肌病，伴收缩或舒张功能失常，或两者兼有，其临床表现不能完全用冠状动脉病变和缺血的严重程度来解释。心肌缺血和心肌梗死或坏死对心室的不同作用，使缺血性心肌病具有各种不同的临床表现。根据患者的不同表现，可以将缺血性心肌病分为两大类型，即充血型缺血性心肌病和限制型缺血性心肌病。

| 知识点2：缺血性心肌病的病因 | 副高：熟练掌握 正高：熟练掌握 |

ICM的基本病因是冠状动脉动力性和/或阻力性因素引起的冠状动脉狭窄或闭塞性病变。心脏不同于人体内其他器官，它在基础状态下氧的摄取率大约已占冠状动脉血流输送量的75%，当心肌耗氧量增加时就只能通过增加冠状动脉血流来满足氧耗需求，当各种原因导致冠状动脉管腔出现长期的严重狭窄引起局部血流明显减少时就会引起心肌缺血。能引起心肌缺血的病因有：①冠状动脉粥样硬化。②血栓形成。③血管炎。④其他能引起慢性心肌缺血的因素还有冠状动脉微血管病变（X综合征）以及冠状动脉结构异常。

| 知识点3：充血型缺血性心肌病的临床特点 | 副高：熟练掌握 正高：熟练掌握 |

充血型缺血性心肌病占缺血性心肌病的绝大部分，以左心室扩大为主，严重者双心室均扩大。其临床特点是以心绞痛、心力衰竭和心律失常为主要临床表现。

（1）心绞痛：是缺血性心肌病患者常见的临床症状之一。多有明确的冠心病病史，并且绝大多数有1次以上心肌梗死的病史。但心绞痛并不是心肌缺血患者必备的症状，有些患者也可以仅表现为无症状性心肌缺血，始终无心绞痛或心肌梗死的表现。可是在这类患者中，无症状性心肌缺血持续存在，对心肌的损害也持续存在，直至出现充血型心力衰竭。出现心绞痛的患者心绞痛症状可能随着病情的进展，充血性心力衰竭的逐渐恶化，心绞痛发作逐渐减轻甚至消失，仅表现为胸闷、乏力、眩晕或呼吸困难等症状。

（2）心力衰竭：常是缺血性心肌病发展到一定阶段必然出现的表现，早期进展缓慢，一旦发生心力衰竭进展迅速。多数患者在胸痛发作或心肌梗死早期即有心力衰竭表现，这是由于急性心肌缺血引起心肌舒张和收缩功能障碍所致。常表现为劳力性呼吸困难，严重时可发展为端坐呼吸和夜间阵发性呼吸困难等左心室功能不全表现，伴有疲乏、虚弱症状。心脏听诊第一心音减弱，可闻及舒张中晚期奔马律。两肺底可闻及散在湿啰音。晚期如果合并有右心室功能衰竭，出现食欲缺乏、周围性水肿和右上腹闷胀感等症状。体检可见颈静脉充盈或怒张，心界扩大，肝脏肿大、压痛，肝颈静脉回流征阳性。

（3）心律失常：长期、慢性的心肌缺血导致心肌坏死、心肌顿抑、心肌冬眠以及局灶性或弥漫性纤维化直至瘢痕形成，导致心肌电活动障碍，包括冲动的形成、发放及传导均可产生异常。在充血型缺血性心肌病的病程中可以出现各种类型的心律失常，尤以室性期前收缩、心房颤动和束支传导阻滞多见。

（4）血栓和栓塞：心脏腔室内形成血栓和栓塞的病例多见于：①心脏腔室明显扩大者。②心房颤动而未抗凝治疗者。③心排血量明显降低者。长期卧床而未进行肢体活动的患者易并发下肢静脉血栓形成，脱落后发生肺栓塞。

知识点4：限制型缺血性心肌病的临床特点　　　　副高：熟练掌握　　正高：熟练掌握

限制型缺血性心肌病少数患者的临床表现主要以左心室舒张功能异常为主，而心肌收缩功能正常或轻度异常，心脏大小可以正常，但左心室常有异常的压力，容量关系，类似限制型心肌病的症状和体征，故被称为限制型缺血性心肌病或硬心综合征。患者常有劳力性呼吸困难和心绞痛，导致活动受限。即使在急性心肌梗死期间，有一部分患者虽然发生了肺淤血或肺水肿，却可以有接近正常的左心室射血分数，说明其心功能异常是以舒张期心功能障碍为主。

知识点5：缺血性心肌病的特殊检查　　　　　　副高：熟练掌握　　正高：熟练掌握

（1）心电图：部分患者可见陈旧性心肌梗死图形。冠状动脉供血不足的变化常见，包括ST段压低、T波平坦或倒置等。可见各种心律失常，其中以期前收缩、心房颤动、病态窦房结综合征、房室传导阻滞和束支传导阻滞多见。

（2）胸部X线检查：充血型缺血性心肌病患者胸部X线检查可显示心脏全心扩大或左心室扩大征象，可有肺淤血、肺间质水肿、肺泡水肿和胸腔积液等。限制型缺血性心肌病X线胸片有肺间质水肿、肺淤血及胸腔积液，心脏多不大，也无心腔扩张。有时可见冠状动脉和主动脉钙化。

（3）超声心动图：充血型缺血性心肌病可见心脏普遍性扩大，常以左心室扩大为主，收缩末期和舒张末期容积增加，左心室射血分数下降，室壁呈多节段性运动减弱、消失或僵硬。有时可见心腔内附壁血栓形成。限制型缺血性心肌病超声心动图常表现为舒张受限，心室肌呈普遍性轻度收缩力减弱，无室壁瘤局部室壁运动障碍。

（4）放射性核素心肌显影：^{201}Tl心肌显像示灌注缺损，如发现固定性灌注缺损超过左心室壁的40%，高度提示缺血性心肌病。

（5）冠状动脉造影：可确立对本病的诊断。其既可判断冠状动脉狭窄的程度和受损的部位，也可明确有无其他冠状动脉疾患。患者常有多支血管病变狭窄在70%以上。

知识点6：缺血性心肌病的诊断标准　　　　　　副高：熟练掌握　　正高：熟练掌握

既往有心绞痛或心肌梗死病史是缺血性心肌病重要的诊断线索。可根据临床查体及各种辅助检查对有下列表现者进行诊断：①心脏有明显扩大，以左心室扩大为主。②超声心动图有心功能不全征象。③冠状动脉造影发现多支冠状动脉狭窄病变。但是必须除外由冠心病和心肌梗死后引起的乳头肌功能不全、室间隔穿孔以及由孤立的室壁瘤等原因导致心脏血流动力学紊乱引起的心力衰竭和心脏扩大。

知识点7：缺血性心肌病的鉴别诊断　　　　　　副高：熟练掌握　　正高：熟练掌握

（1）扩张型心肌病：老年人缺血性心肌病与扩张型心肌病在心力衰竭时很难鉴别，二者之间有很多相似之处，但是充血型缺血性心肌病的发病基础是冠心病，与病因未明的扩张型心肌病有本质的不同。因此，有冠心病危险因素的存在，如糖尿病、高血脂、高血压、肥胖等，特别是有心绞痛或心肌梗死病史者，有利于充血型缺血性心肌病的诊断。

（2）甲状腺功能减低性心脏病：临床上多有明显的甲状腺功能减退的表现，如怕冷、表情淡漠、动作迟缓、毛发稀疏，并有黏液性水肿，可有劳累后呼吸困难、乏力和心绞痛，心脏浊音界扩大，心尖搏动弥散，心音低弱。心电图示窦性心动过缓，P波和QRS波群低电压，T波在多导联中低平或倒置，累及传导系统时可引起束支传导阻滞或房室传导阻滞。超声心动图提示心脏扩大、搏动减弱，常有心包积液。

（3）高血压性心脏病：高血压是冠心病的主要危险因素，老年患者常同时合并有高血压和冠心病，可出现心绞痛、心肌梗死等症状，晚期可出现心力衰竭。但在缺血性心肌病时血压增高者少见，多数正常或偏低。原发性高血压的心脏损害主要与血压持续升高加重左心室后负荷，导致心肌肥厚，继之可引起心脏扩大和反复心衰发作有关。

知识点8：缺血性心肌病减轻或消除冠心病危险因素的治疗
副高：熟练掌握　正高：熟练掌握

冠心病危险因素包括吸烟、血压升高、糖尿病、高胆固醇血症、超重、有患冠心病的家族史以及男性，其中除家族史和性别外，其他危险因素都可以治疗或预防。

（1）降低血压：控制舒张期或收缩期血压升高，降低左心室射血阻力，可以预防心力衰竭的恶化，阻止左心室功能的进行性损害。

（2）降低血清胆固醇：冠心病危险因素的下降直接与血清胆固醇水平降低幅度的大小和持续时间的长短有关。对血清总胆固醇和/或低密度脂蛋白（LDL）升高者，应通过合理膳食进行防治，必要时合并应用调脂药物

（3）糖尿病治疗：应积极治疗糖尿病，将血糖水平控制在合理范围内。

（4）控制或减轻体重：肥胖与超重和血浆中总胆固醇、三酰甘油、LDL、VLDL、血浆胰岛素、葡萄糖水平和血压之间呈正相关；与HDL水平呈负相关。可以通过减少热量摄入和增加运动量来达到目标。

（5）戒烟：研究表明，吸烟是冠心病发病的一个独立危险因素，如与其他危险因素同时存在，则起协同作用。

知识点9：缺血性心肌病的药物治疗
副高：熟练掌握　正高：熟练掌握

在控制冠心病易患因素的基础上，给予硝酸酯类药物、β受体阻滞剂缓解心绞痛，改善心肌缺血症状。以心力衰竭为主要表现，应给予利尿剂、血管紧张素转换酶抑制剂（ACEI）或血管紧张素受体阻滞剂（ARB）、醛固酮受体阻滞剂。对所有缺血性心肌病患者，除非有禁忌证或不能耐受，均应无限期终身使用ACEI，应用从小剂量开始，逐渐递增至最大耐受量或靶剂量。必要时予正性肌力药（洋地黄）以控制心力衰竭，病情较稳定者应尽早给予β受体阻滞剂，从小剂量开始。合并心房颤动的患者应长期抗凝治疗，合并室性或室上性心律

失常患者，胺碘酮、β受体阻滞剂应用较多，胺碘酮负性肌力作用较小，对室性心律失常治疗效果好，但与安慰剂相比，不降低患者病死率。

限制型缺血性心肌病的治疗重点是应用改善心脏舒张功能的药物，可用硝酸酯类、β受体阻滞剂和钙离子通道阻滞剂治疗，也可考虑对合适病例施行手术治疗。该类患者不宜使用洋地黄和拟交感胺类正性肌力药物。

知识点10：缺血性心肌病的经冠状动脉介入治疗　　副高：熟练掌握　正高：熟练掌握

因缺血性心肌病患者冠状动脉病变多为累及多支血管的弥漫性病变，并且左心室功能差，大多数患者不宜接受PCI。如冠状动脉造影发现2支血管病变伴左前降支近端严重次全狭窄（≥95%）和左心室功能损害；显著冠状动脉病变患者出现药物不能稳定病情，复发的自发性或低水平的心绞痛或心肌缺血，心肌缺血合并充血性心力衰竭症状和第三心音奔马律，新发的或恶化的二尖瓣反流，或明确的ECG变化，可行PCI治疗。

知识点11：缺血性心肌病的外科治疗　　副高：熟练掌握　正高：熟练掌握

CABG可明显改善心绞痛患者的术后症状，对充血性心力衰竭患者，手术对症状的改善作用不大。因此，该手术适用于以缺血性心绞痛症状为主的患者。冠状动脉造影发现左主干病变（≥50%）或显著3支病变（70%）伴左心室功能受损（EF<50%），狭窄的远端血管腔比较通畅并适合外科血管旁路手术，且存活的心肌数量充分时，可施行CABG。对于难以用药物控制的晚期心力衰竭患者，而无其他严重的全身性疾病和器官损害者可考虑心脏移植。

第六章 心脏瓣膜病

知识点1：心脏瓣膜病概述	副高：熟练掌握 正高：熟练掌握

心脏瓣膜病是由于炎症、黏液样变性、退行性改变、先天性畸形、缺血性坏死、创伤等原因引起的单个或多个瓣膜结构（包括瓣叶、瓣环、腱索或乳头肌）的功能或结构异常，导致瓣口狭窄和/或关闭不全。二尖瓣最常受累，其次为主动脉瓣。

风湿性炎症过程所致的瓣膜损害称为风湿性心脏病，简称风心病，主要累及40岁以下人群。我国心脏瓣膜疾病中，风心病所占的比例正在降低，但风湿性心脏瓣膜病仍是主要的心脏瓣膜病。瓣膜黏液样变性和老年人的瓣膜钙化在我国日益增多。

第一节 二尖瓣疾病

一、二尖瓣狭窄

知识点2：二尖瓣狭窄的病因	副高：熟练掌握 正高：熟练掌握

二尖瓣狭窄是指心脏的二尖瓣瓣叶因为增厚、粘连等改变导致瓣膜在舒张期的开放受限，从而造成机械性梗阻，左房压力升高，继发肺循环和右心压力的升高，进而出现一系列的临床症状。二尖瓣狭窄的最常见病因为风湿热，2/3的患者为女性。约半数患者无急性风湿热史，但多有反复链球菌扁桃体炎或咽峡炎史。急性风湿热后，至少需2年才形成明显二尖瓣狭窄，多次发作急性风湿热较一次发作出现狭窄早。单纯二尖瓣狭窄占风心病的25%，二尖瓣狭窄伴有二尖瓣关闭不全占40%。主动脉瓣常同时受累。罕见的其他病因包括先天性狭窄、老年性二尖瓣环或环下钙化以及结缔组织疾病等。

知识点3：二尖瓣狭窄的病理	副高：熟练掌握 正高：熟练掌握

正常二尖瓣质地柔软。二尖瓣狭窄多由风湿热所致，后者是一种变态反应性疾病，常侵犯心脏，累及心包、心肌及心内膜，炎症损害最严重者是心内膜，特别是二尖瓣，病理特征是形成风湿小体，可随着病程进展而纤维化变成瘢痕组织。风湿性二尖瓣狭窄的病程早期病变主要在二尖瓣瓣叶交界处，炎症水肿并呈纤维性增厚、粘连，使瓣孔狭窄；而瓣叶本身病变较轻，弹性尚可，称为"隔膜型"；病程后期，瓣叶本身纤维增厚或钙化沉积，伴瓣膜下腱索和乳头肌广泛粘连、缩短，整个瓣膜僵硬而呈漏斗状狭窄，活动明显受限，称为"漏斗型"，可伴有不同程度的二尖瓣关闭不全。二尖瓣狭窄常伴左心房扩大，左心耳内可形成

附壁血栓，心房颤动时血栓形成更为多见。先天性二尖瓣狭窄，病变可累及瓣叶、腱索及乳头肌等结构，表现为瓣叶增厚、粘连，腱索及乳头肌增厚或缩短；其中最具特征性者为先天性二尖瓣降落伞状畸形，病理特征为左室仅一个乳头肌，二尖瓣两个瓣叶的腱索与此乳头肌都相连接，使整个二尖瓣的开闭呈"降落伞样"。老年退行性变所致二尖瓣狭窄，主要表现为二尖瓣环及瓣下增厚、钙化，使二尖瓣活动受限，一般无明显粘连，并多伴有主动脉瓣增厚、狭窄。

知识点4：二尖瓣狭窄的临床症状　　　　副高：熟练掌握　　正高：熟练掌握

病变过程进展缓慢，急性风湿热后，至少需要2年或更长的时间才可能形成明显的二尖瓣狭窄。

（1）呼吸困难：常为最早出现的症状，为肺淤血的表现。早期为劳力性呼吸困难，随着病情进展，可出现静息性呼吸困难、阵发性夜间呼吸困难，严重时端坐呼吸；极重者可产生急性肺水肿，咳粉红色泡沫样痰，多于劳累、情绪激动、呼吸道感染、快速心房颤动或妊娠等情况下诱发。二尖瓣狭窄时，心功能不全是由轻到重、从左心功能不全到右心功能不全的一个发展过程。随着病情进展，出现食欲减退、腹胀、下肢水肿等右心衰竭的症状时，由于右心排血量减少，呼吸困难等肺淤血症状反而有所减轻。

（2）咯血：可为痰中带血或大咯血。大咯血多发生在病程早期，呈发作性，常见于劳累后，与肺静脉压异常升高所致的支气管静脉曲张、破裂有关。痰中带血或血痰，与肺部感染和肺毛细血管破裂有关。咳粉红色泡沫痰，是急性肺水肿的特征。二尖瓣狭窄晚期并发肺梗死时，可咳暗红色血痰。

（3）咳嗽：多为干咳，可咳白痰，伴呼吸道感染时转为脓痰，劳累后或夜间平卧易发，可能与支气管黏膜淤血水肿或左心房增大压迫左主支气管有关。

（4）声嘶和吞咽困难：较少见。左心房扩大和左肺动脉扩张压迫左喉返神经，可引起声嘶；左心房显著扩大压迫食管，可引起吞咽困难。

知识点5：二尖瓣狭窄的体征表现　　　　副高：熟练掌握　　正高：熟练掌握

（1）心脏听诊：心尖区舒张期隆隆样杂音、拍击性第一心音亢进和二尖瓣开瓣音，是二尖瓣狭窄的听诊特征。①心尖区舒张期隆隆样杂音，是二尖瓣狭窄最具特征性的体征。典型的杂音特征是位于心尖区的舒张中晚期低调的隆隆样杂音，范围局限，呈递增性并在收缩期前增强，左侧卧位、呼气末及活动后杂音更明显，可伴有舒张期震颤。当心率很快时杂音有时不易听清，当合并心房颤动时杂音的递增性特点不再明显。在重度狭窄患者，杂音常反而减轻，甚至消失，呈"哑型"二尖瓣狭窄。②心尖区第一心音亢进，呈拍击性。③二尖瓣开瓣音（OS），紧跟第二心音后，高调短促而响亮，呼气时明显，胸骨左缘3～4肋间至心尖内上方最清楚。开瓣音距第二心音时限愈短，则房室间压差愈大，提示二尖瓣狭窄愈重。开瓣音距第二心音<0.08秒常提示严重二尖瓣狭窄。④肺动脉瓣第二心音（P_2）亢进、分裂，提示有肺动脉高压存在；严重肺动脉高压时，在胸骨左缘2～3肋间可闻及高调、短促、递减

型的舒张早期叹气样杂音，可沿胸骨左缘向三尖瓣区传导，深吸气时增强。严重二尖瓣狭窄时，由于肺动脉高压、右心室扩大，引起三尖瓣瓣环的扩大，造成相对性三尖瓣关闭不全。可在三尖瓣区闻及全收缩期吹风样杂音，向心尖区传导，吸气时明显。

（2）其他体征：二尖瓣面容见于重度二尖瓣狭窄的患者，患者双颧部绀红，口唇轻度发绀。儿童期发病者，心前区可隆起。心脏浊音界呈梨形，于胸骨左缘第3肋间向左扩大，提示肺动脉段和右心室增大。颈静脉搏动明显，表明存在严重肺动脉高压。左心房压力增高致肺淤血时，双肺底可出现湿啰音；右心衰竭时，出现颈静脉怒张、肝大和下肢水肿等体循环淤血的体征。

知识点6：二尖瓣狭窄的心电图表现　　　　　副高：熟练掌握　　正高：熟练掌握

轻度二尖瓣狭窄者，心电图可正常。左心房增大时，P波增宽（＞0.11秒）且呈双峰形，称"二尖瓣型P波"。合并肺动脉高压时，显示右心室肥大，电轴右偏。病程后期常有心房颤动。

知识点7：二尖瓣狭窄的X线表现　　　　　　　副高：熟练掌握　　正高：熟练掌握

典型的二尖瓣狭窄表现为左心房扩大、右心室扩大、肺动脉主干突出、主动脉球缩小，后前位X线胸片的心影呈梨形，称"二尖瓣型心"。左心房明显增大时，心脏右缘在右心房之上左心房凸出形成双弓，即"双房影"。左心室一般不大。左主支气管上抬，食管可见左心房压迹。肺淤血时，肺血管影增多、增粗，中下肺可见Kerley B线。长期肺淤血后含铁血黄素沉积，双肺野可出现散在的点状阴影。

知识点8：二尖瓣狭窄的超声心动图表现　　　　副高：熟练掌握　　正高：熟练掌握

超声心动图检查是确诊二尖瓣狭窄的首选无创性检查，并为二尖瓣狭窄的诊断和功能评估提供定性和定量的客观依据。超声心动图检查可获得瓣口面积、跨瓣压差、肺动脉压力、瓣膜形态以及是否合并其他瓣膜损害等信息。M型超声示二尖瓣曲线的正常双峰消失，二尖瓣前叶EF斜率减慢，二尖瓣后叶于舒张期与前叶呈同向运动，即"城墙样改变"；二维超声心动图示二尖瓣瓣膜增厚粘连、反光增强，舒张期二尖瓣口开放受限，伴左心房扩大、右心室肥大，并对二尖瓣的瓣口面积、瓣膜病变的程度等进行判断；彩色多普勒超声可探及二尖瓣狭窄舒张期湍流频谱，并对二尖瓣跨瓣压差和肺动脉压力等血流动力学情况进行评估；经食管超声有利于左心耳及左心房附壁血栓的检出。

知识点9：二尖瓣狭窄的心导管检查　　　　　　副高：熟练掌握　　正高：熟练掌握

心导管检查可判断二尖瓣狭窄程度和血流动力学情况。右心导管检查可测定右心室、肺动脉及肺毛细血管楔压；穿刺心房间隔后可直接测定左心房和左心室的压力，评估舒张期跨瓣压差，从而评估二尖瓣狭窄的严重程度。心导管检查不作为二尖瓣狭窄的常规检查，其主要应用于超声心动图等无创性检查不能提供准确信息时。应用指征包括：①当无创性检查所显示的二尖瓣狭窄与临床表现不符合时，行心导管检查评估二尖瓣狭窄程度和血流动力学。②当多普勒所测量的跨瓣压差与瓣膜面积不一致时，行心导管检查评估血流动力学，同时行左室造影评估二尖瓣反流。

知识点10：二尖瓣狭窄的化验检查　　副高：熟练掌握　正高：熟练掌握

化验检查是辅助诊断风湿热活动的检查。主要有两类：①测定血清中链球菌抗体，如抗链球菌溶血素（ASO）。②非特异性风湿活动性试验，如红细胞沉降率（ESR）、C反应蛋白（CRP）等。若ASO升高，而ESR与CRP阴性，表明有链球菌感染；若3项均阳性，提示风湿活动；若3项均阴性，则多数可排除有风湿活动期。应该指出，3种化验指标不是特异性的，必须结合临床表现才有诊断价值。

知识点11：二尖瓣狭窄的并发症　　副高：熟练掌握　正高：熟练掌握

（1）充血性心力衰竭和急性肺水肿：充血性心力衰竭是二尖瓣狭窄的主要死亡原因。急性肺水肿是二尖瓣狭窄的严重并发症，多于劳累、情绪激动、呼吸道感染、快速心房颤动或妊娠等情况下诱发，如不及时处理，往往致死。右心室衰竭为二尖瓣狭窄的晚期并发症。因右心排血量降低，呼吸困难等肺循环淤血的症状减轻，临床主要表现为体循环淤血的症状和体征。

（2）心房颤动：二尖瓣狭窄患者易于发生房性心律失常，尤其是心房颤动。有症状的二尖瓣狭窄患者30%~40%发生心房颤动。左心房压力和容量负荷的变化，以及风湿性炎症引起的左心房壁纤维化，改变了左心房的电生理特性，是心房颤动发生的病理基础。急性发生的心房颤动可能会导致血流动力学的明显变化，并诱发心力衰竭，二尖瓣狭窄的患者往往比二尖瓣关闭不全的患者表现更明显。此外，心房颤动的患者，左心房易形成血栓，增加二尖瓣疾病患者的栓塞事件。

（3）栓塞：体循环栓塞出现于10%~20%的二尖瓣狭窄患者。栓塞的风险与年龄以及心房颤动的存在相关，与二尖瓣狭窄的程度、左心房的大小以及心力衰竭存在与否无关。栓塞事件可为二尖瓣狭窄的初发症状，栓子多来自扩大的左心耳伴心房颤动者，发生体循环栓塞，其中以脑梗死最常见。右心房来源的栓子可造成肺梗死。

（4）肺部感染：本病患者常有肺淤血，易合并肺部感染。出现肺部感染后往往可诱发或加重心力衰竭。

（5）亚急性感染性心内膜炎：较少见。

知识点12：二尖瓣狭窄的诊断与鉴别诊断　　副高：熟练掌握　正高：熟练掌握

（1）诊断：心尖区有隆隆样舒张期杂音伴X线或心电图示左心房增大，一般可诊断二尖瓣狭窄，超声心动图检查可确诊，同时有助于判断病变类型和程度。风湿活动往往是临床病情不易控制的潜在因素，此外，风湿活动亦是介入和外科手术的禁忌证。有下述临床迹象之一者，应高度怀疑患者存在风湿活动的可能：①原因不明的发热，伴轻度贫血、多汗、乏力。②游走性多关节炎。③顽固性心力衰竭，对洋地黄易中毒。④原有杂音性质改变或出现新的病理性杂音。⑤新近出现各种严重心律失常。⑥心力衰竭控制后血沉反而增快。⑦换生物瓣或瓣膜球囊成形术后1~2年又出现较明显的瓣膜狭窄。若经诊断性抗风湿治疗后病情明显改善，就更支持风湿活动的诊断。风湿热活动的化验检查如抗链球菌溶血素、红细胞沉降率和C反应蛋白等有助于辅助诊断。

（2）鉴别诊断

1）与其他非风湿性病因的二尖瓣狭窄鉴别

①先天性二尖瓣狭窄：是一种罕见的先天性疾病，主要见于幼儿和儿童，常与其他先天性心脏病合并存在。单独先天性二尖瓣畸形较少见。先天性二尖瓣狭窄出现症状的时间早，且无风湿热病史，75%在出生后1年内出现症状。常见的症状为呼吸困难等肺淤血症状，严重可出现肺水肿，后期由于并发肺动脉高压，呈现右心室衰竭。先天性二尖瓣畸形病变可累及瓣叶、腱索及乳头肌等结构，其中最具特征性者为二尖瓣"降落伞状"畸形，诊断主要依靠超声心动图检查。

②老年性二尖瓣环或环下钙化：是一种老年性退行性病变，主要表现为二尖瓣纤维肌环及瓣下钙质沉着，使二尖瓣活动受限，一般无明显粘连，多伴有主动脉瓣钙化。临床表现取决于瓣环钙化的程度。轻度病变者无临床表现；重度病变者二尖瓣的瓣环呈明显增厚钙化，活动受限，可合并二尖瓣关闭不全。本病常同时合并窦房结及传导系统退行性变，而呈现缓慢性心律失常，少数患者由于瓣环钙质脱落，发生体循环栓塞。诊断主要依靠胸部X线及超声心动图检查。胸部X线可发现二尖瓣环的钙化影；超声心动图可见在二尖瓣环处的强反射回声团。

2）与其他有舒张中晚期隆隆性杂音的疾病鉴别

①左心房黏液瘤：是临床上最常见的心脏原发性肿瘤。可发生于任何年龄，但最常见于中年，以女性多见。瘤体部分阻塞二尖瓣口时引起酷似二尖瓣狭窄的表现。本病的梗阻症状有随体位变动而发作的特点，如有与体位相关的发作性呼吸困难及眩晕，瘤体碎片脱落可有反复的外周动脉栓塞。二尖瓣舒张期杂音亦与体位改变明显相关，可伴肿瘤扑落音，无开瓣音。超声心动图上呈左心房内云雾样光团的特征性表现，是主要的鉴别诊断依据。

②功能性二尖瓣狭窄：见于二尖瓣口的血流量及流速增大，如有较大量左向右分流的先天性心脏病（动脉导管未闭、室间隔缺损等）和高动力循环疾病（甲状腺功能亢进症、贫血等）。严重主动脉瓣关闭不全时，二尖瓣在心室舒张期受主动脉反流血液的冲击，可在心尖部听到舒张期杂音（Austin-Flint杂音）。功能性二尖瓣狭窄杂音较轻，历时较短，性质较柔和，无渐增性特征，不伴震颤，无第一心音亢进及开瓣音。

③急性风湿性心内膜炎：心尖区有高调、柔和、易变的舒张早期杂音，是风湿热累及心脏内膜时活动性–二尖瓣炎的体征，风湿活动控制后，杂音可消失。这是因为左心室扩大，相对性二尖瓣狭窄所致（Carey-Coombs杂音），借助超声心动图可确诊。

④三尖瓣狭窄：胸骨左下缘可闻及低调隆隆样舒张中晚期杂音，收缩期前增强。吸气时

杂音增强。二尖瓣狭窄舒张期杂音位于心尖区，吸气时减弱。超声心动图可明确诊断。

知识点13：二尖瓣狭窄的一般治疗　　　副高：熟练掌握　正高：熟练掌握

（1）有风湿活动者应给予抗风湿治疗，特别重要的是预防风湿热复发，一般应坚持至患者40岁甚至终身应用苄星青霉素120万U，每4周肌内注射1次。

（2）预防感染性心内膜炎。对风湿性心脏病患者，应积极预防链球菌感染与风湿活动以及感染性心内膜炎。若合并风湿活动，应积极治疗，包括：①一般治疗：应卧床休息，直至风湿活动消失。防止感冒，避免劳累。②抗生素治疗：首选杀灭链球菌的抗生素，如青霉素或长效青霉素，长期甚至终身应用。③抗风湿药物，包括水杨酸类药物或糖皮质激素等。

（3）无症状者避免剧烈体力活动，定期（6～12个月）复查。

（4）呼吸困难者应减少体力活动，限制钠盐摄入，口服利尿剂，避免和控制诱发急性肺水肿的因素，如急性感染、贫血等。

知识点14：二尖瓣狭窄伴心力衰竭的治疗　　　副高：熟练掌握　正高：熟练掌握

二尖瓣狭窄的早期易发急性肺水肿，晚期则为右心衰竭。急性肺水肿的处理原则与急性左心衰竭所致的肺水肿相似。但应注意：①避免使用以扩张小动脉为主、减轻心脏后负荷的血管扩张药物，应选用扩张静脉系统、减轻心脏前负荷为主的硝酸酯类药物。②正性肌力药物对二尖瓣狭窄的肺水肿无益，仅在心房颤动伴快速心室率时可静脉注射毛花苷丙，以减慢心室率。

知识点15：二尖瓣狭窄伴心房颤动的治疗　　　副高：熟练掌握　正高：熟练掌握

二尖瓣狭窄伴慢性心房颤动时，治疗主要是控制心室率和抗凝，必要时可用药物或电复律治疗。控制心室率主要应用洋地黄、β受体阻滞剂以及非二氢吡啶类钙离子通道阻滞剂。洋地黄对于减慢静息情况下心室率有效；β受体阻滞剂或非二氢吡啶类钙离子通道阻滞剂预防运动时心率的增加更有效。当β受体阻滞剂及非二氢吡啶类钙离子通道阻滞剂有禁忌时，可口服胺碘酮。如无禁忌证，心房颤动者应当长期给予华法林抗凝治疗，以预防血栓形成和栓塞事件的发生。对有选择的病例（病程<1年，左心房直径<60mm，无病态窦房结综合征和房室传导阻滞），可行电复律或药物转复，复律之前3周和成功复律后4周需服华法林抗凝。成功复律后需长期口服Ic类（如普罗帕酮）或Ⅲ类（如胺碘酮）等抗心律失常药物来维持窦性心律，但通常难以长期维持。

二尖瓣疾病伴快速心房颤动急性发作，如果血流动力学不稳定，应紧急实施电复律。电复律前、中、后应静脉给予肝素抗凝。与二尖瓣关闭不全相比，恢复窦性心律对于二尖瓣狭窄意义更大。因为心动过速使舒张期缩短，将进一步增大二尖瓣狭窄时的跨瓣压差和左心房压，甚至诱发急性肺水肿。血流动力学稳定者，首先考虑静脉用药控制心室率，可先静注毛花苷丙，效果不佳时，联合经静脉使用β受体阻滞剂或非二氢吡啶类钙离子通道阻断剂。

知识点16：二尖瓣狭窄伴栓塞的预防　　　　副高：熟练掌握　正高：熟练掌握

对二尖瓣狭窄患者进行抗凝治疗可降低4～15倍栓塞事件的发生，包括体循环和肺循环的栓塞。对于二尖瓣狭窄患者，若合并心房颤动（包括阵发性、持续性或永久性心房颤动），或既往有栓塞史，或左心房血栓的患者，推荐进行口服抗凝药物治疗。

知识点17：二尖瓣狭窄的介入治疗　　　　副高：熟练掌握　正高：熟练掌握

经皮二尖瓣球囊成形术，是缓解单纯二尖瓣狭窄的首选方法。此方法能使二尖瓣口面积扩大至$2.0cm^2$以上，明显降低二尖瓣跨瓣压差和左心房压力，术后即刻获得血流动力学的改善，改善临床症状，长期疗效与外科手术类似。并发症发生率低，且患者康复快。

知识点18：经皮二尖瓣球囊成形术的适应证　　　　副高：熟练掌握　正高：熟练掌握

①中度或重度二尖瓣狭窄（二尖瓣面积≤$1.5cm^2$），伴有症状（NYHA分级≥Ⅱ级）；或中度或重度二尖瓣狭窄，无症状但伴肺动脉高压（肺动脉压力静息时>50mmHg或运动时>60mmHg）。②瓣膜形态适合经皮介入治疗（瓣叶柔韧性尚可，无明显钙化和瓣膜下结构病变）。③无左心房血栓形成。④无中度或重度二尖瓣反流。对高龄，伴有严重心、肺、肾、肿瘤等疾病不宜外科手术，妊娠以及外科分离术后再狭窄的患者也可选用。经皮二尖瓣球囊成形术不推荐用于轻度二尖瓣狭窄的患者。

知识点19：二尖瓣狭窄的外科治疗　　　　副高：熟练掌握　正高：熟练掌握

外科手术方式有二尖瓣分离术和二尖瓣置换术两类。其中二尖瓣分离术有闭式分离术和直视分离术两种，闭式分离术临床已少用。二尖瓣置换术常用机械瓣或生物瓣两种。机械瓣经久耐用，不致钙化或感染，但须终身抗凝治疗。生物瓣不需抗凝治疗，但可发生感染性心内膜炎或数年后瓣膜钙化而失效。

知识点20：二尖瓣分离术的适应证　　　　副高：熟练掌握　正高：熟练掌握

①二尖瓣病变为隔膜型，无明显二尖瓣关闭不全。②无风湿活动并存或风湿活动控制后6个月。③心功能Ⅱ～Ⅲ级。④年龄20～50岁。⑤有心房颤动及动脉栓塞，但无新鲜血栓时均非禁忌。⑥合并妊娠后，若反复发生肺水肿，内科治疗效果不佳，可考虑在妊娠4～6个月期间行紧急手术。

知识点21：二尖瓣置换术的适应证　　　　副高：熟练掌握　正高：熟练掌握

①心功能不超过Ⅲ级。②隔膜型二尖瓣狭窄伴有明显关闭不全。③漏斗型二尖瓣狭窄。

④瓣膜及瓣膜下有严重粘连、钙化或缩短者。但需注意，当患者有出血性疾病不能进行抗凝治疗时，不宜置换机械瓣。

二、二尖瓣关闭不全

二尖瓣关闭不全

知识点22：二尖瓣关闭不全概述　　　　　副高：熟练掌握　正高：熟练掌握

二尖瓣是由二尖瓣瓣环、二尖瓣瓣叶、腱索、乳头肌共同组成，其中任何一部分出现功能异常都可能导致二尖瓣关闭不全。根据起病缓急、病因等，可以分为两类，一类是因为腱索断裂、乳头肌功能不全或断裂或感染性心内膜炎导致的急性二尖瓣关闭不全，往往伴随急性血流动力学障碍、心衰，需要紧急医疗干预。另一类是由于瓣膜黏液样变性、风湿性心脏损害或瓣环钙化等造成的慢性二尖瓣关闭不全，通常患者出现症状的时间较晚。

知识点23：二尖瓣关闭不全的病因　　　　　副高：熟练掌握　正高：熟练掌握

收缩期二尖瓣关闭依赖二尖瓣装置（瓣叶、瓣环、腱索、乳头肌）和左心室的结构和功能的完整性，其中任何部分的异常可致二尖瓣关闭不全。慢性二尖瓣关闭不全的病因在我国以风湿热为最常见，多伴二尖瓣狭窄或主动脉瓣病变；单纯性二尖瓣关闭不全则较为少见。其他慢性二尖瓣关闭不全的病因，常见有二尖瓣脱垂综合征、冠心病乳头肌功能障碍、老年退行性瓣膜病、感染性心内膜炎以及左心室显著扩大所造成的相对性二尖瓣关闭不全等；其他少见原因包括先天性畸形、结缔组织疾病和左心房黏液瘤等。急性二尖瓣关闭不全的病因包括：①急性心肌梗死致乳头肌急性缺血、坏死或断裂。②感染性心内膜炎致瓣叶毁损或致腱索断裂。③特发性腱索断裂。④胸外伤所致创伤性二尖瓣关闭不全或医源性二尖瓣关闭不全及人工瓣膜的损坏等。

知识点24：二尖瓣关闭不全的血流动力学　　　　　副高：熟练掌握　正高：熟练掌握

二尖瓣关闭不全的基本病理生理改变为收缩期二尖瓣闭合不全，致使血液由左心室向左心房反流，左心房收缩期负荷和左心室舒张期负荷加重。左心室收缩时，血流由左心室注入主动脉，同时反流的血液进入左心房，使左心房负荷增加；左心室舒张时，既要接受正常回流入左心房的血液，又要接受上一次心搏时反流入左心房的血液，使左心室负荷亦增大。慢性二尖瓣关闭不全时，左心室发生代偿性肥大，前向心排血量和射血分数增加，在较长的代偿期内，左心室舒张末期容量和压力可不增加，左心房压不致明显上升，此时可无肺淤血临床症状；后期失代偿时，持续严重的过度容量负荷终致左心室衰竭，前向心排血量和射血分数下降，左心室舒张期末容量和压力及左心房压力明显增加，临床上出现肺淤血和体循环灌注低下等左侧心力衰竭的表现，晚期可致肺动脉高压和右侧心力衰竭发生。急性二尖瓣关闭不全时，如心肌梗死时腱索或乳头肌断裂或创伤性二尖瓣关闭不全时，由于起病急骤，左心室来不及代偿，左心室前向心排血量明显减少，同时左心房容量负荷骤增，左心房压力和肺静脉急速升高，导致肺淤血，甚至急性肺水肿，并可致肺动脉高压和右侧心力衰竭。

知识点25：二尖瓣关闭不全的病理　　　副高：熟练掌握　正高：熟练掌握

风湿性二尖瓣狭窄合并关闭不全者，由于风湿热侵犯二尖瓣瓣膜，反复炎症水肿并呈纤维性增厚、粘连，造成瓣口狭窄；同时二尖瓣的瓣叶挛缩变形，腱索、乳头肌也纤维化，短缩，致使瓣叶不能在心室收缩时完全闭合，阻碍瓣膜的启闭功能，使二尖瓣既狭窄，又有关闭不全。风湿性单纯性二尖瓣关闭不全者，主要病变是二尖瓣的瓣环扩大，心脏收缩期二尖瓣瓣叶不能闭合；瓣膜虽有一定程度的纤维化、增厚，但瓣叶交界无融合，瓣口并无狭窄。

知识点26：二尖瓣关闭不全的临床症状　　　副高：熟练掌握　正高：熟练掌握

二尖瓣关闭不全的临床症状轻重不一，因起病缓急、病程早晚以及反流量多少等而异。

（1）急性二尖瓣关闭不全：轻度反流者仅有轻微劳力性呼吸困难，严重反流很快发生急性左心衰竭，甚至发生急性肺水肿、心源性休克。

（2）慢性二尖瓣关闭不全：轻度反流者多无明显症状或仅有轻度不适感。严重反流时，由于体循环的供血减少，往往首发症状是乏力易倦、活动耐量减低；由于左心室代偿功能较强，使肺循环压力早期无明显升高，则呼吸困难等肺淤血症状出现较晚。风湿性二尖瓣关闭不全，病程发展缓慢，但一旦出现临床症状，则提示左心室代偿功能衰减，病情即可迅速恶化。晚期可呈现左侧心力衰竭和右侧心力衰竭症状。

知识点27：二尖瓣关闭不全的体征表现　　　副高：熟练掌握　正高：熟练掌握

（1）心脏听诊：二尖瓣关闭不全的听诊特征是心尖区收缩期反流性杂音。风湿性二尖瓣关闭不全的杂音特征，是位于心尖区的全收缩期吹风样杂音，高调、响亮、呈一贯型，吸气时减弱，瓣膜增厚者杂音粗糙。杂音传导方向与病变部位有关系。前叶损害为主时，杂音常向左腋下和左肩胛下区传导；后叶损害为主者，杂音则向胸骨左缘和心底部传导。可伴有收缩期震颤。心尖区第一心音减弱或消失，并常被杂音所掩盖。兼有二尖瓣狭窄及关闭不全者，则心尖区既可听到舒张期隆隆样杂音，又可听到收缩期吹风样杂音，心尖区第一心音较为响亮。二尖瓣脱垂的典型特征为收缩中期喀喇音之后的收缩晚期杂音。冠心病乳头肌功能失常时可有收缩早、中、晚期或全收缩期杂音；腱索断裂时杂音可似海鸥鸣或乐音性。急性二尖瓣关闭不全，心尖区反流性杂音非全收缩期杂音，于第二心音前终止，低调，呈递减型，可不如慢性者响。肺动脉瓣区第二心音亢进；心尖区可闻及第三心音、第四心音和因大量血流通过二尖瓣瓣口产生的短促的舒张期隆隆样杂音。

（2）其他体征：慢性二尖瓣反流者，心界可向左下扩大，心尖搏动移向左下方，心尖区可触及收缩期抬举样搏动，提示左心室肥厚和扩大。急性二尖瓣反流者，左心室无扩大，心界可正常，且不伴收缩期抬举样搏动。

知识点28：二尖瓣关闭不全的心电图表现	副高：熟练掌握 正高：熟练掌握

轻度二尖瓣关闭不全者，心电图可正常。严重者可有左心室肥大和劳损，电轴左偏。合并肺动脉高压时，显示右心室肥大。慢性二尖瓣关闭不全病程后期可有心房颤动。

知识点29：二尖瓣关闭不全的X线表现	副高：熟练掌握 正高：熟练掌握

轻度二尖瓣关闭不全者，可无明显异常发现。慢性重度反流显示左心房、左心室明显增大，心脏右缘形成"双房影"。后期左侧心力衰竭时可见肺淤血征，出现肺间质水肿和Kerley B线。肺动脉高压或右侧心力衰竭时，右心室增大。急性二尖瓣关闭不全者早期出现明显肺淤血征，心影可不增大。

知识点30：超声心动图的推荐使用情况	副高：熟练掌握 正高：熟练掌握

超声心动图是确诊二尖瓣关闭不全和定量二尖瓣反流首选的无创性诊断方法，推荐用于：①二尖瓣关闭不全的程度、左心室大小和功能、右心室和左心房大小、肺动脉压力的初始评估。②明确二尖瓣关闭不全的病因。③中重度二尖瓣关闭不全无症状者的左心室功能进行每年或每半年的随访。④二尖瓣关闭不全症状或体征发生变化时对二尖瓣装置或左心室功能进行评估。⑤二尖瓣瓣膜修复术或瓣膜置换术后对二尖瓣和左心室大小、功能进行评估。

知识点31：二尖瓣关闭不全的超声心动图表现	副高：熟练掌握 正高：熟练掌握

风湿性二尖瓣关闭不全者瓣叶反光增强，变厚、腱索和乳头肌增厚增粗，收缩期二尖瓣瓣叶对合不全；由于腱索断裂引起的二尖瓣关闭不全，可见腱索断裂的瓣叶在收缩期呈鹅颈样翻转入左心房，舒张期呈挥鞭样迅速从左心房漂向左心室；二尖瓣瓣环钙化者可显示钙化的反光增强回声，重度钙化则显示整个瓣环新月形回声增强。

知识点32：二尖瓣关闭不全的心导管检查	副高：熟练掌握 正高：熟练掌握

心导管检查及左心室造影的适应证：①无创性检查不能对二尖瓣关闭不全的严重程度、左心室功能和是否需要外科手术提供准确信息。②无创性检查所评估的二尖瓣关闭不全的程度与肺动脉压力不成比例，或与患者的临床表现不一致。心导管检查及左心室造影不推荐用于二尖瓣关闭不全不拟行外科手术者。左心导管检查可显示左心房压力增高，压力曲线V波显著，而心排血量减低。右心导管检查可显示右心室、肺动脉及肺毛细血管楔压增高，肺循环阻力增大。左心室造影显示心脏收缩时造影剂反流入左心房，根据收缩期左心房内造影剂反流量的大小及显影密度，可对二尖瓣反流进行定量，评估二尖瓣关闭不全的轻重程度。

知识点33：二尖瓣关闭不全的并发症　　　副高：熟练掌握　正高：熟练掌握

（1）呼吸道感染：长期肺淤血容易导致肺部感染，可进一步加重或诱发心力衰竭。

（2）心力衰竭：是二尖瓣关闭不全的常见并发症和致死主要原因。急性患者和慢性患者发生腱索断裂时，短期内发生急性左心衰竭甚至急性肺水肿，预后较差。

（3）心房颤动：常见于慢性重度二尖瓣关闭不全患者，但出现较晚。

（4）感染性心内膜炎：较二尖瓣狭窄患者多见。

（5）栓塞：是附壁血栓脱落而致，脑栓塞最为多见。

知识点34：二尖瓣关闭不全的诊断　　　副高：熟练掌握　正高：熟练掌握

急性者，如突然发生呼吸困难，心尖区出现收缩期杂音，X线心影不大而肺淤血明显和有病因可寻者，如二尖瓣脱垂、感染性心内膜炎、急性心肌梗死、创伤和人工瓣膜置换术后，诊断不难。慢性者，心尖区有典型杂音伴左心房室增大，诊断可以成立，确诊有赖超声心动图。

知识点35：二尖瓣关闭不全的鉴别诊断　　　副高：熟练掌握　正高：熟练掌握

由于心尖区杂音可向胸骨左缘传导，应注意与以下情况相鉴别。

（1）三尖瓣关闭不全：为全收缩期杂音，在胸骨左缘第4~5肋间最清楚，右心室显著扩大时可传导至心尖区，但不向左腋下传导。杂音在吸气时增强，常伴颈静脉收缩期搏动和肝收缩期搏动。超声心动图可明确诊断。

（2）室间隔缺损：为全收缩期杂音，在胸骨左缘第4肋间最清楚，不向腋下传导，常伴胸骨旁收缩期震颤。超声心动图显示室间隔连续中断，彩色多普勒者可显示左至右分流及分流量，声学造影可证实心室水平左向右分流存在。

（3）胸骨左缘收缩期喷射性杂音：血流通过左或右心室流出道时产生，多见于左或右心室流出道梗阻（如主、肺动脉瓣狭窄）。杂音自收缩中期开始，于第二心音前终止，呈吹风样和递增递减型。主动脉瓣狭窄的杂音位于胸骨右缘第2肋间，肺动脉瓣狭窄的杂音位于胸骨左缘第2肋间，肥厚型梗阻性心肌病的杂音位于胸骨左缘第3~4肋间。

知识点36：急性二尖瓣关闭不全的治疗　　　副高：熟练掌握　正高：熟练掌握

急性二尖瓣关闭不全的治疗目的是降低肺静脉压，增加心排血量和纠正病因。内科治疗一般为术前过渡措施，尽可能在床旁Swan-Ganz导管血流动力学监测指导下进行。静脉滴注硝普钠，通过扩张小动静脉，降低心脏前后负荷，减轻肺淤血，减少反流，增加心排血量。静脉注射利尿剂可降低前负荷。外科治疗为根本措施，视病因、病变性质、反流程度和对药物治疗的反应，采取紧急、择期或选择性手术（人工瓣膜置换术或修复术）。部分患者经药物治疗后症状基本控制，进入慢性代偿期。

知识点37：慢性二尖瓣关闭不全的内科治疗　　　副高：熟练掌握　　正高：熟练掌握

（1）对中、轻度二尖瓣关闭不全患者，应预防风湿活动复发，在进行手术和器械操作前后及时用抗生素预防感染性心内膜炎。

（2）出现心力衰竭者，应避免过度的体力劳动、限制钠盐摄入，可适当使用利尿剂、洋地黄、血管扩张剂，包括血管紧张素转换酶抑制剂。

（3）对有心房颤动，伴有体循环栓塞史者可长期应用抗凝药物，防止血栓栓塞。

（4）减慢心室率的药物及抗心律失常的药物可用于合并心房颤动的治疗，洋地黄与β受体阻滞剂是控制心率的主要药物。

（5）对无症状的慢性二尖瓣关闭不全伴左心功能正常的患者，无需特殊治疗，应长期进行随访。

知识点38：慢性二尖瓣关闭不全的外科治疗　　　副高：熟练掌握　　正高：熟练掌握

二尖瓣关闭不全的外科治疗，需根据病变的类型而定。目前外科手术方法有两种：二尖瓣修复术和人工二尖瓣置换术。二尖瓣修复术包括瓣膜修补术和瓣环修复术；二尖瓣置换术包括保留部分原二尖瓣装置和不保留原二尖瓣装置的两种。与二尖瓣置换术相比，二尖瓣修复术的优点在于能最大限度地保存天然瓣膜，无需终身抗凝治疗，术后生存率较高，因此推荐用于病变类型适合的患者。对于轻度或中度的二尖瓣关闭不全者，不推荐施行手术治疗，宜定期随访复查，观察病情发展，外科手术的主要适应证：①急性重度二尖瓣关闭不全伴有症状者。②慢性重度二尖瓣关闭不全，伴有症状（NYHA分级≥Ⅰ级）者。③慢性重度二尖瓣关闭不全，不伴有症状，但辅助检查提示具有潜在的左室功能不全（左室射血分数<60%和/或左室收缩末期容积指数≥50ml/m^{2}和/或左室收缩末期内径>45mm）者。对于重度二尖瓣关闭不全、不伴有症状、辅助检查提示左心室功能正常（左室射血分数>60%和/或左心室收缩末期内径<45mm）的患者，外科手术指征尚无定论；施行二尖瓣修复术的指征可以较二尖瓣置换术的指征更早些。若该类患者合并新发的房颤，或肺动脉高压（肺动脉压力静息时>50mmHg或运动时>60mmHg）者，亦可考虑施行外科手术。

知识点39：二尖瓣置换术的适应证　　　副高：熟练掌握　　正高：熟练掌握

①出现症状的急性重度二尖瓣关闭不全患者（证据级别：B）。②慢性重度二尖瓣关闭不全患者，无严重左室功能不全的情况下［严重左室功能不全定义为左室射血分数<30%和/或左室收缩末期内径>55mm。患者心功能为（NYHA）Ⅱ～Ⅲ级或Ⅳ级（证据级别：B）］。③二尖瓣关闭不全和狭窄，以二尖瓣关闭不全为主或者虽以狭窄为主，但为漏斗型病变。④连枷样瓣叶引起的二尖瓣反流患者，可考虑行瓣膜置换术。

知识点40：二尖瓣成形术的适应证　　　　副高：熟练掌握　　正高：熟练掌握

①无症状慢性的重度二尖瓣关闭不全患者，左室功能为（NYHA）Ⅱ～Ⅲ级，左室射血分数30%～60%和/或左室收缩末期内径≥40mm（证据级别：B）。②无症状慢性重度二尖瓣关闭不全患者，左室射血分数＞60%，左室收缩末期内径＜40mm。成功的二尖瓣成形术残余反流应＜10%（证据级别：B）。③无症状慢性重度二尖瓣关闭不全患者，左室功能正常，但出现新发心房颤动（证据级别：C）。④无症状慢性重度二尖瓣关闭不全患者，左室功能正常，但出现肺动脉高压（静息状态下肺动脉收缩压≥50mmHg或运动时肺动脉收缩压≥60mmHg）（证据级别：C）。若由于瓣环扩张或者瓣膜病变轻，活动度好、非风湿性关闭不全病例，如二尖瓣脱垂、腱索断裂，可考虑行二尖瓣成形术。

知识点41：二尖瓣关闭不全的预后　　　　副高：熟练掌握　　正高：熟练掌握

二尖瓣关闭不全的病程演变及预后与病因有关，左心室功能状态是影响预后的重要因素。急性重度二尖瓣关闭不全，往往起病急骤，病情迅速恶化，可在短期内死于急性左侧心力衰竭和肺水肿。风湿性二尖瓣关闭不全病例一般病程发展较为缓慢，左心室代偿功能良好的病例可多年不呈现明显症状，一旦出现临床症状，则提示左心室代偿功能衰减，病情即可迅速恶化。二尖瓣关闭不全伴有症状（NYHA分级Ⅲ～Ⅳ级）或左室射血分数＜60%者死亡的危险远大于不伴有症状或左心室功能正常者。出现严重临床症状亦是外科术后预后不良的预测因素。

第二节　主动脉瓣疾病

一、主动脉瓣狭窄

知识点1：主动脉瓣狭窄的概念及临床分期　　　　副高：熟练掌握　　正高：熟练掌握

主动脉瓣狭窄是指主动脉瓣膜先天性结构异常和后天病变所致的瓣膜异常，而引起的主动脉瓣口面积减少。可由风湿热的后遗症、先天性主动脉瓣结构异常（单叶式、二叶式、三叶式和四叶式等畸形）或老年性的主动脉瓣钙化所致的主动脉瓣狭窄。

成人主动脉瓣口面积≥3.0cm^2，当瓣口面积减少一半时，收缩期仍无明显跨瓣压差。主动脉瓣口面积≤1.0cm^{2}为重度狭窄，左心室收缩压明显升高，跨瓣压差显著。瓣口面积在1.0～1.5cm^{2}为中度狭窄，1.5～2.0cm^{2}为轻度狭窄。这种瓣口面积的减少，可以使层流转化成低能的湍流造成能量的丢失，心脏为了使血流能通过狭窄的瓣口，就会增加左室的工作压力。作为主要的代偿机制而产生的向心性左室肥厚，可以帮助克服左室工作压的增加而使血流能通过狭窄的主动脉瓣口。湍流、能量丢失、左室肥厚均构成患者产生一系列临床症状的病理生理学基础。

确定主动脉瓣狭窄程度的标准

严重程度	跨瓣膜平均压差（mmHg）	主动脉瓣口面积（cm^2）
轻度	<25	>1.5
中度	25～40	1.0～1.5
重度	>40	<1.0
极重度	>80	<0.7

知识点2：主动脉瓣狭窄的病因　　　　副高：熟练掌握　正高：熟练掌握

（1）风湿性心脏病：风湿性炎症导致瓣膜交界处粘连融合，瓣叶纤维化、僵硬、钙化和挛缩畸形，因而瓣口狭窄。几乎无单纯的风湿性主动脉瓣狭窄，大多伴有关闭不全和二尖瓣损害。

（2）先天性畸形：①先天性二叶瓣畸形：为最常见的先天性主动脉瓣狭窄的病因。先天性二叶瓣畸形见于1%～2%的人群，男多于女。出生时多无交界处融合和狭窄。由于瓣叶结构的异常，即使正常的血流动力学也可引起瓣膜增厚、钙化、僵硬及瓣口狭窄，约1/3可发生狭窄。成年期形成椭圆或窄缝形狭窄瓣口，是成人孤立性主动脉瓣狭窄的常见原因。主动脉瓣二叶瓣畸形易并发感染性心内膜炎，在主动脉瓣的感染性心内膜炎中最多见的基础心脏病为二叶瓣畸形。②先天性单叶瓣畸形：少见，瓣口偏心，呈圆形或泪滴状，出生时即有狭窄。如狭窄开始时轻，多在成年期进行性钙化使狭窄加重。③先天性三个瓣叶狭窄：十分少见，多为三个瓣叶不等大，可能在出生时就有狭窄，也可能在中年以后瓣叶逐渐纤维化和钙化导致瓣膜狭窄。

（3）退行性老年钙化性主动脉瓣狭窄：为65岁以上老年人单纯性主动脉狭窄的常见原因。无交界处融合，瓣叶主动脉面有钙化结节限制瓣叶活动。常伴有二尖瓣环钙化。

知识点3：主动脉瓣狭窄的特征　　　　副高：熟练掌握　正高：熟练掌握

①在正常心排血量时压差峰值>50mmHg；②平均身材成年人的有效主动脉瓣口面积（按Gorlin公式计算）约$0.8cm^2$，即按体表面积计算$0.5cm^2/m^2$（小于正常瓣口面积$3.0～4.0cm^2$的1/4）。

知识点4：主动脉瓣狭窄引起心肌缺血的机制　　　　副高：熟练掌握　正高：熟练掌握

①左心室壁增厚、心室收缩压升高和射血时间延长，增加心肌氧耗。②左心室肥厚，心肌毛细血管密度相对减少。③舒张期心腔内压力增高，压迫心内膜下冠状动脉。④左心室舒张末压升高致舒张期主动脉-左心室压差降低，减少冠状动脉灌注压。后两者减少冠状动脉血流。运动增加心肌工作和氧耗，心肌缺血加重。

知识点5：主动脉瓣的解剖 　　　　副高：熟练掌握　正高：熟练掌握

左心室流出道的出口为主动脉口，主动脉口周围的纤维环上有3个半月形的瓣膜附着，称为主动脉瓣，分左瓣、右瓣和后瓣，瓣膜的游离缘朝向主动脉腔。瓣膜游离缘中点增厚的半月瓣小结，较肺动脉瓣者更为明显。每个瓣膜相对的主动脉壁向外膨出，瓣膜与壁之间的腔隙称为主动脉窦（Valsalva窦），可分为左窦、右窦和后窦。其中左、右窦分别有左、右冠状动脉的开口。后窦无冠状动脉开口，也叫无冠状动脉窦，主动脉瓣环的直径平均为25.20mm，周径平均为74.96mm。

知识点6：主动脉瓣狭窄的病理 　　　　副高：熟练掌握　正高：熟练掌握

主动脉瓣狭窄究其病因主要包括风湿热、先天性畸形，以及老年退行性钙化三大方面。风湿性瓣膜狭窄主要为炎症过程导致交界处一处或多处发生粘连融合、瘢痕化，瓣叶增厚。交界处和瓣叶粘连融合以及瓣环的血管增生，进而导致瓣膜游离缘的回缩和硬化，并在表面和瓣口形成钙化结节，以致瓣口缩小形成小的圆形或三角形开口。先天性二叶瓣畸形为最常见的先天性主动脉瓣狭窄病因。出生时多无交界处融合和狭窄。由于瓣叶结构的异常，即使正常的血流动力学也可引起瓣膜增厚、钙化、僵硬及瓣口狭窄，约1/3发生狭窄。成年期形成椭圆或窄缝形狭窄瓣口，为成人孤立性主动脉瓣狭窄的常见病因。老年性主动脉瓣钙化系从瓣膜的主动脉面基底部开始沿纤维板扩展，大量钙质沉积于瓣膜基部的固定线上，其特点是无交界处融合瓣叶边缘变形，瓣叶活动通常不受限。

知识点7：主动脉瓣狭窄的临床症状 　　　　副高：熟练掌握　正高：熟练掌握

（1）呼吸困难：疲乏、无力和头晕是很早期的症状。劳力性呼吸困难为晚期肺淤血引起的首发症状。轻度的左侧心力衰竭可出现气短、呼吸困难，严重者可出现夜间阵发性呼吸困难和端坐呼吸，甚或急性肺水肿，预后很差。

（2）心绞痛：见于60%的有症状患者。常由运动诱发，休息后缓解。随年龄增长，发作更频繁。主要由心肌肥厚心肌需氧量增加以及继发于冠状血管过度受压所致的氧供减少。极少数可由瓣膜的钙质栓塞冠状动脉引起。约有39%的患者同时伴有冠心病，进一步加重心肌缺血。

（3）晕厥或眩晕：约1/4有症状的患者发生晕厥。多发生于直立、运动中、运动后即刻或身体向前弯曲时，少数在休息时发生。

知识点8：主动脉瓣狭窄发生晕厥或眩晕的机制 　　　　副高：熟练掌握　正高：熟练掌握

①运动后周围血管扩张，而狭窄的主动脉口限制心排血量的相应增加，导致急性脑缺血。②运动致心肌缺血加重，使左心室收缩泵功能突然降低，心排血量减少。③运动时左心室收缩压急剧上升，过度激活室内压力感受器通过迷走神经传入纤维兴奋血管减压反应，导

致外周血管阻力降低。④运动后即刻发生者，为突然体循环静脉回流减少，影响心室充盈，左室排血量进一步减少。⑤休息时晕厥可由于心律失常（心室颤动、心房颤动或房室传导阻滞等）导致心排血量骤减所致。⑥颈动脉窦过敏等。以上均引起体循环动脉压下降，脑循环灌注压降低，发生急性脑缺血。

知识点9：主动脉瓣狭窄的体征表现　　　　　副高：熟练掌握　　正高：熟练掌握

（1）心音：第一心音（S_1）正常。轻度主动脉瓣狭窄，第二心音（S_2）也正常，严重狭窄时左室射血时间显著延长，可出现 S_2 逆分裂。如主动脉瓣钙化僵硬，则第二心音主动脉瓣成分（A_2）减弱甚至消失。第三心音（S_3）出现预示着左心功能不全。中、重度狭窄时肥厚的左心室强有力的收缩产生明显的第四心音（S_4）。主动脉收缩期喷射音可见于先天性主动脉瓣狭窄或瓣叶活动度良好者，在胸骨左缘第3肋间易听到，可向心尖区传导，为短促而响亮的单音，不随呼吸而改变。风湿性主动脉瓣狭窄一般不产生喷射音。

（2）收缩期喷射性杂音：在 S_1 稍后或紧随喷射音开始，终止于 S_2 之前，杂音呈吹风样、粗糙，递增-递减型，在胸骨右缘第2或第3肋间最响，主要向颈动脉，也可向胸骨左下缘传导，常伴震颤。老年人钙化性主动脉瓣狭窄者，杂音在心底部，粗糙，高调成分可传导至心尖区，呈乐音性，为钙化的瓣叶振动所引起，在心尖区最响，可被误认为二尖瓣反流的杂音。狭窄越重，杂音越长，其高峰出现在较晚的收缩期。左心室衰竭或心排血量减少时（如 Valsalva 动作和站立时），杂音消失或减弱。杂音强度随每搏量不同而改变，长舒张期后，如期前收缩后的长代偿间期之后或心房颤动的长心动周期时，心排血量增加，杂音增强。

知识点10：主动脉瓣狭窄的并发症　　　　　副高：熟练掌握　　正高：熟练掌握

（1）心力衰竭：主动脉瓣狭窄一般死于进行性心力衰竭，发生左心衰竭后，自然病程明显缩短，因此，终末期的右心衰竭少见。

（2）心律失常：10%可发生心房颤动，致左心房压升高和心排血量明显减少，临床上迅速恶化，可致严重低血压、晕厥或肺水肿。主动脉瓣钙化侵及传导系统可致房室传导阻滞；左心室肥厚、心内膜下心肌缺血或冠状动脉栓塞可致室性心律失常。两种情况均可导致晕厥，甚至猝死。

（3）心脏性猝死：占10%~20%，猝死前常有晕厥、心绞痛或心力衰竭史。无症状者发生猝死少见，仅见于1%~3%的患者。

（4）胃肠道出血：可发生于严重的主动脉瓣狭窄患者，多见于老年患者，出血为隐匿和慢性。

（5）感染性心内膜炎：不常见。年轻人的瓣膜畸形较老年人的钙化瓣膜狭窄发生感染性心内膜炎的危险性大。

（6）体循环栓塞：少见。脑血栓可引起卒中或短暂性脑缺血发作，为增厚的两叶式瓣病变的微血栓所致。钙化性主动脉瓣狭窄可引起各种器官的钙化栓塞，包括心脏、肾脏和大脑。视网膜中央动脉发生钙化栓塞可引起视力突然丧失。

知识点11：主动脉瓣狭窄的X线表现   副高：熟练掌握   正高：熟练掌握

X线检查可见左心缘圆隆，心影不大或左心室轻度增大。常见主动脉狭窄后扩张和主动脉钙化。心力衰竭时左心室明显扩大，还可见左心房增大，肺动脉主干突出，肺静脉增宽以及肺淤血的征象。

知识点12：主动脉瓣狭窄的心电图表现   副高：熟练掌握   正高：熟练掌握

轻度主动脉瓣狭窄者心电图可正常。严重者心电图左心室肥厚与劳损。ST段压低和T波倒置的加重提示心室肥厚在进展。左心房增大的表现多见。主动脉瓣钙化严重时，可见左前分支阻滞和其他各种程度的房室或束支传导阻滞。

知识点13：主动脉瓣狭窄的超声心动图表现   副高：熟练掌握   正高：熟练掌握

M型超声可见主动脉瓣变厚，活动幅度减小，瓣叶反射光点增强提示瓣膜钙化。主动脉根部扩张，左心室后壁和室间隔对称性肥厚。二维超声心动图上可见主动脉瓣收缩期呈向心性弯形运动，并能明确先天性瓣膜畸形。多普勒超声显示缓慢而渐减的血流通过主动脉瓣，并可计算最大跨瓣压力阶差。

知识点14：主动脉瓣狭窄的左心导管检查   副高：熟练掌握   正高：熟练掌握

左心导管检查可直接测定左心房、左心室和主动脉的压力。左心室收缩压增高，主动脉收缩压降低，随着主动脉瓣狭窄病情加重，此压差增大，左心房收缩时压力曲线呈高大的a波。在下列情况时应考虑施行左心导管检查：①年轻的先天性主动脉瓣狭窄患者，虽无症状但需了解左心室流出道梗阻程度。②疑有左心室流出道梗阻而非瓣膜原因者。③欲区别主动脉瓣狭窄是否合并存在冠状动脉病变者，应同时行冠脉造影。④多瓣膜病变手术治疗前。

知识点15：主动脉瓣狭窄的诊断   副高：熟练掌握   正高：熟练掌握

临床上发现心底部主动脉瓣区喷射性收缩期杂音，超声心动图检查证实主动脉瓣狭窄，可明确诊断。

知识点16：主动脉瓣狭窄的鉴别诊断   副高：熟练掌握   正高：熟练掌握

（1）肥厚梗阻型心肌病：也称为特发性肥厚性主动脉瓣下狭窄（IHSS），胸骨左缘第4肋间可闻及收缩期杂音，收缩期喀喇音罕见，主动脉区第二心音正常。超声心动图显示左心室壁不对称性肥厚，室间隔明显增厚，与左心室后壁之比≥1.3，收缩期室间隔前移，左心室流出道变窄，可伴有二尖瓣前叶向前移位而引起二尖瓣反流。

（2）主动脉扩张：见于各种原因，如高血压、梅毒所致的主动脉扩张。可在胸骨右缘第2肋间闻及短促的收缩期杂音，主动脉区第二心音正常或亢进，无第二心音分裂。超声心动图可明确诊断。

（3）肺动脉瓣狭窄：可于胸骨左缘第2肋间闻及粗糙响亮的收缩期杂音，常伴收缩期喀喇音，肺动脉瓣区第二心音减弱并分裂，主动脉瓣区第二心音正常，右心室肥厚增大，肺动脉主干呈狭窄后扩张。

（4）三尖瓣关闭不全：胸骨左缘下端闻及高调的全收缩期杂音，吸气时回心血量增加可使杂音增强，呼气时减弱。颈静脉搏动，肝大。右心房和右心室明显扩大。超声心动图可证实诊断。

（5）二尖瓣关闭不全：心尖区全收缩期吹风样杂音，向左腋下传导；吸入亚硝酸异戊酯后杂音减弱。第一心音减弱，主动脉瓣第二心音正常，主动脉瓣无钙化。

知识点17：主动脉瓣狭窄的内科治疗　　　　　副高：熟练掌握　正高：熟练掌握

内科治疗的主要目的为确定狭窄程度，观察狭窄进展情况，为有手术指征的患者选择合理手术时间。治疗措施：①预防感染性心内膜炎，如为风心病合并风湿活动，应预防风湿热。②无症状的轻度狭窄患者每2年复查1次，应包括超声心动图定量测定。中重度狭窄的患者应避免剧烈体力活动，每6～12个月复查1次。③如有频发房性期前收缩，应予抗心律失常药物，预防心房颤动。主动脉瓣狭窄患者不能耐受心房颤动，一旦出现，应及时转复为窦性心律。其他可导致症状或血流动力学后果的心律失常也应积极治疗。④心绞痛可试用硝酸酯类药物。⑤心力衰竭者应限制钠盐摄入，可用洋地黄类药物和小心应用利尿剂。过度利尿可因低血容量致左心室舒张末压降低和心排血量减少，发生直立性低血压。不可使用作用于小动脉的血管扩张剂，以防血压过低。

知识点18：主动脉瓣狭窄的外科治疗　　　　　副高：熟练掌握　正高：熟练掌握

人工瓣膜置换术为治疗成人主动脉瓣狭窄的主要方法。无症状的轻、中度狭窄患者无手术指征。重度狭窄（瓣口面积<0.75cm^{2}或平均跨瓣压差>50mmHg）伴心绞痛、晕厥或心力衰竭症状为手术的主要指征。无症状的重度狭窄患者，如伴有进行性心脏增大和/或明显左心室功能不全，也应考虑手术。严重左心室功能不全、高龄、合并主动脉瓣关闭不全或冠心病，增加手术和术后晚期死亡风险，但不是手术禁忌证。有冠心病者，需同时做冠状动脉旁路移植术。术后的远期预后优于二尖瓣疾病和主动脉关闭不全的换瓣患者。

儿童和青少年的非钙化性先天性主动脉瓣严重狭窄，甚至包括无症状者，可在直视下行瓣膜交界处分离术。

知识点19：主动脉瓣狭窄的介入治疗——主动脉瓣膜成形术

副高：熟练掌握　正高：熟练掌握

经皮逆行插入一根球囊导管通过狭窄的主动脉瓣，然后扩张球囊，挤压瓣叶的钙化，牵拉主动脉瓣环，从而增加瓣口面积。与经皮球囊二尖瓣成形不同，经皮主动脉瓣成形的临床应用范围局限。它的主要适应证：①儿童和青年的先天性主动脉瓣狭窄。②由于严重主动脉瓣狭窄的心源性休克不能耐受手术者。③重度狭窄危及生命需急诊非心脏手术治疗，因有心力衰竭而具极高手术危险者可作为过渡治疗措施。④严重主动脉瓣狭窄的妊娠妇女。⑤严重主动脉瓣狭窄拒绝手术治疗者。

需要注意的是，球囊瓣膜成形术不能代替主动脉瓣置换术。由于球囊瓣膜成形术对高危患者在血流动力学方面只能产生轻微和短暂的益处，不能降低死亡率。其作为一种姑息手术用于有其他严重的全身疾病而不宜实施外科手术治疗的患者。

二、主动脉瓣关闭不全

知识点20：主动脉瓣关闭不全的概念　　　　副高：熟练掌握　正高：熟练掌握

主动脉瓣关闭不全是指主动脉瓣、瓣环受损或主动脉根部扩大，导致主动脉瓣闭合不严，血液从主动脉反向流入左心室。男性患者多见，约占75%，女性患者多同时伴有二尖瓣病变。轻症患者常无明显症状。重症患者可有心悸及身体各部分动脉的强烈搏动感，特别是头部和颈部更为明显。约5%患者可出现心绞痛。晚期可出现左心功能不全和右心功能不全的表现。

知识点21：急性主动脉瓣关闭不全的病因　　　副高：熟练掌握　正高：熟练掌握

①感染性心内膜炎。②创伤：伤及主动脉根部、瓣叶、瓣叶支持结构。③主动脉夹层：通常见于马方综合征、特发性升主动脉扩张、高血压或妊娠。④人工瓣膜破裂。

知识点22：慢性主动脉瓣关闭不全的病因　　　副高：熟练掌握　正高：熟练掌握

（1）主动脉瓣疾病：①风心病：约2/3的主动脉瓣关闭不全为风心病所致，常合并二尖瓣损害。②感染性心内膜炎：可为急性、亚急性或慢性关闭不全，为单纯性主动脉瓣关闭不全的常见病因。③先天性畸形：常见二叶式主动脉瓣。④主动脉瓣黏液样变性。⑤强直性脊柱炎：瓣叶基底部和远端边缘增厚伴瓣叶缩短。

（2）主动脉根部扩张：①梅毒性主动脉炎。②马方综合征：为遗传性结缔组织病。③强直性脊柱炎：升主动脉呈弥漫性扩张。④特发性升主动脉扩张。⑤严重高血压或动脉粥样硬化导致升主动脉瘤。

知识点23：主动脉瓣关闭不全的病理　　　　副高：熟练掌握　正高：熟练掌握

主动脉瓣关闭不全有2/3为风心病所致。其病理改变为瓣叶纤维化、增厚和缩短，影响舒张期瓣叶边缘对合。而感染性心内膜炎病理改变为感染性赘生物致瓣叶破损或穿孔，瓣叶因支持结构受损而脱垂或赘生物介于瓣叶间妨碍其闭合而引起关闭不全。即使感染已被控制，瓣叶纤维化和挛缩可继续。先天性畸形中二叶主动脉瓣多由一叶边缘有缺口或大而冗长的一叶脱垂入左心室，成人期多由进行性瓣叶纤维化挛缩或继发于感染性心内膜炎，引起关闭不全。主动脉瓣黏液样变性也可致瓣叶舒张期脱垂入左心室，偶尔合并升动脉根部中层囊性坏死。强直性脊柱炎病理改变为瓣叶基底部和远端边缘增厚伴瓣叶缩短或主动脉根部扩张。梅毒性主动脉炎、马方综合征、特发性升主动脉扩张以及升主动脉瘤等病理改变为主动脉根部扩张，引起瓣环扩大、瓣叶舒张期不能对合。

知识点24：主动脉瓣关闭不全的病理生理　　　　副高：熟练掌握　正高：熟练掌握

急性主动脉瓣关闭不全时，左心室突然增加入量反流的血液，而每搏量不能相应增加，左心室舒张末期压力迅速而显著上升，可引起急性左心功能不全；左心室舒张末期压力升高，使冠脉灌注压与左室腔内压之间的压力阶差降低，引起心内膜下心肌缺血，心肌收缩力减弱，使每搏量急剧下降，左心房和肺静脉压力急剧上升，引起急性肺水肿。此时交感神经活性明显增加，使心率加快，外周血管阻力增加，舒张压降低可不显著。

慢性主动脉瓣反流时左心室负荷过度，引起进行性左心室增大，室壁张力增高，而室壁张力增高可刺激心室肥厚，从而使室壁张力趋于正常。因此早期尽管存在主动脉瓣反流，仍可以维持正常心排血量。随着病情的发展，左心室的扩张和肥厚不能长期适应左心室负荷增加，这样就开始出现左心室舒张期末压的升高，每搏量的减少，射血分数下降，出现心力衰竭。

知识点25：主动脉瓣关闭不全的临床症状　　　　副高：熟练掌握　正高：熟练掌握

（1）急性关闭不全：急性主动脉瓣关闭不全时，由于突然的左心室容量负荷加大，室壁张力增加，左心室扩张，可很快发生急性左心衰竭或肺水肿。

（2）慢性关闭不全：慢性关闭不全，可多年无症状，甚至可耐受运动。①最早的主诉为心排血量增加和心脏收缩力增强而发生的心悸、心尖冲动强烈、左胸不适、颈部和头部动脉强烈搏动感等；一旦心功能失代偿，则病情常迅速恶化。②约50%严重反流可发生心绞痛，其发生机制是由于主动脉舒张压降低而使冠状动脉灌注减少，致心肌缺血及左室长期处于容量超负荷，心肌收缩力增强，心肌耗氧量增加而与心肌血供不成比例有关。③约10%可发生猝死，可能与突然发生致命性心律失常有关。④晚期出现左心衰竭表现。其他症状还包括疲乏，活动耐力下降；出汗，尤其是在出现夜间阵发性呼吸困难或夜间心绞痛发作时；咯血和栓塞较少见。晚期右心衰竭时可出现肝脏淤血肿大，有触痛，踝部水肿，胸腔积液或腹水。

通常情况下，主动脉瓣关闭不全患者在较长时间内无症状，由明显主动脉瓣关闭不全到出现明显的症状可长达10~15年；一旦发生心力衰竭，则进展迅速。

知识点26：主动脉瓣关闭不全的体征表现　　　　　副高：熟练掌握　正高：熟练掌握

（1）急性关闭不全：体征为收缩压、舒张压和脉压正常或舒张压稍低，脉压稍增大。无明显周围血管征。心动过速常见。二尖瓣舒张期提前部分关闭，致第一心音减低。第二心音肺动脉瓣成分增强。第三心音常见。主动脉瓣舒张期杂音较慢性者短和调低，是左心室舒张压上升使主动脉与左心室间压差很快下降所致。如出现Austin-Flint杂音，多为心尖区舒张中期杂音。

（2）慢性关闭不全：体征表现为收缩压升高，舒张压降低，脉压增大。周围血管征常见，包括随心脏搏动的点头征（De Musset征）、颈动脉和桡动脉扪及水冲脉、股动脉枪击音（Traube征）、听诊器轻压股动脉闻及双期杂音（Duroziez征）和毛细血管搏动征等。主动脉根部扩大者，在胸骨旁右侧第2~3肋间可扪及收缩期搏动。心尖搏动向左下移位，呈心尖抬举性搏动。第一心音减弱，是收缩期前二尖瓣部分关闭引起。第二心音主动脉瓣成分减弱或缺如，但梅毒性主动脉炎时常亢进。心底部可闻及收缩期喷射音，与左心室每搏量增多突然扩张已扩大的主动脉有关。由于舒张早期左心室快速充盈增加，心尖区常有第三心音。可闻及与第二心音同时开始的高调叹气样递减型舒张早期杂音，坐位并前倾和深呼气时易听到。轻度反流时，杂音限于舒张早期，音调高；中或重度反流时，杂音粗糙，为全舒张期。杂音为乐音性时，提示瓣叶脱垂、撕裂或穿孔。由主动脉瓣损害所致者，杂音在胸骨左侧中下缘明显；升主动脉扩张引起者，杂音在胸骨右上缘更清楚，向胸骨左缘传导。老年人的杂音有时在心尖区最响。心底部常有主动脉瓣收缩期喷射性杂音，较粗糙，强度2/6~4/6级，可伴有震颤，与左心室心排血量增加和主动脉根部扩大有关。重度反流者，常在心尖区听到舒张中晚期隆隆样杂音（Austin-Flint杂音）。

知识点27：主动脉瓣关闭不全的X线表现　　　　　副高：熟练掌握　正高：熟练掌握

急性主动脉瓣关闭不全时心脏大小正常或稍有增大，常有肺淤血和肺水肿征。慢性主动脉瓣关闭不全者心脏明显扩大，典型扩大为左心室向左下扩大，致左心室长轴明显增长，但横径仅略有增加。单纯主动脉瓣关闭不全主动脉钙化不常见。升主动脉扩张较明显，严重主动脉瘤样扩张提示主动脉根部疾病，如马方（Marfan）综合征或中层囊性坏死。左心衰竭可见肺淤血征。

知识点28：主动脉瓣关闭不全的心电图表现　　　　副高：熟练掌握　正高：熟练掌握

急性患者，窦性心动过速和非特异性ST-T改变常见，可有或无左心室肥大。慢性常见为左室肥厚、心室内传导阻滞、室性和房性心律失常。

知识点29：主动脉瓣关闭不全的超声心动图表现 副高：熟练掌握 正高：熟练掌握

超声心动图对主动脉瓣关闭不全时左心室功能的评价很有价值；有助于病因的判断，可显示二叶式主动脉瓣，瓣膜脱垂、破裂，或赘生物形成，升主动脉夹层分离等。M型显示舒张期二尖瓣前叶快速高频的振动是主动脉瓣关闭不全的特征表现。二维超声心动图上能够更全面地观察主动脉瓣及其周围结构，有助于主动脉瓣反流不同病因的鉴别。多普勒超声可显示主动脉瓣下方舒张期涡流，对检测主动脉瓣反流非常敏感，并可判定其严重程度，定量分析主动脉瓣反流程度。

知识点30：主动脉瓣关闭不全的其他检查 副高：熟练掌握 正高：熟练掌握

（1）放射性核素检查：放射性核素心室造影可测定左心室收缩、舒张末期容量和休息、运动射血分数，判断左心室功能。根据左心室和右心室每搏量比值估测反流程度。

（2）磁共振显像：可准确测定反流容量、左心室收缩和舒张末期容量及关闭不全瓣口的大小。

（3）主动脉造影：选择性主动脉造影可半定量反流程度，作为外科手术的参考依据。

知识点31：主动脉瓣关闭不全的诊断 副高：熟练掌握 正高：熟练掌握

诊断和鉴别诊断主要依据病史、体征和超声心动图检查。有典型主动脉瓣关闭不全的舒张期杂音伴周围血管征，可诊断为主动脉瓣关闭不全。超声心动图可助确诊。主动脉瓣舒张早期杂音于胸骨左缘明显时，应与Graham-Steell杂音鉴别。后者见于严重肺动脉高压伴肺动脉扩张所致相对性肺动脉瓣关闭不全，常有肺动脉高压体征，如胸骨左缘抬举样搏动，第二心音肺动脉瓣成分增强等。Austin-Flint杂音应与二尖瓣狭窄的心尖区舒张中晚期隆隆样杂音相鉴别，前者常紧随S_3后，S_1常减弱；后者则紧随开瓣音后，S_1常亢进。

主动脉瓣关闭不全的诊断确立后，应对它的病因作进一步分析以便做出全面诊断。

知识点32：主动脉瓣关闭不全的鉴别诊断 副高：熟练掌握 正高：熟练掌握

（1）肺动脉瓣关闭不全：颈动脉搏动正常，肺动脉瓣区第二心音亢进，胸骨左缘舒张期杂音吸气时增强，用力握拳时无变化。心电图示右心房和右心室肥大，X线检查肺动脉主干突出。多见于二尖瓣狭窄，亦可见于房间隔缺损。

（2）主动脉窦瘤破裂：杂音与主动脉瓣关闭不全相似，但有突发性胸痛，进行性右心衰竭，主动脉造影及超声心动图检查可确诊。

（3）冠状动静脉瘘：可闻及主动脉瓣区舒张期杂音，但心电图及X线检查多正常，冠状动脉造影可见冠状动脉与肺动脉、右心房、冠状窦或右心室之间有交通。

知识点33：急、慢性主动脉瓣关闭不全的鉴别要点

副高：熟练掌握　正高：熟练掌握

急、慢性主动脉瓣关闭不全的鉴别要点

	慢性主动脉瓣关闭不全	急性主动脉瓣关闭不全
病因	风湿性、先天性、高血压	感染性心内膜炎，主动脉夹层
起病	渐进性	急、病程短
症状	进行性加重由轻变重	较重以呼吸困难为主
心率	代偿期不快	增快
心尖冲动	移位，有力、抬举样	多无移位
关闭不全舒张期杂音	吹风样递减型，时限长	多为乐性、时限短
心尖第一心音	正常	减弱或消失
周围血管征	具备	缺如
X线左室表现	明显	不明显
心电图	左室肥厚劳损	不明显

知识点34：急性主动脉瓣关闭不全的治疗

副高：熟练掌握　正高：熟练掌握

外科治疗（人工瓣膜置换术或主动脉瓣修复术）为根本措施。内科治疗一般仅为术前准备过渡措施，目的在于降低肺静脉压，增加心排血量，稳定血流动力学，应尽量在Swan-Granz导管床旁血流动力学监测下进行。静脉滴注硝普钠对降低前后负荷、改善肺淤血、减少反流量和增加排血量有益。也可酌情经静脉使用利尿剂和正性肌力药物。血流动力学不稳定者，如严重肺水肿，应立即手术。主动脉夹层即使伴轻或中度反流，也需紧急手术。活动性感染性心内膜炎患者，争取在完成7~10天强抗生素治疗后手术。创伤性或人工瓣膜功能障碍者，根据病情采取紧急或择期手术。个别患者，药物可完全控制病情，心功能代偿良好，手术可延缓。但真菌性心内膜炎所致者，无论反流轻重，均需早日手术。

知识点35：慢性主动脉瓣关闭不全的内科治疗

副高：熟练掌握　正高：熟练掌握

内科治疗措施包括：①预防感染性心内膜炎，如为风心病或有风湿活动应预防风湿热。②梅毒性主动脉炎应给予一疗程的青霉素治疗。③舒张压＞90mmHg者应用降压药。④无症状的轻或中度反流者，应限制重体力活动，每1~2年随访1次，包括超声心动图检查。对有严重主动脉瓣关闭不全和左心室扩张者，即使无症状，可使用血管紧张素转换酶抑制剂，以延长无症状和心功能正常时期，推迟手术时间。⑤左心室收缩功能不全出现心力衰竭时应用血管紧张素转换酶抑制剂和利尿药，必要时可加用洋地黄类药物。⑥心绞痛可用硝酸酯类药物。⑦积极纠正心房颤动和治疗心律失常，主动脉瓣关闭不全患者耐受心律失常的能力极

差。⑧如有感染应及早积极控制。

知识点36：慢性主动脉瓣关闭不全的外科治疗 副高：熟练掌握 正高：熟练掌握

人工瓣膜置换术为严重主动脉瓣关闭不全的主要治疗方法，应在不可逆的左心室功能不全发生前进行。无症状（呼吸困难或心绞痛）和左心室功能正常的严重反流不需手术，但需密切随访。

术后存活者大部分有明显临床改善，心脏大小和左心室质量减少，左心室功能有所恢复，但恢复程度不如主动脉瓣狭窄者大，术后远期存活率也低于后者。部分病例（如创伤、感染性心内膜炎所致瓣叶穿孔）可行瓣膜修复术。主动脉根部扩大者，如马方综合征，需行主动脉根部带瓣人工血管移植术。

知识点37：严重的主动脉瓣关闭不全及主动脉根部疾病的外科手术
副高：熟练掌握 正高：熟练掌握

（1）严重主动脉瓣关闭不全的外科手术指征：①有症状的严重主动脉瓣关闭不全。②无症状的主动脉瓣关闭不全合并左室射血分数≤50%。③准备接受CABG手术或升主动脉手术或其他瓣膜手术的严重主动脉瓣关闭不全。④无症状的主动脉瓣关闭不全，左室射血分数＞50%伴严重的左室扩张，左室舒张末期内径＞70mm或左室收缩末期内径＞50mm。

（2）主动脉根部疾病（无论主动脉瓣的反流程度）的手术指征

1）马方综合征的患者，升主动脉最大宽度≥50mm。

2）马方综合征的患者患有危险因素，升主动脉最大宽度≥45mm。这些危险因素包括：①有主动脉夹层的家族史。②主动脉每年增宽超过2mm（需要同一平面反复比对或经不同的检查确认）。③合并严重的主动脉瓣关闭不全或二尖瓣关闭不全。④准备妊娠。

3）主动脉瓣二叶畸形伴有危险因素，升主动脉最大宽度≥50mm。这些危险因素包括①主动脉缩窄。②主动脉每年增宽超过2mm（需要同一平面反复比对或经不同的检查确认）。③合并高血压。④有主动脉夹层的家族史。

4）其余患者升主动脉最大宽度≥55mm。

第三节 三尖瓣疾病

一、三尖瓣狭窄

知识点1：三尖瓣狭窄的病因 副高：熟练掌握 正高：熟练掌握

三尖瓣狭窄（TS）的最常见病因为风湿性心脏病。三尖瓣狭窄单独存在者极少见，常伴关闭不全、二尖瓣和主动脉瓣损害。其他罕见病因有先天性三尖瓣闭锁和类癌综合征等。

知识点 2：三尖瓣狭窄的病理　　　　副高：熟练掌握　正高：熟练掌握

三尖瓣狭窄的病理改变与二尖瓣狭窄相似，瓣膜纤维化增厚、粘连和挛缩，瓣尖边缘融合，形成一个有固定中央孔的隔膜。病变也可累及腱索和乳头肌。但三尖瓣病变的程度和范围较二尖瓣为轻，瓣膜下融合很少见，且很少有钙质沉积。

知识点 3：三尖瓣狭窄的病理生理　　　　副高：熟练掌握　正高：熟练掌握

三尖瓣狭窄的血流动力学改变表现为舒张期跨三尖瓣压差吸气和运动时升高，呼气时降低。当平均跨三尖瓣压差 > 5mmHg 时，平均右房压升高导致体循环静脉压显著升高，出现颈静脉怒张、肝大、水肿等表现。同时血液从右心房进入右心室受阻，右室容量减少，心排血量降低。

知识点 4：三尖瓣狭窄的临床表现　　　　副高：熟练掌握　正高：熟练掌握

（1）症状：临床症状不典型，常被合并的疾病所掩盖，如系统性红斑狼疮、感染性心内膜炎等。其主要表现为心排血量降低引起疲乏，体循环淤血致腹胀、食欲减退、消瘦等。部分患者因颈静脉搏动强烈而出现颈部不适感。与二尖瓣狭窄合并存在时，因使进入肺循环的血液减少，肺淤血减轻，二尖瓣狭窄所致呼吸困难症状反而减轻。

（2）体征：①颈静脉怒张。②胸骨左下缘有三尖瓣开瓣音。③胸骨左缘第 4～5 肋间或剑突附近有紧随开瓣音后的较二尖瓣狭窄杂音弱而短的舒张期隆隆样杂音，伴舒张期震颤。杂音和开瓣音均在吸气时增强，呼气时减弱。④肝大伴收缩期前搏动。⑤腹水和全身水肿。

知识点 5：三尖瓣狭窄的胸部 X 线表现　　　　副高：熟练掌握　正高：熟练掌握

三尖瓣狭窄的胸部 X 线特征是右房明显扩大、下腔静脉和奇静脉扩张所造成的以右心为主的心脏扩大，肺血管影显著减少。

知识点 6：三尖瓣狭窄的心电图表现　　　　副高：熟练掌握　正高：熟练掌握

Ⅱ、Ⅲ、aVF 导联 P 波异常增宽，常见明显的双相波。V_1 导联的 QRS 波振幅降低（常含有 Q 波），而 V_2 导联的 QRS 波则更高。

知识点 7：三尖瓣狭窄的超声心动图表现　　　　副高：熟练掌握　正高：熟练掌握

二维超声心动图是主要确诊检查方式，可见三尖瓣瓣叶增厚，粘连，活动受限，舒张期呈圆拱形，瓣口直径减小；单纯性三尖瓣狭窄右心房明显增大，但右心室不大；彩色多普勒血流显像可直接显示三尖瓣口的舒张期射流束，通过连续多普勒测定的经三尖瓣口最大血流速度，可计算出跨瓣压差，与心导管检查所测的跨瓣压差有很强的相关性。

知识点8：三尖瓣狭窄的心导管检查表现　　副高：熟练掌握　正高：熟练掌握

大多数患者不需要进行心导管检查，少数患者临床表现与超声心动图检查不符合时才进行该项检查。心导管检查可明确反流的严重程度，右心房和右心室的压力梯度变化。

三尖瓣狭窄心导管检查表现为右心房平均压升高，吸气时右心房和右心室舒张期压力梯度增大，注射阿托品提高心率后变化更明显。

知识点9：三尖瓣狭窄的诊断　　副高：熟练掌握　正高：熟练掌握

根据具有典型听诊表现和体循环静脉淤血而不伴肺淤血，可以诊断为三尖瓣狭窄。风心病二尖瓣狭窄者，如剑突处或胸骨左下缘有随吸气增强的舒张期隆隆样杂音，无明显右心室扩大和肺淤血，提示同时存在三尖瓣狭窄。房间隔缺损如左至右分流量大，通过三尖瓣的血流增多，可在三尖瓣区听到第三心音后短促的舒张中期隆隆样杂音。均可经超声心动图确诊。

知识点10：三尖瓣狭窄的治疗　　副高：熟练掌握　正高：熟练掌握

（1）内科治疗：限制钠盐摄入，应用利尿剂，控制心房颤动的心室率。

（2）外科治疗：跨三尖瓣压差>5mmHg或瓣口面积<2.0cm^{2}时，应手术治疗。风心病可作瓣膜交界分离术或人工瓣膜置换术。

（3）经皮球囊三尖瓣成形术：易行，但适应证尚不明确。

二、三尖瓣关闭不全

知识点11：三尖瓣关闭不全的病因　　副高：熟练掌握　正高：熟练掌握

三尖瓣关闭不全（TR）的病因根据三尖瓣结构是否正常分为功能性和器质性两大类：①功能性三尖瓣关闭不全：常见，是发生在正常的瓣膜上，由于右室收缩压和/或舒张压的升高、右心室扩大和三尖瓣环扩张导致瓣膜关闭不全。多继发于各种心脏和肺血管疾病，如原发性肺动脉高压、二尖瓣病变、扩张型心肌病、VVI起搏器植入术后等导致右心室或三尖瓣环扩张。②器质性三尖瓣关闭不全：较少见，病因包括风湿性心瓣膜病、感染性心内膜炎、先天性畸形、类风湿关节炎等。这些疾病通过损伤瓣膜或使瓣环直径扩大等机制引起三尖瓣关闭不全。

知识点12：三尖瓣关闭不全的病理生理　　副高：熟练掌握　正高：熟练掌握

严重三尖瓣关闭不全的血流动力学特征为右室容量负荷增加，体循环高压和运动时右室心排血最相应增加的能力受限，晚期出现右心室衰竭。功能性三尖瓣关闭不全的肺动脉收缩压常＞55mmHg，当引起功能性三尖瓣关闭不全的病因得到纠正，肺动脉收缩压下降，三尖瓣关闭不全大多会减轻或消失。器质性三尖瓣关闭不全的肺动脉收缩压＜40mmHg，当肺动脉收缩压明显增高时，要考虑同时存在着引起功能性三尖瓣关闭不全的疾病，这些患者的血流动力学异常更加显著。

知识点13：三尖瓣关闭不全的临床症状　　　　副高：熟练掌握　　正高：熟练掌握

无肺动脉高压存在时，患者耐受性好，临床症状不明显。存在肺动脉高压时，右侧心力衰竭症状明显。部分患者出现颈部明显搏动感，活动时加重。左心瓣膜疾病的晚期，发生了继发性三尖瓣关闭不全时，患者右侧心力衰竭症状明显，呼吸困难的症状反而减轻。

知识点14：三尖瓣关闭不全的体征表现　　　　副高：熟练掌握　　正高：熟练掌握

（1）血管和心脏：①颈静脉扩张伴明显的收缩期搏动，吸气时增强，反流严重者伴颈静脉收缩期杂音和震颤。②右心室搏动呈高动力冲击感。③重度反流时，胸骨左下缘有第三心音，吸气时增强。④三尖瓣关闭不全的杂音为高调、吹风样和全收缩期，在胸骨左下缘或剑突区最响，右心室显著扩大占据心尖区时，在心尖区最明显。杂音随吸气增强，当右心室衰竭，心排血量不能进一步增加时，此现象消失。⑤严重反流时，通过三尖瓣血流增加，在胸骨左下缘有第三心音后的短促舒张期隆隆样杂音。⑥三尖瓣脱垂有收缩期喀喇音。⑦可见肝脏收缩期搏动。

（2）体循环淤血体征：见右心衰竭。

知识点15：三尖瓣关闭不全的胸部X线表现　　　　副高：熟练掌握　　正高：熟练掌握

三尖瓣关闭不全显示右心房、右心室增大。右心房压升高者，可见奇静脉扩张、胸腔积液及腹水引起的膈肌抬高。透视时可看到右心房收缩期搏动。

知识点16：三尖瓣关闭不全的心电图表现　　　　副高：熟练掌握　　正高：熟练掌握

一般为非特异性改变，常见有不完全性右束支阻滞，可见高尖的P波，V_1导联呈QR型，心房颤动和心房扑动常见。

知识点17：三尖瓣关闭不全的超声心动图表现　　　　副高：熟练掌握　　正高：熟练掌握

三尖瓣关闭不全的超声心动图表现：二维超声心动图可见右心房右心室扩大，上下腔静脉增宽及搏动，三尖瓣活动振幅增大，收缩期前后瓣与隔瓣不能完全闭合，室间隔反常运动，瓣环扩大。彩色多普勒血流显像可见三尖瓣口右心房侧的花色反流束。通过连续多普勒测定可以量化评估三尖瓣的舒张梯度。彩色多普勒血流显像在很多正常人也可检测到无临床意义的三尖瓣反流，此时反流信号不是全收缩期，且反流束仅占右心房的小部分。

知识点18：三尖瓣关闭不全的特殊超声心动图表现

　　　　　　　　　　　　　　　　　　　　　　　　　副高：熟练掌握　　正高：熟练掌握

三尖瓣关闭不全可因不同病因而有不同的超声心动图表现。

（1）风湿性心脏病：可见三尖瓣增厚、增强、活动受限，关闭时可有裂隙。

（2）Ebstein畸形：隔叶与后叶远离房室环，附着于环下近心尖部的右心室壁与室间隔，将右心室分为房化右心室与功能右心室。因三尖瓣关闭时不能合拢，右心房容积扩大，与房化右心室相连，形成巨大的右心房腔，右心室真正的功能则萎缩、变小。

（3）三尖瓣脱垂：三尖瓣在收缩期向右心房膨出，超过三尖瓣附着点连线之上。

（4）继发性三尖瓣关闭不全：三尖瓣环扩大，形态一般正常，瓣叶活动大。

知识点19：三尖瓣关闭不全的心导管检查表现　　副高：熟练掌握　　正高：熟练掌握

三尖瓣关闭不全心导管检查表现：右心室造影，对比剂明显反流进入右心房，右心房和右心室压力增高，右心房压力心室化，严重反流时会出现Kussmaul征（吸气时右心房压力不降低或反而升高）。

知识点20：三尖瓣关闭不全的鉴别诊断　　　　副高：熟练掌握　　正高：熟练掌握

三尖瓣关闭不全的反流杂音需要与二尖瓣关闭不全、室间隔缺损等相鉴别。杂音最响的部位，随呼吸和体位的变化等有助于初步鉴别，超声心动图可确定诊断，并明确合并存在的心脏问题。鉴别诊断见"二尖瓣关闭不全的鉴别诊断"。

知识点21：三尖瓣关闭不全的治疗　　　　　　副高：熟练掌握　　正高：熟练掌握

（1）内科治疗：无肺动脉高压的三尖瓣关闭不全无需手术治疗。右心衰竭者限制钠盐摄入，用利尿剂、洋地黄类药物和血管扩张药控制心房颤动的心室率。

（2）外科治疗：①继发于二尖瓣或主动脉瓣疾病者，行人工瓣膜置换术时探测三尖瓣反流程度，轻者不需手术，中度反流可行瓣环成形术，重者行瓣环成形术或人工瓣膜置换术。②三尖瓣下移畸形、类癌综合征、感染性心内膜炎等需做人工瓣膜置换术。

知识点22：三尖瓣反流的分期　　　　　　　　　　　　　　副高：熟练掌握　正高：熟练掌握

三尖瓣反流的分期

分 期	定 义	瓣膜血流动力学	血流动力学改变的结果	症 状
A	风险期	没有或者极少量三尖瓣反流	没有	没有或者表现出与原发病包括左心、肺部和肺血管疾病相关的症状
B	进展期	轻度或者中度反流	轻度反流：右室、右房、下腔静脉腔径正常	没有或者表现出与原发病包括左心、肺部和肺血管疾病相关的症状
			中度反流：右室腔径正常；右房正常或者轻度扩张，右房压力正常；下腔静脉正常或者轻度扩张但呼吸相变化正常	
C	无症状严重期	重度反流	右室、右房、下腔静脉扩张，同时下腔静脉呼吸相变化降低 右房压力升高 舒张期可出现室间隔受压	没有或者表现出与原发病包括左心、肺部和肺血管疾病相关的症状
D	有症状严重期	重度反流	右室、右房、下腔静脉扩张，同时下腔静脉呼吸相变化降低 右房压力升高 舒张期室间隔受压 晚期出现右心室收缩功能减退	头晕、心悸、呼吸困难、腹胀、厌食、水肿

知识点23：三尖瓣疾病外科手术和介入治疗适应证（欧洲心脏病协会指南，2007）

副高：熟练掌握　正高：熟练掌握

三尖瓣疾病外科手术和介入治疗适应证（欧洲心脏病协会指南，2007）

适 应 证	证据级别
接受外科手术治疗的左心瓣膜疾病合并存在严重TR患者	I C
严重原发性TR，药物治疗不能缓解症状但无严重右心功能不全患者	I C
严重TS无或合并轻度的TR，药物治疗不能缓解症状的患者[a]	I C
有创治疗的左心瓣膜疾病合并存在严重TS无或合并轻度的TR患者[a]	I C
接受外科手术治疗的左心瓣膜疾病合并存在中度器质性TR患者	II aC
接受外科手术治疗的左心瓣膜疾病合并存在中度继发性TR患者，瓣环扩大>10mm	II aC
有症状的左心瓣膜术后的严重TR，无左心瓣膜和左心功能不全及右心功能不全以及严重的肺动脉高压患者（肺动脉收缩压>60mmHg）	II aC
无或症状不明显的孤立性TR，合并进行性右室扩张或右心功能恶化患者	II bC

注：TR：三尖瓣反流；TS：三尖瓣狭窄；a：孤立性三尖瓣狭窄经皮介入治疗可尝试作为首选治疗

知识点24：三尖瓣疾病外科手术治疗适应证（美国心脏病协会更新指南，2008）

副高：熟练掌握　正高：熟练掌握

三尖瓣疾病外科手术治疗适应证（美国心脏病协会更新指南，2008）

适应证	证据级别
接受二尖瓣疾病外科手术的患者，术中对合并存在的严重TR进行三尖瓣修复	ⅠB
有症状的严重原发性TR患者，进行三尖瓣瓣环成形术或瓣膜置换术	ⅡaC
严重TR不能进行三尖瓣修复或三尖瓣瓣环成形术时，应选择瓣膜置换术	ⅡaC
接受二尖瓣疾病外科手术的患者，存在肺动脉高压和三尖瓣扩张，对合并存在的不严重TR进行三尖瓣瓣环成形术	ⅡbC
无症状的TR患者，不合并存在二尖瓣病变，肺动脉收缩压<60mmHg，进行三尖瓣瓣环成形术或瓣膜置换术	ⅢC
轻度原发性TR患者，进行三尖瓣瓣环成形术或瓣膜置换术	ⅢC

注：TR：三尖瓣反流

三、肺动脉瓣狭窄

知识点25：肺动脉瓣狭窄的概念及分类　　副高：了解　正高：了解

先天性肺动脉瓣狭窄是指肺动脉瓣、瓣上或瓣下有狭窄。此种先天性畸形常单独出现，发病率较高，特别在成人先天性心脏病中可达25%。肺动脉瓣狭窄（PS）分为肺动脉瓣、瓣上和瓣下3型。瓣膜型表现为瓣叶纤维化，增厚，粘连，瓣口狭窄，收缩期呈圆锥状突入肺动脉干内；瓣下型为右室流出道漏斗部肌肉肥厚造成梗阻；瓣上型为肺动脉主干或主要分支有单发或多发狭窄。

知识点26：肺动脉瓣狭窄的病因　　副高：了解　正高：了解

肺动脉瓣狭窄的最常见病因为先天性心脏病，单独或与其他畸形合并存在，如法洛四联症等。获得性肺动脉瓣狭窄少见，其常见病因为类癌综合征，其他病因包括风湿性心瓣膜病、心内膜炎，努南综合征等引起瓣膜继发性损害。

知识点27：肺动脉瓣狭窄的临床表现　　副高：了解　正高：了解

（1）症状：轻度无症状，重度出现体循环淤血、右心功能不全的表现，少数患者在活动时出现呼吸困难、胸痛和疲倦，甚至出现晕厥和猝死。合并存在卵圆孔未闭、房间隔缺损的患者有发绀表现。

（2）体征：典型的体征为胸骨左缘第2肋有一响亮的收缩期喷射性杂音，传导广泛，可传至颈部，整个心前区甚至背部常伴有震颤；肺动脉区第二心音减弱。

知识点28：肺动脉瓣狭窄的胸部X线表现	副高：了解 正高：了解

肺动脉瓣狭窄表现为肺动脉段突出，是狭窄后扩张所致，肺血管影细小，肺野异常清晰。右心室、右心房扩大。

知识点29：肺动脉瓣狭窄的心电图表现	副高：了解 正高：了解

轻中度肺动脉瓣狭窄的心电图一般正常。重度肺动脉瓣狭窄表现为右房室肥大、电轴右偏和右束支传导阻滞。

知识点30：肺动脉瓣狭窄的超声心动图表现	副高：了解 正高：了解

超声心动图可精确评价肺动脉瓣狭窄的严重程度，有无肺动脉高压及右室肥厚和扩张，同时也可确认合并存在的其他瓣膜问题。二维超声心动图可见肺动脉瓣瓣叶增厚，粘连，可测定其瓣口面积。彩色多普勒血流显示自肺动脉瓣口收缩期花色射流束，射流束在主肺动脉内形成喷泉状，射流主要显示为蓝色或多色斑点的镶嵌图像。

知识点31：肺动脉瓣狭窄的诊断及鉴别诊断	副高：了解 正高：了解

典型的杂音、X线表现及超声心动图检查可以确诊。肺动脉瓣狭窄的收缩期杂音注意与房、室间隔缺损及法洛四联症等相鉴别。

四、肺动脉瓣关闭不全

知识点32：肺动脉瓣关闭不全的病因	副高：了解 正高：了解

最常见病因为继发于肺动脉高压的肺动脉干根部扩张，引起瓣环扩大，见于风湿性二尖瓣疾病、艾森门格综合征等情况。少见病因包括特发性和Marfan综合征的肺动脉扩张。肺动脉瓣原发性损害少见，可发生于感染性心内膜炎、肺动脉瓣狭窄或法洛四联症术后、类癌综合征和风心病。

知识点33：肺动脉瓣关闭不全的临床表现	副高：了解 正高：了解

多数病例因原发病的临床表现突出，肺动脉瓣关闭不全的表现被掩盖，仅偶然于听诊时发现。

（1）血管和心脏搏动：胸骨左缘第2肋间扪及肺动脉收缩期搏动，可伴收缩或舒张期震颤。胸骨左下缘扪及右心室高动力性收缩期搏动。

（2）心音：肺动脉高压时，第二心音肺动脉瓣成分增强。右心室心搏量增多，射血时间延长，第二心音呈宽分裂。右心搏量增多使已扩大的肺动脉突然扩张产生收缩期喷射音，在胸骨左缘第2肋间最明显。胸骨左缘第4肋间常有第三和第四心音，吸气时增强。

（3）心脏杂音：继发于肺动脉高压者，在胸骨左缘第2～4肋间有第二心音后立即开始的舒张早期叹气样高调递减型杂音，吸气时增强，称为Graham Steell杂音。由于肺动脉扩张和右心搏量增加，胸骨左缘第2肋间喷射音后有收缩期喷射性杂音。

知识点34：肺动脉瓣关闭不全的胸部X线表现　　　副高：了解　正高：了解

肺动脉瓣关闭不全伴肺动脉高压时，可见肺动脉段及肺门阴影，尤其是右下肺动脉影增大。肺动脉段凸出，右心室增大。

知识点35：肺动脉瓣关闭不全的超声心动图表现　　　副高：了解　正高：了解

二维超声心动图可见右心室扩大，室间隔反常运动，瓣环扩大，彩色多普勒血流显像直接显示右心室流出道内的舒张期反流束，反流束起源于肺动脉瓣环，延伸入右心室流出道，可呈细条状或喷泉状。反流束主要显示为明亮的红色或蓝色斑点、斑块，当反流速度明显增高时，反流束显示为多色镶嵌的图形。

知识点36：肺动脉瓣关闭不全的诊断和鉴别诊断　　　副高：了解　正高：了解

肺动脉瓣关闭不全的Graham Steell杂音需要与主动脉瓣关闭不全的舒张早期杂音相鉴别，杂音部位、扩大的左心室以及周围血管征有助于明确。

知识点37：肺动脉瓣关闭不全的治疗　　　副高：了解　正高：了解

以治疗导致肺动脉高压的原发性疾病为主，如缓解二尖瓣狭窄，仅在严重的肺动脉瓣反流导致难治性右心衰竭时才考虑对该瓣膜进行手术治疗。

第四节　联合瓣膜病

知识点1：联合瓣膜病概述　　　副高：熟练掌握　正高：熟练掌握

联合瓣膜病的病因多以风湿性最为常见。风湿性心脏病患者大约有1/2为多瓣膜损害；其次为黏液样变性，可以同时损害多个瓣膜，如同时累及二尖瓣、三尖瓣，导致二尖瓣、三尖瓣脱垂，或者同时累及二尖瓣和主动脉瓣等；再者，以一个瓣膜损害为主，引起心脏压力和容量负荷过重，继发其他心脏瓣膜功能障碍。如二尖瓣狭窄伴右心室扩大，肺动脉高压继发三尖瓣和肺动脉瓣关闭不全。少见的原因可有不同疾病引起多瓣膜损害，如先天性肺动脉瓣狭窄合并风湿性心脏病。联合瓣膜病的血流动力学特征和临床表现取决于瓣膜的组合形式以及各瓣膜受损的严重程度。通常，多瓣膜损害时，总的血流动力学损害较单一瓣膜损害严重，往往可产生较明显的症状。

知识点2：联合瓣膜病的病因及病变组合形式　　　副高：熟练掌握　正高：熟练掌握

（1）同一病因累及2个或2个以上瓣膜，最常见为风湿性心脏病引起的二尖瓣和主动瓣膜或其他瓣膜病变；其次为感染性心内膜炎可同时侵犯二尖瓣、主动脉瓣或三尖瓣、肺动脉瓣。

（2）病变源于1个瓣膜，随病情发展可影响或累及另一或多个瓣膜，导致相对性狭窄或关闭不全。如风湿性二尖瓣狭窄可引起肺动脉高压，肺动脉高压使右室压负荷过重，引起右室肥大扩大而致三尖瓣关闭不全。

（3）两种或两种以上病因损害不同瓣膜，如风湿性二尖瓣病变合并感染性心内膜炎等。

知识点3：联合瓣膜病的临床表现和血流动力学特点

　　　　　　　　　　　　　　　　　　　副高：熟练掌握　正高：熟练掌握

每一种瓣膜病变均会对心脏和循环造成各自的影响，严重的病变在临床表现中最突出。联合瓣膜病临床表现和血流动力学改变取决于受损瓣膜的组合形式和各瓣膜受损的相对严重程度。需要注意联合瓣膜病的临床表现和血流动力学特点：①严重的损害掩盖轻的损害，导致后者被误诊或漏诊。②上游瓣膜损害的影响较大；各个瓣膜损害程度相近的时候，上游瓣膜损害对血流动力学的影响比下游大，所以下游的瓣膜疾病可能被掩盖或漏诊。③总的血流动力学改善或加重：某一瓣膜的损害可能减耗或抵消另一瓣膜病变的血流动力变化，从而减轻临床症状；两个损害较轻的瓣膜也可能因为血流动力学改变相加而出现明显的临床症状。

知识点4：脑钠肽与N末端脑钠肽前体　　　副高：熟练掌握　正高：熟练掌握

BNP由心肌细胞合成，但是并不是直接合成BNP，而是先合成pro-BNP，pro-BNP具有108个氨基酸，在血液中会分解，产生BNP（22个氨基酸）和NT-pro BNP（76个氨基酸）。NT-pro BNP和BNP均能作为诊断和评估心衰的指标。BNP公认的有临床诊断价值的临界值是100pg/ml，筛查时可以适当降低。但是BNP的代谢途径和NT-pro BNP有着很大的不同，由于BNP主要是通过受体清除，而NT-pro BNP是通过肾代谢途径清除，所以在心衰伴随肾衰或者肾衰伴随心衰的患者中（大约在心衰患者中占30%），需要动态检测NT-pro BNP，以评估心衰的临床变化。

知识点5：联合瓣膜病的诊断　　　副高：熟练掌握　正高：熟练掌握

联合瓣膜病的诊断首先依靠的是临床症状、体征，通过心脏听诊闻及的特征性杂音可提示诊断，超声心动图有助于明确损害的瓣膜及其严重程度，可以定量测定瓣膜狭窄或关闭不全的程度、各房室的大小、心室壁的厚度、左心室的收缩功能、肺动脉压力等。超声心动图的检查结果对指导手术、介入和药物治疗有重要价值。

| 知识点6：联合瓣膜病的主要并发症 | 副高：熟练掌握　正高：熟练掌握 |

（1）心房颤动：心房颤动是最常见的心律失常，发生率50%以上，为相对早期的并发症，有时为首发病症，也可为首次呼吸困难发作的诱因或体力活动受限的开始。开始房性期前收缩→房速→房扑→阵发房颤→慢性持续房颤→永久性房颤。

（2）急性肺水肿：此为严重并发症，特别是在早期，右心功能还好时，常于剧烈体力活动、情绪激动、感染、妊娠分娩、并发心房颤动或其他快速心律失常，而诱发急性肺水肿。表现为呼吸困难、发绀、不能平卧、端坐呼吸、咳粉红色泡沫样痰、双肺布满干湿性啰音，如不及时救治，可能导致死亡。

（3）血栓栓塞：巨大左房（>55mm）、心房颤动、心排血量减少为血栓栓塞的危险因素。根据《2014年心房颤动患者管理指南》，可以借鉴CHA2DS2-VASc评分方案评估血栓栓塞的危险度。CHA2DS2-VASc评分方案为：C：充血性心衰1分；H：高血压1分；A2：年龄≥75岁2分；D：糖尿病1分；S2：卒中或TIA或体循环栓塞病史2分；V：血管疾病1分；A：年龄65~74岁1分；Sc：女性1分。满分共9分。分值越高，非瓣膜性心房颤动患者发生血栓栓塞的风险越高。

（4）心力衰竭：为晚期并发症，是联合瓣膜病的主要致死原因，心衰发生率占50%~70%，剧烈活动、妊娠、活动风湿常常是诱发因素。

（5）感染性心内膜炎：发生率为6%~10%，发生在瓣膜病的早期。

（6）呼吸道感染：在肺淤血的基础上，很容易合并细菌感染，加重心衰。但肺淤血不利于肺结核分枝杆菌的生长，不易合并肺内结核。

| 知识点7：联合瓣膜病的治疗 | 副高：熟练掌握　正高：熟练掌握 |

联合瓣膜病的治疗，应全面分析纠正治疗某一瓣膜病变的利弊关系，有时纠正了某一瓣膜的异常，会明显加重另一瓣膜异常的血流动力改变，因此，通常情况下宜对合并存在的瓣膜病变同时纠正。治疗过程需要进行分层：①对于心功能代偿和无临床症状的患者，可动态观察病情变化，一般不必治疗。②对各种合并危险因素如高血压、冠心病和糖尿病等进行积极治疗，并积极防治各种并发症如心衰、心律失常、感染性心内膜炎、栓塞等。③对已发生并发症如房室传导阻滞、病窦综合征等应及时安装起搏器，对症状期患者应定期随访，以免发生意外。④对瓣膜严重病变有明显血流动力学障碍的有症状患者，应劝其手术或进行其他介入性治疗。

心脏联合瓣膜病的治疗包括药物等内科治疗、外科手术治疗。心功能Ⅳ级者通常合并肝肾损伤，需追加针对于此的治疗。对于出现钠水潴留等心力衰竭表现者应用利尿剂，输注白蛋白、纠正电解质紊乱甚至血滤等措施；对于出现快速心房颤动者应用地高辛、β受体阻滞剂等控制心室率；该患者有二尖瓣狭窄，无需CHA$_2$DS$_2$-VASc评分即应该应用华法林等抗凝治疗。同时强调避免劳累和情绪激动、适当限制钠水摄入、预防感染等诱发心力衰竭的因素。纠正心衰的治疗方案具体详见慢性心衰相关知识点。人工心脏瓣膜置换或瓣膜成形等手术治疗是心脏瓣膜病的根治方法，对于已经出现心力衰竭症状的心脏瓣膜病患者，应积极评价手术的适应证和禁忌证，争取手术治疗的机会。

| 知识点8：影响联合瓣膜病预后的因素 | 副高：熟练掌握　正高：熟练掌握 |

影响预后的因素：①年龄：高龄者病死率高。②心功能：术前心功能明显减退者，其病死率是正常心功能患者的5～20倍。③冠心病：严重冠状动脉病变者（冠状动脉狭窄＞70%）其术后病死率较非冠心病者增高2.7倍。④左室严重扩大者。⑤有肺、肝、肾疾患或糖尿病周围血管疾病者预后较差。⑥既往有瓣膜手术史以及严重室性心律失常增加死亡率。

第七章 心内膜炎

第一节 感染性心内膜炎

知识点1：感染性心内膜炎的概念及分类 　　副高：熟练掌握　正高：熟练掌握

感染性心内膜炎（IE）是指因细菌、真菌和其他微生物（如病毒、立克次体、衣原体、支原体、螺旋体等）直接感染心脏瓣膜或心室壁内膜或邻近大动脉内膜并伴有赘生物形成的炎症反应。根据病情和病程可将感染性心内膜炎分为急性感染性心内膜炎和亚急性感染性心内膜炎，前者常伴有严重全身中毒症状，后者病情较轻，病程较长。近年来较多采用感染的病原体或者感染的部位来分类。发病率随年龄增长而增长，男女比例约为2：1，女性患者预后较差。

知识点2：感染性心内膜炎的分类 　　副高：熟练掌握　正高：熟练掌握

既往IE通常按照病程分为急性、亚急性和慢性IE。

2009年ESC公布了新的分类方法：

（1）根据感染部位和是否存在心内异物分类

1）左心自体瓣膜IE。

2）左心人工瓣膜IE：①早期：瓣膜置换术后≤1年发生。②晚期人工瓣膜IE：瓣膜置换术后≥1年发生。

3）右心IE。

4）器械相关性IE：发生在起搏器或除颤器导线上的IE，伴或不伴有瓣膜受累。

（2）根据感染来源分类

1）医疗相关性IE：①院内感染：患者在入院48小时后出现IE相关的症状和体征。②非院内IE：患者在入院48小时以内出现IE相关症状和体征；IE发病前30天内接受家庭护理或静脉治疗、血液透析或静脉化疗；IE发病前90天内入住急诊监护室或长期住监护室。

2）社区获得性IE：患者入院48小时内出现IE相关症状和体征，但不符合医疗相关性标准。

3）经静脉吸毒者的IE：没有其他感染来源的静脉吸毒者。

知识点3：活动性感染性心内膜炎的判断　　　　副高：熟练掌握　　正高：熟练掌握

有以下情况者可认为属于活动性IE：①患者持续性发热且血培养多次阳性。②手术时发现活动性炎症病变。③患者仍在接受抗生素治疗。④有活动性IE的组织病理学依据。

知识点4：感染性心内膜炎的再发　　　　副高：熟练掌握　　正高：熟练掌握

IE的再发有两种情况：①复发：首次发病后<6个月由同一微生物引起IE再次发作。②再感染：不同微生物引起的感染或首次发病后>6个月由同一微生物引起IE再次发作。

知识点5：感染性心内膜炎的病因　　　　副高：熟练掌握　　正高：熟练掌握

在原有心脏或血管疾患的基础上并发细菌或真菌感染。早期国外统计结果显示，最常见的细菌为草绿色链球菌，其次为金黄色葡萄球菌、革兰阴性杆菌，真菌培养阳性者有9.3%。最近的统计结果显示，最常见的为金黄色葡萄球菌，其次为链球菌。IE也可发生在正常心脏。最常见的心脏病病因为风湿性心脏瓣膜病变，常见为主动脉瓣或二尖瓣关闭不全；其次为先天性心血管畸形，或曾有心脏外科手术史，包括人造瓣膜置换术。最新资料显示，人工心脏瓣膜病变、退行性瓣膜钙化、静脉注射吸毒等导致的IE不断增加，多与临床侵入性医疗操作引起的菌血症有关。

知识点6：感染性心内膜炎的发病机制　　　　副高：熟练掌握　　正高：熟练掌握

（1）非细菌性血栓性心内膜炎：湍流损伤瓣膜内皮，血小板及纤维蛋白沉积，有利于细菌黏附和感染。

（2）一过性菌血症：创面释放多种微生物至血液循环中。

（3）细菌黏附：微生物黏附于受损内皮。

（4）定植细菌繁殖：定植微生物不断繁殖并进一步刺激纤维蛋白和血小板沉积，形成赘生物。

知识点7：感染性心内膜炎的病理　　　　副高：熟练掌握　　正高：熟练掌握

赘生物形成是本病的特征性病理改变。

（1）心脏：急性感染性心内膜炎主要侵犯二尖瓣或主动脉瓣，亚急性感染性心内膜炎多侵犯已有病变的瓣膜。急性感染性心内膜炎可引起化脓性病变，导致瓣膜溃烂、穿孔或破裂。炎症累及瓣膜根部的心肌时可产生环形脓肿，可造成心瓣膜和腱索的急剧损害，产生严重的临床症状。心瓣膜表面形成单个或多个较大，且大小不一、愈合程度不一的菜花状或息肉状疣状赘生物。感染病原体被吞噬细胞吞噬，赘生物被纤维组织包绕，发生机化、玻璃样变或钙化，最后被内皮上皮化。赘生物呈污秽灰黄色，质松脆，易破碎、脱落。光镜下，疣状赘生物由纤维蛋白、血小板、中性粒细胞、坏死物组成，其深部有细菌团，溃疡底部可见肉芽组织及淋巴细胞、单核细胞浸润。

（2）血管：瓣膜表面常形成巨大的、松脆的含有大量细菌的疣状赘生物，破碎后形成含菌性栓子，引起远处器官的含菌性栓塞。栓塞最多见于脑，其次为肾、脾和心脏，并可引起相应部位的感染性梗死和继发性脓肿。栓塞阻碍血流，或使血管壁破坏，管壁囊性扩张形成细菌性动脉瘤，常为致命的并发症。由于毒素和/或免疫复合物的作用，微小血管壁受损，可发生漏出性出血。临床表现为皮肤（颈、胸部）、黏膜（口腔、睑结膜）及眼底出血点（Roth点）。部分患者，由于皮下小动脉炎，于指、趾末节腹面、足底或大、小鱼际处，出现红紫色、微隆起、有压痛的小结，称为Osler小结。

（3）肾：可因微栓塞发生灶性肾小球性肾炎，或因抗原抗体复合物的作用发生弥漫性肾小球肾炎。

（4）免疫系统：持续性菌血症刺激细胞和体液介导的免疫系统，引起脾大，肾小球肾炎、关节炎、腱鞘炎、心包炎和微血管炎。

知识点8：感染性心内膜炎的全身性感染表现　　　副高：熟练掌握　正高：熟练掌握

发热为最常见的症状，热型以不规则者最多，可为间歇型或弛张型，伴有畏寒和出汗。体温大多在37.5～39℃，可高达40℃以上。有3%～15%的患者体温正常或低于正常，多见于老年、伴有栓塞或真菌性动脉瘤破裂引起脑出血、蛛网膜下腔出血以及严重心力衰竭、尿毒症患者。此外，未确诊前已应用过抗生素、退热药、激素者也可暂时不发热。70%～90%的患者有进行性贫血，有时可达严重程度。病程较长者常有全身疼痛、关节痛，低位背痛和肌痛在起病时较常见，主要累及腓肠肌和股部肌肉。

急性感染性心内膜炎可以累及多系统，特别是感染毒力很强的细菌引起的脓毒血症时，往往伴有多器官损害，而此时心脏的损害可能不表现为主要症状。患者可有高热、寒战，常诉头、胸、背和四肢肌肉关节疼痛。病程多急骤凶险，常可迅速地发展为急性充血性心力衰竭导致死亡。在受累的心内膜上，尤其是真菌性感染，可附着大而脆的赘生物，脱落的带菌栓子可引起多发性栓塞和转移性脓肿并产生相应临床症状，包括心肌脓肿、脑脓肿和化脓性脑膜炎。若栓子来自感染的右心，则可出现肺炎、肺动脉栓塞和单个或多个肺脓肿。

亚急性感染性心内膜炎多数起病缓慢，有全身不适，疲倦、低热及体重减轻等非特异性症状。少数以并发症形式起病，如栓塞、不能解释的卒中、心瓣膜病的进行性加重、顽固性心力衰竭、肾小球肾炎和手术后出现心瓣膜杂音等。

知识点9：感染性心内膜炎的心脏受累表现　　　副高：熟练掌握　正高：熟练掌握

几乎所有患者均可闻及心脏杂音，为短期内心瓣膜和腱索的急剧损害所致，可产生高调杂音或使原有的杂音性质迅速改变。由于瓣叶或瓣膜支持结构的损害，多出现瓣膜关闭不全的反流性杂音。约15%患者开始时没有心脏杂音，而在治疗期间出现杂音，少数患者直至治疗2～3个月才出现杂音。在病程中杂音性质的改变往往是贫血、心动过速、心排血量变化等血流动力学的改变所致，大部分患者可能出现不同程度的心力衰竭，其主要由瓣膜及细菌毒素所致心肌的损害等因素引起。

| 知识点10：感染性心内膜炎的周围体征表现 | 副高：熟练掌握 正高：熟练掌握 |

周围体征包括皮肤和黏膜的淤点、甲床下线状出血、Osler小结、Janeway损害及杵状指（趾），这些表现在近30年中发生率已明显下降。其中Janeway损害常见于急性感染性心内膜炎，其余周围体征在亚急性感染性心内膜炎较为常见。淤点常成群也可个别出现，多见于眼睑、口腔黏膜、胸前和手足背皮肤，常持续数天，消失后再现，其中心可发白。甲床下出血的特征为线状，远端不到达甲床前边缘，可有压痛。Osler小结呈紫或红色，稍高于皮面，直径小至1～2mm，大者可达5～15mm，多发生于手指或足趾末端的掌面，大小鱼际或足底可有压痛，常持续4～5天才消退。需要注意的是，Osler小结并不是感染性心内膜炎所特有，在系统性红斑狼疮、伤寒、淋巴瘤等疾病中也可出现Osler小结。Janeway损害是指出现在手掌和足底的直径1～4mm无痛性出血性或红斑性损害，为化脓性栓塞所致。杵状指（趾）现已很少见。少数患者可有视网膜病变，表现为椭圆形黄斑出血伴中央发白，有时眼底仅可见圆形白点，称为Roth点。但是这种表现同样可出现在结缔组织病、血液病以及严重贫血的患者。

| 知识点11：感染性心内膜炎的其他表现 | 副高：熟练掌握 正高：熟练掌握 |

（1）脾大：脾脏通常有轻至中度肿大，软可有压痛。脾大的发生率也已明显减少。脾大是由于菌血症以及循环免疫复合物长期刺激导致网状内皮细胞的增殖有关。

（2）贫血：较常见，尤其多见于亚急性者，多为轻、中度贫血，晚期患者可重度贫血。主要由于感染抑制骨髓所致。

| 知识点12：感染性心内膜炎的心脏并发症 | 副高：熟练掌握 正高：熟练掌握 |

（1）心力衰竭：最为常见，是对预后影响最大的并发症，主要由瓣膜关闭不全所致，主动脉瓣受损者常发生，其次为二尖瓣和三尖瓣。瓣叶穿孔、腱索断裂、瓣环脓肿均会引起突发性心力衰竭，必须立即进行手术治疗，否则会严重地增加围术期的死亡率，而且还会出现永久性左心衰竭。

（2）心肌脓肿：常见于急性患者，可发生于心脏任何部位，以瓣周组织特别在主动脉瓣环多见，可致房室和室内的传导阻滞，心肌脓肿偶可穿破。

（3）急性心肌梗死：大多由冠状动脉栓塞引起，以主动脉瓣感染时多见，少见原因为冠状动脉血栓形成或细菌性动脉瘤。

（4）化脓性心包炎：主要发生于急性患者。

（5）心肌炎。

知识点13：感染性心内膜炎并发动脉栓塞　　　副高：熟练掌握　　正高：熟练掌握

临床诊断出的栓塞有15%～35%为动脉栓塞，急性较亚急性多见，常发生于病程晚期，也可为首发症状，或在感染控制后数周至数月发生，栓塞可发生在肌痛的任何部位，脑、心、脾、肾、肠系膜和四肢为临床所见的体循环动脉栓塞部位。好发栓塞的病原体为金黄色葡萄球菌和念珠菌。肢体大动脉栓塞主要见于真菌性心内膜炎。当有由左向右分流的先天性心血管病或右心内膜炎时，肺循环栓塞常见。

知识点14：感染性心内膜炎并发细菌性动脉瘤　　　副高：熟练掌握　　正高：熟练掌握

在IE的并发症中，细菌性动脉瘤占3%～5%，多见于亚急性者。受累动脉依次为近端主动脉（包括主动脉窦）、脑、内脏和四肢，一般见于病程晚期，多无症状，为可扪及的搏动性肿块。发生于周围血管时易诊断，如发生在脑、肠系膜动脉或其他深部组织的动脉往往直至动脉瘤破裂出血方可确诊。

知识点15：感染性心内膜炎的神经系统并发症　　　副高：熟练掌握　　正高：熟练掌握

约1/3患者有神经系统受累的表现：①脑栓塞占神经系统并发症的1/2，大脑中动脉及其分支最常受累。②脑细菌性动脉瘤，除非破裂出血，多无症状。③脑出血，由脑栓塞或细菌性动脉瘤破裂所致。④中毒性脑病，可有脑膜刺激征。⑤脑脓肿。⑥化脓性脑膜炎，不常见。后三种情况主要见于急性患者，尤其是金黄色葡萄球菌性心内膜炎。

知识点16：感染性心内膜炎的肾损害　　　副高：熟练掌握　　正高：熟练掌握

大多数患者有肾损害，主要有：①肾动脉栓塞和肾梗死：多见于急性患者。②免疫复合物所致继发性肾小球肾炎：可致肾衰竭，常见于亚急性患者。③肾脓肿：不多见。

知识点17：感染性心内膜炎的实验室检查　　　副高：熟练掌握　　正高：熟练掌握

（1）血培养：血培养阳性是诊断IE的最直接证据，而且还可以随访菌血症是否持续。在未接受抗生素治疗的IE患者血培养阳性率可高达95%，其中90%以上患者的阳性结果获自入院后第1日采取的标本。由于抗生素的广泛使用，血培养阳性率逐渐减低。因此对于可疑患者应在入院24小时内分别采血3次（每次采血间隔1小时），连续采血共3日，且不应该经输液通道采血。如果患者已接受抗生素治疗，应首先停药，并在停用抗生素至少3日后再行血培养。长期抗生素治疗后血培养可能阴性，直到停止治疗后才可能又转为阳性。已接受抗生素治疗的患者取血量不宜过多，这可避免血液中过多的抗生素不能被培养基稀释，影响细菌的生长。因为菌血症细菌的数量级可能是比较低的，所以每次抽血量为10～20ml，以提高阳性率。取血时需更换静脉穿刺部位并严格消毒皮肤才能提高血培养的敏感性。连续2次培养获得同一菌种者其临床意义极大。血培养通常在体温升高时进行，亦有推荐在峰值体温时采血。典型的感染性心内膜炎伴持续菌血症患者可在任何情况下进行血培养。动脉血培养阳性率并不高于静脉采血。如果血培养24~48小时后依然阴性，而临床高度怀疑感染性心内膜炎，则应进行更长时间和特殊培养。对于较长时间留置静脉插管、导尿管，应用广谱抗生素、激素、免疫抑制药的患者应加做真菌培养。血培养观察时间至少2周，当培养结果阴性时应保持到3周。阳性者应做各种抗生素单独或联合的药物敏感试验，以指导治疗。

（2）一般化验检查：感染性心内膜炎患者红细胞和血红蛋白减少。偶可有溶血现象。白细胞计数在无并发症的患者可正常或轻度增多，分类计数有时可见核左移。红细胞沉降率大多增快。半数以上患者可出现蛋白尿和镜下血尿。当并发急性肾小球肾炎、间质性肾炎或大的肾梗死时，可出现肉眼血尿、脓尿以及血尿素氮和肌酐的增高。肠球菌性心内膜炎及金葡菌性心内膜炎常可导致菌尿，故完善尿培养有利于诊断。

（3）血液生化检查：①IE并发肾脏病变时尿素氮及肌酐升高。②C反应蛋白在急性期升高，治疗有效时下降。

（4）血清免疫学检查：①慢性期丙种球蛋白增加，清蛋白/球蛋白比例倒置。②CIC阳性有助于诊断，但非特异性。③类风湿因子阳性（50%）。

知识点18：感染性心内膜炎的特殊检查　　　　副高：熟练掌握　正高：熟练掌握

（1）心电图：呈非特异性改变，可检出各种心律失常，如不同程度房室传导阻滞，左、右束支传导阻滞，若伴有心包炎可有急性ST段升高，有时可出现非特异性ST段和T波缺血性改变。

（2）超声心动图：多普勒二维超声心动图能检测到2~3mm赘生物，能明确心内赘生物、瓣膜损害、脓肿形成、血流动力学改变和心功能。近年来，经食管二维超声心动图能检出更小的（如1.0~1.5mm）赘生物，有助于确定诊断。超声在诊断和评估IE，尤其在血培养阴性的IE及并发症中起着特别重要的作用。尤其是Duke标准出现以后，无论是经胸超声心动图（TTE）还是经食管超声心动图（TEE）的诊断价值变得更加不可替代。超声常常是入院后可疑IE患者的最重要检查。TEE比TTE有更高的敏感性和特异性。人工瓣膜置换的患者，当高度怀疑心内膜炎而TTE结果为阴性时，应进一步进行TEE检查。

（3）心导管及心血管造影：疑有冠心病为基础病者可做心导管检查，可评估瓣膜的功能，并能从局部采集血标本测定细菌数，但有引起赘生物脱落发生栓塞的危险。

（4）组织病理学检查：切除的瓣膜组织和栓子碎片的病理学检测是诊断IE的金标准。

知识点19：感染性心内膜炎的Duke诊断标准　　　　副高：熟练掌握　正高：熟练掌握

（1）确定为IE

1）病理标准：血培养或赘生物、栓塞物、心内脓肿培养或组织学证实有细菌或病理损害；组织病理证实赘生物或心内脓肿有活动性心内膜炎改变。

2）临床标准：①2个主要标准。②1个主要标准和3个次要标准。③5个次要标准。

（2）可能的IE：有心内膜炎的表现，但不明确，且又不能排除。①1个主要标准和一个次要标准。②3个次要标准。

（3）不支持IE诊断的情况：①心内膜炎表现有其他明确的诊断。②应用抗生素后4天内心内膜炎表现完全消失。③应用抗生素后4天内手术或活检未发现心内膜炎的病理证据。

知识点20：感染性心内膜炎的Duke诊断的主要标准
副高：熟练掌握　正高：熟练掌握

（1）血培养阳性：①两次不同时间血培养标本发现感染性心内膜炎的典型微生物：甲型（α）溶血性链球菌、牛链球菌、金黄色葡萄球菌、社区获得性肠球菌。②与感染性心内膜炎相一致的微生物血培养持续阳性，定义为两次或以上血培养，间隔12小时以上或者全部3次血培养或者4次以上血培养中的大多数，第一次和最后一次采血间隔至少1小时发现符合IE的微生物。

（2）心内膜受累的证据：①感染性心内膜炎超声心动图阳性表现（对于人工瓣膜感染性心内膜炎建议进行TEE检查），包括瓣膜或其支持结构上、瓣膜反流途径中、医源性植入装置上发现可移动的物质，没有其他可能的解剖解释；脓肿；新出现的人工瓣部分裂开。②新出现的瓣膜反流（原有杂音增强或发生变化）。

知识点21：感染性心内膜炎的Duke诊断的次要标准
副高：熟练掌握　正高：熟练掌握

（1）易患情况：既往有心脏病史或静脉药物成瘾者。

（2）体温≥38℃。

（3）血管现象：主要动脉栓塞、脓毒性肺梗死、真菌性动脉瘤、颅内出血、结膜出血、Janeway病变。

（4）免疫现象：肾小球性肾炎、Osler节、Roth点、类风湿因子。

（5）微生物证据：血培养阳性但是不符合前述的主要标准（不包括一次血培养发现凝血酶阴性葡萄球菌和其他通常不引起感染性心内膜炎的微生物）。

（6）符合感染性心内膜炎的微生物活动感染的血清学证据。

（7）超声心动图：发现符合感染性心内膜炎表现，但不具备上述主要标准。

知识点22：疑诊感染性心内膜炎时做血培养的注意事项
副高：熟练掌握　正高：熟练掌握

急性患者应该在应用抗生素前1～2小时内抽取2～3个血标本，亚急性者在应用抗生素前24小时采集3～4个血标本。已用过抗生素的患者，应至少每天抽取血标本，共3天，以期提高阳性率。抽血时间以寒战或体温骤升时为最佳，每次取血10～15ml，并更换静脉穿刺的部位，皮肤严格消毒，严格无菌操作。对于应用抗生素的患者，取血量不宜过多。要求常规做需氧和厌氧培养。部分患者加做真菌培养。观察时间至少2周，培养结果阴性时应保持到3周，确诊必须2次以上血培养阳性。

知识点23：超声心动图对感染性心内膜炎的诊断价值和适应证
　　　　　　　　　　　　　　　　　　　　　　　副高：熟练掌握　　正高：熟练掌握

（1）超声心动图对诊断IE的价值：①能检测赘生物的所在部位、大小、数目和形态，经食管超声心动图优于经胸壁超声，阳性率90%。②检测基础心脏病。③能探测瓣膜破坏的情况，了解人工瓣膜的状况、各种化脓性心内并发症，以及瓣膜反流的严重程度和左心室功能。④判断预后和确定是否需要手术的参考。

（2）超声心动图适应证：①临床怀疑IE时，尽早行经胸超声检查。②高度怀疑IE，而经胸超声正常，推荐尽早行经食管超声检查。③经胸及经食管超声均阴性，但临床仍高度怀疑IE，应在7～10天后复查。④IE治疗中一旦怀疑出现新并发症，应立即重复超声检查。⑤抗生素治疗结束时，复查以评价心脏和瓣膜的形态学及功能。

（3）诊断IE的超声心动图主要标准：赘生物、脓肿、人工瓣膜裂开（瓣周漏等）。

知识点24：感染性心内膜炎的诊断　　　　副高：熟练掌握　　正高：熟练掌握

（1）诊断线索：①原有瓣膜病、先天性心脏病或换瓣患者伴有1周以上不明原因的发热或新的杂音，有吸毒史或抵抗力低下者可以没有基础心脏病而发生IE。②栓塞现象。③脑卒中、脾大及皮肤病变者。

（2）诊断依据：①血培养阳性。②超声检查发现有赘生物。两者出现可以肯定诊断，但是血培养阳性和未发现心脏赘生物者也不能排除诊断。

知识点25：感染性心内膜炎的鉴别诊断　　副高：熟练掌握　　正高：熟练掌握

（1）风湿活动：原有风湿性心瓣膜病，已确诊IE者经足量抗生素治疗体温不降。
（2）右心内膜炎：有肺梗死症状或反复发生的肺部感染，而无皮肤及体循环栓塞现象。
（3）糖尿病、结核病：非特异性全身不适、疲乏、体重降低、夜间盗汗。
（4）结缔组织病：发热伴有类风湿症状。
（5）淋巴瘤：有发热、贫血、脾大。
（6）动脉粥样硬化：所致脑血栓形成见于老年患者，有脑卒中症状。

知识点26：感染性心内膜炎应用抗生素治疗遵循的原则
　　　　　　　　　　　　　　　　　　　　　　　副高：熟练掌握　　正高：熟练掌握

抗生素治疗IE的理想方案难以确定，具体的治疗方案因个体情况而异。一般应遵循的原则：

（1）用药要早：可减轻心瓣膜的损害，保护心脏功能，防止和减少并发症的发生。

（2）剂量要足：赘生物内的细菌可增殖到每克组织$10^9 \sim 10^{10}$的菌体浓度。由于病原体隐藏于有纤维覆盖物的赘生物之中且处于代谢休眠状态，不易为抗生素杀灭。抗生素可通过被动弥散进入非血管赘生物的中心区域，但在赘生物内要达到有效抗生素浓度，必须有高的血清浓度。

（3）疗程宜长：一般需要4～6周，方可达到完全消除感染的目的，停药过早易致感染复发。

（4）选用杀菌剂：抑菌剂不能杀灭细菌，停药后受抑制的细菌可重新繁殖。杀菌剂则可能穿透赘生物，杀灭隐藏于深部的病原体。

（5）监测血清杀菌效价调整药物剂量：抗生素需静脉给药，在用药过程中应监测SBT，要求抗生素注射后30分钟达到血清高峰浓度且血清杀菌效价（SBT）≥1∶8，否则应增加剂量。

（6）联合用药：可起协同杀菌效应，以获得更为有效的治疗效果。例如青霉素、头孢菌素、万古霉素等能抑制细胞壁的合成，促进氨基糖苷类药物进入细胞内杀灭细菌。

知识点27：感染性心内膜炎的抗生素经验治疗　　副高：熟练掌握　正高：熟练掌握

在连续送血培养后，对于病情较重的患者立即静脉给予青霉素每日600万～1800万U，并与庆大霉素合用，每日12万～24万U静脉滴注。如疗效欠佳宜改用其他抗生素，如苯唑西林、阿莫西林、哌拉西林等，每日6～12g，静脉滴注。需注意，大剂量青霉素可产生神经毒性表现，如肌阵挛、反射亢进、抽搐和昏迷，需与本病的神经系统表现相鉴别，避免误诊为本病的进一步发展而增加抗生素剂量。

知识点28：对青霉素敏感的细菌的抗生素治疗　　副高：熟悉掌握　正高：熟悉掌握

草绿色链球菌、牛链球菌、肺炎球菌等多属此类。首选青霉素，400万U每6小时静脉缓注或滴注，一般可有效控制病情；对青霉素过敏的患者可选用红霉素、万古霉素或第一代头孢菌素。需注意，有青霉素严重过敏者，忌用头孢菌素类。所有病例均至少用药4周。

知识点29：对青霉素耐药的细菌的抗生素治疗　　副高：熟悉掌握　正高：熟悉掌握

肠球菌、粪链球菌等多对青霉素不敏感，青霉素的用量需高达1800万～3000万U，持续静脉滴注；或用氨苄西林2g，每4小时静脉注射或滴注，加用庆大霉素160～240mg/d，用药4～6周。治疗过程中酌减或撤除庆大霉素，预防其不良反应。若治疗效果不佳或患者不能耐受者也可改用万古霉素1g，每12小时静脉滴注。对于高度耐药的链球菌应首选万古霉素。

知识点30：对金黄色葡萄球菌和表皮葡萄球菌的抗生素治疗
　　　　　　　　　　　　　　　　　　　　副高：熟悉掌握　　正高：熟悉掌握

　　（1）萘夫西林或苯唑西林2g，每1小时1次，静脉注射或滴注，用药4～6周。

　　（2）如用青霉素后延迟出现皮疹，用头孢噻吩2g，每4小时1次，或头孢唑啉2g，每6小时1次，静脉注射或滴注，用药4～6周。

　　（3）如对青霉素和头孢菌素过敏或耐甲氧西林菌株致病者，用万古霉素4～6周。如有严重感染播散，每一方案的初始3～5天加庆大霉素。

　　（4）对万古霉素中度耐药的金黄色葡萄球菌和凝固酶阴性葡萄球菌已经广泛出现，其作用机制是由于染色体突变影响了细菌细胞壁的合成。新喹诺酮对该细菌多耐药，研制新的治疗耐万古霉素的葡萄球菌药物是当务之急。

知识点31：真菌感染的抗生素治疗
　　　　　　　　　　　　　　　　副高：熟悉掌握　　正高：熟悉掌握

　　真菌性感染性心内膜炎病死率高，药物治疗效果有限，应在抗真菌治疗期间早期手术切除受累的瓣膜组织，术后应继续抗真菌治疗才可能有治愈的机会。药物治疗以用静脉滴注两性霉素B为首选，首日1mg，之后每日递增3～5mg，直至25～30mg/d。应注意，两性霉素B的不良反应，如发热、头痛、显著的胃肠道反应、局部的血栓性静脉炎、肾功能损害、神经系统和精神系统的损害。氟康唑和氟胞嘧啶是两种毒素较低的抗真菌药物，单独使用只有抑菌作用，而与两性霉素B合并使用可增强疗效，减少两性霉素B的用量。两性霉素B用够疗程后口服氟胞嘧啶100～150mg/（kg·d），每6小时1次，用药数月。

知识点32：抗生素停药标准
　　　　　　　　　　　　　　　　副高：熟练掌握　　正高：熟练掌握

　　应用抗生素4～6周后体温和血沉恢复正常，自觉症状改善和消失，脾缩小，红细胞、血细胞和血红蛋白上升，尿常规转阴，且在停用抗生素后第1、2和6周做血培养均为阴性，可认为IE已治愈。如在治疗结束、症状改善、血培养转阴后又出现感染征象，且菌种和早期培养相同，称为复发。提示赘生物深部隐藏的细菌未彻底杀灭，或细菌对抗生素有耐药性，应更换抗生素进行新一轮的治疗。

知识点33：左心自体瓣膜心内膜炎的手术指征及时机选择
　　　　　　　　　　　　　　　　　　　　副高：熟练掌握　　正高：熟练掌握

　　（1）心衰

　　1）急诊手术（＜24小时）：①主动脉瓣或二尖瓣重度反流伴发急性肺水肿、心源性休克。②主动脉瓣或二尖瓣病变伴室间隔穿孔诱发急性肺水肿、心源性休克。

　　2）紧急手术（＜1周）：左心衰进行性加重不伴心源性休克。

　　3）择期手术（接受至少1～2周正规抗菌治疗后）：主动脉瓣或二尖瓣重度反流但不合

并心衰症状。

（2）不能控制的感染

1）紧急手术：①局部难以控制的感染（如脓肿、瘘管、假性动脉瘤、持续扩大的赘生物）。②持续发热及血培养阳性＞7～10天。

2）紧急手术/择期手术：真菌感染或多耐药菌感染。

（3）预防栓塞事件：紧急手术：①赘生物＞10mm，接受正规抗菌治疗过程中发生栓塞事件。②赘生物＞10mm，同时合并心衰、持续感染、脓肿。③赘生物＞15mm。

知识点34：人工瓣膜相关性感染性心内膜炎的手术指征及时机选择
　　　　　　　　　　　　　　　　　　　副高：熟练掌握　　正高：熟练掌握

（1）心衰

1）急症手术（＜24小时）：①人工瓣病变严重伴发急性肺水肿、心源性休克。②人工瓣病变严重伴室间隔穿孔诱发急性肺水肿、心源性休克。

2）紧急手术（＜1周）：左心衰进行性加重不伴心源性休克。

3）择期手术（接受至少1～2周正规抗菌治疗后）：无心衰症状。

（2）不能控制的感染

1）紧急手术：①局部难以控制的感染（脓肿、瘘管、假性动脉瘤、持续扩大的赘生物）。②持续发热及血培养阳性＞7～10天。

2）紧急手术/择期手术：①真菌感染。②多耐药菌感染。③葡萄球菌感染。④革兰染色阴性菌感染。

（3）预防栓塞事件：必须紧急手术的有：①赘生物＞10mm，接受正规抗菌治疗过程中发生栓塞事件。②赘生物＞10mm，同时合并心衰、持续感染、脓肿。③赘生物＞15mm。

知识点35：感染性心内膜炎并发症的治疗　　　副高：熟练掌握　　正高：熟练掌握

（1）心力衰竭：除按心力衰竭的常规治疗外，重要的是应根据瓣膜的损害情况以及参照相关手术适应证及早手术。

（2）肾衰竭：对于并发急性肾功能不全患者应做血液透析，不仅有利于改善全身状况，还可使患者安全渡过抗生素应用和免疫机制所致的肾脏损害阶段。

（3）血管栓塞：主要为对症处理，虽然赘生物基本是个血栓，并且可能脱落成栓子，抗凝无助于减少栓塞、预防赘生物生长，相反确有应用肝素后，使颅内小血管瘤破裂、栓塞、栓子并发症的报道。人工瓣膜患者患IE时，使用抗生素与华法林安全。因此，目前的做法是完全不用肝素，除非有大块肺动脉栓子。使用华法林时，剂量尽量小，达到2.0～3.0U为宜。反复栓塞宜行手术治疗以消除栓塞源。

（4）细菌性动脉瘤：微小的细菌性动脉瘤在有效抗生素治疗后可消失；直径1～2cm的动脉瘤即使IE治愈仍可破裂出血，应及早手术。颅内细菌性动脉瘤常为多发性，如为较大的动脉瘤或已发生过出血，且病变部位可以手术的应及早处理；未破裂的或出血较小的动脉瘤则应区别情况作相应处理。

第二节 静脉药物依赖者心内膜炎

知识点1：静脉药物依赖者心内膜炎的概念　　　副高：了解　正高：了解

静脉药物依赖者心内膜炎（EIDA）是由于患者静脉注射毒品时使用不洁注射用具，药品溶剂未经消毒，导致细菌进入血管内，引发菌血症、败血症；因静脉回流使右心系统受感染，而右心是一低压系统，有利于细菌在瓣膜上附着，同时由于患者重复多次注射毒品，毒品中的颗粒杂质致右心受累，三尖瓣损伤。细菌在损伤的三尖瓣黏附沉积，形成菌栓、赘生物。

知识点2：静脉药物依赖者心内膜炎的临床表现　　　副高：了解　正高：了解

静脉药物依赖者心内膜炎的患者多数为年轻人，既往无心脏病史，临床表现常有发热，并伴咳嗽、咳痰、胸痛等呼吸道症状，心脏杂音；心内膜炎多累及右心室三尖瓣，并且常发生于一个瓣膜上；血培养多数为金黄色葡萄球菌，对多种抗生素敏感；急性发病者多见，常伴有转移性感染灶，亚急性表现则多见于有感染性心内膜炎史者。此外，该类患者机体免疫功能低下，常合并全身多个部位的感染，并发症的表现常掩盖病情，给诊断造成困难。

知识点3：静脉药物依赖者心内膜炎的检查　　　副高：了解　正高：了解

（1）血培养：诊断IE的重要依据，但大多数EIDA患者首次血培养前已使用过抗生素治疗，降低了培养的阳性率，故对血培养阴性的患者也不能完全排除该病的诊断。

（2）超声心动图：对诊断EIDA有重要价值，超声心动图可以发现瓣膜赘生物、瓣周并发症及基础心脏病；在治疗过程中，复查超声心动图观察瓣膜及赘生物的形态、大小有助于疗效的判断。

知识点4：静脉药物依赖者心内膜炎的治疗　　　副高：了解　正高：了解

抗生素治疗是治疗成败的关键，确诊后应立刻应用有效的抗生素。在血培养结果出来之前，可经验性选择针对金黄色葡萄球菌的两种或两种以上杀菌药物联合应用，血清杀菌药浓度达1:8以上，疗程4~8周，如治疗无效，需警惕耐药及真菌感染的可能。对于抗菌治疗后持续性脓毒血症、真菌性心内膜炎、严重瓣膜反流致心力衰竭，赘生物≥10mm，左心瓣膜受累且瓣膜破坏严重的患者，要考虑外科手术治疗。

第八章　心　肌　病

第一节　扩张型心肌病

扩张型
心肌病

> **知识点1：扩张型心肌病的概念**　　　副高：熟练掌握　　正高：熟练掌握

扩张型心肌病（DCM）是一类既有遗传又有非遗传原因造成的复合型心肌病，以左心室、右心室或双腔扩大和收缩功能障碍等为特征，通常经二维超声心动图诊断，扩张型心肌病导致左心室收缩功能降低、进行性心力衰竭、室性和室上性心律失常、血栓栓塞和猝死。扩张型心肌病是心肌疾病的常见类型，是心力衰竭的第三位原因。

> **知识点2：扩张型心肌病的病因和发病机制**　　　副高：熟练掌握　　正高：熟练掌握

DCM的发生与持续性病毒感染和自身免疫反应有关，并且以病毒感染，尤其是柯萨奇B病毒引发病毒性心肌炎最终转化为DCM关系最为密切。病毒持续感染对心肌组织的持续损害及其诱导免疫介导心肌损伤可能是DCM重要致病原因与发病机制，抗心肌抗体，如抗ANT抗体、抗β_1受体抗体、抗肌球蛋白重链（MHC）抗体和抗胆碱-2（M_2）受体抗体等已被公认为是其免疫学标志物。

> **知识点3：扩张型心肌病的病理**　　　副高：熟练掌握　　正高：熟练掌握

心脏扩大为普遍性，通常左右心室腔均增大及扩张，以左心室为甚，心脏呈苍白色，可伴有钙化、心内膜增厚及纤维化，附壁血栓多发生在心尖部。值得注意的是，如果心室腔明显扩张，其室壁肥厚程度远小于预期，室壁变薄更为常见。光镜下，患者心肌组织常表现为间质及血管周围广泛纤维化，心肌纤维增粗、变性、断裂或坏死，少量炎性细胞浸润。病毒性心肌炎经过长期的心肌内炎症反应演变为扩张型心肌病，炎症细胞和细胞因子可能改变心肌基质金属蛋白酶和组织基质金属蛋白酶抑制系统，导致心室扩张和心力衰竭。电镜下，心肌细胞线粒体数目增多，线粒体脊部分或全部消失，肌质网状结构扩张和糖原增多。

> **知识点4：扩张型心肌病的临床分期**　　　副高：熟练掌握　　正高：熟练掌握

临床分期有助于针对DCM病因和病理生理状态进行治疗，国内多中心资料将DCM分为3期，如下表。

DCM的临床分期

临床分期	NYHA分级	临床表现	LVEDD（mm）	LVEF
早期（无心力衰竭期）	I	无心力衰竭表现	50~60	40%~60%
中期（心力衰竭期）	II~III	极度疲乏、劳力性呼吸困难、心悸	60~70	30%~40%
晚期（心力衰竭晚期）	IV	呼吸困难、水肿、肝大、腹水	≥70	<30%

知识点5：扩张型心肌病的临床表现　　　　副高：熟练掌握　正高：熟练掌握

（1）症状：起病缓慢，可在任何年龄发病，但以30~50岁为多见，家族遗传性DCM发病年龄更早。DCM的病程分为三个阶段：①无症状期：体检常正常，X线检查心脏可轻度增大，心电图有非特异性改变，超声心动图测量左心室舒张末期内径为5~6.5cm，射血分数为40%~50%。②有症状期：主要有极度疲劳、乏力、气促和心悸等症状，体检有舒张早期奔马律，超声心动图测量左室舒张末期内径为6.5~7.5cm，射血分数为20%~40%。③病情晚期：常有肝大、水肿、腹水等充血性心力衰竭的表现。病程长短不一，有的可相对稳定，反复心力衰竭达数年至十余年；有的心力衰竭进行性加重在短期内死亡。

（2）体征：心界向左下及双侧扩大，第一心音低钝，可闻及第三心音或第四心音奔马律，严重左心衰时可有双肺底湿啰音，还可有右心衰表现，如颈静脉怒张、肝大及外周水肿表现。

知识点6：扩张型心肌病的辅助检查　　　　副高：熟练掌握　正高：熟练掌握

（1）胸部X线：呈现以左心室扩大为主的心影增大，心胸比>0.5，可有肺淤血、肺水肿、胸腔积液等征象。

（2）心电图：常表现为心房颤动或房室传导阻滞或其他各种复杂心律失常，非特异性ST-T改变，窄而深的病理性Q波，后者与心肌纤维化有关。

（3）超声心动图：左心室或双侧心腔普遍扩大，成人左心室舒张末期内径常>60mm，最大可达80mm，室壁变薄，心室弥漫性运动减弱，部分表现为室间隔及左心室后壁运动减弱，可有二尖瓣或三尖瓣反流，射血分数降低。

（4）核素心血池显像：可见心腔明显扩大，心室弥漫性运动减弱，射血分数降低。

（5）心导管检查和选择性心血管造影：左心导管检查可发现左心室舒张末期压升高，右心导管检查可见右心房压、右心室压、肺动脉压和肺毛细血管楔压增高。左心室造影可见左心室明显扩大，弥漫性运动减弱，并可测得左心室射血分数明显降低。

（6）心内膜心肌活组织检查：用心肌活检钳从右心室或左心室取出心内膜下心肌活组织，组织学检查可见心肌细胞肥大、变性、间质纤维化。对扩张型心肌病诊断无特异性，但有助于与特异性心肌疾病和急性心肌炎鉴别诊断。用心内膜活检标本进行多聚酶链式反应或原位杂交，有助于感染病因的诊断或进行特异性细胞异常的基因分析。

知识点7：扩张型心肌病的诊断	副高：熟练掌握　正高：熟练掌握

（1）诊断标准：①左心室舒张末期内径（LVEDD）>5.0cm（女性）和>5.5cm（男性）；②左心室射血分数（LVEF）<45%和/或左心室缩短速率（FS）<25%；③更为科学的是LVEDD>2.7cm/m²[体表面积（m²）=0.0061×身高（cm）+0.0128×体重（kg）-0.1529]。临床上主要以超声心动图作为诊断依据，X线胸片、心脏放射性核素、心脏CT有助于诊断，磁共振检查对于一些心脏局限性肥厚的患者具有确诊意义。诊断扩张型心肌病时需要排除引起心脏损害的其他疾病，如高血压、冠心病、心脏瓣膜病、先天性心脏病、酒精性心肌病、心动过速性心肌病、心包疾病、肺心病和神经肌肉性疾病等。

（2）特发性DCM的诊断：符合DCM的诊断标准，排除任何引起心肌损害的其他疾病。结合目前国内多数基层医院现有设备和条件，暂保留特发性DCM的临床诊断，有条件的单位应尽可能进行病因诊断。

（3）家族遗传性DCM的诊断：符合DCM的诊断标准，依据在一个家系中包括先证者在内有2个或2个以上DCM患者，或在DCM患者的一级亲属中有不明原因的35岁以下猝死者。仔细询问家族史对于家族遗传性DCM的诊断极为重要。

（4）获得性DCM的诊断：获得性心肌病特指心肌病变是由环境因素或其他获得性病因损害心肌所引起的心脏扩大，心脏受累的程度和频度变化很大。

1）感染/免疫性DCM：由多种病原体感染，如病毒、细菌、立克次体、真菌、寄生虫等引起心肌炎而转变为DCM已有了充分的动物实验和临床依据。成功建立的动物模型、患者心肌活检证实存在炎症浸润、检测到病毒RNA的持续表达、随访到心肌炎自然进展到心肌病阶段等。诊断依据：①符合DCM的诊断标准。②有心肌炎病史或心肌活检证实存在炎症浸润、检测到病毒RNA的持续表达、血清免疫标志物抗心肌抗体等。

2）酒精性心肌病诊断标准；①符合DCM的诊断标准。②长期过量饮酒（WHO标准：女性>40g/d，男性>80g/d，饮酒5年以上）。③既往无其他心脏病病史。④早期发现戒酒6个月后DCM临床状态得到缓解。饮酒是导致心功能损害的独立原因，建议戒酒6个月后再进行临床状态评价。

3）围生期心肌病诊断标准：①符合DCM的诊断标准。②妊娠最后1个月或产后5个月内发病。

4）心动过速性DCM的诊断：①符合DCM的诊断标准。②慢性心动过速发作时间超过每天总时间的12%~15%，包括窦房折返性心动过速、房性心动过速、持续性交界性心动过速、心房扑动、心房颤动和持续性室性心动过速等。③心室率多在160次/分以上，少数可能只有110~120次/分，与个体差异有关。

部分患者因心力衰竭就诊，超声心动图检查心脏扩大、心室腔内存在粗大突起肌小梁和深陷隐窝，将其诊断为心肌致密化不全（遗传性心肌病），由于这些患者临床表现与DCM相似，应当重视DCM致密化不全病因的识别。

知识点8：扩张型心肌病的鉴别诊断　　　副高：熟练掌握　正高：熟练掌握

（1）冠心病缺血性心肌病：①冠心病常发生于中老年人，多在40岁以后发病，且多有冠心病危险因素。②冠心病多有心绞痛或心肌梗死病史。③冠心病心衰以左心衰表现为主，从出现充血性左心衰到发展为全心衰需较长时间（通常需数年）。④心电图多有动态变化和导联选择性的心肌缺血型ST-T改变，心肌梗死性的病理性Q波，宽度多≥0.04秒。⑤超声心动图示左心室扩大和左心房扩大，左心室局限性变薄或节段性运动异常。⑥冠心病对抗心肌缺血的药物治疗反应比心肌病好。⑦冠状动脉造影可确立冠心病诊断。

（2）病毒性心肌炎：①常在上呼吸道感染或腹泻等病毒感染后1～3周内发病，急性期表现为心脏轻中度扩大、第一心音减弱、奔马律、心力衰竭。②心电图有严重心律失常和心肌受损改变。③急性期有心肌酶谱升高或肌钙蛋白阳性。④病毒性心肌炎病程<6个月。⑤病毒学检查、抗病毒血清学检查有助于诊断。

（3）心包积液：①有引起心包积液原发病的表现。②心界向双侧扩大呈烧瓶样改变，心尖搏动明显减弱或消失，第一心音遥远，可有心脏压塞表现，如颈静脉怒张、血压下降和奇脉；常无心脏杂音和奔马律。③心电图有心包积液的动态序列表现，但无心脏肥大、异常Q波及各种复杂的心律失常。④X线示心脏双侧正常弓弧消失，其外形随体位变化而变化，心脏搏动明显减弱。⑤超声心动图易于鉴别心包积液或心肌病。

知识点9：扩张型心肌病的早期治疗　　　副高：熟练掌握　正高：熟练掌握

DCM早期仅仅是心脏结构的改变，超声心动图显示心脏扩大、收缩功能损害，但无心力衰竭的临床表现。此阶段应积极地进行早期药物干预治疗，包括β受体阻滞剂、血管紧张素转换酶抑制剂（ACEI），可减少心肌损伤和延缓病变发展。

知识点10：扩张型心肌病的中期治疗　　　副高：熟练掌握　正高：熟练掌握

DCM中期的超声心动图显示心脏扩大、左心室射血分数（LVEF）降低并有心力衰竭的临床表现。此阶段：①液体潴留的患者应限制盐的摄入，并合理使用利尿剂。利尿剂通常从小剂量开始，如呋塞米每日20mg或氢氯噻嗪每日25mg，并逐渐增加剂量直至尿量增加，体重每日减轻0.5～1kg。②所有无禁忌证者应积极使用ACEI，不能耐受者使用血管紧张素受体阻滞剂（ARB），治疗前应注意利尿剂已维持在最合适的剂量，ACEI或ARB从很小剂量开始，逐渐递增，直至达到目标剂量。③所有病情稳定、LVEF<40%的患者应使用β受体阻滞剂，目前有证据用于心力衰竭的β受体阻滞剂是卡维地洛、美托洛尔和比索洛尔，应在ACEI和利尿剂的基础上加用β受体阻滞剂（无液体潴留、干体重），需从小剂量开始，患者能耐受则每2～4周将剂量加倍，以达到静息心率>55次/分为目标剂量或最大耐受量。④对有中、重度心力衰竭表现又无肾功能严重受损的患者可使用螺内酯20mg/d、地高辛0.125mg/d。⑤有心律失常导致心脏性猝死发生风险的患者可针对性选择抗心律失常药物治疗（如胺碘酮等）。药物不能改善症状者建议考虑心脏移植等非药物治疗方案。

知识点11：扩张型心肌病的晚期治疗 　　　　副高：熟练掌握　　正高：熟练掌握

DCM晚期的超声心动图显示心脏扩大、LVEF明显降低并有顽固性终末期心力衰竭的临床表现。此阶段在上述利尿剂、ACEI/ARB、地高辛等药物治疗基础上，可考虑短期应用cAMP正性肌力药物3~5天，推荐剂量为多巴酚丁胺2~5μg/(kg·min)，磷酸二酯酶抑制剂米力农50μg负荷量，继以0.375~0.750μg/(kg·min)。药物不能改善症状者建议考虑心脏移植等非药物治疗方案。

知识点12：栓塞的预防 　　　　副高：熟练掌握　　正高：熟练掌握

DCM患者的扩大心腔内形成附壁血栓很常见，栓塞是其常见并发症，对于有心房颤动或深静脉血栓形成等发生栓塞性疾病风险且没有禁忌证的患者应口服阿司匹林75~100mg/d，预防附壁血栓形成。对于已经有附壁血栓形成和发生血栓栓塞的患者必须长期抗凝治疗，口服华法林，调节剂量使国际化标准比值（INR）保持在2~2.5。

知识点13：改善心肌代谢 　　　　副高：熟练掌握　　正高：熟练掌握

家族性DCM由于存在与代谢相关酶缺陷，可应用能量代谢药改善心肌代谢紊乱。辅酶Q_{10}参与氧化磷酸化及能量的生成过程，并有抗氧自由基及膜稳定的作用，临床用法为辅酶Q_{10}片10mg，每日3次。曲美他嗪通过抑制游离脂肪酸β氧化，促进葡萄糖氧化，利用有限的氧，产生更多ATP，优化缺血心肌能量代谢作用，有助于心肌功能的改善，可以试用于缺血性心肌病，用法为曲美他嗪20mg口服，每日3次。

知识点14：猝死的预防 　　　　副高：熟练掌握　　正高：熟练掌握

DCM的常见症状是室性心律失常和猝死，预防猝死主要是控制诱发室性心律失常的可逆性因素。具体措施：①纠正心力衰竭，降低心室壁张力。②纠正低钾、低镁等血电解质紊乱。③改善神经激素功能失调，选用ACEI和β受体阻滞剂。④避免药物因素，如洋地黄、利尿药的不良反应。⑤胺碘酮（200mg/d）可有效控制心律失常，对预防猝死有一定作用。少数DCM患者心率过于缓慢，需植入永久性起搏器。当患者有严重的心律失常，危及生命，药物治疗不能控制，LVEF<30%，伴有轻至中度心力衰竭症状、预期临床状态预后良好时，建议植入心脏电复律除颤器ICD，预防猝死的发生。

知识点15：心脏再同步治疗 　　　　副高：熟练掌握　　正高：熟练掌握

大约1/3 LVEF降低和NYHA分级Ⅲ~Ⅳ级的心力衰竭DCM患者，QRS波时限增宽>120毫秒，提示心室收缩不同步。心室收缩不同步可以导致心力衰竭病死率增加，而通过双腔起搏器同步刺激左、右心室，即CRT，能纠正不同步收缩、改善心脏功能和血流动力学而不增加氧耗，并使衰竭心脏产生适应性生化改变，改善严重心力衰竭患者的症状、提高6分钟步行能力和显著提高DCM患者的生活质量。LVEF<35%、NYHA分级Ⅲ～Ⅳ级、QRS波时限>120毫秒伴右室内传导阻滞的严重心力衰竭患者是CRT的适应证。

知识点16：心脏移植的适应证　　　　副高：熟练掌握　　正高：熟练掌握

对于常规内科或介入等方法治疗无效的难治性心力衰竭，心脏移植是目前唯一已确定的外科治疗方法。但由于技术因素、供体缺乏和手术费用昂贵等因素，这项手术在我国开展得比较少。

（1）绝对适应证：①心力衰竭引起的严重血流动力学障碍，包括难治性心源性休克、明确依赖静脉正性肌力药物维持器官灌注、峰耗氧量低于10ml/（kg·min）达到无氧代谢。②所有治疗无效的反复发作的室性心律失常。

（2）相对适应证：①峰耗氧量低于11～14ml/（kg·min）（或预测值的55%）及大部分日常活动受限。②反复发作症状又不适合其他治疗。③反复体液平衡/肾功能失代偿，而不是由于患者对药物治疗依从性差。

（3）未证实的适应证：①LVEF低。②有心功能Ⅲ或Ⅳ级的心力衰竭病史。③峰耗氧量>15ml/（kg·min）（大于预测值的55%）而无其他指征。

第二节　肥厚型心肌病

知识点1：肥厚型心肌病的概念　　　　副高：熟练掌握　　正高：熟练掌握

肥厚型心肌病（HCM）是以心肌非对称性肥厚、心室腔变小为特征，以左心室血液充盈受阻、舒张期顺应性下降为基本病变的心肌病。HCM是一种原发于心肌的遗传性疾病，心室肥厚是其诊断依据，需排除高血压等疾病和运动员心脏肥厚。

知识点2：肥厚型心肌病的病因　　　　副高：熟练掌握　　正高：熟练掌握

大约50%的HCM患者是由心肌肌小节蛋白基因突变所致，有家族史，通常表现为常染色体显性遗传。另外，大约50%的患者致病机制尚不明确。

知识点3：家族性肥厚型心肌病的基因　　　　副高：熟练掌握　　正高：熟练掌握

心肌蛋白基因突变与HCM发病关系密切。中国汉人中至少有6个基因变异与HCM发病相关：β-肌球蛋白重链（MHC）基因、心肌肌钙蛋白-T（cTnT）基因、α-原肌球蛋白基因和肌球蛋白结合蛋白-C等，7q3位点致病基因的表达产物尚未确定。编码肌小节蛋白的基因确认了3个基因位点：肌球蛋白轻链（vMLC）-1、vMLC-2、肌钙蛋白I（cTnI）。线粒体DNA突变也与家族性肥厚型心肌病有关，如mtRNA基因第9997位核苷酸突变（T→C）可以造成HCM的发生。

知识点4：心肌肥厚的促进因素　　　　　　　副高：熟练掌握　正高：熟练掌握

HCM患者体内存在儿茶酚胺活性增强和环磷酸腺苷的储存减少。将去甲肾上腺素加入心肌细胞培养液中后，心肌细胞内myc癌基因转录水平可增加5~10倍，并促进心肌肥厚；这一反应既可被α受体阻滞剂阻遏，又能被蛋白激酶C活化剂所增强，提示去甲肾上腺素可通过α受体激活磷酸肌醇脂/蛋白激酶C系统而使myc癌基因表达增加，原癌基因可能是HCM的始动因素之一。HCM患者中33%心室间隔及心房肌的钙离子通道阻滞剂受体增加，胞质内钙调节机制异常可能参与HCM发病过程。另外，HCM患者血浆中去甲肾上腺素、心钠素和脑钠肽浓度均显著增高，其中脑钠肽浓度可以反映心室内压差和左心室舒张功能不全，而心钠素只反映左心室舒张功能不全。

知识点5：肥厚型心肌病的病理和病理生理　　　副高：熟练掌握　正高：熟练掌握

典型的病理表现为心肌显著肥厚和心室腔缩小，并且以左心室肥厚多见，常伴有二尖瓣叶增厚。显微镜下可见心肌纤维粗大、交错排列。根据室壁肥厚的范围和程度不同，本病分为3型：①非对称性室间隔肥厚，占90%。②对称性左心室肥厚，占5%。③特殊部位肥厚，心尖肥厚占3%，室间隔后部及侧部肥厚占1%，心室中部肥厚占1%。

由于室间隔明显增厚和心肌细胞内高钙，使心肌对儿茶酚胺反应性增强，引起心室肌高动力性收缩，左心室流出道血流加速，导致该处产生负压效应，吸引二尖瓣前叶明显前移，靠近室间隔，从而造成左心室流出道进一步狭窄和二尖瓣关闭不全，形成左心室流出道收缩期压差。压差可引起反复性室壁张力增高和心肌需氧量增加，促使心肌缺血坏死和纤维化，从而形成恶性循环，引起心力衰竭。5%~10%的患者在反复发生心力衰竭后，表现为心室腔扩大、室壁变薄、收缩功能下降以及进行性充血性心力衰竭等DCM表现。

由于主动脉舒张压降低，左心室舒张末压增高，冠脉充盈将随之降低，心室壁内血液减少；而收缩期负荷增加使舒张充盈时间推迟，室腔变窄使左室充盈负荷减低，心肌纤维蛋白异常增生使心肌去收缩性能下降，心肌间质纤维增多和肌纤维排列紊乱使室壁僵硬度增加，从而降低心室舒张速度，影响心室舒张功能。

知识点6：肥厚型心肌病的临床表现　　　　　副高：熟练掌握　正高：熟练掌握

（1）症状：表现为心悸、劳力性呼吸困难、心前区疼痛，似心绞痛，但可不典型。部分患者以黑矇、晕厥和猝死为首发症状。①呼吸困难：90%以上有症状的HCM患者出现劳力性呼吸困难，阵发性呼吸困难、夜间发作性呼吸困难较少见。②胸痛：1/3的HCM患者有劳力性胸痛，但冠状动脉造影正常。胸痛可持续较长时间或间断发作，有时在进食过程中发生。HCM患者胸痛与以下因素相关：心肌肥厚、心肌细胞排列紊乱、舒张储备受限和左心室流出道梗阻等增加心肌氧耗，小血管病变、心肌桥压迫冠状动脉、异常血管反应和冠状血管阻力增加等导致心肌灌注减少。③心律失常：HCM患者易发生多种形态的室上性心律失常、室性心动过速、心室颤动甚或心脏性猝死、心房颤动、心房扑动等房性心律失常也较常见。国内报道HCM伴发心动过缓、24小时心电图记录到室上性心动过速以及恶性室性心律失常是植入ICD的适应证之一。④晕厥：15%～20%的HCM患者至少发生过一次晕厥。约20%患者主诉黑矇或短瞬间头晕。左室舒张末期容量降低、左心腔小、不可逆性梗阻和肥厚和/或非持续性室性心动过速等因素均可能与晕厥发生相关。⑤猝死：HCM是青少年和运动员猝死的主要原因，占50%。恶性心律失常、室壁过厚、流出道压差超过50mmHg是猝死的主要危险因素。

（2）体征：心界可正常或扩大，可闻及第三心音及第四心音。梗阻性可在胸骨左缘第3～4肋间或心尖部内侧闻及粗糙的收缩中晚期喷射性杂音，可伴收缩期震颤，该杂音常因左心室前负荷降低（屏气、含化硝酸酯类药）或心肌收缩力增强（运动、应用洋地黄类药）而增强；反之，当左心室前负荷增加（下蹲位时）或心肌收缩力减弱时（应用β受体阻滞剂）则杂音减弱。约1/2病例心尖区可闻及相对性二尖瓣关闭不全的收缩期反流性杂音，与乳头肌受肥厚室间隔影响移位有关。非梗阻性患者则无上述杂音。可有房颤和室性期前收缩等心律失常。

| 知识点7：肥厚型心肌病的心电图表现 | 副高：熟练掌握　正高：熟练掌握 |

最常见的是左心室肥厚和继发性ST-T改变（V_4～V_5导联），室间隔肥厚者V_1、V_2导联R波增高，R/S比值增大。胸前导联广泛、巨大、倒置T波，以V_3、V_4导联为最突出者应高度怀疑心尖肥厚型心肌病。20%～50%的患者有深而窄的病理性Q波，出现于Ⅱ、Ⅲ、aVF、aVL、V_4、V_5导联为本病的另一个特征。约50%以上病例有心律失常，房性和室性期前收缩最常见，可发展为阵发性心动过速、房颤、室颤。其次可有左束支和右束支传导阻滞、左前分支传导阻滞、预激综合征。

| 知识点8：肥厚型心肌病的超声心动图表现 | 副高：熟练掌握　正高：熟练掌握 |

（1）典型肥厚型梗阻性心肌病：①室间隔明显肥厚≥1.5cm，室间隔厚度/左室游离壁厚度>1.3～1.5。②二尖瓣前叶收缩期前移贴近室间隔。③左心室腔缩小，流出道狭窄。④左心室舒张功能障碍，包括顺应性减低，快速充盈时间延长，等容舒张时间延长。运用多普勒法可了解杂音的起源和计算梗阻前后压力差。

（2）肥厚型非梗阻性心肌病：室间隔明显增厚，与左室壁比值<1.3:1。也可有前侧游离壁增厚。

（3）心尖肥厚型心肌病：心尖肥厚型心肌病是本病的亚型，约占肥厚型心肌病的25%。左心室舒张末呈"黑桃"样改变，心尖部肥厚>12mm。

知识点9：肥厚型心肌病的X线表现   副高：熟练掌握   正高：熟练掌握

普通X线胸片心脏大小正常或增大，心脏大小与心脏及左心室流出道之间的压差成正比，压差越大，心脏亦越大。心脏以左心室肥厚为主，主动脉不增宽，肺动脉段多无明显突出，肺淤血大多较轻，常见二尖瓣钙化。

知识点10：肥厚型心肌病的磁共振检查   副高：熟练掌握   正高：熟练掌握

磁共振检查可发现局限性心肌肥厚部位和肥厚的程度，特别是心尖肥厚型心肌病。心腔变小，舒张期肥厚的室间隔厚度>14mm，室间隔厚度与左心室后壁厚度之比≥1.3，此为室间隔非对称肥厚型心肌病的特征表现。

知识点11：肥厚型心肌病的心导管检查   副高：熟练掌握   正高：熟练掌握

左心导管检查可见左心室舒张末压增高，梗阻性心肌病在左心室流出道的压差常>20mmHg。在异位期前收缩后记录主动脉压，若主动脉内压较窦性搏动时降低，此为梗阻性心肌病的特征表现。而主动脉瓣狭窄患者在期前收缩后心搏增强，心室内压升高，由于没有左心室流出道梗阻存在，主动脉压与左心室内压成正比升高。做Valsalva动作，或含化硝酸酯类制剂，或静脉滴注异丙肾上腺素，均可增大左心室与主动脉间的压差。

知识点12：肥厚型心肌病的心室造影检查   副高：熟练掌握   正高：熟练掌握

选择性左心室造影可显示肥厚型心肌病的解剖和功能特征。采用右前斜位可见左心室腔变小，室间隔肥厚者的室间隔突入左心室流出道，心室呈"S"形。心尖肥厚型者左心室腔则呈香蕉状或纺锤形，心尖部心腔十分狭小。冠状动脉造影常为正常。由于有了超声诊断，无需行双侧心室同步造影显示室间隔肥厚。

知识点13：肥厚型心肌病的心肌活组织检查   副高：熟练掌握   正高：熟练掌握

通过活检钳取肥厚部位的心内膜心肌组织，光镜检查可见心肌细胞畸形肥大、排列紊乱。

知识点14：肥厚型心肌病的诊断标准   副高：熟练掌握   正高：熟练掌握

（1）主要标准：①超声心动图左心室壁或/和室间隔厚度超过15mm。②组织多普勒、磁共振发现心尖、近心尖室间隔部位肥厚，心肌致密或间质排列紊乱。

（2）次要标准：①35岁以内患者，12导联心电图 I、aVL、$V_4 \sim V_6$导联ST段下移，深且对称性倒置T波；②二维超声室间隔和左心室壁厚11~14mm；③筛查发现已知基因突变，或新的突变位点，与HCM连锁。

（3）排除标准：①原发性高血压、风湿性心脏病二尖瓣病、先天性心脏病（房间隔或室间隔缺损）及代谢性疾病伴发心肌肥厚；②运动员心脏肥厚。

（4）临床确诊标准：符合以下任何1项者：①1项主要标准+排除标准；②1项主要标准+次要标准第3项（阳性基因突变）；③1项主要标准+排除标准第2项（运动员心脏肥厚）；④次要标准第2项和第3项；⑤次要标准第1项和第3项。

知识点15：遗传性肥厚型心肌病的诊断依据 　　　副高：熟练掌握 　正高：熟练掌握

①依据临床表现、超声诊断的HCM患者，除本人（先证者）以外，三代直系亲属中有1人以上被确定为HCM或HCM致猝死患者。②HCM患者家族中，1个以上的成员发现同一基因、同一位点突变，室间隔或左心室壁超过13mm（青少年成员11～14mm）。③HCM患者及其三代亲属中有与先证者相同的突变基因突变位点，伴或不伴心电图、超声心动图异常者。符合3条中任何一条均可以诊断为遗传性肥厚型心肌病，该家族为遗传性肥厚型心肌病家系。

知识点16：判断高危肥厚型心肌病患者的主要依据

　　　　　　　　　　　　　　　　　　　　　副高：熟练掌握 　正高：熟练掌握

识别和评估高危HCM患者时，判断高危患者的主要依据是：①主要危险因素：心脏骤停（室颤）存活者；自发性持续性室性心动过速；未成年猝死的家族史；晕厥史；运动后血压反应异常，收缩压不升高或反而降低，运动前至最大运动量负荷点血压峰值差＜20mmHg；左室壁或室间隔厚度≥30mm；流出道压差超过50mmHg。②次要危险因素：非持续性室性心动过速，心房颤动；检测出遗传性肥厚型心肌病恶性基因型，MYHT、TNNT2、TNNT3的某些突变位点。

知识点17：心尖肥厚型肥厚型心肌病的诊断 　　　副高：熟练掌握 　正高：熟练掌握

肥厚病变集中在室间隔和左室近心尖部，心电图 I 、aVL、$V_{4\sim6}$导联（深大、对称、倒置T波）提供重要诊断依据，二维超声心动图、多普勒、磁共振等影像检查可明确诊断。

知识点18：梗阻性肥厚型心肌病的诊断 　　　副高：熟练掌握 　正高：熟练掌握

梗阻性HCM的主要特点为左室与主动脉流出道压差超过50mmHg，又称梗阻性肥厚型心肌病。该类患者呼吸困难、胸痛明显，是发生晕厥和猝死的HCM高危人群。

知识点19：肥厚型心肌病的鉴别诊断 　　　副高：熟练掌握 　正高：熟练掌握

（1）心室间隔缺损：胸骨左缘第3～4肋间的收缩期杂音易造成误诊。鉴别要点：①心室间隔缺损为全收缩期杂音，非喷射性，不易变化，向胸骨右侧方向传导。②X线检查肺循环血量增多征象。③心电图无病理性Q波。④超声心动图示心室间隔缺损特征，而无心室局部肥厚改变。⑤心导管检查可进一步确诊室间隔缺损。

（2）主动脉瓣狭窄：鉴别要点有：①收缩期杂音常以胸骨右缘第2肋间最响亮，向右颈传导，主动脉瓣第二心音减弱。②X线示升主动脉扩张，主动脉瓣可有钙化影。③心电图无病理性Q波。④超声心动图示主动脉瓣狭窄病变，左心室为对称性向心性肥厚。⑤左心导管检查在左心室与流出道之间无压差，左心室与主动脉之间有明显压差。

（3）冠心病心绞痛：胸痛、异常ST-T改变及病理性Q波需与冠心病相鉴别。鉴别要点：①冠心病以中年以后发病常见，常有冠心病的危险因素。②多有较典型的劳力性胸痛或胸闷症状。③心电图常伴相关导联缺血型ST-T动态改变。④超声心动图无心肌异常局限性肥厚特征。⑤舌下含服硝酸甘油胸痛好转。⑥冠状动脉造影可确立冠心病诊断。

| 知识点20：无症状肥厚型心肌病患者的治疗 | 副高：熟练掌握 | 正高：熟练掌握 |

对无症状的HCM患者是否用药存在分歧，部分学者主张无症状不用药。HCM病程呈现典型的心室重构进程，为了延缓和逆转重构，建议服用β受体阻滞剂或非二氢吡啶类钙离子通道阻滞剂，小到中等剂量。①β受体阻滞剂：普萘洛尔10～20mg，3次/日，需逐步增量，直到最大使用剂量。普萘洛尔可以减慢心率，降低心肌收缩力，减轻运动时左心室流出道压差。②钙离子通道阻滞剂：地尔硫䓬30～90mg/d，维拉帕米240～480mg/d，能降低运动和静息时左心室流出道压差和左心室顺应性。应观察血压，防止发生低血压。

| 知识点21：症状明显肥厚型心肌病患者的治疗 | 副高：熟练掌握 | 正高：熟练掌握 |

患者有胸闷、心悸、运动受限、压差<30mmHg，但是无晕厥和严重室性心律失常。对已出现呼吸困难、运动受限患者，建议用丙吡胺，100～150mg/d，每天4次，治疗流出道梗阻效果优于β受体阻滞剂。HCM患者伴前列腺肥大者不用或慎用。对有症状又有室上性心动过速的HCM患者建议用胺碘酮，通常不与丙吡胺合用。不推荐ACEI，出现明显心功能不全，心脏扩张的终末阶段疾病时可适当应用。不用硝酸甘油、利尿剂等降低前、后负荷药。

| 知识点22：药物难治性肥厚型心肌病和肥厚型心肌病特殊问题的治疗 |
| 副高：熟练掌握 正高：熟练掌握 |

HCM患者出现严重呼吸困难、心绞痛，晕厥前期和晕厥，表示存在或出现明显梗阻，通常是由于前负荷下降，β-受体阻滞药，维拉帕米减量或停药等引起。药物治疗后不能改善症状，并出现心脏骤停、持续性室性心动过速、流出道压差超过30mmHg、心室壁厚度超过30mm等，属于药物难治性患者。治疗措施：①临时或植入型双腔起搏，对于发生急性呼吸困难、胸痛、超声证实流出道压差大于30mmHg的患者，双腔起搏能降低压差。不鼓

励植入双腔起搏器作为药物难治性HCM患者的首选方案。②外科手术，切除最肥厚部分心肌，解除机械梗阻，修复二尖瓣反流，能有效降低压差，明显解除或缓解心力衰竭，延长寿命，是有效治疗的标准方案。③酒精消融：通过冠状动脉导管，进入室间隔分支，向其中注入100%酒精1～3ml，造成该血供区室间隔心肌坏死，从而减缓和解除流出道压差、改善心室舒张功能、减轻心肌肥厚，缓解临床症状。④ICD植入：植入ICD能有效终止致命性室性心律失常，恢复窦性心律，使25%HCM高危患者生存，但ICD十分昂贵。⑤心脏移植：治疗的最后选择。由于受供体不足、经费过高、排斥反应等因素制约，该手术目前尚不能普遍开展。

知识点23：植入型心律转复除颤器的适应证 　　副高：熟练掌握　正高：熟练掌握

心脏骤停存活者，有家族成员猝死记录，恶性基因型患者，晕厥，多形反复发作持续性室性心动过速，运动时低血压。

知识点24：消融治疗的禁忌证 　　副高：熟练掌握　正高：熟练掌握

40岁以下，室间隔厚度＜30mm，左心室流出道压差＜50mmHg，无心力衰竭的患者。

第三节　限制型心肌病

知识点1：限制型心肌病的概念 　　副高：了解　正高：了解

限制型心肌病（RCM）以一侧或双侧心室充盈受限和舒张期容量降低为特征，收缩功能和室壁厚度正常或接近正常，可见间质纤维化的心肌病。该型心肌病无论在西方国家或者中国，都是少见的。

知识点2：限制型心肌病的病因 　　副高：了解　正高：了解

RCM的病因可能与非化脓性感染、体液免疫反应异常、变态反应和营养代谢不良等有关。本病可以呈家族性发病，可伴有骨骼肌疾病和房室传导阻滞。心肌淀粉样变性是继发性RCM的常见原因。

知识点3：限制型心肌病的病理 　　副高：熟练掌握　正高：熟练掌握

在疾病早期阶段，心肌活检可见心内膜增厚，内膜下心肌细胞排列紊乱、间质纤维化。随着病情的进展，患者的心内膜明显增厚，外观呈珍珠样白色，质地较硬，致使心室壁轻度增厚。这种损害首先累及心尖部，继而向心室流出道蔓延，可伴有心室内附壁血栓形成。患者心脏的心室腔可无增大，心房增大与心室顺应性减低有关。冠状动脉很少受累。在病变发展到严重阶段，心内膜增厚和间质纤维化显著，组织学变化为非特异性。

知识点4：限制型心肌病的临床表现　　　　副高：了解　正高：了解

（1）症状：临床表现可分为左心室型、右心室型和混合型，以左心室型最常见。在早期阶段，患者可无症状，随着病情进展出现运动耐量降低、倦怠、乏力、劳力性呼吸困难和胸痛等症状，这主要是由于RCM患者心排血量不能随着心率加快而增加所致。左心室型早期可出现左心功能不全的表现，如易疲劳、呼吸困难、咳嗽及肺部湿性啰音等。右心室型及混合型则以右心功能不全为主，如颈静脉怒张、吸气时颈静脉压增高（Kussmaul征）、肝大、腹水、下肢或全身水肿。

（2）体征：右心受累者有右心室抬举性搏动、右心室奔马律、颈静脉怒张、肝大、全身严重水肿、腹水等酷似慢性缩窄性心包炎体征。左心受累者则有双肺底湿啰音、左心室奔马律、P_2亢进。

知识点5：限制型心肌病的辅助检查　　　　副高：了解　正高：了解

（1）心电图：可见ST段及T波非特异性改变。部分患者可见QRS波低电压、病理性Q波、束支传导阻滞、心房颤动和病态窦房结综合征等心律失常。

（2）X线检查：心影正常或轻中度增大，可有肺淤血表现，偶见心内膜钙化影。

（3）超声心动图：心室壁增厚和重量增加，心室腔大致正常，心房扩大。约1/3的病例有少量心包积液。较严重的病例可有附壁血栓形成。多普勒心动图的典型表现是舒张期快速充盈随之突然终止。

（4）心导管检查：心房压力曲线出现右房压升高和快速的Y谷深陷；左心充盈压高于右心充盈压；心室压力曲线上表现为舒张早期下降和中晚期高原波；肺动脉高压。

（5）心内膜和心肌活检：右心室活检可证实嗜酸性粒细胞增多症患者的心内膜心肌损害，对心内膜弹性纤维增生症和原发性RCM的组织学诊断具有重要价值。

知识点6：限制型心肌病的诊断　　　　副高：了解　正高：了解

RCM临床诊断比较困难。有典型临床表现，超声心动图检查有心尖部心腔闭塞、心内膜增厚等典型RCM特征改变，心内膜心肌病变活检有心内膜和心肌纤维化改变者可确诊。

知识点7：限制型心肌病与缩窄性心包炎的鉴别诊断　　　　副高：了解　正高：了解

RCM与缩窄性心包炎的鉴别要点：①常有引起心包积液原发病，如结核、细菌性感染病史和表现。②常有心包叩击音，心尖部冲动减弱，第一心音减弱，心尖部无心脏杂音，Kussmaul征阳性。③X线检查心包膜示心包膜钙化，超声显示心包膜明显增厚，光反射增强，心内膜正常；而限制型心肌病则显示心内膜钙化，心内膜增厚，心室腔狭小。④对难于鉴别的病例，可做心导管检查和心内膜心肌活检。

（1）改善心室舒张功能：①钙离子通道阻滞剂可以防止心肌细胞钙超负荷引起的细胞僵直，改善心室舒张期顺应性，降低心室舒张末压，从而改善心室舒张功能。可试用地尔硫䓬30mg，每日3次；或氨氯地平5mg，每日1次；或尼群地平10mg，每日2次。②β受体阻滞剂能减慢心率，延长心室充盈时间，减少心肌耗氧量，降低室壁张力，从而有利于改善心室舒张功能。美托洛尔从小剂量开始（6.25mg，每日2次），酌情逐渐增加剂量。③ACEI可以常规应用，如卡托普利12.5mg，每日2次；培哚普利4mg，每日1次；或贝那普利5～10mg，每日1次。④利尿药能有效地降低心脏前负荷，减轻肺循环和体循环淤血，降低心室充盈压，改善患者气短和易疲乏等症状。

（2）洋地黄类药物：对于伴有快速性房颤或心力衰竭的患者，可选用洋地黄制剂，使用时必须小剂量和谨慎观察。

（3）抗心律失常治疗：发生房颤者较常见，可选用胺碘酮转复和维持心律。对于严重的缓慢性心律失常患者，可植入永久性心脏起搏器。

（4）抗凝治疗：为防止血栓形成，应给予阿司匹林抗血小板药物治疗。心腔内附壁血栓形成者，应尽早给予华法林或肝素治疗。

对嗜酸性粒细胞增多症及其引起的心内膜心肌病变，皮质激素（泼尼松）和羟基脲或其他细胞毒性药物，能有效减少嗜酸性粒细胞，阻止内膜心肌纤维化进展。联合应用左旋苯丙氨酸氮芥、泼尼松和秋水仙碱对淀粉样变性有一定疗效，心、肾功能损害较小。

对严重的内膜心肌纤维化可行心内膜剥脱术，切除纤维性心内膜。伴有瓣膜反流者，可行人工瓣膜置换术。对于附壁血栓者，行血栓切除术。

第四节　不定型心肌病

不定型心肌病（UCM）是指不适合归类于扩张型心肌病、肥厚型心肌病、限制型心肌病和右室心肌病等类型的心肌病，如弹性纤维增生症、非致密性心肌病、线粒体受累、心室扩张较轻而收缩功能减弱等。

知识点 2：心室肌致密化不全的概念　　　　　副高：了解　正高：了解

心室肌致密化不全（NVM）是一种先天性心室肌发育不全性心肌病，主要特征为左心室和/或右心室腔内存在大量粗大突起的肌小梁及深陷隐窝，常伴或不伴有心功能不全、心律失常及血栓栓塞。

知识点 3：心室肌致密化不全的病因　　　　　副高：熟练掌握　正高：熟练掌握

NVM病因迄今不明，儿童病例多呈家族性。近年基因学研究认为，它可能与Xq28染色体上的G415基因突变有关，另有报道基因RKBP12、11p15、LMNA等也可能与本病相关。通常在胚胎早期，心肌为由心肌纤维形成的肌小梁和深陷的小梁间隙（即隐窝）交织成的"海绵"样网状结构，其中小梁间隙与心室腔相通，血液通过此通道供应心肌。胚胎发育4～6周后，心肌逐渐致密化，大部分隐窝压缩成毛细血管，形成冠状动脉微循环系统。心肌致密化过程是从心外膜向心内膜、从基底部向心尖部进行的，在此过程中若某区域心肌致密化停止，将造成相应区域的致密化心肌减少，而由多个粗大的肌小梁取代，导致心肌供血失常，影响心肌收缩功能；而粗大的肌小梁又可使心室壁顺应性下降、舒张功能障碍。另外，心肌结构的变异、血流的紊乱易致心律失常和附壁血栓形成，甚至发生猝死。

知识点 4：心室肌致密化不全的病理　　　　　副高：熟练掌握　正高：熟练掌握

病理学特征为心室腔内有大量粗大突起的肌小梁和与心室腔交通的深陷隐窝，组织学表现为隐窝表面覆以内皮细胞并与心外膜相延续。随着病程进展心脏逐渐扩大，类似于DCM，发展到此阶段仍然可见扩大的心室腔内有大量粗大突起肌小梁和与心室腔交通深陷的隐窝，在心脏超声检查中应当注意这种病变的识别。

知识点 5：心室肌致密化不全的临床表现　　　　　副高：了解　正高：了解

NVM起病隐匿，有些患者出生即发病，有些直至中年时才出现症状，也有终身无症状者。病程的进展由非致密化心肌范围和慢性缺血程度决定，临床表现为进行性收缩和/或舒张功能障碍、各种类型的心律失常（以快速室性心律失常多见）和系统性血栓栓塞，少数患儿病例可伴有面部畸形，前额突出、低位耳和高颚弓等。

知识点 6：心室肌致密化不全的超声心动图诊断标准　　　　　副高：了解　正高：了解

2001年Jenni等总结提出了超声心动图诊断标准：①心室壁异常增厚并呈现两层结构，即薄且致密的心外膜层和厚而非致密的心内膜层，后者由粗大突起的肌小梁和小梁间的隐窝构成，且隐窝与左室腔交通而具有连续性。成人非致密化的心内膜层最大厚度/致密化的心外膜层厚度>0.2，幼儿则>1.4（心脏收缩末期胸骨旁短轴）。②主要受累心室肌（>80%）

为心尖部、心室下壁和侧壁。③小梁间的深陷隐窝充满直接来自于左心室腔的血液（彩色多普勒显示），但不与冠状动脉循环交通。④排除其他先天性或获得性心脏病的存在。

| 知识点7：心室肌致密化不全的治疗 | 副高：了解　正高：了解 |

目前尚无有效治疗方法。目前主要针对心力衰竭、各种心律失常和血栓栓塞等各种并发症治疗。药物可选用β受体阻滞剂和血管紧张素转换酶抑制剂等抗心力衰竭；同时可使用辅酶Q_{10}和B族维生素等改善心肌能量代谢；应用阿司匹林或华法林行抗栓治疗；必要时安置ICD控制恶性室性心律失常。心脏移植是终末阶段的主要治疗方法。

第五节　围生期心肌病

| 知识点1：围生期心肌病的概念 | 副高：了解　正高：了解 |

围生期心肌病（PPCM）是指在妊娠末期或产后5个月内，首次发生以累及心肌为主的一种心脏病，该病以充血性心力衰竭为主要表现，临床表现为呼吸困难、血痰、肝大、水肿等症状，类似于扩张型心肌病。

| 知识点2：围生期心肌病的病因及危险因素 | 副高：熟练掌握　正高：熟练掌握 |

围生期心肌病多见于30岁以上孕妇，并且以多产妇发病率为高。最初认为营养不良与本病的发生有关，但是在许多营养良好的妇女中也发生围生期心肌病。双胞胎妊娠妇女发生围生期心肌病的危险性更高，其他危险因素包括妊娠中毒症、产后高血压、母亲有吸可卡因恶习、病毒感染或硒缺乏。

| 知识点3：围生期心肌病的病因 | 副高：熟练掌握　正高：熟练掌握 |

围生期心肌病作为一个独特病种主要来源于流行病学资料，病因尚不明确，其发病因素可能是多方面的。本病发生在妊娠分娩期前后的年轻妇女，然而在年轻妇女中特发性扩张型心肌病罕见。目前多数学者认为本病心肌病变可能为病毒感染。

| 知识点4：围生期心肌病的病理 | 副高：熟练掌握　正高：熟练掌握 |

围生期心肌病患者的心脏扩大，心肌呈苍白色，常见心室腔附壁血栓，心脏没有明显结构损坏，心内膜增厚和心包积液不常见。显微镜检查心肌纤维肥大，肌纤维变性，纤维化，心肌间质水肿，偶见淋巴细胞浸润。

（1）症状：主要表现为左心室收缩性心力衰竭，常伴有栓塞并发症，全身性动脉栓塞可有短暂性脑缺血发作、偏瘫、肺栓塞、急性心肌梗死、肠系膜动脉栓塞、肾梗死、脾梗死等表现。

（2）体征：血压可正常。颈静脉怒张、心动过速、奔马律、肝大、下肢水肿较常见，可闻及二尖瓣、三尖瓣反流杂音，部分患者可有肺动脉高压体征。

（1）心电图：大多数患者表现为窦性心动过速，极少数表现为心房颤动，肢体导联低电压，左室肥厚。常有非特异性ST-T波改变，偶见前间壁Q波，PR间期和QRS时限延长，束支阻滞。

（2）胸部X线：心脏扩大和双侧少量胸腔积液。

（3）超声心动图：左心室扩大和左室收缩功能损害，室壁局部收缩增厚不均匀，二尖瓣反流，左房扩大，少量心包积液。

（4）心内膜心肌活检：经常规治疗2周后无明显好转的病例可试行此检查，聚合酶链反应（PCR）寻找心肌病毒感染证据，活检可见炎性细胞因子增加、大量淋巴细胞浸润等。对常规进行心内膜心肌活检存有争议，据报道其诊断敏感性仅为50%，但其特异性可达99%。发病2周后血清TnT可呈阳性。

（5）血清学检查：可行细菌培养和病毒培养，柯萨奇B病毒抗体测定。

1971年，Demakis等提出PPCM的诊断标准：①心力衰竭发生在产前1个月或产后5个月内。②缺乏确定的心力衰竭原因。③在产前1个月之前缺乏心脏病证据。④超声心动图证实左心室收缩功能损害。诊断PPCM时，必须排除其他与围生期心力衰竭有关的原因，如感染性、中毒性、代谢性疾病，缺血性和瓣膜性心脏病，妊娠晚期并发症，包括妊娠毒血症、羊膜腔动脉或肺动脉栓塞。

PPCM与DCM的临床表现一样，主要表现为充血性心力衰竭，但栓塞现象较常见。心电图、超声心动图和X线胸片检查均为非特异性变化，对两种疾病的鉴别诊断没有意义。血清抗心肌自身抗体检查对DCM诊断有重要价值，也有助于与PPCM相鉴别。肠病毒RNA在DCM心肌检出率为30%～49%，CVB-IgM在7%～33%DCM患者血清中持续存在。心内膜心肌病原学检查、血清病原学和免疫学检查对PPCM与DCM的诊断与鉴别诊断价值还需要进一步研究。

知识点9：围生期心肌病的治疗　　　　　　　　**副高：了解　正高：了解**

本病治疗方法与其他心脏病引起的充血性心力衰竭相似。

（1）一般治疗：限制入液量，维持液体出入量负平衡，钠摄入2～4g/d，严重病例发病早期要求卧床休息6～12个月，可减轻心脏扩大的程度，但长期卧床致栓塞发生率明显增加，适当有氧运动可促进心功能改善。

（2）标准药物治疗：利尿药、血管紧张素转换酶抑制剂、β受体阻滞剂、血管扩张药、洋地黄、抗凝药等。应注意药物对妊娠、哺乳的影响。血管紧张素转换酶抑制剂禁用于妊娠期，其可能致胎儿畸形。β受体阻滞剂可改善远期预后，适用于心功能Ⅱ～Ⅲ级（纽约心脏病学会分级）、无明显脏器淤血体征、已达干体重者。

（3）抗凝治疗：明确诊断后开始抗凝治疗直至左心室功能得到恢复（LVEF＞45%）。妊娠期间可给予低分子肝素抗凝，分娩后可改口服华法林治疗，至少应持续到产后6个月，应把预防性抗凝治疗作为治疗PPCM重要的辅助治疗。

（4）其他：PPCM患者发生猝死的风险很高，心律失常较常见，早期可考虑植入ICD。对治疗不敏感的难治性心力衰竭者，心脏移植是可供选择的治疗方法。

第六节　酒精性心肌病

知识点1：酒精性心肌病的发病机制与病理变化　　　**副高：熟练掌握　正高：熟练掌握**

酒精性心肌病若能够早期发现并及早戒酒，可以逆转或中止左心室功能减退。过度饮酒对心肌损害有3种途径：①乙醇或其毒性产物对心肌的直接毒性作用；②营养不良，最常见为硫胺缺乏，引起脚气病性心脏病；③可能与乙醇添加剂（如钴）的毒性有关。乙醇经过肠道吸收后，在肝乙醇脱氢酶作用下，乙醇转化为乙醛，再经乙醛脱氢酶转换为醋酸盐，进入柠檬酸循环，继续氧化分解为CO_2和H_2O。乙醛是导致酒精中毒的主要中间代谢产物。乙醇和乙醛可以干扰细胞功能，涉及Ca^{2+}的转运和结合、线粒体的呼吸、心肌脂代谢、心肌蛋白合成及肌纤维的ATP酶活性等方面。乙醇通过抑制钙与肌丝之间的相互作用干扰离体乳头肌的兴奋-收缩偶联，降低心肌收缩性。乙醇的代谢产物在心肌内蓄积还可以干扰心肌的脂代谢。

酒精性心肌病的心脏病变为非特异性改变。人体解剖及镜检与扩张型心肌病相似。酒精性心肌病的心脏可见血管壁水肿和心肌内冠状动脉周围纤维化，因而推测其心肌损害由心肌壁内小冠状动脉缺血所引起。

乙醇、乙醛不仅可以促使α受体张力增高、交感神经兴奋、心率增快、血管收缩，还可能引起心电生理紊乱，心肌细胞膜变性和膜电位改变，尤其同时伴有低血镁和/或低血钾时，可以导致Ca^{2+}运转失调，引起除极延缓和复极不均性传导减慢，成为折返和自律性电生理异常的基础。

知识点2：酒精性心肌病的临床表现 副高：了解 正高：了解

（1）症状：患者首次就诊的症状差异较大，包括胸痛、心悸、晕厥或栓塞等表现。症状一般为隐匿性，有些患者可出现急性左心衰竭。疾病早期表现为酒后感到心悸、胸部不适或晕厥，阵发性心房颤动是早期常见表现之一。随着病情进展，心排血量降低，最常见的是乏力、肢软。当患者发生心力衰竭时，表现为劳力性或夜间阵发性呼吸困难、气短和端坐呼吸。体循环栓塞常在大量饮酒后发生。年轻的酒精性心肌病患者猝死可能由室颤所致。

（2）体征：包括心脏扩大、窦性心动过速、舒张压增高、脉压减小，常伴有室性或房性奔马律。乳头肌功能失调时，心尖区可出现收缩期吹风样杂音。当发生慢性心力衰竭时，可出现肺动脉高压症。右心衰竭表现轻重不一，多表现为颈静脉怒张和周围水肿。患者常合并骨骼肌疾病，肌无力症状与心脏表现平行。在心力衰竭早期，心脏中度扩大，如果不伴乳头肌功能失调所引起的二尖瓣关闭不全，经过治疗肺淤血可获得缓解，心脏大小也可能恢复正常。

知识点3：酒精性心肌病的心电图表现 副高：了解 正高：了解

心电图多呈非特异性改变，常为酒精性心肌病临床前期的唯一表现。对嗜酒者定期进行心电图普查，有助于本病的早期发现。常见的心电图改变是一度房室传导阻滞、室内传导阻滞、左心室肥厚、心前区导联R波逐渐减低和复极异常。QTc间期延长占无心力衰竭患者的42.8%。ST段和T波改变非常多见，一般在停止饮酒后可恢复正常。最常见的心律失常是心房扑动、心房颤动和室性期前收缩。饮酒也可在无酒精性心肌病者中诱发心房颤动和心房扑动。另外，低血钾、低血镁也参与诱发心律失常。猝死患者可能是心室颤动所致。

知识点4：酒精性心肌病的胸部X线表现 副高：了解 正高：了解

无心力衰竭症状期17.2%的嗜酒患者胸部X线显示心脏扩大，对于长期嗜酒者定期进行X线胸片普查，也有助于对本病的早期诊断。胸部X线常见表现为心影普遍性增大，合并心力衰竭患者可并发有肺淤血或肺水肿征。晚期患者多有心脏显著扩大、肺淤血和肺动脉高压表现，胸腔积液也常见。

知识点5：酒精性心肌病的超声心动图表现 副高：了解 正高：了解

超声心动图是诊断酒精性心肌病的主要手段。亚临床期多数患者可有左心室重量增加，室间隔和左心室后壁轻度增厚，左心房内径增大。心力衰竭患者则表现为心脏不同程度扩大，室壁活动减弱，心室功能减退，如左室射血分数和左室周径缩短率降低等。酒精性心肌病的心肌异常声学表现为左心室心肌内散在异常斑点状回声，该征象在伴有左心功能异常的饮酒者中检出率达85.7%，而心功能正常的饮酒者为37.5%，无饮酒史对照组无此征象。

知识点6：酒精性心肌病的诊断标准　　　　　　　副高：了解　正高：了解

①符合DCM的诊断标准。②长期过量饮酒（WHO标准：女性＞40g/d，男性＞80g/d，饮酒5年以上）。③既往无其他心脏病病史。④早期发现戒酒6个月后DCM临床状态得到缓解。饮酒是导致心功能损害的独立原因，建议戒酒6个月后再进行临床状态评价。

酒精性心肌病患者常伴有高血压，因为大量饮酒可以引起高血压发病率的增加，两者鉴别诊断主要依据病史。如果高血压的病程难以解释短期内发生的心脏扩大，则应考虑酒精性心肌病的诊断；高血压达到诊断标准的患者，也可以同时诊断高血压。由于酒精性心肌病常合并酒精性肝硬化，当患者的腹水难以控制时，除了考虑心力衰竭伴发心源性肝硬化外，还要注意酒精性肝硬化原因。

知识点7：酒精性心肌病的治疗　　　　　　　　　副高：了解　正高：了解

酒精性心肌病的治疗关键在于早期诊断、立即戒酒。除此之外，可以应用维生素B_1 20～60mg，每天3次；钙离子通道阻滞剂，如地尔硫䓬、尼群地平，因乙醇、乙醛干扰心肌细胞膜的Ca^{2+}的转运；辅酶Q_{10}每日10～20mg，3次，因乙醇、乙醛影响线粒体的呼吸。

第七节　右心室心肌病

知识点1：右心室心肌病的概念　　　　　　　　　副高：了解　正高：了解

右心室心肌病又称致心律失常性右室心肌病（ARVC），于1905年由Osler首次描述。ARVC是一种以心律失常、心力衰竭及心源性猝死为主要表现的非炎性非冠状动脉心肌疾病，主要表现为右心室功能与结构异常，以右室心肌被纤维脂肪组织进行性替代为特征，多为常染色体显性遗传。临床表现为右心室进行性扩大、难治性右心衰竭和/或室性心动过速。

知识点2：致心律失常性右室心肌病的临床分期及表现　　副高：了解　正高：了解

（1）隐匿期：少数患者在常规X线检查时发现右心室扩大。有些患者右心室结构已有轻微改变，室性心律失常可以存在或不存在，突发心源性猝死可能是其首发表现，多见于剧烈活动或竞争性体育比赛的年轻人群。

（2）心律失常期：以右心室折返性室性心动过速多见，反复晕厥或猝死为首发征象。因心律失常患者可诉心悸、胸闷、头晕。少数病例有窦房结功能障碍、房室传导阻滞和室内传导阻滞等心律失常。症状性右室心律失常可以导致猝死，同时伴有明显的右心室结构功能异常。

（3）右心功能障碍期：多见于右心室病变广泛者。由于进行性及迁延性心肌病变导致症状进一步加重，而左心室功能相对正常。临床表现为颈静脉怒张、肝颈静脉回流征阳性、淤血性肝大、下垂性水肿和浆膜腔积液等体循环淤血征象。

（4）终末期：由于累及左心室导致双室泵功能衰竭，终末期患者易与双室扩大的DCM相混淆。左心室受累与年龄、心律失常事件及临床出现的心力衰竭相关，病理研究证实大多数患者均存在不同程度左心室内脂质纤维的浸润现象。

知识点3：致心律失常性右室心肌病的体征表现　　　　副高：了解　正高：了解

ARVC的主要体征为右心室增大，部分病例出现肺动脉瓣听诊区S_2固定性分裂、相对性三尖瓣关闭不全收缩期杂音、右心室性S_3。

知识点4：致心律失常性右室心肌病的主要心电图表现　　　　副高：了解　正高：了解

（1）除极异常的心电图表现：①不完全性右束支传导阻滞/完全性右束支传导阻滞。②无右束支传导阻滞患者右胸导联（$V_1 \sim V_3$）QRS波增宽，超过110毫秒，此项标准由于具有较高的特异性，已作为主要诊断标准之一。③有胸前导联R波降低，出现率较低。④部分患者常规心电图右胸前导联的QRS波终末部分可以出现epsilon波，是由部分右心室纤维延迟激活形成，使用高倍放大及校正技术心电图可以在75%的患者中记录到epsilon波。

（2）复极异常的表现：右胸前导联（$V_1 \sim V_3$导联）出现倒置的T波，且与右束支传导阻滞无关（多见于12岁以上患者）。

知识点5：致心律失常性右室心肌病的超声心动图检查　　　　副高：了解　正高：了解

超声心动图是临床广泛使用的影像学方法，当图像质量不理想（如存在胸部畸形或肥胖时）或结构异常较为局限时，其敏感性和特异性会降低。因此，二维超声心动图（2-DE）通常作为疑似患者的筛查，对中度以上病变效果最佳，结合脉冲组织多普勒技术可以提高诊断的准确性。

知识点6：致心律失常性右室心肌病的心脏磁共振检查　　　　副高：了解　正高：了解

心脏磁共振（CMR）检查可以揭示右室流出道的扩张，室壁的厚薄程度，发现舒张期膨隆以及左右心室游离壁心肌脂质浸润，在临床被广泛应用。CMR被证实能准确描述诊断标准中各种形态及功能异常。但对于脂质浸润特别是孤立脂肪组织的判断须谨慎，50%以上的健康老年人也可以出现类似表现，且CMR由心电图门控，频发室性期前收缩同样会使图像的质量降低。

知识点7：致心律失常性右室心肌病的右室造影及心内膜活检

　　　　　　　　　　　　　　　　　　　　　　　　　　　副高：了解　正高：了解

造影显示弥漫或局限性右心室腔扩大、舒张期膨隆、肌小梁消失、右心室收缩减弱和局限性运动障碍。必要时做心内膜心肌活检，可发现右心室局部或全部心肌缺如或减少，被纤维或脂肪组织替代，偶有心肌细胞变形、少量单核细胞或炎性细胞浸润。

| 知识点8：致心律失常性右室心肌病的电生理检查 | 副高：了解　正高：了解 |

通过心内膜标测技术发现激动通过右心室传导缓慢，通过病灶部位更慢，由于传导速度不均可形成折返环，因而本病反复发生室速。电生理检查不仅可以确定室速部位，也为药物选择或消融室速病灶提供参数。

| 知识点9：临床拟诊为致心律失常性右室心肌病的情况 | 副高：了解　正高：了解 |

当出现下列情况之一者临床拟诊为ARVC：①中青年患者出现心悸、晕厥症状，排除其他心脏疾病。②无心脏病史而发生室颤的幸存者。③患者出现单纯性右心衰竭，排除引起肺动脉高压的其他疾病。④家族成员中有已临床或尸检证实的ARVC患者。⑤家族成员中有心脏性猝死，尸检不能排除ARVC。⑥患者亲属中有确诊扩张型心肌病者。⑦无症状患者（特别是运动员），心脏检查中存在ARVC相应表现，通过超声心动图、磁共振等临床确诊，心电图作为重要辅助证据。对于不典型的病例有时需要心内膜活检才能确诊。

| 知识点10：致心律失常性右室心肌病的治疗 | 副高：了解　正高：了解 |

ARVC主要是针对右心衰竭进行治疗，发生心律失常可根据心律失常类型选择抗心律失常药物，如室性心动过速选用胺碘酮、美心律、普罗帕酮等。对反复发生室性心动过速的患者，可行射频消融室性心动过速病灶、置入埋藏型心律转复除颤器、手术治疗或心脏移植。抗凝治疗有助于预防附壁血栓形成或发生栓塞。

第八节　药物性心肌病

| 知识点1：药物性心肌病的概念 | 副高：了解　正高：了解 |

药物性心肌病是指接受某些药物治疗的患者，因药物对心肌的毒性作用，导致心肌损害，产生类似扩张型心肌病和非梗阻性肥厚型心肌病的心肌疾病。

| 知识点2：引起药物性心肌病的常见药物 | 副高：了解　正高：了解 |

临床上引起药物性心肌病的药物众多，最常见的药物包括：①抗肿瘤药物：如多柔比星（阿霉素）、柔红霉素。②抗精神病药物：如氯丙嗪、奋乃静、三氟拉嗪。③三环类抗抑郁药：如氯丙咪嗪、阿米替林、多虑平等。

知识点3：药物性心肌病的诊断　　　　　　　　　　　副高：了解　正高：了解

主要根据曾服用某些药物，而服药之前无心脏病证据，服药后出现心律失常、心脏增大和心功能不全的征象，又不能用其他心脏病解释者可诊断本病。

知识点4：药物性心肌病的治疗　　　　　　　　　　　副高：了解　正高：了解

严格掌握用药适应证和剂量是预防关键。药物性心肌损害可用辅酶Q_{10} 10～20mg，每日3次，以改善心肌能量代谢。另外，针对心律失常和心功能不全可采用相应的治疗措施。

病毒性
心肌炎

第九章 病毒性心肌炎

| 知识点1：病毒性心肌炎的概念 | 副高：熟练掌握 正高：熟练掌握 |

病毒性心肌炎（VMC）是由病毒感染（尤其是柯萨奇B组病毒）所致的局限性或弥散性心肌炎性病变。大多数可以自愈，部分可迁延而遗留各种心律失常（如期前收缩、房室传导阻滞等），更严重的是有可能发生高度房室传导阻滞，患者需植入永久心脏人工起搏器。有少数病毒性心肌炎可演变为扩张型心肌病，导致心力衰竭甚至猝死。还可能在人群中暴发流行，尤其在新生儿和婴幼儿中可引起高病死率流行。

| 知识点2：病毒对心肌的损伤机制 | 副高：熟练掌握 正高：熟练掌握 |

（1）病毒直接侵犯心肌细胞，造成对心脏的直接毒性作用，其中有溶细胞性T细胞损伤心肌并参与心肌细胞的凋亡。

（2）获得性免疫产生的抗体与肌球蛋白等自身结构和功能蛋白产生交叉反应，进一步造成一过性或长期的心肌损伤。20世纪八九十年代，肠病毒如柯萨奇病毒相关的心肌炎和扩张型心肌病被广泛报道。近10年来，其他类型的病毒报道越来越多，如腺病毒、细小病毒B19、丙型肝炎病毒及疱疹病毒等，提示了病毒性心肌炎病原学的变迁。除了病毒之外，感染性心肌炎还包括细菌、原虫、寄生虫等非病毒性的病原微生物感染造成的心肌损伤。

| 知识点3：病毒性心肌炎的病因 | 副高：熟练掌握 正高：熟练掌握 |

绝大部分心肌炎是由病毒感染所致。估计在病毒感染的人群中，心脏受累者为2%～5%。目前已知，几乎所有的人类病毒感染均可累及心脏，引起病毒性心肌炎，其中肠道病毒最常见，而肠道病毒中又以柯萨奇B组病毒占大部分；人类腺病毒也被认为可能是重要病毒之一，巨细胞病毒、疱疹病毒、EB病毒、流感和副流感病毒、微小病毒及腮腺炎病毒也占少量比例。此外人类获得性免疫缺陷病毒（HIV）的感染与心肌疾病的发生也有关联。

| 知识点4：病毒性心肌炎的病理 | 副高：熟练掌握 正高：熟练掌握 |

病变范围大小不一，可为弥漫性或局限性，随病程发展可为急性或慢性，病变较重者肉眼见心肌非常松弛，呈灰色或黄色，心腔扩大。病变较轻者在大体检查时无发现，仅在显微

镜下有所发现。在显微镜下，心肌纤维之间与血管四周的结缔组织中可发现细胞浸润，以单核细胞为主。心肌细胞可有变性、溶解或坏死。病变如在心包下区则可合并心包炎，成为病毒性心包心肌炎。病变可涉及心肌与间质，也可涉及心脏的起搏与传导系统如窦房结、房室结、房室束和束支，成为心律失常的发病基础。病毒的毒力越强，病变范围就越广。在病毒性心肌炎中，可见到心肌坏死之后由纤维组织替代。

知识点5：病毒性心肌炎的临床分期　　　　副高：熟练掌握　正高：熟练掌握

Liu等2001年在 *Circulation* 发表的文章中将VMC分为3个时期。

（1）第一期：病毒复制期。主要由病毒感染所致发热、胸痛，心电图可出现房性或室性心律失常、宽大QRS波、左束支传导阻滞、ST-T波改变等，超声心动图可示心室收缩功能降低、室壁活动减弱等，如果肯定为病毒感染则进行抗病毒治疗，如免疫球蛋白、干扰素等。

（2）第二期：免疫反应期。事实上很多患者早已进入第三期，此期病毒感染症状已缓解，而细胞内黏附分子-1、可溶性Fas配体及T细胞激活的标志物等均高于正常人群，且心脏特异性自身抗体，如抗α肌凝蛋白等常见，病毒血清学常阳性，如果肯定为第二期，则可用较成熟的免疫抑制剂。

（3）第三期：DCM期。此期治疗基本同特异性心肌病，并需监测病毒感染的复燃及自身免疫标志情况。

目前大多仍采用此分期。

知识点6：病毒性心肌炎的临床症状　　　　副高：熟练掌握　正高：熟练掌握

VMC患者临床表现取决于病变的广泛程度和部位。轻者几乎无症状，重者可至猝死。多数患者在发病前有发热、全身酸痛、咽痛、腹泻等症状。患者常诉胸闷、心前区隐痛、心悸、乏力、恶心、头晕等。临床上诊断的病毒性心肌炎中90%左右以心律失常为主诉或首见症状，其中少数患者可由此而发生晕厥或阿-斯综合征。极少数患者起病后发展迅速，出现心力衰竭或心源性休克。

病毒性心肌炎约35%的患者会出现胸痛。胸痛可以是典型的心绞痛，也可以表现为特征性心包受累所致的胸痛。心包受累典型的疼痛为突发的心前区刀割样或针刺样痛，可以放射至颈部、左肩和左上臂。疼痛随体位变化而改变，吸气、咳嗽和平卧位时明显，坐位前倾时则可以减轻。胸痛可以持续数小时乃至数天。

知识点7：病毒性心肌炎的体征表现　　　　副高：熟练掌握　正高：熟练掌握

（1）心脏增大：轻者心脏浊音界不增大，也可有暂时性心脏浊音界增大，不久即恢复。心脏增大显著者反映心肌炎症范围广泛而病变严重。

（2）心率改变：心率增速与体温不相称，或心率异常缓慢，均为病毒性心肌炎的可疑征象。

（3）心音改变：心尖区第一音可减低或分裂。心音呈胎心样。心包摩擦音的出现反映有心包炎存在。

（4）杂音：心尖区可能有收缩期吹风样杂音或舒张期杂音，前者为发热、贫血、心腔扩大所致，后者因左室扩大造成的相对性二尖瓣狭窄。杂音响度都不超过3级，病情好转后消失。

（5）心律失常：极常见，各种心律失常都可出现，以房性与室性期前收缩最常见，其次为房室传导阻滞；此外，心房颤动、病态窦房结综合征均可出现。心律失常是造成猝死的原因之一。

（6）心力衰竭：重症弥漫性心肌炎患者可出现急性心力衰竭，属于心肌泵血功能衰竭，左右心同时发生衰竭，引起心排血量过低，故除一般心力衰竭表现外，易合并心源性休克。

知识点8：病毒性心肌炎的实验室检查　　　　副高：熟练掌握　正高：熟练掌握

可有白细胞增多，红细胞沉降率增快，血清心肌酶CK、CK-MB及LDH增高。咽拭子、粪便或心包穿刺液中可分离出病毒。病毒中和抗体效价>1∶640，或起病3~4周后的血清抗体比急性期病毒血清抗体高4倍。

知识点9：病毒性心肌炎的特殊检查　　　　　副高：熟练掌握　正高：熟练掌握

（1）心电图：急性心肌炎心电图改变多种多样，但是其敏感性、特异性均不高。可能的异常发现有：①窦性心动过速、房性或交界性心动过速，阵发或非阵发性室性心动过速、心房或心室扑动或颤动。②多源、成对室性期前收缩、房室传导阻滞、窦房阻滞或束支阻滞。③ST段异常抬高或下移，或出现异常Q波等，有时与ST段抬高心肌梗死单纯从心电图上难以鉴别。心电图的相关研究显示：QRS波增宽与预后相关，而Q波和早期复极与预后或心内膜活检的炎症反应程度无关。

（2）X线检查：局灶性病变者心影正常，弥漫性病变者心影扩大，不同程度肺淤血表现，透视下可见心搏减弱。

（3）超声心动图：所有临床怀疑心肌炎的患者都应该行超声心动图检查。超声心动图不仅可以检测到心肌、心包和心脏结构功能的变化，而且能够除外非炎症性的心脏疾病。对于暴发性心肌炎患者，心脏超声可能表现为心腔不大、室壁增厚、收缩功能减退三联症。应用心脏超声斑点追踪等新技术，探索无创检查手段对炎症心肌组织功能的评价，但目前尚未形成共识。超声心动图是心肌炎患者随访中，评价心脏结构功能的重要检查手段。

（4）放射性核素检查：弥漫性心肌炎可显示室壁运动减弱，左心室射血分数降低。

（5）心肌活检：心内膜心肌活检能从病理学、组织学与病原学提供诊断依据，但也有一定的局限性，活检阴性并不能排除心肌炎的可能性。

知识点10：病毒性心肌炎的诊断 　　副高：熟练掌握　正高：熟练掌握

（1）病史与体征：在上呼吸道感染、腹泻等病毒感染后3周内出现心脏表现，如出现不能用一般原因解释的感染后重度乏力、胸闷、头晕（心排血量降低所致）、心尖第一心音明显减弱、舒张期奔马律、心包摩擦音、心脏扩大、充血性心力衰竭或阿-斯综合征等。

（2）上述感染后3周内新出现以下心律失常或心电图改变：①窦性心动过速、房室传导阻滞、窦房阻滞或束支阻滞。②多源、成对室性期前收缩，自主性房性或交界性心动过速，阵发或非阵发性室性心动过速，心房或心室扑动、颤动。③两个以上导联ST段呈水平型或下斜型下移≥0.1mV，或ST段异常抬高或出现异常Q波。

（3）心肌损伤的参考指标：病程中血清心肌肌钙蛋白I或肌钙蛋白T（强调定量测定）、CK-MB明显增高。超声心动图示心腔扩大或室壁活动异常和/或核素心功能检查证实左心室收缩或舒张功能减弱。

（4）病原学依据：①在急性期从心内膜、心肌、心包或心包穿刺液中检测出病毒、病毒基因片段或病毒蛋白抗原。②病毒抗体第二份血清中同型病毒抗体（如柯萨奇B组病毒中和抗体或流行性感冒病毒血凝抑制抗体等）效价较第一份血清升高4倍（2份血清应相隔2周以上）或一次抗体效价≥640者为阳性，320者为可疑（如以1∶32为基础者则宜以≥256为阳性，128为可疑阳性，根据不同实验室标准决定）。③病毒特异性IgM：以≥1∶320为阳性（按各实验室诊断标准，但需在严格指征条件下）。如同时有血中肠道病毒核酸阳性者更支持有近期病毒感染。

对同时具有上述（1）、（2）的第①②③中任何1项、（3）中任何2项，在排除其他原因心肌疾病后，临床上可诊断急性病毒性心肌炎。如同时具有（4）中1项者，可从病原学上确诊急性病毒性心肌炎；如仅具有（4）中第②③项者，在病原学上只能拟诊为急性病毒性心肌炎。

知识点11：心肌炎诊断扩大标准 　　副高：熟练掌握　正高：熟练掌握

Ⅰ项证据：临床心衰症状；发热；病毒感染前驱症状；乏力；活动后气短；胸痛；心悸；先兆晕厥或晕厥。

Ⅱ项证据：心脏结构功能异常，并能除外局灶性冠状动脉缺血。

超声心动图：

局灶性室壁运动异常。

心脏扩大。

局灶性心脏肥厚（心肌水肿）。

肌钙蛋白。

肌球蛋白抗体的心肌核素显像+而冠状动脉正常或无可逆的冠状动脉缺血。

Ⅲ项证据：心脏磁共振。

心肌T_2信号增强；延迟轧显像。

Ⅳ项证据：心肌活检。

病理结果符合 Dallas 标准。

PCR 或原位杂交存在病毒基因组。

若患者满足两类标准，提示心肌炎；满足三类标准则高度怀疑心肌炎；若四类标准均符合可以考虑心肌炎诊断。

知识点12：病毒性心肌炎的鉴别诊断　　　　　副高：熟练掌握　正高：熟练掌握

（1）风湿性心肌炎：本病常有扁桃体炎或咽峡炎链球菌感染史，ASO > 500U，红细胞沉降率明显增快，可达 80～120mm/h，C反应蛋白（CRP）水平异常升高，心电图改变以 PR 间期延长较常见，咽拭子培养常检出链球菌阳性，且多合并全身游走性大关节炎，阿司匹林（4～6g/d）治疗常能有效。

（2）β受体功能亢进综合征：本病多见于青年女性，无心脏增大、心功能不全等器质性心脏病的依据，常与精神因素有关，主诉多而易变，客观体征少，主要表现为心电图 ST-T 异常改变及窦性心动过速，口服普萘洛尔 20～30mg 后半小时可使异常改变的 ST-T 恢复正常。

（3）心包积液：病毒性心肌炎有时也可累及心包，当发生心包积液时称为病毒性心肌心包炎，需与其他病因所致的心包炎相鉴别。结核性心包炎有低热、消瘦、盗汗、血性心包积液、心包积液培养结核菌阳性，同时有心包外结核感染的证据，常形成缩窄性心包炎。化脓性心包炎常有高热及全身感染中毒症状，血培养及心包积液培养有阳性化脓性细菌。

（4）原发性心肌病：扩张型心肌病起病隐匿，进展缓慢，常有明显心脏增大，出现栓塞现象，心电图有各种心律失常，肥厚型心肌病可有家族史，病理性 Q 波，有室间隔及左心室前壁肥厚，无病毒感染的证据。部分病毒性心肌炎可演变成扩张型心肌病，某些原发性心肌病可能是慢性病毒性心肌炎或心肌炎的晚期表现，以致两者很难鉴别。

知识点13：病毒性心肌炎的治疗原则　　　　　副高：熟练掌握　正高：熟练掌握

对病毒性心肌炎的治疗总体上仍然缺乏有效而特异的手段，以往对本病的治疗多为对症治疗。国外由于在早期扩张型心肌病的心内膜心肌活检中发现很多病例来自于病毒性心肌炎，因而在治疗上也主要着重于这类患者，药物治疗以针对心力衰竭为主。国内治疗病毒性心肌炎一般以中西医综合治疗为主，包括抗病毒治疗、免疫调节及对症处理等。总之，病毒性心肌炎的治疗应因不同时期、不同临床表现、不同个体而异。

知识点14：病毒性心肌炎的一般治疗　　　　　副高：熟练掌握　正高：熟练掌握

减轻心脏负荷。

（1）休息：休息是减轻心脏负荷的最好方法，也是病毒性心肌炎急性期重要的治疗措施。动物实验证实，小鼠感染柯萨奇病毒后继续活动者比静息者心脏所含病毒数量多、心肌病变重；临床也发现，休息可使患者心率、血压、心肌收缩力等降低，心脏负荷减轻。根据病史、临床表现、心电图及实验室检查确诊为急性病毒性心肌炎的患者，休息时间按病情需要而定，不强行规定。如同时出现心肌坏死表现如胸痛、心肌酶或心肌肌钙蛋白及白细胞计数升高等、严重心律失常或病变累及心包时，提示病变严重或范围广泛，此时患者应卧床休息3个月以上至心影恢复正常大小、心力衰竭好转及奔马律消失为止，然后视心功能情况逐渐增加活动量。

（2）注意饮食营养：动物实验证明，饮食中缺少氨基酸造成营养不良的小鼠感染病毒后，死亡率比对照组明显增高。病毒性心肌炎患者也有类似情况。因此，鼓励患者进易消化及富含维生素和蛋白质的食物是病毒性心肌炎非药物治疗的另一重要环节。

知识点15：病毒性心肌炎的药物治疗　　　　　副高：熟练掌握　　正高：熟练掌握

（1）促进心肌营养与代谢药物：大剂量维生素C（600～1000mg）静脉滴注，1次/日；肌酐200～400mg，肌内注射或静脉注射，1～2次/日；辅酶Q_{10} 10～20mg，3次/日，1个月为1疗程；1,6-二磷酸果糖5g，静脉滴注，1～2次/日。

（2）抗病毒药物：阿昔洛韦或更昔洛韦0.4～0.6g/d，静脉滴注，连用1周；抗病毒口服液10ml，2次/日。

（3）肾上腺皮质激素：病毒性心肌炎急性期尤其是最初2周，病情非危急者不用激素，但短期内心脏急剧增大、高热不退、急性心力衰竭、休克、高度房室传导阻滞或合并多器官功能损害者，可试用地塞米松10～30mg/d，分次静脉注射，连用3～7天。

（4）抗生素：继发性细菌感染常是诱发病毒感染的条件。故主张使用广谱抗生素，防止继发性细菌感染。

（5）控制心律失常：对于室性期前收缩、房颤伴快速心室率可用胺碘酮200mg口服，3次/日，1～2周或有效后改为每日100～200mg维持。阵发性室性心动过速、室扑或室颤，首选直流电复律，也可迅速静脉注射利多卡因50～100mg，必要时隔5～10分钟后再注射，有效静脉滴注维持24～72小时，对于二度Ⅱ型AVB和三度AVB者，尤其有脑供血不足或阿斯综合征发作者，应及时植入临时或永久性人工心脏起搏器。

（6）心力衰竭和休克治疗：有心力衰竭者应低盐饮食，适当应用利尿剂、ACEI、β受体阻滞剂，并酌情使用小剂量快速型洋地黄类药物（如毛花苷丙或毒毛花苷K）；对顽固性心力衰竭者可短期应用多巴酚丁胺、米力农（米利酮）等非洋地黄类正性肌力药物；严重心力衰竭或休克者可并用酚妥拉明、多巴胺或硝普钠等血管活性药物。值得注意的是，急性病毒性心肌炎时，出现心肌炎症或坏死等病变，对洋地黄的耐受性差，应用时须谨慎，从小剂量开始，可配合应用利尿剂。

（7）合并多器官功能损害：如肝、肾功能明显受损，可行血液透析清除毒素，促进患者恢复。

第十章 心 包 炎

第一节 急性心包炎

知识点1：急性心包炎的概念　　　　副高：熟练掌握　正高：熟练掌握

急性心包炎是心包膜的脏层和壁层的急性炎症，可以同时合并心肌炎和心内膜炎，也可以作为唯一的心脏病损而出现。近年来随着心血管介入诊疗的广泛开展，心脏/血管穿孔或破裂所导致的急性心包炎及心脏压塞也并不少见，如心房颤动的导管消融治疗，其伴发心包积液/积血的发生率可达5%。

知识点2：急性心包炎的病因分类　　　　副高：熟练掌握　正高：熟练掌握

（1）非特异性心包炎。
（2）感染性心包炎：①细菌性：化脓性、结核性。②病毒性：如柯萨奇病毒、埃可病毒、流感病毒、传染性单核细胞增多症和巨细胞病毒等。③真菌性：如组织胞质菌、放线菌、奴卡菌等。④其他：如立克次体、螺旋体、支原体、肺吸虫、阿米巴原虫和棘球蚴（包囊虫）等。
（3）伴有其他器官或组织系统疾病的心包炎。
（4）物理因素引起的心包炎。创伤、放射性、介入性诊疗操作相关。
（5）药物引起的心包炎。
（6）肿瘤引起的心包炎。

知识点3：急性心包炎的病理　　　　副高：熟练掌握　正高：熟练掌握

心包脏层、壁层上有纤维蛋白渗出和白细胞浸润，可无明显液体积聚（纤维蛋白性心包炎）；如果浆液渗出增加，则成为渗出性心包炎；可合并心外膜下心肌受累（心肌心包炎）。

早期急性心包炎的病理改变为干性心包炎，无明显心包积液，主要为纤维蛋白渗出。心包积液时由于伴血细胞、血浆成分渗出，其颜色也由无色透明而变为浑浊、黄色、褐色，甚至血性积液。渗出的纤维蛋白在后期可形成粘连、局部形成瘢痕，甚至引起心包钙化，最终发展成缩窄性心包炎。

知识点4：急性心包炎的病理生理　　　　副高：熟练掌握　正高：熟练掌握

正常心包腔内平均压力接近于零或低于大气压，吸气时呈轻度负压、呼气时近于正压。

急性纤维蛋白性心包炎或少量积液不致引起心包内压力增高，故不影响血流动力学；但如液体积聚过多或过快，心包无法伸展或来不及伸展以适应其容量的变化，心包内压力则会急剧上升，引起心脏受压，心室舒张期充盈受阻，周围静脉压升高，而心排血量降低，血压下降，导致急性心脏压塞。

知识点5：急性心包炎的临床症状	副高：熟练掌握 正高：熟练掌握

（1）胸痛：常位于心前区或胸骨后，偶可位于上腹部，可放射到颈、左肩、左臂及左肩胛骨，性质多尖锐呈锐痛，也可呈闷痛或压榨样，常因咳嗽、深呼吸、变换体位或吞咽而加重，坐位前倾时减轻。

（2）气短和呼吸困难：为心包炎伴心包积液时最突出的症状，取决于心包积液的量和出现或增长的速度。

（3）全身症状：原发病因的非心脏表现，如发热、乏力、食欲缺乏、消瘦等。

（4）心脏压塞：渗出性心包炎，如心包积液大量积聚或短时间内快速积聚，则可发生心脏压塞，产生相应症状，如显著气短、心悸、大汗淋漓、肢端冰凉，严重者出现意识恍惚、休克等。

知识点6：急性心包炎的体征表现	副高：熟练掌握 正高：熟练掌握

（1）心包摩擦音：是急性纤维蛋白性心包炎的典型体征，是一种搔抓样的粗糙高频声音，往往盖过心音且较心音更贴近于耳。典型者包含与心室收缩、早期心室充盈、心房收缩相一致的3个成分，但大多为心室收缩、舒张相一致的双相性摩擦音；位于心前区，以胸骨左缘第3~4肋间、坐位前倾、深吸气时最为明显。心包摩擦音本身变化快，短时间内可消失或重现，需反复听诊。此外，若积液增多致使脏、壁层心包完全分开，则心包摩擦音消失；经治疗后积液吸收减少时可能重现。

（2）心包积液：心浊音界向两侧增大且皆为绝对浊音区；心尖冲动弱且位于心浊音界内侧或不能扪及；心音低钝遥远；大量积液时可有Ewart征（左肩胛骨下叩诊浊音、因左肺受压而闻及支气管呼吸音）；大量积液影响静脉回流产生体循环淤血体征（颈静脉怒张、肝大、腹水、下肢水肿）。

（3）心脏压塞：若积液积聚迅速，仅150~200ml积液即可使心包内压上升至20~30mmHg而产生急性心脏压塞，表现为心动过速、动脉血压下降而脉压变小、静脉压明显升高，严重者发生急性循环衰竭、休克；若大量积液但经过较缓慢积聚过程，可产生亚急性或慢性心脏压塞，突出表现为体循环淤血、颈静脉怒张、静脉压升高和奇脉。急性心脏压塞常因动脉压极度降低而难以察觉到奇脉。

知识点7：急性心包炎的实验室检查	副高：熟练掌握 正高：熟练掌握

（1）炎性标志物：白细胞计数（WBC）、红细胞沉降率（ESR）、C反应蛋白（CRP）可增高。

（2）心肌受累标志物：磷酸肌酸激酶同工酶（CK-MB）、TNI可轻、中度升高，如血清

CK-MB、TNI明显升高提示心外膜下浅层心肌受累。

（3）病因学检查：抗核抗体、结核菌素纯蛋白衍生物（PPD）皮肤试验、HIV血清免疫学、血培养。

知识点8：急性心包炎的心电图变化　　副高：熟练掌握　正高：熟练掌握

心电图是诊断急性心包炎最重要的辅助检查手段。急性心包炎表现为继发于心外膜下心肌炎症损伤的心电图特异性ST-T改变，其表现通常分为四期。Ⅰ期：为早期变化，ST段普遍呈凹面向下抬高（前臂+下壁+侧壁），P-R段与P波方向偏离，T波直立，可持续数小时至数日；Ⅱ期：ST段随后逐渐下降到等电位线上，T波渐变低平或倒置，持续2天至2周不等；Ⅲ期：T波全面倒置，各导联上的T波衍变可能不尽一致；Ⅳ期：T波最后可恢复正常，心电图恢复至病前状态，时间历时数周至3个月不等。

知识点9：急性心包炎的X线胸片表现　　副高：熟练掌握　正高：熟练掌握

早期无改变，出现心包积液后表现为心影增大，典型的X线表现可呈"烧瓶心"，大量积液可呈球形。心包积液的X线特征：透视下心脏轮廓正常或增大，心脏外轮廓搏动明显减弱或消失，外轮廓内可见到波动的心影，心影周围可见半环形透亮带，并随心影搏动，常分布在心尖部、前壁和下壁心尖段，透亮带在正位或右前斜位透视时比较明显。在介入手术出现心包积液或心脏压塞并发症时，X线透视可用于早期快速诊断，并引导心包穿刺。

知识点10：急性心包炎的超声心动图检查　　副高：熟练掌握　正高：熟练掌握

超声心动图检查中，纤维蛋白性心包炎时可能无异常发现，也可显示不同程度的心包积液，少量（生理性）心包液体仅于心室收缩期在后壁可见：渗液量＞250ml于前后心包处均可显示液性暗区；大量积液时于左房后可见液体暗区；可显示心脏压塞的特征，最主要表现为舒张期右室前壁受压塌陷、局限性左心房塌陷。超声心动图是急性心包炎一项基本检查，可监测心包积液，筛查并存的心脏病或心包病变。

知识点11：心包穿刺（或置管引流）的适应证　　副高：熟练掌握　正高：熟练掌握

①对未能明确病因的渗出性心包炎可行诊断性心包穿刺术抽取心包积液行相关检查。②已发生或即将发生心脏压塞者行心包穿刺引流预防或缓解压塞症状。③结核性和化脓性心包积液行心包穿刺引流预防心包缩窄。④需要心包腔内注药治疗者，如抗生素或化疗药。

知识点12：心包积液的检查项目　　副高：熟练掌握　正高：熟练掌握

①常规（颜色、透明度、比重、白细胞计数和分类、血细胞比容等）。②生化（蛋白质、

葡萄糖含量）。③病原微生物检查（染色、培养等方法以发现细菌、结核分枝杆菌和真菌等）。④酶活性（乳酸脱氢酶、腺苷脱胺酶）。⑤肿瘤标志物（癌胚抗原）测定。⑥细胞病理学检查找肿瘤细胞。

知识点13：心包穿刺的注意事项 副高：熟练掌握 正高：熟练掌握

①在心电血压监护、有畅通的静脉输液通道条件下进行。②有条件者术前应行心脏超声检查，确定积液量及定位。③完善麻醉，避免疼痛引起迷走反射和神经源性休克。④抽放液速度要慢，抽放液量一般第一次不宜超过100～200ml，以后再抽可渐增到300～500ml。

知识点14：急性心包炎的诊断 副高：熟练掌握 正高：熟练掌握

胸痛为首发症状合并ST段弓背向下（凹面向上）抬高心电图表现的患者，应考虑急性心包炎，但应行相关检查排除急性心肌缺血或梗死。心前区听诊闻及心包摩擦音或检查确定有心包积液，心包炎的诊断即可成立，需进一步查明病因。在可能并发心包炎的疾病过程中，如出现胸痛、气短、心动过速、体循环淤血或心影扩大，应考虑心包炎合并渗液的可能。

知识点15：急性心包炎的鉴别诊断 副高：熟练掌握 正高：熟练掌握

常见心包炎的鉴别诊断

	风湿性	结核性	化脓性	急性非特异性	肿瘤性
病史	起病前1～2周常有上呼吸道感染，伴其他风湿病的表现，为全心炎的一部分	常伴有原发性结核病灶，或与其他浆膜腔结核同时存在	常有原发的感染病灶，伴明显的毒血症表现	起病前1～2周常有上呼吸道感染，起病多急骤，可复发	转移肿瘤多见，并可见于淋巴瘤及白血病
发热	多数为不规则的轻度或中度发热	低热或常不显著	高热	持续发热，为稽留热或弛张热	常无
胸痛	常有	常无	常有	常极为剧烈	少有
心包摩擦音	常有	少有	常有	明显，出现早	常无
心脏杂音	常伴有显著杂音	无	无	无	正常或轻度增高
抗链球菌溶血素"O"效价	常增高	正常	正常或增高	正常或增高	阴性
白细胞计数	中度增高	正常或轻度增高	明显增高	正常或增高	一般中量
血培养	阴性	阴性	可阳性	阴性	常为浆液性

续 表

		风湿性	结核性	化脓性	急性非特异性	肿瘤性
心包渗液	量	较少	常大量	较多	淋巴细胞较多	常大量
	性质	多为草黄色	多为血性	脓性	无	血性
	ADA活性	<30U/L	≥30U/L	<30U/L	糖皮质激素	≥30U/L
	细胞分类	中性粒细胞占多数	淋巴细胞较多	中性粒细胞占多数	淋巴细胞占多数	可见肿瘤细胞
	细菌	无	有时找到结核杆菌	能找到化脓性细菌	无	无
心包腔空气注入术		心脏增大	心脏不大	心脏不大	心脏常增大	心脏不大
治疗		抗风湿病药物	抗结核药	抗生素	肾上腺皮质激素	抗肿瘤治疗

知识点16：急性心包炎的病因治疗　　　副高：熟练掌握　正高：熟练掌握

（1）风湿性心包炎：应加强抗风湿治疗，一般对肾上腺皮质激素的反应好。

（2）结核性心包炎：应尽早、足量联合使用抗结核药物治疗，直至结核活动停止后1年左右停药。如出现心脏压塞症状，应行心包穿刺放液。当渗液继续产生或有心包缩窄表现时，应考虑心包切除，以防发展为缩窄性心包炎。

（3）化脓性心包炎：诊断一旦确定，应针对致病菌选用足量、有效的抗生素，并反复心包穿刺抽脓和心包腔内注入抗生素。当疗效不佳时，应立即施行心包切开引流术，如发现心包增厚，则做广泛心包切除。由于本病同时存在严重的原发病，应予以重视。

（4）非特异性心包炎：应用肾上腺皮质激素能有效地抑制本病急性期，如反复发作也可以考虑进行心包切除。

（5）其他：如尿毒症性心包炎、急性心肌梗死并发心包炎、肿瘤性心包炎、系统性红斑狼疮性心包炎、真菌性心包炎、类风湿性心包炎、阿米巴性心包炎等，治疗均为针对原发病为主，必要时行心包穿刺术或心包切除术。

知识点17：非特异性（特发性）心包炎的处理　　　副高：熟练掌握　正高：熟练掌握

（1）非甾体类解热镇痛抗炎药（NSAID）：一般疗程为2周。

（2）麻醉类镇痛药：NSAID效果不佳者，应用麻醉类镇痛药辅助治疗。

（3）糖皮质激素：NSAID效果不佳者，短暂应用糖皮质激素，泼尼松40~60mg/d，2~3天，1~3周减量至0。

（4）复发和反复发作的心包炎：给予第二个2周疗程的NSAID或糖皮质激素或试用秋水仙碱疗法（0.5~1mg/d或首次予负荷量2~3mg，口服，疗程至少1年，缓慢减量至停药）。顽固性复发性心包炎可考虑外科心包切除术。

知识点18：心包积液或心脏压塞的处理　　副高：熟练掌握　　正高：熟练掌握

（1）中至大量心包积液即将发生心脏压塞者行心包穿刺引流，预防心脏压塞。结核或化脓性心包炎更强调充分彻底引流以提高治疗效果和减少心包缩窄发生率。

（2）已发生心脏压塞者，无论积液量多少，均应行紧急心包穿刺引流。

（3）对于含有较多凝块和纤维条索样物质的积液，估计闭式引流效果不佳或风险大者，建议行心包开窗引流，可同时行心包活检辅助诊断。

知识点19：急性心包炎的并发症　　副高：熟练掌握　　正高：熟练掌握

（1）复发性心包炎：心包炎症反复发作，多见于急性非特异性心包炎和心脏损伤后综合征，发生率为20%~30%。

（2）缩窄性心包炎：结核性心包炎、化脓性心包炎和创伤性（包括手术后）心包炎较易发生缩窄。

第二节　缩窄性心包炎

知识点1：缩窄性心包炎的概念　　副高：熟练掌握　　正高：熟练掌握

缩窄性心包炎是指心脏被致密厚实的纤维化或钙化心包所包围，使心室舒张充盈受限而产生一系列循环障碍的疾病。缩窄性心包炎比较少见，发生发展过程隐匿，是心包慢性炎症的终末阶段。慢性心包炎症引起心包纤维化，常伴有心包钙化，导致心包脏壁层粘连融合，伸展性、顺应性明显下降。缩窄性心包炎严重损伤心室充盈和心功能，药物治疗欠佳。缩窄性心包炎的发病率约占心脏病的1.5%，老年人多见，男女性比例约为1.5∶1。缩窄性心包炎大多发病隐匿，通常出现明显临床症状时，已发展至终末阶段，很难确定其病因。

知识点2：缩窄性心包炎的病因　　副高：熟练掌握　　正高：熟练掌握

缩窄性心包炎继发于急性心包炎，我国仍以结核性最为常见，其次由急性非特异性、化脓性和创伤性（包括手术后）心包炎演变而来。常见的病因主要包括特发性、辐射损伤、外科手术后、感染性、肿瘤累及、自体免疫紊乱或结缔组织病、尿毒症、创伤、肉瘤、接受美西麦角治疗和植入型除颤电极等。在获得有效的治疗之前，结核是发展中国家最常见的病因，目前仍然是主要的致病原因。在欧洲各国和美国，病因则以特发性、外科手术后和非特异性病毒感染最多见。心包缩窄在初始损害后几个月开始出现，通常需要几年的发展。一些患者心包缩窄的发展较快而且呈现可逆性，最常见的是心脏外科手术后。

知识点3：缩窄性心包炎的病理　　副高：熟练掌握　　正高：熟练掌握

心包纤维组织增生、增厚粘连、脏壁层心包融合钙化，可为弥漫性，也可为局灶性。心包显微病理显示为透明样变性组织，如有结核性肉芽组织或干酪样病变，提示为结核性病因。长期缩窄可致心肌萎缩。

知识点4：缩窄性心包炎的病理生理　　　　　副高：熟练掌握　　正高：熟练掌握

纤维化或钙化的心包限制了心脏各腔室的充盈，各腔室及体肺静脉充盈压均升高并达同一水平。

左右心室充盈仅限于舒张极早期，左右心室压力时间曲线里舒张期下陷（早期）一高平原（中晚期）的特征波形。

颈静脉压力曲线：迅速塌陷的y倾斜与正常明显的x倾斜组成W或M形压力形态；房颤时x倾斜消失。

Kussmaul征：呼吸时胸腔内压力变化不能传递到心包腔和心腔，结果吸气时周围静脉回流增多，但心包腔内中心静脉和右心房压力不下降，入右心房的回心血量不增多，导致吸气时体静脉压升高，颈静脉怒张更明显，称为Kussmaul征。

心脏充盈受限导致体循环淤血和心排血量下降，产生相应的临床后果。

知识点5：缩窄性心包炎的临床表现　　　　　副高：熟练掌握　　正高：熟练掌握

（1）症状：①体循环淤血症状：腹胀、肝区疼痛，食欲缺乏，水肿。②肺静脉压升高所致症状：咳嗽、活动性气促，甚至端坐呼吸。③慢性低心排血量症状：严重乏力、肌肉失用性萎缩、恶病质。④其他可能发生的临床情况：心绞痛样胸痛、一过性缺血发作和晕厥等。

（2）体征：①颈静脉怒张并Kussmaul征阳性。②动脉收缩压正常或降低、脉压变小，可有奇脉。③心脏体检可见心尖冲动不明显，心浊音界不大、心率增快、心音减低，S_2宽分裂、可闻及心包叩击音，系舒张早期的额外心音，呈拍击样性质，胸骨左缘或心尖部最易听到，反应心室充盈早期突然终止；可能闻及二尖瓣反流杂音。④腹部体检可见：肝大并可触及与颈静脉搏动一致的肝搏动、腹水征（＋）。⑤下肢凹陷性水肿、上肢和上身肌肉消瘦、恶病质。⑥继发肝功能不全或合并心源性肝硬化者可能出现黄疸、肝掌、蜘蛛痣。

知识点6：缩窄性心包炎的辅助检查　　　　　副高：熟练掌握　　正高：熟练掌握

（1）心电图检查：①窦性心律（常有心动过速）或房颤。②QRS波低电压。③非特异性T波异常（低平或倒置）。

（2）超声心动图：①可见心包膜明显增厚或粘连，回声增强。②左心室游离壁舒张中晚期运动呈平直外形。③二尖瓣早期快速关闭。④肺动脉瓣提前开放。⑤室间隔运动异常及心室舒张末期内径缩小。

（3）X线检查：①心影偏小、正常或因合并心包积液而增大。②左右心缘变直、主动脉弓小而右上纵隔增宽（上腔静脉扩张）。③有时可见心包钙化，偶尔出现胸腔积液。

（4）CT及磁共振：磁共振是诊断缩窄性心包炎的最佳无创性检查，可准确测量心包厚度以及右心房扩张与右心室缩小的程度。

（5）左右心导管检查：①RA、PCWP、右室舒张压、左室舒张压均升高且达到一相同或相近水平，约20mmHg，左右心充盈压相差很少超过3~5mmHg。②右房压力曲线：X倾斜保留，显著的Y倾斜、a和V波高度大致相同，导致形成M或W形。③LV、RV舒张期压力曲线呈"下陷-高平原"波形，又称"平方根"征。④肺动脉、RV收缩压常中度升高，范围在30~45mmHg。⑤每搏量下降、代偿性心动过速，心排血量仍能维持；当无广泛心肌受累时，LVEF正常或仅轻度减低。

知识点7：缩窄性心包炎的诊断　　　　　副高：熟练掌握　正高：熟练掌握

根据体循环淤血表现（颈静脉怒张、肝大、水肿或腹水等）、舒张期充盈受限的证据（超声心动图检查、左右心导管检查）、心包增厚，特别是伴钙化（CT或MRI），可诊断为缩窄性心包炎。

知识点8：缩窄性心包炎与限制型心肌病的鉴别诊断

　　　　　　　　　　　　　　　　　　　　　副高：熟练掌握　正高：熟练掌握

缩窄性心包炎与限制型心肌病的鉴别诊断

特　　征	缩窄性心包炎	限制型心肌病
心包叩击音	存在	不存在
心室壁厚度	正常	常增加
室间隔"反跳"	存在	不存在
心包厚度	增加	正常
静脉压波形显著的Y倾斜	存在	不一定
左、右心室充盈压相同	存在	左室充盈压较右室至少高3~5mmHg
心室充盈压>25mmHg	极少，多在20mmHg左右	常见
肺动脉收缩压>60mmHg	不存在，常为中度升高（30~45mmHg）	常见
心室压力波形"平方根"征	存在	不一定
左右心压力和血流呼吸变异	显著（呼吸变异增加>25%）	正常（呼吸变异增加<10%）

知识点9：缩窄性心包炎的治疗　　　　　副高：熟练掌握　正高：熟练掌握

（1）内科治疗：①降低体循环静脉压，控制钠盐摄入，利尿。②尽量避免使用减慢心率的药物，如β受体阻滞剂和钙离子通道阻滞剂，发生心房颤动时可选用洋地黄控制。

（2）外科治疗：①确诊后应尽早行手术治疗，防止心肌长期受压引起心肌萎缩和纤维化，导致顽固性心力衰竭及肝、肾功能继发性改变。②结核性心包炎宜于结核活动静止后或积极使用抗结核的情况下进行。③后心脏负荷不宜过重，静脉输液及输血应谨慎，以防引起急性左心衰竭。

第十一章　成人先天性心脏病

第一节　先天性心脏病的病理生理

一、房间隔缺损

知识点1：房间隔缺损的概念	副高：熟练掌握　正高：熟练掌握

房间隔缺损（ASD）简称房缺，是指原始心房间隔在发生、吸收和融合时出现异常，左右心房之间仍残留未闭的房间孔。

知识点2：房间隔缺损的病理解剖	副高：熟练掌握　正高：熟练掌握

根据房间隔缺损发生的部位，分为原发孔型房间隔缺损和继发孔型房间隔缺损。①原发孔型房间隔缺损：位于心房间隔下部，其下缘缺乏心房间隔组织，而由心室间隔的上部和三尖瓣与二尖瓣组成；常伴有二尖瓣前瓣叶的裂缺，导致二尖瓣关闭不全，少数有三尖瓣隔瓣叶的裂缺。②继发孔型房间隔缺损：系胚胎发育过程中，原始房间隔吸收过多，或继发性房间隔发育障碍，导致左右房间隔存在通道所致。

知识点3：继发孔型房间隔缺损的分型	副高：熟练掌握　正高：熟练掌握

继发孔型房间隔缺损根据其发生的部位，通常可分为4型。

（1）中央型：又称卵圆孔型，最常见，发病率占总数的70%以上。绝大多数病例，缺损为单发性的，呈椭圆形，长1~3cm，位于冠状窦的后上方，相当于卵圆窝的部位，周围有良好的边缘。缺损距离传导系统较远，术后良好。但个别病例的缺损可呈筛孔形。

（2）下腔型：此型约占缺损的10%。缺损位于房间隔的后下方，位置较低，呈椭圆形，下缘缺如，与下腔静脉入口相延续，左心房的后壁构成缺损的后缘，有时伴有下腔静脉瓣，手术操作时应特别注意。

（3）上腔型：又称静脉窦型，位于房间隔的后上方，紧靠上腔静脉的入口，缺损下缘为明显的新月形房间隔，上界缺如，常和上腔静脉连通，常合并有部分性右肺静脉异位引流。

（4）混合型：即同时兼有上述两种以上的房间隔缺损。

继发孔性房间隔缺损可合并其他心内畸形，如肺动脉瓣狭窄、部分性肺静脉畸形引流、二尖瓣狭窄（Lutembacher综合征）、双上腔静脉、动脉导管未闭、室间隔缺损及其他较复杂的畸形。

知识点4：房间隔缺损的病理生理　　　　　副高：熟练掌握　正高：熟练掌握

正常情况下左房压力比右房压力高约0.667kPa，因此，有房间隔缺损存在时，血液自左向右分流，临床无发绀出现。分流量的大小与左右房间压及房间隔缺损大小成正比，与右室排血阻力（如合并有肺动脉瓣狭窄、肺动脉高压）高低成反比。由于左向右分流，右心容量增加，发生右心房、右心室扩大，室壁变厚，肺动脉不同程度扩张，肺循环血量增多，肺动脉高压。

随着病情的变化，肺小动脉壁发生内膜增厚、中层增厚、管腔变窄，因而肺血管阻力增大，肺动脉高压从动力性变为阻力性，右心房、右心室压力亦增高，左向右分流逐渐减少，病程晚期右心房压力超过左心房，心房水平发生右向左分流，形成艾森门格综合征（Eisebmenger综合征），出现临床发绀、心力衰竭。这种病理改变发生较晚，通常在45岁以后。

二、室间隔缺损

知识点5：室间隔缺损的概念　　　　　　　副高：熟练掌握　正高：熟练掌握

室间隔缺损（VSD）是指胚胎期心室间隔发育不全造成的左、右心室之间的异常交通，并在心室水平出现左向右血液分流的先天性心血管畸形。

知识点6：室间隔缺损的分类　　　　　　　副高：熟练掌握　正高：熟练掌握

根据解剖部位和缺损边缘结构，可将心室间隔缺损分为：①膜周缺损：占室间隔缺损病例的75%～80%，缺损边缘至少部分由某房室瓣和某动脉瓣（半月瓣）之间的纤维组织构成。位于室上嵴之下、后的室间隔膜部，接近三尖瓣和主动脉瓣，可向流入道部、肌小梁部和流出道部延伸，常见膜部瘤形成。②肌部缺损：占室间隔缺损病例的15%～20%，缺损边缘完全由心肌组织包围，常见多个缺损，有的致室间隔肌部成筛状。若为无临床症状的单个小缺损，称为Roger病。③流出道部缺损：又称嵴上型、干下型，占5%，位于主动脉瓣（半月瓣）下方；常因瓣尖脱垂而产生进行性主动脉瓣反流。④流入道部缺损：约占4%，紧邻房室瓣（二尖瓣）下方，多伴二尖瓣反流，典型的见于唐氏综合征（21-三体综合征）心内膜垫缺损患者。

知识点7：室间隔缺损与邻近组织的关系　　　副高：熟练掌握　正高：熟练掌握

室间隔缺损与邻近组织的关系因缺损的类型而异，主要是与传导组织、主动脉和三尖瓣的解剖关系。房室结位于冠状窦和膜部间隔的房间部之间的中点处，希氏束（又称房室束）由该点伸向膜部间隔，而后经三尖瓣的后方，与膜部间隔和肌部间隔之间进入心室。在膜部间隔的房室部进入膜部的室间隔处，左束支从希氏束分出，而右束支则行走于膜部间隔和窦部间隔之间，故以这两部分的交界线或窦部间隔的基部作为希氏束行径的标志。希氏束总是隐行于窦部间隔边缘肌肉之中，左侧较浅，右侧较深。而膜部和室间隔缺损边缘的纤维环中无传导组织。

有高位膜部缺损，特别是大型者，上缘多紧靠主动脉右冠状动脉瓣和无冠状动脉瓣交界的下方，后缘的左侧为二尖瓣大瓣，右侧为三尖瓣隔瓣。

知识点8：室间隔缺损的病理生理	副高：熟练掌握　正高：熟练掌握

室间隔缺损的病理生理是产生血流动力学的基础，是心内自左向右分流及其流量的多少。胎儿时期这一缺损口的存在并不增加胎儿心脏的负担。出生后，由于肺膨胀、肺循环开放、血氧饱和度提高和肺毛细血管扩张，肺循环阻力迅速下降，于1周岁时降至成人水平。由于左室收缩期压力大大高于右室，因此通过缺损口的血流分流方向为由左室至右室，分流量取决于缺损口大小和肺循环阻力。小型缺损（缺损口直径为0.2～0.7cm），分流量很小，一般不会造成明显的血流动力学紊乱；中等缺损（0.7～1.5cm），常有明显的左向右分流，分流量为肺循环血量的40%～60%，肺循环血量增加，肺动脉收缩而处于痉挛状态，左心房、左心室扩大或双室扩大，右心室和肺动脉压力高于正常；大型缺损（1.5～3.0cm），分流量占肺循环血量的60%以上，肺小血管内膜和肌层逐渐肥厚，发生器质性变化，阻力增加，最终由动力性肺动脉高压发展成为阻力型肺动脉高压，常有左、右心室扩大明显，双向分流甚至右向左分流，最后发展为重度肺动脉高压症，即艾森门格综合征而失去手术时机。

三、动脉导管未闭

知识点9：动脉导管未闭的形成过程	副高：熟练掌握　正高：熟练掌握

动脉导管是由胚胎左侧第6主动脉弓形成的，位于主动脉峡部和左肺动脉根部之间的主动脉-肺动脉通道。正常状态多在出生后，由于动脉导管壁中层肌肉收缩，使导管缩短，加上导管功能上的关闭，发生内膜下层组织增生，通常生后2～3周导管自动关闭，6个月闭合者罕见。其后如未能闭合，则成为病理状态而使之永久开放，即称为动脉导管未闭（PDA）。

知识点10：动脉导管未闭的分型	副高：熟练掌握　正高：熟练掌握

（1）根据解剖改变，动脉导管未闭可分为3种类型：①管型动脉导管：动脉导管长度多在1cm以内，直径大小不同，但导管两端粗细一致，成人病例多属此类。②窗型动脉导管：此类几乎没有长度，肺动脉与主动脉紧贴，它们之间的沟通有如瘘管或类似缺损，其直径往往较大。③漏斗型动脉导管：其长度与管型相似，但其近主动脉处粗大，近肺动脉处狭小，呈漏斗型，有时甚至形成动脉瘤样。

（2）根据血流动力学影响，动脉导管未闭分为5种类型：①寂静型：无临床症状和体征，仅通过特殊检查（通常为心脏超声）发现。②小型动脉导管未闭：无症状，有连续性杂音，$Q_P/Q_S < 1.5$，左心室容量负荷和肺动脉压正常。③中型动脉导管未闭：有连续性杂音，$Q_P/Q_S = 1.5 \sim 2.2$，有明显左心室容量负荷过重和肺动脉高压，可导致左心衰和右心衰。④大

型动脉导管未闭：有连续性杂音，$Q_P/Q_S > 2.2$，有明显左心室容量负荷过重和肺动脉高压，可导致左心衰和右心衰。⑤艾森门格（Eisenmenger）型：中型以及大型动脉导管未闭，长期大量左向右分流导致器质性肺动脉高压，达到或超过主动脉压，左向右分流减少或出现右向左分流，连续性杂音消失，出现差异性低氧血症和差异性青紫。

知识点11：动脉导管未闭的病理生理	副高：熟练掌握　正高：熟练掌握

由于动脉导管开放使肺动脉与主动脉之间存在通道。正常情况下，主动脉的收缩压及舒张压均高于肺动脉压力，血氧饱和度高的血流通过动脉导管从主动脉向肺动脉分流，随着肺循环血流量的增加，左心房及左心室的容量也随之增加，使左心房及左心室腔扩大，继而引起左心室肥厚。肺动脉压正常时，动脉导管的分流不增加右心室的负荷。因主动脉舒张期分流，周围动脉的舒张压降低，出现脉压增宽。当动脉导管持续性未闭，分流量较大者可引起肺小动脉平滑肌反射性痉挛，产生动力性肺动脉高压。这种肺动脉压虽高达体循环压水平，但一旦分流中断仍可逆转，使肺动脉压明显下降，甚至恢复正常。可是肺小动脉长期痉挛可继发管壁组织改变，如中层肌纤维和内膜增厚硬化，管腔变细，而使肺血管阻力持续上升，形成阻力型肺动脉高压。这种阻力型肺动脉高压不可逆转，将继续恶化，进一步加重右心室负担，最终导致右心衰竭。需指出的是，有些病例的阻力型肺动脉高压是因肺小动脉保留胎儿期的组织结构，口径小，阻力大，因而是先天性、永久性者。

粗大动脉导管的分流主要取决于肺动脉压及肺血管阻力，细长的动脉导管增加分流的阻力。体循环的压力也影响动脉导管的分流，体循环压力增高促使分流，左室流出道狭窄，主动脉压降低而使分流减少。当肺动脉压接近或超过体循环压力时，动脉导管分流呈双向或右向左分流。

四、右心室流出道梗阻性疾病

知识点12：右心室流出道梗阻性疾病的类别	副高：熟练掌握　正高：熟练掌握

右心室流出道梗阻性疾病分为肺动脉瓣狭窄、单纯性肺动脉闭锁、法洛四联症。

知识点13：法洛四联症的概念	副高：熟练掌握　正高：熟练掌握

法洛四联症是指包括肺动脉狭窄、主动脉骑跨、室间隔缺损及右心室肥厚病理改变等特征的先天性心脏病。本症常可伴发其他畸形，如同时有房间隔缺损则称为法洛五联症。

知识点14：法洛四联症的室间隔缺损特征	副高：熟练掌握　正高：熟练掌握

①对位异常的室间隔缺损：由于圆锥室间隔向前移位而与正常位置的窦部室间隔未能对拢而形成。②大型缺损：其直径约等于主动脉瓣口，主动脉瓣和二尖瓣呈纤维连接。混合型肺动脉狭窄是指肺动脉狭窄，一般包括漏斗部狭窄、肺动脉瓣及其瓣环和/或肺动脉干及其

分支狭窄。因此，法洛四联症患者的病理生理学特点是左右心室压力相等。

知识点15：法洛四联症的病理生理 　　　　副高：熟练掌握　　正高：熟练掌握

法洛四联症患者的病理生理主要取决于右室流出道梗阻和肺动脉狭窄的程度，其次为体循环阻力。由于室间隔缺损巨大，形成功能上的"单心室"，心室水平的血液分流取决于右室流出道阻力和体循环血管床对血流阻力的相对比值。新生儿期和婴儿期虽然从右室至肺的血流量因右室流出道梗阻的程度而受到不同限制，但是，未闭的动脉导管可以部分"偿还"肺缺血，减轻患儿的缺氧症状。一旦导管完全闭合，动脉血氧饱和度下降，其发绀程度主要取决于右室流出道的梗阻程度。如梗阻严重，肺血减少，大量右向左分流通过非限制性室间隔缺损，造成严重的低氧血症，动脉血氧饱和度下降明显，出现严重发绀甚至酸中毒；中度梗阻，则右向左分流较少，发绀较轻；轻度梗阻，则可以双向分流或以左向右分流为主，发绀很轻或无，称无发绀法洛四联症。巨大空间隔缺损使左右心室形成功能性"单心室"，体、肺循环平行，因而体循环阻力改变会影响肺血流。体循环阻力降低，肺血流减少；体循环阻力升高则肺血流增加。持续低氧血症刺激骨髓造血系统，红细胞增多。但在婴儿，因铁的储备及含铁食物供给有限，故有小细胞低色素性贫血的倾向。严重红细胞增多导致血液浓缩、血液黏滞度增加，毛细血管血流速度降低，组织对氧摄取增加。慢性低氧血症也使肺部侧支循环血管增多、增粗，以增加肺部血流，补偿降低的动脉血氧饱和度。

五、心内膜垫缺损

知识点16：心内膜垫缺损的概念 　　　　副高：熟练掌握　　正高：熟练掌握

心内膜垫缺损（ECD）又称房间隔缺损、房室管畸形或共同房室通道等，是指胎儿期心内膜垫发育异常，导致房室瓣上方的原发孔缺损或房室瓣下方的膜周室间隔缺损，以及房室瓣环不同程度分裂的一组复杂畸形。

知识点17：心内膜垫缺损的分型 　　　　副高：熟练掌握　　正高：熟练掌握

根据心内膜垫缺损的程度，临床上分为部分性心内膜垫缺损和完全性心内膜垫缺损。①部分性心内膜垫缺损：自然病程的发展过程与面积较大的继发孔型房间隔缺损相似。10%～15%的病例在20～40岁时出现肺高压引起的肺血管阻塞性病变。②完全性心内膜垫缺损：较为少见，病程自然发展过程尚无足够的资料，估计未经手术治疗者约80%在2岁时死于肺血管阻塞性病变和充血性心力衰竭。

六、肺静脉和体静脉异位引流

知识点18：完全性肺静脉异位引流的概念 　　　副高：熟练掌握　　正高：熟练掌握

完全性肺静脉异位引流（TAPVD）是指全部肺静脉直接或间接同右心房相连接，使右心房同时接受体循环回流的静脉血和全部肺循环回流的氧合血，一部分右心房内的混合血通过心房内分流到左心房，另一部分经右心室进入肺循环。完全型肺静脉异位引流的预后极差，80%死于1岁以内。

知识点19：部分性肺静脉异位引流的概念　　副高：熟练掌握　正高：熟练掌握

部分性肺静脉异位引流（PAPVD）在4支肺静脉中，其中1～3支肺静脉未能与左心房正常连接。常在成年后出现心力衰竭和肺动脉高压。部分肺静脉异位连接的治疗效果与预后均与房间隔缺损相类似。

知识点20：部分性肺静脉异位引流的病理生理改变
　　　　　　　　　　　　　　　　　　　　副高：熟练掌握　正高：熟练掌握

部分性肺静脉异位引流的病理生理改变是由肺静脉回流到右心房和/或心房水平的左向右分流引起的。其血流动力学改变与有无房缺以及异位引流的肺静脉数目有关。合并房间隔缺损的PAPVD，主要生理学改变类似于房间隔缺损，如肺血流量增多、肺动脉压力增高、肺血管梗阻性改变。

七、其他瓣膜病病理生理学特征

知识点21：先天性二叶式主动脉瓣畸形的概念　　副高：熟练掌握　正高：熟练掌握

先天性二叶式主动脉瓣是一种常见的先天性疾病，易伴发其他心血管异常，出现明显血流动力学改变及严重症状需药物治疗或手术干预。它是胚胎早期动脉干分割为主、肺动脉两大血管后，在瓣叶形成过程中除发育成正常的3个瓣叶外，也可发育成1个、2个或4个瓣叶，此即瓣叶数目的异常，其发生率的高低依次为二叶、单叶和四叶递减。二叶主动脉瓣一般呈前后位、左右位或斜位，以前后位多见。

知识点22：主动脉狭窄的概念　　副高：熟练掌握　正高：熟练掌握

主动脉狭窄是一组引起左心室流出道梗阻的先天性畸形。根据梗阻部位可分为主动脉瓣膜狭窄、主动脉瓣下狭窄、主动脉瓣上狭窄。其中，主动脉瓣膜狭窄最多见，是指主动脉瓣膜开放受限或发育不良引起的瓣膜水平的梗阻。

知识点23：主动脉瓣膜狭窄的血流动力学改变　　副高：熟练掌握　正高：熟练掌握

主动脉瓣膜狭窄的血流动力学改变为左心室排血受阻，病理生理改变的严重程度取决于瓣膜的狭窄程度。由于主动脉瓣膜狭窄，左心室射血时阻力增高，为了维持正常排血量和血压，左心室收缩力代偿性增加，射血期心室壁张力上升，收缩期延长，心肌做功增加，心肌代谢和耗氧增加。左心室壁代偿性肥厚，耗氧量增加而冠状动脉的供血不能相应增加反而减少。

知识点24：主动脉瓣膜狭窄中，左心室壁代偿性肥厚，冠状动脉的供血减少的原因　　副高：熟练掌握　正高：熟练掌握

左心室壁代偿性肥厚，耗氧量增加而冠状动脉的供血不能相应增加反而减少。其原因：①冠状动脉的开口也有狭窄。②舒张时限相对缩短，冠状动脉灌注时间缩短。③左室收缩期高压使冠状动脉壁受到心肌的挤压，增加了灌注的阻力。④收缩期血流高速通过主动脉瓣口，因Ventyri效应产生抽吸作用减少了冠状动脉的血流灌注量。多种原因使肥厚的心肌供血严重不足，左心室心肌或心内膜下出现缺血、坏死，导致心力衰竭甚至猝死。

知识点25：主动脉缩窄的概念　　副高：熟练掌握　正高：熟练掌握

主动脉缩窄（CoA）是指主动脉弓峡部区域（左锁骨下动脉起始点与动脉导管或导管韧带附着点之间）狭窄。

知识点26：肺动脉瓣狭窄的概念　　副高：熟练掌握　正高：熟练掌握

肺动脉瓣狭窄（PS）是指室间隔完整，肺动脉狭窄的部位在肺动脉瓣的瓣膜部，是常见的成人先天性心脏疾病之一，属于肺动脉瓣口狭窄最常见的一种类型。PS的瓣膜增厚和纤维化并不十分显著，但狭窄的瓣孔往往仅有2～3mm口径，多见于年龄较幼小的患者。另一种是肺动脉瓣膜显著增厚而且短小，呈不对称收缩，瓣孔边缘增厚而不规则，狭窄程度较不显著，瓣孔口径多在5～10mm，此种常见于成人。肺动脉瓣狭窄常与其他先天性心脏异常并存，如房间隔缺损、室间隔缺损、动脉导管未闭、法洛四联症等。

知识点27：肺动脉瓣狭窄的类型　　副高：熟练掌握　正高：熟练掌握

肺动脉瓣狭窄即肺动脉出口处狭窄，造成右心室排血受阻，可分为三种类型：①瓣膜型肺动脉口狭窄。②右心室漏斗部狭窄。③肺动脉狭窄。

第二节　房间隔缺损

房间隔缺损

知识点1：房间隔的解剖　　副高：熟练掌握　正高：熟练掌握

根据房间隔发生的部位，分为原发孔房间隔缺损和继发房间隔缺损。

（1）原发孔型房间隔缺损：在发育的过程中，原发房间隔停止生长，不与心内膜垫融合而遗留间隙，成为原发孔（或第一孔）缺损。位于心房间隔下部，其下缘缺乏心房间隔组

织，而由心室间隔的上部和三尖瓣与二尖瓣组成；常伴有二尖瓣前瓣叶的裂缺，导致二尖瓣关闭不全，少数有三尖瓣隔瓣叶的裂缺。

（2）继发孔型房间隔缺损：系胚胎发育过程中，原始房间隔吸收过多，或继发性房间隔发育障碍，导致左右房间隔存在通道所致。继发孔型房间隔缺损可分为4型：①中央型或称卵圆孔型，缺损位于卵圆窝的部位，四周有完整的房间隔结构，约占76%。②下腔型，缺损位置较低，呈椭圆形，下缘缺如和下腔静脉入口相延续，左心房后壁构成缺损的后缘，约占12%。③上腔型，亦称静脉窦型缺损，缺损位于卵圆孔上方，上界缺如，与上腔静脉通连，约占3.5%。④混合型，此型缺损兼有上述两种以上的缺损，缺损一般较大，约占8.5%。

15%～20%的继发孔房间隔缺损可合并其他心内畸形，如肺动脉瓣狭窄、部分型肺静脉畸形引流、二尖瓣狭窄（Lutembacher综合征）等。房间隔缺损一般不包括卵圆孔未闭，后者不存在房水平的左向右分流，而是与逆向栓塞有关。

临床上还有一类房间隔缺损，系在治疗其他疾病后遗留的缺损，为获得性房间隔缺损，如Fonton手术后为稳定血流动力学而人为留的房间隔窗、二尖瓣球囊扩张术后遗留的房间隔缺损等。此类房间隔缺损一般在卵圆窝位置，其临床意义与继发孔房间隔缺损类似。

知识点2：房间隔缺损的胚胎学与发病机制　　副高：熟练掌握　正高：熟练掌握

约在胚胎28天时，在心房的顶部背侧壁正中处发出第一房间隔，其向心内膜垫方向生长，到达心内膜垫之前的孔道称第一房间孔。在第一房间孔封闭以前，第一房间隔中部变薄形成第二房间孔。在第一房间隔形成后，即胚胎第5周末，在其右侧发出第二房间隔，逐渐生长并覆盖第二房间隔孔。与第一房间隔不同的是，第二房间隔并不与心内膜垫发生融合而形成卵圆孔。其可被第一房间隔覆盖，覆盖卵圆孔的第一房间隔称卵圆孔瓣。此后，胎儿期血液自右向左在房水平分流实现体循环。出生后，左房压力增大，从而使两个房间隔合二为一，卵圆孔闭锁，成为房间隔上的前庭窝。在原始心房分隔过程中，如果第一房间孔未闭合，或者第一房间孔处缺损，或卵圆孔过大，均可造成房间隔缺损（ASD）。

知识点3：与房间隔缺损有关的基因　　副高：熟练掌握　正高：熟练掌握

随着分子生物学的发展，越来越多地与心房间隔缺损有关的基因被发现，T-BX5、NKX2.5、GATA4转录因子与房间隔缺损的发生高度相关，WNT4、IFRDI、HCK等基因的表达异常也与房间隔缺损的发生相关。

知识点4：房间隔缺损的病因　　副高：熟练掌握　正高：熟练掌握

房间隔缺损是多因素的遗传和环境因素的相互作用，很难用单一原因解释。很多情况下不能解释病因。动物试验表明，缺氧、缺少或摄入过多维生素、摄入某些药物、接受离子放射线常是心脏畸形的原因。在遗传学方面，大多数房间隔缺损不是通过简单方式遗传，而是多基因、多因素的共同作用。

知识点 5：房间隔缺损的病理生理　　　　副高：熟练掌握　正高：熟练掌握

正常情况下，左房压力比右房压力高约 0.667kPa。因此，有房间隔缺损存在时，血液自左向右分流，临床无发绀出现。分流量大小与左右房间压及房间隔缺损大小呈正比，与右室排血阻力（如合并有肺动脉瓣狭窄、肺动脉高压）高低呈反比。由于左向右分流，右心容量增加，发生右心房、右心室扩大，室壁变厚，肺动脉不同程度扩张，肺循环血量增多，肺动脉压升高。

随病情发展，肺小动脉壁发生内膜增生、中膜增厚、管腔变窄，因而肺血管阻力增大，肺动脉高压从动力性的变为阻力型的，右心房、右心室压力亦增高，左向右分流量逐渐减少，病程晚期右心房压力超过左心房，心房水平发生右向左分流，形成艾森门格综合征（Eisenmenger 综合征），出现临床发绀、心力衰竭。这种病理改变较晚，通常在 45 岁以后。

知识点 6：房间隔缺损的临床表现　　　　副高：熟练掌握　正高：熟练掌握

（1）症状：根据缺损的大小及分流量的多少，症状轻重不一。缺损较小者，可长期没有症状，一直潜伏到老年。缺损较大者，症状出现早。儿童时期可多年无症状，或仅表现为易患呼吸道感染性疾病。随着年龄增长，至青春期或成年后，逐渐出现运动不耐受（劳力性呼吸困难、乏力）、心悸（心房扑动、心房颤动或病窦综合征），进一步发展可出现右心衰竭的症状。出现发绀则提示严重肺动脉高压和艾森门格（Eisenmenger）综合征。

（2）体征：胸骨左缘第 2 肋间闻及 2/6 级或以上喷射性收缩期杂音，较粗糙，肺动脉瓣区第二心音亢进并固定宽分裂是房间隔缺损的标志，三尖瓣区（胸骨下缘左侧）可能闻及因通过三尖瓣的血流增加、三尖瓣相对狭窄产生的隆隆样低调舒张中期杂音。当发生右心衰竭，可闻及三尖瓣反流产生的全收缩期吹风样杂音。随着年龄的增长，肺血管阻力不断增高，使左向右分流减少，体格检查结果改变。肺动脉瓣和三尖瓣杂音强度均减弱。第二心音的肺动脉瓣成分加强。第二心音的两个主要成分融合，肺动脉瓣关闭不全产生舒张期杂音。左向右分流，出现发绀和杵状指。

知识点 7：房间隔缺损的辅助检查　　　　副高：熟练掌握　正高：熟练掌握

（1）心电图：可呈不完全或完全性右束支传导阻滞，右心房右心室肥大，电轴右偏，可有房速、房扑、房颤等各种房性心律失常。V_1 导联高大的 R 波或 R' 波提示肺动脉高压。

（2）胸部 X 线片：缺损较小时，分流量少，X 线所见可大致正常或心影轻度增大。缺损较大者，肺野充血，肺纹理增多，肺动脉段突出，在透视下有时可见肺门舞蹈。主动脉结缩小，心脏扩大，以右心房、右心室明显，一般无左心室扩大。

（3）超声心动图：可以清晰显示 ASD 大小、位置、数目、残余房间隔组织的长度及厚度，以及与毗邻解剖结构的关系，而且还可以全面了解心内结构和血流动力学变化。经胸超声显示右房、右室扩大，肺动脉增宽，M 型超声见左室后壁与室间隔同向运动，二维超声可见房间隔连续性中断，彩色多普勒显像可显示左向右分流的部位及分流量。肺动脉压可通过三尖瓣反流束的高峰血流来评估。

（4）心脏磁共振（CMR）或计算机体层显像（CT）：当超声诊断有困难，特别是评价右心室容量负荷和肺静脉引流情况时，CT和CMR可作为替代手段。

（5）右心导管检查：当心脏超声提示肺动脉高压时，需要行右心导管检查评估肺血管阻力和手术指征，导管通过缺损可进入左心房。根据各部位心脏压力及血氧含量可计算出左向右分流量及肺循环阻力等血流动力学参数。

知识点8：房间隔缺损的诊断　　　　　　　副高：熟练掌握　正高：熟练掌握

诊断房间隔缺损，根据临床症状、体征、心电图检查结果、X线胸片及超声心动图检查结果可得出明确诊断。尤其是超声心动图检查结果，可确定缺损类型、肺动脉压力高低及有无合并其他心内畸形等。

知识点9：房间隔缺损的鉴别诊断　　　　　副高：熟练掌握　正高：熟练掌握

（1）较大的室间隔缺损：因为左至右的分流量大，心电图表现与ASD极为相似，可能造成误诊，但心室间隔缺损心脏听诊杂音位置较低，左心室常有增大。小儿患者不易鉴别时可做右心导管检查确立诊断。

（2）特发性肺动脉高压：其体征、心电图和X线检查结果与ASD相似，但心导管检查可发现肺动脉压明显增高而无左向右分流证据。

（3）部分肺静脉畸形：其血流动力学改变与ASD极为相似，但临床上常见右侧肺静脉畸形引流入右心房与房间隔缺损合并存在，肺部X线体层摄片可见畸形肺静脉的阴影。右心导管检查有助于确诊。

（4）瓣膜型单纯肺动脉口狭窄：其体征、X线和心电图表现与ASD有许多相似之处，有时可造成鉴别上的困难。但瓣膜型单纯肺动脉口狭窄时杂音较响，超声心动图见肺动脉瓣异常，右心导管检查可确诊。

知识点10：房间隔缺损的治疗　　　　　　　副高：熟练掌握　正高：熟练掌握

到目前为止，房间隔缺损的治疗包括外科开胸和介入治疗2种。房间隔缺损确诊后应尽早接受治疗。一般介入治疗房间隔缺损的大小范围为5~36mm。对于原发孔型房间隔缺损、静脉窦型房间隔缺损、下腔型房间隔缺损和合并需外科手术的先天性心脏畸形，目前还不能用经介入方法进行治疗，外科手术是原发孔房间隔缺损治疗的唯一选择。

知识点11：外科手术的指征　　　　　　　　副高：熟练掌握　正高：熟练掌握

外科手术是指在开胸直视条件下，直接缝合或用心包补片或合成材料补片修补缺损。手术指征：①右心室增大（提示左向右分流量大，$Q_P/Q_S > 1.5$）、肺动脉压不高的患者，无论有无症状都应手术；②所有房间隔缺损并怀疑有因此而发生的反常栓塞者，无论缺损大小都应手术；③肺动脉压增高但小于体循环动脉压2/3〔基础状态或应用肺动脉扩张剂后，如O_2、NO制剂（如硝酸甘油）〕，并有证据显示左向右净分流（$Q_P/Q_S > 1.5$）者，尚可考虑手术。并发Eisenmenger综合征的房缺患者禁忌手术。手术时机以学龄前期最佳，手术愈早愈能避免对右心室功能的不良影响，即使成年以后，符合上述适应证者依然需要手术治疗。

知识点12：外科修补继发孔房间隔缺损的方法　　副高：熟练掌握　正高：熟练掌握

在体外循环下，对较小缺损直接缝合，较大缺损则需补上心包片或人造补片。同时纠正合并的其他先天畸形，术后症状改善，心脏大小恢复正常。手术时机应选在儿童或少年期（5~15岁），当证实房缺存在，且分流量达肺循环40%以上时，或有明显症状应早期治疗。40岁以上患者手术死亡率可达5%，有显著肺动脉高压，当肺动脉压等于或高于体动脉压发生右间左分流者，不宜手术。原发孔型房缺手术修补可造成希氏束损伤或需同时修复二尖瓣，病死率较高。

第三节　室间隔缺损

知识点1：室间隔缺损的概述　　　　　　　副高：熟练掌握　正高：熟练掌握

室间隔缺损是最常见的先天性心脏畸形，可单独存在，也可与其他畸形合并发生。是儿童最常见的先天性心脏病，约占全部先心病儿童的50%。其中，单纯性室间隔缺损约占20%。在成人中，室间隔缺损是最常见的先天性心脏病，约占成人先天性心血管疾病的10%。本病的预后与缺损的大小及肺动脉压力有关。缺损小，肺动脉压力不高者预后良好。有肺动脉高压者预后较差。室间隔缺损常见并发症是亚急性细菌性心内膜炎。

知识点2：室间隔缺损的病因　　　　　　　副高：熟练掌握　正高：熟练掌握

（1）染色体疾病：先心病患者染色体异常率为5%~8%，表现为染色体的缺失和双倍体，染色体缺失见于22q11缺失（DiGeorge综合征），45X缺失（Turner综合征）。双倍体异常见于21-三体（唐氏综合征）。染色体异常的患者子代有发生室间隔缺损的风险。

（2）单基因病：3%的先心病患者有单基因病。表现为基因的缺失、错义突变和重复突变。遗传规律为常染色体显性遗传、常染色体隐性遗传或X连锁的遗传方式。

（3）多基因病：多基因病与许多先心病的发生有关，是环境和遗传因素作用的结果。特别在妊娠后第5~9周为心血管发育、演变最活跃的时期。母体在此期内感染病毒（如腮腺炎、水痘及柯萨奇病毒等）、营养不良、服用可能致畸的药物、缺氧环境以及接受放射治疗等，均有增加发生先天性心血管畸形的危险。母体高龄，特别是接近于更年期者，婴儿患法洛四联症的危险性增加。

| 知识点3：室间隔缺损的解剖 | 副高：熟练掌握 正高：熟练掌握 |

室间隔由4部分组成：膜部间隔、流入道间隔、小梁部间隔、流出道间隔或漏斗部间隔。在室间隔缺损各部位均可能出现缺损。

| 知识点4：室间隔缺损的分类 | 副高：熟练掌握 正高：熟练掌握 |

在临床上，根据室间隔缺损产生的部位，可将其分两类：膜部室间隔缺损和肌部室间隔缺损。

（1）膜周部室间隔缺损：膜部室间隔位于心室的基底部，在主动脉的右冠瓣和无冠瓣下，肌部间隔的流入道和流出道之间，前后长约14mm，上下约8mm。其形态多为多边形，其次为圆形或椭圆形。三尖瓣的隔瓣叶将膜部间隔分为房室间隔和室间隔2部分。真正的膜部室间隔缺损较少见，大部分为膜部室间隔缺损向肌部间隔延伸，形成膜周部室间隔缺损。

（2）肌部室间隔缺损：肌部室间隔为非平面的结构，可分为流入道部、小梁部和漏斗部。①流入道室间隔：流入道室间隔在膜部间隔的下后方，开始于房室瓣水平，终止于心尖部的腱索附着点。流入道室间隔缺损在缺损和房室瓣环之间无肌性的残缘。在流入道处肌部间隔的缺损统称为流入道型室间隔缺损。另一种分类方法是将流入道处的间隔分为房室间隔和流入道间隔。当流入道室间隔缺损合并三尖瓣和二尖瓣的畸形时，称为共同房室通道缺损。②小梁部室间隔缺损：小梁部室间隔是室间隔的最大部分。从膜部间隔延伸至心尖，向上延伸至圆锥间隔。小梁部的缺损统称肌部室间隔缺损，缺损边缘为肌组织。小梁部缺损的部位也可分为室间隔前部、中部、后部和心尖部。肌性室间隔的前部缺损是指位于室间隔的前部，中部室间隔缺损是位于室间隔的后部，心尖部室间隔缺损是位于相对于中部的下方。后部缺损在二尖瓣隔瓣的下方。后部缺损位于三尖瓣的隔瓣后。肌部缺损，多为心尖附近肌小梁间的缺损，有时为多发性。由于在收缩期室间隔心肌收缩，使缺损缩小，所以左向右分流较小，对心功能的影响较小，此型较少，仅占3%。③圆锥部室间隔缺损：圆锥部间隔将左、右心室的流出道路分开。圆锥间隔的右侧范围较大，圆锥间隔的缺损位于右心室流出道，室上嵴的上方和主、肺动脉瓣的直下，主、肺动脉瓣的纤维组织是缺损的部分边缘。少数合并主、肺动脉瓣关闭不全。此部位的室间隔缺损也称圆锥缺损或流出道，嵴上和肺动脉瓣下或动脉下缺损。据国内资料，此型约占15%。

| 知识点5：室间隔缺损的病理分类 | 副高：熟练掌握 正高：熟练掌握 |

按室间隔缺损的大小和分流可分为4类：①轻型病例，左向右分流量小，肺动脉压正常。②缺损为0.5～1.0cm，有中等量的左向右分流，右室及肺动脉压力有一定程度增高。③缺损＞1.5cm，左向右分流量大，肺循环阻力增高，右室与肺动脉压力明显增高。④巨大缺损伴显著肺动脉高压；肺动脉压等于或高于体循环压，出现双向分流或右向左分流，从而引起发绀，形成艾森曼格综合征。

知识点6：室间隔缺损的血流动力学分类　　副高：熟练掌握　　正高：熟练掌握

Keith按室间隔缺损的血流动力学变化分为：①低流低阻。②高流低阻。③高流轻度高阻。④高流高阻。⑤低流高阻。⑥高阻反向流。

知识点7：室间隔缺损的临床表现　　副高：熟练掌握　　正高：熟练掌握

（1）症状：与房间隔缺损相似。缺损小、分流量小的患者一般无症状，预后良好。缺损大而分流量大者，可有发育障碍、易患呼吸道感染性疾病、运动耐受力差、心悸，病程后期多有心力衰竭。肺动脉高压伴有右向左分流者，出现发绀。有些患者在心力衰竭、肺部感染或体力活动时肺动脉高压暂时加重出现发绀。

（2）体征：①本病的典型体征是在胸骨左缘第3~4肋间有响亮而粗糙的全收缩期杂音，常达4级以上，伴有震颤。杂音可在心前区广泛传播，有时亦传向颈部。②缺损大、左向右分流量大的患者，心尖附近可能有第三心音以及由于二尖瓣相对性狭窄所引起的隆隆样舒张期杂音。③肺动脉瓣区第二心音亢进伴分裂，此种分裂在深吸气时可加强。④当肺动脉高压显著时，典型的收缩期杂音可能消失，心尖部的杂音也消失，肺动脉瓣区可能有由于相对性肺动脉瓣关闭不全引起的舒张期反流性杂音，患者往往有发绀。⑤缺损大的患者一般发育差，身体瘦小。⑥右向左分流的患者有发绀及杵状指（趾）。⑦晚期发生心力衰竭时则有心衰相应的体征。

知识点8：室间隔缺损的辅助检查　　副高：熟练掌握　　正高：熟练掌握

（1）心电图检查：缺损小者，心电图在正常范围内；中度以上缺损和分流者可见左心房扩大（P波增宽和切迹）、左心室容量负荷过重（V_5、V_6导联深Q波、高大的R波和T波）。肺动脉高压者可有不完全右束支传导阻滞、左心室或左、右心室合并肥大改变。可出现房颤等心律失常。室缺修补术后亦常有右束支传导阻滞。

（2）超声心动图：可探测室间隔缺损部位、数量、大小，左心室容量负荷增加程度，估测肺动脉压。要特别注意是否伴主动脉瓣反流（瓣尖脱垂）、右心室或左心室流出道梗阻。超声检查常用的切面有心尖或胸骨旁五腔心切面，心底短轴切面和左心室长轴切面。心尖五腔心切面可测量VSD边缘距主动脉瓣的距离，心底半月瓣处短轴切面可初步判断膜周部VSD的位置和大小。6~9点位置为隔瓣后型、9~11点为膜周部；12~1点为嵴上型室缺；二尖瓣短轴切面可观察肌部室缺的位置，12~1点钟位置为室间隔前部VSD，9~12点为中部VSD，7~9点为流入道VSD。膜周型缺损，间隔中断见于三尖瓣隔瓣后与主动脉瓣环右缘下方区；主动脉瓣下型缺损，间隔中断恰在主动脉后半月瓣尖下方及三尖瓣的上方；肺动脉瓣下型缺损，声波中断见于流出道间隔至肺动脉瓣环，缺损口可见到1~2个主动脉瓣尖向右室流出道突出；流入道处室间隔型缺损，声波中断可从三尖瓣纤维环起伸至肌部间隔，往往整个缺损均在三尖瓣隔瓣下。肌部型室缺有大有小，可为单发性或为多发性，位于室间隔任一部位，二维超声结合彩色多普勒实时显像可提高检出率。高位较大缺损合并主动脉瓣关闭不全者，可见舒张期瓣膜脱垂情况。彩色多普勒检查可见经缺损处血液分流情况和并发主动脉瓣脱垂者舒张期血液反流情况。超声检查尚有助于发现临床漏诊的并发畸形，如左心室流出道狭窄、动脉导管未闭等。并可进行缺损的血流动力学评价，有无肺动脉压升高、右心室流出道梗阻、主动脉瓣关闭不全，瓣膜结构等情况。当经胸超声检查的显像质量差时，可以选择经食管超声检查。近年来发展起来是三维超声检查可以显示缺损的形态和与毗邻结构的关系。

（3）胸部X线检查：缺损小的室间隔缺损，心肺X线检查可无明显改变。中度以上缺损呈现左心房、左右心室增大和肺血流量增多、肺门血管影搏动明显，肺动脉段凸出，主动脉结正常或较小。重度缺损时上述征象明显加重，左右心室、肺动脉圆锥及肺门血管明显扩大。待到发生肺动脉高压右向左分流综合征时，由于左向右分流减少，右向左分流增多，周围肺纹理反而减少，肺野反而清晰。

（4）心脏磁共振：超声诊断有困难时的替代检查。

（5）心导管检查：主要用于室缺的血流动力学意义不明确时，或评估手术适应证有必要精确测定肺动脉压和肺血管阻力时。可明确缺损部位、测定分流量大小、肺动脉压及其对肺动脉扩张剂（如NO制剂）的反应性。右心导管检查右室血氧含量高于右房0.9%容积以上，或右室平均血氧饱和度大于右房4%以上即可认为心室水平有左室右分流存在。偶尔导管可通过缺损到达左室。导管尚可测压和测定分流量。如肺动脉压等于或大于体循环压，且周围动脉血氧饱和度低，则提示右向左分流。一般室间隔缺损的分流量较房间隔缺损少。在进行有心导管检查时应特别注意瓣下型缺损，由于左向右分流的血流直接流入肺动脉，致肺动脉水平的血饱和度高于右室，容易误诊为动脉导管未闭。

知识点9：室间隔缺损的诊断　　　　　　　副高：熟练掌握　　正高：熟练掌握

胸骨左缘第3～4肋间有响亮而粗糙的收缩期杂音，X线与心电图检查有左室增大等改变，结合无发绀等临床表现首先应当疑及本病。一般二维和彩色多普勒超声可明确诊断。

知识点10：室间隔缺损的鉴别诊断　　　　　副高：熟练掌握　　正高：熟练掌握

（1）房间隔缺损：杂音性质不同于室缺，容易作出诊断和鉴别诊断。

（2）肺动脉瓣狭窄：杂音最响部位在肺动脉瓣区，呈喷射性，P_2减弱或消失，右室增大，肺血管影变细等。

（3）特发性肥厚性主动脉瓣下狭窄：为喷射性收缩期杂音，心电图有Q波，超声心动图等检查可协助诊断。

（4）其他：室缺伴主动脉瓣关闭不全需与动脉导管未闭，主、肺动脉隔缺损，主动脉窦瘤破裂等相鉴别。动脉导管未闭一般脉压较大，主动脉结增宽，呈连续性杂音，右心导管检查分流部位位于肺动脉水平可帮助诊断。主、肺动脉隔缺损杂音呈连续性，但位置较低，在肺动脉水平有分流存在，逆行主动脉造影可以区别。主动脉窦瘤破裂有突然发病的病史，杂音以舒张期为主，呈连续性，血管造影可明确诊断。

知识点11：室间隔缺损的并发症——主动脉瓣关闭不全
副高：熟练掌握　正高：熟练掌握

室缺合并主动脉瓣关闭不全的发生率占室隔缺损病例的4.6%～8.2%。靠近主动脉瓣的室间隔缺损，如肺动脉瓣下型VSD易发生主动脉瓣关闭不全。造成关闭不全的原因主要为主动脉瓣环缺乏支撑，高速的左向右分流对主动脉瓣产生吸引作用，使主动脉瓣叶（后叶或右叶尖）向下脱垂，大部分为右冠瓣。早期表现为瓣叶边缘延长，逐渐产生脱垂。随着年龄增长，脱垂的瓣叶进一步延长，最终导致关闭不全。合并主动脉脱垂的患者，除收缩期杂音外尚可听到向心尖传导的舒张期递减性杂音，测血压可见脉压增宽，并有股动脉"枪击音"等周围血管体征。

知识点12：室间隔缺损的并发症——右室流出道梗阻
副高：熟练掌握　正高：熟练掌握

5%～10%的室缺并发右室流出道梗阻。多为大型室缺合并继发性漏斗部狭窄，常见于儿童。如合并肺动脉瓣狭窄，应与法洛四联症相鉴别。有的患者室间隔缺损较小，全收缩期响亮而粗糙的杂音较响，即使封闭室间隔缺损后杂音也不会明显减轻。

知识点13：室间隔缺损的并发症——肺部感染
副高：熟练掌握　正高：熟练掌握

左向右大量分流造成肺部充血，肺动脉压力升高，因而使水分向肺泡间质渗出，肺内水分和血流增加，肺的顺应性降低，而发生呼吸费力、呛咳。当合并心脏功能不全时，造成肺淤血、水肿，在此基础上，轻微的上呼吸道感染就可引起支气管炎或肺炎。若肺部感染单用抗生素治疗无效，需同时控制心力衰竭才能缓解。肺炎与心力衰竭可反复发作，可危及患儿的生命，故应积极治疗室间隔缺损。

知识点14：室间隔缺损的并发症——心力衰竭
副高：熟练掌握　正高：熟练掌握

约10%的室间隔缺损患儿会发生充血性心力衰竭。主要见于大型室间隔缺损，由于大量左向右分流，肺循环血量增加，肺充血加剧，左、右心容量负荷加重，导致心力衰竭。表现为心率增快、呼吸急促、频繁咳嗽、喉鸣音或哮鸣音，肝大，颈静脉怒张和水肿等。

知识点15：室间隔缺损的并发症——肺动脉高压
副高：熟练掌握　正高：熟练掌握

大型室间隔缺损或伴发其他左向右分流的先天性心脏畸形，随着年龄增长，大量左向右分流使肺血流量超过体循环，肺动脉压力逐渐升高，肺小血管壁肌层逐渐肥厚，肺血管阻力增高，最后导致肺血管壁不可逆性病变，即艾森曼格综合征，临床出现发绀。

知识点16：室间隔缺损的并发症——感染性心内膜炎
副高：熟练掌握　正高：熟练掌握

小型至中等大小的室间隔缺损较大型者好发感染性心内膜炎。主要发病原因是室间隔缺损产生的高速血流，冲击右心室侧心内膜，造成该处心内膜粗糙。因其他部位的细菌感染，如呼吸道感染、泌尿系统感染、扁桃体炎、牙龈炎等并发菌血症时，细菌在受损的心内膜上停留，繁殖而致病。可出现败血症症状，如持续高热、寒战、贫血、肝脾大、心功能不全，有时出现栓塞表现，如皮肤出血点、肺栓塞等。常见的致病菌是链球菌、葡萄球菌、肺炎球菌、革兰阴性杆菌等。抗生素治疗无效，需手术切除赘生物，清除脓肿，纠正心内畸形或更换病变瓣膜，风险很大，病死率高。

知识点17：心力衰竭的内科治疗
副高：熟练掌握　正高：熟练掌握

室间隔缺损合并充血性心力衰竭时，内科治疗主要是应用强心、利尿和抗生素等药物控制心力衰竭，防止感染或纠正贫血等。无症状的左心室收缩功能不全患者应用ACEI、ARB以及β受体阻滞剂。对合并无症状的严重瓣膜反流应选择外科治疗。对QRS波时限≥120毫秒，经过充分的药物治疗心功能仍为NYHA Ⅲ～Ⅳ级者，应用CRT可改善症状、心功能和存活率。

知识点18：心律失常的内科治疗
副高：熟练掌握　正高：熟练掌握

手术与非手术的室间隔缺损患者在疾病的一定阶段可并发心律失常，影响患者的预后，也与猝死密切相关。心律失常的病因是多因素的，如心脏扩大、心肌肥厚、纤维化和低氧血症等。介入治疗放置封堵器后，因封堵器对心室肌以及传导系统的直接压迫，也可产生心律失常和传导阻滞。外科手术损伤可直接引起窦房结、房室传导系统损伤，心房和心室的瘢痕可以引起电生理的异常和心律失常。外科手术后和介入治疗术后数月和数年发生房室传导阻滞，故应重视长期随访观察。预防性应用抗心律失常药物未显示对无症状的先心病患者有益处。应用ICD可挽救并发恶性心律失常药物治疗无效以及发生过心脏骤停的成年先心病患者的生命。

知识点19：肺动脉高压的评价
副高：熟练掌握　正高：熟练掌握

肺动脉高压是指肺动脉平均压＞25mmHg。肺动脉压是影响先心病患者预后的主要因素。肺动脉高压按肺动脉收缩压与主动脉或周围动脉收缩压的比值，可分为3级：①轻度肺动脉高压：比值≤0.45。②中度肺动脉高压：比值为0.45～0.75。③严重肺动脉高压：比值＞0.75。按肺血管阻力的大小，也可分为3级：①轻度＜560dyn/（s·cm⁵）（7wood单位）。②中度为560～800dyn/（s·cm⁵）（8～10wood单位）。③重度＞800dyn/（s·cm⁵）（10wood单位）。

知识点20：肺动脉高压的治疗　　　　副高：熟练掌握　　正高：熟练掌握

通过急性药物试验可鉴别动力型肺动脉与阻力型肺动脉高压，常用药物有硝酸甘油［5μg/（kg·min）］、一氧化氮（25ppm）、前列环素［2ng/（kg·min）］和腺苷［50μg/（kg·min）×15min］。应用药物后：①肺动脉平均压下降的绝对值超过10mmHg。②肺动脉平均压下降到40mmHg之内。③心排血量没有变化或者上升，提示是动力型肺动脉高压。如是前者可以考虑行介入治疗或外科手术，后者主要是药物治疗。扩血管药物的应用可降低部分患者肺动脉高压，缓解症状。目前应用的扩血管药物有伊洛前列素和内皮素（ET）受体阻滞药波生坦等，有一定的疗效。但是价格昂贵，大多数患者难以承受长期治疗。严重肺动脉高压，药物治疗无效者，需考虑心肺联合移植。

知识点21：感染性心内膜炎的预防　　　　副高：熟练掌握　　正高：熟练掌握

外科或非外科治疗的先心病患者均有患感染性心内膜炎的风险，未治疗者或术后存在残余分流者，心内膜炎是终身的危险，应进行适当的预防和定期随访。室缺术后6个月无残余分流者，一般不需要预防性应用抗生素。各种进入人体的操作，包括牙科治疗、妇科和产科检查和治疗、泌尿生殖道和胃肠道介入治疗期间均需要预防性应用抗生素。甚至穿耳孔、文身时均有发生感染性心内膜炎的危险。口腔卫生、皮肤和指甲护理也是重要的环节。心内膜炎的症状可能是轻微的，当患者有全身不适、发热时应注意排除。

知识点22：外科手术治疗的指征　　　　副高：熟练掌握　　正高：熟练掌握

①中度以上缺损（左向右分流致$Q_P/Q_S＞1.5$，或左心房、左心室增大，或肺动脉压轻中度增高），但无不可逆性肺动脉高压，无论有无症状均应及早手术治疗。②有感染性心内膜炎病史或室缺相关性主动脉瓣脱垂导致进行性主动脉瓣反流者，无论缺损大小，均应及早手术治疗。③显著肺动脉高压患者，若肺小动脉阻力＜7wood单位，尚有左向右分流$Q_P/Q_S＞1.5$，或有明确证据显示肺血管对肺血管扩张剂（NO制剂或氧气等）有反应，尚可考虑手术治疗，否则属手术禁忌。有艾森门格综合征或运动诱发血氧饱和度下降者禁忌手术；缺损小，其面积＜0.5cm²/m²（直径＜5mm），如Roger病患者肺动脉压正常，左向右分流量甚小以致心导管检查时血氧分析未能发现，无继发感染性心内膜炎病史，多数无需手术。

知识点23：介入治疗的适应证　　　　副高：熟练掌握　　正高：熟练掌握

根据目前的经验，临床上需要外科治疗，解剖上也适合行介入治疗的适应证患者，可首选介入治疗。目前介入治疗的适应证有：①膜周型室缺：年龄通常≥3岁，缺损上缘距主动脉瓣和三尖瓣≥2mm。②肌部室缺：直径>5mm。③外科手术后的残余分流，病变的适应证与膜周部室间隔缺损相同。

第四节　动脉导管未闭

知识点1：动脉导管的解剖　　　　副高：熟练掌握　　正高：熟练掌握

绝大多数PDA位于降主动脉起始部左锁骨下动脉根部对侧壁和肺总动脉分叉左肺动脉根部之间。少数右位主动脉弓的患者，导管可位于无名动脉根部对侧壁主动脉和右肺动脉之间。其主动脉端开口往往大于肺动脉端开口，形状各异，大致可分为5型：①管状：外形如圆管或圆柱，最为常见。②漏斗状：导管的主动脉侧往往粗大，而肺动脉侧则较狭细，因而呈漏斗状，也较多见。③窗状：管腔较粗大但缺乏长度，酷似主肺动脉吻合口，较少见。④哑铃状：导管中段细；主、肺动脉向两侧扩大，外形像哑铃，很少见。⑤动脉瘤状：导管本身呈瘤状膨大，壁薄而脆，张力高，容易破裂，极少见。

知识点2：动脉导管未闭的原因　　　　副高：熟练掌握　　正高：熟练掌握

动脉导管是胎儿血液循环沟通肺动脉和降主动脉的血管，位于左肺动脉根部和降主动脉峡部之间，正常状态多于出生后短期内闭合。如未能闭合，称动脉导管未闭（PDA）。动脉导管的闭合受到许多血管活性物质，如乙酰胆碱、缓激肽、内源性儿茶酚胺等释放的影响，但主要是血氧张力和前列腺素。后两者作用相反，血氧张力的升高使导管收缩，而前列腺素则使血管舒张，且随不同妊娠期而有所改变。成熟胎儿的导管对血氧张力相当敏感，未成熟婴儿则对前列腺素反应强。这些因素复杂的相互作用是早产婴儿有较多未闭动脉导管的原因。

知识点3：动脉导管未闭的发病机制　　　　副高：熟练掌握　　正高：熟练掌握

动脉导管闭合分为2期：①第一期为生理闭合期：婴儿出生啼哭后第一口吸气，肺泡即膨胀，肺血管阻力随之下降，肺动脉血流开始直接进入肺，建立正常的肺循环，而不流经动脉导管，促进其闭合。动脉导管的组织学结构与两侧的主动脉、肺动脉不同，管壁主要由平滑肌组成，中层含黏性物质。足月婴儿出生后血氧张力升高，作用于平滑肌，使之环形收缩，同时管壁黏性物质凝固，内膜垫突入管腔，造成血流阻滞，营养障碍和细胞分解性坏死，因而导管发生生理性闭合。一般在出生后10~15小时完成，但在7~8天有潜在性再开放的可能。②此后内膜垫弥漫性纤维增生完全封闭管腔，最终形成导管韧带。导管纤维化一般起始于肺动脉侧，向主动脉延伸，但主动脉端可以不完成，因而呈壶腹状。纤维化解剖性闭合，88%的婴儿于8周内完成。如闭合过程延迟，称为动脉导管延期未闭。动脉导管出生后6个月未能闭合，将终生不能闭合，则称持续动脉导管未闭，临床简称动脉导管未闭。

知识点4：动脉导管未闭的病理　　　　副高：熟练掌握　正高：熟练掌握

持续性未闭动脉导管，在组织学既与两侧的大动脉不同，亦与胎儿期的动脉导管有所不同。其内膜相对较厚，有一未断裂弹力纤维层与中层分隔。在中层黏性物质中，平滑肌呈螺旋形排列，其间尚有不等量弹性物质，形成薄层，因而其管壁接近主动脉化。此外成人的动脉导管，尤其在主动脉端开口附近和近端肺动脉可有粥样硬化病变，甚至钙化斑块。长期的血流冲击，加之腔内压力增高，可使导管扩大，管壁变薄，形成动脉瘤。

知识点5：动脉导管未闭的病理生理　　　　副高：熟练掌握　正高：熟练掌握

如果动脉导管在出生后肺循环阻力下降时不能闭合，导管内血流方向发生逆转，产生左向右分流。非限制性动脉导管未闭患者（大量的左向右分流），常在出生后的第一年内发展到充血性心力衰竭。与室间隔缺损类似，成人未矫治的动脉导管未闭相对不常见。在少部分患者，肺循环阻力升高超过体循环阻力分流逆转。因为动脉导管未闭的位置低于左锁骨下动脉，头颈部血管接受氧合血，但降主动脉接受不饱和氧合血，于是出现分段性发绀，或叫差异性青紫。

当动脉导管未闭独立存在时，由于主动脉压高于肺动脉，无论收缩期或舒张期，血流均由主动脉流向肺动脉，即左向右分流，分流量可达4~19L，因肺循环过多可出现心力衰竭。分流的血液增加了左心负荷，发生左心扩大，晚期亦发生肺动脉高压，右心室增大。合并其他缺损时有可能代替肺循环（如肺血管闭锁，室间隔不完整）或体循环（如主动脉闭锁）的血供，生存可能依赖于动脉导管永久性开放。显著肺动脉高压等于或超过动脉压时可发生右向左分流。

知识点6：动脉导管未闭的临床表现　　　　副高：熟练掌握　正高：熟练掌握

（1）症状：与分流量有关。轻型者无症状；中大型者可有肺充血和心律失常引起的气短、咳嗽、咯血、心悸、胸闷，婴儿啼哭、吸奶或咳嗽时可出现发绀，小儿可有心动过速、出汗、活动受限、发育迟缓、屡患肺炎，少数病例可发生感染性动脉内膜炎，晚期患者出现心力衰竭，肺动脉高压发展为右向左分流时出现发绀。

（2）体征：①典型体征是在左侧前胸第1~2肋间闻及响亮的连续性机器样杂音，占据几乎整个收缩期与舒张期，在收缩末期最响。此杂音可向左上胸、颈及背部传播，个别最响部位可在第3肋间。但在婴幼儿期和有中度肺动脉高压者，因舒张期主肺动脉压力减小，舒张期分流减少而表现为只有收缩期杂音，而非连续性杂音。绝大多数杂音伴有震颤，以收缩期明显，呈连续性者则舒张期震颤较轻。②肺动脉瓣区第二心音增强或分裂，但多被杂音所掩盖而不易听到。③肺动脉高压显著时，可能因相对性肺动脉瓣关闭不全，在肺动脉瓣区听到舒张期吹风样杂音。④少数患者可因二尖瓣相对性狭窄在心尖部闻及舒张期"隆隆"样杂音。⑤因脉压增大，可出现周围血管征，如水冲脉、颈动脉搏动、点头运动、毛细血管搏动征、枪击音和双重杂音等。⑥其他体征尚有左前胸隆起、心浊音界扩大、心尖搏动增强并左移等。

知识点7：动脉导管未闭的辅助检查　　　　　　　副高：熟练掌握　正高：熟练掌握

（1）心电图检查：分流量少时心电图正常，分流量大时表现为左房、左室肥厚。当出现肺动脉高压、右向左分流占优势时，心电图表现为肺型P波，电轴右偏，右室肥厚。

（2）胸部X线检查：肺血增多，肺门血管影搏动明显，肺动脉段凸起，主动脉影不缩小或增大，左心室增大；显著肺动脉高压后右心室亦可增大。小型动脉导管未闭者胸部X线变化可不明显。

（3）超声心动图检查：左室、左房扩大，室间隔活动增强，肺总动脉增宽，二维超声心动图可显示未闭的动脉导管，彩色多普勒超声可显示动脉导管及肺动脉干内连续性高速湍流。

（4）心导管检查：肺动脉血氧含量高于右室0.5%容积或血氧饱和度>20%。有时导管可从肺总动脉通过动脉导管进入主动脉。左侧位降主动脉造影时可见未闭导管。

（5）升主动脉造影检查：左侧位造影示升主动脉和主动脉弓部增宽，降主动脉削狭，峡部内缘突出，造影剂经此处分流入肺动脉内，并显示出导管的外形、内径和长度。

知识点8：动脉导管未闭的诊断　　　　　　　　　副高：熟练掌握　正高：熟练掌握

凡在胸骨左缘第2~3肋间听到响亮的连续性机械样杂音伴局限性震颤，向左胸外侧、颈部或锁骨窝传导，心电图示电轴左偏，左心室高压或肥大，X线胸片示心影向左下轻中度扩大，肺门充血，一般即可得出动脉导管未闭的初步诊断，并可由彩色多普勒超声心动图检查加以证实。非侵入性彩色多普勒超声的诊断价值很大，即使在重度肺动脉高压、心杂音不典型甚至消失的患者中都可检查出本病，甚至合并在其他心内畸形中也可筛选出动脉导管未闭。因超声心动图诊断尚有少数假阳性或假阴性，故对可疑病例需行升主动脉造影和心导管检查。升主动脉造影能进一步明确诊断。导管检查不仅有助于诊断，而血管阻力的测定还有助于判别动力性或阻力性肺动脉高压，对选择手术方法有决定性作用。

知识点9：动脉导管未闭的鉴别诊断　　　　　　　副高：熟练掌握　正高：熟练掌握

（1）先天性主肺动脉间隔缺损：此病与较大的动脉导管未闭极为相似，不同点在于此病的分流部位位置较低，因而在临床上杂音最响的位置较动脉导管未闭的患者低一个肋间且较向右，超声心动图见肺总动脉和主动脉均增宽，其间有缺损沟通；右心导管检查时导管可经肺动脉进入升主动脉而不是直接到降主动脉；逆行主动脉造影时，心导管顶端送到主动脉根部注射造影剂，可见主动脉与肺动脉同时显影。

（2）主动脉窦部动脉瘤破入右心系统：是先天性、梅毒或感染性心内膜炎等原因，形成主动脉窦部动脉瘤，侵袭并穿破至肺动脉、右心房或右心室引起左至右分流。其临床表现酷似动脉导管未闭，同样有连续性机械样杂音。但此病有突然发病的病史，如突然心悸、胸部不适，并感觉左胸有声响等，很快发生心力衰竭。此病杂音位置较动脉导管未闭者低，其舒张期的部分较响。

（3）心室间隔缺损伴有主动脉瓣关闭不全：此病可在胸骨左缘第3～4肋间听到收缩期和舒张期往来性杂音，而动脉导管未闭在左前胸第1～2肋间听到连续性杂音，两者在听诊上需仔细辨别，心脏超声等辅助检查可明确诊断。

（4）其他足以引起类似动脉导管未闭杂音的疾患：如冠状动静脉瘘、冠状动脉肺动脉瘘、左上叶肺动静脉瘘、胸壁的动静脉瘘等。

知识点10：动脉导管未闭的外科手术指征　　　　副高：熟练掌握　正高：熟练掌握

结扎动脉导管是根治动脉导管未闭的传统方法。其手术指征：对于有血流动力学意义（如有连续性杂音、左心室容量负荷过重）的动脉导管未闭患者，在发生不可逆性器质性肺动脉高压之前，手术治疗后左向右分流可完全消失，心脏可恢复正常，也能防止感染性动脉内膜炎，故不论未闭动脉导管内径大小，均应早期施行手术治疗。手术年龄以满3周岁后为宜。并发心力衰竭以及感染性动脉内膜炎的患者，在此两种情况得到控制后即可施行手术治疗。未闭的动脉导管较大、分流量大而引起心力衰竭等并发症时，在婴儿期即可施行手术治疗。不可逆肺动脉高压、艾森门格（Eisenmenger）综合征和感染性动脉内膜炎活动期患者禁忌手术。但感染性动脉内膜炎抗生素治疗难以控制者，也可考虑手术治疗，术后动脉内膜炎可能较易得到控制。个别患者于开胸探查时，将动脉导管暂时夹闭观察肺动脉压，如肺动脉压有所降低，仍可考虑手术治疗。

第五节　其他先天性心脏病

一、单纯肺动脉瓣狭窄

知识点1：单纯肺动脉瓣狭窄的发病机制　　　　　　副高：了解　正高：了解

在人体心脏胚胎发育的第6周，在肺动脉腔内膜开始形成3个瓣膜的原始结节，并向腔内生长，继而吸收变薄形成3个肺动脉瓣，当孕妇发生宫内感染尤其是风疹病毒感染时，肺动脉瓣膜则容易在成长发育过程中发生障碍，3个瓣叶的交界处发生融合，当右心室收缩时，它们成为一个圆顶状突起的鱼嘴状口，即形成肺动脉瓣狭窄。大多数病例为3个瓣叶互相融合，少数为双瓣叶融合，瓣缘常增厚，有疣状小结节，偶尔可形成钙化斑。严重的肺动脉瓣狭窄可以引起右心室排血受阻、右心室肌肥厚以及肺动脉主干扩张。

知识点2：单纯肺动脉瓣狭窄的临床表现　　　　　　副高：了解　正高：了解

（1）症状：成人肺动脉瓣狭窄患者症状的轻重与肺动脉瓣狭窄的严重程度、右心室收缩功能和三尖瓣的反流程度密切相关。轻度狭窄患者可无明显症状，严重肺动脉瓣狭窄的患者主要症状包括劳累后气短、乏力、心悸，甚至部分患者在剧烈活动后出现晕厥。

（2）体征：轻、中度狭窄患者的发育不受影响，故可无明显的体征，而严重狭窄者其发育较差，可见身材瘦小，在胸骨左缘第2肋间可听到粗糙的收缩期杂音，常伴细震颤。肺动脉瓣区第2心音减弱。在伴卵圆孔未闭或房间隔缺损的患者，当右心房压力升高，心房水平出现右向左分流时可有发绀及低氧血症。伴有右心衰竭的患者可出现颈静脉怒张，肝大及腹水等征象。

知识点3：单纯肺动脉瓣狭窄的辅助检查　　　　　　　副高：了解　正高：了解

（1）X线检查：轻度狭窄患者的X线表现可能无异常，中重度狭窄的患者可见肺血管影细小，整个肺野异常清晰，肺动脉总干弧凸出，右心室增大。重度狭窄的患者心影可呈球形。

（2）心电图检查：轻症患者可无异常表现。中重度狭窄患者的心电图可有不完全性右束支传导阻滞、右心室肥大或者右心室肥大伴心前区广泛性T波倒置。部分患者还可出现右心房肥大。

（3）超声心动图检查：二维超声心动图可见肺动脉瓣在收缩期呈圆顶状膨入肺动脉，多数患者还伴有瓣叶不同程度增厚、缩短、回声增强，活动度小，严重患者伴有右室壁增厚。在M型超声，可见肺动脉瓣曲线显示a波加深，>7mm。彩色多普勒血流显像见肺动脉瓣口出现收缩期射流束，呈五彩斑点状。并可根据简化的伯努力方程估测压差。

（4）心导管检查：轻度狭窄的病例一般不需进行右心导管检查。中重度狭窄的患者在进行球囊扩张术前或排除是否合并其他畸形时，可行右心导管检查，检查可见右心室压力升高，肺动脉压力正常或降低，右室和肺动脉之间存在压差。将导管由肺动脉退至右心室可记录连续测压曲线。

知识点4：单纯肺动脉瓣狭窄的诊断与鉴别诊断　　　　副高：了解　正高：了解

临床上的一些体征会提示该病的存在，如体检发现肺动脉瓣区的收缩期杂音、X线胸片上的右心室肥大等。超声心动图和右心导管检查可明确诊断。但心前区的杂音需与房间隔缺损、室间隔缺损相鉴别。与房间隔缺损相比，肺动脉瓣狭窄的杂音较响，P_2减低或缺如，X线见肺纹理稀少，肺野清晰。与室间隔缺损相比，肺动脉瓣狭窄的杂音最响部位在肺动脉瓣区，呈喷射性，P_2减弱或消失，右室增大，肺血管影变细等。

知识点5：单纯肺动脉瓣狭窄的治疗　　　　　　　　　副高：了解　正高：了解

一般轻中、度狭窄的病例预后良好，严重狭窄的病例应及时治疗。20世纪80年代之前，外科手术行肺动脉瓣切开术是治疗该病的唯一手段，该办法是在体外循环下，切开狭窄的瓣膜。但随着医学的发展，经皮球囊肺动脉瓣膜成形术已经成为治疗单纯性肺动脉瓣狭窄的首选治疗方法。手术后如果遗留残余狭窄仍可进行再次的球囊瓣膜成形术。该术式的机制为球囊充盈时可产生高达3个大气压的压力，作用于狭窄的瓣口可引起瓣口周围最薄弱的地方撕裂，融合瓣膜的交界处撕裂，瓣膜钙化处裂开等。目前的介入治疗的适应证：①右心导管检查发现右室的收缩压>60mmHg或跨瓣压差>40mmHg。②心电图和胸部X线检查均提示肺动脉瓣狭窄合并右心室肥大或伴有劳损等。一般建议尽量在学龄前施行手术为好，经皮球囊肺动脉瓣成形术的常见并发症有心律失常、肺动脉瓣反流、肺动脉损伤以及右室流出道的痉挛等，多数发生于术中球囊充盈时或扩张后。长期的随访表明大多数患者在接受该术式后的远期疗效较好。

二、Ebstein畸形

知识点6：Ebstein畸形的概念 副高：了解 正高：了解

Ebstein畸形又称三尖瓣瓣叶下移畸形，是一类少见的先天性心脏病。该畸形是在胚胎发育的过程中，原始瓣膜内的肌肉和结缔组织退化和挛缩等发育障碍所致。

知识点7：Ebstein畸形的病理解剖 副高：了解 正高：了解

病变以心脏三尖瓣发育异常、瓣环扩大、瓣叶下移、关闭不全和房化右心室形成为主，也可合并其他心内畸形。患者三尖瓣的瓣叶向下移位多发生在隔瓣或后瓣的部分，隔瓣和后瓣可以整体下移，也可以是瓣叶一侧与瓣环附着，另一侧向下斜向移位。根据瓣叶下移的距离，移位可分为轻、中、重3级。前瓣一般不发生移位，但前瓣叶往往比正常瓣叶明显增大。移位的瓣叶常会出现严重的皱缩、卷曲和瓣叶分离，部分右心室功能退化，房化部心室壁变薄，呈动脉瘤样扩张。

知识点8：Ebstein畸形的病理生理 副高：了解 正高：了解

因部分右室房化，故右心房腔显著扩大，有功能的右室明显变小，同时三尖瓣存在关闭不全，心脏收缩时，右室充盈不足，血液大量反流入右心房，长期可导致右心衰竭。部分该畸形患者还可合并严重心律失常，甚至室颤而死亡。

知识点9：Ebstein畸形的临床表现 副高：了解 正高：了解

（1）症状：轻型者无症状，畸形严重者在婴儿期发生右心衰而不能存活。中等程度畸形者常经过一较长的无症状期，直至成年早期开始出现症状，通常表现为运动不耐受（劳力性呼吸困难、虚弱乏力）、心悸（常为室上性心律失常）、80%患者有发绀（心房水平右向左分流导致）以及右心衰竭所致的腹胀、恶心、水肿等，偶有反常栓塞导致一过性脑缺血发作或卒中。

（2）体征：可有发育不良、发绀、杵状指，颈静脉怒张，心脏显著扩大呈球形，心脏搏动减弱，第一心音分裂（三尖瓣延迟关闭所致），可有第二心音分裂（右束支传导阻滞所致），有时可闻及第三或第四心音。胸骨左缘下端可闻及来自三尖瓣反流的吹风样收缩期杂音，有时可有舒张期杂音。右心衰竭时肝大并有收缩期搏动感。

| 知识点10: Ebstein畸形的辅助检查 | 副高: 了解　正高: 了解 |

（1）心电图检查：常显示右心房肥大，可有完全性或不完全性右束支传导阻滞、预激综合征、房扑、房颤等心律失常表现。

（2）胸部X线检查：心脏明显扩大呈球形或烧瓶状，肺血流量正常或减少。轻度三尖瓣下移者心影可正常或轻度扩大。

（3）超声心动图检查：超声发现三尖瓣隔瓣向右心室心尖方向移位$\geqslant 8mm/m^2$，隔瓣和后瓣下移而靠近心尖，三尖瓣前叶附着位置正常但呈帆样增大可诊断。此外，可见右心房显著扩大，心房化的右心室与右心室同步收缩，三尖瓣较二尖瓣延迟关闭0.06～0.17秒，多普勒超声心动图示三尖瓣收缩期反流，部分病例可有心房水平右向左分流。

（4）右心导管检查：右心房压明显升高，a波与V波均高大。右心室和肺动脉压基本正常。右心房造影可示巨大右心房和畸形的三尖瓣。右心室造影可显示三尖瓣下移程度，功能性右心室大小以及右心室流出道结构形态。血气分析可示心房水平有右向左分流。

| 知识点11: Ebstein畸形的鉴别诊断 | 副高: 了解　正高: 了解 |

（1）心包积液：常有引起心包积液的原发病表现。发绀不明显，无杵状指（趾）；颈静脉怒张而搏动消失；心音低而遥远，常无心脏杂音及心音分裂；心脏超声示心包积液。

（2）三尖瓣闭锁：绝大多数患者自幼有发绀史。体检以左心室扩大为主，右心室搏动不明显，第二心音呈单一性，可于前胸后背闻及连续性杂音（主动脉与肺动脉间的侧支循环）。X线胸片示肺血减少，右心房和左心室明显扩大，右心室无扩大。心脏超声示三尖瓣闭锁或缺损、房间隔缺损、右心室缩小、左心室肥厚等基本病变，部分患者可伴有室间隔缺损、肺动脉闭锁或狭窄、动脉导管未闭等。

（3）右心室流出道梗阻伴右心衰竭：表现为劳力性心悸、气短、乏力、晕厥，若有心房水平右向左分流则有晚发性发绀。体检示右心扩大，P_2减弱或消失，胸骨左缘可闻及3级以上收缩期杂音。X线胸片示右心室扩大，瓣膜型病变者于狭窄后肺动脉扩张，肺动脉段突出。心脏超声显示右心室流出道或肺动脉狭窄，右心室显著肥厚与扩张。

| 知识点12: Ebstein畸形的药物治疗 | 副高: 了解　正高: 了解 |

对于右心衰者酌情使用血管扩张剂、利尿剂和强心剂治疗。心律失常者酌情选择抗心律失常药物治疗。对于右向左分流、有反常栓塞史或房颤的患者选用口服抗凝剂预防血栓栓塞并发症。

知识点13：Ebstein畸形的手术治疗指征	副高：了解 正高：了解

明显发绀、右心衰竭、反常栓塞。无症状的心脏扩大（心胸比率>65%）、反复发生药物不能控制或消融治疗无效的室上性心律失常为手术治疗的相对适应证。

三、主动脉缩窄

知识点14：主动脉缩窄的病理解剖	副高：了解 正高：了解

主动脉缩窄最常见于动脉导管或动脉韧带与主动脉连接的相邻部位。缩窄段主动脉外表轮廓向内凹陷，但动脉韧带附着处主动脉壁凹陷不明显，甚或略为突出。缩窄段及其相邻部位界限明显，长度一般均在1cm以内。可分为导管前型和导管后型：①导管前型，缩窄部位在左锁骨下动脉至动脉导管入口处一段中，占据主动脉弓的后半或后1/3。通常合并动脉导管未闭。②导管后型，主动脉缩窄的部位多在动脉导管交接处的远端，不合并动脉导管未闭。左心室肥厚，缩窄段前的主动脉常扩大或形成动脉瘤。

知识点15：主动脉缩窄的病理生理	副高：了解 正高：了解

主动脉缩窄时左心血流至缩窄段血流受阻，使缩窄上部血压升高，头部及上肢供血正常或增加，而下肢血压降低，血液供应减少。在缩窄段的周围出现侧支循环，锁骨下动脉与降主动脉分支间产生吻合。婴儿型主动脉缩窄常伴动脉导管未闭，部分肺循环的静脉血经未闭动脉导管进入降主动脉，致右心负担加重，下半身和下肢发绀。

知识点16：主动脉缩窄的临床表现	副高：了解 正高：了解

（1）症状：轻型患者可无症状。重型患者可有3组症状：①由于颈部及上肢血压高产生的症状：如头痛、头晕、耳鸣、失眠、鼻出血等，严重者可有脑血管意外和心力衰竭。②由于下肢血液供应不足而产生的症状：如下肢无力、发冷、酸痛、麻木，甚至间歇性跛行等。③由于侧支循环而增粗的动脉压迫附近器官产生的症状：如压迫脊髓致下肢瘫痪，压迫臂神经丛引起上肢麻木与瘫痪等。这些症状均在疾病发展到严重程度时方才出现。

（2）体征：上肢脉搏搏动增强，股动脉及足背动脉搏动减弱或消失。上肢血压明显高于下肢。在肩胛骨附近、腋窝、胸骨旁和中上腹部可见到持续性杂音或触到震颤。此外，由于广泛的侧支循环，有的患者在背部肩胛骨周围可扪到搏动及震颤。

知识点17：主动脉缩窄的辅助检查	副高：了解 正高：了解

（1）X线检查：肺血管阴影正常，左心室扩大，升主动脉扩张并略向右凸出。由于长期受增粗的肋间动脉压迫，可在部分肋骨后段的下缘形成切迹。

（2）心电图检查：心电图可正常或出现左心室肥大及劳损。

（3）超声检查：二维超声可直接探及主动脉缩窄征象；多普勒超声于缩窄部位可见高速喷射的湍流，并可判断是否合并心内其他畸形。

（4）CT和磁共振显像血管成像：可见主动脉缩窄的部位、长度和形态。还可显示扩张的侧支循环血管。

（5）左心导管检查：缩窄段的上方主动脉腔内压力增高，脉压增大。缩窄段内或缩窄段下方的主动脉腔内压力降低，脉压减小。如进行逆行性胸主动脉造影，可使缩窄段的动脉显影，以了解缩窄段的位置、长短及程度，近端和远端主动脉扩张和侧支循环血管情况，以供手术治疗参考。

知识点18：主动脉缩窄的诊断与鉴别诊断　　　　副高：了解　　正高：了解

本病的临床表现及各项检查均有一定的特征性改变，诊断一般无困难。首先应与高血压病以及多发性大动脉炎相鉴别。凡年轻患者患高血压均应考虑本病的可能性，应检查下肢动脉搏动、测量下肢血压、听诊心脏等寻找诊断线索。

知识点19：主动脉缩窄外科手术治疗的指征　　　　副高：了解　　正高：了解

主动脉缩窄患者若上、下肢无创血压检查显示上、下肢血压差大于20mmHg，上肢血压升高（成人大于140/90mmHg）、运动时血压呈病态反应或有显著左心室肥厚者，无论有无症状，均应考虑外科手术或介入治疗。与膈肌水平主动脉内径比较，经CMR、CT或侵入性血管造影评价主动脉缩窄达到50%以上者，上肢高血压，无论压力阶差如何，应考虑外科手术或介入治疗。与膈肌水平主动脉内径比较，经CMR、CT或侵入性血管造影评价主动脉缩窄达到50%以上者，无论有无高血压及压力阶差如何，可以考虑外科手术或介入治疗。

知识点20：主动脉缩窄外科手术治疗的时机　　　　副高：了解　　正高：了解

手术在青年期施行较好，最合适年龄在10~20岁。30岁以上因主动脉弹性减弱，可能影响端端吻合；10岁以下因主动脉尚在发育中，吻合口或植入的血管可能在以后两端的主动脉逐渐长大后显得狭窄，影响手术的长远疗效。但如心脏进行性增大，反复心力衰竭等症状明显，则在儿童亦应施行手术。近年主张4~6岁即可手术。

第十二章 外周血管病

第一节 主动脉夹层

知识点1：主动脉夹层的概念　　　　　　　副高：熟练掌握　正高：熟练掌握

急性主动脉夹层分离是一种不常见，但具有潜在灾难性的疾病。很多临床急症发作时症状不典型，易发生漏诊和误诊，一旦怀疑和/或确诊为主动脉夹层，应紧急住院、严密监护，合理选用影像学检查，包括超声心动图等明确诊断及病变程度，稳定血流动力学，监测血压、心率和尿量，以减低心肌收缩力、减慢左心室收缩速率和外周动脉压为主，内外科结合、共同救治。

知识点2：主动脉夹层的危险因素　　　　　副高：熟练掌握　正高：熟练掌握

①持续高血压：吸烟、高脂血症、可卡因引起。②结缔组织病：由遗传性血管疾病、马方综合征、血管Ehlers-Danlos综合征（4型）、主动脉瓣二瓣化、主动脉缩窄、遗传性胸主动脉瘤/夹层引起。③血管炎：由巨细胞动脉炎、多发性大动脉炎、贝赫切特综合征、梅毒、Ormond病引起。④创伤：由交通事故、高空跌落引起。⑤医源性：由导管/仪器、瓣膜/动脉手术引起。

知识点3：传统的主动脉夹层分型　　　　　副高：熟练掌握　正高：熟练掌握

（1）Debakey分型：Ⅰ型：AD起源于升主动脉并累及腹主动脉；Ⅱ型：AD局限于升主动脉；Ⅲ型：AD起源于胸降主动脉，向下未累及腹主动脉者称为ⅢA，累及腹主动脉者称为ⅢB。

（2）Stanford分型：A型：无论夹层起源于何部位，只要累及升主动脉者均为此型；B型：夹层起源于胸降主动脉且未累及升主动脉者。

知识点4：主动脉夹层的主动脉分区法　　　副高：熟练掌握　正高：熟练掌握

夹层裂口分区法是结合国内外经验，根据夹层近端裂口的分布，提出的主动脉分区法。该法主要用于从升主动脉根部到髂外动脉的9条分线将主动脉及髂动脉分为8个区（见下图）。该分区法较经典的分型法对腔内隔绝术具有更直接的现实指导意义。从图中可以看出，

8个分区为：0区：表示裂口位于升主动脉；1区：表示裂口位于无名干与左颈总动脉开口之间；2区：表示裂口位于左颈总与左锁骨下动脉开口之间；3区：表示裂口位于左锁骨下动脉开口以远的主动脉弓；4区：表示裂口位于胸降主动脉；5区：表示裂口累及腹部内脏动脉；6区：表示裂口位于肾动脉以下腹主动脉段；7区：表示裂口位于髂动脉。

主动脉分区法

| 知识点5：主动脉夹层的分类及表现 | 副高：熟练掌握　正高：熟练掌握 |

（1）Ⅰ类（典型的AD，即撕脱的内膜片将主动脉分为真假两腔）：AD发病的特征性病理改变是主动脉内中膜撕裂（通常撕裂起于中外膜之间）所形成的隔膜将主动脉管腔分为真假两个腔。假腔周径常大于真腔，真假腔径内膜的破裂口相交通。夹层病变可从裂口开始向远端或近端发展，病变累及主动脉的分支时可导致相应并发症的发生。

（2）Ⅱ类（主动脉中膜变性，内膜下出血并继发血肿）：由于主动脉内外膜弹性系数不同，加之主动脉中层变性等综合因素，易造成主动脉壁内滋养动脉破裂出血，并继发壁内血肿。影像学检查中往往不能发现其内膜存在破损或裂口。该类夹层可分为2个亚类：A亚类：表现为主动脉内壁光滑，主动脉直径不超过3.0cm，主动脉壁厚不超过0.5cm。在超声检查中约1/3的患者可发现主动脉壁内低回声区，低回声区内无血流信号，血肿的平均长度约11cm，该类常见于升主动脉；B亚类：多发生于主动脉粥样硬化患者，主动脉内壁有粗糙的粥样斑块及钙化区，主动脉直径超过3.5cm，主动脉壁厚平均约1.3cm，约70%的该类患者可在超声检查中发现低回声区。该类病变发生于降主动脉的概率大于升主动脉。

（3）Ⅲ类（微夹层继发血栓形成）：指微小的主动脉壁内膜破损且有附壁血栓形成。这种病变在随访中呈现两种预后。如果内膜破损在继发血栓基础上愈合则称为不完全性微小夹层；如果破损扩大血流进入已经破坏的中膜，则形成典型Ⅰ类AD。

（4）Ⅳ类（主动脉斑块破裂形成的主动脉壁溃疡）：主动脉粥样硬化斑块溃疡可经CTA、MRA、腔内超声等得以诊断。这种病变主要局限于胸降主动脉和腹主动脉，一般不影响主动脉的主要分支，溃疡病变的持续发展可导致主动脉破裂、假性动脉瘤或AD形成。

（5）Ⅴ类（创伤性AD）。

知识点6：主动脉夹层的分期	副高：熟练掌握　正高：熟练掌握

发病3天之内称为急性期，3天至2个月为亚急性期，2个月以上为慢性期。体检中偶然发现的无症状者常为慢性期AD。

知识点7：主动脉夹层的临床表现	副高：熟练掌握　正高：熟练掌握

临床症状和体征来源于主动脉撕裂，夹层压迫主动脉分支，引起器官缺血，和动脉瘤对器官的压迫。

（1）胸痛：夹层动脉瘤的胸痛表现为疼痛呈撕裂样，非常剧烈，难以忍受，有濒死感；疼痛的发作非常突然，其他疾病引起的胸痛不会发作如此突然，这是鉴别诊断的要点之一。胸痛的部位有助于判断夹层的部位，即前胸疼痛多为升主动脉夹层，颈部或下颌疼痛可能为主动脉弓及其分支的夹层，肩胛间区疼痛多为降主动脉夹层。也有约10%的患者没有胸痛。

（2）其他症状和体征：血压通常增高，多由于夹层累及肾动脉，造成肾缺血所致，而且很难用药物控制。血压降低的预后很差，可以是迷走张力增高，最严重的是心脏压塞、动脉瘤破裂。主动脉分支夹层可以导致器官缺血，如颈动脉夹层缺血可以出现晕厥、脑卒中、精神异常、偏瘫；肢体动脉夹层缺血可以出现肢体麻木、疼痛、无力；肾动脉夹层可以出现腰痛，或肾功能不全；主动脉瘤样扩张可以压迫气管、食管、喉返神经、交感神经丛、上腔静脉引起相应的症状，分别表现为呼吸困难、呛咳、吞咽困难、声嘶、Horner综合征、上腔静脉阻塞综合征；夹层破裂到心包通常突然死亡，破裂到胸腔产生血胸。夹层动脉瘤可以出现中到大量的胸腔积液，可以是动脉瘤破裂，但多数是非特异性炎症引起的胸腔积液。周围动脉（如颈动脉、锁骨下动脉、股动脉）检查可以闻及杂音，某一动脉搏动减弱或消失，肢体血压不对称等。

知识点8：主动脉夹层的X线胸片诊断	副高：熟练掌握　正高：熟练掌握

X线胸片诊断虽然简单，但具有重要价值，如果胸片显示纵隔增宽，特别是左侧增宽（降主动脉扩张），结合胸痛应该高度怀疑此诊断。纵隔增宽经常被误诊为纵隔肿瘤或肺癌。

但X线胸片只能提示，而不能明确诊断。

知识点9：主动脉夹层的CT诊断　　　副高：熟练掌握　正高：熟练掌握

CT操作简便，经济，极具价值。不仅对诊断有意义，对治疗也极有价值。夹层动脉瘤CT检查的要求与其他CT检查不同，要求含碘造影剂增强，要求减薄断层（5mm），要求从头臂动脉一直断层到髂股动脉。如果能三维重建，可以弥补CT断层不能很好显示分支的不足。除了看清楚夹层片外，还要注意区别真腔和假腔。真腔一般较小，而假腔较大；在升主动脉，假腔多在主动脉的右前方；在主动脉弓，假腔在弓的大弯上部；在胸主动脉，假腔多位于前外侧；夹层累及肾动脉髂股动脉时，假腔多位于左侧。

知识点10：主动脉夹层的磁共振显像诊断　　　副高：熟练掌握　正高：熟练掌握

磁共振显像能够清楚地显示夹层，可以从不同的角度断层显示主动脉夹层的范围，磁共振血管造影还可以大致确定破口的位置，以及主动脉分支受累的情况。

知识点11：主动脉夹层的超声心动图诊断　　　副高：熟练掌握　正高：熟练掌握

经胸超声心动图看升主动脉比较清楚，看降主动脉和腹主动脉则比较差，对诊断A型夹层有肯定价值，但对B型夹层比较困难。方便、快捷是其最大的优势，不能看到夹层的全貌，不能看到分支是其主要缺陷，因此，对治疗的选择帮助不大。食管超声可以清楚地看到降主动脉的夹层和破口，对人造血管覆盖支架置入治疗夹层动脉瘤非常有帮助。

知识点12：主动脉夹层的动脉造影诊断　　　副高：熟练掌握　正高：熟练掌握

动脉造影是诊断夹层非常有价值的手段，多结合介入治疗一起应用，但在造影时一定要区分假腔和真腔，一定不能在假腔内高压注射造影剂。

知识点13：主动脉夹层的内科药物治疗　　　副高：熟练掌握　正高：熟练掌握

积极的药物治疗以降低主动脉夹层的血流对主动脉的冲击极为重要。应同时降低血压和减少左心室的收缩速率。通常联合应用硝普钠和β受体阻滞剂，硝普钠持续静脉输入，开始剂量为0.2~0.3μg/（kg·min），逐渐增加剂量，以使血压下降到最低，又不影响心、脑、肾灌注为度。可以静脉注射普萘洛尔，第1次0.5mg，然后1~2mg每3~5分钟1次，直到心率降到60~70次/分，或60分钟内总量达到0.15mg/kg。以后可以每2~4小时静脉注射同剂量普萘洛尔以维持心率。也可以选用心脏选择性的β受体阻滞剂，如美托洛尔，剂量和给药方法相同。静脉用药血压得到控制后，如果病情允许，可以同时开始口服降压药。通常需要多种降压药联合应用才能达到静脉给药的效果，如硝苯地平、美托洛尔、吲达帕胺，如果肾功能正常还可以加用ACE阻滞剂。给予强镇痛药，如哌替啶、吗啡等，通过缓解疼痛和镇静降低血压，防止患者用力，对预防严重并发症很有益处。

知识点14：主动脉夹层外科手术治疗的适应证　　　副高：熟练掌握　　正高：熟练掌握

外科手术曾是治疗夹层动脉瘤经典的方法，目前认为，A型夹层应该手术治疗，B型夹层应选择药物治疗，但出现下列情况时应该手术治疗：①夹层导致重要器官缺血。②动脉破裂，或是将要破裂，如形成梭状动脉瘤。③夹层逆行延展，累及了升主动脉。

知识点15：主动脉夹层外科手术治疗的步骤　　　副高：熟练掌握　　正高：熟练掌握

手术治疗的机制是封闭内膜破口，阻止血流进入假腔。先横断主动脉，褥式缝合两断端以封闭假腔，然后再将两断端缝合在一起。有时需要切除一段含有破口的升主动脉，用人造血管将两断端缝在一起。如果主动脉弓受累，可以用人造血管置换升主动脉和主动脉弓，然后将头臂动脉吻合到人造血管上。B型夹层的手术方法基本相同，也是切除一段含有破口的主动脉，然后用人造血管连接。

知识点16：内膜片造口术治疗　　　　　　　　　副高：熟练掌握　　正高：熟练掌握

内膜片造口术适用于假腔明显扩大并影响远侧血液供应，或者假腔持续扩大，有破裂危险者。造口的目的不仅要降低假腔的绝对压力，更重要的是降低假腔与真腔之间的压力差。造口的方法：用特制的穿刺针从主动脉管腔较小的一侧（通常是真腔）向管腔大的一侧（通常是假腔）穿刺。当造影确定真腔和假腔的位置后，将一球囊导管插到假腔内，作为引导穿刺的"靶"，然后从真腔内送入穿刺针，在透视下朝"靶子"穿刺，估计穿刺成功后，注入造影剂证实，依次送入交换导丝、球囊导管，扩大真腔和假腔之间的通道。球囊的直径依部位而定，通常为10~16mm。如果造口的血流不好，还可以置入支架，使出口通畅。早期的造口术主要在降主动脉，但改善远端血流的作用有限，现已经很少应用。目前应用最多的是腹主动脉分叉处，以缓解急性下肢动脉缺血。

知识点17：覆膜支架封闭原发撕裂口治疗　　　　副高：熟练掌握　　正高：熟练掌握

通过血管置入覆膜支架治疗Stanford B型夹层动脉瘤是近年来在治疗腹主动脉瘤基础上发展起来的新理论和新技术。其基本原理是用覆盖人造血管的支架封堵夹层动脉瘤的入口，但不封堵出口。封堵入口后进入假腔的血流量可以明显减少或停止，假腔内压力降低而形成血栓。置入的人造血管支架和血栓形成的假腔可以防止假腔继续扩大和破裂。假腔缩小后真腔扩大，可以明显改善主动脉血流，减轻夹层对分支血管的压迫，使之开放或使之狭窄减轻。

第二节 外周动脉粥样硬化性疾病

知识点1：外周动脉粥样硬化性疾病的概念　　副高：熟练掌握　正高：熟练掌握

外周动脉粥样硬化性疾病是指外周动脉粥样硬化导致动脉狭窄，甚至发生闭塞，使远端组织出现相应缺血或坏死的疾病，是全身动脉粥样硬化的一部分，主要包括下肢动脉硬化症、颈动脉硬化症、肾动脉硬化症、肠系膜动脉硬化症等。其中最常见的受累部位为腹主动脉分叉以下的动脉，即下肢动脉硬化症。

知识点2：外周动脉粥样硬化性疾病的危险因素　　副高：熟练掌握　正高：熟练掌握

外周动脉粥样硬化性疾病的危险因素包括性别、年龄、吸烟、高血压、糖尿病、高同型半胱氨酸血症、高胆固醇血症等。

知识点3：动脉粥样硬化性疾病的病理解剖及病理生理

　　　　　　　　　　　　　　　　　　　　　　　　　　副高：熟练掌握　正高：熟练掌握

美国心脏病学会根据动脉粥样硬化病变发展过程将其分成6型。

Ⅰ型：脂质点。动脉内膜出现小黄点，为小范围的巨噬细胞含脂滴形成泡沫积聚。

Ⅱ型：脂质条纹。动脉内膜见黄色条纹，为巨噬细胞成层并含脂滴，内膜有平滑肌细胞也含脂滴，有T淋巴细胞浸润。细胞外间隙也有少量脂滴。脂质成分主要为胆固醇酯，也有胆固醇和磷脂。其中Ⅱa型内膜增厚，平滑肌细胞多，进展快；Ⅱb型内膜薄，平滑肌细胞少，进展慢。

Ⅲ型：斑块前期。细胞外出现较多脂滴，在内膜和中膜平滑肌肌层之间形成脂核，但尚未形成脂质池。

Ⅳ型：粥样斑块。脂质积聚多，形成脂质池，内膜结构破坏，动脉壁变形。

Ⅴ型：纤维粥样斑块。为动脉粥样硬化最具特征性的病变，呈白色斑块突入动脉腔内引起管腔狭窄。Ⅴa型含有大量平滑肌细胞、巨噬细胞和T淋巴细胞，前两者细胞内含有脂滴，细胞外脂质多，为胶原纤维、弹力纤维和蛋白多糖所包围，形成脂质池；病灶处内膜被破坏，纤维组织增生，形成纤维膜（纤维帽）覆盖于脂质池之上。Ⅴb型斑块内含脂质更多，成层分布。Ⅴc型则所含胶原纤维更多。斑块体积增大时向管壁中膜扩展，可破坏管壁的肌纤维和弹力纤维而以结缔组织和增生的新生毛细血管。脂质沉积较多后，其中央基底部常因营养不良发生变性、坏死而崩解，这些崩解物与脂质混合形成粥样物质。

Ⅵ型：复合病变。为严重病变，由纤维斑块发生出血、坏死、溃疡、钙化和附壁血栓所形成。粥样斑块可因内膜表面破溃而形成所谓粥样溃疡。破溃后粥样物质进入血流成为栓子。破溃处可引起出血，溃疡表面粗糙易产生血栓，附壁血栓形成又加重管腔的狭窄甚至使之闭塞。

受累动脉随着疾病的进展在动脉粥样硬化板块基础上逐渐发展导致动脉管腔狭窄或者形成血栓，局部血栓脱落后造成远端栓塞；亦可以由于斑块内出血导致狭窄，严重的病变还可使血管壁病变形成动脉瘤。从发病部位来看，下肢动脉粥样硬化的发病率远远超过上肢。从病变分布的节段来看，临床上下肢动脉粥样硬化患者中，25%～30%的狭窄部位位于主-髂动脉，80%～90%位于股-腘动脉，40%～50%位于胫、腓动脉。

动脉管腔的狭窄导致组织供血不足，疾病早期肢体处于休息状态时，动脉的供血尚能满足低耗氧的需求，仅在肢体运动时才出现供血供氧不能满足需求的情况。当疾病进一步恶化，动脉的供血进一步减少，以致不能满足肢体静息时耗氧量的需求，出现缺血的表现。

知识点4：下肢动脉粥样硬化的临床症状　　　副高：熟练掌握　正高：熟练掌握

大部分下肢动脉粥样硬化的患者无明显症状或者症状不典型。仅在体检时发现患肢脉搏减弱或局部杂音。当病情进一步发展导致肢体供血不足时可出现一系列症状，最早出现症状为患肢发凉、麻木或间歇性跛行。

（1）间歇性跛行：是最典型的临床症状，表现为因肢体运动而诱发的肢体局部疼痛、紧束、麻木或肌肉无力感，休息1～5分钟后迅速缓解，重复相同负荷运动后症状可重复出现，快步行走或爬楼梯可加重症状。疼痛部位常与最邻近的动脉狭窄部位相关，如出现在臀部、股部提示病变在主-髂动脉，临床上最多见的为股-腘动脉狭窄引起的腓肠肌性间歇性跛行。随着病情发展，患者能够行走的距离逐渐缩短。

（2）静息痛：当病情进一步恶化时，肢体在静息状态下也可出现疼痛等症状，称为静息痛，常是肢体丧失运动功能的先兆。静息痛多在夜间肢体平放状态时出现，为持续性疼痛，通常表现为足趾或足前端的钝痛，严重时可影响睡眠。患者常将病足垂放在床边或站立以减轻疼痛。

（3）缺血性溃疡或坏疽：更严重时患者可于足趾底部、两趾之间或足跟部等行走时较易摩擦及受力处出现缺血性溃疡。这些患者足部轻微的创伤均可引起溃疡或坏疽，且较难愈合，造成组织缺损，溃疡或坏疽，可伴局部蜂窝织炎、骨髓炎甚至败血症。如不进行有效治疗，6个月内常需进行截肢手术。

（4）急性肢体缺血：急性肢体缺血的表现为急性疼痛（可因感觉神经缺失而导致疼痛感缺失或减弱）、瘫痪、感觉异常、皮肤苍白、趾端变凉。动脉栓塞的临床诊断：症状突然加剧或恶化，可伴有其他周围动脉栓塞的表现，对侧肢体收缩压或动脉搏动正常。

知识点5：颈部动脉粥样硬化的临床症状　　　副高：熟练掌握　正高：熟练掌握

其临床症状主要是由于大脑半球血流供应减少或栓塞引起的脑缺血症状。

（1）短暂性脑缺血发作：是一种历时短暂，反复发作的脑局部供血障碍引起的一过性神经功能障碍性疾病。发作一般历时几分钟，也可长达几小时，但症状持续不超过24小时，完全恢复后不遗留神经系统症状和体征。

（2）脑卒中：由于脑内某一支动脉闭塞引起血流锐减，侧支循环不能及时建立，导致供血区脑组织出现缺血性脑梗死。脑卒中引起神经功能缺失的持续时间较长，有些症状和体征不能恢复，导致后遗症。

知识点6：肾动脉粥样硬化性狭窄的临床症状　　副高：熟练掌握　　正高：熟练掌握

（1）高血压：本病中不是所有患者都会患有高血压，但早发、顽固性高血压和/或恶性高血压被认为是可能存在肾动脉粥样硬化性狭窄的线索之一。

（2）缺血性肾病和肾功能不全：肾动脉狭窄导致肾脏血流量减少，肾小球滤过压下降，肾实质缺血并造成功能及器质性损害。未经治疗的肾动脉粥样硬化性狭窄患者的血压难以控制，也容易出现肾功能不全。肾动脉粥样硬化性狭窄患者进展为终末期肾病并需要透析治疗者病死率非常高，死因常为心肌梗死、心力衰竭和脑卒中。

（3）一过性发作肺水肿或反复发生的充血性心力衰竭：当肾动脉病变纠正后大多可消失。

知识点7：肠系膜动脉硬化性狭窄的临床症状　　副高：熟练掌握　　正高：熟练掌握

肠系膜动脉硬化性狭窄是指肠系膜动脉硬化狭窄或闭塞使肠道供血不足引起的肠缺血，可分为急性肠缺血和慢性肠缺血。

（1）急性肠系膜缺血：患有动脉粥样硬化和严重心血管病变的老年人，突然出现严重腹痛并伴有便血，体检腹部体征不明显者，高度怀疑肠系膜动脉闭塞的可能。有些患者腹痛不明显时，不明原因的腹胀或消化道出血常常提示有肠系膜动脉闭塞的可能。

（2）慢性肠系膜缺血：通常表现为反复发作的进食后腹痛，为脐周或上腹部钝痛或绞痛，常在饭后10~30分钟出现。患者常常因为疼痛难以忍受而出现害怕进食或减少饭量，导致体重逐渐下降。少数患者有吸收不良或肠黏膜损伤的情况。

知识点8：下肢动脉粥样硬化的体征　　副高：熟练掌握　　正高：熟练掌握

下肢动脉粥样硬化的主要体征为狭窄远端动脉搏动减弱或消失，血压降低或测不出，上肢病变时两臂血压相差≥20mmHg。血管狭窄部位可闻及杂音，单纯收缩期杂音提示血管狭窄，如果出现连续性杂音则表明狭窄的远端舒张压很低，侧支循环形成不良。患肢颜色改变，特别是足趾在抬高时苍白，下垂时潮红、发紫，提示微循环水平的动脉缺血；两侧肢体皮温不同，患肢变凉；此外，还可见肢体缺血的体征，包括肌肉萎缩，皮肤变薄、苍白、发亮，汗毛脱落，皮温降低，指甲变厚等。严重缺血时因患者经常被迫将肢体下垂可出现水肿。缺血性神经炎可致肢体麻木和腱反射减弱，晚期可在足部易磨损的部位出现缺血性溃疡或组织坏疽。

"充血膝症"：在股浅动脉远端或腘动脉近、中段阻塞时，患侧膝比健侧温暖，两膝温差可达2~5°F（1°F=0.5556℃）。这提示有来自股深动脉的膝周侧支循环。

患肢抬高和下垂试验：在暖室中，把肢体抬高到水平位以上1~2分钟，以观察足底面的皮色。正常者足底仍保持粉红色；患肢侧支循环不足时，则足底苍白；然后令患肢下垂，观察足背静脉充盈时间及足部发红时间。正常人静脉充盈时间≤15秒，发红时间<10秒。一般认为肢体发红时间≥15秒不恢复为中度缺血，≥30秒为明显缺血，≥60秒为重度缺血；静脉充盈时间延长>15秒也提示患肢动脉供血不足。

知识点9：下肢动脉粥样硬化在体检时的注意事项　　　副高：熟练掌握　正高：熟练掌握

①患者双上肢血压是否对称。②颈动脉是否存在杂音。③腹部、腰胁部和股动脉处听诊是否有杂音。④估计腹主动脉的搏动和最大直径。⑤触摸肱动脉、桡动脉、尺动脉、股动脉、腘动脉、足背动脉和胫后动脉有无搏动异常。⑥采用Allen试验判断手部血流灌注。⑦检查足部皮肤的颜色、有无破溃和溃疡。⑧远端肢体的体毛消失、营养不良和指（趾）甲肥厚等。

知识点10：颈部动脉粥样硬化的体征　　　副高：熟练掌握　正高：熟练掌握

颈部动脉粥样硬化在体格检查时应注意血管听诊，在颈动脉分叉处可闻及颈动脉杂音。三级以上高调收缩-舒张期杂音提示高度颈动脉狭窄。有些患者颈动脉杂音可能是其唯一的体征。

知识点11：肾动脉粥样硬化性狭窄的体征　　　副高：熟练掌握　正高：熟练掌握

肾动脉粥样硬化性狭窄在体检时有时腹部或腰部可闻及血管杂音，表现为高调、粗糙收缩期或双期杂音。

知识点12：肠系膜动脉硬化性狭窄的体征　　　副高：熟练掌握　正高：熟练掌握

肠系膜动脉硬化性狭窄中，慢性肠系膜缺血患者查体呈慢性病容，可有明显体重下降。腹部柔软无触痛，但腹部可膨胀，腹部叩诊鼓音。上腹部常可听到收缩期血管杂音。

知识点13：下肢动脉粥样硬化的实验室检查　　　副高：熟练掌握　正高：熟练掌握

患者初诊时需进行如下检查，以便查出可治疗的危险因素及诊断相关疾病：血常规、空腹血糖和/或糖化血红蛋白、血肌酐、尿素氮、血脂、凝血指标、血浆同型半胱氨酸和尿蛋白等。

知识点14：下肢动脉粥样硬化的试验检查　　　副高：熟练掌握　正高：熟练掌握

（1）行走试验：患者在规定时间内以一定速度原地踏步，直到出现跛行症状为止。根据肌肉酸痛、疲劳及紧固感出现的部位及时间，可初步提示病变的部位及严重程度。

（2）活动平板运动试验：计算两侧踝肱指数（ABI）=踝部血压/肱动脉血压。然后患者在速度为3.2km/h、斜率为5°的运动平板上步行。记录开始出现下肢肌肉酸胀疼痛等症状的时间（相对跛行时间）和因症状加剧无法行走而停止运动的时间（绝对跛行时间）。如果5分钟内无症状，则5分钟后停止。平卧，测运动后2分钟、5分钟、10分钟和20分钟时的四肢即时血压，直到下肢血压恢复到运动前水平的90%以上。

结果：阳性标准为运动后下肢血压下降20%以上，恢复时间一般在5分钟以上。活动平板试验可以为患者的行走能力提供客观的证据，对患者肢体的残疾作出定量的评估并作为将来治疗效果评价的基础。

知识点15：下肢动脉粥样硬化的多普勒检测踝肱指数检查
副高：熟练掌握   正高：熟练掌握

多普勒检测踝肱指数是血管检查中最常用、最简单的一种方法。通过测量肱动脉和踝部胫后或胫前动脉收缩压得到踝部动脉压和肱动脉压之间的比值称踝肱指数（ABI）。正常人休息时踝肱指数通常>1.0，踝肱指数<0.9提示患肢缺血，可能有间歇性跛行的表现；严重缺血时踝肱指数<0.4，常有静息痛或缺血性溃疡。有些患者静息状态下踝肱指数可能正常或接近正常。通过运动试验后再检查常可发现踝肱指数降低。一些糖尿病患者，由于周围血管钙化，踝肱指数可能有偏高的假象。

知识点16：下肢动脉粥样硬化的彩色多普勒检查
副高：熟练掌握   正高：熟练掌握

彩色多普勒是一种可以同时评估动脉解剖特征和功能指标的无创性检查，可直接检出血管的狭窄程度和动脉粥样斑块的病变情况。通过超声显像彩色多普勒可以直接观察到主髂动脉病变，但是确定主髂动脉狭窄还要辅以检查多普勒血流速度等。

知识点17：下肢动脉粥样硬化的节段动脉压   **副高：熟练掌握   正高：熟练掌握**

将血压袖带放置于下肢踝部、小腿、股下部及股上部，通过测量不同节段的动脉压以确定闭塞性病变的部位。双下肢同一部位的收缩压相差>30mmHg时提示有闭塞性病变。

知识点18：下肢动脉粥样硬化的经皮组织氧张力测定
副高：熟练掌握   正高：熟练掌握

经皮组织氧张力测定是通过测定局部氧释放量来了解组织血液灌注情况。正常人为60.7mmHg±7.48mmHg，站立时平均增加10mmHg，而后缓慢下降，10分钟后回复到静息时水平。间歇性跛行患者静息时接近正常，但运动后明显下降。静息痛者运动前仅为4.83mmHg±4.52mmHg。

知识点19：下肢动脉粥样硬化的影像学检查　　副高：熟练掌握　正高：熟练掌握

（1）X线平片：患肢平片检查可发现动脉处有不规则的钙化斑，提示该处为闭塞部位。如动脉上看到有弥漫而均匀的薄层钙化，或动脉边缘呈齿状钙化影，则提示为动脉中层钙化，但此项检查无诊断价值。

（2）磁共振血管造影（MRA）：是一种无创的显像方法，能提供周围血管的解剖形态，可以获得血流速度和方向等指标。可以作为患者血管内介入治疗前的评估，或用于常规血管造影有风险的患者。

（3）动脉造影：可以了解患肢动脉的阻塞部位、范围和程度以及侧支循环建立的情况。动脉造影是外科手术或经皮穿刺球囊血管成形术的先决条件，同时也是诊断的"金标准"。

知识点20：颈动脉粥样硬化的辅助检查　　副高：熟练掌握　正高：熟练掌握

（1）颈部多普勒超声检查：是目前诊断颈动脉硬化首选的检查方法。根据其波形和血流速度可以判断血管的狭窄部位和严重程度。

（2）磁共振血管造影：发现血管狭窄性病变的敏感性很高，是一种有效的显示血管狭窄的无创检查。

（3）动脉造影：是一种有创检查，有一定的风险，可以清楚地显示动脉狭窄或闭塞部位、范围和程度、动脉瘤样扩张。

知识点21：肾动脉粥样硬化性狭窄的辅助检查　　副高：熟练掌握　正高：熟练掌握

（1）肾脏B型超声：可显示肾脏大小和形态学改变，反映病变情况。

（2）彩色多普勒超声：可以提供肾动脉狭窄间接信息，观察肾动脉主干和肾内血流变化。

（3）放射性核素检查：只做核素肾显像意义不大，阳性率极低，需要做卡托普利肾显像试验（服卡托普利$25\sim50$mg，比较服药前后肾显像结果），肾动脉狭窄侧肾对核素摄入减少，排泄延缓，可提供诊断间接信息。

（4）螺旋CT血管造影：能清楚显示肾动脉及肾实质影像，检查快速，诊断肾动脉狭窄的敏感性及特异性可达95%。因造影剂对肾脏有一定损害，故血清肌酐$>221\mu mol/L$的肾功能不全患者不宜应用。

（5）磁共振显像：不用造影剂能够显示肾血管和肾实质影像，敏感性和特异性均达到90%以上。

（6）肾动脉血管造影：能准确显示肾动脉狭窄部位、范围、程度及侧支循环形成情况，是诊断的"金指标"。肾功能不全患者宜选用非离子化造影剂，造影完毕输液、饮水，以减轻造影剂损害。

表现为肾血管性高血压者，还应检验外周血血浆肾素活性，并做卡托普利试验，有条件时应做两肾肾静脉血血浆肾素活性检验。

知识点22：肠系膜动脉硬化性狭窄的辅助检查　　　副高：熟练掌握　正高：熟练掌握

（1）腹部X线平片：如无肠梗阻发生，腹部平片多无异常发现。

（2）超声多普勒：可识别肠系膜上动脉和腹腔动脉有无狭窄或血栓，但单纯根据超声多普勒检查不能明确慢性肠系膜缺血的诊断。

（3）磁共振血管成像及计算机体层扫描血管成像：对血管狭窄有一定的诊断价值，但不能确诊。

（4）动脉造影：是一种有创的检查，能显示动脉狭窄部位、范围、程度，是诊断的"金指标"。

知识点23：下肢动脉粥样硬化性疾病的诊断标准　　　副高：熟练掌握　正高：熟练掌握

①有下肢症状（间歇性跛行、下肢静息痛、足温低、毛发少或足部皮肤发绀）、股动脉闻及杂音、足背动脉或胫后动脉搏动减弱或消失。②静息ABI＜0.90或运动后ABI下降20%。③超声多普勒检查和其他影像学检查（CT血管成像、MRA、血管数字减影造影）显示下肢动脉硬化狭窄或闭塞性病变。

知识点24：临床诊断动脉栓塞的根据　　　副高：熟练掌握　正高：熟练掌握

①突然发病或症状突然加重。②明确的栓塞来源（包括心房颤动、严重的扩张型心肌病、室壁瘤、大动脉或邻近动脉的动脉粥样硬化斑块、大动脉或动脉瘤血管壁血栓）。③先前无跛行或其他动脉闭塞症状，或双侧肢体的动脉搏动和多普勒收缩压正常。

知识点25：下肢动脉粥样硬化性疾病Fontaine法的严重程度临床分期

副高：熟练掌握　正高：熟练掌握

（1）Ⅰ期：无症状。

（2）Ⅱ期（局部缺血期）：Ⅱa期：即轻微跛行；Ⅱb期：即中重度跛行。病情早期，肢体末梢畏寒、发凉、麻木不适或轻度疼痛，患者可出现间歇性跛行，末梢动脉搏动减弱或消失，足趾、足背皮色正常或稍白，皮温低，Buerger试验阳性。

（3）Ⅲ期（营养障碍期）：病情进展期，出现缺血性静息痛。皮色苍白，跛行行走的距离缩短，疼痛加重。下肢皮肤干燥、皱缩、汗毛稀疏，趾甲生长缓慢、粗糙、变形，常合并甲沟炎或甲下感染，末梢动脉搏动消失。

（4）Ⅳ期（坏疽期）：病情晚期，缺血严重，肢端出现溃疡或坏疽，可合并感染。根据坏疽程度分为三级：1级坏疽：坏疽仅限于足部或趾关节远端；2级坏疽：坏疽超越上述关节以上；3级坏疽：坏疽扩大到踝关节以上。

知识点26：下肢动脉粥样硬化性疾病的鉴别诊断　　副高：熟练掌握　正高：熟练掌握

（1）血栓闭塞性脉管炎：多见于男性青壮年，是一种慢性、周期性加重的全身中、小动静脉的阻塞性疾病。约40%患者在发病早期或发病过程中小腿和足部反复发生游走性血栓性浅静脉炎。脉管炎患者一般无高血压、糖尿病、冠心病史等。

（2）多发性大动脉炎：多见于年轻女性，主要侵犯主动脉及其分支的起始部，如颈动脉、锁骨下动脉、肾动脉等。病变引起动脉狭窄或阻塞，出现脑部、上肢或下肢缺血症状，肾动脉狭窄可出现肾性高血压，如并存双侧锁骨下动脉狭窄，可有上肢低血压，下肢高血压；胸腹主动脉狭窄可导致上肢高血压，下肢低血压。病变活动期有发热和血沉增快等症状和体征。

（3）结节性动脉周围炎：皮肤常有散在的紫斑、缺血或坏死，常有发热、乏力、体重减轻、血沉增快等，并常伴有内脏器官病变，很少引起较大的动脉闭塞或动脉搏动消失，要确诊本病需做活检。

（4）特发性动脉血栓形成：本病发病较急，多并发于系统性红斑狼疮、结节性动脉周围炎、类风湿关节炎等结缔组织病和红细胞增多症，也可发生于手术或动脉损伤后。

（5）其他疾病：可引起假性间歇性跛行（非血管性间歇性跛行）的其他疾病，包括神经根压迫、椎管狭窄、有症状的贝克囊肿、慢性肌筋膜综合征、神经性疼痛、髋关节炎等。

知识点27：颈动脉粥样硬化的诊断与鉴别诊断　　副高：熟练掌握　正高：熟练掌握

（1）诊断：根据患者有脑缺血症状的表现或无症状的高危人群（伴有冠心病或周围血管病），颈动脉听诊可闻及血管杂音，颈动脉超声、CT、MRI或血管造影发现颈动脉狭窄、斑块等，可以诊断。

（2）鉴别诊断：颈动脉粥样硬化需与颈动脉狭窄引起的症状、脑出血、局灶性癫痫、内耳眩晕症、晕厥、颅内占位性病变和精神因素引起的症状相鉴别。

知识点28：肾动脉粥样硬化性狭窄的诊断与鉴别诊断

副高：熟练掌握　正高：熟练掌握

（1）诊断：临床提示可能有肾动脉粥样硬化性狭窄的情况：①55岁以后或30岁以后出现的高血压。②以前控制良好的高血压病突然恶化。③恶性高血压或顽固性高血压。④腹部或腰部血管杂音。⑤不可解释的氮质血症或在接受ACEI或ARB治疗时出现的氮质血症。⑥肾脏萎缩或两肾大小不对称。⑦伴有其他血管疾病、有全身动脉粥样硬化表现。⑧一过性肺水肿或反复充血性心力衰竭。⑨辅助检查提示肾动脉狭窄等。肾动脉血管造影能准确显示肾动脉狭窄部位、范围、程度及侧支循环形成情况，是诊断的"金指标"。

（2）鉴别诊断：肾动脉粥样硬化、肌纤维增生不良、大动脉炎是肾动脉狭窄的常见原因，需要注意鉴别。此外，还应与原发性高血压肾损害、嗜铬细胞瘤等相鉴别。

知识点29：肠系膜动脉硬化性狭窄的诊断与鉴别诊断

副高：熟练掌握 正高：熟练掌握

老年人，有动脉粥样硬化病史或严重心血管疾病病史者，突然出现腹痛、便血症状，查体腹部体征不明显，提示有急性肠系膜缺血的可能，动脉造影发现狭窄或阻塞可明确诊断。临床上需要与胆囊炎、胰腺炎或胃肠穿孔相鉴别。

如老年人有反复发作性腹痛，常在进食后出现，表现为脐周或上腹部钝痛、绞痛，并有因害怕进食而出现体重下降时可怀疑有慢性肠系膜动脉硬化性狭窄的可能。查体腹部体征不明显，上腹部常可听到收缩期杂音。超声多普勒、磁共振血管成像、计算机体层扫描血管成像、动脉造影检查对诊断有参考价值。临床上需与胆石症、慢性胰腺炎、消化性溃疡、胰腺癌等相鉴别。

知识点30：下肢动脉粥样硬化性疾病控制危险因素的药物治疗

副高：熟悉掌握 正高：熟悉掌握

动脉粥样硬化为全身性疾病，在治疗下肢动脉粥样硬化性疾病患者的过程中，为减少心血管事件，需终生控制和治疗导致全身动脉粥样硬化的危险因素，包括吸烟、糖尿病、血脂代谢异常和高血压等，另外需低脂饮食，增加每天运动量。

（1）控制血压：为减少患者发生心肌梗死、卒中、充血性心力衰竭和心血管事件死亡的危险性，无糖尿病的下肢动脉粥样硬化性疾病患者的血压应控制至140/90mmHg以下，并存糖尿病和慢性肾功能不全的患者血压应控制至130/80mmHg以下。下肢动脉粥样硬化性疾病患者可应用β受体阻滞剂。下肢动脉粥样硬化性疾病患者应用ACEI可减少心血管事件的风险。需注意药物造成收缩压迅速下降，可引起部分患者的症状恶化。

（2）调节血脂：下肢动脉粥样硬化性疾病患者血脂控制基本目标均为LDL-C在2.6mmoL/L以下，高于此值者应立即饮食控制，同时口服他汀类药物治疗；LEAD患者若并存糖尿病或冠心病则属于发生缺血事件的极高危组，应口服他汀类药物控制LDL-C为1.8mmol/L以下；合并代谢综合征（如LDL-C正常，HDL-C降低，TG升高）的LEAD患者应控制体重，增加运动量，治疗其他血脂异常（如治疗高TG、低HDL-C），采用纤维酸衍生物或烟酸治疗可能有效。

（3）控制糖尿病：并存糖尿病的下肢动脉粥样硬化性疾病患者可进行适当的足部护理，皮肤破损和溃疡须立即治疗；并存糖尿病的患者应严格控制血糖，基本目标：血糖<6.1mmol/L、糖化血红蛋白<7.0；并存冠心病者糖化血红蛋白应<6.5。糖化血红蛋白保持在7.0，可以有效降低微血管并发症并可能减少心血管事件的发生。

知识点31：下肢动脉粥样硬化性疾病应用抗血小板药物治疗

副高：熟悉掌握 正高：熟悉掌握

（1）抗血小板聚集治疗可以减少下肢动脉粥样硬化性疾病患者发生心肌梗死、卒中或血管性死亡的风险。

（2）下肢动脉粥样硬化性疾病患者每天口服阿司匹林75～325mg可减少发生心肌梗死、卒中或血管性死亡的风险，其效果确切、安全；病变稳定者阿司匹林可服用100mg/d，不稳定或在介入治疗时应短期加量。

（3）每天口服氯吡格雷75mg可以作为阿司匹林的替代治疗；行介入治疗时氯吡格雷应与阿司匹林联合应用。

（4）口服华法林抗凝治疗不能减少患者发生缺血性心血管事件的风险。

知识点32：下肢动脉粥样硬化性疾病改善跛行症状的药物

　　　　　　　　　　　　　　　　　　副高：熟悉掌握　　正高：熟悉掌握

（1）西洛他唑（200mg口服，每日2次）：可使无心力衰竭的间歇性跛行患者症状改善并增加行走距离，无心力衰竭但活动受限的间歇性跛行患者，应采用此药治疗。

（2）己酮可可碱（400mg，每日3次）：可替代西洛他唑，延长行走距离；己酮可可碱治疗间歇性跛行的疗效还需要进一步证实。

（3）银杏叶制剂：可改善症状、延长行走距离，但需要进一步证实。

（4）L-精氨酸和丙酰-L-肉毒碱：治疗间歇性跛行的疗效不明确。

（5）口服前列腺素类药物（如贝前列素和伊洛前列素）：不能延长行走距离。

（6）螯合剂（如四溴乙烯酸）：不能用于治疗间歇性跛行，并可能有害。

知识点33：下肢动脉粥样硬化性疾病治疗严重肢体缺血的药物

　　　　　　　　　　　　　　　　　　副高：熟悉掌握　　正高：熟悉掌握

（1）己酮可可碱可能有益于改善严重肢体缺血患者症状，但尚缺乏证据，静脉使用的己酮可可碱不用于治疗严重肢体缺血。西洛他唑可治疗间歇性跛行，其在严重肢体缺血患者中的治疗价值不明确。

（2）静脉应用前列腺素E或伊洛前列素7～28天可能减轻缺血性疼痛，并有助于严重肢体缺血患者溃疡的愈合，但仅对部分患者有效。

（3）口服伊洛前列素不能降低严重肢体缺血患者截肢或死亡的危险。

（4）血管源性生长因子治疗严重肢体缺血的效果未被证实，需要安慰剂对照试验研究。

（5）凝血酶抑制药阿加曲班适用于改善四肢溃疡、静息痛及冷感症状，尚需更多的临床证据。

知识点34：治疗急性肢体缺血的溶栓药物　　副高：熟悉掌握　　正高：熟悉掌握

14天内的急性肢体缺血经导管溶栓治疗有效、有益，且较手术治疗风险低。尿激酶、链激酶、阿替普酶、瑞替普酶、替奈普酶等可用于急性肢体缺血的经导管溶栓治疗。

知识点35：下肢动脉粥样硬化性疾病血运重建术的指征

副高：熟练掌握　正高：熟练掌握

①症状影响患者的生活质量。②药物治疗无效。③有静息疼痛。④皮肤溃疡及坏疽。

知识点36：下肢动脉粥样硬化性疾病血运重建术的方法

副高：熟练掌握　正高：熟练掌握

（1）介入治疗：包括经导管血管内溶栓术、经皮血栓去除术、经皮球囊血管成形术、支架置入术、支架-移植物置入术和斑块消蚀术等。其中，经皮腔内血管成形术对局限病变，特别是髂动脉或股动脉病变最有效。

（2）外科手术治疗：包括自体或异体血管旁路移植术、动脉内膜剥脱术或联合治疗等。其中，血管旁路移植术适用于病变广泛（长度>10cm）或多处血管病变的患者，可以采用人造血管或自体大隐静脉旁路移植术，在闭塞动脉的近、远端作桥式端侧吻合重建动脉血，可以采用的术式包括股-腘动脉旁路移植术或股-胫-足背动脉旁路移植术等。

血运重建治疗的预后与解剖部位和临床因素有关。经皮腔内血管成形术对常见的髂动脉狭窄开通率最高，越远端动脉的开通率越低。影响开通率的解剖因素包括动脉病变的严重程度、狭窄或闭塞的长度和病变血管的数量；影响预后的临床因素还包括糖尿病、肾衰竭、吸烟和缺血的严重程度。需要外科手术者必须评估心血管风险，血运重建方式的选择需要血管外科医师和放射科医师共同参与决定。术前需要进行超声、MRA、CT血管成像或数字减影血管造影等检查，以确定采用介入或外科手术治疗。

第三节　血栓性静脉炎

知识点1：血栓性静脉炎概述　　　　副高：熟练掌握　正高：熟练掌握

血栓性静脉炎简称静脉炎，是指静脉血管的急性无菌性炎症。根据病变部位，静脉炎可分为浅静脉炎和深静脉炎。少数患者可有发热、白细胞总数增高等，患者常常陈诉疼痛肿胀。引起静脉血栓形成的病因很多，如创伤、手术、妊娠、分娩、心脏病、恶性肿瘤、口服避孕药及长期站立、下蹲、久坐、久卧等，较常见的是外科手术后引发本病。

知识点2：引起静脉血栓的病因　　　　副高：熟练掌握　正高：熟练掌握

（1）静脉壁损伤：静脉内壁为一层扁平的内皮细胞，其表面由含蛋白聚糖的多糖-蛋白质复合物所覆盖。完整的内膜是防止纤维蛋白沉积的必要条件。在静脉入口和汇合处，管壁的结构最为薄弱，淤血可使静脉管腔扩大，薄弱的内膜上发生极为微小的裂伤，从而使血小板黏附，出现纤维蛋白沉积。

（2）静脉血流缓慢：因手术或重病卧床、心力衰竭、腹压增高、下肢静脉曲张或因其他原因长时间静坐均易引起深静脉血栓形成。静脉血流缓慢时组织缺氧导致细胞代谢障碍，局部凝血酶积聚；并由于细胞的破坏而释放出血清素和组胺，使内皮细胞收缩及其下方的基底膜裸露，使血流中的血小板黏附其上，引起凝血物质的释放和激活。

（3）异常的血液高凝状态：血细胞和血浆蛋白的改变，如血小板黏附性增高，血小板数、血浆纤维蛋白原增加，凝血因子增多和抗纤维蛋白溶酶，尤其是 α_2-球蛋白和 α_1-抗胰蛋白酶的含量增高等，有助于静脉血栓形成。

知识点3：静脉血栓的主要危险因素   副高：熟练掌握   正高：熟练掌握

（1）获得性危险因素：获得性危险因素常见于住院患者，包括手术、创伤、下肢固定，还有一些慢性疾病如肿瘤也可以导致患者深静脉血栓和肺栓塞。静脉血栓同时也是一个关系到妇女健康的问题，因为口服避孕药、妊娠以及绝经后激素替代疗法都是深静脉血栓和肺栓塞的危险因素。另外由于放置中心静脉导管、起搏器和心内除颤的患者越来越多，上肢深静脉血栓发生率也明显增加。

（2）遗传性危险因素：此因素同样可导致静脉血栓的形成，这些因素包括先天性抗凝血酶Ⅲ（AT-Ⅲ）缺乏症，凝血因子V Leiden变异，活化蛋白C（APC）抵抗，蛋白C（PC）和蛋白S（PS）缺乏，纤维蛋白原异常，凝血因子Ⅷ、Ⅸ、Ⅺ异常，高同型半胱氨酸血症等。

知识点4：血栓性静脉炎的临床症状   副高：熟练掌握   正高：熟练掌握

（1）深静脉血栓形成（DVT）：可有局部症状，但临床有些患者可以毫无症状，而以肺栓塞为首发症状。其症状的轻重取决于受累静脉的部位、阻塞的程度和范围。典型的临床表现为疼痛、肿胀，或一侧下肢疼痛性肿胀，行走时加剧。轻者仅有局部沉重感、站立时明显，疼痛加剧时表现为痉挛痛、胀痛。因炎症和血栓多发生于小腿静脉或腘静脉内，故疼痛常以小腿明显。一般疼痛会比肿胀早出现几天，但有些患者可以仅仅表现为肿胀而疼痛不明显。若静脉血栓发展到髂静脉、股静脉，则患侧肢体疼痛加剧，并可伴有凹陷性水肿，同时可伴有轻度的全身症状，如发热、乏力、心动过速，并可有白细胞增多和血沉增快等；当血栓向下腔静脉发展时，双下肢和外阴部均可出现水肿，偶有因下肢回流血流锐减出现低血容量休克。一般双侧深静脉血栓较为少见，一旦出现则应怀疑有潜在的恶性肿瘤可能。

（2）血栓性浅静脉炎：一般表现为局部的疼痛、肿胀，周围皮肤可有发热、红肿的表现，受累浅表静脉有触痛，通常沿受累静脉行径可触摸到一条有压痛的索状物。

知识点5：血栓性静脉炎的体征表现   副高：熟练掌握   正高：熟练掌握

深静脉血栓形成查体时通常可见到患肢肿胀，远端浅静脉曲张，小腿静脉或腘静脉血栓可有小腿肌肉、腘窝、腹股沟内侧等处压痛。直腿伸踝试验（Homan征）阳性：检查时让患者下肢伸直，将踝关节急速背屈时，由于腓肠肌和比目鱼肌被动拉长而刺激小腿中病变的静脉，引起小腿肌肉深部疼痛。髂静脉、股静脉血栓可见股内侧及同侧下腹壁静脉曲张，查体可发现患侧股三角区压痛明显，股静脉行径可触及一条有压痛的索状物。若血栓延及下腔静脉，则两侧腹壁、胸壁和臀部均有浅静脉曲张。

知识点6：血栓性静脉炎的实验室检查	副高：熟练掌握 正高：熟练掌握

（1）D-二聚体：D-二聚体水平的检测常常用来评估急性静脉血栓的患者以及很多其他非栓塞性患者的情况。一般来说，D-二聚体的测定对深静脉血栓形成的诊断是一个敏感但不具有特异性的指标。通常其阴性结果的价值更大，常提示患者患有深静脉血栓的可能性较小，阴性预测值高。因此，D-二聚体在预测患者患病的可能性上可以作为一个很好的排除指标。

（2）体积描记术：包括电阻抗体积描记法、应变体积描记法、静脉血流描记法和充电体积描记法。其中电阻抗体积描记法是通过测量电阻抗的改变来了解血容量的变化，适用于髂、股、腘静脉的急性血栓形成者，准确率可达到96%。

知识点7：血栓性静脉炎的辅助检查	副高：熟练掌握 正高：熟练掌握

（1）加压超声成像（CUS）：是目前诊断深静脉血栓的一种成像方法。根据受累静脉节段压缩性差的原理，再结合包括彩色血流多普勒的超声多普勒可以准确地辨别血管并明确特点节段的压缩性。用彩色血流多普勒实时显像法对膝以上深静脉血栓形成有良好的特异性和敏感性，可替代X线静脉造影检查。

（2）磁共振静脉显像（MRV）：是在深静脉血栓形成诊断技术上的一项进步，可检查出下肢、骨盆、肺部的栓塞，并可以辨别成熟和未成熟的血凝块。但是由于检查费用较高、要求患者的配合度高，MRV仍不能代替超声作为一种基础的筛查技术。其对妊娠妇女深静脉血栓形成的检查较超声准确，并且安全性较高。

（3）静脉造影：是诊断深静脉血栓形成的"金标准"，可显示静脉栓塞的部位、程度、范围和侧支循环的情况。这是一项有创的检查手段，并且不是任何时候都适用，有2%~5%的患者有不良反应，包括静脉炎和变态反应。目前，静脉造影已经被超声取代作为可疑的深静脉血栓形成患者的初步检查手段，当超声检查结果不能明确或不可信时，静脉造影检查对明确诊断有很大的意义。静脉造影也适用于临床高度怀疑有静脉血栓可能，但是超声检查提示阴性结果的患者，以及有症状和静脉血栓既往史而超声检查不能诊断的患者。

（4）螺旋CT肺血管造影检查：如果阴性结果可以排除肺栓塞的可能。

知识点8：深静脉血栓形成评分　　　　　副高：熟练掌握　正高：熟练掌握

深静脉血栓形成评分

临床特征	得 分
活动期的肿瘤（进行治疗的6个月以内或姑息治疗）	1
瘫痪、轻瘫或近期下肢被石膏固定	1
近期翻动＞3天或大型手术3个月内引起的麻痹	1
下肢深静脉局限性的触痛	1
下肢肿胀	1
胫骨粗隆下10cm处的小腿较无症状侧肿胀＞3cm	1
有症状下肢的凹陷性水肿	1
侧支浅静脉（无曲张）	1
有深静脉血栓形成的既往史	1
有较深静脉血栓形成一样或接近的其他诊断可以解释病情	−2

注：得分＜1分为低危组，1～2分为中危组，＞2分为高危组

知识点9：深静脉血栓形成的分组及诊断　　　　副高：熟练掌握　正高：熟练掌握

根据临床评估得分，将疑似深静脉血栓形成的患者分成低、中、高危组，再结合辅助检查进行诊断。

（1）低危组：①可检测患者D-二聚体水平，如果正常则可排除，异常者还需进行加压超声成像。②直接行加压超声成像检查，正常者可排除深静脉血栓形成可能，有异常表现则可诊断。

（2）中危组：①检测D-二聚体水平，正常者可排除；异常仍需做加压超声成像检查，加压超声发现病变者可诊断，未发现病变于5～8天复查。②直接行加压超声成像，发现病变者可诊断，未发现病变于5～8天复查。

（3）高危组：行加压超声成像，未发现异常，可考虑于5～8天复查，或直接做静脉造影；发现病变则可诊断。

知识点10：深静脉血栓形成的鉴别诊断　　　　副高：熟练掌握　正高：熟练掌握

深静脉血栓形成需注意与肌肉劳损、急性小腿肌炎、小腿蜂窝织炎、淋巴水肿、急性动脉阻塞等疾病相鉴别。

知识点11：血栓性浅静脉炎的诊断　　　　副高：熟练掌握　正高：熟练掌握

根据浅表静脉区的红肿和扪及压痛的条索状物等临床特点可诊断血栓性浅静脉炎。

知识点12：深静脉血栓形成的一般治疗　　　　副高：熟练掌握　正高：熟练掌握

卧床休息1～2周，抬高患肢超过心脏水平，离床面20～30cm，膝关节宜安置于5°～10°的微屈曲位。床尾抬高30°；保持排便通畅；开始起床后应穿有压差或无压差长筒弹力袜。

知识点13：深静脉血栓形成的初始抗凝治疗　　　　副高：熟悉掌握　正高：熟悉掌握

（1）低分子量肝素：因为根据体重为基础计算的低分子量肝素用量的抗凝作用可预测，所以通常不需要在治疗期间通过实验室检查进行监测。但是有3类患者需考虑予以监测：①肾功能不全的患者（肌酐清除率<30ml/min）。②肥胖的患者，其低分子肝素的分布容积可能不同，所以以体重为基础计算出的剂量可能不合适。③妊娠期妇女，目前尚不清楚用量是否需要根据孕妇体重的变化进行调整。低分子肝素的浓度通常根据皮下注射4小时后的血液浓度来确定。推荐有效浓度范围：每天注射2次为0.6～1.0U/ml，每天1次则为1.0～2.0U/ml。

研究表明，在治疗急性期深静脉血栓形成方面，无监测的固定剂量皮下注射低分子肝素的有效性和安全性与静脉注射调整剂量的普通肝素一样。但是深静脉血栓延伸至髂静脉、股静脉的患者通常不推荐使用低分子量肝素治疗，而是采用静脉注射普通肝素（超过5天）进行治疗。在低分子肝素治疗方面，门诊患者和住院患者的疗效没有差别，因此在很多医疗机构，低分子肝素较静脉注射普通肝素治疗更常用。

（2）普通肝素：首先以5000～10000U 1次静脉注射，以后以1000～1500U/h持续滴注，其滴速以部分凝血活酶时间（APTT）为调整指标。临床上通过检测部分凝血活酶时间来监测肝素治疗，通常将指标定为1.5～2.5倍于对照值。

（3）华法林：是一种维生素K阻滞药，可以抑制凝血因子Ⅱ、Ⅶ、Ⅸ、Ⅹ。对深静脉血栓形成的患者，华法林应该在肝素治疗后24～48小时使用，以达国际标准化凝血酶原时间比值（INR）为2.0～3.0的目标。华法林的使用剂量通常根据INR指标进行调整，在INR达到治疗范围并维持至少24小时之前应每天或隔天检测INR指标。在确定初始剂量后，华法林的监测可改为2～3次/周，持续1～2周，如果INR结果较稳定监测频率可继续减少，最长可相隔4～6周。当剂量需要调整时，若患者服用可干扰华法林的药物，则监测频率需重新回到初始治疗时，直到INR再次稳定后。

知识点14：抗凝治疗的不良反应　　　　副高：熟练掌握　正高：熟练掌握

出血是抗凝治疗最常见的不良反应。在接受静脉注射肝素治疗的急性静脉栓塞的患者中，有接近2%的患者因大出血，如脑出血、胃肠出血或者腹膜后出血而住院、输血，甚至死亡。近期手术、创伤以及同时服用阿司匹林或溶栓治疗都可增加出血的风险。

肝素诱发的血小板减少症是肝素和低分子肝素治疗时可能出现的一种非出血性的并发症，表现为血小板减少和新血栓形成。在接受普通肝素治疗的患者中，建议监测其血小板计数，而使用低分子肝素的患者则不建议监测，因为其发生这种并发症的风险很低。

知识点15：深静脉血栓形成的溶栓治疗　　　　副高：熟练掌握　　正高：熟练掌握

尿激酶最为常用，对急性期血栓起效快，溶栓效果好，变态反应少；常见的不良反应是出血。治疗剂量无统一标准，一般首次剂量为4000U/kg，30分钟内静脉注射；维持剂量为60万～120万U/d，持续48～72小时，必要时持续5～7天。重组组织型纤溶酶原激活剂溶栓效果好，出血发生率低，可重复使用。

溶栓方法包括导管接触性溶栓和系统溶栓。溶栓治疗过程中需监测血浆纤维蛋白原（FC）和凝血酶原时间，FG＜1.0g/L应停药，INR值应控制在2.0～3.0。

对于急性期中央型或混合型DVT，在全身情况好、预期生存期≥1年、出血风险较小的前提下，首选导管接触性溶栓。如不具备导管溶栓的条件，可行系统溶栓。

知识点16：深静脉血栓形成的长期抗凝治疗　　　副高：熟练掌握　　正高：熟练掌握

（1）抗凝的药物及强度：维生素K阻滞药（如华法林）、直接Xa因子抑制剂（如利伐沙班）等对预防复发有效。如果使用维生素K阻滞药，治疗过程中应使INR维持在2.0～3.0，需定期监测。

（2）抗凝的疗程：根据DVT的发生情况，抗凝的疗程也随之不同。①继发于一过性危险因素（如外科手术）的首次发生的DVT患者，行3个月的抗凝治疗。②对危险因素不明的情况下首次发生DVT的患者应充分抗凝至少3个月。③伴有癌症的首次发生DVT的患者，应用低分子肝素3～6个月后，长期口服维生素K阻滞药治疗。④具有血栓形成的原发性危险因素的首次发生DVT患者，复发率较高，应长期口服维生素K阻滞药。⑤反复发病的DVT患者，应长期抗凝治疗。

知识点17：深静脉血栓的介入治疗　　　　　　副高：熟练掌握　　正高：熟练掌握

深静脉血栓形成达膝以上者，肺栓塞危险性高时；因并发症需停止抗凝治疗时；予以足量抗凝药治疗仍反复发生血栓栓塞时以及有不能用抗生素控制的败血性血栓栓塞病变时，可考虑经皮下腔静脉内置入过滤器。慢性下腔静脉阻塞，主要是髂静脉、下腔静脉等，可用球囊扩张并置入支架。

血栓性浅静脉炎的治疗通常采取保守支持疗法，如休息、患肢抬高、热敷。应用非甾体类抗炎药可镇痛并防止血栓发展。若为大隐静脉血栓应密切注意，必要时予以抗凝治疗。

知识点18：深静脉血栓的预防　　　　　　　　副高：熟练掌握　　正高：熟练掌握

（1）对有深静脉血栓形成倾向，如股骨头骨折、较大骨科或盆腔手术、中老年人如有血黏度增高等，在接受手术前2小时可采用小剂量肝素5000U皮下注射。术后2次/日，持续5～7天，或术后第4天口服华法林；或术前、术后各用低分子右旋糖酐500ml静滴，以后隔天1次，共3次。

（2）对明显有抗凝禁忌的患者，可采用保守的预防手段，如鼓励患者在床上进行下肢的主要活动，并做深呼吸和咳嗽动作；必要时可做踝关节被动踏板运动；条件允许者可早期起床运动，穿长筒弹力袜；定时充气压迫腓肠肌和腓肠肌电刺激法有较好的预防效果，但患者多难以接受。

（3）对于血栓性浅静脉炎应注意避免输入对静脉壁有刺激的溶液，早期拔除静脉插管，积极治疗静脉曲张，并注意如大隐静脉处血栓应定期复查，防止发展至深静脉。

第十三章　肺动脉栓塞

知识点1：肺动脉栓塞的概念及种类　　　　副高：熟练掌握　正高：熟练掌握

肺动脉栓塞（PE）是指内源性或外源性栓子阻塞肺动脉或其分支引起肺循环功能障碍的临床和病理生理综合征，包括肺血栓栓塞症、脂肪栓塞综合征、羊水栓塞、空气栓塞、肿瘤栓塞和细菌栓塞等。肺血栓栓塞症（PTE）是指来自全身静脉系统或右心的内源性或外源性栓子阻塞肺动脉及其分支，引起肺循环和呼吸功能障碍的临床和病理生理综合征，是最常见的PE类型。通常所称的PE即指PTE，引起PTE的血栓主要来源于深静脉血栓形成（DVT）。PTE常为DVT的并发症。PTE与DVT共属于静脉血栓栓塞症（VTE）。PE和急性冠状动脉综合征、主动脉夹层共同构成我国三大致死性心血管疾病，严重危害公众健康。

知识点2：肺动脉栓塞的危险因素　　　　副高：熟练掌握　正高：熟练掌握

（1）高危因素：骨折（髋部或腿部）、髋或膝关节置换、大手术/创伤、脊髓损伤等。

（2）中危因素：关节镜手术、中心静脉置管、化疗、慢性心力衰竭或呼吸衰竭、激素替代治疗、恶性肿瘤、口服避孕药、瘫痪、妊娠、围生期、既往静脉血栓病史、血栓形成倾向等。

（3）低危因素：卧床>3天或久坐、高龄、肥胖、吸烟、静脉曲张、腹腔镜手术等。

知识点3：肺动脉栓塞对循环系统的病理生理影响　　　　副高：熟练掌握　正高：熟练掌握

（1）血流动力学改变：当血栓栓塞阻塞肺血管床30%～50%时，血流动力学改变即非常明显。急性肺栓塞时，栓子堵塞肺动脉，导致肺循环阻力增加，肺动脉压力升高，右心室后负荷增加。当右心室负荷明显增加时，可引起右心衰竭，最终可出现血压下降。由于肺血管床具备强大的储备能力，对于原无基础心肺疾病的患者，当肺血管被阻塞20%～30%时，开始出现一定程度的肺动脉高压；肺血管床被阻塞30%～40%时，平均肺动脉压力（MPAP）可达30mmHg以上，右心室平均压可增高；肺血管床被阻塞40%～50%时，MPAP达40mmHg，右心室充盈压增加，心指数下降；肺血管床被阻塞50%～70%时，出现持续的严重肺动脉高压；阻塞达85%时，则可发生猝死。既往有心肺疾患的患者出现上述情况时，肺动脉压力变化则更明显。

（2）对心脏的影响：①肺动脉高压导致右心室后负荷增加，心排血量下降，体循环淤血，出现急性肺源性心脏病。②肺循环阻塞，肺静脉回流减少，右室充盈压升高，室间隔左移，加之受到心包的限制，可引起左室充盈下降，导致体循环压下降，严重时可出现休克。③心室室壁张力增加，体循环低血压，可引起冠状动脉供血量下降，加之缺氧和心肌耗氧量增加等因素，促使右心功能进一步恶化；栓塞后肺血管内皮细胞释放的内皮素可介导冠状动脉痉挛。④右房压力过高时，在生理性卵圆孔未闭的患者（占正常人群的20%～30%），可致卵圆孔右向左单向开放，出现心内右向左分流。部分栓子可因此进入体循环，造成脑栓塞等，形成反常性栓塞。同时心内右向左分流又加重了低氧血症。

知识点4：肺动脉栓塞对呼吸系统的病理生理改变 副高：熟练掌握 正高：熟练掌握

（1）通气/血流（V/Q）比例失调：肺动脉栓塞部位有通气但无血流灌注，使肺泡不能有效进行气体交换，肺泡死腔增大；正常肺组织血流速度增快，氧合时间减少，如再有基础通气和弥散功能障碍，则对氧合影响更大。肺萎缩塌陷、不张和梗死区域，如有残存血流，可形成低V/Q区。V/Q比例失调是造成低氧血症的主要原因。

（2）通气功能障碍：肺栓塞面积较大时可引起反射性支气管痉挛，此外，5-羟色胺、组胺、血小板激活因子以及交感神经兴奋等也可引起支气管痉挛，增加气道阻力，引起肺通气不良。肺栓塞患者由于过度通气可引起$PaCO_2$下降。但较大的栓塞时，$PaCO_2$可升高。

（3）肺表面活性物质减少：当肺毛细血管血流灌注严重降低或终止24小时后，肺表面活性物质减少，可导致肺萎陷，出现肺不张；同时肺泡上皮通透性增加，产生局部或弥漫性肺水肿和不张，导致通气和弥散功能进一步下降。

（4）肺内右向左分流：通气功能障碍、肺不张及严重的肺动脉高压引起的动静脉短路开放，引起肺内右向左分流。

知识点5：肺动脉栓塞的临床表现 副高：熟练掌握 正高：熟练掌握

（1）症状：肺动脉栓塞的典型症状为肺梗死三联征，即呼吸困难、胸痛和咯血。①呼吸困难发生率高，多表现为劳力性呼吸困难。②胸痛多为胸膜痛，少部分患者表现为"心绞痛样痛"。③咯血表现为血量不多，鲜红色，数日后变为暗红色，提示有肺梗死。④其他症状：咳嗽多表现为干咳，可伴哮鸣音；惊恐由胸痛或低氧血症所致；当大块肺栓塞或重症肺动脉高压时，可引起一过性脑缺血，表现为晕厥，可为肺动脉栓塞的首发症状。

（2）体征：①呼吸急促，呼吸频率>20次/分。②心动过速。③血压下降，甚至休克。④发绀。⑤发热：多为低热，少数患者可有中度以上发热。⑥颈静脉充盈或搏动。⑦肺部可闻及哮鸣音和/或细湿啰音，偶可闻及血管杂音。⑧肺动脉瓣区第二音亢进或分裂，$P_2 > A_2$，二尖瓣区收缩期杂音。

知识点6：深静脉血栓形成的症状与体征 副高：熟练掌握 正高：熟练掌握

在诊断PE的同时，要注意是否存在深静脉血栓形成（DVT），特别是下肢DVT。下肢DVT主要表现为患肢肿胀、疼痛或压痛、浅静脉扩张、皮肤色素沉着、行走后患肢易疲劳或肿胀加重，查体发现患肢周径增粗（髌骨下极下方10cm处测量）。

知识点7：肺动脉栓塞的危险分层　　　　　　副高：熟练掌握　正高：熟练掌握

肺栓塞的危险分层

肺栓塞死亡风险	危险度标识			推荐治疗
	临床症状（低血压或休克）	右室功能不全	心肌损伤	
高危（>15%）	+	+	+	溶栓或取栓术
中危（3%~15%）	−	+	+	住院治疗
		+	−	
		−	+	
低危（<1%）	−	−	−	早期出院或门诊治疗

知识点8：肺动脉栓塞的危险分层指标　　　　副高：熟练掌握　正高：熟练掌握

肺栓塞危险分层指标

	危险分层指标
临床表现	休克
	低血压（收缩压<90mmHg，或血压下降超过40mmHg持续15分钟）
右室功能不全征象	超声心动图提示右室扩张、压力超负荷
	CT提示右室扩张
	右心导管检查提示右室压力过高
心肌损伤标志	BNP或NT-proBNP升高*
	肌钙蛋白Ⅰ或肌钙蛋白T阳性

注：*：BNP：脑钠肽；NT-pro BNP：N-末端脑钠肽前体

知识点9：肺动脉栓塞的实验室检查　　　　　副高：熟练掌握　正高：熟练掌握

（1）动脉血气分析：常表现为低氧血症、低碳酸血症、肺泡动脉血氧分压差 $[P_{(A-a)}O_2]$ 增大。部分患者结果可正常。动脉血气分析检查应在未吸氧状态下进行。

（2）血浆D-二聚体：D-二聚体是纤维蛋白胶连蛋白的代谢产物，急性肺栓塞时血浆含量增加，敏感性高，但特异性不强，应排除手术、外伤和急性心肌梗死。如D-二聚体低于500μg/L，可排除急性肺栓塞诊断，不需做肺动脉造影。D-二聚体诊断PE的敏感性达92%~100%，但特异性较低，仅为40%~43%。

对于中低危的PE患者，ELISA法检测D-二聚体水平<500μg/L有利于PE的排除诊断，而对于高危患者，无论D-二聚体水平高低均不能除外PE的诊断。

假阳性结果：高龄、肿瘤、感染、炎症和组织坏死等均可导致D-二聚体出现假阳性情况。

假阴性结果：栓子形成或栓塞时间过长以及慢性血栓栓塞性肺高压等情况可能造成D-二聚体的假阴性。

知识点10：肺动脉栓塞的心电图表现　　　　副高：熟练掌握　正高：熟练掌握

（1）窦性心动过速：大多数PE患者都会有一过性心率增快，特别是与基础心率相比。

（2）急性右室扩张和肺动脉高压的表现，最常见为心电轴右偏，顺钟向转位，不完全性或完全性右束支传导阻滞，肺型P波或Ⅱ导联T波高尖以及典型的$S_IQ_{III}T_{III}$波形（Ⅰ导联S波加深，Ⅲ导联Q波显著和T波倒置）。

（3）部分患者还可表现为$V_1 \sim V_4$、Ⅱ、Ⅲ、aVF导联T波倒置（多呈对称性类似"冠状T"改变）和ST段异常。PE心电图改变的程度与临床症状严重程度不一致。有典型$S_IQ_{III}T_{III}$心电图表现的患者只有20%左右。

知识点11：肺动脉栓塞的X线胸片表现　　　　副高：熟练掌握　正高：熟练掌握

X线胸片多有异常改变，最常见的征象为肺纹理稀疏、减少，透明度增加和肺血分布不匀。偶见形状不一的肺梗死浸润影，典型表现为底边朝向胸膜或膈肌上的楔形影，有少至中量胸腔渗液。此外，还可见气管移向患侧或较重侧，膈肌抬高。当并发肺动脉高压或右心扩大或衰竭时，上腔静脉影增宽，肺动脉段凸出，右肺下动脉增宽，右心室扩大。

知识点12：肺动脉栓塞的超声心动图表现　　　　副高：熟练掌握　正高：熟练掌握

超声心动图可显示右心的大小和功能，对病情危重、血流动力学不稳定的可疑急性大面积肺栓塞有诊断价值，可列入首选，在患者就诊2小时内完成。下肢静脉超声可发现下肢深部静脉血栓形成。

超声心动图可提供一些有价值的诊断依据，包括直接征象和间接征象。

（1）直接征象：肺动脉或右室内存在血栓。

（2）间接征象：右心增大；三尖瓣关闭不全，估测肺动脉收缩压＞30mmHg；右室/左室舒张末期内径＞1；右室舒张末期内径＞30mm；右室收缩功能不全；左心室受压；室间隔矛盾运动；右室等容舒张时间增加；肺动脉加速时间缩短等。

对于血流动力学稳定、血压正常的可疑PE患者，超声心动图检测不作为一项常规的检查手段。而对于休克或低血压的高度怀疑PE的患者，如果超声心动图提示血流动力学稳定，无右心室超负荷、右心功能不全的征象即可以排除PE。而且超声心动图有助于鉴别休克的原因，如心脏压塞、急性瓣膜功能不全、急性心肌梗死、低血容量症等。相反，如果血流动力学不稳定，同时具备右心室超负荷或功能不全的明确征象，即可高度怀疑PE。如果患者病情严重，必须床旁诊断时，这些征象可以为PE治疗提供有力证据。

知识点13：肺动脉栓塞的螺旋CT和电子束CT造影表现
　　　　　　　　　　　　　　　　　　　　副高：熟练掌握　正高：熟练掌握

螺旋CT和电子束CT造影能够发现段以上肺动脉内的栓子，是PTE的确诊手段之一。

PTE的直接征象为肺动脉内的低密度充盈缺损，部分或完全包围在不透光的血流之间（轨道征），或者呈完全充盈缺损，远端血管不显影。CT对亚段PTE的诊断价值有限。

知识点14：肺动脉栓塞的磁共振成像检查　　　副高：熟练掌握　　正高：熟练掌握

磁共振成像（MRI）对段以上肺动脉内栓子诊断的敏感性和特异性均较高，避免了注射碘造影剂的缺点，与肺血管造影相比，患者更易于接受。适用于碘造影剂过敏的患者。MRI具有潜在的识别新旧血栓的能力，有可能为确定溶栓方案提供依据。

知识点15：肺动脉栓塞的核素肺通气/灌注扫描　　　副高：熟练掌握　　正高：熟练掌握

核素肺通气/灌注扫描是PE重要的诊断方法。典型征象为呈肺段分布的肺灌注缺损，并与通气显像匹配。肺灌注扫描的特异性有限，除血栓形成或栓塞外，以下多种原因也可引起肺灌注缺损，导致假阳性结果：①血管腔外受压（肿瘤、气胸、胸腔积液）。②支气管-肺动脉吻合（慢性肺部炎症、支气管扩张等）。③局部缺氧引起的血管收缩（哮喘和慢性阻塞性肺疾病等）。④肺组织纤维化（肺囊肿、陈旧性肺结核）。⑤肺切除。故单纯肺灌注扫描显示缺损尚不足以确诊肺栓塞，也不能据此判断病因。

由于许多疾病可以同时影响肺通气和血流状况，致使通气/灌注扫描在结果判定上较为复杂，因此需密切结合临床进行判读。一般将扫描结果分为三类：①高度可能，其征象为至少1个或更多叶段的局部灌注缺损而该部位通气良好或X线胸片无异常。②正常或接近正常。③非诊断性异常，其征象介于高度可能与正常之间。

知识点16：肺动脉栓塞的肺动脉造影检查　　　副高：熟练掌握　　正高：熟练掌握

肺动脉造影是诊断肺栓塞的"金标准"，敏感性和特异性均高。PE的直接征象有肺血管内造影剂充盈缺损，伴或不伴轨道征的血流阻断；间接征象有肺动脉造影剂流动缓慢，局部低灌注，静脉回流延迟等。如缺乏PE的直接征象，不能诊断PE。但肺动脉造影为有创检查，应严格掌握适应证。如果其他无创性检查手段能够确诊，并且拟仅采取内科治疗时，不必进行此项检查。

（1）适应证：可疑PE经其他无创检查不能肯定或排除；PE外科治疗前评估；鉴别肺动脉高压、慢性血栓栓塞性肺动脉高压（CTEPH）以及各种肺血管畸形等。

（2）禁忌证：目前无绝对禁忌证。相对禁忌证主要包括造影剂过敏、肾功能损害、左束支阻滞、严重充血性心衰、凝血功能障碍性疾病、严重感染、妊娠3个月以内者。

知识点17：深静脉血栓的辅助检查　　　副高：熟练掌握　　正高：熟练掌握

（1）静脉超声检查：通过直接观察血栓、探头压迫观察或挤压远侧肢体试验和多普勒血流探测等技术，发现近端下肢静脉内血栓。静脉不能被压陷或静脉腔内无血流信号为DVT

的特定征象和诊断依据。对腓静脉和无症状的下肢DVT，检查阳性率较低。

（2）磁共振成像：对有症状的急性DVT诊断的敏感性和特异性可达90%～100%。部分研究提示，也可用于检测无症状的下肢DVT。在检出盆腔和上肢深静脉血栓方面有优势，但对腓静脉血栓，其敏感性不如静脉造影。

（3）肢体阻抗容积图（IPG）：可间接提示静脉血栓形成。对有症状的近端DVT具有很高的敏感性和特异性，对无症状的下肢静脉血栓敏感性低。

（4）放射性核素静脉造影：属无创DVT检测方法，常与肺灌注扫描联合进行。另适用于对造影剂过敏者。

（5）静脉造影：是诊断DVT的"金标准"，可显示静脉血栓的部位、范围、程度及侧支循环和静脉功能状态，其诊断敏感性和特异性均接近100%。

知识点18：肺动脉栓塞危险分层的步骤　　　　副高：熟练掌握　正高：熟练掌握

首先进行血流动力学状态的评估，出现休克或持续性低血压（SBP＜90mmHg或者血压15分钟下降≥40mmHg，除外心律失常、低血容量或败血症所致）或危及生命需立即处理的症状均诊为高危。在血压正常的非高危PE中，若伴RVD和/或心肌损伤标志物阳性为中危，且两者均为阳性的危险性更大，血流动力学稳定且两者均阴性为低危。

知识点19：诊断PE可能性大小的Wells评分表　　　副高：熟练掌握　正高：熟练掌握

Wells评分表

临床特征	分值
肿瘤	1
瘫痪或近期下肢石膏固定	1
近期卧床＞3天，或大手术后12周内	1
沿深静脉走行的局部压痛	1
整个下肢的水肿	1
与健侧相比，小腿肿胀＞3cm（胫骨粗隆下10cm处测量）	1
既往有DVT病史	1
凹陷性水肿（有症状腿部更严重）	1
有浅静脉的侧支循环（非静脉曲张性）	1
其他诊断（可能性≥DVT）	−2
临床概率	
低度	≤0
中度	1～2
高度	≥3

知识点20：肺栓塞的鉴别诊断　　　　　　副高：熟练掌握　正高：熟练掌握

肺栓塞常易误诊为肺炎、胸膜炎、慢性阻塞性肺部疾病急性加重、急性心肌梗死、主动脉夹层、心力衰竭及肺不张等。因此，诊断时必须注意与上述疾病鉴别。

（1）肺炎、胸膜炎：肺炎、胸膜炎患者可有胸痛、咳嗽、发热，肺部阴影等可与肺梗死混淆，但这些患者往往有感染病史，血常规检查白细胞计数及白细胞分类百分比增高，血气分析无低碳酸血症和低氧血症，心电图也多无改变，抗感染治疗后吸收较快，肺灌注显像、胸部增强CT扫描有助于鉴别。

（2）慢性阻塞性肺疾病急性加重：慢性阻塞性肺部疾病急性加重是指在疾病过程中，患者短期内咳嗽、咳痰、气促和/或喘息加重，痰量增多，呈脓性或黏液脓性，可伴发热等炎症明显加重的表现，但咯血少见，并且患者有明确的慢性病史。行肺灌注显像、胸部增强CT检查可明确诊断。

（3）急性心肌梗死：肺栓塞患者出现胸膜性胸痛、咳嗽、呼吸困难、发绀及心电图改变时应与急性心肌梗死鉴别。但急性心肌梗死患者多伴有高血压、高脂血症、糖尿病等冠心病危险因素，既往有心绞痛病史，胸痛时出现心电图动态演变过程及相应的心肌损伤标志物水平增高。急性心肌梗死患者无低氧血症与低碳酸血症。

（4）主动脉夹层破裂：急性肺栓塞出现胸痛、上纵隔增宽（上腔静脉扩张）伴低血压或休克者，应与主动脉夹层破裂进行鉴别。主动脉夹层破裂患者多有高血压病史、发病时血压水平较高，两侧上肢血压、脉搏不对称，超声心动图或CT检查有助于两者鉴别。

（5）急性心力衰竭：突发呼吸困难的患者在考虑肺栓塞诊断时，应与心力衰竭进行鉴别。但心力衰竭患者往往有明确的基础心脏病，听诊肺部可出现湿啰音，血BNP及NT-proBNP水平明显增高，超声心动图检查有助于两者鉴别。

知识点21：肺血栓栓塞症的一般处理　　　　副高：熟练掌握　正高：熟练掌握

对高度疑诊或确诊肺血栓栓塞症（PTE）的患者，要求绝对卧床，保持排便通畅，避免用力，防止栓子再次脱落；对于有焦虑和惊恐症状的患者可适当使用镇静剂；胸痛者可予镇痛剂；为预防肺内感染和治疗静脉炎可使用抗生素；对于发热、咳嗽等症状可给予相应的对症治疗。同时进行监护，严密监测呼吸、心率、血压、静脉压、心电图及血气的变化等。

知识点22：溶栓治疗的适应证和禁忌证　　　副高：熟练掌握　正高：熟练掌握

（1）适应证：主要适用于高危患者，对中危患者，若无禁忌证可以进行溶栓；对于血压和右心室运动均正常的低危患者不主张进行溶栓治疗。

（2）禁忌证：①绝对禁忌证：活动性内脏出血、近期（14天内）自发性脑出血。②相对禁忌证：10天内胃肠道出血；15天内严重创伤；2周内大手术、分娩、器官活检或血管穿刺部位不能压迫止血者；1个月内神经外科或眼科手术；2个月内缺血性卒中病史；近期曾行心肺复苏；未控制的重度高血压（收缩压＞180mmHg，舒张压＞110mmHg）；感染性心内膜炎；严重肝、肾功能不全；糖尿病出血性视网膜病变；出血性疾病；血小板计数＜100×10⁹/L；妊娠、分娩期等。对于大面积PTE，绝对禁忌证也应被视为相对禁忌证。

知识点23：溶栓药物的用法　　　　副高：熟悉掌握　正高：熟悉掌握

（1）尿激酶（UK）：12小时溶栓，4400U/kg加0.9%NaCl溶液20ml，静脉注射10分钟，随后以2200U/（kg·h）加入0.9%NaCl溶液250～500ml，以输液泵持续静脉滴注12小时；另外可考虑2小时溶栓方案，即2万U/kg加入0.9%NaCl溶液100ml中，以输液泵持续静脉滴注2小时。

（2）链激酶（SK）：负荷量25万U，静脉注射30分钟，随后以10万U/h的速度持续静脉滴注24小时。

（3）重组组织型纤溶酶原激活剂（rt-PA）：50～100mg rt-PA加入注射用水50～100ml，以输液泵持续静脉滴注2小时，输注完毕后注意用0.9%NaCl溶液将输液管路内药液冲入静脉。溶栓药物还可以通过导管在血栓局部应用。

知识点24：溶栓疗效的观察指标　　　　副高：熟练掌握　正高：熟练掌握

（1）症状减轻，特别是呼吸困难好转。

（2）呼吸频率和心率减慢，血压升高，脉压增宽。

（3）动脉血气分析示PaO_2上升，$PaCO_2$回升，pH下降，合并代谢性酸中毒者pH上升。

（4）心电图提示急性右室扩张表现（如完全性或不完全性右束支传导阻滞、V_1导联S波顿挫、V_1～V_3导联S波顿挫消失等）好转，胸前导联T波倒置加深，也可直立或不变。

（5）X线胸片显示的肺纹理减少或稀疏区较多、肺血分布不均改善。

（6）超声心动图表现如室间隔左移减轻、右房右室内径缩小、右室运动功能改善、肺动脉收缩压下降、三尖瓣反流减轻等。

（7）最明确的评价溶栓疗效的指标是复查具有确诊性质的技术和方法，如肺通气灌注显像、CTPA和肺动脉造影。

知识点25：抗凝治疗的适应证和禁忌证　　　　副高：熟练掌握　正高：熟练掌握

抗凝治疗为PTE的基本治疗方法，可以有效地防止血栓再形成和复发，同时机体自身纤溶机制也可溶解已形成的血栓。对于高度怀疑的PTE，如无抗凝治疗的禁忌证，均应立即开始抗凝。抗凝治疗的禁忌证有活动性出血、凝血功能障碍、血小板减少、未予控制的严重高血压等。

PE患者的抗凝治疗主要包括两个阶段：起始抗凝和长期抗凝。抗凝应尽早进行，对于疑诊PE的患者，在等待确诊结果的同时就应给与肠道外抗凝治疗，对于确诊PE患者在INR稳定在20～3.0且持续2天以上可以考虑终止肠道外抗凝，继续肠道内抗凝。PE患者的长期抗凝药物主要包括维生素K拮抗剂如华法林抗凝。指南针对PE患者具体情况不同推荐的抗凝时间也不同。

| 知识点26：抗凝药物的用法 | 副高：熟悉掌握　正高：熟悉掌握 |

目前，肠道外抗凝的常用药物有肝素、低分子肝素，临床常用低分子肝素；传统的肠道内抗凝药物为华法林。由于华法林起效时间较慢，故常需低分子肝素的过渡治疗，待INR达标稳定后可停用低分子肝素。近年来，新型口服抗凝药物的出现克服了这一不足，但这类药物广泛应用于临床之前还有一些需要解决的问题，目前仍不能完全取代华法林。

（1）普通肝素：治疗剂量个体差异较大，使用时必须监测凝血功能，一般采用静脉持续给药。起始剂量为80～100U/kg静脉注射，然后以10～20U/（kg·h）静脉泵入，最后每4～6小时根据活化部分凝血活酶时间（APTT）再作调整，使APTT值保持在对照值的1.5～2.5。

（2）低分子肝素：临床按体重给药，每次100U/kg，每12小时1次，皮下注射，肾功能不全者慎用。低分子肝素的临床用法见下表。

低分子肝素的临床用法

药物名称	剂　　量	间隔时间
依诺肝素	1.0mg/kg 或 1.5mg/kg	每12小时
亭扎肝素	175U/kg	一天1次
磺达肝癸钠	体重＜50kg，5mg	一天1次
	体重50～100kg，7.5mg	
	体重＞100kg，10mg	

（3）直接Ⅱa因子抑制剂：如阿加曲班。相对分子质量低，能进入血栓内部，对血栓中凝血酶的抑制能力强于普通肝素。更适用于肝素诱导的血小板减少症（HIT）及存在HIT风险的患者。

（4）直接Xa因子抑制剂：如利伐沙班。治疗剂量个体差异小，无需监测凝血功能。

（5）间接Xa因子抑制剂：如磺达肝癸钠。治疗剂量个体差异小，每日1次，无需监测凝血功能。对轻中度肾功能不全者无需减量，但严重肾功能不全者慎用或忌用。

（6）维生素K阻滞药：如华法林。是长期抗凝治疗的主要口服药物，需监测凝血功能的INR。治疗剂量范围窄，个体差异大，药效易受多种食物和药物影响。治疗起始常需与低分子肝素或普通肝素联合使用3～5天，建议起始华法林剂量2.5～3.0mg/d，3～4天后开始测定INR，当INR稳定在2.0～3.0并持续24小时后，停用低分子肝素或普通肝素，继续华法林治疗。妊娠的前3个月和最后6周禁用华法林。

知识点27：抗凝时限选择和指南推荐级别　　　　副高：熟练掌握　正高：熟练掌握

肺栓塞患者抗凝时限选择和指南推荐级别

长期抗凝治疗	证据级别	证据水平
暂时或可逆危险因素导致的肺栓塞患者，使用维生素K拮抗剂抗凝治疗3个月	I	A
栓子不明来源的肺栓塞患者，使用维生素K拮抗剂抗凝治疗至少6个月	I	A
栓子不明来源且出血风险小的初发病例，可以考虑口服抗凝药物长期抗凝治疗	IIb	B
栓子不明来源的肺栓塞复发患者，需要长期抗凝治疗	I	A
长期抗凝患者，需要定期评估抗凝治疗风险/获益比值	I	A
肿瘤合并肺栓塞患者，低分子肝素早期抗凝3～6个月	IIa	B
肿瘤合并肺栓塞患者，后期抗凝使用维生素K拮抗剂或低分子肝素终身抗凝或直到肿瘤治愈	I	C
肺栓塞患者，维生素K拮抗剂剂量需要定期检测，保持INR达到靶向治疗目标值2.5（2.0～3.0）	I	A

知识点28：肺动脉栓塞的介入治疗及手术治疗　　　　副高：熟练掌握　正高：熟练掌握

（1）经导管肺动脉内溶栓：经导管肺动脉内溶栓未显示比静脉溶栓有任何优势，同时还可增加穿刺部位出血的风险，因此肺动脉内溶栓不作为推荐治疗，常在其他介入治疗同时进行。

（2）经导管碎栓和抽吸血栓：经导管碎解和抽吸血栓，同时还可进行肺动脉内局部溶栓。适应证为肺动脉主干或主要分支PE，并存在以下情况者：有溶栓和抗凝治疗禁忌、经溶栓或积极的内科治疗无效、缺乏手术条件。

（3）肺动脉血栓摘除术：适用于经积极的保守治疗无效的紧急情况，要求医疗单位有施行手术的条件和经验。适应证：①肺动脉主干或主要分支次全堵塞，不合并固定性肺动脉高压者（尽可能通过血管造影确诊）。②有溶栓禁忌证者。③经溶栓和其他积极的内科治疗无效者。

（4）下腔静脉滤器：适用证：①急性下肢深静脉血栓患者除使用抗凝治疗外，不推荐植入下腔静脉滤器。②存在抗凝禁忌的急性下肢静脉血栓患者，推荐植入下腔静脉滤器。③急性肺栓塞患者除使用抗凝治疗外，不推荐植入下腔静脉滤器。④存在抗凝禁忌证的急性肺栓塞患者，推荐植入下腔静脉滤器。植入滤器后，如无禁忌证，宜长期口服华法林抗凝。

知识点29：肺动脉栓塞的预防　　　　　　　　　　副高：熟练掌握　　正高：熟练掌握

对存在DVT-PE危险因素的患者，尤其是高危人群，包括普通外科、妇产科、泌尿外科、骨科（人工股骨头置换术、人工膝关节置换术、髋部骨折等）、神经外科、创伤、急性脊髓损伤、急性心肌梗死、缺血性卒中、肿瘤、长期卧床、严重肺部疾病（慢性阻塞性肺疾病、肺间质疾病、原发性肺动脉高压等）的患者应根据临床情况采用相应预防措施，包括加压弹力袜、间歇序贯充气泵；药物预防措施包括皮下注射低分子量肝素等。

第十四章 肺动脉高压

知识点1：肺动脉高压的概念　　　　　　　　　副高：了解　正高：了解

肺动脉高压（PAH）是指由多种原因，包括基因突变、药物、免疫性疾病、分流性心脏畸形、病毒感染等侵犯小肺动脉，引发小肺动脉发生闭塞性重构，导致肺血管阻力增加，进而右心室肥厚扩张的一类恶性心脏血管疾病。患者早期诊断困难，治疗棘手，预后恶劣，症状出现后多因难以控制的右心衰竭死亡。肺动脉高压主要分为5大类：肺动脉高压；左心疾病相关肺动脉高压；慢性肺病相关肺动脉高压；慢性血栓栓塞性肺动脉高压；由多种未知因素导致的肺动脉高压。

知识点2：肺动脉高压的病理　　　　　　　　　副高：了解　正高：了解

肺动脉高压患者各级肺动脉均可发生结构重建，且严重程度和患者预后有一定相关性。肌型和弹性肺动脉、微细肺动脉的主要病理改变是中膜肥厚、弹性肺动脉扩张及内膜粥样硬化。各级肺小叶前或小叶内肺动脉主要表现为狭窄型动脉病变和复合型动脉病变：狭窄型病变包括肺动脉中膜平滑肌肥厚、内膜及外膜增厚；复合病变则包括丛样病变、扩张性病变和动脉炎性病变。对临床表现复杂、诊断困难的肺动脉高压患者，尽量争取行肺动脉病理解剖学检查。

知识点3：正常肺循环血流动力学特点　　　　　副高：了解　正高：了解

正常肺循环是一个低压、低阻、顺应性高的血液循环系统。肺血管床横截面积较大，因而阻力和压力均较低。肺血管壁薄，与气道解剖关系毗邻，因此肺血流动力学易受气道、纵隔及左右心室压力变化的影响。与临床关系密切的肺血流动力学参数有：肺动脉压、肺毛细血管楔压、肺血管阻力和右心排血量（或肺血流量）等。肺动脉收缩压正常值为13～26mmHg，舒张压为6～16mmHg，肺动脉压随年龄增长略有升高。肺毛细血管楔压通过导管直接嵌顿在小肺动脉远端测量获得，正常值为8～12mmHg，临床上常用肺毛细血管楔压代替左心房压力。

肺血管阻力（PVR）的计算公式：$R = \dfrac{\overline{P}_{PA} - \overline{P}_{LA}}{\overline{Q}_T}$，其中$\overline{P}_{PA} - \overline{P}_{LA}$ ＝肺动脉与左房之间的

平均压差（可以用P_W肺毛细血管楔压代替P_{LV}），单位是mmHg。$\overline{Q}_T$ ＝平均肺血流量，单位用ml/s表示。

心排血量：正常情况下左心排血量略高于右心，主要是由于1%～2%支气管静脉血直接

回流到肺静脉所致。目前临床上常用计算右心排血量的方法有两种：热稀释法和Fick法。右心排血量的正常值为4.4~8.4L/min。

知识点4：肺动脉高压血流动力学特点　　副高：了解　正高：了解

肺动脉高压血流动力学特征是肺动脉压力和肺血管阻力进行性升高，右心排血量逐渐下降，最终导致右室扩张、肥厚进而功能衰竭。

肺动脉高压无症状期为安静状态下肺动脉压正常，活动后明显升高，但是心排血量基本正常；有症状期为安静状态下肺动脉、肺血管阻力升高，心排血量下降是症状出现的主要原因，此期可出现右室扩张和肥厚；恶化期为肺阻力进一步升高，心排血量继续下降，导致肺动脉压力也开始下降，此期肺循环血流动力学改变超过右室代偿范围，发生右心衰竭。

知识点5：不同类型肺高血压血流动力学特点　　副高：了解　正高：了解

（1）肺动脉压：安静状态下肺动脉平均压>25mmHg即可定义为肺高血压。根据诊断分类不同，肺动脉高压的升高可以分为被动性（如肺静脉压力升高）、运动相关性（心排血量增加所致）、肺血管阻力增加性（肺循环自身病变）。

（2）毛细血管后性肺高压：又称肺静脉高压，肺毛细血管楔压≥15mmHg，跨肺压差（TPG）正常；毛细血管前性肺高压，又称肺动脉高压，肺毛细血管楔压<15mmHg，跨肺压差因肺血管阻力或心排血量增加而升高。

（3）肺静脉回流受阻：如左室功能不全和二尖瓣疾病可被动引起肺动脉压升高。一些少见疾病如肺血管中层纤维化和肺静脉闭塞性疾病，也可直接引起肺静脉回流受阻导致肺高压。

（4）肺血流增多：也可引起肺动脉压升高，如存在先天性左向右分流性心脏疾病。当肺血流明显增加和肺血管扩张能力达到最大时，肺血流略增加就可导致肺动脉压明显升高。

（5）肺血管阻力增加：主要与小肺动脉重构、血管收缩和原位血栓形成有关。根据影响因素不同将肺血管阻力分为两种类型：固定型和/或可逆型。固定型成分与肺动脉阻塞、闭塞及重构有关；可逆型成分与肺血管张力变化有关，肺血管张力与肺血管内皮、血管平滑肌细胞、细胞外基质、循环血细胞和血液成分相互作用有关。肺动脉高压时肺血管阻力>3。肺血管阻力增加往往与远端小肺动脉或近端肺动脉面积明显减少有关。

知识点6：肺动脉高压的诊断标准　　副高：了解　正高：了解

在海平面状态下，静息时，右心导管检查肺动脉收缩压>30mmHg和/或肺动脉平均压>25mmHg，或者运动时肺动脉平均压>30mmHg。诊断肺动脉高压的标准，除了上述肺高压标准之外，尚需肺毛细血管楔压（PCWP）≤15mmHg，肺血管阻力>3。

知识点7：肺动脉高压的临床表现　　　　　　副高：了解　正高：了解

（1）症状：肺动脉高压早期无明显症状，往往病情发展至心功能失代偿才引发症状。患者首发症状至确诊时间为（26.4±27.6）个月。首发就诊症状是活动后气短，其后依次为胸痛、晕厥、咯血、心悸、下肢水肿及胸闷。

（2）体征：肺动脉高压的体征没有特异性，P₂亢进最为常见，其他常见体征有三尖瓣收缩期杂音；右心功能不全时可出现颈静脉充盈或怒张，下肢水肿；先天性心脏病合并肺动脉高压可出现发绀、杵状指（趾）等。另外，还需对背部仔细听诊，如发现血管杂音应考虑肺动静脉畸形可能。

知识点8：WHO肺动脉高压患者的功能分级　　　　副高：了解　正高：了解

（1）Ⅰ级：患者体力活动不受限，日常体力活动不会导致气短、乏力、胸痛或黑矇。

（2）Ⅱ级：患者体力活动轻度受限，休息时无不适，但日常活动会出现气短、乏力、胸痛或近乎晕厥。

（3）Ⅲ级：患者体力活动明显受限，休息时无不适，但低于日常活动量时即出现气短、乏力、胸痛或近乎晕厥。

（4）Ⅳ级：患者不能进行任何体力活动，有右心衰竭的征象，休息时可有气短和/或乏力，任何体力活动都可加重症状。

功能分级不仅是治疗策略的依据，也是判断患者预后的重要资料。

知识点9：肺动脉高压的心电图表现　　　　　　副高：了解　正高：了解

肺动脉高压患者的心电图表现缺乏特异性，电轴右偏、Ⅰ导联出现S波、右心室高电压及右胸前导联可出现ST-T波改变有助于提示肺动脉高压。

知识点10：肺动脉高压的胸部X线表现　　　　　副高：了解　正高：了解

肺动脉高压患者胸部X线检查征象可能有肺动脉段凸出及右下肺动脉扩张，伴外周肺血管稀疏——"截断现象"，右心房和右心室扩大。

知识点11：肺动脉高压的超声心动图检查　　　　副高：了解　正高：了解

超声心动图是肺动脉高压疑诊患者最主要的无创检查手段。超声心动图检查的右心房大小、左心室舒张末期内径及心包积液等是评估病情严重程度、评价疗效和估计预后的重要参数，还可发现心内畸形、大血管畸形及左心病变，在肺动脉高压病因诊断中具有重要价值。但由于超声心动图检查易受操作者的经验、仪器型号等因素影响，并且不能准确测量肺动脉平均压、肺毛细血管楔压及心排血量等参数，因此不能用于确诊肺动脉高压。

知识点 12：肺动脉高压的肺功能检查　　　　　　　副高：了解　正高：了解

特发性肺动脉高压、先天性心脏病相关性肺动脉高压和结缔组织病相关性肺动脉高压均存在不同程度的外周气道通气功能障碍和弥散功能障碍。其中结缔组织病相关性肺动脉高压患者的DLco下降最为明显。

知识点 13：肺动脉高压的睡眠监测　　　　　　　　副高：了解　正高：了解

睡眠监测为常规检查方法之一，大约15%的睡眠呼吸障碍患者可发生肺高压。

知识点 14：肺动脉高压的胸部CT、肺灌注扫描　　　副高：了解　正高：了解

胸部CT、肺灌注扫描是诊断肺栓塞、肺血管畸形等肺血管疾病重要的无创检查手段。高分辨率胸部CT也是鉴别特发性肺动脉高压和肺静脉闭塞病重要方法。

知识点 15：肺动脉高压的心脏MRI检查　　　　　　副高：了解　正高：了解

心脏MRI可以测量右心室舒张末期容积、右心室壁厚度、右心室射血分数等参数，是评价右心功能的重要检查手段。

知识点 16：右心导管检查时测定的项目　　　　　　副高：了解　正高：了解

右心导管检查是诊断肺动脉高压唯一的金标准，也是指导确定科学治疗方案必不可少的手段。对病情稳定、WHO肺动脉高压功能分级Ⅰ～Ⅲ级、没有明确禁忌证的患者均应积极开展标准的右心导管检查。右心导管检查时测定的项目包括心率、右心房压、右心室压、肺动脉压（收缩压、舒张压和平均压）、肺毛细血管楔压、心排血量、体循环血压、肺血管阻力、体循环阻力及导管径路各部位的血氧饱和度等。

知识点 17：肺动脉高压的急性肺血管扩张试验　　　副高：了解　正高：了解

部分肺动脉高压尤其是特发性肺动脉高压的发病机制可能与肺血管痉挛有关，急性肺血管扩张试验是筛选这些患者的有效手段。国内急性肺血管扩张试验常选择腺苷或伊洛前列素。急性肺血管扩张试验阳性标准为：肺动脉平均压下降到40mmHg之下，且下降幅度超过10mmHg，心排血量增加或至少不变。必须同时满足此3项标准，才可将患者诊断为试验结果阳性。初次检查阳性的患者服用足量的钙通道阻滞药治疗12个月时应及时随访，如果患者心功能稳定在Ⅰ～Ⅱ级，而肺动脉平均压基本或接近正常，则认为该患者符合钙通道阻滞剂长期敏感者的诊断标准。

知识点 18：肺动脉高压的肺动脉造影检查　　　　副高：了解　正高：了解

肺动脉造影是诊断肺栓塞、肺血管炎、肺血管肿瘤的金标准，在肺动脉高压诊断分类中具有重要价值。肺动脉造影显示的肺血管末端血液充盈状况对于判断患者肺动脉高压是否小动脉闭塞具有重要临床实用价值。需要注意，肺动脉造影并非肺动脉高压常规检查项目。血流动力学不稳定肺动脉高压患者进行肺动脉造影可能导致右心衰竭加重，甚至猝死。

知识点 19：6 分钟步行距离试验　　　　　　　　　副高：了解　正高：了解

6 分钟步行距离试验（6MWT）是评价肺动脉高压患者活动耐量最重要的检查方法，也是评价疗效的关键方法。①绝对禁忌证：近 1 个月出现过不稳定型心绞痛或心肌梗死；②相对禁忌证：静息心率 > 120 次 / 分，收缩压 > 180mmHg，舒张压 > 100mmHg。

肺动脉高压患者首次入院后常规进行 6 分钟步行距离试验，试验结果与预后有明显相关性。进行 6 分钟步行距离试验的同时还应评价 Borg 呼吸困难分级，具体分级方法见下表。

Borg 呼吸困难分级

0 级	无任何呼吸困难症状
0.5 级	呼吸困难症状非常非常轻微（刚能觉察到）
1 级	呼吸困难症状非常轻微
2 级	呼吸困难症状轻微（轻）
3 级	有中等程度的呼吸困难症状
4 级	呼吸困难症状稍微有点重
5 级	呼吸困难症状严重（重）
6 级	
7 级	呼吸困难症状非常重
8 级	
9 级	
10 级	呼吸困难症状非常非常严重（最重）

知识点 20：肺动脉高压的诊断和鉴别诊断要点　　　　副高：了解　正高：了解

根据肺高血压最新诊断分类标准，肺高血压共分为 5 大类、21 亚类、30 余小类，因此只有遵循根据规范的诊断流程才能对肺高血压患者进行准确的诊断分类。肺动脉高压的诊断和鉴别诊断要点：①提高肺动脉高压的诊断意识，尽量早期诊断，缩短确诊时间。②判断是否存在肺动脉高压的危险因素。③完善常规实验室检查，对肺动脉高压进行详细分类诊断。④右心导管检查及急性血管扩张试验确诊。⑤对患者心肺功能进行评估，确定治疗策略。

知识点21：肺动脉高压的传统治疗　　　　　　　　　　副高：了解　正高：了解

首先，除了合并房性心动过速、心房颤动等快速性心律失常，地高辛推荐仅能应用于心排血量和心指数小于正常值的患者。利尿药应谨慎使用，短期改善患者症状之后，即应减量并逐渐停用，因右心室充盈压对于维持足够心排血量非常关键。华法林应用之前需评估患者有无禁忌证。如无禁忌，则部分凝血酶原活动度的国际标准比值（INR）应该控制在1.5～2.5，主要是对抗肺血管原位血栓形成和发展。

其次需要着重强调急性肺血管反应试验结果是患者能否服用钙通道阻滞剂（CCB）的唯一根据，因为试验阳性往往提示大量小肺动脉痉挛。而试验阴性，则提示血管重塑而闭塞是主要病理基础，此时使用CCB则有导致体循环血压下降、矛盾性肺动脉压力升高、心力衰竭加重、诱发肺水肿等危险。

服用CCB之后的1年随访结果又是患者是否为CCB长期敏感者的唯一证据，只有CCB长期敏感者才能长期服用CCB并能显著获益。服用CCB之前应该根据24小时Holter的结果评估患者的基础心率，基础心率较慢的患者选择二氢吡啶类；基础心率较快的患者则选择地尔硫䓬。

原则上对于各类肺动脉高压患者，禁忌使用血管紧张素转换酶抑制药，血管紧张素Ⅱ受体阻滞药和硝酸酯类等血管扩张药。

知识点22：肺动脉高压药物靶向治疗途径——内皮素受体阻滞剂
　　　　　　　　　　　　　　　　　　　　　　副高：了解　正高：了解

波生坦是非选择性内皮素受体阻滞剂，是临床应用时间最长的口服靶向治疗药物，也是除了Flolan之外，目前唯一有5年生存率随访结果的治疗方法。目前推荐用法是初始剂量62.5mg，每日2次，4周，后续125mg，每日2次，维持治疗。如无禁忌，是治疗心功能Ⅱ级、Ⅲ级肺动脉高压患者的首选治疗。注意事项：①儿童患者，或体重＜40kg，用药剂量需要根据体重调整为半量。如体重＜20kg的婴幼儿患者，建议剂量为1/4量。②由于具有潜在肝脏酶学指标升高作用，建议治疗期间监测肝功能，至少每月1次。如转氨酶增高≤正常值高限3倍，可以继续用药观察；为正常值3～5倍时，可以减半剂量继续使用或暂停用药，每2周监测1次肝功能，待转氨酶恢复正常后再次使用；为正常值5～8倍时，暂停用药，每2周监测1次肝功能，待转氨酶恢复正常后可考虑再次用药；为正常值8倍以上时需要停止使用，不再考虑重新用药。转氨酶恢复正常后再次使用波生坦，大多数患者肝功能会保持正常。

知识点23：肺动脉高压药物靶向治疗途径——五型磷酸二酯酶抑制剂
　　　　　　　　　　　　　　　　　　　　　　副高：了解　正高：了解

（1）西地那非（商品名万艾可）：是一种有效的、高度特异性的磷酸二酯酶5抑制剂，最初用于改善勃起功能障碍。FDA推荐的剂量为20mg，3次/日，ACCP指南推荐剂量为25mg，3次/日，或50mg，3次/日。不良反应有视觉障碍、头痛、面红、鼻出血、消化不良和腹泻。

（2）伐地那非（商品名艾力达）：可有效改善PAH患者的运动耐量、心功能分级及血流动力学指标，耐受性良好，推荐剂量为5mg，1次/日，2～4周后加至5mg，2次/日。

知识点24：肺动脉高压药物靶向治疗途径——前列环素（PGI_2）类药物

副高：了解　正高：了解

（1）依前列醇（商品名Flolan）：静脉持续注射是治疗肺动脉高压的里程碑。依前列醇的治疗可以从2～4ng/（kg·min）开始，视不良反应情况逐渐加量至目标剂量，最初2～4周的靶剂量为10～15ng/（kg·min），为达到最佳疗效应继续加量，多数患者的理想剂量为20～40ng/（kg·min）。

（2）伊洛前列素（商品名万他维）：可以通过静脉注射、口服和雾化吸入给药。雾化吸入具有一定的优势，可以选择性地作用于肺循环。伊洛前列素推荐每次吸入10～20μg，每天吸入6～9次。

（3）贝前列素钠（商品名德纳）：是一种前列环素衍生物口服制剂，限于口服吸收、血药浓度稳态时间、半衰期等因素，目前研究发现，单用贝前列素钠治疗肺动脉高压短期疗效肯定，远期疗效欠佳。

知识点25：肺动脉高压的联合治疗方案

副高：了解　正高：了解

（1）靶向联合方案：如果患者经单药治疗，没有达到预先设定的治疗目标或者病情仍进行性加重，建议采用联合治疗。目前尚无公认最佳联合治疗方案。根据专家经验，波生坦+西地那非或波生坦+伐地那非可能疗效最佳。

一般情况下，根据患者经济状况可以首选波生坦、西地那非或伐地那非来启动治疗。3个月后评估，如达标，则继续治疗。如没有达标，则联合治疗。国内联合治疗，5型磷酸二酯酶抑制剂（PDE5抑制药）一般不变动剂量，而波生坦先用62.5mg，2次/日。如再次评估达标，继续治疗，如没有达标，则波生坦可以增加剂量至125mg，2次/日。

如仍未达标，可以考虑适当增加伊洛前列素或者贝前列素。

再不达标或继续恶化，考虑静脉使用伊洛前列素，择机进行肺移植或房间隔打孔。

（2）靶向治疗之外的综合治疗：他汀：初步研究证实可以加用，对抗肺动脉内皮的损伤。但需要进一步研究。

知识点26：肺动脉高压的介入治疗

副高：了解　正高：了解

对于肺血管炎或者血栓栓塞而导致的肺血管局部狭窄相关的肺动脉高压，可以考虑介入治疗。球囊扩张和支架置入可以明显改善患者的肺血液灌注，从而改善通气血流比值，提高动脉血氧饱和度，降低肺动脉阻力。其进一步机制有待于阐明。

知识点27：肺动脉高压的肺移植治疗　　　　　　　　　副高：了解　正高：了解

药物治疗无效的肺动脉高压患者，可以考虑单侧、双侧或者部分肺叶肺移植。国外经验表明可有效纠正右心衰竭。国内经验有限。

知识点28：肺动脉高压的其他治疗新技术　　　　　　　副高：了解　正高：了解

血管活性肠肽、弹性蛋白酶抑制药等都是初步证实有效的靶向治疗药物；而基因治疗，细胞移植治疗肺动脉高压的研究报道也初步显示其希望。同步起搏技术研究初步显示也可有效改善肺动脉高压患者的右心功能。但上述方法尚未成熟，仍在研究阶段，日前尚不能临床应用。

附录一　高级卫生专业技术资格考试大纲
（心血管内科专业——副高级）

一、专业知识

（一）本专业知识

1. 熟练掌握心内科专业的基础理论，并掌握心血管系统解剖学、心脏生理及病理学、病理生理学、临床生化、临床免疫学、医学统计学等基本理论。

2. 掌握心血管内科的基础理论知识与技术，包括心脏影像诊断学（X线、CT、MRI）、心脏核医学、超声心动图、电生理、心电图学（含负荷试验、动态心电图等）、动态血压、床旁血流动力学监测、心导管检查、介入性心脏检查与治疗、人工心脏起搏器、心血管药物知识等。

（二）相关专业知识

1. 掌握内科（包括呼吸、消化、肾内、内分泌、风湿免疫、血液、感染性疾病等）、临床药理学的相关知识。

2. 了解心胸外科与心内科有关部分的临床知识。

3. 了解儿科心脏病与心内科有关的内容。

4. 了解与本专业密切相关学科的理论，如细胞生物学、分子生物学、遗传学等。

5. 掌握与心血管专业有关的边缘学科知识，包括休克的机制与诊治、脑神经解剖、脑水肿、脑血管意外、昏迷的有关理论知识、呼吸衰竭、急性呼吸窘迫综合征、呼吸机应用的理论知识、有关出血与凝血的理论知识以及疾病心理卫生知识等。

二、学科新进展

1. 熟悉本专业国内外现状及发展趋势，不断吸取新理论、新知识、新技术，如心力衰竭、心律失常、高血压病、冠心病、瓣膜病、感染性心内膜炎、心肌炎、心肌病、心包疾病、成人先天性心血管病、心脏猝死、主动脉夹层及肺栓塞等。

2. 了解心脏病学介入治疗等研究进展，并用于医疗实践和科学研究。

三、专业实践能力

1. 熟练掌握心内科专业的常见病、多发病，如心力衰竭、心律失常（包括发生机制和分类，常用抗心律失常药物的分类、作用特点和临床应用）、高血压病（包括高血压急症的处理）、冠心病（包括心绞痛的分型、不稳定型心绞痛的处理、急性心肌梗死及其合并症的诊断与处理、急性冠脉综合征的新概念等）、瓣膜病、感染性心内膜炎、心肌炎、心肌病、心包疾病等。

2. 熟练掌握本专业危重患者，如急性左心衰竭、急性心肌梗死伴发严重心律失常的发生机制和处理；急性心肌梗死溶栓治疗的理论知识和实施方法；各种严重心律失常的识别和处理；高血压危象、恶性高血压、心脏猝死、心源性休克、顽固性心力衰竭、主动脉夹层及肺栓塞等的抢救治疗等。

3. 对本专业的一些少见病和涉及其他学科的一些疾病，如多发性动脉炎、妊娠合并心脏病、心脏与外科手术的处理、马方综合征、糖尿病心肌病等有一定了解，能对其进行诊断、鉴别诊断和治疗。

4. 掌握冠状动脉造影、冠状动脉介入诊治（PCI）、瓣膜狭窄的球囊扩张术的理论依据和适应证，了解其基本操作；掌握腔内电生理检查术、电复律、临床起搏器应用、射频消融术治疗心律失常的适应证、并发症及其并发症的处理，了解其基本操作。

5. 掌握主动脉内气囊反搏（IABP）的适应证。了解漂浮导管检查和血流动力学监测的临床意义及基本操作。熟练进行深静脉插管等技术操作。掌握临时心脏起搏器置入的适应证及基本操作。

6. 熟悉和掌握心血管内科常用药物，如各类降压药物、抗心肌缺血药物、抗心律失常药物、治疗心力衰竭药物、抗凝及抗血小板药物、溶栓药物、降血脂药物的作用机制、不良反应、药理及药代动力学，在临床实践中做到合理用药。

7. 熟悉心血管疾病常用临床检查技术，要求熟悉食管电生理检查、心脏核素检查、动态心电图、动态血压测定、心电图运动试验、常见超声心动图等临床检查的适应证、基本操作原理及结果分析判断。掌握心包穿刺术，了解左右心导管检查和心血管造影、冠脉造影、心肌活检术的适应证、方法及结果分析的临床价值。

8. 一般了解心内科有关疾病在发生、发展中细胞、细胞因子、神经体液、分子生物学的变化和相互作用。

四、本专业病种

（一）常见病种（熟悉掌握）

1. 心力衰竭　急性心力衰竭、慢性心力衰竭。

2. 心律失常　快速性心律失常（窦性心动过速、过早搏动、阵发性室上性心动过速、室性心动过速、心房扑动、心房颤动、心室扑动及颤动）、缓慢性心律失常（窦性心动过缓、窦性停搏、窦房阻滞、病态窦房结综合征、房室传导阻滞）、预激综合征。

3. 心脏骤停和心脏性猝死。

4. 高血压病　原发性高血压、继发性高血压。

5. 冠状动脉粥样硬化性心脏病　稳定型心绞痛、不稳定型心绞痛（急性冠脉综合征）、心肌梗死、无症状性心肌缺血、缺血性心肌病。

6. 心脏瓣膜病　二尖瓣狭窄、二尖瓣关闭不全，主动脉瓣狭窄、主动脉瓣关闭不全，三尖瓣狭窄、三尖瓣关闭不全。

7. 感染性心内膜炎　急性感染性心内膜炎、亚急性感染性心内膜炎（包括自体瓣膜心内膜炎、人工瓣膜心内膜炎）。

8. 心肌病　扩张型心肌病、肥厚型心肌病。

9. 心肌炎　病毒性心肌炎。

10. 心包炎　急性心包炎、缩窄性心包炎。

11. 成人先天性心血管病　房间隔缺损、室间隔缺损、动脉导管未闭。

12. 外周血管病　主动脉夹层、闭塞性周围动脉粥样硬化、血栓性静脉炎。

13. 肺栓塞。

（二）少见病种（了解）

1. Brugada综合征。

2. 马方（Marfan）综合征。

3. 心脏瓣膜病　肺动脉瓣狭窄、肺动脉瓣关闭不全。

4．感染性心内膜炎 静脉药物依赖心内膜炎。

5．心肌病 限制型心肌病、不定型心肌病、围生期心肌病、酒精性心肌病、右室心肌病、药物性心肌病。

6．成人先天性心血管病 主动脉瓣二叶畸形、肺动脉瓣狭窄、主动脉缩窄。

7．梅毒性心血管病。

8．原发性肺动脉高压。

附录二　高级卫生专业技术资格考试大纲
（心血管内科专业——正高级）

一、专业知识

（一）基础知识

1. 熟练掌握心内科专业的基础理论，并掌握心血管系统解剖学、心脏生理及病理学、病理生理学、临床生化、临床免疫学、医学统计学等基本理论。

2. 掌握医学影像学，了解细胞超微结构学、心脏病实验技术等专业技术知识。

熟练掌握心血管内科的基础理论知识与技术，包括心脏影像诊断学（X线、CT、MRI）、心脏核医学、超声心动图、电生理、心电图学（含负荷试验、动态心电图等）、动态血压、床旁血流动力学监测、心导管检查、介入性心脏检查与治疗、人工心脏起搏器、心血管药物知识等。

（二）相关专业知识

1. 掌握内科（包括呼吸、消化、肾内、内分泌、风湿免疫、血液、感染性疾病等）、临床药理学的相关知识。

2. 掌握心胸外科与心内科有关部分的临床知识。

3. 掌握儿科心脏病与心内科有关的内容。

4. 熟悉与本专业密切相关学科的理论，如细胞生物学、分子生物学、遗传学等。

5. 掌握与心血管专业有关的边缘学科知识，包括休克的机制与诊治、脑神经解剖、脑水肿、脑血管意外、昏迷的有关理论知识、呼吸衰竭、急性呼吸窘迫综合征、呼吸机应用的理论知识、有关出血与凝血的理论知识以及疾病心理卫生知识等。

二、学科新进展

1. 熟悉本专业国内外现状及发展趋势，不断吸取新理论、新知识、新技术，如心力衰竭、心律失常、高血压病、冠心病、瓣膜病、感染性心内膜炎、心肌炎、心肌病、心包疾病、成人先天性心血管病、心脏猝死、主动脉夹层及肺栓塞、心脏病学介入治疗等研究进展，并用于医疗实践和科学研究。

2. 对相关学科近年来的进展有一定的了解。

三、专业实践能力

1. 熟练掌握心内科专业的常见病、多发病，如心力衰竭、心律失常（包括发生机制和分类，常用抗心律失常药物的分类、作用特点和临床应用）、高血压病（包括高血压急症的处理）、冠心病（包括心绞痛的分型、不稳定型心绞痛的处理、急性心肌梗死及其合并症的诊断与处理、急性冠脉综合征的新概念等）、瓣膜病、感染性心内膜炎、心肌炎、心肌病、心包疾病等。

2. 熟练掌握本专业危重患者，如急性左心衰竭、急性心肌梗死伴发严重心律失常的发生机制和处理；急性心肌梗死溶栓治疗的理论知识和实施方法；各种严重心律失常的识别和处理；高血压危象、恶性高血压、心脏猝死、心源性休克、顽固性心力衰竭、主动脉夹层及肺栓塞等的抢救治疗等。

3. 对本专业的一些少见病和涉及其他学科的一些疾病，如多发性动脉炎、妊娠合并心脏病、心脏病与外科手术的处理、马方综合征、糖尿病心肌病等有一定了解，能对其进行诊断、鉴别诊断和治疗。

4. 熟练掌握冠状动脉造影、冠状动脉介入诊治（PCI）、瓣膜狭窄的球囊扩张术的理论依据和适应证，了解其基本操作；熟悉掌握腔内电生理检查术、电复律、临床起搏器应用、射频消融术治疗心律失常的适应证、并发症及其并发症的处理，了解其基本操作。

5. 掌握主动脉内气囊反搏（IABP）的适应证，漂浮导管检查和血流动力学监测的临床意义及基本操作，熟练进行深静脉插管等技术操作，掌握临时心脏起搏器置入的适应证及基本操作。

6. 熟悉和掌握心血管内科常用药物，如各类降压药物、抗心肌缺血药物、抗心律失常药物、治疗心力衰竭药物、抗凝及抗血小板药物、溶栓药物、调血脂药物的作用机制、不良反应、药理及药代动力学，在临床实践中做到合理用药。

7. 掌握心血管疾病常用临床检查技术，要求掌握食管电生理检查、心脏核素检查、动态心电图、动态血压测定、心电图运动试验、常见心脏病的超声心动图等临床检查的适应证、基本操作原理及结果分析判断。熟练掌握心包穿刺术，了解左右心导管检查和心血管造影、冠脉造影、心肌活检术的适应证、方法及结果分析的临床价值。

8. 熟悉心内科有关疾病在发生、发展中细胞、细胞因子、神经体液、分子生物学的变化和相互作用。

四、本专业病种

（一）常见病种（熟悉掌握）

1. 心力衰竭　急性心力衰竭、慢性心力衰竭。

2. 心律失常　快速性心律失常（窦性心动过速、过早搏动、阵发性室上性心动过速、室性心动过速、心房扑动、心房颤动、心室扑动及颤动）、缓慢性心律失常（窦性心动过缓、窦性停搏、窦房阻滞、病态窦房结综合征、房室传导阻滞）、预激综合征。

3. 心脏骤停和心脏性猝死。

4. 高血压病（原发性高血压、继发性高血压）。

5. 冠状动脉粥样硬化性心脏病　稳定型心绞痛、急性冠脉综合征（不稳定型心绞痛、非ST段抬高性心肌梗死）、心肌梗死、无症状性心肌缺血、缺血性心肌病。

6. 心脏瓣膜病　二尖瓣狭窄、二尖瓣关闭不全，主动脉瓣狭窄、主动脉瓣关闭不全，三尖瓣狭窄、三尖瓣关闭不全。

7. 感染性心内膜炎　急性感染性心内膜炎、亚急性感染性心内膜炎（包括自体瓣膜心内膜炎、人工瓣膜心内膜炎）。

8. 心肌病　扩张型心肌病、肥厚型心肌病。

9. 心肌炎（病毒性心肌炎）。

10. 心包炎　急性心包炎、缩窄性心包炎。

11. 成人先天性心血管病　房间隔缺损、室间隔缺损、动脉导管未闭。

12. 外周血管病　主动脉夹层、闭塞性周围动脉粥样硬化、血栓性静脉炎。

13. 肺栓塞。

（二）少见病种（了解）

1. Brugada综合征。

2. 马方（Marfan）综合征。

3. 心脏瓣膜病　肺动脉瓣狭窄、肺动脉瓣关闭不全。

4．感染性心内膜炎　静脉药物依赖者心内膜炎。

5．心肌病　限制型心肌病、不定型心肌病、围生期心肌病、酒精性心肌病、右室心肌病、药物性心肌病。

6．成人先天性心血管病　主动脉瓣二叶畸形、肺动脉瓣狭窄、主动脉缩窄。

7．梅毒性心血管病。

8．原发性肺动脉高压。

附录三　全国高级卫生专业技术资格考试介绍

为进一步深化卫生专业技术职称改革工作，不断完善卫生专业技术职务聘任制，根据中共中央组织部、人事部、卫生部《关于深化卫生事业单位人事制度改革的实施意见》（人发〔2000〕31号）文件精神和国家有关职称改革的规定，人事部下发《加强卫生专业技术职务评聘工作的通知》（人发〔2000〕114号），高级专业技术资格采取考试和评审结合的办法取得。

一、考试形式和题型

全部采用人机对话形式，考试时间为2个小时（卫生管理知识单独加试时间为1时）。考试题型为单选题、多选题和案例分析题3种，试卷总分为100分。

二、考试总分数及分数线

总分数450～500分，没有合格分数线，排名前60%为合格。其中的40%为优秀。

三、考试效用

评审卫生高级专业技术资格的考试，是申报评审卫生高级专业技术资格的必经程序，作为评审卫生高级专业技术资格的重要参考依据之一，考试成绩当年有效。

四、人机对话考试题型说明

副高：单选题、多选题和案例分析题3种题型。

正高：多选题和案例分析题2种题型。

以实际考试题型为准。

五、考试报名条件

（一）正高申报条件

1. 取得大学本科以上学历后，受聘副高职务5年以上。

2. 大学普通班毕业以后，受聘副高职务7年以上。

（二）副高申报条件

1. 获得博士学位后，受聘中级技术职务2年以上。

2. 取得大学本科以上学历后，受聘中级职务5年以上。

3. 大学普通班毕业后，受聘中级职务5年以上。

4. 大学专科毕业后，取得本科以上学历（专业一致或接近专业），受聘中级职务7年以上。

5. 大专毕业，受聘中级职务5年以上。

6. 中专毕业，受聘中级职务7年以上。

7. 护理专业中专毕业，从事临床护理工作25年以上，取得护理专业的专科以上学历，受聘中级职务5年以上，可申报副主任护师任职资格。